U0214966

（中文翻译版，原书第 8 版）

# 孕期与哺乳期用药

## Drugs During Pregnancy and Lactation

主　译　吴效科　黄志超

副主译　韩凤娟　张跃辉　丛慧芳
　　　　刘　丽　满玉晶　杨新鸣

原著者　Christof Schaefer
　　　　Horst Spielmann
　　　　Klaus Vetter
　　　　Corinna Weber-Schöndorfer

科学出版社

北　京

图字：01-2018-6581

# 内 容 简 介

本书原著由 16 位德国妇产科专家和药物学家结合多年临床经验及近期文献联合编写而成，系统阐述了孕期的药物治疗选择和风险评估、孕期的特殊用药、哺乳期的药物治疗和用药风险、哺乳期的特殊用药等。

本书适于各级医院妇产科医师、药师、药理研究人员阅读参考。

**图书在版编目（CIP）数据**

孕期与哺乳期用药：原书第8版 /（德）C. 舍费尔（Christof Schaefer）等著；吴效科，黄志超主译. —北京：科学出版社，2021.1
书名原文：Drugs During Pregnancy and Lactation
ISBN 978-7-03-066765-6

Ⅰ.①孕… Ⅱ.①C…②吴…③黄… Ⅲ.①妊娠期－用药法②哺乳－产褥期－用药法 Ⅳ.①R984

中国版本图书馆CIP数据核字（2020）第218726号

责任编辑：郭 颖 / 责任校对：郭瑞芝
责任印制：赵 博 / 封面设计：龙 岩

ELSEVIER
Elsevier (Singapore) Pte Ltd.
3 Killiney Road, #08-01 Winsland House I, Singapore 239519
Tel: (65) 6349-0200; Fax: (65) 6733-1817

Arzneimittel in Schwangerschaft und Stillzeit, 8TH EDITION
Copyright © 2012 by Elsevier Inc.
ISBN: 978-3-437-21204-8

**科 学 出 版 社** 出版
北京东黄城根北街 16 号
邮政编码：100717
http://www.sciencep.com

**艺堂印刷（天津）有限公司** 印刷
科学出版社发行 各地新华书店经销

*

2021 年 1 月第 一 版 开本：720×1000 1/16
2021 年 1 月第一次印刷 印张：39 1/2
字数：810 000
**定价：258.00 元**
（如有印装质量问题，我社负责调换）

# 译者名单

| | | | | |
|---|---|---|---|---|
| **主　译** | 吴效科 | 黄志超 | | |
| **副主译** | 韩凤娟 | 张跃辉 | 丛慧芳 | 刘　丽 |
| | 满玉晶 | 杨新鸣 | | |
| **译　者** | 郭　滢 | 冯佳兴 | 许洪飞 | 徐　雪 |
| | 张益倬 | 刘逸超 | 李　佳 | 葛　航 |
| | 刘　宁 | 蔡汪宇 | 申东博 | 夏　晴 |
| | 何　慧 | 胡喜姣 | 关琪玥 | 陈　婧 |
| | 王超颖 | 李　阳 | 张天婵 | 李　响 |
| | 杜一娜 | 苗　琪 | 黄金金 | 张　玉 |
| | 吕　琪 | | | |

# ☆ ☆ ☆ 　译 者 前 言

　　本书原著主编是杰出的生殖毒理学家。本书自 1988 年发行第一版以来，为广大妇产科医师提供了孕期和哺乳期期间用药安全和风险的相关知识，惠及众多患者。此前本书为德文版，限制了国内的读者范围，为了让更多的国内妇产科医师从此著作中获益，本人和香港中文大学黄志超教授特组织了对本书的翻译工作。书中目录部分列出了各章节的标题，以方便读者更加迅速地了解本书。文中摘要部分简明扼要，便于医师更加快捷地寻找药物的潜在致畸作用或发育毒性。

　　本书填补了孕期可用药物数目和种类这一领域的空白。本书共设四个章节：第 1 章是孕期药物疗法和药物风险的一般性说明；第 2 章是孕期特定药物治疗；第 3 章是关于药物治疗和哺乳期药物风险的一般评论；第 4 章是哺乳期的特殊药物治疗。本书系统阐述了孕期和哺乳期常见疾病的药物治疗方案及应用进展，详细论述了药物名称、类别、适应证，以及不同适应证所对应的剂量对孕产妇和胎儿的影响，哺乳期使用的安全性，药物相互作用等，内容涉及内科学、皮肤性病学、儿科学、精神病学、传染病学、中医学等多个临床专业领域。本书的特点是根据不同的疾病统计相应的药物，同时给出具体建议及注意事项，简明实用，针对品种繁多的药物进行科学评价，明确提出各种疾病的首选药物、备选药物和最佳用药方案。

　　本书不仅可以增加我们对现代医学中妇产科用药的了解，同时还给我们提供了治疗方案和风险评估，以及孕期和哺乳期的用药注意事项，因此本书值得我们每一位妇产科医务工作人员细读体味。希望本书能为妇产科医师及患者提供更多的借鉴与帮助。

吴效科

黑龙江中医药大学　博士生导师

世界中医药学会联合会生殖医学专业委员会　会长

# ☆☆☆ 原著前言

感谢读者们对本书的建议和支持。我们非常感激本书不仅有德文版本（共8版，超过80 000册），还有中文版和俄文版。本书依旧致力于孕期和哺乳期的用药选择。我们希望当医师、医疗服务人员、备孕妇女、孕妇或者哺乳期妇女问到许多常见问题，如药物对她们自身、胎儿和婴儿的风险时，他们可以在本书中找到更好的答案。我们依然专注于为家庭医师、内科医师、产科医师、儿科医师、精神科医师、遗传学专家、皮肤科医师、哺乳顾问、助产士、护士、药师、心理学家、毒理学家及所有医疗服务人员提供指导。本书的特点是具有治疗选项的相关信息，让读者可以非常自信地评估不引人注意的或必须的治疗/接触的风险。

就像我们在之前版本提到的一样，关于药物咨询的信息仅仅依靠医师手册、药品说明或者药物治疗手册是不够的。正式的药物风险分级如"孕期禁忌"甚至会导致对风险概念的过于简单的理解，如过高地估计风险或简单的宿命论，终止重要的治疗，或者使用没有充分研究、有潜在风险的药物。这些对风险的过于简单的理解可以导致不必要的侵入性诊断方法，甚至终止妊娠。在哺乳期间，对药物风险的错误分级也可能导致停止哺乳的错误建议，尽管该药物是可以接受的，或者有其他安全的替代疗法可以使用。

这本书基于关于孕期和哺乳期药物风险的论文、尚未发表的研究结果和目前一些专业学会对临床致畸和发育期毒性的讨论。本书反映了不同临床情况下良好的治疗实践，它是为临床决策者而写的。本书是根据治疗指征编排的，它总结了所有其他医疗专业领域可能被生育期妇女服用的相关药物。本书的结构有利于比较风险，即明确治疗某种疾病或症状的药物。此外，消遣性药物、诊断过程（X射线）、疫苗、中毒、工作地点、环境污染物、草药、补品和感染性疾病期间的母乳喂养都被很详细地讨论。

本书被完整地修订，其内容适用于全球读者。编著作者代表了多个临床专业的专业知识权威，如皮肤病学、产科学、儿科学、内科学、精神病学等。此外，大部分编者都是畸胎学会如畸胎信息专家组织和欧洲畸胎学信息服务网络的会员。

我们很感谢每个作者对本书做出的杰出贡献。需要注意的是，所有的编者和作者都同意本书的稿费被捐赠到需要的领域。

我们非常感谢 Elsevier/Academic Press 的出版编辑的支持和建议。由衷地感激我们的家庭对我们的支持。

　　希望广大读者多多使用本书，不论是印刷版还是电子版，以进行对生育期妇女治疗选项的风险评估。我们希望通过提供孕前指导，可以将不适当的治疗、职业环境接触的影响减至最小。

　　最后，我们欢迎评论、推荐和建议。

Christof Schaefer

Horst Spielmann

Klaus Vetter

Corinna Weber-Schöndorfer

# ☆ ☆ ☆　免 责 声 明

　　医学领域的知识和实践总是在变化的。随着科学研究和经验的拓展，医学研究的方法、专业领域的实践方法和治疗方法是需要改变的。

　　医师和科研工作者必须通过自身的经验和知识去评估本书的信息、方法、化合物和试验的可靠性。使用本书时，他们需要考虑自身的安全性和他人的安全性，包括他们负有责任的专业组织。

　　对于任何药物或医疗产品，读者都应该通过规则或说明书的信息确认推荐剂量或复方、用药的方式和时间，以及药物的相互作用。医师的责任是依靠自己的经验和知识对每个患者进行诊断，确定剂量和最好的治疗方法，同时考虑所有的安全性问题。

　　在法律的最大程度上，出版商、作者、译者、贡献者或编辑都不承认任何人或财产的损害是本书的责任或疏忽，或者是本书中任何使用或操作方法、产品、说明、想法的责任。

# 缩　　写

| 缩写 | 中文 |
|---|---|
| 5-ASA | 5- 氨基水杨酸 |
| 5-HT | 5- 羟色胺 |
| A. | 动脉 |
| ACEI | 血管紧张素转化酶抑制剂 |
| ALL | 急性淋巴细胞白血病 |
| AML | 急性髓细胞性白血病 |
| ASS | 乙酰水杨酸 |
| ARTA | 全反式维 A 酸 |
| AWMF | 科学医学会工作组 |
| AZA | 硫唑嘌呤 |
| BAT | 生物工作场所耐受值 |
| BfArM | 联邦药品和医疗器械 |
| BfR | 联邦风险评估研究所 |
| CHOP | 环磷酰胺、多柔比星、长春新碱、泼尼松 |
| CI | 置信区间 |
| CML | 慢性髓细胞性白血病 |
| CMV | 巨细胞病毒 |
| COX | 环氧合酶 |
| CTG | 胎心监护 |
| DDT | （滴滴涕）二氯二苯三氯乙烷 |
| DFG | 德国研究团体 |
| DHE | 二氢麦角胺 |
| DMARD | 抗风湿药 |
| EMA | 欧洲药品管理局 |

| 缩写 | 中文 |
|---|---|
| ENTIS | 欧洲畸胎学信息服务网络 |
| EPMS | 锥体外系运动症状 |
| EUROCAT | 欧洲先天异常和双胞胎登记册 |
| FAE | 胎儿酒精效应 |
| FAS | 胎儿酒精综合征 |
| FASD | 胎儿酒精谱系障碍 |
| FDA | 美国食品药品监督管理局 |
| FMF | 家族性地中海热 |
| FSH | 卵泡刺激素 |
| GABA | $\gamma$-氨基丁酸 |
| GDM | 妊娠糖尿病 |
| GnRH | 促性腺激素释放激素 |
| HAART | 高效抗逆转录病毒治疗 |
| HAPO | 高血糖和不良妊娠结局研究 |
| Hg | 汞 |
| HIT | 肝素诱导的血小板减少症 |
| HIV | 人类免疫缺陷病毒 |
| HSV | 单纯疱疹病毒 |
| HWZ | 半衰期 |
| i.m. | 肌内注射 |
| i.v. | 静脉注射 |
| IBD | 炎性肠病 |
| ICBDSR | 国际出生缺陷监测和研究信息中心 |
| ICS | 吸入性皮质类固醇 |
| ICSI | 卵质内单精子注射技术 |
| IFN | 干扰素 |
| Ig | 免疫球蛋白 |
| IGF | 胰岛素样生长因子 |
| IL | 白细胞介素 |

| 缩写 | 中文 |
|---|---|
| ITP | 特发性血小板减少性紫癜 |
| IU(C)D | 宫内（避孕）装置 |
| IUGR | 胎儿宫内发育迟缓 |
| IUP | 宫内节育器 |
| IUS | 宫内节育系统 |
| IVF | 体外受精 - 胚胎移植 |
| KG | 体重 |
| LHRH | 促黄体素释放素 |
| Mab | 单克隆抗体 |
| MAK | 最大容许浓度 |
| MAO | 单胺氧化酶 |
| MRSA | 耐甲氧西林金黄色葡萄球菌 |
| MS | 多发性硬化症 |
| MTX | 甲氨蝶呤 |
| NEC | 坏死性小肠结肠炎 |
| NMH | 低分子量肝素 |
| NNRTI | 非核苷类似物逆转录酶抑制剂 |
| NOAEL | 最大无毒性反应剂量 |
| NRTI | 核苷类似物逆转录酶抑制剂 |
| NSAR | 非甾体抗炎药 |
| NTD | 神经管缺陷 |
| OAD | 口服抗糖尿病药 |
| OR | 比值比（优势比） |
| OTIS | 畸形学信息专家组织 |
| p.o. | 口服 |
| PAH | 肺动脉高压 |
| PCB | 多氯联苯 |
| PCOS | 多囊卵巢综合征 |
| PDA | 硬膜外麻醉 |

| 缩写 | 中文 |
|---|---|
| PEI | 保罗 - 埃利希研究所 |
| PER | 四氯乙烯 |
| PI | 蛋白酶抑制剂 |
| PPHN | 新生儿持续性肺动脉高压 |
| PPI | 质子泵抑制剂 |
| PTU | 丙硫氧嘧啶 |
| RA | 类风湿关节炎 |
| RDS | 呼吸窘迫综合征 |
| RKI | 罗伯特·科赫研究所 |
| RR | 相对风险 |
| SABA | 短效 β 受体激动剂 |
| SGA | 小于胎龄 |
| SIDS | 婴儿猝死综合征 |
| SLE | 系统性红斑狼疮 |
| SNRI | 5- 羟色胺 - 去甲肾上腺素再摄取抑制剂 |
| SSRI | 选择性 5- 羟色胺再摄取抑制剂 |
| SSW | 孕周 |
| STH | 生长激素 |
| STIKO | 疫苗接种委员会 |
| TBC | 肺结核 |
| TCDD | 2,3,7,8- 四氯二苯并对二噁英 |
| TNF | 肿瘤坏死因子 |
| TPO-AK | 甲状腺过氧化物酶抗体 |
| TRH | 促甲状腺激素释放激素 |
| TSH | 促甲状腺激素 |
| UAW | 不良药物影响 |
| VPA | 丙戊酸 |
| VZV | 水痘带状疱疹病毒 |
| WHO | 世界卫生组织 |

# 目 录

☆ ☆ ☆

☆ ☆ ☆ ☆

# 第 1 章
# 孕期药物疗法和药物风险的
# 一般性说明

Paul Peters，Richard K. Miller, Christof Schaefer

## 1.1 介绍

大部分的医师和患者都需要警惕孕期前 3 个月的用药。这些警惕最早源于 20 世纪 60 年代早期的"反应停"事件。然而，仅仅对孕前 3 个月的用药警惕是目光短浅且无效的。原因如下：第一，化学药物可以影响婴儿出生前或出生后的任何发育阶段；第二，当孕妇知道自己妊娠的时候，器官发育已经在很久之前就开始了（如神经管已经闭合）。因此，在胚胎早期，胎儿就可能已经在无意中受到母体药物的影响了（图 1-1）。

本书是针对临床医师设计的，他们将为孕妇或者备孕女性提供处方，并且评估她们所处的环境或者工作暴露因素。关于孕期药物使用风险的认知已经落后于其他领域药物治疗的进展。这种共性问题的主要原因在于流行病学家难以建立因果关系和对妊娠女性进行临床随机对照试验中存在难以跨越的伦理障碍。尽管如此，从 20 世纪 60 年代早期开始，基于对胎儿期易损性的认识，人们已经确定了很多潜在的对发育有毒性的物质，如医药产品，同时还控制了人们对这些毒性物质的接触。药物对婴儿发育的副作用主要包括致畸作用、生长抑制作用、胎儿死亡和新生儿功能性缺陷。

病例报告和流行病学调查成为本书主要的信息来源。然而，对于许多药物和一些新药（尤其是化学药品），人类掌握的经验还很不足，动物实验、体外试验或者相似药物的信息仅仅提供了风险评估的基本资料。药品注册部门规定任何有可能在孕期使用的药物都必须通过妊娠登记来进行随访。

本书包含了现今孕期用药的知识。每章的内容都包含两方面内容：第一，适用于孕期的药品；第二，评估一个药品在孕期使用的风险。

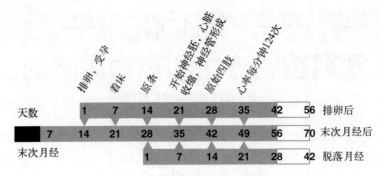

图 1-1　早期人类发育时间表

# 1.2　生长发育和健康

对孕期女性的照护是现代医学的一个矛盾问题。通常情况下，孕妇在正常的孕期都只接受很少的医学干预。相反，当疾病对她们自身或者胎儿存在高风险的损害时，孕妇需要适当的医学干预。因此，孕妇可以分为两类：大部分仅需要极少的干预，少部分需要包括全部医疗分支领域在内的详细诊断和治疗方法（Chamberlain，1991）。母体疾病治疗时需要胎儿有耐药性。然而，正常的妊娠过程需要避免一切有害物质，包括处方药和非处方药；以及药品滥用，包括吸烟和饮酒，同时还有职业和环境中潜在的有害化学物质的接触。显而易见的是，充足而均衡的营养也是很重要的。目前在发展中国家和工业化国家，这些积极保护措施还没有得到广泛应用。当很多主要的保护措施被忽略时，孕期并发症和胎儿发育障碍就不可避免了。胎儿时期的营养不足和毒性物质作用会让胎儿更加倾向于患一些成年人的疾病，如精神分裂症（St Clair，2005）、生育障碍（Elias，2005）、代谢失衡（Painter，2005）、高血压、2 型糖尿病、心血管疾病等。以上基于 Barker（1998）对流行病学和试验数据的统计。目前针对胎儿生命发育机制的研究正被提上日程。

# 1.3　生殖发育阶段

生殖发育阶段实际上是发育全过程中有一些显著特点的时期。每一个阶段都是一个特定的发育时间段，各期都有其敏感的毒性药品。

原始生殖细胞大约出现于末次月经后 1 个月时。它们起源于胚胎外的卵黄囊 - 内胚层，然后移动至位于尿生殖嵴内腹表面的未分化原始性腺。接下来原始性腺细胞分化为卵原细胞和卵母细胞或者精原细胞。对原始性腺细胞的毒性作用可能会导致不孕症或引起突变。

卵母细胞在胎儿出生后会停留在减数分裂期。减数分裂在胎儿出生后很久、即将排卵时才重新启动，受精后随着极体的脱离而形成。因此所有的女性生殖细胞都在胎儿期开始发育，但是却在出生后才能完全完成。女性一生能排出约 400 个卵母细胞。这些有趣的事实说明一个妊娠 8 周的母亲已经准备成为一个外祖母啦！这些都说明卵母细胞出现不仅比女性特征出现的早并且一直暴露在胎儿出生前的环境中。正如在章节 1.2 中所说的，怀孕早期发生的胎儿发育问题可能会导致该胎儿成年以后的某些疾病；这些毒性物质的作用机制可能就是作用于卵母细胞。

相反，胚胎中精原细胞的有丝分裂则是缓慢进行，这些精原细胞在胎儿出生前不会通过减数分裂生成精细胞。性原细胞存在于新生儿的睾丸中，成为男性暂时的生殖系干细胞。现已证明干细胞的复制和增殖可能是被周围的已分化细胞和细胞外基质（生态位）所控制的。男性的减数分裂开始于青春期，精细胞的形成贯穿于整个生育期。即使在被化疗或者放疗破坏后，精原细胞上皮仍然可以完全恢复功能。因为男性和女性体内生殖细胞形成的复杂性，产前产后的药物接触所产生的毒性问题会出现不同的结果。男性和女性发育过程的特异性也导致他们的身体对毒性物质（如药物）产生不同的反应。

当卵母细胞在输卵管与一个精细胞形成受精卵后，减数分裂开始，囊胚细胞将会被移入子宫腔内已完备的分泌腺中。在囊胚细胞被种植后，双胚层细胞形成，胚胎出现心跳，卵黄囊是吸收营养并排泄的器官，其通过胎盘和母体相连。接下来的 7 周是一个细胞平衡发育的时期，包括扩散、移行、分化、凋亡，这些活动受孕体内的遗传信息调控，有序而准确地产生组织和器官。

在这一阶段的器官形成中，快速的细胞增殖占据主导地位。这一阶段以复杂的细胞移行、模式形成、细胞的互相渗透为主要特征。

胎儿最后的形态和功能发育发生在胚胎发育的不同时期，并在出生后完成。

胎儿出生后的适应主要体现在适应从子宫内到子宫外所产生的巨大的环境变化过程，如循环和呼吸的生理变化（表 1-1）。

## 1.4　生育期和发育期毒理学

生育期毒理学是一门研究整个生育期紊乱的病因、病理机制、不良效果和预防措施的学科，包括化学物质诱导的生育。畸形学起源于希腊单词 "τερας"，最早是"星星"的意思，然后发展为"神奇、神圣的干预"的意思，最终发展为可怕景象，不可思议，无法说明和怪物的意思，它的研究对象是婴儿的先天缺陷。然而这个用词不准确，因为先天畸形也包括一些功能的畸形，如在没有酒精存在时，婴儿酒精效应与婴儿缺陷及畸形的关系。

以下解释对理解药物毒性的不同定义很有帮助。生育期毒理学是指药物对男女的生育功能或其后代的有害作用。发育期毒理学是指成年之前出现的任何副作用，包括胚胎或胎儿期的副作用，也包括产后的副作用。胚胎期毒理学是指由于孕期接触而对胎儿造成的所有毒性作用，包括结构和功能异常，或者是产后的异常表现。致畸是发育期毒理学的一个表现，是胚胎期毒理学的一个特定情况，因为它诱发了胎儿结构异常或增加其发生的概率。

随着一个多世纪前孟德尔定律的发现，以及一些能遗传给后代的先天畸形的知晓，科学家们尝试从基因理论解释先天性异常。然而，Hale（1933）发现缺乏维生素 A 的母猪生下来的小猪都没有眼睛。他正确地概括出此机制为营养缺乏会导致一些体内因子的紊乱，而这些因子控制眼睛发育。在 1941 年的一次风疹流行中，澳大利亚眼科学家 Gregg 观察到暴露于风疹病毒的胚胎通常会表现异常，如患有白内障、心脏缺陷、耳聋和精神发育迟缓（Gregg，1941）。不久后人们发现原生动物弓形虫（一种单细胞寄生虫）可以诱发胎儿脑积水和视力障碍。这些观察都毫无疑问地证明了胎盘屏障并不能阻挡所有的外在影响。

表 1-1　生殖发育阶段：毒物对器官和功能的潜在影响

| 生殖发育阶段 | 女性 | 男性 | 可能的结果 |
|---|---|---|---|
| 生殖细胞形成 | 卵子生成（从母体内的胎儿阶段开始）<br>基因复制<br>细胞分裂<br>卵子成熟<br>激素对卵巢的影响<br>排卵 | 精子生成<br>基因复制<br>细胞分裂<br><br>精子成熟<br>对支持细胞的作用<br>对睾丸的激素影响 | 不孕不育，生育力低下，精子或卵子受损，染色体异常，影响月经，影响绝经年龄，激素失衡，性别比例失调 |
| 受精 | 输卵管<br>　收缩<br>　分泌<br>激素对分泌和肌肉细胞的影响<br>子宫<br>　收缩<br>　分泌<br>神经系统<br>　行为<br>　性欲 | 附属腺<br>精子移动力和营养<br><br>激素对性腺的影响<br>神经系统<br>　勃起<br>　射精<br>　行为<br>　性欲 | 阳痿，不孕不育，生育力低下，染色体异常，性别比例失调，精子功能降低<br><br>阳痿，不孕不育，生育力低下，染色体异常，性别比例失调，精子功能降低 |
| 着床 | 子宫内膜和分泌改变<br>激素对分泌细胞的影响 | — | 自发性流产，胚胎吸收，生育力低下，死胎，低出生体重 |

续表

| 生殖发育阶段 | 女性 | 男性 | 可能的结果 |
|---|---|---|---|
| 胚胎形成 | 子宫<br>　卵黄囊<br>　胎盘形成<br>胚胎<br>　细胞分裂<br>　组织分化<br>　激素合成<br>　生长 | — | 自发性流产，其他形式流产，产生缺陷，染色体异常，性别比例失调，死胎，低出生体重 |
| 器官形成 | 胎盘<br>　营养运输<br>　激素合成<br>　对毒性物质的保护功能<br>胚胎<br>　器官发育和分化生长 | — | 出生缺陷，自发流产，胎儿缺陷，死亡，生长发育迟缓，功能障碍（自闭症），经胎盘癌变 |
| 围生期 | 胎儿<br>　生长和发育<br>子宫<br>　收缩<br>激素对子宫肌肉细胞的作用<br>母体营养 | — | 早产，出生缺陷（以神经系统为主），死产，新生儿死亡，新生儿毒性综合征或戒断症状 |
| 产后 | 胎儿存活<br>哺乳 | — | 心理障碍，婴儿期死亡，发育迟缓，代谢功能紊乱，发育异常（如大脑性瘫痪和癫痫） |

　　此外，一种轻度镇定药物"反应停"于 1957 年在德国上市，在 20 世纪 60 年代早期由于母体的接触，导致了特异性的婴儿四肢残疾，包括一个或多个手指、足趾发育不全，甚至四肢完全未发育。"反应停"所致胚胎疾病的一个典型症状是"海豹肢"：手或足都只发育出一个手指或足趾，或者手和足发育正常但是直接连在躯干上，就像海豹的肢体。直至今天，关于"反应停"是致畸药物是如何被发现的还存有疑惑。Stephens 在 2009 年出版的书籍 *Dark Remedy*：*the Impact of Thalidomide and its Survival as a Vital Medicine* 中详细解释了于 1961 年和 1962 年发生的事件。H.R. Wiedemann 首先于 1961 年 9 月 16 日在德国杂志 *the Med. Welt* 中报道了由"反应停"诱发的儿童畸形。W.G. McBride 在 1961 年

☆☆☆☆

12 月 16 日出版的《柳叶刀》杂志发表了一封写给编辑的 15 页的信中写道,"……最近几个月我观察到了多个严重胎儿畸形,而他们的母亲都服过'反应停'……骨骼发育似乎受到了影响……你们是不是也发现了类似的胎儿畸形呢?"在这封信件之后,《柳叶刀》的编辑于 1961 年 12 月 2 日刊登了一篇 Distillers 有限公司的声明,其中说道:"两个与'反应停'可能有关的胎儿副作用的国外源报道……该公司决定从市场收回所有含有'反应停'的药物。"1962 年 1 月 6 日,Widukind Lenz 在一篇给《柳叶刀》的信件中证实道:"我已经发现了 52 例由于母亲服用'反应停'而导致的婴儿畸形……自从我讨论'反应停'的病因……于 1961 年 11 月 18 日在一个和药品生产者的会议上,我已经收到了 115 个增发案例……"。

Wiedemann (1961)、McBride (1961) 和 Lenz (1961) 各自独立的发现引起了全世界关于临床致畸原的兴趣。在美国食品药品监督管理局 (FDA) 工作的 Francis Kelsey 反对"反应停"的上市,因此避免了更大规模的灾难 (Kalter, 2010; Kelsey, 1988)。在"反应停"灾难后的 50 年,药物诱导发育障碍的风险才被很好地认识。历史上还没有其他像"反应停"一样的因为导致严重的后果而引起如此大争论的医药产品。有些药物,如类维生素 A 被发现可能导致胎儿异常,根据动物实验,被证实会导致这样的后果。此外,总的来说,尽管近年来越来越多的药物被投入市场,但新生儿缺陷的发病率在过去的半个世纪并没有增加 (3% ~ 4%)。但是仍然要注意的是,直到 20 世纪 90 年代人们才发现孕早期在胎儿发育阶段母体接触"反应停"与自闭症和四肢畸形的发生可能相关 (Strömland, 1994)。

和药品滥用的评估相反的是,对职业的物理和化学性接触的风险更加难以预估。在这种情况下,对个人的风险评估几乎是不可能的,因为缺乏与评估相关的信息,尽管职业接触限值 (OEL)、阈限值 (TLV) 和职业预防是很重要的考量方面 (参见章节 2.23)。

公共医疗的核心目标是预防。发育异常的第一级预防可以被定义为预防异常发育产生的干预措施。例如,通过风疹疫苗或者纠正不良生活习惯 (如饮酒)来预防。此外,可以通过辨识对发育有毒性的化学物质、不批准其上市、带有孕妇禁用标志、限制使用或者从市场收回等手段实现第一级预防。这和发育异常的第二级预防相反。第二级预防被定义为阻止有发育异常的胎儿出生——常通过终止妊娠的方式。本文中的第三级预防被定义为早期发现代谢异常,如发现苯丙酮尿症的患者,可以通过低苯丙氨酸饮食的方式预防精神发育迟缓 (苯丙酮酸尿性智力发育不全)。

当"反应停"被确认为是导致海豹肢症的病因后,立刻从市场下架,由此所导致的胚胎发育异常也消失了。然而,从致畸原出现到极其罕见的畸形出现后 5 年,人们才认清了它们之间的关系。伴随"反应停"事件发生的还有妊娠女性强烈回避服用一切药物的短暂时期。

　　医疗工作者和妊娠妇女都必须继续找出一个更加严谨的服药和接触化学物质的方法，不仅限于孕期，也包括孕前期，或者更多，如包括整个生育年龄段。这种方法应该可以避免很多不必要和不清楚的危险因素。

　　以上这些都说明医疗工作者、准备妊娠的夫妇、妊娠女性都必须被告知哪些药物是安全的，化学药物治疗的已知或未知的风险，包括环境（感染、工作）造成的致畸原的可能接触。

# 1.5　药物诱导生殖期和发育期毒理学的基本原理

　　基于实验室的动物实验，如果药品可以诱发生殖异常，则在上市前通常就可以被识别。在该产品上市一段时间后，通过流行病学研究才可以得到最终结论。评定一个药品是否可以诱发发育障碍通常根据四项基本原则（Wilson，1977），它说明胚胎或胎儿毒性反应需要具备以下条件：①一种物质的一定剂量；②一种具有基因易感性的物种；③某个发育易感阶段的孕体；④药物通过生殖所产生的毒性反应。

## 1.5.1　原则 1

　　和其他毒理学评估一样，生殖毒性也有剂量 - 效应关系，关系曲线通常非常陡。剂量反应是决定是否有毒性关系的最重要标准。此外，几乎所有已经被实际测定为有生殖毒性的药物都有阈剂量，即没有效果的剂量。另一个需要注意的是这类毒物的高度专一性。例如，"反应停"是人类和某些特定物种（兔子）的致畸原，但是相反的是，它从来没有被证明有发育期毒性。此外，不仅每日剂量非常重要，有潜在毒性的药物按照特定路径接触胚胎、胎儿也很重要。

## 1.5.2　原则 2

　　并不是所有哺乳动物都对一些有生殖发育毒性的化学物质敏感。其对物种内和物种间的多变性可表现如下：对一种物种有毒性的毒物对其他物种影响很小或无；一种毒物对不同的物种能产生相似的畸形，但是发生率不一样；一种物质可以在某些物种引起发育障碍，但是在其他物种则引起完全不同的发育障碍。这可能是由于一些控制药物动力学和受体敏感性的遗传差异性影响了致畸反应，这些差异可能被其他环境因素所调控。

### 1.5.3　原则3

不同的致畸作用有其相应的敏感期，如在发育阶段，起源、扩散、分化细胞和器官对药物更加易感。这个时期可能与关键形态形成期的发生无关，但是可能与一些特异性受体的出现有关。这就解释了为何一些药物在发育的早期可以诱发畸形，但是在发育晚些阶段可诱发一些功能障碍，如中枢神经系统功能障碍。这些阶段称为敏感窗口期。

### 1.5.4　原则4

发育期毒性导致的发病机制和缺陷可以被进一步研究。关于药物对发育期毒性的早期诱发机制的知识还很缺乏。毒性机制对于理解化学物质是如何干扰发育来说非常重要，同时也是风险评估的重要组成部分。想要进一步理解毒物作用方式，包括修复机制，需要找到发育过程中的关键分子靶点。这些靶点主要是持续进化的发育通路；守恒的分子应力和调定点通路；保守的药物动力学成分，如关于毒物代谢转运和代谢的成分。果蝇、蛔虫、斑马鱼体内的一些调控器官发育的信号通路在哺乳动物体内发挥同样的作用。因此，药物效果的一些基础过程，如信号能够被检测。由于哺乳动物中越来越多的能控制不同器官发育的相同信号通路被发现，而且被更好地认识，结合基于非哺乳动物和哺乳动物实验，作用于这些通路的化学毒性作用将会被预测（Committee on Developmental Toxicology，2000）。

## 1.6　作用和表现

发育期毒性的特点是有非常多种类的药物反应。在发育期或生殖期使用这种药物可能有如下后果：不孕不育、染色体和基因异常、自发性流产、胎儿宫内死亡、早产、新生儿体重过低、新生儿缺陷、功能异常等。发育期或生殖期毒物的反应可能在胎儿接触后立刻出现，也可能在后面的阶段出现。对男性或女性生殖细胞发育过程的影响可能会导致不孕不育、精子活力降低、性欲减低、配子发生受损。如果药物作用于种植之前的阶段，可能会导致早期胚胎死亡、异位妊娠、受精卵运输延迟。这些作用都说明发育早期阶段不完全是"全或无"作用。

结构发育异常的诱导通常发生在器官形成阶段。人类的器官形成阶段是末次经期第1日后的20～70d，或者从停经的1周前到停经后的44d（图1-1）。在实验室动物身上使用X线等物理方法时，暴露时间可以精确地限制在几分钟内，以发现诱发某种特定疾病的确切敏感期。然而，当使用药物或者其他化学物质时，我们不能确定药物的具体吸收时期、代谢和排泄机制。此外，最直接的致畸原可能是药物的代谢产物而不是药物本身。如果某个器官最终分化成形的时间是确定的，并且某种致畸原确定是诱导异常的原因，那么这个致畸原一定是在这个时间之前就出现的。

在胎儿时期，毒性干预措施的表现有生长受限、结构发育异常、胎儿死亡、功能受损、经胎盘的癌变。器官和系统成熟的周期比器官形成的周期更长，甚至达到胎儿时期。因此，诱发可能导致功能缺陷的损伤的敏感期要比诱发重大结构缺陷的敏感期长得多。产前和产后的化学物质接触可能会影响行为、生殖、内分泌、免疫力、异生物质代谢、学习能力及多种生理功能。

胎儿体内的细胞扩散率非常大，因此胎儿组织很容易受到致癌物质的攻击。这种现象已经在大鼠、小鼠、仓鼠、兔子、负鼠、猪、犬、猴子体内被证实。约25种化合物和化学物质、10种工业途径可以导致人体致癌。然而，流行病学证据只说明一种化合物可以经胎盘诱导肿瘤——己烯雌酚。子宫内接触己烯雌酚可以导致阴道或宫颈的透明细胞腺癌。此外，己烯雌酚还是女性生殖道致畸原。子宫内接触己烯雌酚对男婴的作用已被阐明（如阴茎短小），但是其他的一些作用（如不育）仍然存在争议（参见章节2.15.15）。

# 1.7　孕期的药代动力学

孕期药物的药代动力学比其他时期都更加复杂。总的来说，药物或其代谢物的有效浓度受以下几个药代动力学因素影响。

（1）母体体内药物的摄取、分布、代谢、排泄（孕期对药物代谢的影响详见表1-2）。

（2）药物经卵黄囊和胎盘的代谢过程的生物学变化。

（3）胚胎或胎儿本身对药物的分布、代谢、排泄的影响。

（4）胎儿对羊水中物质的重吸收和吞咽。

妊娠可引起母体产生很多生理上的改变和调整，从而导致某些药物的血药浓度显著降低。孕期体液总共增加了8L，这些增加的量可以使药物更好地分布。孕期肠道蠕动减弱，皮肤和肺血流量增加，使肠、皮肤、肺吸收化学物质的量改变。然而，这些不会改变肠道对药物的摄取。一些和药物结合的血清蛋白的浓度发生了巨大的改变。结合酸性药物和化学物质（如苯妥英和阿司匹林）的白蛋白的浓度降低超过10g/L，这个改变主要意味着药物浓度的改变。母体内激素合成的增加会激活母体肝内的酶，这可能会改变药物活性和环境因素。在孕期的后3个月，肾血浆流量几乎会翻倍，一般不易清除的药物会被更快地清除；

☆★☆☆

肾清除率的改变在临床上只在小部分情况下非常有意义，总的来说不需要调整
药物剂量（Loebstein，1997）。一些药物如抗痉挛药和茶碱衍生物，它们的分布
和清除在孕期会改变，因此血药浓度会降低，导致治疗无效（Lander，1984）。

表 1-2　孕期药代动力学的改变

| 重吸收 | |
|---|---|
| 胃肠蠕动 | ↓ |
| 肺功能 | ↑ |
| 皮肤血液循环 | ↑ |
| **分布** | |
| 血浆总量 | ↑ |
| 体液 | ↑ |
| 血浆蛋白 | ↓ |
| 脂肪沉积 | ↑ |
| **代谢** | |
| 肝功能 | ↑ ↓ |
| **排泄** | |
| 肾小球滤过率 | ↑ |

来源：Loebstein，1997.

　　大部分关于药物通过胎盘屏障的研究都集中于孕晚期，关于孕早期物质运
输的知识还很匮乏。而孕早期，卵黄囊和胎盘在形态和功能上都发生了很大
的改变（Miller，2010；Carney，2004；Garbis-Berkvens，1987）。在出生前，
随着胎盘逐渐纤维化，胎盘在形态上和功能上都类似一个老年器官，并不能代
表之前时期的药代动力学特征。胎盘是一个重要的脂屏障，就像胃肠道的脂
膜，脂溶性药物比水溶性药物更容易穿过胎盘。因此，口服的药物可以穿过
胎盘膜。药物穿过胎盘的方式为被动扩散，非极性小分子量的药物更容易穿过。
如果时间足够，大部分药物在胎盘两侧的浓度会达到平衡。因此，孕期服用
药物不可避免地会使药物到达胎儿体内。另一方面，像一些其他器官屏障一样，
胎盘也含有一些外流转运蛋白，可以避免一些物质进入胎儿体内。胎儿体内
活性物质浓度和母体相等甚至更高的结论非常重要，所以除了一些专门治疗
胎儿的药物以外，其他药物对胎儿的作用都是多余的，因此需要被定义为有毒。
既然有这么多孕期用药，但是却只有相对少的产后异常，说明胎儿体内一定有
一个强大的修复系统，更确定的是胚胎内不存在或有一个非常弱的代谢、解毒、
排泄系统。

大多数药物的分子量都小于 600 ~ 800，因此它们都能通过胎盘。值得注意的是，共轭类固醇和多肽类激素（如胰岛素和生长激素）例外。然而一些大分子（如维生素 $B_{12}$ 和免疫球蛋白）可以经受体介导通过胎盘。一些生物制剂，如肿瘤坏死因子 α 抑制剂可以在妊娠后半期通过胎盘，因此可以对胎儿起到治疗效果（参见章节 2.12）。

在妊娠的第 3 个月，胎儿的肝脏已经可以通过氧化作用对化学物质进行激活或灭活（Juchau，1989）。妊娠的前半期，胚胎对药物及其代谢物的解毒功能水平较低，这和其他因素（如羊水的排泄）共同促进了生物活性物质在胚胎的聚集。胎儿存在血脑屏障（此时还未形成）可能是对化学物质胚胎毒性非常重要的另一个特点。

尽管胎儿治疗仍然存在异议，但是在胚胎内有正常循环、肾排泄，胎儿治疗对采用抗生素（青霉素、头孢菌素）、抗病毒药物防止垂直传播（如 HIV-1 病毒）疾病的治疗非常有意义。胎儿吞咽羊水中分泌的抗生素会使药物再循环，加强储存效应，从而使治疗效果更好。当发生早期羊膜囊破裂时这种效果会消失（Gonser，1995）。

# 1.8　发育期毒性药物的作用机制

尽管发现了越来越多关于发育期毒性药物的病理史及最终影响的资料，但是直到近期才发现关于毒性药物、不同发育阶段及敏感性之间的早期发生和作用机制的附加信息。这个进步归功于分子生物学发展的深刻见解（Committee of Developmental Toxicology，2000）。

（1）受体 - 配体作用。一些化学物质直接作用于内源性受体，如激素、生长因子、细胞信号分子和其他内源性化合物。它们可以过度激活受体（激动剂），或者抑制配体结合受体的能力（拮抗剂），或者激活受体引起生物效应降低（部分激动剂），或者降低受体的正常基线效应（负激动剂），或者永久激活受体。受体广义分为细胞质 / 细胞核受体和细胞膜受体。这些受体存在于细胞内，它们的配体一般很小并且亲水，所以很容易通过细胞膜。当配体结合受体后，复合体会转移到细胞核，直接作用于某段特定 DNA 序列，激活或灭活某个基因的表达。举例来说，这些受体有雌激素、视黄酸、苯二氮䓬受体。膜受体的种类很多，它们可以和多种分子结合，包括小分子如谷氨酸盐和乙酰胆碱；小分子蛋白质，如胰岛素；大分子蛋白质，如音猬因子及 Wnt 蛋白。这种配体与膜受体的结合引起了一系列反应被称为信号传导的事件，这个事件涉及五个或更多的步骤。可以预见的是发育期毒性药物会影响到这些步骤中的任何一个。

（2）共价结合。当外源性分子和内源性分子发生化学反应后（如形成 DNA

或蛋白质加合物），共价结合就形成了。这类活性化学物质包括醛类、环氧化物、自由基、酰化剂、烷化剂。接触这类物质可能导致 DNA 的异常转录和复制，以及蛋白加合物功能异常。苯妥英就是一个发育期毒性药物影响 DNA 和蛋白质加合物形成的例子。

（3）脂质和蛋白质的过氧化反应。一些化学物质在代谢过程中以自由基或能产生自由基的形态而存在。自由基有高度活性，可以氧化蛋白质和脂质，改变它们的结构。尼立达唑的发育期毒性就是通过产生自由基介导的（Barber，1993）。

（4）干扰巯基的反应。在一些蛋白质分子中，巯基是酶催化的活性点位。金属元素，如汞、铬都是发育期毒性物质，因为它们会导致氧化应激，并且与巯基连接，干扰巯基的功能。

（5）抑制蛋白质功能。这种机制的范畴非常广泛。蛋白质的功能作用于催化点位（催化作用）、调节点位（调节蛋白质活动）、大分子结合点位（如特定 DNA 的结合），或者蛋白质 - 蛋白质结合点位（如核糖体蛋白质的聚集）。

（6）一些药物可以干扰酶的催化作用，而这种作用在发育过程中是重要的，类似于对受体的拮抗性结合。例如，甲氨蝶呤与二氢叶酸还原酶的底物结构相似，因此可以竞争性抑制二氢叶酸还原酶的功能，导致叶酸不足，引起发育缺陷。血管紧张素转化酶抑制剂是另一个因为抑制酶活性而导致发育障碍的例子。这类药物抑制胎儿和新生儿血管紧张素 I 转化为血管紧张素 II，血管紧张素 II 可以维持肾灌注和肾小球过滤。当胎儿体内的血管紧张素 II 水平下降时，会导致羊水少或缺乏、肾功能不全、肺发育不全、关节挛缩、颅骨发育不全、胎儿死亡甚至新生儿死亡。

（7）母体介导作用。以上的作用机制都发生在胚胎或胎儿体内。然而有些发育期毒性作用是母体毒性作用的后果，对胚胎的影响作为对母体作用的结果，随后才出现。

（8）其他机制的思考。另外一些机制可以影响发育。可能包括 DNA 嵌入、一些尚未明确的作用靶点的反应，以及引起多种改变的复杂反应，以上每一种机制可能都是必需的，但是单独一种不足以引起发育异常（Committee of Developmental Toxicology，2000）。

# 1.9　发育期异常的病因

Wilson 于 1973 年在维也纳的一次演讲中介绍了对引起发育异常病因的评估（表 1-3）。他最重要的结论——约 2/3 的病因仍然未知，直到目前依然非常重要。这种缺乏明确的因果关系解释了预防发育期异常所面临的问题。

表 1-3 展示了对不同文献来源的评估 (Nelson, 1989 ; Kalter, 1983 ; Wilson, 1977)。此外 Saxony-Anhalt 的数据也被加入该表格,该数据来源于 Rösch (2003),他仔细分析了该区域内登记的 143 335 名儿童中 4146 名在出生时有发育异常的病因。登记时间截止于婴儿出生后的 1 周。

据估计,医疗产品和其他化学物质只引起了一小部分的发育异常,但是它们可能通过与其他(基因)因素相互作用以及母体代谢性疾病,在引起缺陷的过程中发挥更重要的作用。表 1-4 展示了已被证明对人类发育期有毒性的药物和化学物质的综述。Logan (2011) 广泛地评估了针对母体感染的能导致发育异常的疾病的预防方法。

表 1-3 引起发育异常原因的评估 (单位:%)

|  | Wilson, 1977 | Kalter, 1983 | Nelson, 1989 | Rösch, 2003 |
|---|---|---|---|---|
| 单基因因素 | 20 | 7.5 | 17.6 | 8.3 |
| 染色体异常 | 3 ~ 5 | 6.0 | 10.1 | 7.3 |
| 环境因素 | 8.5 | 5 | 6.1 | 2.0 |
| 母体感染 |  | 2.0 |  | 1.1 |
| 母体糖尿病 |  | 1.4 |  | 0.1 |
| 医学产品 |  | 1.3 |  | 0.2 |
| 其他母体因素 |  | 0.3 | 2.9 | 0.6 |
| 多种因素互相作用结果 | ? | 20 | 23 | 48.8 |
| 未知 | 65 ~ 70 | 61.5 | 43.2 | 33.6 |

表 1-4 对胚胎/胎儿有潜在毒性的医药产品、化学物质及药物滥用

| 物质 | 明确指征 |
|---|---|
| 酒精 | 胎儿酒精综合征/效应 |
| 雄激素 | 男性化 |
| 抗代谢物 | 多种畸形 |
| 苯二氮䓬类 | 婴儿松弛综合征 |
| 卡马西平 | 脊柱裂,多种畸形 |
| 可卡因 | 中枢神经系统、肠、肾损伤 |
| 香豆素类抗凝剂 | 香豆素综合征 |
| 己烯雌酚 | 阴道发育不全和肿瘤 |
| 过量碘 | 可逆性甲状腺功能减退 |
| 铅 | 认知发育障碍 |
| 甲基汞 | 大脑性瘫痪,精神发育迟缓 |

续表

| 物质 | 明确指征 |
|---|---|
| 米索前列醇 | 莫比乌斯序列征，四肢减少性缺陷 |
| 青霉胺 | 皮肤松弛症 |
| 镇静催眠药 / 扑米酮（抗惊厥剂量） | 多种畸形 |
| 苯妥英 | 多种畸形 |
| 多氯联苯 | 精神发育迟缓，免疫紊乱，皮肤色素减退 |
| 类维生素 A | 耳、中枢神经系统、心血管和骨骼异常 |
| 四环素（孕 15 周后） | 牙齿变色 |
| 沙利度胺 | 四肢异常，自闭症 |
| 三甲双酮 | 多种畸形 |
| 丙戊酸 | 脊柱裂，多种畸形 |
| 维生素 A（> 25 000IU/d）[1] | 同类维生素 A |

1. 生物学剂量不要求大于 500IU/d。能够引起畸形作用的阈剂量远大于 25 000IU/d。维生素 A 原 =β 胡萝卜素，无害。

注：单独用药的风险是基于剂量和时间的。表中大部分的药物单独使用时，达到最大剂量时风险只增加 2 ~ 3 倍（见正文）。永远不要用上表进行单独用药的风险描述或管理！上表中未提及的药物均未被证明安全

# 1.10　胚胎与胎儿期毒性的风险评估和可信度

评估有胚胎和胎儿毒性的医学产品的方法有很多种。对新药的风险评估过程主要局限在动物实验上。对已经上市的药物来说，大型的流行病学调查更有价值。以沙利度胺为例，早在其上市前的 2 年，Lenz 对其可能导致海豹肢症的怀疑就已经被接受了（Lenz，1988）。人们普遍认为动物致畸性的预测价值和生殖毒性试验药物可以帮助推测其对人的安全性，然而这样的预测仍然是不足的。并不是所有具有发育期毒性的物质在对人类使用之前就被实验室试验发现，而且发育期毒性的药物在人体的作用机制也和动物不一样。有很多的发现是一些"机警的"临床医师通过病例报告发现的，并不是通过流行病学研究发现的。然而前瞻性队列研究或回顾性病例对照试验（见下文）可以帮助量化风险。

20 世纪 70 年代全世界合作开展的出生缺陷登记非常值得一提。现在位于罗马的国际出生缺陷监测情报交换所和国际出生缺陷监测和研究信息中心（www.icbdsr.org）包含多个项目，每年检测数百万新生儿。项目间的合作性研究正在进行，但是主要任务是每个项目之间互相交换收集的信息。国际出生缺陷监测情报交换所的范围包括由出生前因素引起的胚胎异常和儿童时期异常。它的主要目标是发

现可能由化学物质（包括药物）引起的特定畸形或畸形模式的改变，从而确定这种原因，并在可能的情况下消除它们。现在美国和欧洲的药品登记部门要求对新药和可疑药品必须进行妊娠登记，从而前瞻性地监测新生儿缺陷的发生率。

评估一个药物的生殖或胚胎/胎儿毒性作用的过程包括建立生物可信度和流行病学证据，有以下标准（Shepard，1994；Wilson，1977）。

（1）某种特定畸形的发病率突然提高。

（2）在某一区域内或在某一段时间内，一种药物的使用或用量的增加和一种特定畸形的发病率提高之间存在联系。

（3）药物必须在诱导该特定畸形的敏感期（窗口期）时使用。

（4）必须证明是药物本身而不是服用该药物治疗的疾病导致了特定畸形。

（5）被怀疑是导致畸形的药物或其代谢产物必须被证明可以作用于胚胎或胎儿。

（6）该发现必须被另一个独立的研究证实。

（7）特定动物实验结果必须支持流行病学调查结果。

在生殖流行病学领域，出生缺陷病因分析研究的原理很简单：将孕期接触某种因素后具有某种负面结果的观测数量和预期数量比较。然而，这要求我们必须知道人群中该负面结果的发生率和该因素的接触率。

目前可行的最简单方法是对所有妊娠进行前瞻性研究。这要求庞大的人群，会产生很多问题（如数据录入的错误、处理影响接触因素与负面结果的共同因素的困难），还要求发现率已知（Källén，1988）。

第二种病因分析研究是队列研究（回顾性或前瞻性），在研究确定了特定暴露情况女性的不良生殖结局时使用。然后用接触组的结果和总人群或非接触组的结果比较。这种队列研究使检验接触某种因素后产生的不同结果成为可能，如自发性流产、新生儿低出生体重、围生期胎儿死亡、多种类型的畸形。

在以下慢性疾病时孕期的用药时间会延长：癫痫、心理疾病、糖尿病、甲状腺功能减退。在孕期使用的新药的登记需要基于比较性临床试验，不仅要比较治疗效果，还要比较致畸作用。

和之前提到的一样，发育期异常不仅表现为结构异常，还包括胚胎/胎儿毒性作用，如下所述。

（1）自发性流产。

（2）胎儿宫内发育迟缓。

（3）可逆的功能性产后影响，如镇静作用、低血糖、心动过缓、戒断反应。

（4）中枢神经系统异常，包括运动障碍和学习能力低下；免疫、生育、生殖异常。

以上大部分作用在胎儿出生时不会体现，而会在很久后才能体现，这解释了为什么出生时的发育期异常的流行率大约为3%，而5岁和5岁后的发育期异常的流行率大约为 8%。

# 1.11　孕期药物的分类

超过 80% 的孕期女性会以医嘱或自行购买的方式服用药物。毫无疑问即使是在妊娠期间，药物也经常被不合理使用。医疗专业人士和妊娠女性都需要对孕期服药与职业环境接触药物有一个更加严谨的态度，尤其是在受孕期。这些药物和化学物质只有在非常重要的情况下才能被服用或接触，这样可以避免很多不必要和未知的风险。对社交性物质如烟、酒精、成瘾药物的使用也是如此。

1984 年以来，美国、瑞典、澳大利亚都相继出现了药物风险分类系统。分类的方式是普遍、现成分类。在《联邦公报》(2008) 上发布的美国 FDA 分类推动了对孕期用药描述的修订。在欧洲，孕期使用的医疗产品的说明书必须包括以下方面的产品特征。

(1) 人体使用该药物的经验和临床前期毒性研究的结果，这些都对风险评估有帮助。

(2) 在孕期的不同阶段使用该药物的建议。

(3) 有关意外暴露情况管理的建议。

然而这些分类系统都有一些内在问题。药品说明书是否能实时更新很值得怀疑，同时术语"妊娠期间禁忌证"的使用可能会导致不必要的终止妊娠 (Briggs, 2003)。此外，妊娠标签通常不包括关于在妊娠期间不经意间接触药物的特定建议 (见下文)。

# 1.12　父方对医药产品的使用

丈夫或者女性的伴侣很少被提醒避免接触已知的胚胎、胎儿毒性医药产品。尽管如此，医学家已经逐渐认识到如果男性接触了生殖期毒性药物，也可能对后代产生损害。至今，没有一种药物被确定会在男性服用后或者职业接触后可以导致胎儿出生缺陷。

理论上，有三种可能的作用机制。

(1) 化学物质，如细胞抑制剂，可能损害精子基因，损害精子形成和精子成熟；这些物质吸附在精子上，并且随着卵子受精运输。

(2) 精子内的药剂可以通过阴道黏膜重吸收进入母体循环。然而，精子内药物或其代谢产物的浓度比父亲体内的浓度低很多。

（3）受孕后，药物可以通过精子直接到达胚胎 / 胎儿。

目前没有学者认为男性服用药物是导致发育异常的主要原因之一，但是许多（试验）研究者总结医药产品确实可以导致这些异常（Colie，1993）。当然，放疗、环磷酰胺、二丁腈、铅可以引发生育异常（Friedman，2003；Sallmén，2003）。具有抗雄激素和雌激素作用的环境污染物，如多氯联苯，二噁英，邻苯二甲酸盐也可以导致这些问题（Storgaard，2006）。美沙拉秦曾被提及是导致溃疡性结肠炎的原因（Chermesh，2004；Fisher，2004）。男性职业性接触杀虫剂、重金属、有机溶剂、放射性物质、吸烟（参见章节 2.23）与自发性流产，胎儿发育异常，儿童癌症有关（Aitken，2003）。当促进先天性疾病的一级预防时，应当考虑以上这些引起发育期毒性的可能原因。孕期预防的最好（也是最卫生的）方式是当男性使用医药产品而这些药物被怀疑有危害的时候使用安全套（Cordier，2008）。

目前没有关于因为父亲的致畸性或父亲接触细胞毒性致突变药物产品后进行染色体分析而选择终止妊娠的数据。理论上，计划受孕前应该等待 2 个精子发生周期（6 个月）。然而，临床数据很少能证明忽视这一预防措施的风险。

# 1.13　孕期用药风险的沟通

据估计，每一个妊娠女性会服用 3 ～ 8 种不同的药物，部分是自行服药，部分是遵医嘱用药。这个平均值和非妊娠女性服药的平均值没有区别。然而，关于孕期使用的药物对胎儿的安全性还有更多的问题，特别是在计划外妊娠的情况下。在致畸咨询中，必须区分以下三种情况：

（1）在药物治疗选择之前或妊娠开始之前进行风险沟通。

（2）在药物接触已经发生的情况下，就孕期使用的药物的安全性进行风险沟通。

（3）在孕期使用药物后，如果婴儿出生时患有发育障碍，则须进行风险沟通。

在第二种情况下，问题在于胎儿发育是否存在风险，这决定着是否要进行额外的（侵入的）诊断过程或者甚至考虑终止妊娠。在第三种情况下，内疚感可能是询问风险的动机；然而当医学遗传学专家询问基因或环境原因的具体细节时，这种沟通常常也很重要。此外，关于这些问题的法律进程是争论的焦点。

根据我们的经验，这三种沟通情况需要不同的技巧和方法，会在下文中分别叙述。

包装说明书或其他来源如医师手册中的安全警告非常普遍，但是有时却已

☆★☆☆

过时，在一些情况下甚至会误导开处方的医师，使他们不能对患者实行个体化的用药。在某些情况下，这些书面的说明主要是为了保护药品生产商和注册当局不承担潜在的责任。词汇"孕妇禁用"的使用有时正确地说明了产品的胚胎/胎儿毒性，但有时候却意味着对孕妇使用该药物的记录不足。登记部门和药品生产商看待药物风险的角度和临床医师是不同的，因为临床医师是治疗个体患者的。例如，当一个药物的相对风险（风险率）只有 1.2 时（一个很低的风险），医师和患者沟通这种风险是不必要的。但是对药品生产商来说，这个风险率却意味着每 100 000 个孕妇使用该药物就会比 2% 的自然畸形率多产生 400 个畸形胎儿。

# 1.14  药物治疗前的风险沟通

孕期使用药物会使母体和胎儿都接触该药物。胚胎或胎儿体内的药物浓度或药物代谢产物浓度甚至可能比母体更高。因此，胎儿作为一个"额外"的患者需要非常严格的药物治疗方法，那就是在不损害胎儿发育的前提下恢复母体的健康。一些情况，如支气管哮喘、糖尿病、癫痫，尤其是传染病时，治疗是必需的。相反，一些不重要的药物，如止咳药、妊娠支持类物质、维生素、矿物质等要慎用，因为它们的风险超过了益处。

使用药物时有以下经验原则。

（1）在开药方之前，必须询问育龄女性是否有可能意外妊娠，或者她们是否计划妊娠。当她知道自己已经妊娠时，胎儿器官形成其实已经有了实质性的进展。

（2）在长期治疗育龄女性时，必须考虑妊娠的可能性。当使用的药物有潜在致畸作用时，必须考虑实施有效的避孕措施。长期治疗生育期女性时，应首选已被证明为生育期安全的药物。

（3）一些医药产品（如抗惊厥药）会降低激素类避孕药的疗效。

（4）一般来说，在育龄期已经使用了几年的药物应该是首选，但前提是这些药物没有携带风险的嫌疑。对于母体的治疗疗效及胎儿的耐受性方面，这些药物通常有更大的安全性。相反，较新生产的药物可能有较大的风险；这些产品通常也是一些没有任何疗效优势的"虚假创新"。

（5）如果可能，最好采用单药治疗。

（6）使用药物的最低有效剂量。

（7）考虑使用非药物治疗。

（8）疾病本身可能比药物治疗有更大的胎儿风险，如糖尿病。严重精神应激也是如此。对于个人状况与治疗的风险评估是很必要的。

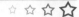

## 1.15　孕期药物已经使用时的安全沟通

当孕妇使用医药产品时，医师必须给予个体化风险评估，当评估困难时，需要通过专业机构提供建议。当存在潜在的风险时，应予与基因及染色体异常时相同的方式处理。在特殊情况下，将进行特别协商。良好的个体风险评估有助于减轻不必要的恐惧，避免不必要的诊断过程，或者避免终止一个健康的妊娠。详细的母体医疗（产科）病史，包括所有（药物）接触史及在胚胎发育期间准确的治疗间隔，都是必需的前提条件。

当孕期已经开始使用药物治疗时，对于后续的药物治疗需要不同的方式。后者允许沉着自信地选择安全的药物。然而，当治疗已经开始时，孕妇会开始担心任何可能导致婴儿异常的因素。因此，这些不同的情况要求不同的沟通策略。当药物治疗已经开始时，医师应该避免可能增加焦虑的模糊说法。不能过于强调试验得到的结论和通过病例报告得到的不准确假说，因为这样可能使已经很焦虑的患者害怕，可能导致做出极端的决定，例如，基于错误解释的产品警告（如研究不足、实验怀疑或妊娠禁忌）终止想要的妊娠。如果药物相关的风险不大，需要给孕妇一个直截了当的回答，使其没有理由担心她的妊娠。当使用的药物有发育期毒性时，医师必须告知相关的风险、药物的器官特异性及推荐的诊断方式。

对于一些特定的接触，应推荐额外的产前诊断程序，特别是详细的超声检查。然而，摄取潜在的胚胎/胎儿毒性物质时不需要侵入性的诊断方式，如子宫内脐穿刺、羊膜穿刺、绒毛膜取样。还需要补充的一点是畸形学信息服务经常可以避免一些不必要的终止妊娠。

## 1.16　畸形信息中心

1990 年，两个畸形信息服务网络成立了，一个在欧洲（欧洲畸胎学信息服务网络，http://www.entis-org.eu/），另一个在美国（畸形信息专家组织，www.mothertobaby.org）。畸形信息服务为医疗专业人士和患者提供了个体化的信息服务，包括相关情况、疾病、化学物质接触（Schaefer，2011）。这些服务也开展了前瞻性的队列随访研究。咨询患者的妊娠结果对于确定医药产品的风险非常重要。

# 第 2 章
☆☆☆☆

# 孕期特定药物治疗
☆☆☆☆

## 2.1 镇痛药、非甾体抗炎药、肌肉松弛药和抗痛风药

Heli Malm, Cornelia Borisch

多数常用的镇痛药可以在妊娠期间使用。对乙酰氨基酚（扑热息痛）是妊娠期首选，被认为在妊娠期间的任何阶段使用都相对安全。阿司匹林（乙酰水杨酸，acetylsalicylic acid，ASA）的使用量在接近分娩镇痛剂量时，可能会增加母亲和胎儿的出血风险，应予避免。阿片类镇痛药被规定只能在有明确适应证的情况下使用，且主要为临时应用。非甾体抗炎药（nonsteroidal anti-inflammatory drug，NSAID）中应用经验最多的是布洛芬和双氯芬酸。在妊娠28周后，NSAID 应避免重复使用，环氧合酶-2（cyclooxygenase-2，COX-2）抑制剂也不应在备孕期间和妊娠期间使用。对于急性偏头痛发作，当使用常规治疗无效时可以使用舒马普坦进行治疗。不推荐使用肌肉松弛药，而丙磺舒可在孕妇需要降尿酸的罕见情况下安全使用。

### 2.1.1 对乙酰氨基酚（扑热息痛）

**药理学**

对乙酰氨基酚是一种中枢性解热镇痛但缺少抗炎作用的药物。它能够抑制中枢前列腺素的合成和提高痛阈，但确切的作用机制尚不清楚。对乙酰氨基酚可通过胎盘进入，胎儿和母体的药物浓度相同（Roberts，1984）。

**毒理学**

妊娠前 3 个月使用对乙酰氨基酚不会增加人群中整体或特定的出生缺陷风险，针对 11 000 例婴儿的病历对照研究表明，其中 5000 例以上的婴儿在出生前使用了对乙酰氨基酚单制剂（Feldkamp，2010）。在这项研究中，当对乙酰

氨基酚用于治疗发热性疾病时，选择观察的畸形类型包括神经管畸形、唇腭裂、无耳或小耳畸形和腹裂出现的风险降低，且提示对乙酰氨基酚降温效果良好。根据迄今公布的所有数据，没有明确证据表明对乙酰氨基酚对人类有致畸性（Scialli，2010a）。

　　与这些可靠的发现相反，实验研究表明前列腺素对依赖于睾酮分化的男性生殖道很重要（Gupta，1992）。一项近期培养大鼠睾丸的体外试验表明，即使对乙酰氨基酚处于低浓度，它也是一种有效的睾酮合成抑制剂（Kristensen，2011）。睾酮可以使正常的睾丸下降，在孕后期发展的关键阶段，低水平的睾酮最终会影响正常的睾丸（Welsh，2008）。最近几项关于这一假设的研究已发表。基于 47 400 例男性后代的相关数据表明，以患者登记记录为证据，其中 980 例男孩被诊断为隐睾症，数据是 1996 ～ 2002 年"丹麦国家同期出生组"研究的一部分（Jensen，2010）。持续使用对乙酰氨基酚 4 周，并且发生在妊娠第 8 ～ 14 周，与隐睾症的发生有关；然而当患者需要手术治疗时，却没有记载它们是关联的（Jensen，2010）。在另一项与上个实验拥有部分重叠资料的研究中，研究对象为 500 个丹麦男孩和 1500 个芬兰男孩，并在妊娠第一阶段和第二阶段对受试者使用对乙酰氨基酚 2 周或 2 周以上，结果显示丹麦组患隐睾症的风险增高与之有关，而芬兰组与之无关（Kristensen，2011）。此外，一项基于人群的荷兰研究针对 3000 余例男孩进行随访，自出生开始至少持续 6 个月，观察受试者在妊娠第 14 ～ 22 周使用对乙酰氨基酚与新生儿患隐睾症的关系（Snijder，2012）。即使未经证实，但结合已发表的实验数据，发现对乙酰氨基酚的使用与隐睾症的发生可能存在因果关系。

　　一些流行病学研究已经观察到孕妇产前使用对乙酰氨基酚与后代发生喘症或哮喘之间的联系（Bakkeheim，2011；Perzanowski，2010；Garcia-Marcos，2009；Kang，2009；Rebordosa，2008；Shaheen，2002）。在埃文河纵向研究中，通过前瞻性地搜集公开的数据，发现在妊娠后半期使用对乙酰氨基酚与哮喘的发生风险具有统计学意义，而在妊娠前 20 周使用对乙酰氨基酚则没有哮喘发生风险（Shaheen，2002）。另一个以人群为基础的前瞻性队列研究显示，妊娠第一阶段使用对乙酰氨基酚后，新生儿直到 7 岁发生持续性哮喘的风险最高（Rebordosa，2008），然而在一个包括 1500 例女性受试者的前瞻性试验观察到，妊娠的第一阶段和第三阶段使用对乙酰氨基酚，新生儿在 6 岁时患哮喘的风险低（Kang，2009）。在解释不同的结论时，复杂的信息（如母亲的疾病）和婴儿时期对乙酰氨基酚的使用仍然是一个主要问题（Henderson，2013）。最近的一项公布的研究和评论都认为，孕妇产前使用对乙酰氨基酚与新生儿发生哮喘风险有关，但是原因尚未确定（Henderson，2013，Eyers，2011）。公认的生物学机制提出了发病机制包括由毒性代谢产物 N- 乙酰基 - 对苯醌亚胺（N-ace-tyl-p-benzoquinone imine，NAPQI）引起上皮细胞损伤或通过选择性环氧合酶 -2

☆☆☆☆

(cyclooxygenase-2，COX-2）的抑制作用。COX-2 是气道中的一种重要的抗氧化剂（Henderson，2013；Nuttall，2003）。然而，在孕晚期随着呼吸道上皮细胞的发育，推测损害不会发生在妊娠第一阶段（Scialli，2010b）。此外，胎儿肝脏将对乙酰氨基酚代谢为苯醌亚胺的能力是有限的。总之，产前使用对乙酰氨基酚与新生儿发生哮喘之间的因果关系尚未确立，但也不能排除。

在一项研究中，妊娠期间使用对乙酰氨基酚也与子痫前期和血栓栓塞性疾病的风险增加有关，在这两种情况下，前列环素生产的减少可能发挥作用（Rebordosa，2010）。这项研究中不能确认因果关系是否成立。孕期使用对乙酰氨基酚、阿司匹林或非甾体抗炎药与儿童时期发生白血病的风险没有关系（Ognjanovic，2011）。

一项关于挪威母亲和胎儿的相关研究发现，母亲在孕期使用对乙酰氨基酚超过 28d 可使新生儿在 3 岁时出现神经不良发育，包括外在和内在的运动迟缓（Brandlistuen，2013）。另一个以人为基础的丹麦试验通过对母亲进行随访及医院和处方登记将数据进行前瞻性收集，并且对一些因素进行调整，发现了对乙酰氨基酚的使用与新生儿多动症的关系（Liew，2014）。在妊娠的第二阶段和第三阶段使用对乙酰氨基酚 20 周或 20 周以上有极高的风险，然而使用 2 ～ 5 周对乙酰氨基酚也增加其风险性。基于这些观察性研究，母体使用对乙酰氨基酚影响胎儿神经发育的生物学机制是不成立的，其因果关系也得不到证实。下一步的研究应该解决剂量的影响和神经发育结果的关键时间窗口，同时关注可能的遗传易感性，诱发可疑的不良反应。这两项研究的结果不能改变临床应用，但建议只在妊娠期间有明确适应证时才使用对乙酰氨基酚。

> **建议**：对乙酰氨基酚是妊娠期间解热镇痛的首选药物，并且当有明确适应证时它可以在妊娠的各个阶段使用。

### 2.1.2　阿司匹林

**药理学**

阿司匹林，也被称为乙酰水杨酸。通过不可逆地抑制血小板 COX 的作用，从而使血小板血栓素 A2（thromboxane A2，TXA-2）的合成受到抑制。TXA-2 可使血管收缩，激活血小板使其聚集，而受抑制会产生相反的作用，有利于预防动脉血栓的形成。ASA 的剂量为 160 ～ 325mg 时即足以几乎完全（90%）抑制血小板 COX 的作用，而且这种影响可持续存在于血小板的整个寿命周期（7 ～ 10d）。但高剂量的阿司匹林也抑制血管内皮细胞中前列环素的合成。与 TXA-2 相反，前列环素可扩张血管并且抑制血小板聚集。前列环素也是炎症过程中的一种调制器。依据剂量不同，影响阿司匹林在不同适应证中使用的结果。

口服药物后，水杨酸被迅速吸收并通过胎盘到达胎儿。接近分娩时，使用阿司匹林的剂量不小于 500mg 会使胎儿前列环素的合成明显降低。在摄入阿司匹林时，100mg 剂量可减少 TXA-2 的合成，但对前列环素合成无影响。阿司匹林在肝脏中进一步水解成水杨酸和葡萄糖醛酸结合物。

**低剂量阿司匹林的使用及有效性**

在妊娠期间，使用低剂量的阿司匹林（50 ～ 150mg/d）可预防一些并发症的发生。通过降低血管收缩和血小板聚集，低剂量阿司匹林有利于预防妊娠期间高血压和先兆子痫的发生。在一项包括超过 9000 名妇女的随机试验中，妇女被指定服用低剂量的阿司匹林（60mg/d）或安慰剂，试验没有发现先兆子痫或胎儿宫内发育迟缓发生率的明显降低，但阿司匹林组早产危险明显降低（the Collaborative Low-Dose Aspirin in Pregnancy Study，1994）。妇女在妊娠期前 20 周使用阿司匹林进行治疗，子痫前期的发生率下降。低剂量的阿司匹林是安全的，并且没有证据表明阿司匹林会导致分娩过程中孕妇过量出血。最近发表的 Meta 分析报道表明，仅在妊娠 16 周或更早使用阿司匹林进行治疗时，小剂量使用可以降低先兆子痫、宫内发育迟缓和早产的发生风险（Bujold，2010）。最近的一个回顾性分析和 Meta 分析指出，在妊娠 16 周或更早时期开始使用低剂量的阿司匹林可降低重度子痫前期的发生风险，同时已经证实低剂量的阿司匹林不能降低轻度子痫前期的发生风险（Roberge，2012）。

先兆子痫的病理生理学包括孕早期受损的滋养层细胞的浸润和胎盘的异常发育。因此，使用阿司匹林是生物学上合理的治疗，尤其在孕早期更有益。然而，低剂量阿司匹林对妊娠高血压并发症（包括子痫前期和早产）的保护作用不能在基于单个患者数据和调查阿司匹林使用（100mg/d）的 Meta 分析中得到证实。这项研究基于一组处于妊娠前阶段的妇女，重点研究了人工授精（Groeneveld，2013）。美国胸科医师学会推荐有先兆子痫风险的孕妇从妊娠第二阶段开始进行低剂量阿司匹林治疗（Bates，2012）。

一项前瞻性随机试验针对低剂量阿司匹林是否对反复不明原因流产有疗效进行了调查，该试验纳入近 300 名女性，单一给予阿司匹林（80mg/d）、阿司匹林和那屈肝素（低分子量肝素）或安慰剂。当确诊妊娠时，即开始治疗。组间活产率无明显差异，说明各组药物治疗无效（Kaandorp，2010a）。有血栓形成倾向的患者，体内存在的抗磷脂抗体（antiphospholipid antibodies，APLA）与不良妊娠结局包括流产的风险增加有关（McNamee，2012）。根据由英国血液学标准委员会和美国胸科医师学会指定的当前指南，建议体内存在 APLA 并经历过 3 次流产的女性产前使用肝素联合妊娠全程使用低剂量阿司匹林（Bates，2012；Keeling，2012）。女性一经检查出妊娠即应开始进行治疗（Keeling，2012）。

**毒理学**

在实验研究中，给予动物高剂量的阿司匹林与发育毒性包括结构畸形有关。

☆☆☆☆

但在流行病学研究人类试验中得到了相反的结果。基于瑞典出生登记处人口的数据显示，没有观察到孕早期使用阿司匹林与发生心血管畸形的联系（Källén，2003），其他一些出版物也没有报道整体畸形的风险增加（Kozer，2002）。从 3 个病例对照研究中观察到妊娠早期使用阿司匹林与腹裂的发生风险有关（Draper，2008；Werler，2002；Martinez-Frias，1997）。Kozer 也在一项 Meta 分析中报道了这个结果（2002）。然而，Werler 的一项进一步研究（2009a）没有再次得到先前得出的结果。其他畸形的发生包括羊膜带综合征造成的肢体残缺（Werler，2009b）及前脑无裂畸形与阿司匹林的使用有关（Miller，2010）。研究的许多局限性，包括潜在的回忆偏差和混合的缺陷，限制了这些发现的相关性。在一项丹麦的研究中发现，在妊娠第一阶段和第二阶段使用阿司匹林会使新生儿患隐睾症的风险增加，然而，只有当阿司匹林持续使用超过 2 周时，这种关系才具有统计学意义（Kristensen，2011）。相同试验的另一部分针对芬兰男孩进行风险评估，没有发现温和镇痛药的使用与隐睾症的发生有关。在一项与前试验可能存在部分重叠研究资料的丹麦大型试验中也没有发现两者们具有相关性（Jensen，2010）。此外，在一项以荷兰人为基础的队列研究中发现，在妊娠第二阶段使用温和的镇痛药可使隐睾症的发生风险增加，但与尿道下裂的发生无关，但该研究没有针对阿司匹林的使用进行具体分析（Snijder，2012）。从这些相互矛盾的结果中不能得出进一步的结论。另一项研究发现妊娠期使用对乙酰氨基酚、阿司匹林或 NSAID 与儿童白血病的发生风险无关（Ognjanovic，2011）。

总之，根据现有的数据可认为，没有证据可以证明阿司匹林具有致畸性。

一项招募了超过 1000 例孕检阳性女性的前瞻性队列研究发现，流产风险增加与孕期使用阿司匹林有关（Li，2003）。与没有使用阿司匹林的对照组流产率（15%）相比，使用阿司匹林（n=22）的流产率为 23%。前列腺素在受精卵着床过程中发挥重要作用，药物包括阿司匹林可抑制前列腺素的合成，从而影响这一过程。然而，这一关联尚未得到证实，有记录表明流产率通常在这个范围内，且未使用过阿司匹林。

一项关于 600 多例因母体产前使用低剂量阿司匹林而致早产的新生儿（低于 33 周）的队列研究评估了他们的神经发育程度达到 5 岁正常儿童的发育程度。该研究没有观察到阿司匹林对这些儿童认知开发上的负面影响。相反，研究结果提示这对儿童行为异常（包括多动症）的发生起到保护作用（Marret，2010）。关于欲自杀者的超剂量使用参见章节 2.22。

**分娩前**

从妊娠 28 周开始，动脉导管对前列腺素抑制剂的敏感性增加。重复使用包括阿司匹林的前列腺素抑制剂会导致导管狭窄或提前关闭，而正常情况下导管在胎儿出生后才会关闭。这种效应具有时间和剂量依赖性，首次记录使用另一种前列腺素抑制剂（吲哚美辛）[ 参见章节 2.1.6 （A）]。每个个体对前列腺素抑制剂的敏感性有明显差异，并且妊娠 28 周后最好避免多次使用阿司匹林。

同前列腺素抑制剂可以减少子宫收缩一样，水杨酸盐可以通过减少子宫收缩活动来延长妊娠和分娩时间。因此，水杨酸盐在过去被用于安胎。因为镇痛剂量超过 500mg 会增加出血的风险，这样的剂量应避免在预产期前 2 周以前使用，否则母亲（分娩时出血量增加）和新生儿都有出血风险。低剂量的阿司匹林既不会使导管收缩也不会增加母亲或新生儿的出血风险（CLASP，1994）。

> **建议**：阿司匹林不是妊娠期间镇痛或抗炎的首选药物，对乙酰氨基酚是更适合的，当抗炎治疗时，NSAID 中布洛芬或双氯芬酸钠是一线选择。在妊娠的第三阶段，阿司匹林和 NSAID 的使用剂量不能按照镇痛或抗炎的常规剂量。妊娠 28 周后长时间使用阿司匹林会导致胎儿动脉导管过早关闭。如果在妊娠 28 周后重复使用镇痛剂量的阿司匹林或 NSAID，就必须用超声对导管流畅度和羊水量进行定期随访（使用 NSAID 出现的肾脏不良反应参见章节 2.1.6）。临近分娩时使用单次 500mg 的阿司匹林会增加母亲、胎儿和分娩过程中新生儿的出血倾向。当有明确适应证时，应用低剂量的阿司匹林进行治疗是安全不受限的。

### 2.1.3　吡唑啉酮化合物和保泰松

安乃近（dipyrone）、安替比林等吡唑啉酮化合物不能作为解热镇痛药使用，很大程度上是因为它们潜在的威胁生命的血液不良反应，也因此已被更有效其和安全的药物替代。吡唑啉酮化合物是前列腺素抑制剂，与同类的其他药物一样，在妊娠 28 周后重复使用可引起胎儿动脉导管的提前闭合。前列腺素抑制剂也可影响胎儿肾小管功能，从而导致羊水量减少。有两个病例报告描述在妊娠结束前不久服用高剂量安乃近的女性羊水过少的发展情况（Weintraub，2006；Catalan，1995）。在 Weintraub 提出的这种情况下，可以观察到动脉导管可逆地变狭窄。

孕早期使用安乃近的经验有限，人类对于其造成的畸形风险增加也没有建设性意见。在一项前瞻性随访研究中，超过 100 例妇女在妊娠第一阶段使用安乃近，与未使用安乃近的孕妇相比没有观察到畸形风险增加（Bar-Oz，2005）。另一项在巴西进行的前瞻性研究纳入超过 500 例已经在妊娠期使用安乃近的孕妇，没有发现畸形风险的增加或围生期并发症风险，围生期并发症包括早产和低出生体重（da Silva Dal Pizzol，2009）。

☆☆☆☆☆

在一项巴西研究中发现产前使用安乃近会提高肾母细胞瘤的风险（Sharpe，1996）。这一结果现已公布，还没有其他研究证实这一风险的结果。在两项回顾性病例对照研究中发现，患有急性白血病的婴儿的母亲比健康孩子的母亲在妊娠期间使用安乃近更加常见（Alexander，2001）。与这些研究结果相反，随后的研究中并没有观察到母亲使用安乃近与儿童患有白血病具有明显的联系（Pombo-de-Oliveira，2006）。

在动物实验中（老鼠）发现异丙安替比林并不会致畸。暂时还没有关于人类在妊娠期间使用异丙安替比林或安替比林的数据。

保泰松是一种前列腺素合成抑制剂，具有镇痛、抗炎和解热作用。保泰松主要用于治疗强直性脊柱炎和类风湿关节炎（RA）。与吡唑啉酮化合物相比，因为保泰松潜在的严重不良反应（肾衰竭、血液障碍、有效积累的生物半衰期为 50 ~ 100h），它现在很少被使用。动物实验中有保泰松致畸的报道。关于人类畸形风险的数据不充分，但主要的致畸潜力似乎不太可能。保泰松作为前列腺素合成抑制剂，同阿司匹林和 NSAID 一样，在孕后期使用会导致动脉导管过早关闭，且对胎儿的肾功能有潜在的影响。

> **建议**：吡唑啉酮化合物和保泰松应该在妊娠期间避免使用。在个别情况下，在妊娠期间镇痛时可以选择性使用对乙酰氨基酚，在需要时也可以与可待因联合用药。在妊娠第一阶段使用吡唑啉酮化合物或保泰松并不是特异性诊断程序的一个指标。若在妊娠 28 周后重复剂量使用这些药物，通过多普勒回声心动描记术记录导管流及用超声波检测羊水量进行密切观察和评估是可取的。

### 2.1.4　用于骨关节炎的镇痛药物和镇痛药物复合剂

原则上，在妊娠期间的女性应避免使用镇痛药复合剂。尽管没有可靠的证据证明这类药物具有致畸作用，但随着同时使用不同药物数量的增加，其潜在的风险也随之上升。然而对乙酰氨基酚联合可待因则是一个例外，而且其安全相关性可以在一个合理的案例中得到证实。

腺苷蛋氨酸（S-adenosyl methionine）、硫酸软骨素、氨基葡萄糖、透明质酸和奥沙西罗主要用于治疗膝关节骨关节炎（OA）。它们的作用机制是模拟干预软骨代谢，从而减慢甚至阻止疾病进程。由于其有效性是不确定的（Madry，2011），基于临床疗效效果缓慢，这些药物被标记为"慢性骨关节炎作用药"（SADOA）（Steinmeyer，2006）。在一项前瞻性研究中，54 例女性中有 34 例在孕早期使用葡萄糖胺，除了发现一个患有阴囊疝的婴儿外，没有发现一个畸形婴儿（Sivojelezova，2007）。暂无在孕期使用腺苷蛋氨酸、透明质酸或奥沙西罗的数据。

> **建议**：用于治疗骨关节炎的药物最好避免在怀孕期间使用，但在发育的关键阶段无意中接触并不意味着需要采取具体措施。

### 2.1.5 阿片受体激动药、拮抗药和其他中枢作用镇痛药

阿片类药物包括内源性阿片类药物、吗啡及其衍生物，以及能够结合到阿片受体的合成化合物（包括激动剂和拮抗剂）。阿片类药物是中枢性镇痛药，其疗效可与吗啡（主要的阿片生物碱）相当。阿片类药物可根据化学结构分为吗啡类药物（吗啡、氢吗啡酮、可待因、羟考酮和纳洛酮，后者是一种拮抗剂）、苯基哌啶（哌替啶、芬太尼、阿芬太尼、瑞芬太尼、苏芬太尼）、酮类似物（美沙酮、丙氧芬）、蒂巴因衍生物（丁丙诺啡）；也可以分为纯激动剂（内啡肽、吗啡和具有相似效果的阿片类药物）、纯拮抗剂（如纳洛酮和纳曲酮）和同时表现出激动活性和拮抗活性的物质（如丁丙诺啡和喷他佐辛）。

与吗啡一样，阿片类激动剂也能引起依赖性，在临产时使用可导致新生儿出现呼吸抑制和戒断症状。

妊娠期间短期使用阿片类药物与滥用阿片类药物应分开看待（参见章节2.21）。

#### A. 吗啡和氢吗啡酮

在动物实验中，高剂量使用吗啡和氢吗啡酮可致畸。然而在一个病例对照研究中发现包括心脏病和脊柱裂这些特定先天性异常的增加与阿片类药物的使用有关。该研究未包含吗啡和氢吗啡酮（Broussard，2011）。然而，因为阿片类药物通过与相应受体结合而发挥作用，这些发现也许会使所有阿片类药物受到牵连。到目前为止，在临床上还没有研究表明使用吗啡或氢吗啡酮会致畸。没有证据表明这些使用了几十年的药物是主要的致畸因素。

孕妇产前使用吗啡可导致胎儿的生物物理评分下降，包括呼吸运动的衰减。这在一项小型研究中得到了描述，该研究涉及 10 名妊娠晚期的女性，她们在胎儿血液取样期间接受了一次 10 ~ 15mg 吗啡的肌内注射以控制疼痛。研究者推测这些不良反应可能与胎盘血管收缩有关（Kopecky，2000）。有一例报道称，孕妇因不能忍受重度疼痛而长期使用吗啡，导致在妊娠 27 周时出现脐动脉和大脑中动脉血流减少及胎儿心率有限的变异和减速，当药物被替换为芬太尼后，这些情况恢复正常（Collins，2005）。

此外，一则案例报道显示，长期使用鞘内吗啡注射缓解慢性疼痛的孕妇，其新生儿很健康且阿普加（Apgar）评分正常，无戒断症状，并正常发育到 18

个月（Oberlander，2000）。

分娩时使用药物可能会引起新生儿呼吸抑制，而且在孕期长期使用吗啡和其他阿片类药物可能会引发戒断症状，包括肌张力增加、烦躁和胃肠道症状（腹泻）。戒断症状的表现取决于化合物的药代动力学。对于吗啡，戒断症状平均发生在出生后 1.5d（Bio，2011；Ebner，2007）。

> **建议**：孕期吗啡和氢吗啡酮的使用应被限制，只在没有更加安全的可替代品可使用的特殊情况下才使用。减少药物的使用应该是循序渐进的，避免母亲和胎儿出现戒断症状。如果在分娩前不久给予吗啡，新生儿可能出现呼吸抑制。随着时间的延长，新生儿可能出现严重的戒断症状。在这些情况下，产妇应该申请为新生儿进行重症监护。

### B. 哌替啶（吡利啶）和美普他酚

哌替啶作为一种强效的镇痛药物，用于在分娩过程中缓解疼痛已有几十年。在分娩早期，使用哌替啶 50～100mg 剂量进行肌内注射。疼痛缓解的最大作用是在用药后 30～50min，效果持续 2～4h。母体的不良反应是很常见的，如镇静、恶心、胃排空、偶尔呼吸抑制。

**毒理学**

对于是否可以在孕早期使用哌替啶，我们基本没有任何依据，并且不了解是否有产生任何特定畸形的风险（Heinonen，1977）。一个病例对照研究观察到特定的心血管缺陷和阿片类药物的使用有关联，但当对阿片类药物单独分析时，却没有发现其与哌替啶之间的联系（Broussard，2011）。

哌替啶可通过胎盘并且呈弱碱性，特别是在胎儿不适和代谢性酸中毒时，哌替啶在胎儿体内的浓度会高于母亲。对母亲进行哌替啶使用管理后，胎儿的呼吸运动、氧饱和度和心脏心率的变异风险都会降低（Reynolds，2011）。低剂量哌替啶可引起新生儿代谢酸中毒。一项对近 400 名女性进行的安慰剂对照研究发现，如果母亲在分娩的第一阶段服用了 100mg 哌替啶，新生儿酸中毒（pH < 7.12）更为常见，而在分娩前 5h 使用的话，新生儿代谢性酸中毒更是不可避免（Sosa,2006）。新生儿的药理影响包括呼吸抑制、镇静、吸吮减少。分娩前 3～5h 重复使用哌替啶会增加新生儿药理学效应的风险（Reynolds，2011）。早产儿更容易出现严重的症状。哌替啶诱导的新生儿效应可通过纳洛酮逆转。由于不成熟的药物代谢，母体化合物和活性代谢物去甲哌替啶在新生儿体内的半衰期分别延长至 13～23h 和 2～3d。新生儿的症状因此可能会在出生后几天依然存在。

美普他酚已应用于分娩镇痛且与哌替啶在缓解分娩疼痛中具有类似的效果。然而与哌替啶已经观察到的作用相比，美普他酚没有发现明显的优势，而产妇在使用美普他酚之后的副作用却更为常见（Morrison，1987）。

> **建议**：在进行关键的评估后，发现没有迹象表明存在先天性胎儿代谢性酸中毒时，哌替啶（或美普他酚）可在分娩期间使用。对于早产儿的使用是相对禁忌的，如果没有可供选择的替代品，在妊娠第一阶段使用哌替啶是可取的。

### C. 可待因和羟考酮

#### 药理学

可待因是一种吗啡衍生物，它与吗啡相比具有较弱的镇痛和镇静作用。可待因是吗啡通过细胞色素 P450（CYP）2D6 酶作用的代谢物。这种酶的抑制剂（如氟西汀和西酞普兰）可以减弱甚至抵消可待因的效果。此外，还有许多其他药物与可待因产生抑制作用，因此开处方时必须对可待因慎重考虑。可待因可作为单一制剂，如作为止咳药镇咳，也可与对乙酰氨基酚或阿司匹林组合作为镇痛药。与其他阿片类药物相同，反复使用可待因会导致药物依赖性。

羟考酮是一种半合成的阿片生物碱，其镇痛作用与吗啡相当。当需要阿片类镇痛药时，羟考酮可用于治疗术后疼痛或其他严重疼痛。可待因和羟考酮都可通过胎盘。

#### 毒理学

使用回顾性分析的个别研究已经观察到使用可待因与不同的器官特异性畸形之间的联系，包括先天性心脏缺陷（Broussard，2011；Bracken，1981；Rothman，1979）、口面裂（Bracken，1981；Saxén，1975）和其他几个器官特异性畸形（Bracken，1981）。在最近刊登的这些出版物中，观察到近 17 500 例儿童中有 8000 例患有先天性心脏病，使用阿片类镇痛药会使左心发育不全综合征的风险增加（Broussard，2011）。当分析个别药物水平时，会发现可待因的使用与心房隔膜缺陷、左心室流出道缺陷及左心发育不全综合征有关，然而，由于受影响的病例数量很少，这些联系是基于未经校正的分析。与这些发现相反，在对 141 例患有先天性心脏缺陷的患儿进行回顾性分析时，并没有观察到这些与母亲妊娠第一阶段使用可待因有联系（Shaw，1992）。另一项回顾性分析在 538 例患有神经管缺陷的胎儿或儿童中也未发现其病情与母亲在妊娠第一阶段使用可待因有关（Shaw，1998）。此外，在最近从挪威人口登记处获得的 600 例在妊娠第一阶段使用药物的孕妇的相关数据研究中，也并未发现整体先天性异常的风险增加（Nezvalová-Henriksen，2012a，2011）。考虑到在一些已发表的研究中，由于研究设计的局限性和发现的不一致，无法对可能的因果关系作出明确的结论。综上所述，早孕期使用可待因预计不会增加整体畸形的发生率，但不能排除心血管缺陷的小风险。

关于氢可酮和羟考酮的资料少得多。一项仅发表在摘要中的小型前瞻性研

☆ ☆ ☆ ☆

究发现，40 名孕妇在妊娠早期服用氢可酮，78 名孕妇服用羟考酮。在氢可酮组有 6 个畸形的婴儿，但没有典型的畸形类型（Schick，1996）。如可待因，在最近发表的一项病例对照研究中观察到，在摄入氢可酮后患有特定的心脏缺陷的风险会增加（心房隔膜缺陷、左心发育不全综合征，此外还有法洛四联症及肺动脉瓣狭窄）。也观察到在妊娠第一阶段使用氢可酮与脊柱裂、腭裂和腹裂有联系，而使用羟考酮与肺动脉瓣狭窄风险增加相关（Broussard，2011）。一些局限性，包括回顾性研究设计所致的回忆偏差、潜在的母亲疾病的作用，以及少量的婴儿药物使用病例，都表明不能根据这些结果得出因果关系的结论。

与所有阿片类衍生物一样，接近分娩时使用会导致新生儿呼吸抑制和戒断症状。

> **建议**：当有明显适应证时，可待因结合对乙酰氨基酚作为镇痛药用于孕妇的治疗。在可能的情况下，使用应限于短期治疗。当干咳对其他的物理干预不敏感且很痛苦时，可待因可作为短期镇咳药使用。在每一种情况下，都需要对可能与其他药物发生相互作用和成瘾的潜在性进行考虑。在严格的指示下，羟考酮也是可以使用的，只有在特殊情况下，才可以长期使用。根据剂量、使用时间和持续时间，新生儿可能会产生呼吸抑制和戒断症状。

### D. 芬太尼、阿芬太尼、瑞芬太尼和苏芬太尼

芬太尼、阿芬太尼、瑞芬太尼和苏芬太尼是合成的苯哌啶类阿片，具有纯激动活性和高的镇痛效能。它们都被用于手术期间的麻醉，而芬太尼可更进一步地用于治疗严重的慢性疼痛，一些低效的阿片类药物则不能用于这方面的治疗。在这种情况下可以用颊膜、鼻喷入法或透皮贴剂方法治疗。

据报道，在早期妊娠中，芬太尼可以很容易地通过胎盘（Cooper，1999；Shannon，1998）。动物实验中未见致畸现象。缺乏芬太尼用于妊娠早期的系统研究，但至今尚无致畸性的表现。接近分娩时使用芬太尼可能会导致新生儿呼吸抑制。

两个病例报告描述了芬太尼透皮贴剂在妊娠期间的应用。在第一个病例中使用剂量为 125μg/h，足月健康的婴儿有正常 Apgar 评分，但是过了 24h 后，婴儿出现烦躁不安和大哭的症状（Regan，2000）。4d 内无任何治疗，症状消失。在刚出生时，新生儿芬太尼血药浓度仅为母亲的 1/3。另一个病例描述了一个妇女用 25μg/h 芬太尼贴剂治疗由系统性红斑狼疮、纤维性肌炎引起的慢性疼痛（Einarson，2009）。一名健康的男孩足月出生，没有戒断症状的记录，在 8 个月大时达到了正常的发育水平。

在分娩时常通过椎管内麻醉技术（硬膜外或鞘内注射）或静脉注射进行芬太尼给药。在硬膜外和鞘内使用芬太尼进行镇痛时，其使用量相对较小，并且

新生儿呼吸抑制的风险是低的（Reynolds，2011）。总体来说，椎管内镇痛总是提供良好的结果，如减少产妇压力、换气过度和子宫血管扩张增加（Reynolds，2011）。静脉注射芬太尼可以由患者控制的镇痛药（主成分）泵进行全身给药；然而，当进行系统和大剂量给药时，更可能引发新生儿呼吸抑制（Reynolds，2011，2010）。一项前瞻性随机对照研究入组 12 例孕妇，其中 5 例给予 PCA（患者自控镇痛）芬太尼治疗、7 例给予宫颈旁阻滞治疗，芬太尼组的新生儿动脉血氧饱和度明显降低，且持续时间长。芬太尼使用组的一个婴儿被观察到血氧饱和度显著降低，需要纳洛酮治疗（Nikkola，2000）。长期的低氧与芬太尼引起的通气不足有关，也可能与呼吸肌僵硬有关（Nikkola，2000）。有学者认为，当芬太尼给药到分娩的时间间隔足够长（> 3h）时，新生儿呼吸抑制的风险似乎很小（Herschel，2000）。在另一项研究中，根据分娩镇痛的需要，将近 140 名婴儿每小时静脉注射芬太尼 50 ~ 100μg，与对照组相比，没有出现呼吸抑制或低 Apgar 评分（Rayburn，1989）。芬太尼最后给药的平均时间是分娩前的 112min。然而，在芬太尼的药代动力学上，个体差异明显存在，且分娩过程中使用阿片类药物后对新生儿进行检测被认为是必不可少的。此外，芬太尼和其他阿片类药物一样，是一种弱碱性药物，可能在酸中毒的胎儿中积累，从而进一步危害胎儿健康。因此，在怀疑或已证实胎儿酸中毒的情况下，不能使用芬太尼。

芬太尼有时会引起神经肌肉方面的副作用，主要是对呼吸肌的影响。三则病例报告描述了在分娩前不久使用芬太尼影响宫内胎儿胸壁硬度发育情况的相关研究，其中两例是母亲全身芬太尼给药（Eventov-Friedman，2010；Lindemann，1998）。另一例是通过脊椎内注射芬太尼缓解分娩疼痛（Bolisetty，1999）。其中两例自然恢复（Bolisetty，1999；Lindemann，1998），第三例采用纳洛酮进行治疗（Eventov-Friedman，2010）。

产妇静脉注射阿芬太尼对新生儿的影响似乎与芬太尼相似。阿芬太尼可通过胎盘，脐静脉中阿芬太尼的浓度为母体血药浓度的 30%（Cartwright，1989）。在一项比较芬太尼或阿芬太尼用于分娩早期 PCA 的研究中，并未发现在新生儿 Apgar 评分或其他新生儿的预后指标方面的差异，而且芬太尼缓解疼痛的效果更好（Morley-Forster，2000）。

瑞芬太尼是一种超短效阿片类药物，半衰期仅为 3min。它被血液和组织中的酯酶迅速代谢，而且代谢和排泄不依赖于肝或肾。瑞芬太尼（i.v.）用于分娩期间的疼痛控制，与哌替啶相比，使用瑞芬太尼可提供更可靠的镇痛作用和更高的 Apgar 评分。（Reynolds，2011）。与其他分娩镇痛使用的阿片类药物一样，瑞芬太尼的使用也会增加新生儿的呼吸抑制风险。

苏芬太尼在分娩期用于硬膜外麻醉和脊椎麻醉，而且已经被报道可以在胎儿足月时通过胎盘（Loftus，1995）。然而在个别研究中，胎儿的心动过缓

☆ ☆ ☆ ☆

和晚期减速与苏芬太尼的鞘内注射有关（Van de Velde，2004，2001），而椎管内镇痛的阿片类药物的使用被认为对新生儿是相对安全的（Reynolds，2011；Capogna，2004）。

没有报道表明在妊娠期间使用阿芬太尼、瑞芬太尼和苏芬太尼会致畸，但是要想得到明确的结论，目前的数据是不充足的。

> **建议**：在有明显适应证且严格遵循用药指导的情况下，芬太尼和同类型其他药物可用于妊娠任何阶段。接近分娩时给药，新生儿呼吸抑制的风险是存在的。在疑似或者确认胎儿酸中毒的情况下，应避免使用阿片类镇痛药，因为这可能会损害胎儿的健康。

### E. 其他阿片类药物和具有中枢作用的非阿片类镇痛药

喷他佐辛是一种阿片类镇痛药，具有微弱的拮抗作用，在一些欧洲国家可以使用，在美国可与对乙酰氨基酚形成药物组合产品。在20世纪80年代的美国，喷他佐辛主要以与抗组胺药曲吡那敏组合的药品进行销售，且过去总以"T's and Blues"来命名，类似主角的替身。动物致畸性研究已经从动物研究中分离出来（Geber，1975）。人类对其有限的经验主要来源于药品提示该药物不会引起畸形风险增加（DeBooy，1993；Little，1990）。宫内生长受限和行为异常与喷他佐辛滥用有关（Chasnoff，1983）。然而，我们却不能将使用其他非法药物与消极生活方式对妊娠结局带来的影响区分开来。如同其他阿片类药物一样，临分娩前使用喷他佐辛可能导致戒断症状和新生儿的呼吸抑制。

盐酸替利定是另一种强效的阿片类镇痛药，经常和阿片拮抗剂纳洛酮一起使用。虽然动物研究没有显示其有致畸性，但是缺乏相关的人体研究数据。其不良反应和其他阿片类药物相似。就像讨论过的其他阿片类药物一样，临分娩前使用有增加新生儿问题的风险。

曲马多作为一种合成的阿片类镇痛药，主要通过口服来治疗慢性疼痛及通过非肠道给药形式治疗急性疼痛。它的镇痛能力和可待因类似。曲马多会被代谢成比母体化合物有更强镇痛性的氧去甲基曲马多。除了能够结合阿片受体外，曲马多也会通过抑制血清素的摄取来发挥作用。曲马多能够通过胎盘，胎儿体内的药物浓度和母亲体内的浓度类似（Claahsen-van der Grinten，2005）。动物实验没有显示其有致畸作用。虽然没有人体致畸的报告，但是对其妊娠期间使用安全性的系统研究较少。一项对近150名孕妇的小规模前瞻性研究，未观察到在早孕期接触曲马多的后代畸形风险会增加（Bloor，2012）。在妊娠期间长期治疗并使用相对高剂量（300~800mg/d）曲马多后的戒断症状已在报告中描述。症状会在24h内和出生后的前几天出现（Hartenstein，2010；O'Mara，2010；Willaschek，2009；Meyer，1997）。由于曲马多的双重作用，最适合治疗新生儿曲马多戒断反应的药物尚不确定，但苯二氮䓬类、苯巴比妥、阿片酊或可乐定在个别病例中的治疗是成功的（Bloor，2012）。

包括曲马多在内的口服阿片类药物在控制分娩期间疼痛方面的益处是有限的。一项最近的循证医学的多次元分析将肌内注射给药的曲马多与哌替啶进行比较，发现哌替啶在镇痛方面比曲马多更有效，但在对产妇产生的副作用或新生儿问题方面两者并没有不同（Ullman，2010）。

关于孕期使用丁丙诺啡进行阿片类药物依赖性替代治疗的相对丰富的数据并未显示其有致畸作用，然而对于美普他酚、纳布啡或氰苯双哌酰胺的数据非常少或者没有。他喷他多是一种最近引进的通过结合阿片受体和抑制去甲肾上腺素再摄取起作用的中枢合成阿片类药物，它用于成年人的慢性、中度或重度疼痛。根据制造商所述，临床前研究没有显示静脉与皮下注射他喷他多后对老鼠和兔子有致畸作用。没有齐考诺肽和氟吡汀妊娠期间用药经验，两者都是非阿片类的中枢作用镇痛药。

> **建议**：本组中有孕期用药经验的个别药物，如曲马多或丁丙诺啡，可在孕期使用，但需要有明显的适应证。根据治疗的持续时间和剂量，所有阿片类激动剂均可引起新生儿呼吸抑制和戒断症状。与替代治疗相同，长时间使用药物后戒断症状会在分娩后的几天或者几周内普遍出现。对于疼痛治疗，推荐直到妊娠 28 周后再使用对乙酰氨基酚（如需要可与可待因一同使用）或者布洛芬。在孕前 3 个月，无意中使用了更新引进的药物，如齐考诺肽或他喷他多，并不能作为需要具体诊断治疗的指标。

### F. 阿片类受体拮抗剂：纳洛酮、纳曲酮和烯丙吗啡

纳洛酮和纳曲酮均为纯阿片类拮抗剂，具有竞争作用，对阿片受体亲和力强。纳洛酮也用于治疗孕产妇使用阿片类药物所导致的新生儿中枢神经系统和呼吸系统功能衰退。通过与阿片受体结合，纳洛酮取代了阿片受体激动剂和部分拮抗剂，如喷他佐辛。接近分娩时给予纳洛酮，它可以通过胎盘进入胎儿体内，使得新生儿体内散在的纳洛酮浓度高于母亲（Asali，1984）。妊娠习惯性阿片类药物成瘾使用纳洛酮也会诱发儿童的戒断症状（参见章节 2.1.5C）。纳曲酮是一种比纳洛酮效果更强的阿片类拮抗剂，且作用持续时间长，常用于抵制对酒精和阿片类药物的依赖。烯丙吗啡是边缘化的阿片受体拮抗物且现在很少被使用。这些药物在动物研究中尚未报道致畸作用，但在人类中缺乏系统的研究。

> **建议**：孕期纳洛酮可以在有明显适应证的情况下使用。但是，应严格避免母亲和胎儿出现急性戒断症状。

## 2.1.6 非甾体抗炎药和抗风湿药

**药理学**

非甾体抗炎药的抗炎作用是通过抑制 COX 酶从而抑制前列腺素的合成。至少存在两种类型的 COX：正常的 COX-1 负责前列腺素类的生成，如环前列腺素和 PGE2，然而在病理状态下如炎症过程中 COX-2 酶活性增加。COX-2 在胎儿肾脏中表达，对肾脏的发育和功能至关重要（Boubred，2006）。COX-2 在分娩中也很重要，具有 COX-2 活性的非甾体抗炎药已被用作治疗早产的保胎药。常用的非甾体抗炎药包括丙酸衍生物布洛芬、酮洛芬和萘普生；乙酸衍生物双氯芬酸、吲哚美辛、依托度酸和酮咯酸；昔康类的有美洛昔康和吡罗昔康；灭酸类的甲芬那酸和托芬那酸；其他的药物包括纳布美通和尼美舒利（所有的非选择性 COX 抑制剂）；抑制剂包括塞来昔布、帕瑞昔布和依托考昔（所有的选择性 COX-2 抑制剂）。大多数非甾体抗炎药可与血浆蛋白高度结合，也可以通过胎盘转移。已有双氯芬酸可通过胎盘的数据，它在妊娠第一阶段即通过胎盘，且在母体与胎儿体内的浓度相同，妊娠早期萘普生的转移轻度受限，随妊娠的进展而增加（Siu，2000）。在妊娠晚期，吲哚美辛浓度在胎儿血浆中的浓度与母体的相一致（Moise，1990）。

**毒理学**

使用非甾体抗炎药会增加未破卵泡黄素化综合征（LUF）发生的风险。卵泡破裂依赖于前列腺素，因此前列腺素的抑制可能会破坏这一过程。在月经周期的排卵前阶段反复使用非甾体抗炎药与 LUF 综合征风险增加有关。在持续使用非甾体抗炎药的患者近 60 个监测周期中，超过 1/3 的女性出现了 LUF 综合征，而未经治疗的女性只有 3%（Micu，2011）。在 LUF 综合征中，75% 在依托考昔使用者中出现，15% 在双氯芬酸使用者中发生，而即使高剂量布洛芬（1600mg/d）也不能阻止排卵。作者建议当计划妊娠时，应避免在排卵期持续接触非甾体抗炎药，特别是 COX-2 选择性非甾体抗炎药（Micu，2011）。

妊娠期间使用非甾体抗炎药与流产的风险增加有关。一项前瞻性研究招募了 1000 多例妊娠试验阳性的女性，其中 53 例（5%）被报告使用非甾体抗炎药。从研究中观察到使用萘普生、布洛芬的女性发生流产的风险是非使用者的 2 倍（Li，2003）。当非甾体抗炎药在怀孕前后开始使用，或使用持续超过 1 周时，这种关联性则更强。在妊娠期间使用阿司匹林也会增加风险，而使用对乙酰氨基酚则不会。作者认为，抑制前列腺素的合成可能会引起受精卵着床异常从而导致流产。然而，该因果关系缺乏确凿的证据。

没有一致的证据表明使用非甾体抗炎药会增加畸形风险。妊娠 28 周后抑制前列腺素的合成可能会导致动脉导管过早关闭（Botalli）和胎儿肾功能损害（见下文）。

## A. 非选择性的 COX 抑制剂

### 先天性畸形

布洛芬在实验动物研究中并不总是致畸的，但是高剂量的布洛芬会增加心脏缺陷的风险（Cappon，2003）。在人类个体研究中观察到，特定的的出生缺陷与使用布洛芬有关，包括腹裂和心脏间隔缺损。根据全国出生缺陷预防研究的数据，以及回顾性评估的使用数据，观察到孕早期使用布洛芬与腹裂之间的关联，而使用布洛芬与脐膨出之间没有关联（Mac Bird，2009）。另一项回顾性病例对照研究观察到在使用布洛芬后腹裂的风险轻微增加（Torfs，1996）。然而在一个相关的病例对照研究中没有观察到类似的关系，但观察到整体的先天性异常与使用布洛芬的关系（Ofori，2006）。此外，最近的一项来自全国出生缺陷预防研究报告的病例对照研究报道了布洛芬的使用与发生唇腭裂、脊柱裂等缺陷的关系（Hernandez，2012）。其中一些研究的方法有局限性，包括回顾性研究设计，以及不能排除的母体疾病的影响。

与这些发现相反，在一些大型的、基于人群的研究，包括近 10 000 个在孕期使用布洛芬的孕妇中，没有发现整体畸形的风险增加（Nezvalová-Henriksen，2013a；Daniel，2012）或心脏病发作等特定畸形的情况（Daniel，2012；Källén，2003）。挪威的一项基于人群的研究从孕妇即将分娩开始一直观察，直到婴儿 18 个月，发现布洛芬对心脏缺陷畸形的影响并不明显，但这一发现并没有统计学意义（Nezvalová-Henriksen，2013a）。总之，到目前为止，收集的数据并没有表明布洛芬会增加畸形的风险。

鲜有关于右旋布洛芬（外消旋体布洛芬 S- 对映异物体）的使用记录，但其作用效果有望和布洛芬媲美。

哺乳动物中，无论是啮齿类还是非啮齿类，双氯芬酸都没有使之产生畸形的危害，在人类中，双氯芬酸的相应数据甚至比布洛芬更少，但这并不意味着畸形风险的增加。由畸形总信息服务研究所开展的研究纳入了 145 例在妊娠第一阶段使用双氯芬酸的孕妇，在 7 个诊断为畸形的后代中都没有发现畸形缺陷的现象（Cassina，2010）。此外，一项以色列的基于中药饮片的研究纳入了超过 1300 例孕期使用布洛芬的妇女（Daniel，2012），以及一项挪威的以人群为基础的研究纳入了 192 例在妊娠第一阶段使用布洛芬的妇女（Nevlazova-Henriksen，2013a），这些研究都没有观察到婴儿有先天畸形的风险。

一项基于瑞典注册的研究收集了前瞻性的使用药物数据，该研究表明萘普生的使用与口面部裂有关（Ericson，2001）。另一项瑞典登记数据的研究，通过延长 3 年的随访时间，观察到萘普生和心脏畸形的联系（Källén，2003）。在基于回顾性药物使用信息的全国出生缺陷预防研究中，唇腭裂（有或无腭裂的唇腭裂）也与萘普生使用相关（Hernandez，2012），还观察到其他的异常，如无眼、孤立脑膨出和肺动脉瓣狭窄。与这些研究结果相反，在一个以人群为基础的研究中，纳入近1000例妊娠第一阶段使用萘普生的妇女，没有观察到整体主要畸形风险的增加（Daniel，2012）。

另一项以入组168例孕早期使用萘普生的女性为基础随访延长至婴儿1.5岁，未观察到心血管畸形风险增加（Nevlazová-Henriksen，2013a）。

在一项来自以色列的以登记记录为基础的研究中，分析了265例妊娠期间使用依托度酸的妇女，没有观察到增加重大畸形的风险（Daniel，2012）。相同的研究包括128例使用吲哚美辛的孕妇，没有发现重大畸形的风险。目前还没有其他与孕早期相关的研究；然而，也没有报告显示使用依托洛酸或吲哚美辛可能导致畸形。

对于其他非选择性COX抑制剂（酮洛芬、右酮洛芬、酮咯酸、美洛昔康、甲芬那酸、托芬那酸和苏林达克），在孕早期很少或没有使用数据，也没有报告提示有畸形风险。

### 对胎儿循环系统和肾功能的影响

吲哚美辛和舒林酸已被用于安胎，其主要机制是抑制前列腺素。然而，其对于胎儿的副作用限制了这一用途。妊娠28周以后使用非甾体抗炎药可导致胎儿动脉导管的过早关闭（Botalli）。前列腺素抑制剂的敏感度随妊娠的推进而增加。在妊娠27周（尽管不算早）时，通过胎儿超声心电图可以看到使用非甾体抗炎药会使导管收缩。妊娠32周时效果增强，妊娠34周时，如果使用60%～100%浓度的吲哚美辛效果更强（Moise，1993，1988；Van den Veyver，1993）。这种影响有时可以逆转，并在停止治疗后1～2d可以自行消失（Østensen，2004）。几起案例也反映会出现这种影响，在妊娠第三阶段使用尼美舒利后，在仅使用一个或两个剂量的情况下（Prefumo，2008；Paladini，2005），局部给药可能会影响乳腺导管流量。一个病例报告描述妊娠35周在颈肩部局部使用双氯芬酸联合水杨酸甲酯、薄荷脑和樟脑贴片可使乳腺导管收缩（Torloni，2006）。在停止治疗后，无论是导管变狭窄还是三尖瓣关闭不全，在5d内都可复原，动脉导管的过早闭合可能导致严重的继发性病变，包括右心病变、肺循环病变及新生儿肺动脉高压（PPHN）（Gewillig，2009）。一个病例报告描述了一个在出生前4d里每日2次使用萘普生220mg的足月婴儿，被诊断为动脉导管闭合、新生儿肺动脉高压与右心肥大（Talati，2000）。在其他几个案例报告（Siu，2004；Zenker，1998）和研究（Alano，2001；van Marter，1996）中，非甾体抗炎药在妊娠中使用与新生儿肺动脉高压有关。与这些研究结果相反，最近一项基于人群的病例对照研究纳入377例新生儿肺动脉高压病例和近900例对照组，其观察到在妊娠期间的任何时候使用布洛芬都有轻微的保护作用（van Marter，2013）。炎症可能在新生儿肺动脉高压的发病机制中起重要作用，作者推测可能是由于布洛芬的抗炎性从而起到了保护作用。

除了吲哚美辛，舒林酸也已被用于早产儿的治疗。舒林酸是一种药物前体，在肝脏中代谢为活性硫化物衍生物。尽管先前的报告显示舒林酸的使用比吲哚美辛更有利，但最近的研究表明，在孕晚期使用舒林酸与使用其他非甾体抗炎药的胎儿副作用相似（Loudon，2003；Sawdy，2003）。此外，一项随机安慰剂对照试验未能显示舒林酸在主要用硫镁治疗成功的女性中抑制复发性早产的疗效，但该试验中舒林酸的剂量较低（100mg/d）（Humphrey，2001）。

在维持肾血流量和肾小管功能上，前列腺素是必要的（Boubred，2006）。几份报告描述，在妊娠第二阶段和第三阶段使用非甾体抗炎药会导致胎儿肾衰竭。肾毒性作用与COX-2抑制有关，导致肾灌注减少，循环升压素和血管紧张素Ⅱ活性增加（Antonucci，2007，2012；Benini 2004）。大多数报告涉及吲哚美辛（Itabashi，2003；Butler-O'Hara，2002；Robin，2000；van der Heijden，1994，1995）和尼美舒利（一种主要抑制COX-2活性的非选择性COX抑制剂）（Magnani，2004；Sawdy，2004；Balasubramanniam，2000；Holmes，2000；Peruzzi，1999）。妊娠晚期使用萘普生也与羊水过少和肾小管发育不良有关（Koklu，2006）。在某些情况下，羊水量减少所反映的肾脏影响是可逆的，在其他情况下使用可能导致永久性肾损害或胎儿死亡（Antonucci，2012；Boubred，2006）。

吲哚美辛、双氯芬酸、舒林酸均已成功用于治疗严重的羊水过多病例，且对胎儿没有副作用（Suzumori，2009；Jayagopal，2007；Rode，2007）。

**坏死性小肠结肠炎**

新生儿坏死性小肠结肠炎的发病率和死亡率高。产前使用非甾体抗炎药，特别是吲哚美辛，与早产儿发生坏死性小肠结肠炎有关（Sood，2011；Amin 2007）；然而两者之间的直接因果关系尚未得到证实。

> **建议**：布洛芬是仅次于对乙酰氨基酚的镇痛药，也是妊娠第28周前首选的抗炎药。也可使用双氯芬酸。妊娠28周后，避免重复使用非甾体抗炎药。如果在妊娠晚期反复使用，应定期用超声检查导管和羊膜的容积。

### B. 选择性 COX-2 抑制剂

**药理学**

选择性COX-2抑制剂可以避免COX-1引起的胃肠道不良反应。目前市场上的COX-2包括塞来昔布、依托考昔和帕瑞昔布。这类抑制剂与血浆蛋白结合力强，但能否通过胎盘尚不可知。然而，由于其相对分子质量较低，在一定程度上可以通过胎盘（Antonucci，2012）。

**毒理学**

未破卵泡黄素化综合征似乎与选择性COX-2抑制剂密切相关，在排卵前应

☆☆☆☆☆

避免持续使用此类抑制剂（章节 2.1.6）。

动物实验已经观察到引起依托考昔和帕瑞昔布钠后的胚胎毒性作用，以及家兔暴露于塞来昔布后的心血管致畸作用，目前还没有关于这类抑制剂在人类妊娠早期使用的研究。COX-2 在胎儿肾脏中的选择性表达，可能对胎儿肾脏发育及功能至关重要，特异性敲除 COX-2 基因的大鼠显示出肾脏发育异常（Boubred，2006；Norwood，2000；Dinchuk，1995）。与非选择性环氧化酶抑制剂一样，选择性 COX-2 抑制剂也具有循环及肾脏副作用。特别是肾损伤和肾功能衰竭可能与 COX-2 抑制作用有更强的相关性。正如尼美舒利或吲哚美辛使用后的几个病例报告所表明的那样。这两种药物虽然是非选择性 COX 抑制剂，但对 COX-2 的抑制作用有相对特异性。

一项随机对照试验纳入了 100 多名妊娠 24 ～ 34 周合并早产的孕妇，孕妇被随机分为两组，一组给予塞来昔布 100mg×2，一组静脉注射硫酸镁。结果塞来昔布与硫酸镁抑制 48h 分娩疗效类似（81% 对 87%），并且未观察到胎儿不良反应（Borna，2007）。另一项随机对照研究纳入 24 名孕妇，未能显示塞来昔布或吲哚美辛在抑制宫缩方面的差异（Stika，2002）。与吲哚美辛相比，塞来昔布的使用并不增加导管流速，但两组羊水量均有短暂减少（Stika，2002）。然而，由于纳入的样本量小，在此基础上不能得出相对安全的结论。使用非选择性非甾体抗炎药时所描述的胎儿毒性效应也将与 COX-2 选择性非甾体抗炎药相关的胎儿毒性效应也会出现在选择性 COX-2 的非甾体抗炎药的使用过程中。

> **建议**：由于经验缺乏，以及对胎儿肾脏发育的潜在影响及其他与非甾体抗炎药相关的副作用，因此禁止在孕期使用选择性 COX-2 抑制剂。持续使用选择性 COX-2 抑制剂可能会抑制排卵，在避免在排卵周期使用。孕早期无意识的接触不是需要采取特殊诊断措施的指征。

### 2.1.7　偏头痛治疗

育龄期妇女中偏头痛的发生率可达 30%，而 50% ～ 80% 的妇女在孕期症状有所改善，通常为孕早期（Sances，2003）。如果在孕早期没有明显的改善，那么在孕期也不大可能有进一步的改善（Marcus，1999）。非药物干预，如营养和生活习惯可能是重要的。其他可考虑的疗法包括针灸、放松技术或认知行为疗法。

下面谈论的部分药物在本书其他章节有更详细的介绍。

**A. 曲坦类（选择性 5- 羟色胺受体激动剂）**

曲坦类药物是选择性 5- 羟色胺受体激动剂，可用于严重的偏头痛发作。这类药物主要通过收缩血管，主要是脑血管来发挥作用。然而，在中枢神经系统之外的血管收缩作用也是可能的。关于曲坦类药物（主要是苏马曲坦）的数据相对较多，至今尚未发现其增加胎儿畸形或其他不良反应的风险。

文献报道，3000 多例妊娠早期暴露于苏马曲坦的孕妇，未发现任何致畸迹象。瑞典妊娠登记局收集的部分前瞻性暴露数据，包括 2229 例孕早期暴露于舒马曲坦的孕妇，数据发现与普通人群相比，这些孕妇并无更高的畸形风险（Källén，2011）。此外，由制造商前瞻性收集的数据，包括 480 例孕妇（Cunnington，2009），以及来自挪威基于人口的数据集和登记册的数据，包括 600 多例妊娠者，但两者有明显部分重叠的研究材料，同样未能说明曲坦类药物能增加先天性畸形的发生率（Nezvalová-Henriksen，2010，2012b，2013b）。

其他曲坦类药物的经验较少，但据报道，大约有 500 例在孕早期暴露于佐米曲普坦和利扎曲普坦的报道（Nezvalová-Henriksen，2013b，2012b，2010，Källén 2011），而其他曲坦类药物的数据更少（Nezvalová-Henriksen，2013b，2012b，2010；Källén，2011；Cunnington，2009）。没有关于夫罗曲坦的数据可用。

对 1200 多例孕妇研究发现，孕中期和孕晚期使用使用曲坦类药物与早产和子痫前期有关；然而基于以上结果尚不能证实两者的因果关系（Källén，2011）。母体偏头痛本身与先兆子痫及先兆子痫的诱发条件有关，如妊娠期高血压（Chen，2010；Facchinetti，2009）。挪威的研究观察到，229 名女性在妊娠中期或晚期使用曲坦类药物会增加子宫弛缓的风险；而该作者在另一项有重叠研究材料的更大的研究中发现，曲坦类药物仅在妊娠中期使用，而不是在妊娠晚期使用，与大量的产后出血有关（Nezvalová-Henriksen，2013b）。没有其他研究报道过这种联系。

总之，对于曲坦类药物，大多数数据是关于苏马曲坦的。虽然不可能对其他曲坦类药物进行最终评估，但就目前的数据而言，这类药物的主要风险似乎不大。

### B. 麦角胺衍生物

麦角生物碱麦角胺和双氢麦角胺作为部分 α 受体激动剂能够诱导血管收缩。子宫血管的长期收缩可能损害子宫胎盘血供，麦角生物碱也可能增加子宫肌层张力，进而影响氧合。

根据药代动力学特征，理论上讲，非氢氏麦角生物碱如麦角胺等比双氢麦角胺更易启动子宫浓度，使胎儿暴露于缺氧环境。虽然胎盘灌注受损可能导致胎儿缺氧甚至死亡，但目前还没有确凿的数据表明麦角胺类药物会增加胎儿畸形的风险。瑞典出生登记数据显示，500 多例孕妇在妊娠早期暴露于麦角生物碱，未增加胎儿畸形的风险（Källén，2011）。虽然使用麦角胺并不增加整体畸形率，但是匈牙利一项纳入近 10 000 万例先天性畸形儿童的病例对照研究观察到，母

☆☆☆☆

体摄入麦角胺与神经管缺陷（NTD）之间存在关联——然而，只有3例孕妇在妊娠早期暴露于麦角胺（Czeizel 1989）。而这些病例中，只有3例在妊娠早期接触过麦角胺(Czeizel,1989)。在随后的一项对1202例神经管畸形儿的研究中，有5例孕妇在妊娠早期暴露于麦角胺，没有人在敏感的妊娠中期暴露。

因使用麦角胺导致血管发育中断引起缺陷的有个例，导致死胎的有数例（Hughes，1988）。还有两个案例报道，孕早期暴露于麦角胺后并发了默比厄斯综合征（脑神经发育异常）（Smets，2004；Graf，1997）。孕早期发育阶段的缺氧与莫尽管综合征和自闭症的风险增加有关，为此提供了一个合理的生物学解释，提示了真正的因果关系。孕晚期及早产期间的缺氧也会增加后代患自闭症的风险（Salmaso，2014；McGinnis，2013）。最近的一项病例对照研究报道，使用双氢麦角胺会增加早产的风险，但不会增加重大畸形的风险（Bérard，2012）。

> **建议：**
>
> 1. 孕期偏头痛的治疗
>
> 胃复安是推荐的止吐剂，且在妊娠任何期间使用都是安全的。镇痛药中，对乙酰氨基酚（1g×3），对乙酰氨基酚联和可待因，或布洛芬（800mg×3）或双氯芬酸[50mg×（2～3)]，对偏头痛发作期的治疗均是安全的。也可使用萘普生或阿司匹林，这些药中都含有咖啡因。在妊娠28周后最好避免重复使用非甾体抗炎药，在临近分娩时应进一步限制阿司匹林的镇痛剂量，在有早产危险的情况下不论妊娠何期，都应限制阿司匹林剂量(参见章节2.1.2)。当这些常规药物治疗失败时，使用苏马曲普坦或在不可抗拒的情况下使用佐米曲坦或利扎曲坦也是可以接受的。在整个孕期禁用麦角生物碱。
>
> 2. 偏头痛预防
>
> 在孕期，预防偏头痛的治疗方案包括β受体阻滞剂，美托洛尔，普萘洛尔，或当认为对症状的治疗更好时，选用比索洛尔。其他可用的药物包括三环类抗抑郁药(阿米替林、去甲替林)。孕期不应使用抗惊厥药来预防偏头痛。同样，作用于肾素-血管紧张素系统（ACEI和血管紧张素II受体拮抗剂）的药物应禁止使用。氟利桂嗪，一种钙通道阻滞剂，因缺乏孕期用药经验，也应禁止在孕期使用。

## 2.1.8 肌松药及其他镇痛药

### A.巴氯芬、邻甲苯海拉明和替扎尼定

巴氯芬是一种γ-氨基丁酸衍生物，是中枢GABA受体的特异性激动剂。有

几个病例报道，孕期鞘内应用巴氯芬治疗痉挛性瘫痪，没有发生不良结果（Ali Sakr Esa，2009；Dalton，2008；Roberts，2003；Munoz，2000）。在 2 个病例报道中，在整个孕期口服巴氯芬治疗时没有出现结构性畸形，但有一例婴儿在出生后第 7 天出现了戒断症状（Ratnayaka，2001），另一例在刚分娩不久出现了打鼾、抽搐、呼吸困难（Moran，2004）。如果无法避免使用巴氯芬治疗，可选择鞘内用药，因为这种方式的有效剂量比口服制剂低 10 倍（Moran，2004）。

动物实验表明邻甲苯海拉明可能存在致畸性，而替扎尼定没有，但没有关于人类的数据。

### B. 肉毒杆菌毒素和丹曲林

在孕期使用肉毒杆菌毒素的有限经验是基于约 20 个病例，并未显示肉毒杆菌素对胎儿的特定风险。在大多数病例中，其适应证是颈椎张力障碍（Aranda，2012）。当局部注射时，不太可能全身暴露于毒素中。此外，在文献中描述的少数肉毒杆菌感染的病例表明，肉毒杆菌毒素不能通过胎盘。然而，由于经验非常有限，除非在非常严格的适应证下使用，否则不建议在孕期使用肉毒杆菌毒素。禁止将肉毒杆菌毒素用于化妆品。

对丹曲林在妊娠期间的安全性了解甚少，也没有关于妊娠早期暴露于丹曲林的病例。因为有严重的副作用，包括对循环系统和造血系统的作用，丹曲洛林的使用仅限于罕见的恶性高热病例。除非有明确的适应证，否则不建议在孕期使用丹曲林。

> **建议**：除用丹曲林紧急处理恶性热疗外，一般应避免在妊娠期间使用肌肉松弛剂。物理干预和抗炎药物更合适。必要情况下，可在短期内使用经过充分研究的安定类肌松药。鞘内应用巴氯芬可用于对标准治疗无效的严重慢性痉挛状态，如多发性硬化症、创伤后脊髓损伤或其他中枢性痉挛状态。

## 2.1.9　抗痛风药

痛风很少在绝经前发生，因此，育龄期的女性很少需要抗痛风药治疗。痛风是由嘌呤代谢紊乱导致血液和组织中尿酸水平升高引起的。非急性发作期，间隔治疗时以能增加肾脏排泄尿酸（丙磺舒、苯溴马隆）和抑制尿酸合成（别嘌醇、非布索坦）的药物为基础。急性发作时可用抗炎药（NSAIDs）、关节内或全身皮质类固醇或秋水仙碱治疗。高尿酸血症也可由肿瘤或侵袭性化疗引起。

### A. 间隔治疗：丙磺舒、苯溴马隆、别嘌醇、非布索坦

目前还没有关于丙磺舒在孕期使用的安全性研究，但是该药已经使用了

☆☆☆☆

几十年，没有特定的胎儿不良反应的报道。当有明确指征时，可在孕期使用。因为丙磺舒没有镇痛和抗炎效果，所以在痛风急性发作期使用无效。没有关于在孕期使用苯溴马隆的数据。苯溴马隆的使用与严重的，有时是致命的肝毒性有关。

别嘌醇是一种抑制尿酸合成的药，它与其主要代谢产物氧嘌呤醇一起抑制尿酸生物合成所需的黄嘌呤氧化酶，从而降低血尿酸水平。尿酸是嘌呤代谢的最终产物。别嘌醇在结构上与嘌呤碱有关，理论上有可能别嘌醇或其代谢物被纳入胚胎的核酸分子中。然而，无论是体外还是体内试验都没有显示致癌或致突变的证据。在实验动物研究中，别嘌醇对家兔和大鼠没有致畸作用，而在器官发生过程中暴露的小鼠腭裂发生率增加（Fujii，1972）；在人类的使用经验有限。最近发表的一份病例报告记述了一位母亲在妊娠期间服用别嘌醇后出现多重畸形的新生儿（Kozenko，2011）。此外，最近的一份病例系列记述了 31 例孕早期暴露于别嘌醇的孕妇。尽管在这个小系列中，自然流产和畸形的总发生率并不比预期的高，但仍有一名儿童报告有严重的畸形，包括小视症、唇腭裂、肾发育不全、低耳垂、听障、双侧隐睾和小阴茎（Hoeltzenbein，2013）。这种异常模式与 Kozenko（2011）所描述的类似，并且根据作者的观点，这种异常模式可能是嘌呤致畸性的一种信号，可能由药物干扰嘌呤代谢的能力所介导。妊娠晚期使用别嘌醇与不良结果无关，并且别嘌醇在产前服用甚至被认为是预防缺氧缺血性脑损伤的潜能药，因为该药物可以防止自由基的形成，从而可能减少缺氧再灌注损伤（Kaandorp，2010b）。

非布索坦是一种新引进的抑制尿酸合成的药，其与别嘌醇类似，能阻断黄嘌呤氧化酶。在动物实验中没有观察到致畸性，但在人类妊娠期间相关的数据。

普瑞凯希和拉布立酶能够催化尿酸酶氧化为尿囊素，尿囊素是一种水溶性物质，很容易通过肾脏排出。普瑞凯希用于对常规疗法耐受的顽固性痛风的治疗。拉布立酶用于治疗恶性血液病导致的尿酸过多症。在妊娠期间没有使用这两种药物的经验。

> **建议**：丙磺舒是孕期清除尿酸的首选药物。别嘌醇是相对禁止的。由于缺乏经验，不建议在孕期使用普瑞凯希。然而，在妊娠初期接触别嘌醇或其他相关药物并不意味着考虑终止妊娠。治疗应改为丙磺舒，并进行超声评估，以确保胎儿的正常发育。

### B. 急性发作期的治疗：秋水仙碱

非甾体抗炎药和关节内或全身皮质类固醇是孕期急性痛风发作的首选治疗方法。

布洛芬是首选的非甾体抗炎药，吲哚美辛可能更有效，因为它也能增加尿

☆　☆　★　✿

酸的排泄。非甾体抗炎药使用的一般建议请参阅章节 2.1.6。妊娠 28 周后应避免重复使用。

秋水仙碱是从秋藏红花（秋水仙）中提取的一种抗有丝分裂物质。秋水仙碱对象族性地中海热患者的急性发作和肾脏淀粉样变性的预防和治疗有效。秋水仙碱能通过胎盘。它具有致突变和遗传毒性，在许多物种中具有胚胎毒性。秋水仙碱对淋巴细胞有致突变作用。

在人类中，包括 1000 多例妊娠在内的几项研究尚未观察到与秋水仙碱有关的对妊娠或胚胎的致畸或其他有害影响。以色列最近的一项研究比较了近 200 名患有 FMF 并使用秋水仙碱的妇女与两组参照组的妊娠结局：患有 FMF 但未使用秋水仙碱的妇女和健康对照组。三组的流产率和先天性畸形率无明显差异（Ben-Chetrit，2010）。同样，一项包括 238 名暴露于秋水仙碱的妇女（其中大多数为 FMF 患者）的研究发现，与暴露于非致畸物的妇女相比，她们在前瞻性收集的暴露数据的结果中没有发现暴露于秋水仙碱导致畸形或染色体异常的风险增加（Diav-Citrin，2010）。秋水仙碱组的孕期较短，平均出生体重较低，早产儿更常见。潜在的疾病本身可能影响这些结果。

在近 900 例妊娠病例中，母亲（2/3 的病例）或父亲（1/3 的病例）在受孕时暴露于秋水仙碱，不增加染色体异常或出生缺陷的发病率（Berkenstadt，2005）。对超过 200 个在其父亲用秋水仙碱治疗期间受孕的后代进行观察，没有观察到自然流产或先天性异常的风险增加（Ben-Chetrit，2004）。作者认为，在受孕前父亲不需要停止秋水仙碱的治疗。此外，孕妇在受孕期间暴露于秋水仙碱不是羊膜穿刺术的一种适应证（Ben-Chetrit，2010）。

保泰松已被用于痛风急性发作的治疗，严重的不良反应，包括血液、内分泌和心血管的影响，已经限制了它的使用。而且因为有更安全的替代品，保泰松不推荐在孕期使用（参见章节 2.1.3）。

> **建议**：在妊娠 28 周之前，布洛芬是治疗孕期罕见痛风发作的首选药物。可在妊娠任何时期进行关节内或全身性糖皮质激素治疗。秋水仙碱的使用限制在特殊情况下。即便在孕期，用秋水仙碱治疗 FMF 也是必要的。在受孕或孕早期使用秋水仙碱治疗（无论是父亲还是母亲），不是考虑侵入性的诊断程序或妊娠终止的指征。
>
> 如果母亲有秋水仙碱暴露史，可使用超声以确认胎儿正常发育。以白介素 -1 阻断剂为靶点的生物制剂（anakinra、canalizumab）在治疗急性痛风性关节炎中已显示出疗效，但仍应避免在妊娠期间使用（章节 2.1.3）。

☆ ☆ ☆ ☆

## 2.2   过敏和脱敏治疗

Lee H. Goldstein, Corinna Weber-Schöndorfer, Matitiahu Berkovitch

抗组胺药和糖皮质激素在妊娠期间用于治疗过敏症状时均未显示毒性反应。一些抗组胺药物也可用于治疗妊娠剧吐（参见章节 2.4）或作为安眠药（参见章节 2.11）。

### 2.2.1   抗组胺药（H₁ 受体拮抗剂）

#### 药理学

抗组胺药能竞争性地抑制组胺和组胺受体的相互作用。组胺的释放既刺激许多器官平滑肌上存在的 H₁ 受体，也刺激胃黏膜上存在的 H₂ 受体，导致胃分泌增加。抑制 H₁ 受体是抗过敏治疗的关键。

口服 H₁ 抗组胺药物通过氧化在肝脏中被很好的吸收和代谢，并且仅通过肾脏排泄。

仍然用于过敏的旧药有轻微但有时不良的镇静作用。这类药物包括壬二酸、氯马斯汀、赛庚啶、右氯苯那敏、二甲基硅氧烷、羟嗪、咪唑 - 拉斯汀和三丙啶关于甲氯嗪、二甲肼、苯海拉明和多西拉明，参见章节 2.4。

以下药物属于较新的非镇静类抗他胺类药物：西替利嗪、地氯雷他定、依巴斯汀、非索非那定、左西替利嗪、氯雷他定和特非那定。鲁帕他定于 2008 年发布，比拉斯汀于 2010 年 12 月发布。

阿司咪唑和特非那定不仅生物半衰期长达 20 ～ 26h（阿司咪唑代谢物超过 9d），而且有明显的心脏毒副作用，包括心律失常。因此，在大多数国家，阿司咪唑和特非那定已被召回。非索非那定是特非那定的活性代谢产物。

下列抗组胺药物可局部应用：巴米松、氯苯氧胺、左旋卡巴司汀及较新的药物依皮他汀和奥洛帕他定。

氯苯那敏只存在于冷制品中。

#### 毒理学

长期的实践经验及部分广泛的研究均未能支持早期的一个猜想：镇静和非镇静抗组胺药可能对人体有致畸作用（Källén，2002；Schardein，2000；Lione，1996）。

1230 例怀孕妇女在妊娠早期至少服用过一次克莱马汀，没有发现畸形的增加（Källén，2002）。

在动物模型中，赛庚啶对胎儿胰岛细胞有致糖尿病作用。目前还没有对人类产生类似影响的迹象。瑞典出生登记处有 8 例在孕早期服用赛瘐啶，未显示出对胚胎的毒性作用赛庚啶时，对胚胎具有毒性作用（Källén，2002）。

孕期使用羟奈的 80 多例中，所有新生儿均无异常（Diav-Citrin，2003；Einarson，1997）。在一份关于孕末期使用 150mg/d 羟嗪进行抗焦虑治疗的病例报告中，29 周出生的婴儿在产后 4h 出现张力性癫痫发作。2h 后羟嗪血浆浓度与母体值达到一致。癫痫发作被认为是戒断症状。6 个月后，婴儿的神经发育正常（Serreau，2005）。

68 例暴露于氯苯那敏的孕妇中，有 1 例确诊为先天性髋关节发育不良（Diav-Citrin，2003）。

一项更早的研究显示，在妊娠最后 2 周服用抗组胺剂，早产儿的后膜发育不全的患病率增加了 1 倍（Zierler，1986）。其他调查者没有证实这一发现。

西替利嗪是羟嗪的代谢物，是研究相对成熟的新型抗组胺药物之一，已应用于 1300 例妊娠中（Anderka，2012；Djokanovic，2010；Weber-Schöndorfer 2008，Källén，2002），未发现其致畸风险。氯雷他定是孕期最常用的非镇静类抗组胺药。先前关于它可能引起尿道下裂的怀疑尚不能被证实（Pedersen，2008）。如今，它已成为孕妇首选的抗组胺药物，有 5000 多名孕妇接受了一系列的系统跟踪调查（Schwarz，2008）。氯雷他定的代谢物，地氯雷他定，尽管在动物研究中似乎没有致畸作用，但在人类还没有发表的数据。

使用特非那定治疗的 1000 多名孕妇的孩子没有显示出任何致畸风险的增加（Källén，2002；Diav-Citrin，2003）。

一项关于孕初期的调查并没有发现 244 名接触过三聚氰胺妇女的后代畸形率的增加（Källén，2006）。

在孕期使用依巴斯汀、地氯雷他定、非索非那定和盐酸西替利嗪（西替利嗪的活性异构体）的经验有限，且基于少量（不超过 50 个）的病程记录。盐酸氯䓬司汀、左卡巴斯汀、二甲茚定、咪唑斯汀、依巴斯汀、布拉斯汀、卢帕他定及局部抗组胺药依匹斯汀和奥洛他定，没有发表的人类妊娠经验可用。巴米品或氯苯沙明真皮使用，通常只影响小范围，可以认为是安全的。盐酸氮䓬司汀和左卡巴斯汀局部抗过敏治疗（眼，鼻）的副作用尚未报道。

全身使用抗组胺药物，特别是镇静类药物，可导致震颤和腹泻，直至分娩（Lione，1996）。

> 建议：$H_1$ 抗组胺药可用于孕期过敏性疾病的治疗。氯雷他定和西替利嗪应为首选，因为它们是研究最充分的抗组胺药。如果需要镇静作用，也可以使用克莱马斯汀。

### 2.2.2 脱敏疗法

在脱敏过程中，不论是皮下注射还是口服，应从小剂量的致敏原开始，然后逐渐加量。免疫系统的反应是在致敏原与敏感化的肥大细胞发生反应之前，先产生阻塞抗体与过敏原结合。因此，治疗结束后，当暴露于过敏原时，肥大细胞释放的组胺明显减少，过敏反应减弱。虽然脱敏疗法对花粉症和昆虫叮咬过敏非常有效，但对全面暴发的哮喘却不那么有效。

特殊的胚胎和胎儿毒性作用是不可预测的（Metzger，1978）。因为担心全身反应及治疗对胎儿、母亲或者两者有不良反应，如：胎儿缺氧、早产、婴儿夭折等，过敏原免疫治疗通常不在孕期启动（Krishna，2011）。

如果在免疫疗法建立阶段受孕，并且患者接受的剂量不太可能有治疗作用，应考虑停止免疫治疗。过敏原免疫治疗的维持剂量可在孕期延续（COX-2011）。

> **建议**：通常不在孕期启动过敏原免疫治疗，必要时可继续使用维持剂量。如果在免疫疗法建立阶段受孕，应考虑停止免疫治疗。过敏原免疫治疗的维持剂量可在孕期延续。

### 2.2.3 C1 酯酶抑制因子缺乏

C1 酯酶抑制因子缺乏的特点是皮肤、呼吸道及胃肠道的皮下和黏膜的进行性水肿。常染色体显性遗传的先天性与后天获得性血管性水肿不同，前者是单克隆 B 细胞疾病，后者是由于体内存在 C1-INH 自身抗体所致。血管性水肿的诱发因素包括炎症（如幽门螺杆菌相关性胃炎）、创伤（包括牙科干预）或者药物（如 ACEI、非甾体抗炎药、雌激素类避孕药）（Gompels，2005）。C1-INH 对血管通透性的控制具有重要作用，在补体系统的初始激活阶段起关键作用。德国的一项研究对 35 名孕妇进行了调查，其中包括 22 名患有遗传性血管性水肿的妇女。在这些病例中，83% 的患者在妊娠期间出现了血管性水肿发作频率增加，但值得注意的是，大多数病例都伴有严重的疾病。

只有一小部分患者需要长期预防。可用达那唑（参阅章节 2.15）和氨甲环酸（参阅章节 2.9），但达那唑孕期禁用。氨甲环酸可以在权衡利弊后使用（参见英国共识文件，Gompels，2005）。对于病情严重的孕妇，可能需要定期注入 C1-INH 浓缩物。对于短期预防，如看牙医或急性血管性水肿发作期间，除氨甲环酸外，也可给予 C1-INH 浓缩物。病例系列（Martinez-Saguer，2010）和单个病例报道认为这种方法在孕期和产前使用安全有效。

乙酸盐是一种合成的选择性缓激肽 $\beta_2$ 受体竞争性拮抗剂，已被欧洲药物管理局（EMA）批准用于治疗 18 岁以上患者的急性 HAE-C1-INH 发作。在女性患者中尚没有明确的副作用。

艾卡拉肽是一种新型高效的、特异性的血浆激肽酶抑制剂，可用于治疗 16 岁以上患者的急性 HAE-C1-INH。在女性患者中尚没有明确的副作用。

重组人 C1 酯酶抑制剂（rhC1INH）在转基因兔中产生，已被批准用于治疗 18 岁以上患者的急性 HAE-C1-INH 发作。在女性患者中尚没有明确的副作用。

阿法可奈司他注射剂是一种类似于人类 C1- 酯酶抑制剂的药物。它于 2010 年发布，从转基因兔子的奶中提取。没有关于其致畸潜能及对妊娠和哺乳的影响的信息。

> **建议**：C1 酯酶抑制因子浓缩物是治疗孕期 C1 酯酶抑制因子缺乏的首选治疗方法。

## 2.3　止咳平喘药

Lee H. Goldstein，Corinna Weber-Schöndorfer andMatitiahu Berkovitch

全球范围内 4% ～ 12% 的孕妇患有支气管哮喘。孕期哮喘应充分治疗，不仅为了母亲的利益，也为了保证胎儿氧合的正常进行。严重的、治疗不佳的哮喘与不良的围生期结局相关（Murphy，2013；Murphy，2011），如早产风险更高（Bakhireva，2008a）、出生体重较低（Breton，2009）或胎龄较小（Firoozi，2010）、先兆子痫（Rudra，2006）及其他并发症（Enriquez，2007）。哮喘轻度增加畸形的可能性存在争议（Lin，2012；Blais，2010），以及胎儿性别是否能影响孕期哮喘的进程也存在争议。结果是矛盾的（Bakhireva，2008b；Baibergenova，2006）。最近发表的一项荟萃分析认为，母体哮喘与唇裂风险增加有关，但与其他主要畸形无关（Murphy，2013）。母亲哮喘会增加后代患传染性和寄生虫病，神经系统、耳、呼吸系统疾病及皮肤病的风险（Tegethoff，2013）。

传统的分类方法是基于哮喘的症状，将其分为四类（间歇性、持续性、轻度、中度和重度），该分类仅适用于未经治疗的患者。它不考虑治疗的影响，因此不能帮助调整疾病过程中的治疗方法。哮喘控制的三个阶段为：

（1）已经控制的哮喘。

（2）部分控制的哮喘。

（3）未控制的哮喘。

哮喘治疗的目的是尽可能用最少的抗哮喘药物，以其最低剂量，最大限度地摆脱哮喘症状（控制哮喘）。非孕期建议病情稳定 3 个月后尽量减少哮喘药物。

然而，这种方法用于孕妇应该非常谨慎（Schatz，2009）。使用长期治疗的孕妇应每月由其医师/专家进行检查，如果哮喘在孕期恶化或控制不充分，检查应该更加频繁（Schatz，2009）。

药物疗法和非药物干预（如戒烟或减肥）是哮喘管理的基石。哮喘的逐级疗法原则上适用于成人，也适用于孕妇（详见药物组），该疗法以一种快速高效的 $\beta_2$ 肾上腺素受体激动剂开始，必要时吸入一种短效的 β 受体激动剂（SABA）。当这些不够时，可增加低剂量的吸入性肾上腺皮质激素（ICS）或白细胞三烯调节剂作为长期药物。三级治疗时，低剂量的吸入性肾上腺皮质激素可与长效支气管扩张剂或白细胞三烯调节剂，或氨茶碱缓释片联合使用。下一级治疗是中、高剂量的吸入性肾上腺皮质激素加一种长效的 β 受体激动剂。氨茶碱和（或）白细胞三烯调节器可能是必要的。如果上述治疗都失败了，应口服泼尼松龙或使用抗免疫球蛋白 E 治疗（Global Initiative for Asthma，2012）。其他治疗方案对门诊患者不是很重要，在此仅作简单介绍。

### 2.3.1　选择性 $\beta_2$ 肾上腺素受体激动剂

$\beta_2$ 肾上腺素受体激动剂能诱导血管平滑肌松弛（血管舒张）、支气管（支气管扩张）及子宫平滑肌松弛，并升高血糖、血脂、酮体水平。没有一种完全作用于 $\beta_2$ 受体激动剂。此处列举的是主要作用于 $\beta_2$ 受体的激动剂。

由于起效迅速、效率高、副作用低，可根据需要选用吸入性 $\beta_2$ 受体激动剂，这类药物包括：非诺特罗、沙丁胺醇、特布他林、左旋沙丁胺醇、吡布特罗、茶丙特罗。约 10% 的吸入性短效 β 受体激动剂可直接作用于支气管，而其余的被胃肠道消化或吸收（Martel，2007）。

沙丁胺醇是被研究的最充分的孕期用药（Bakhireva，2004；Schatz，2004），在大多数研究中它的耐受性良好。一项以 4593 名哮喘孕妇为对照的病例研究甚至发现了沙巴对妊娠高血压的保护作用（Martel，2007）。

然而，也有相反的结果。例如，有回顾性病例对照研究发现该药与腹裂（Lin，2008）和有心脏缺陷有关（Lin，2009）。另一个出版物报道心脏缺陷的风险略有增加（Källén，2007）。一项基于大规模人群的研究发现，支气管扩张剂和吸入类固醇的使用与脐膨出、食管闭锁和肛门直肠闭锁有一定相关性，尽管可能是由于哮喘严重程度本身（缺氧）所致，而与哮喘药物无关所致（Lin，2012）。另一项大型数据库的研究表明，孕早期使用短效 $\beta_2$ 受体激动剂与先天性畸形的风险增加无关（Eltonsy，2011）。孕晚期使用特布他林超过 2d，与后代的自闭症谱系障碍有关，尽管需要更大规模的研究来证实这一观察结果（Croen，2011）。

长期作用的 $\beta_2$ 肾上腺素能激动剂或长效型 β 受体激动剂（LABA）应只在

与类皮质激素联合时应用，包括福莫特罗及其快速起效、沙美特罗和新型茚达特罗。虽然一些研究已经发现孕早期接触 LABAs 与心脏畸形有关（Eltonsy，2011），然而这些经验是有限的，可以猜测它们的作用和 SABAs 没有差别。

口服和注射 β 受体激动剂应局限于特殊情况。当前可用的有沙丁胺醇、特布他林、班布特罗、妥洛特罗、瑞普特罗和克仑特罗。

所有肾上腺素药物在足量时都能引发母亲及胎儿心动过速和心律失常。此外，它们也能导致葡萄糖不耐受，因此妊娠期伴糖代谢异常的女性需要引起重视。特布他林的使用与子代自闭症谱系障碍有关（Croen，2011）。

目前没有孕期使用茚达特罗的经验，班布特罗、克仑特罗和妥洛特罗的经验也尚不足够。然而并没有迹象表明这些药物在人体中有致畸作用。

> **建议**：肾上腺素类药物是治疗孕期哮喘药物的一部分。如需要选择吸入性药物，应选择经充分研究的短效沙丁胺醇。如果哮喘十分严重，在孕期也可选择长效福莫特罗（包括 ICS）。治疗应遵守上述步骤。在孕末期，还应考虑抑制宫缩和 $\beta_2$ 受体激动剂特殊效应。

## 2.3.2　吸入性糖皮质激素（ICS）

ICS 是哮喘长期治疗过程的一部分，在孕期也不能停止使用。

ICS 具有抗炎、抗过敏和免疫作用，可以提高支气管 β 受体应答。可用药物有布地奈德，其是一种已在孕期完善的药剂，还有以下卤代吸入性糖皮质激素：倍氯米松、氟替卡松、莫米松、环索奈德和曲安奈德。

根据一些系统应用的研究结果（参见章节 2.15），ICS 在孕期的使用存在一些理论上的担忧。在大量孕妇中进行的 ICS 研究已经能够消除这些疑虑（Breton，2010；Rahimi，2006；Martel，2005；Bakhireva，2004）。一项大样本试验显示，脐疝、食道闭锁和肛门直肠闭锁和使用支气管扩张剂及吸入类固醇有相关性，然而这种相关性可能是由于哮喘严重程度（缺氧）导致，并不是哮喘药物导致（Lin，2012）。虽然使用低到中等剂量的 ICS 不会提高妊娠结局，比如低出生体重、早产和小于胎龄的发生率（Cossette，2013），但是在使用高剂量 ICS 治疗时仍存在担忧（Blais，2009）。众所周知，只有在胎儿是女性时，ICS 对孕妇皮质醇的调节作用才是抑制作用（$n=38$）（Hodyl，2011），这需要在今后的研究中进一步探讨。ICS 治疗会影响子代内分泌、代谢和营养失调（Tegethoff，2012）。

目前已经发表了多数布地奈德的使用经验（Norjavaara，2003），其次是倍氯米松和氟替卡松。目前没有证据显示使用最低剂量的莫米松和环索奈德会导致不同的结果。

为治疗严重哮喘或者预防哮喘的发作，糖皮质激素也可以被系统应用（章节 2.15）。

> **建议**：根据国际哮喘指南，ICS 是孕期长效治疗的首选治疗药物（Global Initiative for Asthma，2012）。其他已被充分研究的药物，如布地奈德，也可作为治疗首选。

### 2.3.3    茶碱

茶碱是一种强有力的支气管扩张剂（氨茶碱也是可行的）。

茶碱血药浓度和支气管扩张作用息息相关，但也存在不良副作用。当支气管阻塞不太明显的时候，茶碱的扩张作用不如 β 受体激动剂。

茶碱对心脏有轻微的积极影响，也可以刺激中枢神经系统的不同部位。它能够增强呼吸中枢对 $CO_2$ 的敏感性，所以也会提高呼吸的频率和深度。这种作用被用来预防凶险的早产儿呼吸暂停。半衰期在早产儿体内延长至 24h 以上。在之后的儿童成长发育过程中没有观察到不良后遗症。

茶碱可以通过胎盘。由于孕期蛋白质结合和清除减少；虽然分布量增加，但是为了避免对母亲和胎儿有副作用，也有必要减少剂量。在治疗期间，孕妇的血药浓度不应超过 8 ～ 12μg/ml。

虽然在动物模型中，茶碱已被证明有致畸性，但是在人体中尚未观察到对胎儿有毒性作用（Briggs，2011）。当比较可吸入性 $β_2$ 肾上腺素受体激动剂、可吸入肾上腺皮质醇和茶碱时，在出生参数方面未发现有明显差异。如果孕妇使用茶碱，副作用率会提高（Dombrowski，2004；Schatz，2004），主要包括震颤、心动过速和呕吐。如果在孕期使用茶碱，这些症状也可以出现于新生儿。因此，孕妇应使用最低剂量治疗。新生儿需要观察茶碱治疗的反应。此外，如果茶碱治疗持续到妊娠结束，可能会抑制宫缩。

> **建议**：茶碱可以在整个孕期用于治疗哮喘。治疗过程应遵守哮喘治疗准则（Global Initiative for Asthma，2012）概述的步骤。为了减少对孕产妇和新生儿的副作用，治疗应尽可能使用最低的但最有效的剂量。

### 2.3.4    白三烯拮抗剂

可用的白三烯拮抗剂有孟鲁司特、普仑斯特、扎鲁司特和酶抑制剂。

孟鲁司特是研究最好的可用于孕期的白三烯拮抗剂。根据一份孕早期接触孟鲁司特的妊娠登记记录，200 例中有 8 例畸形（其中 2 例是肢体缺陷）。根据

2009 年 FDA 的额外记录："在全球市场营销经验中，在那些用顺尔宁治疗的孕妇中，已经很少报道有先天肢体缺陷的孩子。"（FDA on Montelukast，2009）

在瑞典出生登记的数据研究中未能发现畸形率增加（Kallen，2007）。同样，一项美国的前瞻性研究显示，与用 SABA 治疗的儿童或健康母亲的孩子相比，用孟鲁司特（$n=72$）或者扎鲁司特（$n=22$）治疗后，没有特殊致畸儿童出生（Bakhireva，2007）。在加拿大展开的一项研究也确认了这一点，研究中有 166 名孕妇在妊娠早期接受治疗。因为在实验组中只有一个婴儿畸形，两个对照组中没有婴儿畸形，所以数据的质量是令人质疑的（Sarkar，2009）。最近，一项针对婴儿存活率（包括 1200 万名研究对象，277 000 名孕妇及对应的妊娠结局）的保险索赔的回顾性队列研究中，并没有类似于之前的六次市场监管到的（在服用孟鲁司特的孕妇群体中发生 1535 例）新生儿肢体缺失案例的发生（Nelsen，2012）。

> **建议**：当尝试的药物没有达到理想的结果时，孟鲁司特可以在孕期使用。在这种情况下，应注意哮喘准则列出的治疗步骤。在孕早期使用时，应保证后续的超声检查以确认胎儿发育正常。

## 2.3.5　肥大细胞稳定剂（抑制剂）

规律使用色甘酸、色甘酸钠，可使结缔组织肥大细胞失去释放存储组胺的能力。当组胺引起支气管收缩时，色甘酸可用来预防哮喘（过敏性）。色甘酸对支气管扩张没有直接影响，而且对急性发作也没有作用。5% ～ 10% 的服药剂量能够到达肺泡，其余的进入消化道，并且只有 1% 的药物能被小肠吸收。3 ～ 5d 后，有明显效果。因为其效果局限，这个药物已经失去在哮喘治疗中的意义。

色甘酸也可以用于处理鼻子、眼睛或者食物过敏等变态反应疾病。已在大量孕期治疗的女性中证实过，它没有胚胎毒性作用（Briggs，2011）。酮替芬在产前的兼容性没有得到充分的研究。在人类胚胎毒性方面没有治疗建议。

> **建议**：色甘酸可在妊娠期使用以防过敏或者运动性哮喘。酮替芬不是哮喘标准治疗的一部分，但如果无意中使用了也不需要干预。

## 2.3.6　抗胆碱药

抗胆碱药，异丙托溴铵和氧托溴铵是温和的支气管扩张剂，经常用于 β 受体激动剂不耐受引起的并发症，如心动过速。在动物模型中没有观察到致畸性；但孕期用药经验不足。异丙托溴铵具有较长的市场经验。

☆☆☆☆

噻托溴铵可用于 COPD 而不是哮喘患者，并且孕期用药没有经验。

> **建议**：当可供选择的药物（SABA，ICS，LABA）不够有效时，异丙托溴铵可用于孕期支气管舒张。

### 2.3.7　奥马佐单抗和罗氟司特

奥马佐单抗是一种单克隆（IgG 1-κ-抗体），能够结合 IgE 受体，常规药物治疗严重过敏性哮喘无效时可使用奥马佐单抗。制造商表明它能穿过胎盘，但尚未公布其在妊娠期间的使用经验。

磷酸二酯酶 -4 抑制剂罗氟司特可用于治疗慢性阻塞性肺病，它具有抗炎作用，而且对支气管无扩张作用。尽管在动物中已经证明其有致畸性，但没有在孕期的使用经验发布。

> **建议**：以上提到的药物不建议在孕期使用，它们只可以在用尽常规治疗的时候使用。

### 2.3.8　祛痰药和化痰药

根据目前的经验，祛痰药和化痰药，如乙酰半胱氨酸、氨溴索和溴己新，可在孕期使用并且没有公认的致畸风险。高剂量的 *N*- 乙酰半胱氨酸（NAC）用于解毒对乙酰氨基酚中毒也体现了这一点（章节 2.22）。

目前也缺少羧甲司坦、愈创甘油醚对人类致畸性的研究。精油如桉油精，多种植物药物比如从常春藤、百里香、长叶车前和药蜀葵根中的提取物，目前这些药物也缺少其能否用于孕期的研究（章节 2.19）。

碘化钾已不再作为祛痰剂使用，且在孕期禁用。以往碘的治疗方案是单次治疗剂量 250 ～ 500mg。这与现在建议的在孕期使用 200μg/d 的碘替代剂量是不容易混淆的。

> **建议**：如果吸入剂和液体治疗失败，在孕期可用祛痰药和化痰药。碘化钾是禁用的。

### 2.3.9　镇咳药

可待因（甲基吗啡）是一种吗啡衍生物，有很强镇咳作用。没有任何其他药物能超过它的镇咳作用。因为它有镇痛作用，可待因也是一种镇痛药（详见章节 2.1）。它没有致畸性，但与急性剖宫产和产后出血有关（Nezvalová-Henrik-sen，2011）。母体在胎儿出生时长期、高剂量摄入可待因，可导致新生儿呼吸抑制和阿片类典型戒断症状（参见章节 2.21）。

虽然没有很好地研究过阿片类药物双氢可待因，但它可以被视为与可待因效果类似。

美沙芬属于阿片类生物碱，但它在治疗剂量时并没有镇痛和呼吸抑制作用，并且它的药物依赖性和滥用可能性较低。它的镇咳作用和可待因比较相似。基于 20 世纪 90 年代末的动物实验，美沙芬被指存在潜在致畸性。虽然有基于 500 例孕妇的用药经验，这种怀疑尚未在人类中得到证实（Martinez-Frias，2001）。

以下药物在产前风险方面没有被充分研究，也没有被证实存在致畸性。诺思卡品是阿片中一种主要的生物碱。它有镇咳作用，作用弱于可待因，没有镇痛作用。与吗啡相反，诺思卡品有增强呼吸和扩张支气管的作用。苯丙哌林也是一种呼吸兴奋剂，并且它抑制存在于反射弧传入部分的咳嗽反射。咳必清是一种作用于中枢的非麻醉性镇咳药，而左羟丙哌嗪主要作用在外周。

> **建议**：如果物理方法治疗失败，并且存在干咳，可待因可在孕期用于短期镇咳。它也可以在怀孕期间用作镇痛剂（与对乙酰氨基酚联合使用）。在这两种情况下，必须考虑到可能存在与其他药物相互作用和滥用的可能性。根据剂量、时间和持续时间的不同，新生儿可能出现呼吸抑制和戒断症状的副作用。

美沙芬可用作镇咳药，二氢可待因应该也是可接受的。提到的其他药物不应用作孕期的首选药物。

## 2.3.10　非选择性 β 肾上腺素受体激动剂

### 奥西那林和肾上腺素

奥西那林（间羟异丙肾上腺素）注射剂被批准用于治疗哮喘急性发作。作为一种非选择性 β- 肾上腺素受体激动剂，它会引发许多副作用。未知其与胚胎或者胎体毒性的联系。

儿茶酚胺类，如肾上腺素，只能用于紧急情况，包括一般操作和孕期。肾上腺素可以静脉注射或雾化使用，雾化使用时，可作为吸入剂或者直接进入气管。由于肠道会分解儿茶酚胺类，所以口服是无效的。虽然儿茶酚胺可以通过胎盘，但或多或少会被酶灭活。

因为 1～4min 的短半衰期和简单应用，儿茶酚胺对新生儿影响不大。当系

☆☆☆☆

统使用儿茶酚胺，也不排除它们不会减少胎盘血流灌注。

牙医使用的添加了肾上腺素的局部麻醉药也是相当安全的。

> **建议**：奥西那林和肾上腺素只可用于紧急情况。一次药物使用并不能决定终止妊娠或者侵入性诊断干预（章节 1.13）。应考虑后续的超声检查。目前可认为用在某些局部麻醉药中肾上腺素的剂量是无害的。

### 其他肾上腺素能受体激动剂

支气管扩张剂麻黄碱只在治疗感冒的复方药中使用，不再有其他治疗作用。麻黄碱有 α- 和 β- 肾上腺素能效应。伪麻黄碱和去氧肾上腺素有 α 受体激动剂活性。

这 3 种激动剂都是血管收缩剂。它们在前瞻性研究中没有显示出致畸性。一些回顾性病例对照研究表明伪麻黄碱的全身用药和破坏性的畸形有相关性，如腹裂、肠闭锁和半侧面部肢体发良不良（Werler，2006）。一些案例研究显示，某些畸形也被指出与其他肾上腺素能受体激动剂有关。虽然这些被证明有因果关系，但由于这种缺陷十分罕见，所以个体风险很小。

妊娠中晚期使用减充血剂与早产率降低有关（Hernandez，2010）。

> **建议**：不应该在孕期联合使用麻黄碱、伪麻黄碱和去氧肾上腺素。如果（无意间）在孕早期系统使用，应该考虑后续的超声检查，长期接触更应如此。

## 2.4　孕期恶心与呕吐

Lee H. Goldstein，Corinna Weber-Schöndorfer，Matitiahu Berkovitch

超过一半（50% ～ 80%）的孕期妇女都会遭受孕期恶心呕吐（NVP），也被称为晨吐——虽然症状可能会持续 1d。通常局限于孕早期，不过 NVP 也可能长达整个孕期。

NVP 可能包括轻微不适和妊娠剧吐，引起严重呕吐和恶心、体重减轻、严重脱水、代谢性损害，在严重情况下可能致命。夏洛特·勃朗特是《简·爱》的作者，1855 年被怀疑死于晨吐和妊娠剧吐，她的去世反映了 NVP 潜在的严重程度，当时的观点认为没有必要进行治疗，因为这完全是心理因素造成的。但是最近的讨论表明，肺结核继发艾迪生病可能会更好地解释她的体征和症状（Weiss，1991；Rhodes，1972）。然而，NVP 依然可能造成严重的社会经济负担，因为 25% 的女性因此失去工作（Vellacott，1988）。每 200 例妊娠中会有 1 例妊娠剧吐，不过在妊娠早期发生过妊娠剧吐的孕妇增加了 15% 的风险（Trogstad，2005）。

NVP 的发病与多种因素有关，如 hCG 水平升高、前列腺素水平升高（通过放松胃食管括约肌）、胃节律紊乱、维生素 $B_6$ 缺乏症、嗅觉亢进和幽门螺杆菌。心理因素（抑郁、焦虑、饮食失调）曾被认为是 NVP 的唯一病因，但这些实际上可能是 NVP 导致的结果。基于同卵双生的一致性、各民族之间的差异及 NVP 患者的兄弟姐妹和母亲更有可能患有 NVP 的事实，提出一种遗传倾向（Goodwin，2002）。

NVP 被认为是通过避免母亲摄入有潜在危害或有致畸性的食物和饮品来保护胎儿（Furneaux，2001；Profet，1992；Hook，1976）。对于那些遭受 NVP 折磨的女性来说，知道这与自然流产的可能性减少和先天性心脏缺陷的风险度降低有关是令人宽慰的（Boneva，1999）。

那些曾经有过孕期严重 NVP 或妊娠剧吐的妇女可能会从中受益，因为患者会在发现妊娠和在 NVP 出现之前采取干预措施。对 25 名孕妇（前一次妊娠中患有严重 NVP）在 NVP 症状明显之前进行抗吐治疗，随着 NVP 出现，治疗的剂量会增加。与另一组以前同样有过严重 NVP、却只在出现呕吐时进行呕吐治疗的女性相比，NVP 的严重度极大地降低了（Koren，2004）。

### 2.4.1　治疗方案

NVP 的治疗方案包括保守措施和药物治疗，例如，在轻度症状的妇女中进行安抚和饮食操作；在严重和难治性病例中进行全肠外营养，甚至是治疗性终止妊娠。关于治疗方案的一个 Cochrane 综述提出，缺乏高质量的证据来支持任何的干预措施（Matthews，2014）。

#### 无药治疗

##### 饮食干预
虽然很少有证据支持这些措施，但对于症状轻微的妇女来说，往往是建议饮食干预的。妇女可能会受益于少食多餐，以高糖类和低脂肪含量食物为主。含盐的食物在早上更容易接受，酸味饮品的接受度可能比水更好（Quinlan，2003）。

重度顽固性妊娠剧吐偶尔采用全肠外营养和静脉输液治疗。

### 2.4.2　补充治疗方案

补充疗法在西方国家已经非常流行，而且与医疗相比，许多人更喜欢补充或自然疗法，因为她们相信自然治疗是低危害的。孕妇和她们的医师特别不愿意在妊娠期间使用药物治疗，特别是在妊娠早期，当 NVP 和妊娠剧吐的症状出现时更是如此，因此她们可能更喜欢替代疗法。

下面几节介绍了 NVP 的各种替代疗法，以及疗效和安全性的证据（如果有的话）。

### 针刺与穴位按压

针灸是一种流行的中医疗法，基于生命能量的"气"通过数十条经络流经人体。疾病被认为是气机阻塞或失调的结果，刺激穴位在经络系统被认为是通过调畅气机来恢复健康。用很细的毫针刺入皮下 5mm，通过经络可以影响不同的器官。许多穴位可以影响上消化道，然而西医中对穴位研究最多的是 P6（内关），位于前臂前内侧，腕横纹下三指，掌长肌腱与桡侧腕屈肌腱之间。可以使用毫针或利用按压带进行穴位按压刺激该穴位。穴位按压或针刺对缓解 NVP 症状的证据总结仍然参差不齐，也没有定论。针刺治疗 NVP 似乎是无效的（Matthews 2014，Smith 2009）。

### 催眠

催眠可作为 NVP 或妊娠剧吐患者药物治疗的辅助手段。在一项 138 例难治性妊娠剧吐的住院患者研究中，88% 的患者在经过 1～3 周期的催眠治疗后停止呕吐（Simon，1999；Fuchs，1994）。催眠导致了一种深层的心理放松状态，伴随着交感神经张力相应减少。与高交感神经兴奋有关的症状往往会缓解。患者在催眠状态下可能会被给予一些建议以放松胃和喉部的肌肉，消退她们的恶心感和呕吐。最近一项关于 NVP 催眠治疗证据的综述认为，尽管当前催眠治疗 NVP 的证据很被看好，但目前的证据质量不足以确定催眠是一种有效的治疗妊娠剧吐的方法（McCormack，2010）。

### 生姜

在亚洲和印度，生姜用于治疗恶心、消化不良、腹泻、胃痛、胀气等，在治疗 NVP 时需谨慎使用。它已被证实可有效治疗晕厥和术后恶心（Bone，1990；Mowry，1982）。生姜止吐作用的机制是通过抗胆碱能和抗 5- 羟色胺能通路来增加胃张力和蠕动（Wilkinson，2000）。

由于生姜成分之一 6- 姜酚具有致突变活性，人们对孕妇使用生姜的安全性表示关注。然而整个根茎不都是具有致突变性的，因为姜酮是可以抑制 6- 姜酚致突变活性的（Nakamura，1982）。生姜被认为可以抑制血小板聚集，并且理论上其可能会影响睾丸激素受体结合与胎儿的性类固醇分化，然而，没有临床证据证实这些情况（Borrelli，2005；Guh，1995；Backon，1991；Murphy，1988）。许多试验都比较了生姜和安慰剂、维生素 $B_6$ 和荼苯醇胺的疗效（Ensiyeh，2009；Chittumma，2007；Smith，2004；Portnoi，2003；Willetts，2003；Vutyavanich，2001）。根据最近一篇关于生姜治疗 NVP 的随机对照试验的综述，虽然所有的试验是短期的（3 周），而且大多数孕妇处于妊娠中晚期的孕妇，但生姜和维生素 $B_6$ 一样比安慰剂更有效，并且在门诊和住院的 NVP 孕妇中都无严重副作用。生姜可以改善恶心症状，但没有减少呕吐次数（Viljoen，2014；Ding，2013）。生姜不是不存在风险，因而 NVP 患者的推荐剂量为每日 1000mg，但由于对子宫有刺激作用可能对妊娠产生不利影响，所以建议每日剂量不应超过 4g（Borrelli，2005）。高剂量的生姜也可能会加重已经存在的状况，如胆石症（Hardy，2004），或导致心律失常、中枢神经系统抑郁和胃灼热（Westfall，2004）。当生姜与降血糖和抗血小板药物或草药联合使用时，由于理论上生姜可与它们发生的相互作用，会加重这些药物（胰岛素、阿司匹林、人参、大蒜等）的副作用；另外联合质子泵抑制剂或 $H_2$ 受体阻滞剂时要谨慎引起胃酸生成增多（Ding，2013）。

服用生姜后，NVP 症状的恶化也可能与中医阴阳理论有关。生姜被认为是补阳的，可以帮助阳气虚的女性。气虚的 NVP 患者在早晨症状更重，在吃饭和休息后有所改善。阳亢的 NVP 患者，在其他时间吃饭后呕吐症状会加剧。根据中医理论，这些妇女江永不因要或寒性药，如薄荷（Tiran，2002）。

综上所述，生姜对 NVP 是有效的，并且尚未发现其与发育障碍有关，然而仍然需要大样本试验（有关姜的其他信息参见章节 2.19）。

> **建议**：治疗 NVP 的补充疗法，如镇痛、催眠和生姜，在某些情况下被证明是有效的，但还需要更大规模的研究。补充疗法往往价格昂贵而且难以获得可靠的疗效，但对于不愿意使用药物治疗 NVP 的妇女可能是一个很好的解决方案。

### 2.4.3　药物治疗方案

**抗组胺药（$H_1$ 受体阻滞剂）**

第一代和第二代抗组胺药是治疗妊娠恶心呕吐的既有效又安全的药物，通常是治疗 NVP 和妊娠剧吐的一线药物。用于治疗恶心呕吐的抗组胺药物有：布可利嗪、赛克力嗪、荼苯醇胺、苯海拉明、多西拉敏、羟嗪和美克洛嗪。第一代抗组胺药的缺点是其镇静作用。事实上它们进入市场已久，还没有对新生儿产生不良影响的报道，所以它们是很可靠的。新型抗组胺药物如美可洛嗪，安全、镇静作用较小。有超过 20 万名参与妇女的 24 项研究的 Meta 分析显示，严重畸形的风险没有增加；相反，使用抗组胺药对 NVP 患者似乎有保护性作用（Seto，

1997)。另一项对 1.8 万名婴儿在头 3 个月使用抗组胺的前瞻性研究没有显示出对分娩的任何不良影响；在早产、低出生体重儿和围生期死亡方面，妊娠结局是优于对照组的（Kallen，2002）。

### 布可利嗪

哌嗪衍生物抗组胺药，通过迷走器官作用来抑制恶心和呕吐。几乎没有证据支持其可以在妊娠期间使用。仅仅根据一项对 44 名妇女的单一研究（Heinonen，1977），它们可能是安全的，以及其他相关的抗组胺药物，如环西嗪和甲利嗪。

### 环嗪

环嗪是一种具有抗胆碱能性质的哌嗪衍生物抗组胺药，通过直接影响迷走、化学感受器触发区和可能通过增加下食管的肌肉张力来发挥止吐作用。Milkovich（1976）报告说，111 名母亲在妊娠的前 84d 服用了这种药物，没有增加她们孩子的畸形率。

### 茶苯胺醇

茶苯胺醇是苯海拉明的氯茶碱盐，可抑制迷走刺激和前庭系统。茶苯胺醇在妊娠早期使用是安全的（Mazzota，2000；Seto，1997；Lione，1996），并在一项非常大规模的回顾性病例对照研究得到进一步证实，该研究包括 22 843 名患有重大出生异常的婴儿（Czeizel，2005）。与苯海拉明一样，有可能刺激子宫收缩，所以在妊娠晚期应避免服用茶苯胺醇（Brost，1996）。

### 苯海拉明

苯海拉明是一种乙醇胺抗组胺药，通过竞争性对抗 $H_1$ 组胺受体上的组胺发挥作用。苯海拉明是第一代抗组胺药物，主要用作镇静药，并且在孕期作为止吐剂也是安全有效的（Mazzota，2000）。苯海拉明与甲氧氯普胺联合使用也能有效治疗妊娠剧吐（Reichmann，2012）。

最近的一项病例对照研究显示（Gilboa，2009），苯海拉明与出生缺陷有关，但两者之间的联系很弱，作者得出结论认为其结果应该只作用于一代。国家出生缺陷预防研究（NBDPS）中的一个多研究中心的全人群病例对照研究发现，苯海拉明和唇裂、腭裂、神经管缺陷或尿道下裂之间没有关联（Anderka，2012）。苯海拉明有催产素样作用，尤其是在静脉注射过量的时候，并且可能导致子宫收缩（Brost，1996），因此不应在妊娠晚期服用。

### 多西拉敏

多西拉敏是一种抗组胺药，其和吡哆醇单独销售或联合双环胺销售（一种解痉药），作为一种有效的治疗 NVP 的药物，在世界范围内销售给数百万孕妇。在 20 世纪 70 年代中期，因怀疑肢体和各种消化道畸形与这种联合用药有关（Donnai，1978；Smithells，1978），多西拉敏从美国和欧洲市场撤出。随后，广泛的前瞻性和回顾性研究未能证实这种怀疑（Brent，1995；McKeigue，1994）。几年后，重新评估畸形的风险之后明确显示，没有证据表明其有致畸作用（Brent，2003；Kutcher，2003）。此外，在一项对照试验中，使用高剂量的治疗方法未能表现出对妊娠有任何负面影响（Atanackovic，2001）。

一项对 3 ～ 7 岁儿童神经生理发育的对照研究未能发现在胚胎时期接触过多索胺 / 吡多辛的儿童的神经生理发育有任何显著性差异（$n=45$），他们的母亲在孕期的时候晨吐但未经治疗（$n=45$）或者没有恶心和呕吐症状（$n=29$）（Nulman，2009）。

如今，多西拉敏在大多数国家是可以单独用作治疗睡眠。在加拿大，它再次成为治疗晨吐的最重要的药物。为了在美国得到新进展，我们进行了一项对照的双盲研究，比较了多西胺（10mg）＋ 吡多醇（10mg）（每天 2 片，最多 4 片）（$n=131$）联合用药与安慰剂（$n=125$）（Koren，2010），像预计的一样，多西拉敏加吡哆醇组联合用药优于对照组。

## 美可洛嗪

美可洛嗪是哌嗪类抗组胺药，具有抗胆碱能和抗呕吐作用。其止吐效果似乎与脑干排尿中枢、前庭神经核和迷走的抑制有关。起效时间为 1h，但持续时间较长，每日给药 1 次，通常 24h 为宜。Diggory（1962）首次研究证实美可洛嗪可以治疗恶心和呕吐。从那时起，已经有四项安慰剂对照研究证实了甲利嗪治疗呕吐 / 多吐症的高效性（Arznei-Telegramm，2009）。

虽然在大鼠实验中证实美可洛嗪有致畸性，但在几项大样本研究中，没有任何证据显示对人类有致畸的风险（Kallen，2003；Seto，1997；Lione，1996；Heinonen，1977）。瑞典的一项研究，包括在妊娠早期使用美可洛嗪治疗1.8 万多名的妇女和服用抗组胺环嗪治疗的 1200 多名妇女（Asker，2005），结果显示没有任何畸形率增加。一项全国性的出生缺陷预防研究显示，母亲在妊娠早期使用美可洛嗪治疗后，有 575 名母亲报告了的腭裂婴儿，比预期更多（OR，12.7；95% CI，2.9 ～ 55.7；Gilboa，2009）。作者认为他们的结果"值得进一步调查"，因为观察到增加的相关性是部分基于多重弱关联，并且是在回顾性自我报告的数据基础上得到的。

> **建议**：用第一代和第二代抗组胺药治疗 NVP 是安全有效的。多西拉敏是首选药物，最好联合维生素 $B_6$（如果可以，使用二聚体），另外因为第一代抗组胺药有镇静作用，所以应该使用第二代抗组胺药物，如美可洛嗪。

★ ☆ ☆ ☆

### 2.4.4　多巴胺拮抗剂

用于治疗 NVP 的多巴胺拮抗剂有多潘立酮、氟哌利多、甲氧氯普胺、吩噻嗪类、乙酰拉嗪和三甲氯苯酰胺。

#### 多潘立酮

虽然在动物上没有致畸性（Shepard，1992），但是关于其在妊娠中的安全性或在呕吐或妊娠剧吐中的有效性的研究尚不多见。在 120 名妇女头 3 个月使用多潘立酮治疗胃肠道疾病的试验中，证实了其安全性。胎儿结果包括严重畸形、出生时胎龄、出生体重和长度、出生时头围、1min 和 5min Apgar 评分，这些都与对照组相似（Choi，2013）。多潘立酮不应给予静脉注射，因为其与严重心律失常有关。

#### 氟哌利多

最近加入用于治疗严重的 NVP 和（或）妊娠剧吐药物方案的多巴胺拮抗剂——氟哌利多，属于丁苯酮家族，比吩噻嗪更有效，被麻醉师用来治疗术后恶心。在 80 例妊娠剧吐患者中联合应用氟哌利多与苯海拉明，这是首次公开发表的临床试验。与另一组使用了各种抗吐药组相比，联合使用氟哌利多与苯海拉明缩短了住院时间，并减少了再次入院的可能性（Nageotte，1996），但母亲在孕期有 QT 延长综合征的风险，这可能导致潜在的致命性心律失常。美国妇产科学会（ACOG Practice Bulletin 2004）建议谨慎使用该药物。

#### 甲氧氯普胺（MCP）

MCP 是一种有效的止吐药，通过刺激上消化道蠕动和增加下食管括约肌的基础张力，作用于中枢（阻断在化学感受器触发区的多巴胺，降低内脏神经向中央呕吐中枢传递 GI 脉冲的敏感性）和外周。

它抵消了妊娠期间可能导致恶心或呕吐的一些生理变化，如下食管括约肌张力下降（Van Thiel，1977）、推进性运动减少，以及小肠的运输时间增加。

锥体外系症状是不良反应。MCP 可以被很好地消化吸收，并迅速到达胎儿。研究 MCP 的有效性方面所做的工作相对较少。然而，许多国家正在使用它来表示这一情况（Bsat，2003）。在一项新的随机双盲研究中，在妊娠剧吐的女性中比较了静脉注射异丙嗪（每 8 小时 25mg）与静脉注射 MCP（每 8 小时 10mg）的治疗情况。73 名和 76 名女性疗效很相似，不过 MCP 的副作用情况更好（Tan，2010）。一项回顾性队列研究比较了 130 名静脉注射 MCP 和苯海拉明的妊娠剧吐女性和有静脉注射多潘立酮和苯海拉明治疗史的 99 名妊娠剧吐女性，MCP

和苯海拉明联合应用的新方案能更有效地减少呕吐和产妇不良反应。两组患者的恶心程度和住院时间相当（Lacasse，2009）。虽然在几个试验中尝试连续注射甲氧氯普胺被证实有效，而且与奥斯丹琼相当，但没有足够的证据建议这种方式的治疗（Reichmann，2012）。

至于 MCP 的安全性，有三项包括 3458 名、884 名和 175 名孕妇的研究，在早期妊娠分别使用 MCP 治疗，未能检测到那些在宫内曾暴露于此治疗的儿童有畸形率的增长（Matok，2009；Asker，2005；Berkovitch，2002）。经检验的处方协议和出生注册表数据也证明了这点（Sorensen，2000）。全国出生缺陷预防研究中（Anderka，2012），产妇在妊娠的前 3 个月使用 MCP 与唇裂、腭裂或尿道下裂无显著关系。经产前检查发现，4 岁以下的儿童发育正常（Martynshin，1981）。

2009 年美国食品药品监督管理局对甲氧氯普胺有强制规定，因为有过迟发性运动障碍的报告，特别是大剂量和长期使用时（US Food and Drug Administration 2009）。MCP 的剂量不应超过每天 10mg，或使用超过 3 个月。

### 吩噻嗪类

氯丙嗪、奋乃静、普鲁氯嗪、异丙嗪和三氟拉嗪。吩噻嗪，如丙氯拉嗪和氯丙嗪是多巴胺拮抗剂，通过抑制化学感受器触发区及直接作用于胃肠道 $D_2$ 受体来抑制呕吐。它们的衰减和分解效应在剧吐治疗中可能是理想的。

长期的使用经验并没有显示普鲁氯嗪或任何其他吩噻嗪类有致畸作用（Anderka，2012；Asker，2005；Källén，2002；Magee，2002），尽管使用氯丙嗪时有腭裂、骨骼、四肢和心脏异常的案例报道（Gill，2007）。

噻嗪类药物显著降低 NVP（Mazzota，2000；Fitzgerald，1955；Lask，1953），但是由于缺少安慰剂对照试验，Cochrane 至今仍未证实这一点（Matthews，2014）。在一项研究中，150 名女性在首次被随机安排住院治疗妊娠剧吐，比较异丙嗪（每天 25mg×3 次 / 天）与 MCP（每天 10mg×3）的治疗效果。异丙嗪和 MCP 有类似的治疗效果，但异丙嗪的不良副作用情况更好一些（Tan，2010）。

### 硫乙拉嗪

主要在瑞士和东欧用作止吐药，并且没有证据显示对胎儿存在风险。在一项回顾性病例对照研究中，没有证据显示有整体畸形风险上升，但是宫内暴露于乙硫拉嗪和儿童发生唇腭裂风险升高之间的弱相关还是明显的（Puhó，2007；Czeizel，2003）。相比之下，在瑞典的一项研究中，孕早期接受治疗的 137 名儿童的畸形率是 1.1%——这是在正常范围内的（Asker，2005）。

☆☆☆☆

### 三甲氯苯酰胺

汇集了过去三次研究（两项队列研究和一项病例对照研究），三甲氯苯酰胺没有畸形增加的风险，而且与单独使用安慰剂或联合维生素 $B_6$ 相比，三甲氯苯酰胺显著改善了 NVP 的症状（Magee，2002）。最近发表的两篇文章证实其对大鼠存在潜在致畸性，包括生长发育不良、神经系统损害和肝损害，所以应谨慎使用此止吐剂（Fazliogullari，2012；Goksu Erol，2011）。

> **建议**：多巴胺拮抗剂被广泛用于治疗 NVP，特别是缺少多西拉敏或盐酸双环胺的国家。MCP 是安全有效的，其中吩噻嗪类有较小的镇静作用，应作为多巴胺拮抗剂的首选药物。

### 2.4.5　维生素 $B_6$

40 多年来，维生素 $B_6$ 一直被经验性地被推荐用于治疗 NVP，尽管从来没有发现维生素 $B_6$ 水平与 NVP 之间的联系（Schuster，1985）。在孕期，维生素 $B_6$ 的需求量增高，虽然在妊娠中晚期低血清浓度通常是正常的。其疗效在两项大型试验中得到了有效证明，结果显示孕妇的恶心和呕吐次数显著减少（Vutyavanich，1995；Sahakian，1991）。第一次试验显示只对严重的 NVP 有效，不过第二次样本更充分的大样本试验显示了对中度和轻度 NVP 也有疗效。给予维生素 $B_6$ 3 ～ 5d，最有效使用量是在治疗的前 3d，其有效性随着时间推移而下降（Vutyavanich，1995）。一项随机安慰剂对照试验检验了维生素 $B_6$ 对妊娠剧吐女性的作用。实验组（$n$=47）给予甲氧氯普胺、静脉注射补液、加 20mg×3 维生素 $B_6$，对照组（$n$=45）予甲氧氯普胺和静脉注射补液。实验组的结果并不优于对照组（Tan，2009）。与病例对照组中因中重度 NVP 予以甲氧氯普胺的孕妇（$n$=29）相比，用维生素 $B_6$ 和多西拉敏联合治疗的 NVP 女性（$n$=29），两组对止吐疗效的反应无差异（Ashkenazi-Hoffnung，2013）。

在北美多年联合使用多西拉敏和维生素 $B_6$ 的经验表明，没有任何证据显示有致畸性。"国家生育条例"的病例对照研究 TS 预防研究没有发现使用吡多辛治疗妊娠恶心和呕吐与面部裂开、神经管缺陷或尿道下裂之间的联系（Anderka，2012）（参见章节 2.18.5）。

需要注意的是，大剂量的维生素 $B_6$ 对未孕患者的神经是有害的，因此，合理的最高剂量是每天 80mg（Schaumburg，1983）。在北美多年联合使用多西拉敏和维生素 $B_6$ 的经验表明，没有任何证据显示有致畸性。在国家出生缺陷预防学会的一个病例对照研究，并未发现维生素 $B_6$ 用于妊娠恶心呕吐时，与面裂、神经管缺陷或尿道下裂之间有关（Anderka，2012）（参见章节 2.18.5）。

☆ ☆ 　☆ ☆

> **建议**：建议维生素 $B_6$ 初始剂量是 40mg/d，最多 80mg/d。如果维生素 $B_6$ 单独使用效果不太好，则与抗组胺药多西拉敏（10mg）联合使用，与 Diclectin（在加拿大可用）相似，可以提高疗效。该制剂已作为盐酸双环胺上市，而且已被证明在妊娠期间使用是安全的，但其以前在美国因妊娠期间使用的安全性遭到质疑。最近，美国食品药品监督管理局批准了一种缓释剂可以在美国市场销售，即 10mg 琥珀酸多西拉敏联合 10mg 盐酸维生素 $B_6$（Madjunkova，2014）。

### 2.4.6　维生素 $B_1$

虽然维生素 $B_1$ 不具有止吐性质，但应当特别注意那些妊娠剧吐超过 3 周的患者。有 20 例维生素 $B_1$ 缺乏症患者，发生记忆丧失、共济失调、眼球震颤、视力障碍、永久性神经疾病，甚至产妇死亡（Gardian，19）（参见章节 2.18.2）。

> **建议**：考虑维生素 $B_1$ 可辅助其他止吐治疗方案来治疗长期妊娠剧吐。连续 3d 静脉注射维生素 $B_1$ 100 ～ 500mg，之后维持每天 2 ～ 3mg。如果没有提前使用维生素 $B_1$，不应静脉注射葡萄糖，因为葡萄糖代谢会消耗剩余的维生素 $B_1$，并有可能加重症状。

### 2.4.7　5- 羟色胺拮抗剂

#### 奥坦西隆

奥坦西隆是一种选择性 5- 羟色胺拮抗剂，用于治疗化疗引发的恶心和呕吐。奥坦西隆结合位于胃肠道迷走神经元的 5- 羟色胺受体，并阻断大脑呕吐中枢的信号，从而阻止恶心和呕吐。

虽然可以广泛使用于严重 NVP，但是关于其有效性和胎儿安全性的数据并不一致，因为它是可以通过胎盘的（Siu，2006）。

其有效性在两项比较研究中并不明显：其中一项研究（Arznei-Telegramm，2009）比较了奥坦西隆（$n=15$）和异丙嗪（$n=15$）；另一项研究（Klauser，2011）比较了皮下注射奥坦西隆（$n=521$）和甲氧氯普胺（$n=355$）。病历描述中提及静脉注射奥坦西隆的成功应用案例，然而其他药物治疗均无法成功治疗孕 6 ～ 30 周的严重妊娠剧吐（Siu，2002；World 1993；Guikontes，1992）。

一项前瞻性试验首次提及胎儿安全性问题，这项试验比较了使用奥坦西隆治疗的 176 名孕妇和两个不同的对照组（Einarson，2004）。对照组 1 的孕妇在

☆ ☆ ☆ ☆

孕期使用其他止吐药，主要是多西拉敏联合维生素 $B_6$、MCP、噻嗪类和生姜。对照组 2 的孕妇未出现恶心，也未使用任何有害药物。在妊娠结局和新生儿健康方面，组间没有统计学意义，然而在主要畸形方面有 5 倍的差异。

在最近的一项大样本多中心病例对照研究（包括 4524 个病例和 5859 个对照）中，发现在孕早期使用奥坦西隆的女性，其子女患腭裂的风险增加了 2 倍（OR，2.37；95%CI，1.28 ~ 4.76）（Anderka，2012）。在丹麦登记的一项大型病史队列研究中，其中包括 608 385 次妊娠和 1970 次暴露于奥坦西隆，发现其与胎儿不良结局无关，如严重畸形、流产、早产、死产等。没有病例报告腭裂。Pasternak（2013）和 Colvin（2012）在一项与人口相关的研究中报告了 251 例在孕期使用奥坦西隆的女性，并没有发现有证据显示其增加了重大出生缺陷的风险。

关于昂丹司琼 FDA 已发出警告：奥坦西隆的使用与 QT 间期延长和心律失常相关。考虑到妊娠剧吐患者可能存在其他 QT 间期延长的危险因素，如低钾血症和低镁血症，这种药物应该在其他药物失败后作为最后的手段使用（Koren，2012）。

虽然存在其他 5- 羟色胺拮抗剂如多拉司琼、格拉司琼和帕洛诺司琼，但没有关于它们在人类孕期使用的安全性数据，并且关于在动物妊娠中使用也仅有零散数据。

> **建议**：当其他止吐药由于其安全性研究不一致和潜在副作用而不可使用的时候，才可以使用奥坦西隆。5 - 羟色胺拮抗剂的使用本身并不是侵入性诊断程序或终止妊娠的标志。如果在孕早期使用，需要做详细的胎儿超声。

### 2.4.8　糖皮质激素

皮质类固醇已被建议用来修饰脑中的化学感受器触发区，并用于控制与化疗相关的恶心和呕吐（Italian Group for Antiemetic Research，2000）。

皮质类固醇目前用于治疗顽固性的妊娠剧吐，是最极端的 NVP 形式。这些患者出现严重的恶心和呕吐，导致体重减轻、脱水和 OCC 需要住院治疗。在 1 项随机试验的 32 例妊娠剧吐患者中，对肌内注射肾上腺皮质激素与安慰剂组进行检查时，两组之间的反应无差异（Ylikorkala，1979）。

已经发表许多随机对照研究。25 名患者随机接受每日氢化泼尼松 40mg 与安慰剂，两组之间唯一的区别是泼尼松龙组提高了患者的幸福感（Nelson-Piercy，2001）。在一项随机的双盲试验中，比较了口服皮质类固醇与安慰剂治疗难治性妊娠剧吐的疗效，口服皮质醇对妊娠剧吐并没有效果，而且也没有降低再住院率（所有患者均用额外使用异丙嗪和 MCP 治疗）（Yost，2003）。然而与异丙嗪相比，短期使用甲泼尼龙更有有效（Safari，1998）。如果是剧吐更严重的的患者（定义为体重减轻＞5%），则迅速口服氢化泼尼松缓解症状（Moran，2002）。

在另一项前瞻性双盲研究中，每组有 20 名患有严重妊娠剧吐的孕妇接受每日静脉注射氢化可的松 300mg（3d 后减少剂量），或每日 3 次静脉注射 MCP 10mg。氢化可的松组妇女的情况明显好转（Bondok，2006）。

糖皮质激素在孕期使用的安全性是有争议的，见章节 2.15。

> **建议**：皮质类固醇可能是治疗严重难治性妊娠剧吐伴脱水的有效方法。它们的使用本身也不是侵入性诊断的标志，也不是终止妊娠的标志。

### 2.4.9　其他止吐药

阿立必利刺激肠胃蠕动，主要用于放疗或化疗之前；其止吐作用机制是阻断呕吐中枢的多巴胺受体。没有关于其在妊娠期间应用的报告。

这同样适用于阿瑞匹坦和福沙匹坦，后者是前者的前体药物。两者都是肿瘤科使用的新型止吐药，属于神经激肽 -1 受体拮抗剂。

> **建议**：在本节讨论的止吐药只有前面章节推荐的药物无效时才能使用。

### 总结

恶心和呕吐是妊娠初期常见的不适症状，有多种治疗方案，包括改变饮食和生活方式，药物治疗和补充疗法。患者可以放心，因为他们的疾病性质是良性的，并应鼓励使用已证明对胎儿风险较小的各种治疗方案。

## 2.5　胃肠道药、降血脂药和解痉药

Maurizio Clementi and Corinna Weber-Schondorfer

胃肠道症状在妊娠期很常见。约 50% 的女性出现胃灼热，这是由于胃壁和胃食管交界处的张力减少，从而引起的胃食管反流。多数情况下，症状可以通过患者改变饮食和生活方式得到控制。抗酸药则是首选的药物治疗方式。若抗酸药无效果，则可选择 $H_2$ 受体抑制药或质子泵抑制剂（雷尼替丁和奥美拉唑分别是经研究论证的两个组别的最佳药物）。孕期幽门螺杆菌感染者，可采用奥美拉唑、阿莫西林、克拉霉素三联疗法治疗。

便秘是另一种孕期常见症状，特别是在孕晚期，因为增大的子宫能够压迫肠道，同时高水平的黄体酮可以减少肠道平滑肌的收缩力。若足够的水分和富含纤维的饮食效果不佳，则可使用增湿膨胀剂。此外，乳果糖和聚乙二醇在孕期也可以应用。

如果妊娠期间发生急性腹泻，应优先考虑补液和平衡电解质以对症治疗。除了感染需要抗生素的特异性治疗，很少有急性腹泻需要饮食控制以外的治疗措施。在这种情况下，碳和苹果果胶可以安全使用，洛哌丁胺仅限于特定的情况下可以短期使用。

炎性肠病（IBD）的处理更为复杂。一般来说，为减少并发症，妊娠最好选在在疾病不活跃的时候，并且能够迅速辨别和充分治疗孕期疾病的恶化是非常重要的。氨基水杨酸制剂，特别是美沙拉嗪，是治疗 IBD 的首选药物。必要时局部或全身性应用糖皮质激素，硫唑嘌呤或 6- 巯基嘌呤也可以使用。其他药物只有在上述药物无效的情况下才可以考虑。

孕期胆汁淤积症是一种以全身瘙痒为特征的疾病，通常发生在孕中期和晚期，首选药物是熊去氧胆酸（UDCA）。

另一个非常复杂的情况就是孕期高脂血症的管理。在制定可能的降脂治疗方案时，应考虑到孕期胆固醇和三酰甘油水平的生理性升高，这对胎儿的发育至关重要，同时应权衡利弊。首要的治疗应该包括适当的饮食，减少和（或）控制体重。只有在严重和特定的情况下，才应考虑在早孕期后进行药物治疗。此外，肥胖女性需要专业的孕期管理，孕期应禁用食欲抑制剂。

### 2.5.1　抗酸药

抗酸药是碱性化合物，它能够中和胃分泌的胃酸。以下是目前可用的单一药物：碳酸氢钠、磷酸铝、碳酸钙和碳酸盐，其效果类似于氢氧化铝。后者主要作为联合用药使用。

铝碳酸镁、氢氧化铝镁和铝硅酸镁是有固定组成的含铝抗酸药和含镁抗酸药。

此外，还有一些复合药物，例如碳酸钙和镁盐，含铝的物质如藻酸盐和镁盐的结合，藻酸或甘草根提取物的制剂（参见章节 2.19）。

氢氧化铝和磷酸铝可中和胃酸形成氯化铝。最多可吸收 20% 的口服剂量。主要通过肾脏进行代谢。动物实验表明，吸收的铝盐也可以到达胎儿。尽管偶尔有人争辩说，从抗酸药吸收的铝可能会导致中枢神经系统或胎儿肾脏的功能紊乱，但尚未发现有关这种情况的临床证据。

在胃酸存在的情况下，海藻酸或海藻酸形成的黏性凝胶，漂浮在胃内容物上，起到机械屏障的作用，从而减少胃食管反流。一项针对 150 名孕妇的研究表明了其在孕中期和晚期的有效性和安全性（Lindow，2003）。另一项多中心前瞻性研究并未表明孕中期和晚期出现不良结局的风险增加（Strugala，2012）。

碳酸钙中和盐酸形成氯化钙、二氧化碳和水。口服吸收剂量为 15% ～ 30%。肾功能正常的患者服用治疗剂量的碳酸钙时无高钙血症的危险。从抗酸剂中摄入过多的钙，再加上矿物质制剂和每天大量的牛奶摄入，可导致妊娠期间罕见的牛奶 - 碱综合征（Bailey，2008；Ennen，2006；Gordon，2005）。因此，每日最大摄入钙量不应超过 1.5g（相当于 3.75g 碳酸钙）。

铝碳酸镁会根据胃中 pH 释放镁离子和铝离子。

使用碳酸氢钠会导致代谢性碱中毒。

无证据显示上述抗酸药有致畸性。

> **建议**：整个孕期都可以使用抗酸药。铝和镁盐的固定组合及联合用药是首选。不应超过推荐的治疗剂量。

## 2.5.2　硫糖铝和哌仑西平

硫糖铝是不溶于水的铝蔗糖化合物。它依附于溃疡表面，保护黏膜，几乎不被吸收。

哌仑西平是一种抗胆碱药，大概只作用于胃，能够抑制毒蕈碱 M1 乙酰胆碱受体。口服吸收剂量约为 25%。妊娠用药经验有限，无法进行精确的风险评估，但也没有迹象表明其有特殊的致畸作用。

> **建议**：可以在孕期任意期间使用硫糖铝。但哌仑西平不应做此使用。

## 2.5.3　$H_2$ 受体拮抗剂

西咪替丁、法莫替丁、雷尼替丁、尼扎替丁和罗沙替丁通过阻断胃黏膜中诱导盐酸分泌的组胺 $H_2$ 受体，促进胃和十二指肠溃疡的愈合。

西咪替丁对某些动物具有弱的雄激素作用（Pereira，1987），但是没有干扰子宫内儿童性别发展的相关报道。土耳其的一例病例介绍，一名孕妇在妊娠的前 3 个月服用雷尼替丁可显著提高其转氨酶，停药后转氨酶下降（Kantarçeken，2006）。

近期的试验中，约 1700 名女性孕早期接受雷尼替丁治疗，近 1000 人服用法莫替丁，约 800 人服用西咪替丁，这些研究否定了药物对人类致畸的可能性。（Matok，2010；Gill，2009b；Garbis，2005；Ruigomez，1999；Källén，1998，Magee，1996）。在研究人群和对照人群中，畸形的数量和类型相似。此外，早

☆★☆☆

产和宫内生长迟缓在治疗组中并不常见。妊娠晚期症状的治疗有丰富的经验。虽然尼扎替丁和罗沙替丁目前没有受到质疑，但对它们验证还不够充分，截至目前，每种药物只报道了 15 例已公布的妊娠者（Garbis，2005）。

雷尼替丁和西咪替丁用于剖宫产时可减少误吸的风险，它们通常可被母体及胎儿接受。

> **建议**：$H_2$ 受体拮抗剂可用于孕期。雷尼替丁是最好的研究药物，应作为首选。

### 2.5.4    质子泵抑制剂

质子泵抑制剂如奥美拉唑、埃索美拉唑、奥美拉唑异构体、兰索拉唑、泮托拉唑和雷贝拉唑可阻断胃酸分泌的关键酶 $H^+/K^+$-ATP 酶。到目前为止，已有约 6000 名孕妇在妊娠早期使用 PPIS（报告例如 Erichsen，2012；Pasternak，2010；Gill，2009a；Diav-Citrin，2005；Källén，1998；Källén，2001）。

迄今为止，奥美拉唑是经过最广泛测试的质子泵抑制剂，其次是泮托拉唑、兰索拉唑和埃索美拉唑，每种药物都经历了 500 ～ 1000 次妊娠实践。没有一项研究表明药物增加了畸形风险；其他问题也没有被描述。一项研究（Colvin，2011）表明，服用质子泵抑制剂后早产可能会更加常见，尽管这在生物学上似乎不太合理。雷贝拉唑则没有得到充分的验证。到目前为止还没有任何胎儿毒性的迹象。

在一项研究中发现，宫内接触酸阻断药物与儿童哮喘之间存在关联，该研究对瑞典的一些登记册进行了关联和分析。正常患病率为 3.7%，但研究发现治疗后儿童哮喘患病率为 5.6%。治疗药物包括 PPI、$H_2$ 受体拮抗剂、治疗幽门螺杆菌的药物和硫糖铝；抗酸剂不包括在内，因为它们是非处方药（Dehlink 2009）。另一项评估 1996 ～ 2008 年在丹麦北部出生的 197 060 名独生子女的研究发现，产前暴露于 PPIS 和 $H_2$ 受体拮抗剂与哮喘风险增加有关（Andersen，2012）。

> **建议**：质子泵抑制剂可以在孕期使用。奥美拉唑是该组患者的首选药物。

### 2.5.5    铋盐

铋盐以前作为止泻剂使用，自从发现胃溃疡和十二指肠溃疡的发生与幽门螺杆菌感染之间存在联系后，它又重新恢复了一些人气。铋盐对幽门螺杆菌有抗菌作用。妊娠实践有限，以至于无法进行风险评估。目前，还没有迹象表明其对人类有致畸作用。

> **建议**：铋盐孕期相对禁忌。

### 2.5.6　幽门螺杆菌治疗

在过去的几十年里，幽门螺杆菌的治疗已经从根本上改变了胃和十二指肠溃疡及萎缩性胃炎的治疗方法。由世界各地举行的共识会议建议的所谓三联疗法，即 PPIs、克拉霉素、阿莫西林或甲硝唑，已成为标准。尽管在亚洲进行的一些研究证实根除率很高（> 80%），其他研究表明，疗效降低是由于幽门螺杆菌对克拉霉素的耐药性增加引起的（O' Connor，2013；Malfertheiner，2012）。根据欧洲幽门螺杆菌治疗共识指南（马斯特里赫特四世 / 佛罗伦萨共识报告，Malfertheiner，2012）只有在克拉霉素抵抗低的地区，才推荐将含克拉霉素的治疗作为一线经验治疗。此外，使用阿莫西林和克拉霉素的治疗方案是等效的。在克拉霉素抵抗高的地区，推荐含铋四联疗法作为一线经验性治疗方法（奥美拉唑 - 铋 - 甲硝唑 - 四环素，Malfertheiner，2012）。在没有铋的地区，推荐使用所谓的序贯治疗（PPI 联合阿莫西林 5d，后 PPI- 克拉霉素 - 甲硝唑 5d）或非铋四联疗法（阿莫西林 - 克拉霉素 - 甲硝唑）（Malfertheiner，2012）。

> **建议**：若孕期有指征可使用三联疗法，奥美拉唑是质子泵抑制剂的首选药物。阿莫西林在孕期可安全使用，并且无证据表明大环内酯类药物如克拉霉素的产前治疗会增加出生缺陷的风险（参见章节 2.6）。虽然人类数据并不表明有风险增加，但在妊娠早期应慎用甲硝唑。
>
> 含铋四联法不建议在孕期使用，因为铋盐是相对禁忌的（见章节 2.5.5）。同时妊娠 15 周后禁用四环素类药物（见章节 2.6）。

### 2.5.7　消化剂和驱虫剂

消化不良有许多原因。当胃里没有足够的胃酸时，柠檬酸和胃蛋白酶的组合是可以起作用的。

胰酶脂肪酶、淀粉酶和蛋白酶（胰蛋白酶和糜蛋白酶）等药剂主要来源于猪的胰腺，用于治疗胰腺外分泌功能紊乱和囊性纤维化。半乳糖苷酶是从米曲霉中获得的一种乳糖酶，用于治疗乳糖不耐受。胃肠道既不吸收胰酶也不吸收促胰酶。

西米替酮是二甲氧基酮的活性形式，它能消除引起鼓胀的气液混合物中的泡沫，从而促进肠道内的运动。孕期使用不被吸收，耐受性良好。

☆☆☆☆

在动物和人类身上没有关于妊娠期使用这些药物的详细研究。目前还没有观察到胚胎毒性损伤的发生，基于药物的作用方式，它们不太可能导致畸形。

> **建议**：上述消化剂和驱虫剂可在妊娠期间使用。

### 2.5.8　阿托品等抗胆碱能解痉药

阿托品是一种典型的副交感神经溶解剂，通过竞争性阻断毒蕈碱受体来抑制乙酰胆碱的作用。阿托品在胎儿体内的浓度在几分钟内就可达到与母体相当（Kivado，1977）。全身用药后胎儿心率可能增加。此外，它被用作解痉药，用于外科和内镜手术之前（抑制分泌），也可作为治疗乙酰胆碱酯酶抑制剂中毒的解毒剂，同时也是散瞳剂。

类阿托品颠茄生物碱及其季铵衍生物或其合成类似物被用于许多适应证。这些副交感神经的作用机制与阿托品相当。全身应用时，不能排除阿托品对胎儿的影响。

丁基东莨菪碱是目前应用最广泛的解痉药，口服吸收效果欠佳。有两个病例报告称，静脉注射丁基东莨菪碱后，2名患有先兆子痫的孕妇发生了子痫（Kobayashi，2002）。

甲脘太林可用于治疗多汗症、膀胱易激和胃肠痉挛。

目前还没有这些药物及相关解痉药物孕期毒性的系统研究，如达利非那星、非索替罗定、溴化乙氧嘧啶、氢美克洛蒙、美比福林、奥昔布宁、丙哌维林、托特罗定、曲司氯铵、黄酮哌酯和索利非那星。然而，迄今为止还没有观察到人类特有的胚胎毒性作用（Raghavan，2008；Samuels，2007；Ure，1999）。

> **建议**：包括阿托品在内的抗胆碱能药物可在严格的指征下用于整个孕期。若全身应用，必须考虑到可能有胎儿副作用（如对心率的影响）。丁基东莨菪碱是本组首选解痉药。此外，对于某些形式的膀胱失禁，广泛使用奥昔布宁似乎是可以接受的。
>
> 同时，对某些形式的膀胱失禁，广泛使用奥昔布宁似乎是可以接受的。散瞳剂的诊断应用是无害的。腹泻发作不应常规用抗胆碱药治疗。

### 2.5.9　胆碱药

许多关于孕期使用胆碱酯酶抑制剂如溴吡斯的明和新斯的明的病例报告已经发表。两者均能穿过胎盘。溴吡斯的明主要用于治疗自身免疫性疾病重症肌无力。基于既往经验，胆碱药对人类没有致畸的潜力。在10%～15%重症肌无力母亲所生婴儿中观察到的肌无力症状是由胎盘转移受体阻断抗体引起的，而不是由药物引起的。

关于在妊娠期间使用胆碱能茴香脑三硫酮治疗口干，以及氨苯诺安、贝沙奈酚、卡巴胆碱、地斯的明、依酚氯铵和解药毒扁豆碱的资料不足。但其致畸问题不太可能发生，特别是对于广泛使用的药物，如卡巴胆碱、地斯的明和毒扁豆碱。

治疗 Lambert-Eaton 综合征时，可使用 3，4- 二氨基吡啶（即阿米法普利），它不是胆碱能而是钾通道阻滞剂。很少有关于其在孕期应用的病例报告发表，表明其耐受性良好（Pelufo-Pellicer，2006）。

> **建议**：在适当的适应证下，新斯的明、溴吡斯的明、地斯的明、卡巴胆碱和毒扁豆碱可在妊娠期间使用。如果在妊娠早期使用了胆碱类其他药物，可进行胎儿超声检查。

### 2.5.10　孕期便秘

便秘是指不经常排便、粪便变硬，每 3 天排便 1 次可能仍然是正常的。高达 40% 的孕妇可能会存在便秘症状。妊娠期间激素的变化导致肠平滑肌松弛，从而增加胃肠道转运时间。妊娠期间水和电解质的吸收增强，也促发便秘。饮食习惯的改变和妊娠期间活动的减少可能是额外的致病因素。

治疗的第一步应该是通过使用富含纤维和丰富液体的食物（每天约 2L）和增加体力活动来改善这种状况。当这些措施不成功时，可能需要使用泻药来加速肠道的转运。

需要努力消除对药物的依赖及随后出现的使用更高剂量药物的进展趋势，如失水、电解质失衡，同时，在孕晚期子宫收缩也能够危及胎儿健康。

**膨胀剂**

吸收水分时，不可吸收的物质体积会增大，从而可增强肠蠕动。这类泻药包括纤维素含量高的食品，如亚麻籽、麦麸和小麦胚芽，以及琼脂、瓜尔胶、羧甲基纤维素、甲基纤维素、甾体类和鬼臼籽壳（车前子）。上述药物均可在孕期安全使用。

**缓泻剂**

乳果糖是一种难分解的二糖，具有渗透作用，其类似物乳糖醇被广泛使用，适量服用时耐受性良好。吸收不良的糖醇山梨醇和甘露醇在口服或直肠使用时也有类似的效果，但相关试验较少，很少用作泻药。

麦高尔具有高分子量，作为泻药可增加肠道的液体含量。它不被肠内吸收，耐受性好。

盐类泻药，如硫酸钠（芒硝）和硫酸镁（泻盐）的重要性有所降低。也可使用酒石酸钾钠、柠檬酸镁、酒石酸钾和柠檬酸钾，它们都是渗透性的。建议使用等渗溶液，因为高渗溶液的缺点是会从体内排出大量液体。

一般来说，硫酸镁可以抑制收缩，但当口服作为泻药时，这种效果几乎是检测不到的。硫酸镁主要禁用于患有心脏、循环和肾脏疾病的孕妇，因为在这些情况下，镁离子的吸收会带来额外的负担。在正常剂量下使用硫酸钠时，钠离子的吸收可忽略不计。

### 三芳基甲烷

三芳基甲烷衍生物比沙可啶和苦味酸钠可以通过刺激结肠蠕动起到泻药的作用。

比沙可啶可吸收 5% 左右。两种药物都没有致畸或特异性胎儿毒性作用。

### 蒽醌衍生物

蒽醌衍生物具有通便作用，可在许多植物中发现，如番泻叶或其果实、大黄根、桠木树皮、卡斯卡拉树皮和芦荟（见章节 2.19）。其可通过直接刺激结肠肌肉产生泻药作用。蒽醌衍生物以糖苷形式存在。糖在肠中裂解后，一部分会被吸收并通过尿液排出（变色！）。蒽醌显然不会致畸。它们是否对子宫肌肉有刺激作用，以及芦荟的有效成分芦荟苷是否会直接引起胎儿胎粪释放，这是一个值得商榷的问题。

因此，在妊娠期间应避免使用蒽醌衍生物。

### 蓖麻油

小肠中的脂肪酶从蓖麻油中释放蓖麻油酸，刺激黏膜，从而产生泻药作用。蓖麻油是一种具有强烈效果的净化剂，不适合长期使用。在人类中没有已知的特定的胚胎毒性作用。一些学者警告说，它可能会引发子宫收缩。在自然分娩的情况下，蓖麻油可与橙汁等混合使用。

如果真需要的话，使用一次蓖麻油是可以的。不过，蓖麻油不应在孕晚期使用，因为它可能会增强子宫收缩。

### 润滑剂

黏稠的石蜡油、石蜡油可抑制脂溶性维生素的吸收（如维生素 K），因此可以干扰胎儿的发育。石蜡油能够被少量吸收并引发肉芽肿反应，同时存在吸入后肺损伤的风险（类脂性肺炎），这都限制了黏性石蜡油的治疗价值。妊娠是其使用禁忌证。

多库酯钠是一种阴离子洗涤剂，可增加结肠内容物的润滑作用。在干扰肠黏膜功能的同时，多库酯钠可增加某些药物的吸收。此外，有一个新生儿的报告显示，在母亲服用高剂量的多库酯钠后，临床上出现明显的低镁血症（Schindler，1984）。

Bonapace 和 Fisher（1998）并没有发现多库酯钠在妊娠期间有致畸风险。多库酯钠多与甘油混合使用。

甘油甚至可用于婴儿的直肠。它是一种三元醇，能增加对排便的刺激。其渗透作用导致水分分泌到肠腔，导致大便软化。甘油是一种单体制剂并且是无害的，首选与多库酯钠联合使用。

### 治疗便秘的其他药物

目前还没有关于妊娠期间使用甲基纳曲酮（可用于使用阿片类药物致便秘患者的皮下注射）及普鲁卡因选择性激动剂（5-HT$_4$）的报道。

> **建议**：如果转换富含纤维的饮食不够有效，可以使用膨胀剂。使用膨胀剂后，乳果糖和聚乙二醇是孕期的首选药物。如果这些药物治疗失败，短期应用比沙可啶是可以接受的。另外，当有便意时可以使用甘油直肠给药。匹可硫酸钠、硫酸钠、甘露醇和山梨醇直肠给药是可用的。建议限制使用多库酯钠和硫酸镁。蒽醌衍生物、石蜡油和蓖麻油最好不要使用。

## 2.5.11　止泻药

孕期急性腹泻，应优先考虑补液和平衡电解质以对症治疗。如果感染性肠炎有侵入性病程（血便、高热），须明确诊断并予以抗生素治疗。

地芬诺酯可抑制肠道运动。它是一种哌替啶衍生物，可与阿片受体反应，但不具有镇痛作用。

洛哌丁胺在结构和作用上与二苯氧基酸有关，只有小部分可吸收。在一项对 105 名服用洛哌丁胺的孕妇（其中 89 名在妊娠早期暴露）的前瞻性研究中，没有发现有致畸作用的迹象。然而值得注意的是，当母亲继续接受治疗时，新生儿的出生体重平均比对照组低 200g（Einarson，2000）。瑞典出生登记处对 638 名接受洛哌丁胺治疗的孕妇进行的数据分析表明，畸形的风险稍有增加，但正如作者所说，治疗时间、持续时间和使用剂量尚未或只是部分已知。在统计学上，基于多点研究，尿道下裂、前置胎盘、高出生体重和剖宫产的风险增加被认为是一个随机事件（Källén，2008）。

消旋卡多曲是脑啡肽的前体药物，通过抑制细胞膜肽酶（脑啡肽酶）起到

☆☆☆☆

肠内抗血清作用。目前还没有关于它在妊娠期间使用的报道。

　　单宁和白蛋白鞣酸是吸收不明显的药物，没有特定的胚胎毒性作用的迹象，但也几乎没有任何妊娠期研究的记录。

　　医用木炭、苹果果胶和类似的药剂对妊娠没有危险。

　　口服乳酸依沙吖啶主要在肠道局部有效，并且几乎没有被吸收。它具有收敛、抗菌、解痉作用。从生物学角度看，这种药物的可用度很小，因此增加畸形的风险似乎是不太可能的。

> **建议**：很少有急性腹泻需要饮食措施以外的治疗方法。木炭和苹果果胶是安全的。如果真的有必要进一步阻碍肠道运动，可以使用洛哌丁胺，最好在妊娠早期后使用。口服鞣酸白蛋白和乳酸依沙吖啶可能无害。

## 2.5.12　炎性肠病（IBD）的治疗药物

　　克罗恩病和溃疡性结肠炎是炎性肠病的主要表现，IBD 是一组潜在的致残性疾病，其特征是胃肠道内的慢性或复发性炎症，常与其他器官的受累有关。孕期 IBD 的发作风险通常取决于受孕时的疾病状况：如果患者在受孕前或受孕时病情缓解，则妊娠过程通常会朝着有利的方向发展，发作通常是温和的，且对药物治疗有反应。活动性疾病会增加流产、早产、低出生体重和围生期并发症的风险。当然，妊娠期间需要治疗恶化病情，以改善妊娠结局。鉴于风险收益比，必须根据每个患者的具体疗程确定治疗方案（Pedersen，2013；Bortoli，2011；Mowat，2011；Dignass，2010；van der Woude，2010；Cassina，2009；Travis，2008）。这也适用于非计划妊娠缓解期的治疗。

　　以下药物可用。

　　■ 皮质激素，如直肠应用或口服布地奈德或全身应用泼尼松、泼尼松龙和甲泼尼龙（见章节 2.15）。

　　■ 5- 氨基水杨酸制剂（5-ASA）：美沙拉秦、奥沙拉秦、巴柳氮和柳氮磺吡啶（见下文）。

　　■ 免疫抑制性硫唑嘌呤 / 巯嘌呤 / 硫鸟嘌呤（见章节 2.12）。

　　■ 英利西单抗、阿达木单抗、依那西普、赛曲珠单抗和纳达珠单抗等生物制剂（见章节 2.12）。

　　■ 小剂量甲氨蝶呤（见章节 2.12）。

　　■ 选择性免疫抑制剂（见章节 2.12）可作为备用药物。

　　其他治疗 IBD 常用的药物有抗生素、PPI 和益生菌。必要时孕期可应用甲硝唑、环丙沙星、克拉霉素等抗生素（见章节 2.6）。奥美拉唑是首选的 PPI（见章节 2.5.4）。从大肠埃希菌、乳酸杆菌和双歧杆菌中提取的益生菌尚未被研究，但可以认为是安全的，因为它们没有被吸收。

柳氮磺吡啶是磺胺和 5-ASA 的联合用药，长期以来一直是溃疡性结肠炎的首选药物。对磺胺类药物在产前使用可能诱发新生儿核黄疸（胆红素脑病）的担忧，理论上是合理的，但实际上并不重要。柳氮磺吡啶也是二氢叶酸还原酶的抑制剂。

大多数情况下，5-ASA 是柳氮磺吡啶的抗炎部分，是一种单药美沙拉秦，对 IBD 的治疗同样有效，目前是治疗 IBD 的一线药物。奥沙拉秦是一种双分子，由两个氨基水杨酸组成，用于防止 IBD 复发。其与胚胎发育的相容性与美沙拉秦相似。巴柳氮是一种前体药物，在结肠中代谢为 5-ASA。

柳氮磺吡啶和 5-ASA 已经得到了很好的研究；但关于奥沙拉秦和巴柳氮的数据较少。到目前为止，还没有动物和人类的研究证明这些药物具有持续的致畸作用。许多不同的研究证实，柳氮磺吡啶和 5-ASA 在妊娠期间是母亲和胎儿都能耐受的。对 157 名、165 名和 123 名孕妇（Nørgård，2007；Diav-Citrin，1998；Marteau，1998）的研究未能发现发育风险增加。一项荟萃分析包含了 7 项关于 5-ASA 药物柳氮磺吡啶、氨基水杨酸、巴柳氮和奥沙拉秦耐受性的研究，与 1158 名未接受药物治疗的 IBD 孕妇相比，642 名治疗后的孕妇的致畸风险并没有增加。流产、早产和低出生体重没有增加（Rahimi，2008）。一项关于主题为 5-ASA 在妊娠期间的作用的小研究没有显示先天性异常或妊娠不良结局事件发生数量的增加（Bell，1997）。

一例新生儿肾功能紊乱事件报告中，其母亲从第 3 个月至第 5 个月每天服用 2 ～ 4g 美沙拉秦（Colombel，1994）。作者认为这是由 5-ASA 的前列腺素拮抗作用引起的，其他人还没有认可这个观点。虽然口服美沙拉秦有 50% 被吸收，但只有少量通过胎盘到达胎儿。这也可以解释为什么在妊娠 30 周后进行治疗时，至今没有观察到动脉导管过早闭合的病例。另一方面，一份发表文章指出了母亲和脐血中美沙拉秦的浓度相似（Christensen，1994）。

父亲药物治疗：柳氮磺吡啶可能导致精子数量和活力的可逆下降（Toovey，1981；Toth，1979）。

> **建议**：IBD 需要根据其在妊娠期的严重程度进行相应的治疗。疾病活动性发作应适当治疗，因为它们与胎儿和母亲的不良反应有关。美沙拉秦是治疗 IBD 的首选药物，并且必须按医学需要剂量给药。
>
> 奥沙拉秦也可处方用药。柳氮磺吡啶对消化系统症状更有用。
>
> 在妊娠期间，如有需要可局部或全身使用糖皮质激素（见章节 2.15）。必要时也可在妊娠期间服用硫唑嘌呤。巯嘌呤和硫鸟嘌呤也是如此。生物制剂如英利西单抗和阿达木单抗仅在上述药物失效时使用（见章节 2.12）；尤其是在妊娠中期使用时，应进行严格评估，因为它们很容易穿过胎盘。甲氨蝶呤和吗替麦考酚酯是禁忌。

☆★☆☆

## 2.5.13  鹅去氧胆酸和熊去氧胆酸

鹅去氧胆酸和熊去氧胆酸（UDCA）或两者的联合通常用于治疗胆固醇结石、慢性胆汁淤积性肝病和妊娠期肝内胆汁淤积症。妊娠期胆固醇结石的形成可能是由胆囊收缩力减弱所致。这种影响显然不是由胆汁中胆固醇浓度的增加所引起的（Braverman，1980）。UDCA 对胆汁酸引起的肝细胞损伤有效，因此在原发性胆汁性肝硬化等胆汁淤积性疾病中最为重要。持续治疗是必要的，因为它是有症状的治疗。在撰写本文时，还没有关于在妊娠早期使用 UDCA 的明确研究，也未见胚胎毒性报道。在柏林 TIS 数据库中，有 55 例孕妇妊娠早期服用 UDCA，未观察到畸形。到目前为止，只发表了 4 个病例在妊娠早期进行此类药物治疗（Zamah，2008；Korkut，2005）。在给药的动物实验中观察到畸形和肝损伤；在人类中没有观察到相应的发现。

有意义的研究评估了 UDCA 在妊娠中期的安全性，尤其是对孕期胆汁淤积症的治疗（Joutsiniemi，2013；Bacq，2012；Binder，2006；Liu，2006；Glantz，2005；Roncaglia，2004）。

对 84 例孕期胆汁淤积症妇女服用 UDCA 或胆甾胺的对比研究表明，UDCA 的使用具有明显的优势。它能更有效地减少瘙痒，减少早产，降低肝脏价值（Kondrackiene，2005）。UDCA 治疗可预防孕期胆汁淤积症引起的宫内死亡。

没有资料记录妊娠期间使用鹅去氧胆酸的情况。

> **建议**：妊娠前 3 个月应避免使用鹅去氧胆酸和 UDCA。若患者在治疗期间受孕，如果可能应该停止用药。慢性胆汁淤积性肝病（如原发性胆汁性肝硬化）例外，这些疾病可能需要在妊娠期间用 UDCA 治疗。孕期胆汁淤积可用 UDCA 治疗。在妊娠早期接触此类药物后，可以提供一个随访超声图来证实胎儿的正常发育。

## 2.5.14  降血脂药

### 氯原酸衍生物及类似物

贝特类是作用于三酰甘油的降血脂药物，可在一定程度上限制胆固醇。在高胆固醇血症的治疗中，贝特类是一种过时的治疗方法；他汀类药物的优越性已被证明。贝特类药物疗效可被疑似致癌物、肝毒性和免疫反应进一步削弱。此外，由于胎儿结合葡萄糖醛酸盐的能力减弱，药物有可能于妊娠末期在胎儿体内积聚。

☆ ☆ ☆ ☆

苯扎贝特、依托贝特、非诺贝特、环丙沙星和吉非贝齐的药理学及毒理学与氯贝丁酯类似，由于严重的副作用，它们已在一些国家退出市场。

吉非贝齐可用于治疗严重高甘油三酯血症、联合高甘油三酯血症和高胆固醇血症，尤其是在胰腺炎高风险的情况下。

一位患有胰腺炎并伴有严重高脂血症的孕妇在妊娠 32 ~ 35 周接受了非诺贝特的治疗，并成功地生下了一个健康的男孩（Whitten，2011）。

上述药物应用的经验不足以进行风险评估。然而，没有证据表明对人类有显著的致畸潜能。

> **建议**：贝特类不应在孕期应用。

## 他汀类药物

他汀类药物是降胆固醇药，它能抑制 3- 羟基 -3- 甲基戊二酰辅酶 A（HMG-CoA）还原酶，这是胆固醇生物合成的关键酶。阿托伐他汀、氟伐他汀、洛伐他汀、辛伐他汀和皮塔伐他汀是亲油性药物，而普伐他汀和瑞舒伐他汀是亲水性药物。辛伐他汀在 2001 年从市场上被移除，因为它导致严重的横纹肌溶解症，有时会致命。

毫无疑问，他汀类药物在心血管疾病患者的二级预防中具有有益的作用。但它们用于初级预防的情况尚不清楚。因此，最近的荟萃分析未能发现使用他汀类药物能够降低既往无心血管疾病患者的死亡率（Ray，2010）。

从理论上讲，在妊娠中使用这些药物非常重要，因为胆固醇的合成不受干扰。在产前接触辛伐他汀和其他亲脂性他汀类药物的新生儿中，已观察到许多畸形（Edison，2004），如全前脑畸形、其他中枢神经系统（CNS）畸形和肢体缺损。胆固醇与音猬因子（SHH）的结合对于正常胚胎发生是必要的，因此，对于上述畸形是否与 SHH 蛋白的缺陷途径有关一直存在争议。此外，有学者推断他汀类药物可通过阻断胆固醇的合成来影响胚胎和胎儿的发育。

此外，有研究者分析 FDA70 例回顾性病例报告，认为可能存在中枢神经系统畸形和肢体畸形的风险，尽管其他作者对此表示怀疑（Gibb，2005），但没有其他研究表明存在胚胎 / 胎儿发育的风险。

妊娠期间使用他汀类药物的阳性结果覆盖了 600 多名接触他汀类药物的妇女。同时有研究者对回顾性病例报告进行分析（Pollack，2005），他们没有发现畸形风险增加，同样对 64 名（Taguchi，2008）和 249 名（Winterfeld，2013）孕妇在妊娠早期接触药物的两项前瞻性研究也没有发现畸形风险的增高。一项对 64 例接受他汀类药物治疗的孕妇的研究资料表明，与未服用任何药物的贝特组和对照组相比，接受他汀类药物治疗的孕妇的风险并没有增加（Ofori，2007）。国家出生缺陷预防研究和美国波士顿大学斯隆流行病学中心出生缺陷研究的数据评估未能揭示畸形模式（Petersen，2008）。在这些研究中，分别有 13 名和 9 名接触过他汀类药物的儿童表现出畸形，但均未表现出无前脑或其他中枢神经系统畸形或肢体畸形。用于收集不同研究数据的方法及其低病例数不允许对风险进行可靠的评估。然而，数据并不表明他汀类药物对人类有致畸作用。

在分析这些数据时，应该意识到母体有明显的共病，如肥胖、糖尿病、高血压和先兆子痫。

**建议**：在计划妊娠时或最迟在诊断出（计划外）妊娠时，应停止使用用于一级预防的他汀类药物，因为治疗效果尚未得到证实，并且在母亲妊娠期间不接受治疗不会对其造成伤害。然而，对于患有严重代谢性疾病的女性，个人应在权衡风险和收益后做决定。如果他汀类药物作为二级预防用于心血管事件发生后，若认为有必要，也可以在孕期继续服用他汀类药物。在这种情况下，首选辛伐他汀等已证实的药物。在妊娠早期接触他汀类药物后，应提供详细的胎儿超声检查以确定胎儿发育是否正常。

### 考来烯胺

考来烯胺又称消胆胺，是一种阴离子交换树脂，不被胃肠道吸收。它和胆汁酸结合形成一种不溶性复合物，与粪便一起被清除，结果降低了血清胆固醇和低密度脂蛋白。考来烯胺用于治疗血脂异常、慢性胆汁淤积性肝病和孕期肝内胆汁淤积症。然而，熊去氧胆酸在治疗妊娠胆汁淤积症时更为有效（Kondrackiene，2005）。

考来烯胺的病例报告没有显示任何致畸的迹象（Landon，1987）。当妊娠期间发生意外用来氟米特治疗时，制造商建议使用考来烯胺作为冲洗疗法（每天3 次，8g，连续 11d）。在评估来氟米特在妊娠早期配伍性的最大型前瞻性研究中，61 名孕妇服用了考来烯胺（Cassina，2012；Chambers，2010）。显然，短期服用是允许的。

此外，对于胎儿来说存在理论上的风险，因为考来烯胺不仅与胆汁酸结合，还与其他亲脂剂结合（如脂溶性维生素和药物）。两个病例报告记录了接触考来烯胺后胎儿出现严重脑出血，并讨论了由于母亲的药物治疗导致维生素 K 缺乏（Sadler，1995，未公开的数据）。

其他不被胃肠道吸收的胆汁酸螯合物是考来替泼和考来维仑。这些药物还没有经过妊娠效应的充分研究，但迄今为止还没有具体的致畸作用的迹象。与相应的胆甾胺药物一样，它们能结合并阻碍多种营养物质的吸收。

☆　☆　☆　☆

> **建议**：当熊去氧胆酸不能用于治疗妊娠期胆汁淤积症时，可使用考来烯胺。在绝对必要的情况下，也可以使用考来烯胺来降低高血脂水平。如果给药时间较长，则必须考虑提供脂溶性维生素，尽管这些维生素必须在与考来烯胺不同的时间服用。使用来氟米特时可进行冲洗疗法。

### 其他降脂药物

鱼油含有 ω-3 脂肪酸（二十碳五烯酸、二十二碳六烯酸和亚油酸），公认其可以降低三酰甘油的水平。其作用机制尚不清楚，在减少血管问题方面的有效性尚未得到证实。

烟酸是一种水溶性 B 族维生素，其衍生物阿昔洛韦用于治疗高甘油三酯血症，但其作用机制尚未完全阐明。烟酸通常会引发潮红，为了控制这种副作用，一种与拉罗哌嗪和烟酸合成的药物问世。拉罗哌嗪是一种前列腺素 D2 受体 1 拮抗剂，有其自身的副作用。这种疗法是否对心血管终点有积极作用还没有得到证实。

依西替米选择性地抑制食物和胆汁中胆固醇的肠道吸收。当他汀类药物单独无效时，可与他汀类药物联合使用。有人担心，这两种降胆固醇药物的联合使用可能导致更高的肌病和氨基转移酶升高的肝炎发病率。

洛美他派是一种用于治疗纯合性家族性高胆固醇血症的新药物，作为单一药物或与其他降脂药联合使用，它能降低血清胆固醇水平，抑制微粒体三酰甘油转移蛋白（MTTP），这是极低密度脂蛋白（VLDL）合成所必需的。以上药物均无孕期研究。

> **建议**：鱼油制剂缺乏有效性证明，不推荐使用。此处提到的其他降脂剂不应成为处方用药，因为它们缺乏安全性数据。

## 2.5.15　食欲抑制药、减肥药和肥胖

苯丙胺（安非他命）、氯苯并雷克斯、芬普莱克斯、美非诺雷、去甲伪麻黄碱、芬特明和苯丙醇胺是拟交感神经药物，属于食欲抑制类药物。

由于对心脏的副作用，大多数治疗厌食症的药物已经从欧洲市场上撤下，甚至是世界范围内的右芬氟拉明。根据实验结果和单个病例的观察，人们反复表达了对孕期使用食欲抑制剂的担忧。有学者指出，这些药物在减少血管灌注方面具有与苯丙胺相似的潜力，理论上可能导致血管破裂相关的出生缺陷。一些学者讨论了胚胎毒性损害，如神经管缺陷，这可能是由温度调节紊乱或由体重减轻引起的酮症酸中毒造成的（Robert，1992）。由欧洲畸胎学信息服务网络

☆☆☆☆

（ENTIS）进行的一项研究显示，168 名孕妇主要暴露在地塞米松中，没有发现食欲抑制剂的任何致畸特性（Vial，1992）。

中华人民共和国食品药品监督管理局 2010 年撤销了对羟色胺和去甲肾上腺素再摄取抑制剂西布曲明的批准，因为该制剂在结构上与苯丙胺相关，而苯丙胺呈现负风险 - 效益特征，即心血管发病率增加，体重几乎没有减轻。一个有 52 名孕妇（de Santis，2006）的病例系列，以及分别超过 10 例和 2 例妊娠（Einarson，2004；Kardioglu，2004）的文章显示，在孕早期使用该制剂时没有显示出特定的风险。

奥利司他是一种脂肪酶抑制剂，是一种减肥药，很少被胃肠道吸收，因此不太可能引起致畸作用。

肥胖症在全世界范围内不断增加，在年轻人中更为常见。根据欧盟国家的最新估计，超重（BMI ≥ 25kg/m$^2$）影响 30% ～ 60% 的成年女性，肥胖（BMI ≥ 30kg/m$^2$）影响 9% ～ 30% 的成年女性（European Commission，2010；WHO，IASO）。

2007 ～ 2008 年美国的一项研究显示，在 20 ～ 39 岁年龄组中，34% 的女性肥胖（BMI ≥ 30kg/m$^2$），18.9% 的女性 BMI ≥ 35kg/m$^2$，且呈上升趋势（Carmichael，2010）。

根据肥胖的程度，神经管缺陷的风险增加了 2 ～ 3 倍，但与其他畸形的联系尚不清楚（Agopian，2013；Gao，2013；McMahon，2013；Yang，2012；Carmichael，2010）。根据荟萃分析，心脏畸形、唇腭裂、肛门直肠闭锁、脑积水和肢体缺损的发生率是正常人的 1.2 ～ 1.7 倍（Carmichael，2010）。

在肥胖妇女中，妊娠并发症随着 BMI 的增加而增加，如高血压、先兆子痫、妊娠糖尿病、胎儿和巨大胎儿、剖宫产、肩难产、胎儿缺氧和新生儿感染等（Blomberg，2013；Bonnesen，2013；Cnattingius，2013；Minsart，2013；Catalano，2012；Marshall，2012；HAPO Study Cooperative Research Group，2010；American Dietetic Association，2009）。

> **建议**：肥胖妇女需要专业的妊娠管理。食欲抑制剂在妊娠期间是禁忌。意外使用不构成基于风险的终止妊娠的理由（见章节 1.13）。如果在妊娠期间滥用或长期使用，或者在妊娠早期体重明显减轻后，建议使用详细的胎儿超声来评估形态发育；可以考虑使用母体血清或羊水甲胎蛋白筛查神经管缺陷。

# 2.6　抗生素

Stephanie Padberg

在妊娠期间，感染可能对母胎造成损伤。感染会增加胎膜早破和自发性流产风险。此外，这些病菌会传递给胎儿并对胎儿造成直接损伤。所以对母胎都有效和安全的抗感染治疗是很必要的。关于青霉素和早期的头孢菌素，有很多文献记载并且普遍认为这两者是安全的，可以应用于女性孕期。但是为解决对一线抗菌药的耐药性，其他抗菌药的选择也是很重要的。尤其是对一些威胁生命的严重感染，在必要的情况下选择一些似乎不常用的药物有时也是必要的。在这种情况下，对孕妇治疗上的好处往往超过了对胎儿的危险。

## 2.6.1　青霉素和 β- 内酰胺酶抑制剂

青霉素属于 β- 内酰胺酶抑制剂，它们可以阻止细菌细胞壁的合成并起到杀菌的作用，包括阿莫西林、氨苄西林、叠氮西林、巴卡西林、青霉素（青霉素 G）、羧苄西林、氯苄西林、双氯西林、氟氯西林、美洛西林、奥拉西林、苯氧甲基青霉素（青霉素 V）、哌拉西林、匹美西林、丙苄西林和替卡西林。青霉素能够穿过胎盘并且可以在羊膜中检测到。在过去几十年的上千例妊娠病例中，没有发现青霉素有胚胎毒性或胎儿毒性（Cooper，2009；Jepsen，2003；Dencker，2002；Czeizel，2000a，2001a）。但是一些研究证明胎儿唇腭裂和孕妇使用阿莫西林和青霉素有关系（Lin，2012；Puhó，2007）。Lin 发现抗生素致唇腭裂发病率为 2 ～ 4/1000，与自然发病率相比变化不明显。Mølgaard-Nielsen（2012）并没有发现唇腭裂与宫内暴露于阿莫西林有关系，但是发现妊娠前 3 个月使用吡美西林会增加唇腭裂的发病风险。在一项对超过 2000 例暴露于吡美西林的孕妇的调查中，超过 500 例孕妇在妊娠前 3 个月未发现畸形率增加，新生儿也没有其他异常（Vinther Skriver，2004）。用青霉素治疗感染梅毒的孕妇可能会得 Jarisch-Herxheimer 反应———一种发热反应，经常伴有头痛和肌痛。在这种情况下，胎儿监护是值得推荐的，因为其可能会引起子宫收缩（Myles，1998）。羧基青霉素、羧苄西林和替卡西林在动物实验中也没有出现不良影响，但在人类的研究非常有限。

克拉维酸、舒巴坦、他唑巴坦等 β- 内酰胺酶抑制剂与青霉素合用可作为固定的组合。例如，克拉维酸加氨苄西林，舒巴坦加氨苄西林，他唑巴坦加哌拉西林。舒他西林是口服的氨苄西林和舒巴坦的前体药物，可在体内迅速裂解为这两个药物。据研究，β- 内酰胺酶抑制剂可通过胎盘并以相应多的数量到达胎儿，在动物或人体实验中均未观察到明显的发育畸形（Berkovitch，2004；Czeizel，2001a）。

在一项大型的多中心的随机试验中，产前使用阿莫西林和克拉维酸显著增加新生儿坏死性小肠结肠炎的发生（Kenyon，2001）；其他研究不能证实这种结果（Ehsanipoor，2008）。在妊娠期间，青霉素和β-内酰胺酶抑制剂的清除率是增加的，因此，有必要在妊娠期间调整药物剂量和给药间隔（Heikkilä，1994）。Muller（2008）在研究17名服用阿莫西林的妇女时，未观察到药代动力学与胎膜早破的相关性差异。

## 2.6.2　头孢菌素类抗生素

和阿莫西林一样，头孢菌素属于β-内酰胺酶抑制剂，它们抑制细菌细胞壁的合成并发挥抗菌作用，可根据抗菌的活性而分类。

第一代头孢菌素包括头孢羟氨苄、头孢唑林、头孢氨苄、头孢噻吩、头孢拉定。第二代头孢菌素包括头孢克肟、头孢孟多、头孢美唑、头孢替坦、头孢替安、头孢西丁、头孢丙烯、头孢呋辛。第三代头孢包括头孢地尼、头孢托仑、头孢克肟、头孢哌酮、头孢噻肟、头孢哌啶、头孢他啶、头孢替丁、头孢替肟、头孢曲松。头孢吡肟和头孢匹罗是第四代头孢菌素。头孢洛林和头孢吡普为第五代头孢菌素，适用于耐甲氧西林葡萄球菌和其他多重耐药细菌引起的严重感染（MRSA）。

头孢菌素可以穿过胎盘，在羊膜中可检测到含有杀菌浓度的药物。孕妇的药物代谢更快，可能需要调整剂量（Heikkilä，1994）。根据已有的观察，头孢呋辛在治疗剂量不会对妊娠前3个月（Berkovitch，2000）的胎儿产生致畸作用（Czeizel，2001b）。已证实在母亲于妊娠期间接受头孢呋辛治疗的情况下，18个月以下婴儿的身体和智力发育是正常的（Manka，2000）。

> **建议**：和青霉素一样，头孢菌素属于抗生素。关于妊娠期间的选择，只要有可能，最好是优先使用已经确定安全的头孢菌素，如头孢克洛、头孢氨苄和头孢呋辛。

## 2.6.3　碳青霉烯类和单环内酰胺类抗生素

和其他β-内酰胺类抗生素一样，碳青霉烯类和单环内酰胺类抑制细菌细胞壁的合成，因此具有杀菌作用。一般来说，它们具有良好的耐受性，可作为广谱抗生素使用。碳青霉烯包括多尼培南、厄他培南、美罗培南和亚胺培南。亚胺培南只能与西拉司汀联合使用，而西拉司汀本身没有抗微生物活性。西拉斯汀可特异性地抑制去氢肽 -1 酶，并阻断亚胺培南的快速降解。阿兹特罗南是第一种可用于临床的单羟吗啡酮。

碳青霉烯类和单环内酰胺类都可穿过胎盘，以一定的数量到达胎儿（Heik-kilä，1992）。动物实验和人体研究未显示致畸或其他不良作用，但缺乏系统的研究。尤其在孕妇使用较新的碳青霉烯类药物（多尼培南和厄他培南）方面，几乎没有相关报道。

> **建议**：阿兹特罗南、亚胺培南和美罗培南可在耐药试验表明需要时使用。多尼培南和厄他培南只能在没有其他选择的情况下使用。

## 2.6.4　红霉素和其他大环内酯类抗生素

### 药理学

红霉素和其他大环内酯类抗生素抑制细菌蛋白的合成，并具有抑菌作用。大环内酯类药物主要用于治疗革兰阳性菌感染，但对流感嗜血杆菌和细胞内病原体（如衣原体）也有效。

大环内酯类药物为青霉素过敏患者提供了另一种选择，它的再吸收可在妊娠晚期延迟。胃肠道副作用可导致低于治疗量的血浆浓度，并导致治疗失败（Larsen，1998）。母体中只有 5% ～ 20% 的红霉素集中在胎儿体内。因此，红霉素在治疗胎儿或羊膜感染时不是一个足够安全的药物。

较新的大环内酯类抗生素有阿奇霉素、克拉霉素、土霉素、交沙霉素、麦迪霉素、罗红霉素，三环霉素的抗菌谱与红霉素相似，但胃肠道反应在一定程度上有所减轻。螺旋霉素用于妊娠初期的弓形虫病。

泰利霉素是临床使用的第一个酮内酯类抗生素。它在结构上与红霉素有关。

### 毒理学

红霉素一直被认为是一种安全有效的孕期抗生素。几千例妊娠期前 3 个月接触红霉素的数据不支持红霉素与先天畸形之间的联系（如 Czeizei，1999a）。然而，瑞典出生登记处数据的分析显示，与母亲使用苯氧基甲基青霉素的儿童相比，在 1844 名母亲在妊娠早期使用过红霉素的儿童中，不良反应的发生率略有增加（Kallen，2005a）。这是基于心血管畸形发生率的增加，特别是心室和房间隔缺损。瑞典数据的更新证实了在妊娠早期使用红霉素与心血管缺陷之间的联系（Kallern，2014），幽门螺杆菌的增加由同一作者发现。这一观察在妊娠前 3 个月是不合乎生物学的，但应该指出的是，在新生儿治疗的前 2 周内使用红霉素与幽门狭窄的发展之间存在联系（如 Mahon，2001）。其他研究未能发现更高的间隔缺失、幽门狭窄或其他畸形的发生率（Bahat Dinu，2013；Lin，2013；Romøren，2012；Malm，2008；Cooper，2002；Louik，2002）。

☆ ☆ ☆ ☆

　　总之，这些数据表明，红霉素增加胚胎和胎儿毒性风险的观点是不对的。

　　几例关于孕妇肝毒性变化的报告中，在妊娠后期使用依托红霉素，治疗第2周出现胆汁淤积性黄疸，在没有永久性损伤或胎儿损害迹象的情况下停止治疗后几周内黄疸消退（McCormack，1977）。

　　关于阿奇霉素、克拉霉素和罗红霉素的安全性也有相关研究。在一些出版物中报道其没有造成胚胎或胎儿毒性的迹象（Bar，2012；Bar-O$_2$，2008；Chun，2006；Sarkar，2006；Drinkard，2000；Einarson，1998）。关于克拉霉素，最初有报道动物实验的致畸效应，例如，在一些研究中，心血管缺陷在大鼠中被诱导。最近，一项基于处方登记的丹麦队列研究发现，克拉霉素可增加妊娠早期流产的风险，但未增加重大畸形的风险（Andersen，2013a）。

　　关于地红霉素、乔沙霉素、麦迪霉素、螺旋霉素和曲霉素的使用经验非常有限（Czeizel，2000b）。螺旋霉素在许多妊娠早期用于治疗弓形虫病。虽然这些报道并没有关注在可能的致畸效应，但介于许多胎儿出生后是正常的，因此螺旋霉素的使用是有安全保证的。

　　在妊娠前3个月使用酮利特利特罗霉素的经验缺乏报道，动物实验并没有表明这种制剂会致畸。

　　大环内酯类药物的局部治疗对胎儿是非常安全的。然而，由于耐药的发展很快，过敏也很频繁，所以大环内酯类使用的安全性有待确定。

> **建议**：当耐药谱需要红霉素、克拉霉素、阿奇霉素和罗红霉素时，或对青霉素过敏时可使用。由于肝毒性，在妊娠中晚期不应给予依托红霉素，螺旋霉素是妊娠早期弓形虫病的首选治疗方法。妊娠期间，泰利霉素和其他大环内酯类应仅在无替代方法时使用。

## 2.6.5　克林霉素和林可霉素

　　克林霉素和林可霉素属于林可酰胺类，可以抑制细菌蛋白质的合成，在不同的浓度和敏感性下具有杀菌作用或抑菌作用。口服给药后，几乎完全吸收。脐静脉可达到母体浓度的50%左右。在妊娠的不同时期用林可霉素治疗的数百名孕妇中没有胚胎或胎儿毒性作用的迹象（Czeizel，2000c，Mickal，1975）。没有发现克林霉素有任何问题。假膜性小肠结肠炎是克林霉素治疗的母体危险并发症，在阴道应用后也可能发生。

　　阴道克林霉素疗法不足以预防由细菌性阴道病引起的妊娠并发症（Joesoef，1999）。但是其他研究人员发现，在口服克林霉素治疗异常阴道菌群的数百例患者，减少了晚期流产和早产（Ugwumadu，2003）。

☆ ☆ ☆ ☆

> **建议**：仅当青霉素、头孢菌素和大环内酯类药物失效时才应使用克林霉素和林可霉素。牙科手术后不应常规使用克林霉素。

## 2.6.6 四环素

### 药理学

四环素的抑菌作用基于抑制细菌蛋白质的合成。这些广谱抗生素，特别是四环素本身，可与钙离子形成稳定的螯合物。现在的标准药物是强力霉素。米诺环素的亲脂性特别强，其抗菌谱比多西环素略广。土霉素和四环素等较低的衍生物因其吸收性较差目前很少使用。

四环素、去环素和甲氯霉素仅作为局部用药。

替加环素是一种米诺环素衍生物，属于糖环系，具有广谱性，尤其对多种耐药菌如耐甲氧西林金黄色葡萄球菌有效。

### 毒理学

四环素能够穿过胎盘。根据目前的知识，使用四环素预计不会增加畸形的风险（Cooper，2009；Czeizel，1997）。一项基于人群的病例对照研究的结果表明，土霉素与先天性畸形的发生率增加相关（Czeizel，2000d）。但是，本研究中的病例数很少，并且没有在其他研究中得到证实。丹麦的一项队列研究发现，妊娠第 2 个月使用四环素与唇腭裂之间存在关联，但这一结果仅基于两个暴露病例（Mølgaard-Nielsen，2012）。

从妊娠的第 16 周开始，发生胎儿矿化时，四环素可与发育中的牙齿和骨骼中的钙离子结合。20 世纪 50 年代，许多出版物描述了在产前暴露于四环素的儿童牙齿呈现棕 / 黄色，这种牙齿变色是四环素在人类中唯一被证实的产前副作用。此外，还讨论了釉质缺陷会导致龋齿的风险增加，长骨（尤其是腓骨）的生长受到抑制，以及由于药物沉积在晶状体中而引起的白内障。由于强力霉素对钙离子的亲和力比较老的四环素弱，因此暴露于强力霉素的风险似乎较低。

妊娠的前 16 周，乳牙不会变色。此后如果坚持之前的剂量，在通常治疗方案下，甚至在最坏的情况下，仅会影响恒牙的第一磨牙。在妊娠中期和晚期，如在疟疾治疗中，较高的四环素剂量可能会增加上述发育异常的风险。

过去，尤其是大剂量或在妊娠后半周期静脉注射四环素与严重的母体肝毒性有关（如 Lewis，1991）。在大多数情况下，这些孕妇同时是肾脏疾病患者，其血清药物浓度明显高于治疗范围。

在妊娠期间局部使用四环素没有不良反应的报道。

目前关于替加环素在妊娠期的耐受性缺乏经验。

☆☆☆☆

> **建议**：在妊娠15周之后禁用所有四环素，15周之前，它们是第二选择的抗生素，应首选强力霉素。即使在15周后仍不小心使用四环素，也不表示必须终止妊娠（见章节1.15）。如果确实有必要，可以在整个妊娠期间在小范围内局部应用。当经过充分测试的抗生素无效时，替加环素可保留用于特殊情况。

### 2.6.7 磺胺类和甲氧苄啶

**药理**

磺胺类药物通过抑制细菌叶酸的合成而具有抑菌作用，其中重要的代表药是磺胺嘧啶、磺基己二胺、环丁砜、柳氮磺嘧啶、磺胺甲唑和磺胺甲噁唑。在局部应用中，磺胺嘧啶用于烧伤，磺胺乙酰胺用于眼部感染。

磺胺类药物在胎儿中可达到母体浓度的50%～90%，并与胆红素竞争白蛋白上的结合位点。如今，由于酰胺类药物的频谱有限且耐药性迅速发展，因此很少用于单一疗法。结合叶酸类抗癌药（如甲氧苄啶或乙胺嘧啶）（见章节2.6.16），磺胺类药物可用于弓形虫病和疟疾的治疗。磺酰胺、磺胺甲噁唑和甲氧苄啶的固定组合可以作为共三噁唑获得。两种药物合用时不会因妊娠引起的清除率变化而改变剂量。甲氧苄啶可作为单一疗法有效治疗具有敏感病原体的简单尿路感染。

**毒理学**

迄今为止，没有迹象表明磺酰胺、甲氧苄啶及其组合对人类具有致畸性（Nørgård，2001；Czeizel，1990）。由于在动物实验中叶酸拮抗剂可能导致畸形，因此会讨论胚胎毒性的潜力。而在人类早孕（见章节2.18）期间服用叶酸可以降低神经管缺陷（脊柱裂）的自发发生率。人类叶酸还原酶对甲氧苄啶的敏感性比细菌酶低得多，这一事实可以解释说明为何目前尚无关于人类服用含叶酸拮抗剂的抗生素致畸性的文献报道。

甲氧苄啶已在孕妇中使用了数十年。目前，有关叶酸拮抗剂的使用与先天性畸形风险增加之间的关联仍有争议。一项回顾性病例对照研究讨论了甲氧苄啶和其他叶酸拮抗剂治疗与神经管缺陷、心血管异常、唇腭裂和尿路异常发展之间的因果关系（Hernandez-Diaz，2000）。作者关于预防剂量的多种维生素和叶酸制剂的看法各不相同。其他案例控制研究（其中一些存在显著的方法论问题）发现心血管缺损、尿路异常、无脑、肢体缺损和颌面部裂痕发展与叶酸拮抗剂使用有较弱的关联（如 Mølgaard-Nielsen，2012；Crider，2009；Czeizel，2001c）。暴露于甲氧苄啶/磺胺甲噁唑后，还观察到早产和低出生体重的风险增加（Santos，2011；Yang，2011）。一项基于处方药注册的丹麦队列研究发现，在妊娠前 3 个月暴露于甲氧苄啶后流产的危险性增加一倍（Andersen，2013b）。根据相同的处方记录，在妊娠早期（受孕之后的 12 周内）暴露于甲氧苄啶后，观察到出现心脏和四肢缺陷的风险增加（Andersen，2013c）。除了方法上的问题外，这种关联似乎不太可能，因为短期使用甲氧苄啶进行治疗通常不会导致相关的叶酸缺乏，并导致出生缺陷。甲氧苄啶和磺胺类不是首选药物，但它们没有确定的致畸剂。根据目前的知识，甲氧苄啶和磺酰胺治疗的致畸风险可忽略不计。实际上，没有足够的论据支持在使用上述药物进行抗生素治疗期间推荐额外的叶酸治疗。有关叶酸使用的其他讨论，请参见章节 2.18.8。

对于妊娠期间常见的尿路感染，复方新诺明（复方磺胺甲噁唑）广泛使用，总体安全性令人放心，但并不意味着这种药物在更高剂量下治疗机会性感染是安全的，例如，HIV 感染情况下的肺炎性肺孢子虫肺炎。到目前为止，还没有关于孕妇使用此类疗法时出现胎儿畸形的报道。

目前缺乏关于妊娠期间局部使用磺酰胺的系统研究。

**新生儿毒性**

由于磺胺类药物与胆红素竞争和血浆蛋白的结合位点，因此有学者认为，在妊娠后期给予磺胺类药物会增加新生儿胆红素脑病的风险。目前看来，胆红素脑病的危险并不明显。但是，当使用磺胺酰胺直至出生时，特别是在早产儿不能排除胆红素的升高。丹麦基于人口的研究未发现足月新生儿黄疸的患病风险增加与磺胺甲噁唑暴露之间的关联（Klarskov，2013）。

> **建议**：磺胺类药物、甲氧苄啶和复方新诺明是整个妊娠期间首选的抗生素。如果在妊娠前 3 个月使用高剂量的复方新诺明治疗肺囊虫性肺炎，则应根据理论依据用叶酸替代，并应进行详细的超声检查，以确定胎儿的正常发育。如可能发生早产，鉴于新生儿的胆红素水平，应避免使用磺胺类药物。短期的局部治疗是可以接受的，特别是用药部位较小时。

## 2.6.8　喹诺酮类

喹诺酮类药物可抑制细菌拓扑异构酶 II 和 IV，这对细菌的核酸代谢很重要。喹诺酮类药物对软骨和骨组织具有高亲和力，这在未成熟软骨中最高。

哌啶酸和萘啶酮酸属于较早期发现的喹诺酮类，它们已被新型氟喹诺酮类药物取代。最重要的氟喹诺酮类药物包括环丙沙星、依诺沙星、左氧氟沙星、莫西沙星、诺氟沙星和氧氟沙星。由于严重的副作用，几种药物已被从市场上撤掉。在某些国家或地区仍然可以使用加雷沙星、洛美沙星、培氟沙星、罗索沙星和司帕沙星。加替沙星和纳地沙星仅用作局部药物。

喹诺酮类药物可穿过胎盘，在羊水中的浓度很低。当使用莫西沙星时，羊

☆☆☆☆

水中可检测到 8% 的母体血清浓度，洛氟沙星约为 16%（Ozyüncü，2010）。

　　尚未发现喹诺酮对动物有致畸作用，但是在出生后用喹诺酮治疗的幼犬中发现关节软骨受到严重的不可逆损害（如 Gough，1992）。在产前暴露的儿童中尚未描述这种改变。许多出版物未能显示关节软骨受损或畸形风险增加的迹象（Bar-Oz，2009；Cooper，2009；Larsen，2001；Loebstein，1998；Schaefer，1996；Berkovitch，1994）。一项研究表示在产前使用氟喹诺酮类药物可能会增加患骨畸形的风险（Wogelius，2005）。尽管彼此不相似，但 3/4 的先天缺陷涉及骨骼。但在一项研究中，有 130 名妇女在妊娠前 3 个月或受孕前 30d 使用氟喹诺酮类药物的处方，胎儿总畸形率没有增加（Wogelius，2005）。在一项前瞻性队列研究中，949 名在妊娠早期暴露于氟喹诺酮类药物的妇女，与对照组相比，既没有严重的出生缺陷发生率，也没有自然流产的风险增加（Padberg，2014）。总体而言，诺氟沙星和环丙沙星的数据最多，而左氧氟沙星、莫西沙星、氧氟沙星和培氟沙星的数据较少。其他氟喹诺酮类药物的数据很少或没有。

　　没有关于妊娠期间局部使用喹诺酮类药物后出现不良反应的报道。

> **建议**：喹诺酮类药物是妊娠期间的第二选择抗生素。在有充分根据的情况下，当研究较多的抗生素无效时，可能会优先选择那些有据可查的喹诺酮类药物，如诺氟沙星或环丙沙星。在妊娠早期与其他氟喹诺酮类药物合用后，应进行详细的超声检查。在整个妊娠期间，接受喹诺酮类药物的局部治疗是可以接受的。

### 2.6.9　硝基呋喃类和治疗尿路感染的药物

　　呋喃妥因是耐药性尿道感染（UTI）和预防复发性 UTI 的化学药物。它具有抑菌作用，但在较高浓度下也具有杀菌作用。其作用机制的细节有待研究。口服后仅能在泌尿道达到有效的根治性水平。

　　一些报道不支持呋喃妥因与先天性畸形之间的关联（Nordeng，2013；Goldberg，2013；Cieizel，2001d；Ben David，1995），虽然存在方法学缺陷，但在一些研究中发现颅骨狭窄、眼畸形、口腔裂口和心血管缺陷与用药关联不明显（Crider，2009；Källén，2005b；Källén，2003）。一项病例对照研究发现，宫腔内暴露于亚硝唑类药物后，颅缝早闭的风险增加（Gardner，1998）。

　　由于呋喃妥因降低了谷胱甘肽还原酶的活性，关于宫内暴露是否会引发胎儿溶血的讨论一直不断。Bruel（2000）报告了一个患有溶血性贫血的成熟新生儿，其母亲在妊娠最后一个月服用了呋喃妥因。呋喃妥因常在孕期使用，尚未观察到新生儿溶血症的普遍发生，因此相关的风险不太可能。然而，Nord（2013）观察到，在分娩前的最后 30d 对母亲进行呋喃妥因治疗，新生儿黄疸的风险增加。

一个病例报告孕妇在妊娠 36 周暴露于呋喃妥因后患上了中毒性肝炎（Aksamija，2009）。在另一起案例中，一名妇女在妊娠 33 周服用了呋喃妥因后被诊断为孕期呋喃妥因诱发的肺炎（Mohamed，2007）。

硝基呋喃妥因衍生物用于治疗腹泻。没有文献报道其对妊娠耐受性或有效性的证据。

硝呋替莫是一种用于治疗恰加斯病的硝基呋喃。在妊娠期间应用的经验非常有限，世界卫生组织建议孕妇不宜服用硝呋替莫（WHO，2013a）。关于安全性的一项研究纳入 14 名孕妇，但没有透露有关妊娠结局的信息（Schmid，2012）。

对于局部治疗，可使用硝基呋喃、呋喃唑酮、呋喃西林和硝呋太尔。在局部应用中，缺乏证据表明其存在胚胎或胎儿毒性的风险。局部硝基呋喃的使用，尤其是作为阴道疗法，仍存在争议，需要在妊娠期间进行严格评估。

乌洛托品是一种 UTI 药物，可将防腐剂醛从尿液中释放出来。因大肠埃希菌和其他条件致病菌，扁桃酸乌洛托品已被用于慢性尿路感染，其有效性和耐受性仍存在争议。尚未报道胚胎或胎儿毒性问题。

没有关于在妊娠期使用羟基喹诺酮衍生物硝羟喹啉的报道。

### 磷霉素

磷霉素是一种广谱抗生素，通过抑制细菌细胞壁的合成发挥杀菌作用，常作为静脉注射剂，并在严重感染（如骨髓炎）中用作储备抗生素。磷霉素三甲胺是磷霉素的口服盐，用于治疗简单的 UTI。一些学者还建议在妊娠期间口服（如 Falagas，2010；Bayrak，2007）。然而，这些研究主要集中在磷霉素三甲胺的有效性上，而不是新生儿的风险上。总体而言，这些经验不支持该药物有胎儿毒性的潜在威胁。

> **建议**：如果治疗尿路感染选择的抗生素无效，可以在孕期使用呋喃妥因。最好避免在妊娠末期使用。在妊娠期间应避免使用硝呋齐特、硝呋替莫、局部用硝基呋喃、二甲胺和硝氧嘧啶。
>
> 当无法使用妊娠时可选择的抗生素时，磷霉素三甲胺可用于治疗妊娠时的尿路感染。在肺内应用磷霉素应仅限于严重细菌感染。

## 2.6.10　硝基咪唑类抗生素

硝基咪唑是有效的厌氧菌和原生动物杀菌剂，可转化为阻碍细胞内细菌 DNA 合成的代谢产物。硝基咪唑的主要代表是甲硝唑。目前一些研究者推荐甲硝唑治疗早产高风险孕妇的细菌性阴道病，以此作为降低这种风险的策略 (Joesoef，1999)。然而其他人没有注意到发病率的改善 (Shennan，2006；Andrews，2003；Klebanoff，2001)。

口服和静脉内给药后，胚胎 / 胎儿的药物浓度会与母体相同。阴道用药会发生明显的全身吸收，也会使胎儿暴露。在妊娠期间的不同时间点评估甲硝唑的药代动力学特征，发现没有变化，与未妊娠的患者没有差异 (Wang，2011)。

像所有硝基咪唑一样，甲硝唑尚未在人类实验中证实诱变和致癌潜力 (Dobias，1994)。一项超过 20 年的研究并未显示使用甲硝唑会增加任何癌症风险 (Beard，1988)。

基于 3000 多次分析的妊娠研究证实甲硝唑对人类没有致畸性 (如 Koss，2012；Diav-Citrin，2001；Cizeizel，1998)。匈牙利先天畸形登记处的建议表明，在中期和晚期，用甲硝唑和咪康唑进行阴道治疗之间的联系会增加，但其他研究者尚未证实其是否存在同态和六种形式 (Kazy，2005a)。

已注册用于治疗滴虫感染、阿米巴病和细菌性阴道病的尼莫拉唑和替硝唑，由于缺乏人类实验数据而无法充分评估，与奥硝唑一样，目前还没有关于人类致畸的报道。

> **建议**：必要时，甲硝唑可用于妊娠。2g 的单次口服剂量比连续数日的阴道给药更值得推荐，特别是因为人们对阴道给药的有效性存有疑问。胃肠外给药仅用于严重的厌氧感染。甲硝唑是首选的检查较少的硝基咪唑。

## 2.6.11　氨基糖苷类抗生素

氨基糖苷类抗生素，如阿米卡星、曲霉素、庆大霉素、卡那霉素、新霉素、奈替米星、巴龙霉素、核糖霉素、链霉素，可用于治疗革兰阴性菌。口服给药后，仅极少部分的氨基糖苷被吸收。胃肠外给药后，胎儿中可检测到母体血浆浓度的 20% ～ 40%。大观霉素是一种与氨基糖苷类密切相关的氨基环醇抗生素。

已知非胃肠道使用氨基糖苷类药物在非孕妇有耳毒性和肾毒性副作用。一项研究表明母亲妊娠期间胃肠外使用卡那霉素和链霉素后，曾在宫内暴露于药物的儿童的听力会有问题，甚至是耳聋 (如 Jones，1973；Conway，1965；Robinson，1964)，类似病例与庆大霉素使用有关 (Sánchez Sainz-Trápaga，1998)。在调查母亲妊娠期间静脉注射庆大霉素的 39 名儿童的听力能力后，未发现缺陷。这与庆大霉素在妊娠期的主要耳毒性风险相反 (Kirkwood，2007)。

从理论上讲，存在胎儿肾毒性的风险是因为氨基糖苷类药物集中在胎儿肾脏。母体接受庆大霉素治疗后发生的新生儿肾发育不良的病例报告 (Hulton，

1995）并没有证明与临床相关的风险,母体在妊娠第 4 ～ 5 周先用环丙沙星治疗,然后用庆大霉素治疗尿路感染（Yaris，2004），也没有发生肾盂积水和疑似子宫盆腔交界处狭窄致死。

　　除这些病例报告外，研究认为庆大霉素对胎儿和新生儿的耳毒性或肾毒性较高，但畸形并没有增加（Czeizel，2000e）。尚未有关于氨基糖苷类药物作为孕期局部治疗的不良反应的描述。

　　大观霉素的经验较少，不足以分析妊娠风险。

> **建议**：氨基糖苷类药物应仅在胃肠道外使用，用于难治性革兰阴性病原体威胁生命的感染，以及首选抗生素失效的情况。在治疗期间需要定期监测血清水平。基于风险，不需要妊娠终止或侵入性诊断（见章节 1.15）。如果肠胃外治疗已经广泛，则应监测新生儿肾脏功能，并应进行听觉检查。如果需要局部或口服应用氨基糖苷类药物，则可以给予，因为这些途径的全身吸收作用极小。

### 2.6.12　糖肽类和多肽类抗生素

#### 糖肽抗生素

　　糖肽万古霉素和替考拉宁仅通过抑制革兰阳性病原体的细胞壁合成而发挥杀菌作用。它们被认为是可用于抵抗 MSRA 和多重耐药性肠球菌的备用抗生素。为避免产生耐药性，应严格评估其应用，并且可能仅限于与有问题的病原体做斗争。口服糖肽几乎不被吸收，这在使用万古霉素治疗假膜性小肠结肠炎时很有用。但在这种情况下,应考虑使用甲硝唑（见章节 2.6.10）作为替代方案，因为万古霉素的治疗更为昂贵，并且防止选择耐万古霉素的肠球菌。

　　部分万古霉素可穿过胎盘到达胎儿（Laiprasert，2007）。在动物研究中尚未显示出致畸作用。人类妊娠治疗的经验仅限于几个病例。没有畸形、肾脏损害或听力障碍（Reyes，1989）。

　　使用替考拉宁和新型脂糖肽达巴万星、奥利万星和特拉万星的经验不足以分析妊娠风险。在离体实验中，特拉万星穿过胎盘后，胎儿浓度不到母体浓度的 3%（Nanovskaya，2012）。

> **建议**：糖肽只能用于威胁生命的细菌感染，应首选万古霉素。

#### 脂肽类抗生素

　　达托霉素属于一类新的环状脂肽，仅对革兰阳性细菌有效。它通过干扰细菌细胞膜和蛋白质合成来发挥作用,并被指出可用于治疗具有复杂病原体的复杂感染。

☆☆　☆　☆

在动物实验中，达托霉素穿过胎盘并且不会致畸。两个孩子的母亲分别在妊娠 14 周和 27 周服用达托霉素，婴儿的情况并无异常（Stroup，2010；Shea，2008）。

> **建议**：达托霉素的使用仅限于危及生命的细菌感染病例。

### 多肽类抗生素

多黏菌素属于具有杀菌作用的多肽类抗生素，可干扰细胞壁的转运机制。尽管今天大多在局部使用，但也可以在存在多重耐药革兰阴性菌感染的地方肠胃外应用。在黏膜黏液病患者中，它被用作吸入剂。肠黏菌素不被吸收，因此它的口服给药用于选择性地净化肠道。多肽类抗生素杆菌肽、多黏菌素 B 和酪氨酸都在当地使用。在妊娠期间使用多肽类抗生素的经验有限，并不表示存在重大风险（Kazy，2005b）。

> **建议**：多黏菌素的用途仅限于威胁生命的细菌感染，多肽类抗生素的局部和口服应用需要严格评估。

## 2.6.13　其他种类抗生素

### 氯霉素

氯霉素和钛霉素可抑制细菌蛋白质的合成，并具有抑菌活性。氯霉素具有相对毒性，可导致严重的粒细胞缺乏症，它可很好地穿过胎盘，达到胎儿的治疗浓度。在婴儿早产和足月出生时，可能会导致灰婴综合征。即使仅对母亲进行了治疗，氯霉素在新生儿中也可能达到毒性水平，目前没有关于畸形的建议（Czeizel，2000f）。

服用甲砜霉素的经验不足以分析妊娠风险。

> **建议**：整个妊娠期间均禁止全身使用氯霉素和甲砜霉素。除非是威胁生命的产妇感染，它们对低毒性的抗生素无反应。如果在出生前绝对需要全身治疗，则重要的是要观察新生儿的毒性症状。妊娠期间也应避免局部应用。

### 氨苯砜

在对抗麻风病的其他适应证中使用的氨苯砜显然没有致畸潜力（如 Lush，2000；Bhargava，1996）。但据报道，母亲和新生儿容易患有溶血性贫血。由于氨苯砜与磺酰胺在结构上相似，因此有学者认为它可能与胆红素竞争和蛋白质的结合，从而可能导致新生儿高胆红素血症。

☆ ☆ ☆ ☆

> **建议**：在妊娠期间应保留氨苯砜用于特定适应证。如果在妊娠早期进行了治疗，则应提供详细的超声检查，以确定胎儿的正常发育。

## 非达霉素

非达霉素是一种大环抗生素，已被批准用于治疗艰难梭菌感染。肠胃中的非达霉素的吸收非常差。没有关于妊娠期间使用它的经验报道。

> **建议**：孕期应避免使用非达霉素。如果在妊娠早期进行了治疗，则应提供详细的超声检查，以确定胎儿的正常发育。

## 利奈唑胺

利奈唑胺是噁唑烷酮类的一员，是一组新的抗生素。它通过抑制细菌蛋白质的合成而具有杀菌作用，并在治疗多抗性病原体中得到了应用。关于妊娠期使用利奈唑胺的一例报道称，孕妇从妊娠第 14 ～ 18 周宫腔内暴露后，足月分娩了健康婴儿（Mercieri，2010）。

> **建议**：由于缺乏经验，利奈唑胺只应用于有问题细菌的严重感染。如果在妊娠早期进行了治疗，则应提供详细的超声检查以确定胎儿的正常发育。

## 喷他脒

抗原虫药喷他脒对有效治疗肺孢子虫的肺炎有效，但在妊娠期间尚未得到充分评估，无法估计其对人类的胚胎毒性潜力。通常可以用其他抗生素代替，如复方新诺明（见章节 2.6.7）。

> **建议**：当更安全有效的抗生素无效时，应在妊娠中保留喷他脒以用于特殊情况。如果在妊娠早期进行了治疗，则应提供详细的超声检查以确定胎儿的正常发育。

## 利福昔明

利福昔明是一种治疗旅行者腹泻的抗生素。关于在妊娠中使用它的经验不足。最小的肠吸收和动物实验阴性表明其不太可能发生高胚胎毒性风险。

> **建议**：如果可能，在妊娠期间应避免使用利福昔明。

☆☆☆☆

### 链霉素

链霉素是一组环肽抗生素，可抑制大环内酯类和林可酰胺类细菌的合成。它们是天然存在的朴霉素的衍生物。后来开发的衍生物奎奴普丁和达福普汀以固定组合使用。链霉素仅应用作具有高度耐药性的革兰阳性菌感染的备用抗生素。尚无关于孕期使用的报告。

> **建议**：妊娠期间应避免使用链霉素。如果在妊娠前 3 个月进行了治疗，则应提供详细的超声检查以确定胎儿的正常发育。

## 2.6.14　结核病与妊娠

活动性结核病（TB）在妊娠期间需要治疗，因为该疾病不仅危害母亲，而且危害胎儿。妊娠似乎并不影响结核病的病程。如果不开始治疗，先天性结核的患病率小于 1%。Lin（2010）研究了母亲妊娠期间接受了结核病治疗的 761 名新生儿，这些孩子的个头比健康母亲对照组的孩子要小，出生体重也低。

全球不同组织，如 WHO（2010a），国际结核病和肺病联盟（IUATLD）和一些国家组织的建议略有不同（如 Blumberg，2003）。建议取决于疾病状况和耐药性。孕期治疗结核病的一线药物为异烟肼、利福平、乙胺丁醇和吡嗪酰胺。这些标准药物尚未对人类产生致畸或胎儿毒性作用（如 Bothamley，2001）。

据今所知，结核病药物以相应的数量到达胎儿。耐药性的增加使妊娠期间更难选择正确的药物。患有耐多药结核病（MDR-TB）的孕妇也可能需要二线抗结核药，应权衡治疗的必要性和胎儿的个体安全。目前在 MDR-TB 的管理经验反驳储备药物对新生儿的高风险（Drobac，2005；Shin，2003）。但是应避免使用链霉素，因为它具有耳毒性。

### 乙胺丁醇

乙胺丁醇是一种抗结核药。它可以穿过胎盘，但是在妊娠期间使用时发生先天性畸形的风险似乎较低。当成人被给予高剂量乙胺丁醇时可引起眼毒性，没有报告表明同样情况下可引起胎儿眼毒性。

> **建议**：乙胺丁醇是治疗孕期肺结核的一线药物。

### 异烟肼

异烟肼（INH）已被证明是对人的许多分枝杆菌属有效的药物，可用于结核预防和孕期活动性疾病的治疗。尽管 INH 可以穿过胎盘，但即使在妊娠的前

3 月使用也不会致畸。较早的文献包含不同畸形和神经系统损害的产前暴露的儿童病例报告，归咎于 INH 摄入，缺乏吡哆醇联合用药，甚至结核病本身。较新的出版物并未证实其有致畸风险（如 Taylor，2013；Czeizel，2001e）。总而言之，治疗经验更倾向于较大风险。INH 可增加吡哆醇的代谢，这可能是中枢神经系统毒性的原因。为了预防可能的维生素 $B_6$ 缺乏症，应在妊娠期间与吡哆醇联合使用 INH。

> **建议**：异烟肼是治疗妊娠期结核病的一线药物，并需要与吡哆醇联合服用。

### 吡嗪酰胺

吡嗪酰胺（PZA）是对结核分枝杆菌具有特定功效的抗生素。由于其结构类似于烟酰胺，因此推测其干预了细菌细胞的核酸代谢。PZA 具有有效的杀菌性能，但缺乏对其在妊娠中耐受性的系统研究。到目前为止，还没有证据表明其对人类有胚胎或胎儿毒性作用。几项指南建议在妊娠期间使用 PZA（如 WHO，2010a）。美国胸科学会建议在妊娠期间将 PZA 保留为储备药物，因为目前尚无有关致畸性的数据（Blumberg，2003）。如果不使用 PZA，则治疗时间可能会延长。

> **建议**：吡嗪酰胺可在妊娠期间用于治疗活动性结核病。

### 利福平

利福平可抑制细菌 RNA 聚合酶，并能有效地对抗不同病原体（尤其是分枝杆菌）。利福平可以穿过胎盘。在动物实验中，其致畸作用是人类治疗剂量的 $5 \sim 10$ 倍。因为利福平可抑制 DNA 依赖性 RNA 聚合酶，所以人们一直担心它可能会干扰胎儿的发育。到目前为止，没有文献报道证实这种担心。显然其并没有增加畸形的风险。母亲的长期治疗可能抑制维生素 K 的合成，并导致新生儿有较高的出血倾向。

> **建议**：利福平是在妊娠期间治疗肺结核的一线药物。短期使用时，新生儿应接受延长的维生素 K 预防（见章节 2.9）。对于其他感染，如 MRSA，仅当不能使用首选妊娠药物时才使用利福平。

### 链霉素

链霉素是一种氨基糖苷类抗生素，可在肠胃外用于结核病的治疗。它具有杀菌作用，尤其会影响细胞外增殖的细菌。它的耳毒性也会伤害胎儿（见章节

2.6.11）。

> **建议**：链霉素在妊娠期间是禁忌的，因为它具有耳毒性。意外接触不需要基于风险的终止妊娠或侵入性诊断程序，但应在出生后进行听力测试（见章节 1.15）。

### 其他抗结核药

除了上面讨论的结核病一线药物外，还有储备药物可用于耐药或不耐受的情况。

没有关于 4- 氨基水杨酸（对氨基水杨酸，PAS）耐受性的系统研究。迄今为止，尚未发现对人类胚胎或胎儿有毒性作用的证据（如 Lowe，1964）。卷曲霉素、乙硫酰胺、丙酰胺、利福布汀、利福喷丁、硫代乙酮和特立西酮（环丝氨酸的前药）都是国际上用于耐多药结核病的二线药物。记录在案的在妊娠期间用药的经验是有限的，不足以进行有区别的风险评估。单个病例报告不支持这些药物的致畸高风险（如 Lessnau，2003；Drobac，2005）。

对于其他耐多药结核病的储备药物，如阿米卡星参见章节 2.6.11，各种喹诺酮参见第 2.6.8 节；对于其他抗感染剂，请查看本章的相关章节。

> **建议**：此处讨论的储备药物仅应在未指定标准疗法的情况下用于多药耐药结核病。妊娠期间的无意暴露不需要基于风险的终止治疗或侵入性诊断，但应进行详细的超声检查（见章节 1.15）。

## 2.6.15　局部抗生素类

通常，对于每种外用抗生素，都需要仔细观察其是否可以通过全身用药更有效地治疗细菌感染。局部治疗的潜力经常被高估。此外对于局部治疗，需要考虑致敏和耐药性的发展。

氟沙芬汀具有抑菌和抗炎作用，常作为喷雾剂，用于治疗鼻子和喉咙感染区域。有关其用于孕期的经验不足。

夫西地酸是一种抗生素，几乎只能外用。尽管该药物已经存在很长时间了，但其产前耐受性尚未得到系统的检查。它的作用范围很窄，仅对革兰阳性细菌(葡萄球菌) 有效，不建议用于非靶向治疗。

莫匹罗星主要具有抑菌作用，可通过抑制细菌蛋白质的合成来影响葡萄球菌和链球菌。它可特别用作消除 MRSA 的鼻药膏。尚未对莫匹罗星进行系统检查，但没有证据表明其对妊娠有不良影响。

瑞他帕林是截短侧耳素的第一个代表，已被批准用于人类治疗。它被用作短期治疗表浅皮肤感染。瑞他帕林可抑制细菌蛋白质的合成并且具有抑菌作用，主要用于抑制革兰阳性菌。局部使用可使全身吸收降至最低，但孕期用药经验有限，因此必须严格检查其应用。

牛磺罗定是一种抗菌溶液，可用于灌洗腹膜炎和预防导管感染。作为杀菌剂，其作用机制仅部分被阐明，并且缺乏关于孕期用药的报道。

有关氨基糖苷类抗生素（见章节 2.6.11）、氯霉素（见章节 2.6.13）、喹诺酮类（见章节 2.6.8）、大环内酯类（见章节 2.6.4）、硝基呋喃（见章节 2.6.9）、硝基咪唑（见章节 2.6.10）、多肽类抗生素（见章节 2.6.12）、磺酰胺（见章节 2.6.7）和四环素（见章节 2.6.6）的局部应用，请参见相应的部分。

> **建议**：外用抗生素不应被怀疑具有致畸性。然而，需要严格评估局部抗生素的应用。全身使用安全的抗生素也可以在局部使用。 如果绝对需要另一种局部抗生素，则可以在孕期使用。

（章节 1 ～ 2.6.15 翻译：吴效科）

### 2.6.16　孕期疟疾的治疗与预防

除去生活在有疟疾地区的孕妇外，越来越多的孕妇选择去热带国家旅行，在这样的情况下需要提前做好适当的抗感染防护工作。疟疾病原体不断产生的抗药性使得一般性的抗病预防建议工作变得更加困难。此时应该遵循热带医学指南，同时孕妇也应该根据旅行目的地来遵循热带医学指南。治疗由恶性疟原虫而导致的恶性疟疾十分困难，特别是初次分娩和未免疫的患者，因为妊娠增加了恶性疟疾的临床严重度。妊娠改变了女性对疟疾的免疫度，使她们更易感染疟疾，同时也增加了重度贫血和死亡的风险。母体遗传的疟疾增加了自发性流产、死胎、早产、低出生体重儿的风险，婴儿死亡率也随之增长（Bardaji，2011；Shulman，2003）。所以，孕期妇女应该注意防止蚊虫叮咬，提前防疟的同时也不应缩短治疟的时间，也应尽可能避免前往有抗药性的疫区。

在选择孕期妇女防治疟疾的药物时，要充分考虑到当地疟疾的抗药性、严重程度和已有的免疫等级等情况。要充分了解旅行地对预防和治疗疟疾当下的建议，这是十分重要的。因为疟疾抗药性的不断增加，所以对准备去疫区的旅行者进行科普防疟建议是很困难的。根据不同的药物，对离开疟疾流行地区的人进行长达 4 周的服药来预防疟疾的做法也是十分必要的。

对于持续生活在恶性疟原虫流行区内的女性，世界卫生组织建议孕期妇女使用蚊帐，并且应用磺胺多辛乙嘧啶药物来进行间断性预防治疗。间歇性预防治疗法可以减少母体遗传性疟疾、产妇贫血、胎盘寄生虫血症、低出生体重儿的发生，从而降低新生儿死亡率。此法对于迅速诊断疟疾流行病和有效治疗是

☆☆☆☆

十分重要的。

前瞻性研究的数据显示，在妊娠初期，使用一定量的奎宁、氯喹、氯胍和克林霉素是安全的。妊娠初期的孕妇治疗轻度性疟疾时，应该选用奎宁和克林霉素（WHO，2010b）。而对于妊娠中期和后期的孕妇，世界卫生组织建议使用青蒿素衍生物。因参考资料有限，难以选择混合用药。

备选药物包括阿莫地喹、阿托伐醌、氨苯砜（见章节2.6.13）、本芴醇、甲氟喹、哌喹、乙胺嘧啶-磺胺多辛。在妊娠第16周之后禁止使用强力霉素（见章节2.6.6），卤泛群和伯氨喹也应禁止使用。本章的相关章节会有具体的活性基片展示。

妊娠期间，许多抗疟药的血药浓度很低而且会被快速排出体外，导致治疗失败。因此，患者的用药剂量和用药间隔需要进行个体评估。

> **建议**：一般情况下，医师应与患者商议延期去热带旅行（见章节2.6.36），或穿长衣长裤、使用蚊帐和驱虫剂以降低感染疟疾的风险。任何情况下孕妇都不能拒绝防治疟疾，致使胎儿处于潜在危险中。如果妊娠初期进行了错误的药物治疗，应该主动提供详细的超声检查。当以上药物治疗均不适用，应立即停止治疗（见章节1.15）。

## 阿莫地喹

阿莫地喹和氯喹一样，属于4-氨基喹啉，可以引起严重的副作用，如肝脏损伤和粒细胞缺乏症。正因如此，它并不适用于预防疟疾，很少作为疟疾的预防用药。使用阿莫地喹的实际经验有限，只有一份在妊娠初期使用该药物的相关案例。一项研究发现，在450名妊娠中期和后期的孕妇中使用阿莫地喹进行治疗时，药物只对产妇出现副作用。也暂未发现使用该药物会增加流产、早产、死产或畸形儿概率的案例（Tagbor，2006）。

> **建议**：阿莫地喹可以用作治疗疟疾的备选药物。

## 青蒿素衍生物

因恶性疟原虫可对其他药物逐渐产生抗药性，青蒿素和其衍生物蒿甲醚、蒿乙醚、青蒿酯和双氢青蒿素越来越多地被用来治疗疟疾。这些药物组合在一起增加了血液中裂殖体灭杀剂的活动性，增加了治疗指数。青蒿素的综合治疗也用于预防疟疾不断产生的抗药性。使用青蒿素进行综合治疗的典型组合如下：蒿甲醚加本芴醇，青蒿酯加阿莫地喹，青蒿酯加甲氟喹，青蒿酯加磺胺多辛乙嘧啶，双氢青蒿素加哌喹。

妊娠初期使用青蒿素衍生物的实际临床经验有限。一些研究的数据显示，250多名孕妇在妊娠初期使用青蒿素衍生物进行治疗的过程中没有出现畸形儿

(Mosha，2014；Adam，2009；Clark，2009；WHO，2006)。Manyando（2010）的研究显示，在一些用蒿甲醚和本芴醇治疗过的孕妇中，约 140 名孩子易患脐疝。而 12 个月以后，大部分的孩子未再检测出疝气症状。

某项临床研究中显示，1500 多名孕妇在妊娠中期和后期使用过青蒿素衍生物（Piola，2010；Bounyasong，2001；Deen，2001；McGready，2001，Phillips-Howard，1996）。这些研究并未发现使用该药物会增加流产、死产和畸形的风险。从某种程度上来说，青蒿素及衍生物较适用于孕妇，并且其治疗效果优于其他对照组。孕期间青蒿素甲醚的血药浓度下降，所以建议在使用该药物治疗时要随时调整剂量及用药频率（Tarning，2013；Morris，2011）。

根据这些可靠数据，世界卫生组织（2010b）建议在为处于妊娠中期和后期的孕妇治疗疟疾时，应选用青蒿素衍生物。但在 ACT 情况下并没有明确推荐相关的药物组合。在妊娠初期，因为缺乏实际经验，世界卫生组织将青蒿素衍生物列为备选药物，个别案例需要使用该药物时不应拒绝使用。

> **建议**：青蒿素衍生物可以在妊娠中期和后期使用。在妊娠初期青蒿素衍生物可以作为治疗疟疾的备选药物。

### 阿托伐醌

阿托伐醌是广泛运用于治疗原生虫的药物，而且常用于治疗卡氏肺囊虫病。单一药物疗法很快会产生抗药性，所以在治疗和预防疟疾时可以与氯胍搭配使用。

孕期使用阿托伐醌进行治疗的实际经验有限。在丹麦的一项研究中，对处方内使用阿托伐醌的 149 名妊娠初期的孕妇进行登记。其中 93 人在妊娠期的第 3 ～ 8 周应用阿托伐醌未出现胎儿先天性畸形（Pasternak，2011）。少量的研究中发现，在妊娠中期和后期使用阿托伐醌进行治疗的孕妇中并未出现任何不良反应或副作用（McGready，2005；Na-Bangchang，2005）。现有的数据不足以进行区别性风险评估，但是也不能表示阿托伐醌有致畸风险。Mc Gready（2003）详述，在妊娠期间要用增加用药频率、减少用药量的方式来调整用药剂量。

> **建议**：阿托伐醌可以作为治疗和预防疟疾的备选药物。

### 氯喹

氯喹是 4- 氨基喹啉组中一种十分有效的抗疟药，而且作为裂殖体杀灭剂来治疗红细胞内全类型的疟原虫也十分有效。尽管现在大部分潜在致命的疟疾病原体对氯喹已经有了一定的抗药性，但几十年来它仍是有效治疗疟疾的药物。

☆☆☆☆

少数的间日疟原虫病原体已经对氯喹有了抗药性，但卵形疟原虫和三日疟原虫对氯喹仍然保持敏感。

常规剂量的氯喹对预防疟疾或用于典型疟疾的三日治疗法的附加用药不会对胚胎产生毒性（McGready，2002；Phillips-Howard，1996）。现有的数据无法证明在孕期使用氯喹治疗疟疾会伤害胎儿的视力(Osadchy,2011)。Lee(2008)对 12 名孕妇进行检测并进行妊娠控制，并未发现氯喹的药物动力学和血药浓度有任何改变。

氯喹的消炎功能使得它也可用于治疗风湿（见章节 2.12.8）。氯喹在治疗风湿时的剂量要高于预防疟疾时的用量。

> **建议**：氯喹可以作为妊娠期预防治疗疟疾的药物。如果疟原虫对氯喹出现疑似或实际的抗药性时，必须选用其他药物进行治疗。

## 卤泛群

有些疟原虫对氯喹和其他抗疟药有抗药性。卤泛群可以对寄生在红细胞中的疟原虫起到迅速裂殖并杀灭的作用。使用卤泛群会对心电图检查产生影响，因为卤泛群本身或与其他一些导致心律失常的药物联合，可引起患者心律失常，从而导致心脏病患者的致命危险，所以此时不建议使用卤泛群。对孕期患者的相关治疗经验有限，暂无差异化风险分析。

> **建议**：卤泛群仅限在治疗无法进一步检测或没有更少毒性药品可选用的严重性疟疾病例中使用。在需要考虑患者心脏问题的情况下，应选用其他抗疟药物。

## 本芴醇

本芴醇与奎宁、甲氟喹、卤泛群一样，属于芳基胺醇组。蒿甲醚加本芴醇是基于青蒿素的目前普遍的综合疗法。目前，在妊娠初期使用该疗法极少发生致使胎儿畸形的案例（Mosha，2014）。在妊娠中期和后期，研究中记录的几百名患者并未出现重大危险(Piola,2010;Mc Gready,2008)。Manyando(2010)发现，妊娠初期使用蒿甲醚和本芴醇治疗过的孕妇所生的儿童中，只有 140 名易患脐疝，而这些儿童在 12 个月后的检查中并没有发现脐疝症状。总之，目前的经验显示使用本芴醇不会对胚胎产生毒性。妊娠期间血药浓度较低，药物较易排出，以至增加了治疗失败的风险（如 Tarning，2009；McGready，2008）。

> **建议**：本芴醇可作为治疗疟疾的备选药物。

## 甲氟喹

甲氟喹对带有疟原虫的红细胞能快速有效地发挥作用。目前的经验显示，在接受治疗的 2000 多名孕妇中，有数百名处于妊娠初期的孕妇并未出现胎儿畸形或胎儿中毒的现象（Schlagenhauf，2012；Bounyasong，2001；McGready，2000）。

只有一项研究显示使用甲氟喹会增加出现死胎的概率。这项研究对比了 200 名使用甲氟喹进行治疗的孕妇，研究发现与使用奎宁和其他抗疟药物进行治疗的孕妇相比较，使用甲氟喹进行治疗会大大增加出现死胎的概率（Nosten，1999）。而另一项研究结果中并未出现此类风险，甲氟喹可以作为孕期治疗疟疾的药物。

建议：如未出现耐药性，甲氟喹可以在整个孕期中用于预防治疗疟疾。

## 哌喹

固定的口服异喹啉哌喹双氢青蒿素（DHP）混合物是基于青蒿素的一种新型且应用广泛的综合疗法。哌喹的作用机制尚不明确。印度尼西亚的一项观察性研究发现，在 8 名孕妇中，其中的 5 名孕妇因受双氢青蒿素 - 哌喹的影响，在妊娠初期流产率（65%）明显提高（Poespoprodjo，2014）。此项研究发现，在妊娠中期和后期使用双氢青蒿素 - 哌喹相比于使用奎宁进行治疗，新生儿死亡率更低。因实际经验有限，无法做差异性分析。在两项小型研究中发现，对孕期和非孕期的妇女使用哌喹进行治疗时，在药物动力代谢方面没有明显差别（Adam，2012；Hoglund，2012）。

建议：哌喹可以用作预防治疗疟疾的备选药物。

## 伯氨喹

伯氨喹是 8- 氨基喹啉衍生物，可以有效治疗寄生在肝细胞内的间日疟原虫和三日疟原虫。它与血液杀裂殖体药结合可以有效消除红细胞内的疟原虫。因为对胎儿的溶血功能有潜在的危险，所以孕期中不得使用伯氨喹进行治疗。目前为止，没有任何一项研究对伯氨喹的使用进行过充分的风险评估，但也暂时没有足够的证据表明使用伯氨喹有致畸风险（Phillips-Howard，1996）。

建议：妊娠期间不选用伯氨喹进行治疗。在生育后常选用伯氨喹来消除肝脏内的疟疾孢子。

☆☆☆☆

## 氯胍

氯胍属于叶酸拮抗剂，是预防治疗疟疾的常用药物，长期治疗经验表明，当疟疾对氯喹产生抗药性时，应选用氯胍进行治疗。治疗时一般选用氯胍与阿托伐醌搭配用药进行治疗。暂未发现该药物对胎儿会产生毒性（如 Pasternak，2011；McGready，2005）。因妊娠期间使用氯胍治疗时血药浓度较低，所以McGready（2003）建议在治疗过程中要随时调整药物剂量。

> **建议**：妊娠期间可以用氯胍作为预防治疗疟疾的药物，且暂未出现耐药性。

## 乙胺嘧啶 – 磺胺多辛

乙胺嘧啶对叶酸合成起抑制作用，所以乙胺嘧啶一直用于治疗弓形虫病及肺孢子虫肺炎。在治疗疟疾时，乙胺嘧啶只与另一种叶酸抑制剂磺胺多辛共同使用（见章节 2.6.7）。这种特殊的混合用药用于妊娠期间的间歇性预防治疗（IPT）。然而，不断产生的耐药性使得该种常用混合药物治疗法的效果有限（Newman，2003）。

在动物实验中使用该药物会产生胚胎毒性，所以妊娠初期使用这些叶酸抑制剂时要特别注意。然而，大量研究证明妊娠使用该药物时并不会增加致畸率（Manyando，2010；Phillips-Howard，1996）。

一些研究表明，妊娠会对乙胺嘧啶和磺胺多辛的药代动力学产生不良影响（Karunajeewa，2009；Green，2007）。因研究数据前后不一致，提出药物调整剂量的建议十分困难。在妊娠初期使用磺胺多辛 - 乙胺嘧啶进行治疗时，要在妊娠期第 10 周之前一直补充叶酸。世界卫生组织建议每天 0.4 ～ 0.5mg，甚至可以大剂量服用（每天 5mg），以中和在孕期中使用磺胺多辛 - 乙胺嘧啶进行治疗的药物疗效。

> **建议**：乙胺嘧啶与磺胺多辛配合使用可以治疗疟疾。对于弓形虫病特别是在妊娠期初期之后选择用药时，应当长期搭配磺胺类药物进行治疗。如果在妊娠初期使用乙胺嘧啶治疗，应同时补充叶酸，另请参阅章节2.28.8。

## 奎宁

奎宁是一种使用时间最久的抗疟药。其可作为裂殖体灭杀药物，能有效治疗寄生在红细胞内所有类型的疟原虫。尽管它有相对较高的毒性且治疗范围有限，但它越来越多地用作治疗对氯喹类药物有耐药性的疟疾。奎宁与克林霉素（见章节 2.6.5）配合使用治疗疟疾的效果也越来越好。使用奎宁时，胎儿体内的血药浓度与母体的浓度相同，并且有潜在毒性。

在一些案例中发现，孕期使用奎宁会使胎儿出现视觉或听觉缺陷。但在另外一些案例中的奎宁使用剂量比目前高出许多。并没有证据显示使用标准剂量的奎宁来治疗急性疟疾会增加流产或早产的概率（Phillips-Howard，1996）。这些结果由其他研究中针对数百名孕妇在妊娠初期使用奎宁治疗的结果得出。这些孕妇在使用奎宁的过程中并未增加自发性流产、先天性畸形、死产和低出生体重儿的概率（Adam，2004b；McGready，2002）。

奎宁会增加胰岛素的分泌（Elbadawi，2011）。特别是在妊娠后期，使用奎宁治疗会使孕妇出现严重的低血糖症。由于低血糖症有一定危险，世界卫生组织（2010b）指南指出在妊娠中期更倾向于使用青蒿素混合药物来治疗疟疾。一项关于使用奎宁后体内新陈代谢的相关研究中显示，孕期和非孕期的女性使用奎宁后的药代动力学并无明显差别。因此研究者总结出在孕期中使用奎宁时不需要进行药物剂量调整（Abdelrahim，2007），但用于增加奎宁剂量以促进宫缩的情况除外。

奎宁是一些镇痛药或一些特定药物的组成成分，少剂量的使用不会对胚胎产生明显毒性。

> **建议**：尽管奎宁含有毒性，但它可以用作妊娠期间对氯喹有耐药性的疟疾治疗药物。相比于严重的孕期疾病的危险性，这种治疗对胎儿产生的潜在风险小。需要注意的是可能出现的孕妇低血糖症。奎宁是镇痛药的组成成分，无法预测其是否会对胎儿产生毒性，所以此时要避免使用该药物。

## 2.6.17　唑类抗真菌剂

### 全身性使用唑类抗真菌剂

唑类衍生物制剂可抑制麦角甾醇的生物合成，干扰真菌细胞膜的功能和通透性。唑类抗真菌药物包括两大类：咪唑类和三唑类。在动物实验中，唑类抗真菌药物能够通过胎盘，并且高剂量唑类抗真菌剂会导致胎儿畸形。

对于孕期使用三唑衍生物制剂氟康唑，有报告显示 3 名孩子（其中两名孩子为兄弟）都伴有颅面部、骨骼、心脏畸形。这与动物实验中得出的结果相似（Pursley，1996）。由于母亲患有滑膜炎，在妊娠早期甚至更长时期使用大剂量的氟康唑（每日 400 ～ 800mg）。更有其他病例报告描述了两位使用了氟康唑的母亲，她们的两名新生儿都患有颅面部、肢体和心脏缺陷（Lopez-Rangel，

☆☆☆☆

2005；Aleek，1997）。这些案件中药物的副作用与 Antley-Bixley 综合征有一些共同的特性。

　　然而，在 226 名女性妊娠早期使用氟康唑类药物的研究中，没有证据表明此类药物增加了胎儿畸形的风险（Mastroiacovo，1996）。在其他一些研究中，妊娠早期使用低剂量的氟康唑治疗阴道念珠菌病并没有增加胎儿畸形风险的报道（Jick，1999；Campomori，1997；Inman，1994）。

　　丹麦的研究团队对数千名妊娠期女性在妊娠早期使用唑类抗真菌剂的处方记录进行了研究，并没有发现其增加了新生儿缺陷的风险（Nørgaard，2008；Sørensen，1999）。丹麦的研究团队还全面地分析了 7 例案例（患病率 0.1%），与正常孕期案例（OR，3.16；95% CI，1.49 ～ 6.71）进行比较，观察到患法洛四联症的风险增加，严重的出生缺陷率没有增加（Mølgaard-Nielsen，2013）。在大多数情况下，低剂量和单剂量约为 150mg 的氟康唑通常用于阴道酵母菌感染。

　　伊曲康唑是一种广谱活性的三唑衍生物。对于数百名妊娠早期女性使用者的前瞻性研究显示没有任何证据表明伊曲康唑有导致胎儿畸形的作用（如 de Santis，2009；Bar-Oz，2000）；而大部分的接触者也都是短期的。丹麦的记录分析了 687 名妊娠早期使用过处方量伊曲康唑的女性，没有发现其增加新生儿缺陷的风险（Mølgaard-Nielsen，2013）。

　　咪唑衍生物酮康唑通常避免被全身性使用，因为它的耐受性很差并且有很多适合的替代品。酮康唑能抑制类固醇的合成,有时被应用于治疗库欣综合征。从理论上讲，降低睾酮的合成会阻碍男性胎儿的性发育，但尚未被证实。酮康唑已被用于一些孕期母体和胎儿临床结果良好的病例中（如 Boronat，2011；Berwaerts，1999；Amado，1990）。匈牙利畸形登记处数据进行的一项回顾性研究发现，没有证据表明 18 名受试者全身使用酮康唑后增加了畸形的风险（Kazy，2005c）。丹麦的一份记录信息记载了 72 名在妊娠早期使用处方药剂的孕妇，并没有观察到新生儿出生缺陷的风险有显著的提高（Mølgaard-Nielsen，2013）。

　　尚缺乏关于妊娠期间使用伏立康唑和泊沙康唑用于治疗曲霉病和其他侵袭性真菌病的相关信息。只有一个报告称，妊娠中期和后期服用了伏立康唑后，胎儿出生时为健康新生儿（Shoai Tehrani，2013）。

> **建议**：如果唑类衍生物制剂有必要用于全身性治疗，那么应该优先考虑将氟康唑和伊曲康唑作为测试性药物，而且治疗应在妊娠前期。在妊娠期间如果不慎接触唑类衍生物制剂，并不需要终止妊娠或侵入性诊断，但应进行详细的超声检查（见章节 1.15）。

### 局部性使用唑类抗真菌剂

大量的吸收性低且局部性使用的唑类衍生物制剂可用于浅部真菌感染的治疗。本组药物中首先被推出的是克霉唑和咪康唑，且对于孕期使用此类药物进行了彻底调查。就克霉唑而言，对于阴道酵母菌感染性疾病的治疗，并没有表明其有胚胎中毒的可能性（Czeizel，1999b；King，1998）。而且，没有迹象表明其增加流产概率。Czeizel（2004b）指出局部使用克霉唑治疗阴道疾病降低了婴儿早产率，并有几千名孕妇使用咪康唑的实验研究。匈牙利畸形登记处提出过一项没有被其他研究证实的假设，内容为孕期的第 2 个月和第 3 个月使用咪康唑加上甲硝唑治疗阴道疾病与并指畸形和六指畸形相关（Kazy，2005a）。

以色列的研究发现使用联苯苄唑之后造成了两例严重的骨骼异常，怀疑为全身性使用氟康唑导致。第一个案例是联苯苄唑口服 6 ~ 16 周，第二个案例是孕期每日阴道用药 500mg。两个案例所使用的剂量远远超过了建议使用的剂量。目前仍不能提出不致胎儿畸形风险的局部使用剂量，尚缺少全身性使用的实验研究。

对于酮康唑请参考上文（全身性使用唑类抗真菌剂）。

少数抗真菌药剂存在局部使用的相关信息，包括硝酸布康唑、氯康唑、益康唑、芬替康唑、噻康唑、咪康唑、奥昔康唑、舍他康唑、硫康唑、特康唑和噻苯乙咪唑。特康唑的效用还未公布（King，1998）。有 68 例孕期使用益康唑治疗阴道疾病的疗效已经被证实（Czeizel，2003b）。

> **建议**：克霉唑和咪康唑适用于孕期局部用药。而其他唑类衍生物制剂应作为抗真菌制剂的第二选择。

## 2.6.18 两性霉素 B

两性霉素 B 是一种多烯类广谱抗真菌药剂，通过与敏感真菌细胞膜上的麦角固醇结合，损伤细胞壁的通透性。两性霉素 B 可用于静脉注射、口服，或用于身体局部真菌感染。口服两性霉素 B 对肠道真菌感染仅有局部效用，而且吸收程度差。两性霉素 B 不经肠道吸收。且这种传统方式存在一系列副作用，主要表现为中毒性肾损害。两性霉素 B 脂质的新配方药剂名为两性霉素 B 脂质体，具有很好的耐药性，并能够明显减轻中毒性肾损害。

两性霉素能够渗透胎盘。在对新生儿的血液中两性霉素浓度的测试中，推测出母体在 4 个月前曾服用过两性霉素（Dean，1994）。这可能是胎盘会将两性霉素存储，或是胎儿的肾脏排泄缓慢的原因。

☆☆☆☆

没有相关案例表明两性霉素 B 能够增加胎儿畸形的风险（Costa，2009；Ely，1998；King，1998）。十多个怀孕期服用两性毒素 B 脂质体的案例无法证明此药剂可能导致胚胎和胎儿中毒（Mueller，2006；Pagliano，2005；Pipitone，2005）。这些案例对于辨别两性霉素 B 存在的风险评估不足。

由于口服或局部使用的两性霉素 B 能被吸收的量很小，所以存在风险的可能性很小。

> **建议**：两性霉素 B 应该通过非肠道给药对抗严重散播性真菌感染。脂质体制剂可以优先被使用。如果治疗发生在妊娠早期，详细的超声检查可确定胎儿是否正常发育。孕期可以口服或局部使用两性霉素 B。

### 2.6.19    棘球白素

棘球白素是一种新的抗真菌药物。这些注射类合成肽能够抑制 1，3-β-D-葡聚糖的合成。1，3-β-D- 葡聚糖是真菌细胞壁的重要组成元素。阿尼芬净、卡泊芬净和米卡凡金目前都已经被批准使用。

对动物的临床试验中，棘球白素可穿透胎盘。没有孕期使用棘球白素的报告。Yalaz（2006）描述了一例卡泊芬净成功应用于妊娠 27 周且营养不良的早产儿的案例。

> **建议**：尚未获得孕期使用棘球白素的有效研究资料，对于孕妇及哺乳期妇女，仅考虑在没有替代药品或者用药危及生命的真菌性疾病的情况下使用。如果治疗发生妊娠早期，详细的超声检查可确定胎儿是否正常发育。

### 2.6.20    氟胞嘧啶

氟胞嘧啶能够有效对抗新型隐球菌属、念珠菌属，并能够抑制脱氧核糖核酸的合成。在真菌细胞内，氟胞嘧啶部分被转化为抑制细胞生长的氟尿嘧啶，这种微小的作用也被期望用于人类。由于强耐药性的原因，氟胞嘧啶只与另一种抗真菌药——两性霉素 B——联合应用。

在实验中，即使氟胞嘧啶在动物身上的使用剂量比用于人体的使用剂量低，但还是产生了畸形的不良影响。目前为止，没有报道称氟胞嘧啶能对人体造成畸形。然而，近阶段没有妊娠早期用药的相关经验。案例报道称，没有证据证明妊娠中期与妊娠晚期应用传播性隐球菌的药物对胎儿有影响（Ely，1998）。

☆ ☆ ☆ ☆

> **建议**：孕期使用氟胞嘧啶只可以应用于危及生命的散播性真菌感染类疾病。尚未有氟胞嘧啶作为单一疗法使用的研究。如果氟胞嘧啶作为第二类真菌药物使用，那么必须要经过严格的审核。如果在妊娠早期进行治疗，确定胎儿的正常发育需要详细的超声检查。

### 2.6.21 灰黄霉素

灰黄霉素是器质性的抗真菌剂，常用于口服治疗几周内被真菌感染的皮肤、头发和指甲。因为其存在于角蛋白中，故而特别适用于指甲真菌病的真菌处理。

在动物实验中，灰黄霉素是容易导致畸形的药物，在高剂量中甚至容易导致癌症。它在一定期限中穿过胎盘（Rubin，1965）。基于出生缺陷数据，一家出版社报道了两对联体双胞胎的母亲在妊娠早期使用灰黄霉素的情况（Rosa，1987）。而在其他报道中这个观察还不能被证实（Knudsen，1987；Metneki，1987），基于对 31 名妊娠妇女的病例对比研究，表明灰黄霉素并未导致畸形儿童的概率增加（Czeizel，2004c）。对于区别风险评估的差异性，这个实验还是不够充足。

> **建议**：灰黄霉素不用于治疗危及生命的真菌感染，应该避免在期使用。如果在妊娠期前 3 个月进行治疗，应该提供详细的超声检查以确定胎儿的正常发育。

### 2.6.22 特比萘芬

特比萘芬用于治疗局部感染指甲和其他皮肤癣菌病的真菌感染。一项基于 54 名孕妇的研究报告显示并没有证据表明特比萘芬具有导致畸形的潜力（Sarkar，2003）。其中 24 名妇女在妊娠前 3 个月暴露，26 名口服暴露。对区别风险评估的差异性，这个实验还是不够充足。用量的安全范围为局部使用时不超过 5%。

> **建议**：特比萘芬应该避免在缺少安全数据的妊娠期间和不需要紧急治疗的真菌感染时使用。如果在妊娠的前 3 个月应用治疗，应该提供一份确定胎儿正常发育的详细超声检查。局部敷用可能不会造成损害。

### 2.6.23 局部抗真菌药

唑类衍生物的局部使用：如克霉唑和咪康唑（见章节 2.6.17）、两性霉素 B

（见章节 2.6.18）和特比萘芬（见章节 2.6.22）。

制霉菌素是一种多烯类抗真菌药物，其对与两性霉素 B 结合密切的麦角固醇的真菌细胞壁有干扰功能。制霉菌素是一种有效的治疗局部皮肤或黏膜念珠菌病的药物。口服无法被有效吸收，只能作用于部分肠道。对免疫缺陷的患者进行肠道清洁时，需要进行谨慎评估。

没有证据表明它对胚胎或者胎儿具有毒性效果（如 King，1998），故而被经常使用。一个基于人群的病例对照研究并没有显示出孕妇在妊娠晚期使用制霉菌素能增加胎儿畸形的风险——当治疗进行到第 2 阶段和第 3 阶段时，记录到有轻微的尿道下裂患者（Czeizel，2003b）。然而，因低吸收速率、研究方法不足，以及只有 106 名孕妇参与调查的低数量导致结论无法被证实。

匈牙利畸形登记处的一项回顾性研究发现，160 名受试者在阴道内使用纳他霉素，没有导致畸形风险增加的迹象。基于相同的记录，对照案例进行讨论，发现了心血管疾病、畸形和孕妇在妊娠期间使用托萘酯之间的联系（Czeizel，2004d）。这个观察是在 26 个被证实的案例中进行的，其中 4 例有不同类型的心脏缺陷（OR，3.1；95% CI，1.0 ～ 9.7）。这些数据不足以进行差异化的风险分析。

阿莫罗芬、布替萘芬、环吡酮胺、氢卤醇、萘替芬和环托西拉酯，在这些药物使用时未对产前人体毒性进行充分分析，在局部使用后也没有实质性迹象表明使用此类药物具有增加导致畸形的风险。

> **建议**：制霉菌素，如克霉唑和咪康唑是妊娠期可选择的抗真菌药物。在可能的情况下，这些是首选药物。避免妊娠时外用阿莫罗芬、布替萘芬、环吡酮胺、氢卤醇、纳他霉素、萘替芬、环托西拉酯和托萘酯。

## 2.6.24　驱虫药

全球有超过 20 亿的人感染寄生虫。对于许多发展中国家而言，土源性寄生虫已成为危害人们身心健康的一个重要因素。在女性妊娠期间，严重的十二指肠疾病及一些其他的寄生虫类传染病可能引发如贫血症、新生儿体重下降及围生儿死亡率增加等问题。女性妊娠的中期和晚期，在定期使用驱虫剂的问题上，有关人士展开了关于十二指肠病传染的地方性疾病可能会提高产妇贫血的概率、导致新生儿体重增加、增加新生儿的死亡率等问题的讨论（如 WHO，2013c；Christian，2004）。然而，随机化的"安慰剂控制法"研究表明：若一位妈妈在妊娠期间服用药物，如阿苯达唑（丙硫咪唑）或者吡喹酮，对胎儿而言没有益处（Webb，2011）。最近的研究表明，如果对妊娠期间的女性进行周期性的肠道驱虫治疗，将会导致孩子出现婴儿期过敏的高风险（Mpairwe，2011）。

## 苯并咪唑驱虫剂

苯并咪唑所衍生出的阿苯达唑（丙硫咪唑）、氟苯达唑、甲苯咪唑（抗蠕虫药）、噻苯唑（涕必灵）和三氯苯咪唑可以抑制葡萄糖的摄取，从而杀灭寄生虫。而在动物实验中，应用苯并咪唑衍生出的驱虫剂会导致胎儿畸形。

排除发炎的情况，阿苯达唑和甲苯咪唑被胃肠道再吸收的数量很少，且由于高热量食物的摄取，肠内吸收量增加。甲苯咪唑是一种高效的、耐药性很好的驱虫剂，作用是抵御线虫（如蛲虫、蛔虫、鞭虫及钩虫）。有报告指出，胎儿在子宫中吸收甲苯咪唑后，产生许多种畸形，但是无法轻易识别一种明确的畸形模式（Schardein，2000）。在调查超过 400 位孕妇后发现，发生先天性畸形的风险逐渐增加。在妊娠前 3 个月服用甲苯咪唑时，并没有注意到有这种情况（de Silva，1999）。前 3 个月服用药物的 192 名妊娠女性组成的一项前瞻性对照调查证实了这一观点（Diav-Citrin，2003）。在另一项研究调查中，研究人员抽取了 48 名在妊娠期第 1 个 3 个月疗程服用药物的女性，结果同样没有出现任何畸形和流产增多的相关风险。尽管这些数字对于得出确切结论似乎微不足道，不过甲苯咪唑似乎并不算是一个产生畸形风险的主要因素。重要的是，搜集的更多证据表明，无法证实该药物在妊娠第 2 个和第 3 个 3 个月疗程中不会产生致命的危险（Gyorkos，2006）。

阿苯达唑是一种更为新型高效的广谱驱虫剂，其中包含的手术干预机制已经成为肺泡和囊型包虫病治疗的不二选择。在第 1 个 3 个月的疗程中有效的经验并没有有效证据认为其会成为发生风险的主要因素（Gyapong，2003；Cowden，2000）。几千名孕妇使用了阿苯达唑，在第 1 个 3 个月疗程中并没有十分明显的不良反应（如韦伯，2011；Ndyomugyenyi，2008）。

根据韩国的两则摘要报道，在第 1 个 3 个月疗程之后，16 名妊娠女性在服用氟苯达唑之后并没有出现畸形的风险（Choi，2008，2005）。然而，该数据在可区分的风险评估方面还是不够的。没有任何关于噻苯唑和三氯苯咪唑在女性妊娠期间作用的报道。

> **建议**：甲苯咪唑是一种可以在女性妊娠期间用来治疗蠕虫病的药物。阿苯达唑（丙硫咪唑）可以被用来预防包虫病。其他的咪唑类驱虫剂应该只能用来治疗强适应证，只有当很多已存在的杀虫剂无效的时候才会使用它。而在妊娠的第 1 个 3 个月阶段服用之后，必须要通过一系列详尽的超声检查来确定胎儿是否正常发育。

## 伊维菌素

伊维菌素是一种用途十分广泛的驱虫药物，主要用于治疗人类的盘尾丝虫

☆☆☆☆

病（河盲症）、淋巴丝虫病及类圆线虫病。并且，它在抵抗其他蠕虫传染病及一些表皮的寄生虫皮肤病（如疥疮）方面同样十分奏效。除此之外，伊维菌素只有在口服之后才能够有效地被人体吸收。通过动物实验，我们并不能证明其有致畸潜在危险的存在，尽管在啮齿类动物中观察到有关于母系遗传的毒性畸形记录。此外，我们并未发现在第一次妊娠期间存在关于孩子意外治疗事故的相关报告（Gyapong，2003；Chippaux，1993；Pacque，1990）。然而，这些数据对进行分化型风险评估远远不够。在一项包含超过 100 名女性的调查研究中，她们在妊娠第 2 个 3 个月疗程服用了伊维菌素，并未在新生儿中发现异常现象（Ndyomugyenyi，2008）。

> **建议**：通过研究中出现的明显迹象，我们可以发现伊维菌素可以在女性妊娠期间服用。妊娠的第 1 个 3 个月阶段服用后，我们必须通过一系列详尽的超声检查来确定胎儿是否正常发育。

### 氯硝柳胺

氯硝柳胺（灭绦灵）是一种驱虫剂，它能够有效地抵抗绦虫入侵。它可以影响寄生虫的能量代谢，从而使其不能被肠道再吸收。过去这种药被广泛使用，没人相信这种药会导致胎儿畸形，但是在人类使用方面并没有进行系统性的研究。

> **建议**：氯硝柳胺可以用来在女性妊娠期间治疗蠕虫类疾病。第一次妊娠期间，对药物的使用效果需要作为绦虫传染病准确评估，一般来说这对于母亲或者还未出生的新生儿来说，并不是一件很冒险的事情。在妊娠的第 1 个 3 个月阶段服用之后，我们必须要通过一系列详尽的超声检查来确定胎儿是否正常发育。

### 吡喹酮

吡喹酮是一种用途十分广泛的驱虫药物，可用来杀灭吸虫和绦虫，主要用于治疗血吸虫病。动物实验中没有致畸报道。过去的几十年里，在周期性服用驱虫剂的过程中，数以万计的妊娠女性无意中服用了吡喹酮，同样，也并没有报道过十分明确的不良影响。一些出版物也同样没有证据证明在母亲妊娠的第 1 个 3 个月被治愈后，还会有致畸潜力存在（Adam，2004a；Paparone，1996）。一项来自于乌干达的调查研究随机挑选了超过 1000 名妊娠的女性，在第 2 和第 3 个 3 个月周期，服用吡喹酮后的治疗结果与增长的负面影响相关（Ndibazza，2010）。世界卫生组织（2002）介绍了吡喹酮在女性妊娠期间出现血吸虫病后的使用方法。

> **建议**：吡喹酮可以使用于某些特定的严重的类似血吸虫病的疾病。通常来说，相对于使用其他比较成功的药物来说，驱虫剂就足够了。妊娠的第 1 个 3 个月阶段服用后，我们必须要通过一系列详尽的超声检查来确定胎儿是否正常发育。

### 噻嘧啶

噻嘧啶（噻吩嘧啶）是一种用途十分广泛的杀虫剂，它可以抑制胆碱酯酶的作用，从而导致寄生虫的痉挛性麻痹（痉挛性瘫痪），随后死亡。在动物实验中，并没有致畸性的相关报道。噻嘧啶也只会有很少量被胃肠道吸收。女性妊娠期间，仅凭在其用途上现有的经验来确定风险发生的概率是远远不够的。

> **建议**：噻嘧啶应是女性妊娠期间被明令禁止的，对于种种迹象来说，我们可以找到更好的替代方案。妊娠的第 3 个月阶段服用后，我们必须要通过一系列详尽的超声检查来确定胎儿是否正常发育。

### 恩波吡维铵

恩波吡维铵可以有效地对抗蛲虫（寸白虫），但这种药物口服很难被人体吸收。因此，也一般不太可能有一定剂量的药物到达胎儿的体内，故也就不会有关于胚胎的或者胎儿毒性反应的报道。然而，在女性妊娠期间关于恩波吡维铵的使用问题上，我们也没有现有的经验可供参考。从一项基于处方登记的丹麦队列研究来看，也确实有 1606 名女性恢复了对恩波吡维铵的服用（其中有 449 名孕妇处于妊娠的第 1 个 3 个月阶段）。在这篇文章中并没有考虑到妊娠后的结果（Torp-Pedersen，2012）。

> **建议**：恩波吡维铵可以在女性妊娠期间服用。

### 其他类型的驱虫剂

乙胺嗪用来治疗丝虫病和盘尾丝虫病。动物实验中并没有关于致畸性的报道。也没有任何一个出版物报道其在人类妊娠期间的作用。左旋咪唑（左旋驱虫净）是驱虫剂，也是免疫调制剂。匈牙利畸形注册登记处针对 14 个因素（其中有 4 个因素关系到妊娠的早期）曾开展过一次回顾性调查研究，其得出的数据并没有证明女性在口服左旋咪唑之后会增加胎儿畸形的风险（Kazy，2004）。奥沙尼喹用来治疗血吸虫病，我们目前暂无有关于本药使用的相关报道。

☆☆☆☆

> **建议**：女性妊娠期间，乙胺嗪（用来治疗丝虫病）、左旋咪唑及奥沙尼喹应被禁止使用。对于种种迹象来说，我们可以找到更好的替代方案。在妊娠早期之后服用，我们必须要通过一系列详尽的超声检查来确定胎儿是否发育正常。

### 2.6.25　疱疹药物

#### 全身使用的疱疹药物

大量的类核苷药物可用于抵抗疱疹病毒。此类药物通过阻挡病毒性 DNA 聚合酶产生作用。类核苷相较于病毒性 DNA 聚合酶更易被人体接受。

阿昔洛韦是此类药品的标准制剂,它被用来对抗水痘带状疱疹病毒（VZV），以及 I 型和 II 型单纯疱疹病毒。生产商收集的案例包含超过 1000 例女性在妊娠期间使用阿昔洛韦进行系统治疗，其中的 756 例是在妊娠初期使用；没有证据表明胚胎或者是胎儿存在中毒的风险（Stone，2004）。丹麦根据 1561 名女性在妊娠初期的处方开展研究，研究并未发现因应用阿昔洛韦而增加任何风险（Pasternak，2010）。然而，这些研究在方法上仍然存在缺陷，但临床经验反对阿昔洛韦会带给妊娠期的风险。

伐昔洛韦（阿昔洛韦的前药）可以被很快地并且完全地转化为阿昔洛韦，然后在身体内吸收。口服伐昔洛韦明显比阿昔洛韦吸收效果好，只有 20% 左右的阿昔洛韦可以被吸收。在 56 例女性妊娠期接受伐昔洛韦治疗的案例中，生产商没有发现畸形风险的增加，其中有 14 例为妊娠初期（Glaxo Wellcome，1997）。同时，上述列举的丹麦调查研究，在 299 例案例中并未发现给胚胎或者是胎儿带来任何风险的证据，在这些产妇妊娠初期的处方单上可见伐昔洛韦的名字（Pasternak，2010）。

更昔洛韦与其前药缬更昔洛韦能有效抵抗巨细胞病毒（CMV）。在动物实验中，更昔洛韦只有在用量达到建议人类治疗用量 2 倍的血浆水平，才会产生致畸作用。有一些在妊娠初期接受治疗的案例报告描述在孕初期之后，各项指标均正常（Pescovitz，1999）。Puliyanda（2005）描述了一个妊娠 22 周之后通过口服更昔洛韦治疗子宫内 CMV 感染的成功案例。这些经验并不足以评估在孕期使用更昔洛韦的安全性。

泛昔洛韦在肠内吸收后迅速转化为抑制病毒的喷昔洛韦。Neou（2004）报道了一个新生儿的案例，该新生儿的母亲在妊娠第 5 周的时候，每天摄入 250mg 泛昔洛韦。该男孩死于多重新生儿感染,包括胸腺发育不全、肺动脉狭窄、第二中隔缺陷，以及肝大、肝外胆管狭窄。根据丹麦出生注册数据的回顾性研

☆ ☆ ☆ ☆

究,包含 26 例女性妊娠初期口服泛昔洛韦,并没有显示畸形率的增加(Pasternak,
2010)。

没有足够关于妊娠期摄入溴夫定、西多福韦、膦甲酸和福米韦生的数据。
在动物实验中,小剂量的膦甲酸钠可引发老鼠和兔子的骨骼异常。

没有关于使用二甲氨丙醇和肌苷综合疗法刺激免疫系统、抵抗疱疹病毒群
的经验报告。

> **建议**:如果抗病毒疗法被用于母体危重疾病,或者是保护胎儿不在子宫
> 内感染,阿昔洛韦或者是伐昔洛韦可能会成为最佳药品。其他抗病毒制剂只
> 在感染方面有超过阿昔洛韦的治疗优势。在妊娠早期摄入某个未经过全面试
> 验的药品后,应提供详细的超声检查,以确定胎儿的正常发育。

### 局部使用的疱疹药物

阿昔洛韦、膦甲酸钠、更昔洛韦、碘苷、喷昔洛韦、三氟胸苷及醋胺金刚
烷普遍用于治疗 HSV(疱疹病毒)感染。尚未发现这些药物会产生致畸作用。

阿昔洛韦可在妊娠期全身使用,局部使用更是无害。在上述提到的丹麦实
验中,2850 例女性在妊娠初期局部使用阿昔洛韦,118 位女性局部使用喷昔
洛韦,没有发现增加致畸风险(Pasternak,2010)。关于其他药剂的局部使用
还缺乏研究。

二十二醇是新批准的局部用于唇疱疹的制剂。其作用机制尚不清楚。尚未有
在孕期使用二十二醇的经验,不过由于其极低的吸收性,不太可能会产生风险。

在孕期局部使用硫酸锌和小面积使用氢胶粒子无害。

> **建议**:如有说明,在妊娠期间使用干燥剂和疱疹贴片局部治疗疱疹是无
> 害的。在可能的情况下,阿昔洛韦应作为抗病毒的首选药物。

## 2.6.26　抗肝炎病毒药物

### 抗乙型肝炎病毒药物

核苷 / 核苷酸类似物,α 干扰素(见章节 2.12)被用于控制慢性乙型肝炎。
因为数据不充足,常规的治疗不能作为孕期的治疗建议。迄今为止并没有发现
任何致畸或者是胎儿中毒的迹象。如果发现非常活跃的乙型肝炎或者是肝硬化,
可以考虑抗病毒治疗。婴儿的被动 - 主动接种免疫可以减少母婴传播。然而,
有高病毒血症的母亲可能会导致这种免疫预防失败。对于一个 HBsAg 呈阳性的
孕妇,高病毒血症是否应该在孕晚期接受治疗以防止病毒的母婴传播,并没有

☆ ☆ ☆ ☆

达成共识（如 Pan，2012）。

拉美夫定和替诺福韦见章节 2.6.30。

阿德福韦酯（阿德福韦的前药）是一种口服的核苷酸类似物。还没有报道过该药相关的动物实验。抗逆转录病毒妊娠登记处（2013）收录了 48 例在妊娠早期母体使用阿德福韦治疗的案例，其婴儿并未发现出生缺陷。

恩替卡韦已经在动物实验中发现致畸作用，在高剂量的情况下，脊椎和尾部可发生畸形。在 55 例新生儿母体于妊娠早期接触恩替卡韦的案例中，有 2 个新生儿出现出生缺陷（没有详细信息）（Antiretroviral Pregnancy Registry，2013）。一个案例描述了母体在妊娠中期接触恩替卡韦 32d 之后，仍生出健康宝宝（Kakogawa，2011）。

替比夫定在动物实验中没有致畸作用。86 例妊娠女性在妊娠前或者是妊娠早期接受替比夫定治疗，流产率为 7.9%。50 位母亲生产 52 个婴儿，一例妊娠因胎儿唇腭裂而终止，一名婴儿右耳有附件，此外没有其他出生缺陷报道（Liu，2013）。在抗逆转录病毒妊娠登记处的记录（2013）中，有 10 例婴儿曾在妊娠初期接触过替比夫定，未发现出生缺陷。

一项前瞻性的研究中，产妇在妊娠晚期接受替比夫定治疗，以预防病毒的母婴传播，之后有 136 名婴儿出生。母亲在第 29 ~ 32 周，直到至少分娩后 1 个月，接受替比夫定的治疗。这些婴儿与其他控制组相比，没有明显区别。新生儿无严重不良反应（Han，2011）。在妊娠晚期给具有高病毒载量的女性使用替比夫定，以防止宫内病毒传播的讨论仍在继续（Deng，2012）。

### 利巴韦林

核苷类似物利巴韦林可以抑制 DNA 病毒和 RNA 病毒，实验显示其有广谱抗菌效果。在其他实验中，将其用于治疗婴儿呼吸道合胞病毒（RSV），或者与 α 干扰素（见章节 2.12）相结合对抗丙型肝炎。

利巴韦林已经在动物实验中发现有致畸、致突变作用。9 例女性在妊娠后半阶段使用其治疗严重的麻疹，最终产下健康婴儿（Atmar，1992）。一位女性在妊娠初期注射 3 天利巴韦林治疗 SARS，最终产下正常婴儿（Rezvani，2006）。生产商在妊娠登记记录中发现，8 名女性在妊娠初期接触过利巴韦林，并且 77 名女性在末次月经的前 6 个月内曾接触过利巴韦林（Roberts，2010）。作者并未发现证据可表明其有任何致畸作用的风险。

总之，目前的数据不足以评估利巴韦林的风险。现有的案例报告中，没有显示胚胎或者是胎儿中毒的风险。

### 父源性接触

精液当中的利巴韦林水平是精子中的 2 倍。在作为案例的 20 例妊娠中，父

☆ ☆ ☆ ☆

体接受利巴韦林和干扰素的治疗后，没有显示致畸风险的增加（Hofer，2010），110 例利巴韦林妊娠登记的案例中，也没有显示致畸风险（Roberts，2010）。这些数据不足以评估父源性接触后可能存在的风险。

### 其他抗丙型肝炎病毒药物

蛋白酶抑制剂博赛泼维、西米普韦和替拉瑞韦已经是通过批准的治疗慢性丙型肝炎的药物。目前没有这些药品在妊娠期使用的经验记录。同样，最近批准了索非布韦作为治疗慢性丙型肝炎聚合酶抑制剂的申请。

> **建议**：利巴韦林及其他抗病毒药物仅用于孕期的必需治疗。前 3 个月期间治疗并不作为终止妊娠的依据（见章节 1.15）。鉴于以上情况，为确保胎儿正常发育，建议做全面的超声检查。

## 2.6.27　抗流感病毒药物

### 金刚烷胺

金刚烷胺可提高多巴胺受体的活性，因此也可作为一种抗帕金森病药物。作为抗病毒药物，其能抑制膜蛋白，阻碍病毒进入细胞核。由于快速的抑制性与常见的神经系统副作用，金刚烷胺不再作为抗病毒剂被推荐使用。治疗帕金森病时相关的金刚烷胺详解，见章节 2.11。

### 神经氨酸酶抑制药

神经氨酸酶抑制药奥司他韦、帕拉米韦和扎那米韦用于流感患者的治疗。

奥司他韦在动物研究中无胎儿畸形出现。日本的两家中心所做的预期调查显示，孕期前 3 个月进行治疗的 90 位妇女中胎儿畸形率并未增多（Tanaka，2009 年的评论）。另一项研究表明，137 位使用过奥司他韦的患者中，其中 18 位患者在孕期前 3 个月使用，没有增加胎儿畸形概率的风险（Greer，2010）。生产商在 115 位妊娠期间使用奥司他韦的妇女中并未发现畸形率增加，44 位在妊娠前 3 个月（Donner，2010）接触过奥司他韦，24 位在孕期前 3 个月接触过奥司他韦，与未接触对照组对比，后者暂时性低血糖的风险提高。未发现其他不良妊娠结局风险的提高。一儿童患有心脏室间隔缺损，这是孕期前 3 个月接触奥司他韦出现的唯一畸形（Donner，2011）。另一出版刊物发表的文章涉及 619 名使用奥司他韦的孕妇，孕期前 3 个月使用该药物的有 159 人。前 3 个月使用奥司他韦后畸形的总体率为 1.3%（Saito，2013）。一篇法国的论文中，337 位孕妇妊娠期间服至少一次奥司他韦。孕期前 3 个月母体接触到奥司他韦的 49 名婴儿中，只有 1 名婴儿患有先天性心脏病。不良妊娠结局与妊娠期服用奥司他韦之间无显著联系（Beau，2014；Dunstan，2014）。同样在 27 位接触药物的孕妇中未发现胚胎或胎儿中毒迹象。8 位孕妇孕期前 3 个月接触此类药物，未发现先天缺陷。基于人口的回顾性群组调查研究的数据分析，1237 位孕妇服用奥司他韦与未服用人群对比，孕妇服用奥司他韦致使早产与低 Apgar 评分之间并无关联。服用奥司他韦的孕妇出现早产的可能性不大。但先天缺陷的新生儿与服用药物的时间尚未提及（Xie，2013）。两项研究深入探索了奥司他韦的体内药动学，把每组 10 位孕妇在妊娠后期的体内药动学进行对比，它的活性代谢物为奥司他韦羧酸酯（Greer，2011），发现无明显差异。Beigi（2011）检测了 16 位孕妇体内的药动学（平均妊娠期为 24.6 周），与 23 位未孕妇女对比，发现妊娠组体内的奥司他韦羧酸酯浓度更低。而孕期是否需要调整剂量，尚不明确。

扎那米韦通过吸入式给药，再吸收率降低。动物实验中未发现有致畸作用。日本的一系列案例研究指出，50 个在宫腔内接触过扎那米韦后出生的婴儿，其中 15 个是在孕期前 3 个月内接触过药物，未观察到畸形（Saito，2013）。研究尚未提供 180 位孕妇孕期使用扎那米韦与增加不良妊娠风险的概率。37 位于孕期前 3 个月使用扎那米韦的孕妇，未生育畸形儿（Dunstan，2014）。低药物浓度不会使胚胎或胎儿中毒迹象的概率提高。

孕期使用扎那米韦不足以构成风险评估。

> **建议**：神经氨酸酶抑制药：奥司他韦、扎那米韦可以用于孕期治疗。避免使用帕拉米韦。金刚烷胺不推荐用于治疗流感，为确保胎儿的正常发育，在孕期前 3 个月内使用应做全面超声检查。

### 2.6.28　抗逆转录病毒药物

孕期抗逆转录病毒疗法旨在用于艾滋病由母体到孩子的垂直传染，同时优化管理已感染艾滋病的母体，因此不利于母体和孩子的因素保持最低。数据表明，齐多夫定可有效预防妊娠后期或分娩引起的垂直传染，孕期抗逆转录病毒疗法已成为预防艾滋病不可或缺的部分（Connor，1994）。国家和国际指南建议感染艾滋病的非妊娠和妊娠妇女至少结合使用三类抗逆转录病毒药物（EACS，2013；OARAC，2012；WHO，2010c）。高效抗逆转录病毒治疗通常由两种核苷逆转录酶抑制剂及蛋白酶抑制剂或非核苷逆转录酶抑制剂相结合，意在减少血浆中艾滋病病毒载量（HIV-RNA），至少在孕期结束之前应小于 50copies/ml。在孕期或哺乳期有效地使用高效抗逆转录病毒疗法，艾滋病传染率可从之前的 20%～30% 减少至＜1%（Townsend，2008；Warszawski，2008）非妊娠患者选择何种给药方案十分复杂，妊孕娠期患者更是如此。应平衡个人需求，兼顾风险，尤为注意治疗的初始时间。孕期前 3 个月接受治疗的，在选择合适的抗病毒药物之前也可适当终止治疗。

由于药代动力学及多数药物的发育毒性方面的数据有限，胎儿在子宫内接触结合毒药剂的风险难以评估。暂无关于子宫内长期接触逆转录病毒物质的数据。孕期使用逆转录病毒药物安全性的信息仅局限于动物实验、个案报告、临床研究、档案分析，如美国的抗逆转录病毒妊娠登记处（the Antiretroviral Pregnancy Registry，2013）涵盖孕期服用逆转录病毒药物安全性的大部分信息。

### 2.6.29　抗逆转录病毒药物概述

五类突出的抗逆转录病毒药物如下。

（1）核苷逆转录酶抑制剂：阿巴卡韦、去羟肌苷、恩曲他滨、拉米夫定、司他夫定、替诺福韦、齐多夫定。

（2）非核苷类逆转录酶抑制剂：地拉夫定、依法韦仑、依曲韦林、奈韦拉平、利匹韦林。

（3）蛋白酶抑制剂：阿扎那韦、达芦那韦、膦沙那韦、茚地那韦、洛匹那韦、那非那韦、利托那韦、沙奎那韦、替拉那韦。

（4）侵入抑制剂：恩夫韦肽、马拉维诺。

（5）整合酶抑制剂：雷特格韦、多替拉韦、埃替拉韦。

现有的数据无法将妊娠期抗逆转录病毒药物风险分析的总结考虑在内。除依法韦仑外，人类使用此类药物尚无产生畸形儿或胎儿中毒的严重迹象（如 Watts，2011；ECS，2003）。现有妊娠档案无法证明其产生畸形的风险大，如回顾案例报告，未能发现明显的异常形态。如果妊娠前 3 个月服用抗病毒药剂，胚胎中毒的风险总体看来很小（Phiri，2014；Florida，2013；the Antiretroviral Pregnancy Registry，2010；Joao，2010）。然而，妊娠初期要避免服用可能引起胚胎中毒的物质。在母体内或出生后服用齐多夫定或抗逆转录病毒混合药物，儿童出现的常见副作用包括血液问题，以贫血和中性粒细胞性白血病尤为显著（Dryden-Peterson，2011；Feiterna-Sperling，2007；Le Chenadec，2003）。当下正在讨论抗逆转录病毒治疗连同蛋白酶抑制剂是否会促使早熟（CHEN，2012；PATEL，2010；Kourtis，2007；Cotter，2006；Toumala，2005）。治疗母体的风险与指定药物一起探讨。

孕期艾滋病传染病的药物治疗是一个最好的实例，由于母亲和孩子有严重的危险，有时需要利用未被充分检验的药物。胚胎发育期间进行母体治疗是完全必要的，需要对个案进行审慎评估或暂停服用。

☆☆☆☆

> **建议**：抗逆转录病毒药物可能用于孕期。尤其对于有艾滋病风险，需要观察的孕产妇。药物和治疗时机必须在个体基础上选择。在选择药物时，应该注意的是，一些逆转录病毒物质在服用期间应避免妊娠。对于这个问题，依法韦伦（致畸作用）和司他夫定/必要（乳酸酸中毒）等新型药物很少甚至根本没有数据是可用的。在孕期，呼吁女性谨慎使用奈韦拉平，CD4 细胞计数 < 250/mm$^3$（肝毒性）。如果在使用奈韦拉平期间妊娠，需要定期检查氨基转移酶，尤其是在第一个 18 周的治疗，此外，应观察临床症状。短期内使用奈韦拉平似乎并没有携带类似的风险。

## 2.6.30　核苷与核苷类似物逆转录酶抑制剂（NRTI）

临床研究的数据显示，女性妊娠期间可用阿巴卡韦、地达诺新、恩曲他滨、拉米夫定、司他夫定、替诺福韦和齐多夫定。NRTI 可为孕产妇脐血提供一个简单的胎盘通道（Pacifici，2005）。有关围生期 NRTI 暴露可能导致儿童线粒体出现问题的研究正在进行，目前尚未达成共识（Benhammou，2007；Blanche，1999）。

根据广泛的经验，拉米夫定与齐多夫定应该是妊娠期间首选的 NRTI。阿巴卡韦和替诺福韦可作为替代 NRTI 使用。司他夫定只能在特殊情况下使用（OARAC，2012）。

### 阿巴卡韦

给予大鼠高剂量阿巴卡韦时会导致骨骼异常。阿巴卡韦可穿过胎盘（Chappuy，2004）。目前没有证据表明其对人类产生的致畸性。在抗逆转录病毒妊娠登记处抗逆转录病毒数据（2013）1905 年出生缺陷情况下，指示畸形率为 3.0%。

### 去羟肌苷（地达诺新）

在动物实验中给予高剂量的去羟肌苷并未出现致畸作用，只有少数案例表明去羟肌苷可以穿过胎盘。在普通美国人群中有 2.7% 畸形率，而抗逆转录病毒妊娠登记处（2013）的数据显示在妊娠早期接触后畸形率增加至 4.8%（416 例新生儿中有 20 例）。然而，并没有发现有关出生缺陷的明确记录。14 例在妊娠 26 ~ 36 周经去羟肌苷治疗的 HIV 感染的妇女研究中，无论是产妇还是新生儿均没有出现副作用（Wang，1999）。在司他夫定与去羟肌苷联合治疗过程中，孕妇出现过致死性乳酸酸中毒的情况（Mandelbrot，2003；Sarner，2002）。因为有致命乳酸酸中毒的风险，去羟肌苷和司他夫定联合治疗只应在没有替代品的情况下使用（Bristol-Myers Squibb，2001）。

### 恩曲他滨

在动物实验或人类实验中并没有证据表明恩曲他滨有致畸性。它容易通过胎盘（Stek，2012；Hirt，2009b）。在抗逆转录病毒妊娠登记处（2013）统计的妊娠早期接触恩曲他滨的病例中，出生缺陷胎儿的患病率为 2.4%（1400 胎中有 34 胎），与美国普通人群的比率大致相当。

### 拉米夫定

拉米夫定，NRTI 中评价最佳的药物之一，被批准应用于由脐带血检测出其母体为慢性乙型肝炎的治疗中。抗逆转录病毒妊娠登记处（2013）的数据显示，其不确定致畸率为 3.1%（4360 胎中的 136 胎）。法国一项防止母婴传播的更大规模研究中，445 名孕妇在妊娠 31d 之后接受了齐多夫定和拉米夫定联合用药，其新生儿也分别给予为期 6 周的联合治疗（Mandelbrot，2001）。在这项研究中新生儿的用药显示出明显的副作用，包括致命线粒体病。然而，大量临床试验证明拉米夫定和齐多夫定依旧是孕期药物的首选。

### 司他夫定

没有任何证据表明，司他夫定在动物实验或人体试验中存在致畸作用。司他夫定容易穿过胎盘（Chappuy，2004）。根据抗逆转录病毒妊娠登记处数据（2013）的统计，妊娠早期接触司他夫定的胎儿畸形率为 2.6%（805 胎中的 21 胎），近似于美国一般人群（2.7%）的比率。在小阶段的 Ⅰ / Ⅱ 期研究中，14 对母子接受司他夫定和拉米夫定的联合治疗被证实具有良好的耐受性（Wade，2004）。而接受司他夫定和去羟肌苷联合治疗的孕妇中出现了致死乳酸酸中毒的情况（Mandelbrot，2003；Sarner，2002）。由于乳酸酸中毒具有的致命危险，去羟肌苷和司他夫定联合治疗只应在没有替代品的情况下应用（Bristol-Myers Squibb，2001）。

### 替诺福韦

在动物实验中，接受高剂量替诺福韦的猴子的后代会出现胎儿低生长率和胎儿骨密度降低的情况（Tarantal，2002）。在孕期，替诺福韦容易穿过胎盘（Flynn，2011；Hirt，2009a）。目前并没有证据表明替诺福韦对人体有致畸作用。根据抗逆转录病毒妊娠登记处数据（2013）的统计；妊娠早期接触替诺福韦的胎儿畸形率为 2.3%（1982 胎中的 46 胎），近似于美国一般人群 2.7%的比率。在临床研究中，当艾滋病患者（主要是儿童）通过替诺福韦进行治疗时骨密度降低。这些研究结果的临床意义目前还不清楚。有一项研究表明，141 名孕妇存在替诺福韦接触但并未揭示任何不利影响的风险（Gibb，2012）。然而，替诺福韦在孕期应慎用，因为存在胎儿骨骼变化的风险，同时其与妊娠风险的数据也不足。

### 齐多夫定

齐多夫定也称为叠氮胸苷（AZT），是用于抗病毒治疗的最古老的抗病毒药物。它很容易穿过胎盘。在大鼠中，当母体使用剂量达到毒性剂量，可致器官畸形率增加，但低剂量中并未出现此现象。在人体研究中齐多夫定没有致畸的迹象。根据抗逆转录病毒妊娠登记处数据（2013）的统计，妊娠早期接触齐多夫定的胎儿畸形率为 3.2%（4000 胎中的 129 胎），与美国一般人群的比率相比，并无显著升高。齐多夫定在孕期的应用已得到较好的研究，并且在短期和中期的毒副反应中被认为是安全的。当齐多夫定在围生期使用时，常见的副作用是新生儿一过性贫血（Sperling，1998；Connor，1994）。在一项后续研究中，234 名儿童在其母体子宫内即已接触过齐多夫定，他们并没有出现任何物理行为、免疫功能或认知方面的异常。孩子们在最后一次随访时平均年龄为 4.2 岁（范围 3.2 ~ 5.6 岁）（Culnane，1999）。此外，超过 700 名儿童的实验并没有证据显示围生期及围生期前接触齐多夫定后患肿瘤概率增加的风险（Culnane，1999；Hanson，1999）。并没有数据证实齐多夫定具有长期毒性甚至是致癌性。

## 2.6.31　非核苷类似物逆转录酶抑制剂（NNRTI）

关于 NNRTI 类药物在妊娠期使用安全的临床研究数据有限。如果在妊娠期间需要 NNRTI 治疗，奈韦拉平应是首选。依法韦伦可能会在特殊情况下使用。临床数据不足使依曲韦林和利匹韦林的应用在妊娠期中不被推荐（OARAC，2012）。地拉韦定不建议作为初始治疗的一部分。

### 地拉韦定

地拉韦定可导致大鼠室间隔缺损率的增加。抗逆转录病毒妊娠登记处的数据（2013）显示人类在妊娠早期接触地拉韦定后出现这样的情况仅有 11 例。虽然没有观察到有出生缺陷，但是这些数据并没有显示有意义的风险分析。因为其劣质的疗效，所以大多数指南不建议将地拉韦定作为 HIV 感染抗逆转录病毒初始治疗的一部分。

### 依法韦伦

在动物实验中有证据表明依法韦伦有致畸作用。当猕猴的血药水平和人类治疗浓度相似时，猕猴在妊娠前期接触依法韦伦后 20 胎中有 3 胎出现畸形。其中一个胎儿为无脑畸形伴单侧无眼，另一个胎儿表现为小眼球，第三个胎儿表现为腭裂。有病例报告显示神经管缺陷的儿童的母亲在妊娠早期接触过依法韦

☆☆☆☆

伦（de Santis，2002；Fundaro，2002）。根据抗逆转录病毒妊娠登记处的数据（2013），在妊娠早期接触过依法韦仑的胎儿出生畸形率为 2.3%（766 胎中有 18 胎），与美国一般人群比率 2.7% 相当。这 18 例出生缺陷的胎儿包括一名脊髓脊膜膨出的患儿，一例患儿出生时无眼球，还包括几例患儿面裂伴羊膜束缠。总体而言，抗逆转录病毒妊娠登记处获得神经管缺陷 6 例回顾报告，其中 4 例有过依法韦仑使用情况。

一项 Meta 分析中，有 9 项前瞻性研究共包含 1132 例新生儿，他们的母亲在妊娠早期接触了含依法韦仑的治疗方案，其数据统计并未显示整体出生缺陷风险的增长。其中回顾性研究，在 1256 名新生儿报道中出现过一例神经管缺陷胎儿（Ford，2010）。Meta 分析中包括另外 181 名出现过类似结果的受试者（Ford，2011）。

相对于这些令人信服的调查结果，另一项研究数据分析了 2002 ~ 2007 年的 1112 例新生儿。在此研究中，妊娠早期接触依法韦仑后出现先天性出生缺陷的风险明显增加。在妊娠早期接触依法韦仑的 47 例新生儿中有 6 例具有出生缺陷（OR，2.84；95% CI，1.13 ~ 7.16）。然而，6 名出生缺陷胎儿观察到的主要和次要缺陷（卵圆孔未闭，腹裂，轴后性多指症，Arnold-Chiari 畸形，马蹄内翻足，斜形头）中没有表现为一个典型模式。

结合已发表的数据，英国艾滋病协会指导小组得出结论，没有足够的数据支持过去的见解，进一步建议依法韦仑可以在妊娠早期和妊娠中期使用（Taylor，2012）。然而，美国的政策更加严格。他们建议，以依法韦仑为基础的治疗方案可能会应用于在妊娠早期进行产前保健的女性，以支持治疗方案产生的病毒学抑制（OARAC，2012）。

## 依曲韦林

动物实验尚未证明依曲韦林有致畸性。有关依曲韦林应用于孕妇的记录仅限于个案报告（Jaworsky，2010；Furco，2009）。根据抗逆转录病毒妊娠登记处的数据（2013），在妊娠早期接触依曲韦林后出生的 39 例新生儿中没有出现出生缺陷情况。这样的数据不足以分析依曲韦林在妊娠期应用存在风险的可能性。

## 奈韦拉平

在动物实验或人类中并没有证据表明奈韦拉平有致畸性。奈韦拉平容易穿过胎盘并在新生儿体内达到母体所摄入的水平（Benaboud，2011；Mirochnick，1998）。根据抗逆转录病毒妊娠登记处的数据（2013），妊娠早期奈韦拉平胎儿的畸形率是 2.9%（1061 胎中有 31 胎），并没有高于美国一般人群的比率。

研究表明，母亲在分娩时口服 200mg 奈韦拉平，病毒传播会被阻断，同时分娩后 48 ~ 72h 新生儿将接受 2mg/kg 的奈韦拉平（Guay，1999）。甚至在单

☆ ☆ ☆ ☆

位剂量（低阻力屏障和奈韦拉平的长半衰期）后会出现病毒抗性的高风险发展，因此奈韦拉平只应使用在组合用药方案中。

已发表的报告中出现了孕妇在妊娠期服用奈韦拉平出现肝中毒的个案报道（如 Knudtson，2003）。此类个案往往与皮疹相关并具有潜在致命性。在肝中毒的患者中主要观察到 CD4 细胞计数的升高（> 250/mm³）；在这些患者中，有肝病变临床症状的风险是低 CD4 细胞计数（< 250/mm³）女性的 12 倍。研究表明，妊娠本身就是肝中毒的危险因素。妊娠患者接受含有奈韦拉平的鸡尾酒疗法所产生的肝中毒风险并不高于接受不含奈韦拉平的鸡尾酒疗法的患者（Ouyang，2010；Ouyang，2009）。这些数据表明，孕期和非孕期使用奈韦拉平肝毒性的危险性是相似的。但是，如果奈韦拉平是在孕期使用，医师应告知其肝毒性。

### 利匹韦林

动物实验并未证实利匹韦林具有致畸性。根据抗逆转录病毒妊娠登记处的数据（2013），在妊娠早期接触利匹韦林后出生的 31 例胎儿中并未发现出生缺陷。一家出版物描述了在妊娠早期接触利匹韦林后出生的两个健康新生儿（Colbers，2014）。现有资料不足以分析出孕期使用利匹韦林存在风险的可能性。

## 2.6.32　蛋白酶抑制剂（PI）

蛋白酶抑制剂越来越广泛地在孕期使用。建议 PI 与两类 NRTI 药物联合应用。蛋白酶抑制剂可导致葡萄糖耐受性紊乱，甚至导致出现糖尿病患者的表现或使原有糖尿病恶化。但目前尚不清楚是否妊娠本身进一步增加了这种风险。一般情况下，蛋白酶抑制剂不易通过胎盘（Gingelmaier，2006；Marzolini，2002；Mirochnick，2002）。因此，蛋白酶抑制剂不存在胎盘毒性的可能。

在孕期低剂量的洛匹那韦、利托那韦和阿扎那韦联合利托那韦辅助是首选蛋白酶抑制剂。替代的蛋白酶抑制剂是利托那韦联合辅助沙奎那韦和达芦那韦。茚地那韦和奈非那韦应只在特殊情况下使用。因数据有限，故建议孕妇常规使用福沙那韦和替拉那韦（OARAC，2012）。

### 阿扎那韦

阿扎那韦在动物实验和人类试验中并未有证据显示具有致畸性。抗逆转录病毒妊娠登记处的数据（2013）显示，在妊娠早期接触阿扎那韦后胎儿的畸形率为 2.2%（878 胎中有 19 胎），与美国一般人群的比率 2.7%大致相当。现在许多研究，包括孕妇使用鸡尾酒疗法，都在进行阿扎那韦的药代动力学评价（Mirochnick，2011；Ripamonti，2007）。一些专家建议在妊娠晚期增加药物的剂量。新生儿脐带血中的阿扎那韦浓度为孕妇血清中阿扎那韦浓度的 13% ～

16%。阿扎那韦能抑制尿苷葡萄糖醛酸转移酶代谢间接胆红素，因为这个常见的副作用，阿扎那韦的治疗可能导致间接胆红素水平的升高。然而此类病例也比较少见，调查显示经阿扎那韦治疗的女性，其新生儿没有出现间接胆红素水平高的病理表现（Mirochnick，2011；Ripamonti，2007）。

### 达芦那韦

在动物实验中并没有证据表明达芦那韦有致畸性。有些病例报告了少数的达芦那韦胎盘转移，正如其他蛋白酶抑制剂在妊娠晚期被观察到在血浆中水平的降低（Pinnetti，2010）。抗逆转录病毒妊娠登记处（2013）的数据显示，在妊娠早期接触利匹韦林后出生的 212 例胎儿中有 5 例出生缺陷的胎儿（患病率 2.4%）。关于达芦那韦在妊娠期间使用并未有太多的数据可供参考（如 Jaworsky，2010；Ivanovic，2010）。这些数据都不足以进行风险评估。

### 夫沙那韦

在动物实验中没有任何证据可以证实夫沙那韦有致畸性。其在人体妊娠期使用的数据也非常有限。在 7 例研究对象中，相比其他蛋白酶抑制剂，夫沙那韦胎盘通过率相对较高。作者检测出胎儿脐带血与母体中安普那韦的水平（夫沙那韦的活性代谢物）的中位数比为 0.27（Cespedes，2013）。一家出版物报道 9 例新生儿在母体内即已接触夫沙那韦但并没有不良影响（Martorell，2010）。抗逆转录病毒妊娠登记处数据显示（2013），在妊娠早期接触夫沙那韦后，102 例新生儿中有两例出现了出生缺陷。但这些数据不足以进行分化风险评估。

### 茚地那韦

动物实验和人体试验报告中尚无证据证实茚地那韦有致畸性。茚地那韦几乎不能穿过胎盘（Mirochnick，2002）。抗逆转录病毒妊娠登记处的数据显示（2013），妊娠早期接触茚地那韦后胎儿出生缺陷比率为 2.4%（289 胎中有 7 胎），与美国一般人群的比率大致相当。这些数据不足以进行分化风险评估。有一种理论则讨论的是生理性高胆红素血症可能因茚地那韦而加剧。

### 洛匹那韦 / 利托那韦

洛匹那韦常与其药理推助剂利托那韦联合使用。有证据显示，在动物实验中使用高剂量洛匹那韦，大鼠胚胎流产发生率增加，胎儿存活率降低，胎儿体重降低，并有骨骼的改变。这些现象在兔实验中并不明显。洛匹那韦应用于人体时没有数据显示有致畸性。与大多数的蛋白酶抑制剂一样，洛匹那韦、利托那韦不易穿过胎盘（Gingelmaier，2006）。抗逆转录病毒妊娠登记处的数据显示（2013），妊娠早期接触洛匹那韦、利托那韦后胎儿的畸形率为 2.3%（1125

胎中有 26 胎），相较于美国一般人群中的比率并没有增加。关于艾滋病病毒感染的孕妇的研究表明，治疗中使用洛匹那韦、利托那韦的耐受性良好。药代动力学研究显示，其主要在妊娠晚期的血浆中有较低的浓度（Best，2010）。目前尚不清楚孕妇是否需要给予更高剂量或只是继续蛋白酶抑制剂标准方案的治疗剂量。一份报告研究了出生后接受洛匹那韦/利托那韦的 50 例新生儿，该研究指出，婴儿肾上腺皮质功能瞬间减退与药物之间存在关联（Simon，2011）。关于洛匹那韦、利托那韦在妊娠期间的安全性和有效性的系统评价包括了 9 项涉及 2675 例孕妇的研究。但并无任何与使用这些药物存在关联的证据（Pasley，2013）。

## 奈非那韦

在动物实验中并没有证据显示奈非那韦具有致畸性。抗逆转录病毒妊娠登记处的数据显示（2013），妊娠早期接触奈非那韦后胎儿出生的畸形率为 3.9%（1211 胎中有 47 胎），相对于总人口比率（2.7%）有小幅度的评估意义。并没有发现典型的出生缺陷。在有关艾滋病病毒感染的孕妇的研究中指出，少量奈非那韦可穿过胎盘（Bryson，2008；Mirochnick，2002）。当奈非那韦用于艾滋病病毒感染孕妇的非助推性的蛋白酶抑制剂时，其效果不如低剂量的助推性蛋白酶抑制剂利托那韦，但作为 2 类 NRTI 联合用药中的替代蛋白酶抑制剂，其对艾滋病病毒传播的预防有意义。然而，在孕期，奈韦拉平只能在特殊情况下使用。

## 利托那韦

利托那韦可在使用其他蛋白酶抑制剂时作为低剂量助推性药物，以增加第二蛋白酶抑制剂的浓度。只有少量的利托那韦可穿过胎盘（Mirochnick，2002）。在动物实验或人类试验中没有证据显示利托那韦有致畸性。抗逆转录病毒妊娠登记处的数据显示（2013），在妊娠早期接触利托那韦后胎儿出生的畸形率为 2.3%（2260 胎中有 52 胎），与美国一般人群的比率大致相当。

## 沙奎那韦

在动物实验和人类研究中并未有证据显示沙奎那韦有致畸性。像其他的蛋白酶抑制剂一样，沙奎那韦仅有少量可以通过胎盘（Mirochnick，2002）。药代动力学研究表明，取代之前胶囊的新型片剂在妊娠患者中血药浓度与前者相似（van der Lugt，2009）。因此，没有必要在孕期调整剂量。抗逆转录病毒妊娠登记处（2013）的数据报告了其中在妊娠早期接触沙奎那韦后，182 胎有 7 例出生缺陷。但这些数据不足以进行分化风险评估。

## 替拉那韦

在动物实验中并未显示替拉那韦有致畸作用。没有数据表明替拉那韦有穿过胎盘的能力。除了单例病案报道显示妊娠的患者出现多重耐药的情况（Weizsaecker，2011；Wensing，2006），替拉那韦在孕期使用并没有其他数据。抗逆转录病毒妊娠登记处的数据显示（2013）4 例在妊娠早期接触替拉那韦后出生的胎儿没有出生缺陷情况。关于替拉那韦在妊娠期使用的数据不足以分析其妊娠期的风险。

### 2.6.33  侵入抑制剂

侵入抑制剂是抑制 HIV 病毒结合或融合到细胞的抗逆转录病毒剂，或通过抑制病毒被膜与细胞膜融合或通过阻断 CD4 或其共受体来实现。因有关孕期使用恩夫韦地或马拉韦罗的数据不足，故不能在孕期使用它们（OARAC，2012）。

#### 恩夫韦地

在动物实验中没有证据表明恩夫韦地具有致畸性。许多单例报告明确表示，恩夫韦地不能穿过胎盘（Weizsaecker，2011；Brennan-Benson，2006）。抗逆转录病毒妊娠登记处的数据显示（2013），在 20 个妊娠早期接触恩夫韦地后出生的胎儿并没有出现出生缺陷。因此，可以认为恩夫韦地对胎儿的毒性风险是很小的。恩夫韦地可能在 HIV 病毒感染孕妇的治疗中与其他强效剂一样，可作为一种治疗选择组合使用，但目前其在孕期使用的案例是非常有限的。

#### 马拉韦罗

马拉韦罗是一种 CCR5 抑制剂，当证明只存在 CCR5 嗜性 HIV 1 型时，马拉韦罗与其他抗逆转录病毒药物应联合用于治疗经 HIV 预处理的成人。大鼠和兔子的动物实验并未有证据显示马拉韦罗有致畸性。也并没有数据表明马拉韦罗的浓度达到多少时可穿过胎盘。理论上仍然根据其作用方式进行讨论，然而没有数据表明使用马拉韦罗可以导致较高的恶性肿瘤发病率。所以当积极影响明显大于潜在的风险时，可使用马拉韦罗。目前缺乏有关其在孕期使用的数据。抗逆转录病毒妊娠登记处的数据显示（2013）13 例在妊娠早期接触马拉韦罗后出生的胎儿并未出现出生缺陷情况的报道。

### 2.6.34  合成酶抑制剂

合成酶抑制剂阻断合成酶与艾滋病病毒编码酶，从而抑制 HIV 的复制。在孕期仅在不能使用最优的和替代剂的特殊情况下可以考虑使用雷特格韦

☆ ☆ ☆ ☆

（OARAC，2012）。现有研究中，新型合成酶抑制剂多替拉韦钠和埃替格韦的数据不足。

### 多替拉韦钠

在动物实验中没有证据显示多替拉韦钠具有致畸性。在动物实验中已有证据显示多替拉韦钠可通过胎盘。其在女性孕期使用并没有案例报道。抗逆转录病毒妊娠登记处的数据（2013）中没有关于使用多替拉韦钠的记录。

### 埃替格韦

埃替格韦与可比司他联合用药。 可比司他可以抑制代谢埃替格韦抑制酶，它是一种药代动力学增强剂。埃替格韦在动物研究中没有表现出致畸作用。抗逆转录病毒妊娠登记处数据中（2013）只有 1 名在妊娠早期使用埃替格韦的孕妇。但此情况下并没有观察到出生缺陷。

### 拉替拉韦

大鼠和家兔的研究并未显示出拉替拉韦有致畸性。然而，已有其他的研究表明大鼠在接触拉替拉韦剂量比女性治疗推荐剂量高约 4.4 倍时，其后代多肋的发病率会有所增加。潜在的风险此时并不明确。据极少的有关孕期使用拉替拉韦的数据表明其易穿过胎盘。在一个案例中，5 例女性接受拉替拉韦耐受性良好（Taylor，2011）。抗逆转录病毒妊娠登记处数据（2013）中有 141 孕妇在妊娠早期接触拉替拉韦，出生的婴儿有 3 例观察到出生缺陷。因为有关拉替拉韦使用案例的增加，美国指南建议，当首选和替代药物不能使用时可以允许在特殊情况下应用拉替拉韦的方案（OARAC，2012）。但是，在妊娠期间使用拉替拉韦的数据也不足以进行风险分析。

## 2.6.35  高热

30 多年前的动物实验表明，体温增加可以导致畸形（Graham，2005；Edwards，1995；Miller，2013）。这个问题已在人类范围内讨论。即使妊娠早期发热性感染造成的整体畸形风险几乎不存在或仅有小幅度升高，但仍有报告显示妊娠早期发热性感染的存在，尤其是与神经管缺陷（Suarez，2004；Shaw，1998），肾脏、心脏和腹壁缺损（Abe,2003;Chambers,1998）有关。Moretti（2005）进行了一项有关神经管缺陷和高热风险的 Meta 分析。这项分析包括 15 项研究与 1719 例案例，无论是在 9 个对照研究病例中还是 6 个队列研究中都发现孕妇降低体温似乎与降低畸形风险存在显著的相关性(OR,1.9；95% CI,1.61～2.29)(Suarez，2004)。

☆ ☆ ☆ ☆

已有研究正探讨使用桑拿、电热毯或其他方式可导致体温短期的增加是否会导致类似效果的高热（Suarez，2004）。在芬兰，这个问题被多次调查，走访妊娠期间经常去桑拿的孕妇，认为这是安全的。在其他调查中使用电热毯加热水床的孕妇没有增加畸形的风险。

一项研究发现，在妊娠中期和妊娠晚期有发热记录的孕妇，其后代在 5 ～ 12 岁有情绪波动和认知功能障碍（Dombrowski，2003）。

总之，高热（＞ 39℃，＞ 24h）时，尤其是在受孕后的第 4 周，致畸的风险可能会略增高。

> **建议**：如果出现伴随高热的感染，特别是妊娠早期，应使用对乙酰氨基酚（扑热息痛）或布洛芬来控制体温（见章节 2.1）。布洛芬不宜在妊娠 28 周后服用。非药理学措施控制发热，诸如低温包装物或足够的液体摄入量也应考虑在内。在妊娠早期高热的情况下，应提供详细的超声检查以确定胎儿是否正常发育。出现高热症状并不能证明基于妊娠的风险而终止妊娠（见章节 1.15）。孕期进行桑拿应少于 10min，热水澡或长时间沐浴等过度使身体温度升高的事情需要避免。

### 2.6.36 长途旅行和航班

在妊娠期间长途旅行和航班需要考虑一些潜在的风险。
- 预防感染（疟疾预防，见章节 2.6.16；疫苗接种，请参见章节 2.7）。
- 其他感染（发热、液体损失），以及所需治疗的风险。
- 在长途航班中应注意以下几点。
  - 血栓风险。
  - 宇宙电离辐射。
  - 氧分压相当于下降至 2500m 的高度。
  - 干燥空气。
- 身体和心理压力。

接受疫苗接种或进行推荐疟疾预防的孕妇还没有发现胎儿发育异常，长途飞行也同样未发现任何异常。

然而，需要指出的是，长途旅行的压力，特别是对于易感妇女，可能会增加流产风险。此外，由于旅行目的地的国家的卫生标准不同，除了典型的感染性疾病，"通有的"感染可能更为普遍。旅行中的脱水、发热或其他并发症可能会危及胎儿健康。

长途飞行中宇宙辐射剂量的变化，取决于太阳活动。然而，根据目前的知识，没有达到足以导致畸形风险增加的高剂量。

☆☆☆☆

> **建议**：对于长途旅行的孕妇，特别是在热带地区，应审慎评估。有流产史的女性最好推迟行程。具有良好的长途旅程耐受性并不意味可以扩大产前诊断的干预措施。

# 2.7　疫苗和免疫球蛋白
Benedikte-Noel Cuppers，Christof Schaefer

　　疫苗通过激活免疫系统使孕妇远离严重的感染性疾病，其诱导的抗原抗体能够通过胎盘屏障，起到保护胎儿的作用。现在有三种类型的疫苗：活细菌或病毒疫苗、灭活的疫苗、类毒素。目前还没有证据显示疫苗对胎儿有影响，但是，也不能说明活疫苗对胎儿影响程度的大小，这个风险是理论性的。对于不同疫苗的接种有不同的报道，总体来说，疫苗应该在一次妊娠前或妊娠后常规接种。虽然胎儿感染风险是一个理论问题，但是妊娠期间应避免接种活疫苗。然而，如果有一个明显的高危因素存在，在妊娠期间接种疫苗（查看特定疫苗）对母亲或孩子都是有好处的。在意外妊娠期间接种不是考虑妊娠风险甚至终止妊娠的原因，因此免疫球蛋白可用于有适应证的妊娠妇女。

　　关于妊娠期间疫苗接种的管理的建议有所不同，美国疾病控制和预防中心（CDC）提供了明确的指导方针（www.cdc.gov/vaccines/pubs/preg-guide.htm）。它建议（2013 年 4 月）美国的孕妇应该接种流感疫苗，即使是在妊娠前 3 个月。美国疾病控制和预防中心建议在有适应证下接种甲型和乙型肝炎疫苗、狂犬病疫苗和脑膜炎球菌疫苗。它没有任何的限制。CDC 还建议每个妊娠女性不管之前是否有接种破伤风 - 白喉 - 百日咳混合疫苗的历史，都应该注射一剂破伤风 - 白喉 - 百日咳混合疫苗。孕妇使用百白破疫苗会刺激孕产妇产生抗百日咳抗体，它将通过胎盘，可能新生儿早期生活中提供针对百日咳疾病的预防。它也将保护妊娠过程中的妈妈远离百日咳，阻断母体感染或传播百日咳病菌到她的婴儿体内。2012 年 9 月，英国卫生部还建议，应提供百日咳疫苗给所有妊娠晚期孕妇。应该把母体免疫作为一种保护婴儿免受感染的手段。其不仅对百日咳、流感和破伤风疫苗在妊娠期间产生保护措施，也可以在防止婴儿感染上发挥重要作用。

　　长途旅行的一般风险也应该被讨论（见章节 2.6），疫苗接种是必要的，应该推广给孕期妇女。

## 2.7.1　硫柳汞作为疫苗防腐剂

　　在一定数量的疫苗中，硫柳汞和乙基汞（约 5μg）作为防腐剂而存在，它是有潜在安全风险的（Bigham，Copes，2005；Clements，2003；DeStefano，2002）。例如，其与 2009 年 H1N1 流感疫苗的定制有关。然而，乙基汞的数量很小，特别是作为典型的疫苗只注射一剂时。硫柳汞包含不同形式的汞（如乙基汞），它在不同环境的鱼中积累是不同的。乙基汞不会积存在人体中，而且其代谢和排泄会比甲基汞速度快很多。目前，没有充分的证据表明，产前含硫柳汞的疫苗对孕妇及胎儿有不利影响，如自闭症的神经发育障碍。此外，在美国，尽管大多数疫苗中硫柳汞已经被去除，但是被确诊自闭症的个案数目依然不断增加，故强烈反对疫苗中硫柳汞和自闭症之间的因果关联（全球疫苗安全咨询委员会，2012）。世界卫生组织建议使用含硫柳汞的疫苗，因为它们更容易提供、更便宜、更安全、更有效（Bingham，2005）。

## 2.7.2　霍乱疫苗

霍乱疫苗是一种灭活疫苗，并包含弧菌种属的血清型稻叶型和小川型。在 2009 年桑给巴尔的大规模预防接种运动中，196 位妊娠妇女无意中接种疫苗（Hashim，2012），但是接种和不接种疫苗的孕妇之间分娩结局无差异。没有关于在妊娠期间使用这种疫苗的其他研究。此保护疫苗接种是不完整的和短暂的。因此不再建议大多数旅行者接种疫苗。用抗生素治疗霍乱可以在妊娠期间执行。值得注意的是，这会产生很高的耐抗生素病原体。所有人（包括发生过霍乱的地区，或已经发生的）应遵守基本的五个霍乱预防建议：①使用消毒水；②经常洗手；③使用私人厕所；④安全清理；⑤使用烹调或煮熟的食物。要到流行地区旅行的孕妇，必须严格遵守这些预防措施。

> **建议**：霍乱疫苗可以在妊娠期间进行接种。

## 2.7.3　白喉和破伤风疫苗

白喉 - 破伤风疫苗都是包含相关类毒素的灭活细菌疫苗。这些疫苗已广泛使用许多年（包括孕妇），并没有迹象表明胚胎中毒和这些疫苗有关。在匈牙利（Czeizel，1999）和拉丁美洲（Silveira，1995）进行大量的病例对照研究，未检测到任何的致畸性破伤风类毒素的影响。Catindig（1996）指出，从 1980 年到 1994 年，菲律宾每年接种疫苗增加了 10 倍以上，并没有增加流产率。Heinonen 怀疑（1977）的打破伤风疫苗会增加畸形足的风险还没有得到证实。破伤风 - 白喉被世界各地的孕妇应用，以防止新生儿患破伤风；大型研究表明，在妊娠期间使用破伤风疫苗，未有严重不良事件（CDC，2013）。如有可能，破伤风疫苗应该在妊娠期间接种，以防止产妇疾病和新生儿破伤风。报告显示，

☆☆☆☆

在疫苗保护不足的国家支持紧急性接种破伤风疫苗。例如，中国 [ 新生儿破伤风发生率 为 0.16/1000 活产，只有 12% 的母亲已经接种（Chai，2004）] 和土耳其（Kalaca，2004）。 一般来说，基本免疫是在童年期间完成，此后每 10 年应该给予一次加强免疫，即使在妊娠期间。

> **建议**：如果保护不足，孕妇应该接种 1 次破伤风疫苗（白喉）。

## 2.7.4　乙型流感疫苗

目前还没有产前关于毒性失活的系统的疫苗研究。在接种疫苗之后，产妇抗体有可能在妊娠晚期可以穿过胎盘来保护婴儿免受可能会威胁到生命的感染（Glezen，1999）；在妊娠 34 ～ 36 周的孕妇接种这种疫苗后，在 3 ～ 6 个月的母乳中也检测到了相应的抗体。

> **建议**：接种疫苗可以提供给孕妇抗体。迄今为止，已经提出在妊娠后期接种疫苗以保护新生儿的建议。

## 2.7.5　甲肝和乙肝疫苗

乙肝疫苗是一种从 HB 表面抗原灭活病毒的疫苗。有关于在妊娠期间使用乙肝疫苗的信息是有限的。 对约 300 名在妊娠不同时期使用疫苗的孕妇进行了研究，结果显示没有增加患乙肝的风险（Sheffield，2011；Reddy，1994；Grosheide，1993；levy，1991；Ayoola，1987）。 几乎 90% 的母亲在妊娠期间接种疫苗后采集了血清，她们脐血中可以检测到抗体（Sheffield，2011；Ingardia，1999）。在新生儿中发生了抗体的被动转移，但它们很快在婴儿期消失（Ingardia，1999；Reddy，1994；Ayoola，1987）。没有报告显示在妊娠期间注射乙肝疫苗有不良影响；但是这些数据是有限的。

甲型肝炎疫苗使用灭活甲型肝炎病毒的形式，孕期注射甲肝疫苗的系统研究是不可行的。 一个包含 29 名孕妇接种乙型肝炎疫苗的小型研究被报道过，虽然没有明显的不利影响，样本数量的缺陷也限制了研究的有效性（D'Acremont，2008）。给 23 个孕妇接种乙型肝炎疫苗，并未增加不良结局的风险（Wilson，2010）。迄今为止，使用乙型肝炎疫苗对于妊娠没有不良影响；然而，数据是有限的。

> **建议**：孕妇在有患肝炎的风险时，建议进行疫苗接种。

## 2.7.6　人乳头瘤病毒疫苗

人乳头瘤病毒（HPV）疫苗含有灭活病毒。有二价（HPV2）和四价（HPV4）两种疫苗。HPV2 能预防 HPV16 和 HPV18，HPV4 能预防 HPV 6/11/16 和 HPV18。在两项关于 HPV2 临床试验（$n=1786$）中，妊娠前注射 HPV 疫苗后流产的风险不会增加（Wacholder，2010）。接种疫苗后 90d 内有 488 名女性妊娠。在五项关于 HPV4 疫苗的临床研究中，共有 2008 例随访结果；其中包括在妊娠之前、期间或之后接种疫苗（Garland，2009）的各个阶段，这些由厂家负责登记的报告中，500 例孕妇在妊娠开始后 30d 或更短的时间接种 HPV4 病毒疫苗（Dana，2009），在妊娠或后代中无不良反应发生。然而，这些数据的结果统计具有方法学的缺陷，要谨慎对待。在某种程度上，这些数据已被反复发表。

> **建议**：HPV 疫苗不应该在孕期经常使用。意外接种的疫苗不会造成不良后果，但应在妊娠结束后给予加强注射。

## 2.7.7　流感疫苗

如今的流感疫苗通常是三价的灭活疫苗。它包含三个流感病毒株，预计它们在即将到来的冬季会影响到我们。在许多国家，包括美国和英国，建议孕妇接种流感疫苗。它可以在孕期的任何时候进行接种。在孕妇患病风险增加的时期，流感所致的呼吸道感染并发症会导致更频繁和更长的住院治疗。风险随妊娠月份增加，晚期的风险最高，这体现在季节性和大流行性流感（Liu，2013；Beigi，2012；Mosby，2011）。接种流感疫苗的孕妇免疫力增加并且减少呼吸系统并发症的风险。经胎盘转运的母源抗体也将保护新生儿。

灭活流感疫苗在美国自 20 世纪 50 年代以来已经常用于孕妇接种，所以有丰富的孕期使用经验。在过去数十年里，对成千上万的妇女进行研究，对妊娠之前或在妊娠期间使用流感疫苗的安全性进行了评估，没有证据表明疫苗影响胚胎或胎儿中毒（Bednarczyk，2012；Munoz，2012）。对 8690 例接种疫苗的孕妇进行（439 例处于孕早期）回顾性队列研究，发现严重畸形率并无增加。观察表明确实能够减少死产率（Sheffield，2012）。此外，来自美国和加拿大的关于孕妇孕期使用三价季节性流感疫苗不良事件的数据是可用的。Moro（2011）报告说，据美国疫苗不良反应的报告系统（VAERS）记载，1990 ~ 2009 年孕妇接种流感疫苗后仅 148 例有不良事件的发生，报告显示，自然流产的女性中，每百万妊娠女性中有 1.9 例进行过接种疫苗。然而，知名学者认为这一收集数据的方法减少了数据的相关性和这份报告的重要性。从六个医疗机构的疫苗安

☆☆☆☆

全数据链中利用数据的病例对照研究发现，接种疫苗 4 周后自然流产显著增加。但在回顾性分析中，观察安全数据系统网站中使用疫苗的数据，发现不会增加产科不良事件的风险（Kharbanda，2013）。

孟加拉国的一项调查指出，与对照组的妇女相比，172 例孕妇接种流感灭活疫苗后有 36%减少了发热和呼吸系统疾病。此外，接种疫苗的母亲的孩子在产后的 24 周后减少了 29%的感染。儿童感染的减少是实验室关于流感感染研究最想得到的结果，为 63%（Zaman，2008）。孕妇接种流感疫苗对孕妇本身和她们的婴幼儿都起到了实质性的保护作用。

在 2009 年 H1N1 流感大流行期间，世界卫生组织免疫战略咨询专家组（SAGE）建议孕妇应该接种，特别是在妊娠中期和晚期，此时是她们感染风险最高和致命性后果最严重的时期，可用 2009 年 H1N1 疫苗有（AS03 或 MF59）或无佐剂。对于孕妇使用疫苗的建议，因不同国家对疫苗安全的认知、疗效、操作问题和相关疫苗生产而有所不同。成千上万的妊娠妇女在大流行期间接种，对妊娠期间使用这些疫苗经验的重大发展有一个广泛的监督。欧洲、美国、亚洲和南美洲的许多出版物已经记录了超过 11 万人在妊娠期间接种疫苗。在这些出版物中几乎 4.1 万妇女接种非佐剂疫苗（Chavant，2013；Fell，2012；Oppermann，2012；Huang，2011），超过 6 万名女性接种 2009 年甲流 AS03 佐剂疫苗（Håberg，2013；Källén，2012；Oppermann，2012；Pasternak，2012；Sammon，2012）等，超过 1 万名孕妇接种 2009 年甲流 MF-59 佐剂疫苗（Rubinstein，2013；Heikkinen，2012；Huang，2011）。只有一小部分女性在妊娠前 3 个月接种。不良事件与普通人群所描述的类似，主要为轻度。在妊娠期间接种疫苗并没有导致围生儿的不良事件或先天畸形风险的增加。一些研究甚至认为接种疫苗会降低早产、低出生体重与胎儿死亡的风险。由于相对较少的妇女在妊娠早期接种疫苗，评估接种疫苗对先天性畸形率的影响是有限的。因为在妊娠期间使用佐剂在临床试验中没有得到很好的研究结果，所以在妊娠期间接种疫苗的安全问题仍需关注。应特别关注的问题是关于含角鲨烯的佐剂 AS03，因为不能排除它会系统地增强 Th1 细胞（T1 辅助细胞）的免疫，而这种免疫力在妊娠期间会降低，这可能会导致胎盘功能障碍和增加先兆子痫的风险，因为一段时间以来一直讨论 Th1/Th2 细胞调控是胎盘功能障碍的一个原因（Mor，2010；Trowsdale，2006；Saito，2003）。然而，研究找不到疫苗 AS03 或者 MF-59 佐剂 A/H1N1 对继续妊娠、母体的健康、胎儿或新生儿方面的任何不利影响（Håberg，2013；Rubinstein，2013；Heikkinen，2012；Källén，2012；Oppermann，2012；Pasternak，2012；Sammon，2012；Huang，2011）。

从 2003 年开始，市场上出现了减活的流感疫苗（LAIV）。LAIV 是孕妇禁用的。然而，在妊娠期间的无心使用是没有理由终止妊娠的（Toback，2012）。

　　总之，到目前为止，没有研究结果证明妊娠在季节性或大流行性流感时进行疫苗接种存在不良后果。这些结果提示流感疫苗接种可为所有孕妇提供保证。

　　**建议**：在流感季节妊娠的妇女应该进行预防接种。接种疫苗可以在妊娠时期任何阶段进行。

### 2.7.8　麻疹和腮腺炎疫苗

　　麻疹和腮腺炎疫苗在妊娠期间应该避免使用，因为它们是减毒活病毒疫苗，理论上可能诱发胎儿感染、流产，以及感染妊娠、早产及围生儿的死亡，以上和妊娠期间感染野生型麻疹有关。此外，腮腺炎疫苗对妊娠 3 个月的胎儿产生不良影响的病例也有报道，但仍未有定论。没有迹象显示，在妊娠期间感染麻疹或腮腺炎会导致新生儿缺陷 (Enders，2007)。

　　妊娠期间使用这些疫苗的经验不足。然而，在人类中没有出现过发育毒性。有些出版期刊都集中在风疹疫苗接种，但很少有风疹和麻疹疫苗联合使用的数据。例如，有三个研究约包括 300 个在伊朗进行大规模疫苗接种的孕妇（见章节 2.7.13）。因此，对于孕期使用这个活疫苗存在的风险问题没有被证实。尽管这是令人欣慰的发现，但还是说明该数据是有限的。

　　**建议**：麻疹和腮腺炎疫苗都不应该在妊娠期间接种，因为从理论上讲，减毒活疫苗可能引起胎儿感染。同时，一般来说，没有迹象显示一定要在妊娠期间接种麻疹和腮腺炎疫苗，意外接种的疫苗不需要任何进一步干预。

### 2.7.9　脑膜炎球菌疫苗

　　脑膜炎球菌疫苗包含非结合型或结合多糖组的 A、C、Y 和 W-135。几十年来其主要是给妊娠晚期的妇女使用，并没有表现出胎体毒性 (Letson，1998)。据证实，保护性抗体可以穿过胎盘。一项研究调查了 157 名在妊娠晚期接种的妇女，并与对照组进行对比，发现在长达 3 个月的母乳及新生儿出生后 6 个月的血清中，IgA、IgG 水平较高 (Shahid，2002)。目前，C- 共轭疫苗是首选。它们也用于婴儿接种，结果比多糖疫苗有更好的免疫反应。在共轭品种中，细菌壁的部分可以另外与蛋白质结合。

　　**建议**：显然，如果有必要，脑膜炎球菌疫苗可能在妊娠期间进行。

☆☆☆☆

## 2.7.10　百日咳疫苗

百日咳疫苗与破伤风和白喉疫苗一起作为三联疫苗被接种。在母亲妊娠期间接种无核的百日咳菌苗的疫苗是否能通过母体中抗体的传输增加对新生儿的保护，正在被讨论。因为婴幼儿百日咳发病率的增加，建议孕妇接种百日咳疫苗免疫（Leuridan，2013；Lindsey，2013；Bechini，2012）。英国和美国建议孕妇接种抗百日咳疫苗（CDC，2013），新的研究表明它们的确有疗效。目前缺乏关于在妊娠期间接种三联疫苗安全的系统研究；案例系列和报表并不表示这种接种存在风险。在加拿大和美国，妊娠晚期服用无细胞百日咳疫苗的两项临床试验目前正在进行中。

> **建议**：可给予孕妇百日咳疫苗，在妊娠中期和晚期接种是最有效的。

## 2.7.11　肺炎球菌疫苗

有两种类型的肺炎球菌疫苗：游离多糖疫苗、结合多糖疫苗。它们都是灭活疫苗。有人提出妊娠期间接种肺炎球菌疫苗是预防妊娠第 1 个月感染肺炎球菌疾病的方法，然而，280 例孕妇的经验表示，没有证据表明在妊娠期间接种肺炎球菌疫苗可减少新生儿感染的风险（Chaithongwongwatthana，2012）。母亲在妊娠晚期接种疫苗对妊娠或新生儿的健康无不良影响。

> **建议**：孕妇必要时可接种肺炎球菌疫苗。

## 2.7.12　脊髓灰质炎疫苗

有两种类型的脊髓灰质炎疫苗：灭活脊髓灰质炎疫苗和减毒活疫苗。今天，在欧洲和美国仅使用灭活脊灰疫苗，其需要肠外营养。以前使用的口服脊髓灰质炎疫苗（萨宾）含有减毒活脊髓灰质炎病毒。在芬兰和以色列，约 15 000 名孕妇进行了大规模疫苗接种，即使应用这样的活疫苗，也未观察到畸形或流产的危险性增加（Harjulehto-Mervaala，1995；Ornoy，1993）。但并没有系统的研究表明今天的灭活脊髓灰质炎疫苗不会导致胎儿产生不良影响。

> **建议**：妊娠不是灭活疫苗和脊髓灰质炎疫苗的主要禁忌证。如果接种疫苗的保护被中断，则应使用当今的灭活疫苗，以增强母婴的利益。

## 2.7.13　狂犬病疫苗

狂犬病疫苗是一种来自人类或鸡胚来源细胞培养的灭活疫苗。现在的疫苗比之前的疫苗耐受性更好。一系列 330 多名孕妇主动和（或）被动免疫病例报告证明无不良影响（Huang，2013；Toovey，2007；Chutivongse，1995）。母体抗体似乎可穿过胎盘。

> **建议**：由于狂犬病是一种致命的疾病，被怀疑携带狂犬病动物咬伤的孕妇必须进行疫苗与免疫球蛋白接种。

## 2.7.14　风疹疫苗

风疹疫苗为减毒活疫苗，其也是存在于麻疹和腮腺炎疫苗组合中的疫苗（MMR）。野生型风疹病毒是高度致畸的。一个孕妇在妊娠期间感染麻疹，尤其是在妊娠前 3 个月，可以导致流产、死产和先天性风疹综合征（CRS）。CRS的主要临床表现是眼部缺陷（白内障、青光眼、视网膜病变）、耳聋、先天性心脏病和中枢神经系统的缺陷（智力低下、小头畸形）。其他方面可能导致生长受限、肝脾大和血小板减少症（Dontigny，2008）。由于风疹疫苗含有活的风疹病毒，在妊娠前不久或妊娠期间禁止接种。

一例产妇接种疫苗后生下了先天性白内障的婴儿，报告未由其他研究人员证实（Fleet，1974）。在另一种情况下，产妇接种后患风疹胚胎病的怀疑可能被野生型病毒存在的论证反驳（da Silva e Sá，2011）一些包括 4000 多名孕妇（已在妊娠前 3 个月或接近孕期接种疫苗）的研究数据来自德国、瑞典、英国、拉丁美洲、伊朗和北美，分析结果中一些已经呈血清阳性（Soares，2011；Nasiri，2009；Namaei，2008；Badilla，2007；Hamkar，2006；Enders，2005；Bar-Oz，2004）。目前，还没有 CRS 的情况下，在之前或者妊娠期间无意接触风疹疫苗后，也没有出现与其他不良影响相关联的情况。

94 例儿童（直到 1 岁）的母亲在妊娠早期或在妊娠之前 3 个月内接受了疫苗接种，然而并没有发现他们有异常（Bar-Oz，2004）。此外，从伊朗的约 120例事先没有接种疫苗的儿童中目前并没有检测到临床后遗症（Hamkar，2006）；在其他两个伊朗研究中，166 例女性在妊娠之前或之后不久接种，在新生儿中没有发现 CRS 的迹象，也没有在血清中发现 IgM（Nasiri，2009；Namaei，2008）。来自哥斯达黎加的调查（Badilla，2007）审查了约 1000 名在妊娠期间或妊娠 1 个月之前接种疫苗的女性。比较母亲血清阴性和阳性，在畸形、流产、婴儿出生体重和早产方面没有发现异常。在大多数完成妊娠的女性中，免疫状

☆ ☆ ☆ ☆

态是未知的。 在巴西一项大规模预防接种运动中，2332 名女性在妊娠前不久或在妊娠期间接种，没有孩子出现的 CRS（Soares，2011）。

风疹特异性 IgM 抗体可在 0 ～ 6% 的妊娠早期接种风疹疫苗女性的后代的脐带血中被发现（Soares，2011；Hamkar，2006；Enders，2005；CDC，1989）。持久性隐性感染被确诊一例（Hofmann，2000）。 没有一个有风疹 IgM 抗体的孩子被检测出 CRS。

总之，没有一例由于孕妇接种风疹疫苗而出现胚胎异常的例子，不管母亲是阴性或本身预先存在（剩余）一些免疫力。

> **建议**：风疹疫苗在妊娠期间或妊娠之前不能立即接种。当前经验反对因接种疫苗而导致风疹胚胎病风险的这种理论。因此，一个意外的疫苗接种是没有理由终止妊娠的。作为一个例外，如果一名血清为阴性的女性存在高风险，那么应在妊娠期间接种疫苗。

### 2.7.15    森林脑炎疫苗

已在小案例研究中指出没有证据表明，接种含有灭活病毒森林脑炎疫苗可导致人类胚胎中毒效果（如 Paulus，2006）。 有关其在妊娠期间的安全性研究尚未公布。

> **建议**：在妊娠期间接种疫苗的标准要求严格评估。

### 2.7.16    伤寒疫苗

伤寒疫苗有两种，一种是肠外灭活的疫苗，另外一种是口服的活细菌疫苗。在妊娠期间患伤寒败血症会增加流产的危险。因此，停留在受影响国家的时间较长时，疫苗对孕妇的保护是可取的。18 例在妊娠前 3 个月接种疫苗孕妇的研究（Mazzone，1994）和另一个 174 例在妊娠期间意外接种疫苗妇女的报告（Brooking，2003），没有发现任何的异常。

> **建议**：如果必要，孕妇可以接种该疫苗。

### 2.7.17    水痘疫苗

有 1% 的病例显示，在妊娠前半期第一次感染水痘可以损害胚胎和胎儿。先天性水痘综合征的特征是皮肤瘢痕的皮区分布和（或）肢体发育不良。其他表现可能包括低出生体重、小头畸形，局部肌肉萎缩，眼部异常和神经系统异常（Mandelbrot，2012）。母亲患水痘的新生儿在出生前 5d 和出生后 2d 都存在被传染的高风险。这种情况在妊娠期间使用水痘疫苗时并未被观察到。水痘疫苗是一种减毒活病毒疫苗。默克制造商水痘疫苗公司收集了 737 个妊娠前瞻性记录，其中 163 例孕妇血清在接种之前是绝对阴性。数据显示没有水痘胚胎病、高畸形率或高流产率的证据。另外 65 例回顾性病例报告（默克公司妊娠登记处，2008）没有表现出水痘胚胎病。虽然结果是令人欣慰的，但是数据是有限的。

> 建议：接种不应该在妊娠期间进行。一个意外的疫苗接种不需要进一步干预。

### 2.7.18　黄热病疫苗

黄热病疫苗含有减毒活病毒。在妊娠期间接种疫苗是禁忌的，因为存在胎儿感染的风险。一个病例报告描述了新生儿黄热病感染与妊娠前期接种有关（Tsai，1993），但这并没有得到其他出版物的证实。在一项包含 101 名孕妇接种的研究中，4 名孕妇在妊娠前期接种，89 名孕妇在妊娠晚期接种，后代在 3 ～ 4 岁之前没有发育异常（Nasidi，1993）。另一项关于 39 个孕妇的相当小的回顾性研究表明接种没有显著增加流产率（Nishioka，1998）。一个在妊娠前 3 个月接种疫苗的研究指出不存在先天性感染或致畸性的证据（Robert，1999）。Cavalcanti（2007）审查了巴西的 304 个产前接种的儿童，和其他人口的胎儿相比，没有增加重大畸形率；轻微的畸形明显突出，特别是痣。暴露的儿童的随访期比参考人口更长（长达 1 年）（仅在新生儿期）。来自同一研究所的另一项研究说明，出生时未发现 PCR 阳性，也未发现 IgM 抗体，而且 98% 以上的接种疫苗的母亲目前 IgG 抗体均为阳性。约有 20% 的母亲接种疫苗后出现轻微的副作用，如发热和关节痛（Suzano，2006）。仔细观察发现，这项研究的母子也包含在 Cavalcanti 的出版物中（2007）。总之，拥有超过 500 个接种疫苗的孕妇的整体经验反对这个活疫苗有明显的风险。虽然这一结果是令人欣慰的，但应该强调的是，大多数报告样本的数量是不够充足的。

> 建议：在妊娠期间不推荐黄热疫苗。然而，黄热病是危及生命的，所以不可避免到流行地区旅行的孕妇甚至妊娠前 3 个月的孕妇应该接种疫苗，并应该承担相应的风险。

### 2.7.19　免疫球蛋白

免疫球蛋白制剂主要含有来源于人血浆的抗体免疫球蛋白 G（IgG）抗体，

☆☆☆☆

IgG 抗体通过胎盘的程度取决于胎龄、剂量、治疗的持续时间，以及所使用的药剂的类型。免疫球蛋白被应用于不同的孕产妇和胎儿分娩适应证。例如，缺乏抗体，传染病（特别是预防疾病），自身免疫性疾病（产妇疾病的治疗）和胎儿医学症状，如因产妇红斑狼疮引起的胎儿心脏传导阻滞。

据我们现在所知，这两种免疫球蛋白和超免疫血清都没有针对特定的感染和胚胎中毒（Briggs，2011）。

一项研究对象为在妊娠期间为防止乙型肝炎而注射了丙种球蛋白的 93 个孩子的母亲的研究描述了产前暴露儿童的指尖表皮脊存在明显的变化（Ross，1996）。这些变化不能被归类为畸形，因为只是在妊娠的前 162d 看到。同一作者分别报告两个孩子十二指肠狭窄和食管裂孔疝，其母亲在妊娠前 3 个月注射了丙种球蛋白（1995）。以上情况的报告还没被其他作者确认。

总之，不考虑特定的免疫球蛋白会导致胚胎中毒。人类血液制品引起的非特异性的风险不能完全被排除，可以间接危及胎儿，如病毒感染和过敏性反应的传播。

> **建议**：如果有指示，标准的免疫球蛋白可以在妊娠期间给予。

# 2.8　心脏和血液

Fernanda Sales Luiz Vianna，Lavinia Schüler-Faccini，Corinna Weber-Schöndorfer

在妊娠期间会发生血流动力学变化。血容量开始于第 5 妊娠周扩大，至妊娠末期增加 50%。血管阻力和血压降低，而静息脉率增加 10 ~ 20 次 / 分。这导致心排血量上升 30% ~ 50%。一般来说，在妊娠中期，血压下降，然后在妊娠晚期又上升到妊娠前的水平或更高的水平。分娩时，心排血量和血压进一步上升。一般来说，分娩后 1 ~ 3d 血流动力学水平恢复到妊娠前的水平，有时恢复至正常可能需要 1 周（Oakley，2003）。

心脏疾病在妊娠期间是很少见的（< 1%），高渗和低渗血压问题更为常见。

## 2.8.1　高血压和妊娠

高血压的治疗在孕妇及非孕妇女之间有较大的区别。其原因之一是某些抗高血压药物显然有害于胎儿，如 ACE 抑制剂在胎儿期或血管紧张素 Ⅱ 受体拮抗剂（沙坦）在妊娠中期和晚期，而其他药物的安全性尚未得到充分认证。此外，治疗的目的不同。

妊娠高血压治疗的主要目的是降低心脑血管后遗症的风险，如心脏发作或脑卒中，这种风险的降低已经证明了噻嗪类利尿剂（也可用于氯噻酮和吲达帕胺）、β受体阻滞剂、钙通道阻滞剂、血管紧张素转化酶抑制剂和沙坦的疗效。在非妊娠患者中，这些药物属于第一选择，其中每种类型的代表都有自己的优点和缺点，但糖尿病患者或糖尿病的高危人群通常不接受β受体阻滞剂、利尿剂或其组合。

在妊娠期间，高血压治疗的主要目标是降低母体并发症的风险并确定胎儿的正常发育。目标是降低先兆子痫、胎盘早剥、早产和胎儿宫内生长发育迟缓的风险。

妊娠高血压有以下几种。

（1）慢性高血压：妊娠前，妊娠期间，妊娠后。

（2）妊娠高血压：妊娠 20 周后发展，无蛋白尿，婴儿出生后 6 周内消失。约 50% 的患者发展为先兆子痫。

（3）先兆子痫和子痫：蛋白尿（> 300mg/24h）及首次出现的高血压伴或不伴水肿。

（4）叠加妊娠期高血压：先兆子痫的孕妇同时又患有慢性高血压，这种情况出现在 20% ～ 25% 慢性高血压的妊娠女性中。

140/90mmHg 的血压在妊娠期间标志着边界高血压。孕妇应何时治疗这个问题存在争议。如果女性血压已经升高，会从干预治疗中受益。这个讨论部分基于一个数据分析，其表明妊娠期间平均降低 10mmHg 血压的结果是导致胎儿出生体重将降低 145g。这种降低与抗高血压药物的类型或治疗（Von Dadelszen，2000）的持续时间没有关联。本发现的一个病理生理学解释为血压的降低会损害子宫胎盘灌注，由此导致体重的损失（de Swiet，2000）。

一项试点研究调查了高血压动脉舒张压水平的问题，应及时治疗妊娠期间发现的产妇并发症和胎儿不良后果，严格控制血压与否只有细微的差别（Magee，2007）。

一项基于人群的回顾性队列研究调查了 100 029 例分娩女性。这其中 1964 例出生的婴儿其母亲在妊娠期间患有高血压，其中 620 例新生儿至少接触过 1 类抗高血压药物。作者发现胎儿宫内生长受限率较高，早产包括处理过的和未处理过的，得出的结论是，对于围生期的不良后果，不仅是药物，高血压本身就是一个独立的风险因素（Orbach，2013）。

明确妊娠时非重度高血压产妇最佳的目标血压和治疗方法的大型试验仍然在进行（Magee，2011）。尽管有许多研究和经验还没有给孕妇统一的建议，但甲基多巴仍然是妊娠期间慢性高血压长期治疗的一线药物。美托洛尔、硝苯地平和一些保留药物，如双肼屈嗪、肼屈嗪也被认为值得研究。

☆★☆☆

先兆子痫引起的高血压对母亲和胎儿更加危险，这种情况最好是平时口服硝苯地平或乌拉地尔或保留药物，双肼屈嗪/肼屈嗪Ⅳ（静脉使用）。另外也可给予β受体阻滞剂，它们中拉贝洛尔被充分研究。

## 2.8.2　α-甲基多巴

**药理**

α-甲基多巴是作用于中枢的抗高血压剂，并具有2h的半衰期。心脏功能，尤其是输出，没有改变，外周阻力降低。独立Ⅳ或口服，60～90min后甲基多巴临床有效，效果持续10～12h。甲基多巴可穿过胎盘。

**毒理学**

一组包含242个儿童的在妊娠早期接触药物的报告显示，畸形频率和类型正常（Briggs，2011）。另一项调查表明，在妊娠16～20周母亲接受甲基多巴治疗后，其新生儿的头围减少1.3cm。该对照组是未经治疗高血压的母亲的孩子（Moar,1978）。统计显示的结果中是不包含6～12个月的年龄。4、5岁和7.5岁年龄的孩子在结果中显而易见，智力发育没有异常。作者无法解释为什么只有在妊娠16～20周进行治疗的母亲的新生儿表现出颅周长下降。Fidler（1983）和同事没有观察到头骨生长的降低。对神经正常认知的发展是在Chan的研究（2010）中观察到的，比较接触过拉贝洛尔的儿童与那些接触过甲基多巴的儿童，健康人群作为对照组。接触甲基多巴的儿童被观察到智商有小幅度的下降，但作者解释说这是产妇智商较低导致的结果。母亲高血压及其治疗影响神经发育的系统综述需要强化治疗，因为确定与甲基多巴治疗和（或）拉贝洛尔的风险无关，而是高血压本身的影响（Koren，2013）。

服用甲基多巴妊娠期间，少数情况下在妊娠患者中可观察到肝毒性效应（如Slim，2010；Smith，1995）。

血压下降4～5mmHg被视为在新生儿的母亲产前使用甲基多巴的影响，这种影响没有临床意义（Whitelaw，1981）。我们收到了3个新生儿报告，这些新生儿在暴露后直到出生前3d，都表现出震颤、摇晃、烦躁不安。这些副作用的症状在几天之内就消失了。

在体外检验中，甲基多巴没有表现出对脐动脉血管阻力的影响（Houlihan，2004）。Günenç（2002）分析了24名妇女使用多普勒对先兆子痫的影响。用药可减少子宫动脉的血管阻力，但对脐动脉或胎儿大脑中动脉没有影响。

> **建议**：α-甲基多巴是妊娠期间可应用的最古老的抗高血压药物之一，是妊娠高血压的首选药物。

### 2.8.3　β 受体阻滞剂

β 受体阻滞剂抑制神经递质去甲肾上腺素和肾上腺素在相关靶器官的 β 受体的相互作用。心脏主要包含 $β_1$ 受体。

$β_1$ 受体阻滞剂包括阿替洛尔、醋丁洛尔、倍他洛尔、比索洛尔、塞利洛尔、艾司洛尔、奈必洛尔、美托洛尔和他林洛尔。大多数被用于治疗高血压，以及某些其他适应证。

非选择性 β 受体阻滞剂包括卡替洛尔、氧烯洛尔、喷布洛尔、吲哚洛尔、普萘洛尔、噻吗洛尔和抗心律失常剂索他洛尔（见章节 2.8.17）。

拉贝洛尔具有额外的 α 受体阻断成分。几乎没有（见章节 2.17.22）使用卡维地洛的经验，其是 $α_1$ 受体阻滞剂和非选择性 β 受体阻滞剂的。

β 受体阻滞剂可穿过胎盘并且不会致畸，只要是已知的（如 Diav-Citrin，2011；Nakhai-Pour，2010）。这些实验主要指的是充分研究的全身 β 受体阻滞剂，如阿替洛尔、比索洛尔、拉贝洛尔、美托洛尔和普萘洛尔。

从瑞典出生登记处数据的研究比较了 1418 例没有使用过高血压、糖尿病药物的女性与 1 046 842 例在妊娠早期使用过高血压、糖尿病药物的女性。使用过高血压药物的分组中早产率与畸形率风险增加（OR，1.63；95% CI，1.26～2.12）。无特殊药物，风险或畸形被视为受试者接触 β 受体阻滞剂（单一治疗 n=798）或其他高血压药（Lennestål，2009）。

已有报告显示阿替洛尔比任何其他的 β 受体阻滞剂存在更多不良作用。这个问题还未得到解决，如果这代表了这种药物的特定的效果，或者如果阿替洛尔已有更仔细地研究，并且所有 β 受体阻滞剂可能显示这些结果（Magee，2003）。报告显示胎盘重量较低，胎儿宫内发育迟缓（IUGR）和出生体重越低（Tabakova，2003 a）。Bayliss（2002）考察了 491 位高血压孕妇胎儿的出生体重，189 例未处理妇女和已被治疗的患者作为对照，在其他患者中，应用钙通道阻滞剂治疗（n=14）。其结果是有趣的，但它的有效性由于案例数量较低而受到限制：新生儿的母亲从妊娠早期直到胎儿出生采取了阿替洛尔治疗（n=40），结果显示出生体重显著低。然而，第 2～3 个月使用阿替洛尔就没有导致这种结果。妊娠中期或妊娠晚期单独运用高血压药物和叠加运用高血压药物导致胎儿出生体重低。拉贝洛尔在妊娠期间增加使用，特别是在高血压危象时。虽然有与使用这种药物相关的出生体重低的报道，但多数研究认为，它似乎并没有导致更大的妊娠风险（Xie，2013）。

一份报告中描述一个孩子腹膜后纤维瘤病伴延髓压迫，导致后来脊柱侧弯压迫，这与产妇应用阿替洛尔治疗有关。笔者认为，这个应该被提到，因为类似的结果已在成人使用阿替洛尔后被描述（Satgé，1997）。

☆☆☆☆

病理生理学上，β受体阻滞剂（尤其是阿替洛尔）可降低胎盘灌注，导致胎儿宫内发育迟缓、出生体重降低。原因可能是β受体阻滞剂增加子宫的紧张，而且人们对其降血糖作用进行了讨论。这些问题都可以是因严重的高血压单独诱发的，所以必须考虑辅助因素为最小值。

当考虑应用于宫内的药物效果增长时，应区分严重型和轻型的母亲高血压（见章节2.8.1）。通过数据分析发现，降压药物对于轻型高血压的副作用在于，使用β受体阻滞剂的分组会显示有低出生体重（Magee，2011）的趋势。

产妇应用β受体阻断治疗可导致新生儿低血糖和心率的降低，在剖宫产前静脉使用普萘洛尔时，在新生儿中观察到呼吸抑制（Briggs，2011）；但是，这是一个不寻常的事件。

有些学者认为，用药应在婴儿出生前24～48h停止。这种方法不推荐，因为分娩时母体血液压力增加，并且在新生儿时期，β受体阻滞剂的轻微副作用通常会消退，而不出现48h内的后遗症。产科医师和儿科医师应了解产妇用药。

用药产妇孩子在第一年的产后增长似乎并没有受到影响（Reyndds，1984）。这一结论是在调查了32名在子宫内已经接触拉贝洛尔儿童后证实的。在3～7岁时，将他们与两个对照组进行了比较（Chan，2010）。虽然在本研究中的结果是"拉贝洛尔儿童"轻微好于"甲基多巴儿童"，但是一个荷兰的研究小组发现了不同的结果：患儿宫内接触拉贝洛尔（$n=58$）患注意缺陷障碍症（ADHD）的趋势较高，比接触甲基多巴的后代高（Pasker-de Jong，2010）。

> **建议**：β受体阻滞剂属于妊娠期间降压的选择用药。经过充分测试，美托洛尔和拉贝洛尔应该是首选。如果可能的话，应避免阿替洛尔，主要是因为其有早产、SGA（小于胎龄儿）和胎儿宫内发育迟缓的风险。若分娩过程中继续使用β受体阻滞剂，围生期可能会遇到风险，如脉冲频率下降和低血糖。

### 2.8.4　钙通道阻滞剂

大部分钙通道阻滞剂（CCB）被批准用于治疗高血压，大多数可用于治疗冠状动脉性心脏病，还有一些可作为抗心律失常药物。硝苯地平还可用于保胎治疗（见章节2.14.6）。

在妊娠期间，最好的CCB是硝苯地平和维拉帕米，其次是氨氯地平和地尔硫䓬。

但对于下述的药物经验不足：非洛地平、加洛帕米、伊拉地平、乐卡地平（选择性血管阻断剂）、马尼地平、尼卡地平、尼伐地平、尼索地平、尼群地平。尼莫地平用于管理重度妊娠高血压。在科克伦荟萃分析中，这种药物被认为是无

用的 (Duley，2006)。

没有证据表明钙通道阻滞剂可减少人类子宫 - 胎盘的灌注。Magee (1996) 在 78 例妊娠（硝苯地平，$n=34$；维拉帕米，$n=32$；地尔硫䓬，$n=10$）中没有发现增加畸形的风险，但流产率较高，流产较早，新生儿出生的体重往往要低一些。这些结果不是由药物引起的。此外，Sørensen (1998) 没有发现致畸的证据，25 名儿童在妊娠早期就暴露了出来。在匈牙利数据分析的畸形注册表中找到肢体缺陷，没有证据证明较高畸形风险 (Sørensen, 2001) 是接触硝苯地平、维拉帕米、非洛地平后发生的。另一份刊物提供了 56 个回顾性报告，这些报告涉及在妊娠中期和晚期暴露于硝苯地平后的副作用 (Tabacova, 2002)，发现畸形 15 例，其中 4 例在四肢，其中一例是指骨和并指畸形的缺陷。此外，回顾性分析无法对畸形的频率进行评估。

一项针对妊娠早期接受治疗的 299 位女性的前瞻性多中心研究并没有显示出畸形的增加或更多的肢体缺损。使用药物包括硝苯地平（$n=76$）和维拉帕米（$n=62$），不常见的是地尔硫䓬（$n=41$）和氨氯地平（$n=38$）。与对照组相比，早产率的增高有显著差异。此外，对早产低出生体重的胎儿，这些效果通常可以由潜在的胎盘病变的类型和严重程度而不是由药物来分辨，(Weber-Schoendorfer, 2008)。

对于硝苯地平的研究表明，其在临床试验中更快起效，相比硝苯地平口服和静脉给药的有效性，研究中应用拉贝洛尔控制 60 例妊娠高血压孕妇的高血压急症；这项研究没有发现任何严重的围生期不良副作用 (Shekhar, 2013)。

接着，Bortolus (2000) 研究了在母体妊娠期间接触硝苯地平的 94 例 18 月龄幼儿，不同于其他 96 例儿童（不及时治疗的母亲所生的子女），他们能操作精细动作，听力、视力和语言也未受到影响。使用舌下含服硝苯地平可导致快速血压下降 (Hata, 1995)。

维拉帕米用于控制胎儿室上性心动过速（见章节 2.8.15），也可诱导高泌乳素血症和溢乳。综上所述，有关 CCB，目前不建议孕妇应用，因其有致畸风险。

> **建议**：甲基多巴和美托洛尔钙通道阻滞剂属于妊娠期间可以选择的降压药。经过测试的药物中，硝苯地平是首选。硝苯地平口服可快速吸收，属于高血压的紧急治疗药物。硝苯地平不应与硫酸镁（IV）组合。

## 2.8.5 ACE 抑制剂

ACE 抑制剂 (ACEI) 可以降低血管紧张素转化酶的活性，从而起到降血压的作用，也可用于心脏衰竭、冠状动脉疾病、糖尿病肾病等。它可以有效抑制肾上腺素 - 血管紧张素 - 醛固酮系统。ACEI 没有致畸性的相关报道，但是有研究显示 1000 名妊娠女性在第一孕期使用 ACEI 作为病例分析，发现应用 ACEI 有使胎儿中毒的可能。在 200 多名孕妇中，高龄孕妇妊娠期前 3 个月的药物应用中没有发现致畸性的明确证据（Burrows，1998；Feldkamp，1997）。这一结果是由 224 例应用 ACEI 治疗的孕妇并且设置了两个对照组相比证实的双中心实验得出的，对照组为应用其他降压药物的健康孕妇（Diav-Citrin，2011）。ACEI 和血管紧张素受体拮抗剂治疗（$n=28$）有一个弊端：它们会导致老年人患糖尿病的风险增高。该调查发现，这两种降压组群中，早产率呈增高趋势。Karthikeyan（2011）分析了 71 例妊娠后接触 ACEI 及英国发布的药品不良反应报告的数据，并没有发现在这两种情况下导致严重畸形的关联性。

一个方法上有点瑕疵的研究结果表示，未发现心脏隔膜缺陷的风险增加（$n=7$）和中枢神经系统异常（Cooper，2006）。很不寻常的是，一个缺损被认为是中枢神经系统异常。芬兰一项对 137 名孕妇的登记研究表明，ACEl 使用后畸形率略有增加（校正 OR，2.20；95% CI，$1.19\sim4.08$），并认为与孕妇糖尿病相关（Malm，2008）。妊娠早期瑞典出生登记处的数据显示，1418 名女性没有糖尿病，但摄入各种降压药，她们的数据和 1 046 843 名没有糖尿病和高血压的孕妇进行比较。校正后的比值在心血管缺陷，特别是室间隔缺损方面，风险高于高血压组 2.59（95% CI，$1.92\sim3.51$）。这个结果适用于 ACE（$n=157$）和 β 受体阻滞剂亚组（$n=1013$）。作者认为这种效果与药物无关（Lennestál，2009）。

众所周知，在妊娠中期 ACEI 可导致胎盘循环量减少（de Maura，1995），胎儿低血压、羊水过少和新生儿无尿需要透析（Murki，2005；Filler，2003；Lavoratti，1997）。当使用高剂量时，在动物实验中也发现了这种发育问题，这是某些病理生理机制引起的：胎儿肾脏和尿液的产生开始于妊娠前 3 个月的末尾。ACEI 减少造成胎儿肾血管的血管紧张度。降低灌注的结果是降低尿的生产，导致水过少，最终导致肾衰竭和无尿。此外，头骨发育不全、挛缩和肺发育不全已被发现。案例数据得到 FDA 报告（Tabakova，2003b）使用依那普利后妊娠过程的明确分析支持。

有报告指出，羊水过少在停止使用 ACEI 后消失（Muller，2002）。关于后遗症，有报告说有 4 名儿童曾在妊娠晚期接触 ACEI，于出生后出现了尿失禁，但在出生后 3 个月内完全恢复。后来，在儿童期或青春期，4 个孩子中的 3 个出现了肾功能不全伴蛋白尿，有的还发现了动脉高血压（Laube，2007；Guron，2006）。

自 1992 年以来，一个所谓的黑框警告明确了美国关于妊娠中期的 ACEI 管理。尽管如此，20 世纪 80 年代末至 2003 年，ACEI 的使用率增加了两倍（Bowen，2008）。

> **建议**：除对其他治疗无效的严重情况的处理外，在妊娠中期和晚期禁用 ACEI。妊娠期间的意外应用后应立即更换一种医师推荐的抗高血压药物。如果在妊娠中期或晚期出现较长时间的治疗，应排除羊水过少，并观察新生儿的肾功能和可能的低血压。

## 2.8.6　血管紧张素 II 受体拮抗剂（ARB 类；沙坦类）

坎地沙坦、依普罗沙坦、厄贝沙坦、氯沙坦、奥美沙坦、替米沙坦和缬沙坦可阻断 $AT_1$ 受体选择性，致使血管紧张素 II 的形成被抑制。2001 年，用于治疗高血压和心肌病的阿齐沙坦获得批准成为美国的新药。在糖尿病肾病患者中，这些药物可以减少蛋白尿，增加肾小球滤过率。

血管紧张素 II 受体拮抗剂（ARB 类药物）还没有表现出致畸性，但有胎毒性。

一项覆盖全球在妊娠早期接触降压药物的 200 多名女性研究发现，其中 37 例妊娠前 3 个月接触的随访者中，有 30 例活产和 2 例严重畸形，其中一人因胎儿脑部畸形而被终止妊娠（Schaefer，2003）。Serreau（2005）提出了 10 例接触沙坦类药物的孕妇，其中 7 例使用药物直到 13 妊娠周，6 名婴儿没有表现出任何畸形。一个报告显示，在子宫内接触 ARB 的 5 个孩子中，一个家族史阴性的孩子出现第六右指和第六左趾（Gersak，2009）。一项双中心研究未能发现 28 例在妊娠早期第一次使用 ARB 的孕妇畸形（Diav-Citrin，2011）。进一步的研究调查结果采用瑞典出生登记的数据调查了抗高血压药物对心脏畸形风险的影响。它检测到 45 例接触 ARB 的孕妇只接受沙坦类治疗，这 45 例没有出现后代心脏异常的表现（Lennestal，2009）。对糖尿病视网膜病变坎地沙坦试验（直接）结果进行分析，至少有 40 名孕妇在妊娠早期使用了坎他沙坦，在她们的后代中没有发现畸形（Porta，2011）。

在妊娠中期和晚期使用类似的 ACEI 也是存在风险的。约 40 例病例报告描述了肾功能不全（包括无尿）、肺发育不良、四肢收缩、颅骨发育不全、死产和新生儿死亡（Oppermann，2001；Hünseler，2011；Alwan，2005；Schaefer，2003）。

有报道称，有 5 名儿童在妊娠中期或晚期暴露于下腔静脉，并在子宫内或下腔静脉闭塞处形成血栓。一个报告描述了两个肾静脉的血栓症（Oppermann，2011；Bakkum，2006）。发病机制尚未阐明，降低肾血流量可能对抑制发病很重要。

在停用药物后，羊水过少和肾功能受损可能部分或完全逆转（Munk，2010；Bosn-Thompson，2005；Berkane，2004）。在这些出版物中，药物变化在第 22 妊娠周发生两次，在第 24 妊娠周发生一次。然而，一项包含暴露于 ARB 类药物的 20 例孕妇的研究发现，即使在停药后，这些药物也会导致新生

☆☆☆☆

儿羊水过少（Spaggiari，2012）。

到目前为止，还没有进行过关于在子宫内使用沙坦类药物的儿童是否会出现晚期后遗症（如肾脏疾病和高血压）的研究，正如在一些儿童使用 ACEI 后所看到的那样。

一项对 28 例妊娠期 ARB 暴露的前瞻性研究分析发现，相关的胎儿疾病只有在治疗持续超过 20 周后才会发生。在这种情况下，羊水过少的风险是 31%（Oppermann，2011）。

一项比较 ARB 暴露组与 ACEI 暴露组新生儿结局的系统综述显示，ARB 暴露组新生儿结局较差，包括肾衰竭、羊水过少、死亡、急性低血压、宫内生长迟缓、呼吸窘迫综合征、肺发育不全、颅骨过低、肢体缺陷、持续动脉导管未闭或脑并发症。发现只有 50% 的暴露儿童长期的结果是阳性的。作者提出术语"胎儿肾素 - 血管紧张素系统阻断综合征"，以描述相关的临床发现（Bullo，2012）。

> **建议**：血管紧张素受体阻滞剂在妊娠中期和晚期禁用，除非用于治疗严重的和其他不可治疗的疾病。当意外治疗发生在妊娠期间，治疗应立即改为一种推荐的抗高血压药物。可以提供随访超声检查。如果治疗持续时间更长，特别是超过 20 周，必须排除羊水过少，胎儿发育需要超声检查。在这种情况下，应观察新生儿的肾功能和可能导致的低血压。

### 2.8.7　双肼屈嗪

双肼屈嗪是具有中枢和周围作用的降压药，是在孕妇患者中被广泛应用时间最长的药物。口服该药后 2/3 左右经肝脏灭活，80% 被吸收，半衰期为 2 ~ 8h。

几乎没有文件记载第一次使用时的记录。目前为止还未发现其具有导致婴儿畸形的风险（Briggs，2011）。

在大多数文件中，妊娠晚期应用此药。少数病例指出，子痫前期患者使用此药会导致肝脏损伤（Hod，1986）。

假性红斑狼疮综合征是双肼屈嗪的副作用，因此，在孕妇或者分娩后患者中此类情况应提及新生儿死亡率（Yemini，1989）。

在荟萃分析（Magee，2003）研究中发现，孕产妇、胎儿和围生期的严重高血压患者通常在使用后的第二到第三个月会出现后遗症。通常与硝苯地平或拉贝洛尔作比较。与拉贝洛尔、乌拉地尔和硝苯地平三种药随机研究。结果有所不同，最终得出结论，双肼屈嗪不是治疗妊娠期高血压的首选降压药物。

> **建议**：双肼屈嗪可以用于妊娠高血压甚至高血压急症。但是，它不再作为妊娠高血压的首选药物。

## 2.8.8　α₁ 受体阻滞剂（外周肾上腺素能受体拮抗剂）

乌拉地尔、哌唑嗪、布那唑嗪、多沙唑嗪、特拉唑嗪属于外周有效的 $\alpha_1$ 肾上腺素能受体阻滞剂。

乌拉地尔可口服或静脉注射。它是最早应用于妊娠期间治疗急性高血压的药物。Schulz（2001）认为乌拉地尔在治疗先兆子痫的女性中是一个有效的选择。这一结论是通过与 42 名患者的对比研究得出的。建议乌拉地尔替代双肼屈嗪治疗子痫前期。相比双肼屈嗪，乌拉地尔具有的优点是它不会增加颅内压风险。一例报告表明：暂时呼吸抑制的早产儿的尿液含有高浓度的乌拉地尔药物浓度（Vanhaesebrouck，2009）。

哌唑嗪能透过胎盘。20 世纪 80 年代的出版物中很少提及它在妊娠晚期的良好耐受性。虽没有证据证明其致畸作用，但报告中也没有详细的记载。甚至少有记载布那唑嗪、多沙唑嗪和特拉唑嗪的使用记录。在非妊娠高血压患者的治疗中，这些试剂作为第二选择的药物组合与其他抗高血压药物结合使用；这些药物在男性中主要作用于前列腺增生的患者。

> **建议**：乌拉地尔在孕妇高血压应急治疗中有所应用。当首选的降压药物都未见效，哌唑嗪才能作为第二类或第三类应用于妊娠早期。若 $\alpha_1$ 受体阻滞剂在妊娠期已经使用，后续需提供超声辅助检查以确认胎儿正常发育。

## 2.8.9　α₂ 受体阻滞剂（中枢性肾上腺素能受体拮抗剂）

可乐定是一种主要作用于中枢的抗高血压药物，生物利用度为 75%，半衰期为 8.5h。因为代谢的变化，孕妇有更高的清除率（Buchanan，2009）。可乐定在当今的高血压管理中已不再重要。偶尔会给重症监护室里的酗酒者静脉注射，以缓解急性抽吸。它也失去了治疗青光眼的主导地位。有时可乐定用于分娩时的麻醉（见章节 2.16.7）。

一项对 66 例妊娠 16 周后服用可乐定的妇女进行的研究表明，该药可有效降低血压，同时减少心排血量。在 66 例妊娠中，有 31 例外周阻力没有降低，导致出生婴儿体重降低（Rothberger，2010）。

没有证据表明可乐定有危险的致畸潜能；据报道，有 200 多例孕妇的研究表明了它的有效性和耐受性（Horvath，1985）。Boutroy（1988）描述了一些新生儿暂时性高血压，解释为戒断症状的一种形式。Huisjes（1986）对 6 岁左右的儿童进行了研究，这些儿童的母亲在妊娠期间曾接受过可乐定的单药治疗，他们比对照组更频繁地表现出嗜睡和睡眠障碍。这项小型研究的发现与动物实

☆☆☆☆

验相似，但到目前为止还没有得到其他临床研究证实。

莫索尼定属于中枢性 α 受体激动剂类药物。由于缺乏记录在案的经验，无法进行有充分根据的风险分析。

利血平是一种口服吸收良好的中枢和外周有效的交感神经抑制剂，但其重要性已大大降低。其在作为抗高血压药之前，已被广泛地使用于精神病学。在妊娠最后 3 个月给予利血平时，有时观察到新生儿出现呼吸问题和饮水困难（Czeizel，1988）。

> **建议**：可乐定、莫索尼定、利血平虽具有抗高血压的疗效，但它们不应该被用于妊娠期间。然而，如果在妊娠的前 3 个月使用，可以提供后续超声检查。

## 2.8.10　其他抗高血压药物

苯氧苄胺是一种肾上腺素阻滞剂，用于治疗嗜铬细胞瘤和神经源性膀胱。缺乏有关于妊娠早期使用的已发表的经验。后来在妊娠中使用的案例报告没有描述发育问题（如 Luk，2009）。

米诺地尔是一种有降压作用的血管扩张剂，它也可用于脱发。患有各种畸形和多毛症的新生儿在 3 个月内自发退化的病例报告不允许进行差异风险评估（见章节 2.17.19）。

硝普钠属于速效血管扩张剂。它只在重症监护医学中作为静脉注射剂使用。硝普钠很容易穿过胎盘。其胎儿与母体的浓度存在于同一水平。两者都能迅速代谢为氰化物和硫氰酸盐，从而产生毒性。有研究包括 22 例患者的 25 个暴露胎儿，其中 5 个是死胎。18 名孕妇因严重的超张力而接受治疗，4 名孕妇因颅内动脉瘤而接受治疗。在某种程度上，对这些疾病的病程及其管理的描述不够充分（Sass，2007）。

硫酸镁仍然是一个治疗子痫前期反射亢进的基本药物，其通过阻断钙抑制了神经肌肉反射亢进。在大多数这样的情况下，分娩是有计划的，治疗通常是短期的，以实现产前、围生期及产后稳定。根据讨论，现在人们意识不应该为此目的使用硫酸镁降低血压（Duley，2006）。

阿利吉仑是新开发肾素血管紧张素转化酶抑制剂，并降低血管紧张素 Ⅰ 和 Ⅱ 的水平。目前还没有对这种药物的适用性进行评估的研究。血压下降的程度似乎是中等的。目前还没有关于其在妊娠期间使用的报道，但有理由认为，肾素阻滞剂与 ACEI 和沙坦类有类似的问题，可能导致肾功能不全和羊水过少。

二氮嗪不再用于治疗高血压。由于不同的原因，它已被批准用于治疗各种原因引起的低血糖。口服剂量后，它完全被吸收并穿过胎盘。孕妇被观察到有高尿酸血症、水潴留和子宫收缩抑制，而新生儿表现为脱发、胎毛增多和骨骼发育迟缓（Milner，1972）。

> **建议**：苯氧苄胺可以用于妊娠期嗜铬细胞瘤的治疗。硝普钠应保留在选定的情况下，否则无法管理。应避免使用二氮嗪和米诺地尔。阿利吉仑在妊娠期间是禁忌的。意外摄入并不意味着基于风险的终止妊娠或侵入性诊断测试（见章节 1.15）当包括阿利吉仑在内的任何药物在妊娠期前 3 个月被使用时，应进行随访超声检查以确保胎儿的正常发育。

## 2.8.11　肺动脉高压和妊娠

肺动脉高压（PH）是由肺部阻力增加引起的。肺动脉高压的特征在于肺的平均压力，在休息时 > 25mmHg，劳累时 > 30mmHg。除了特发性形式，也有一些潜在的疾病，可导致 PH 的改变。

治疗包括根本病症的对症干预措施，如鼻塞吸氧、抗凝、利尿剂、洋地黄、钙通道阻滞剂和具体的药物，以防止肺血管的永久损坏。

恶化的 PH 孕妇将导致生理循环的变化，若未经治疗，将导致 30% ~ 50% 的高产妇死亡率（Weiss，1998；1978 ~ 1996 年对 125 个妊娠课程的系统评价）。出于这个原因，通常不鼓励妊娠。另外，PH 在妊娠期间首先被诊断出，而妊娠后期和产后是最危险的。PH 孕妇应在专业中心管理。死亡率则明显减少（如 Kiely，2010；来自于作者所在中心 2002 ~ 2009 年的 10 例妊娠分析：一名患者在分娩 4 周后去世）。通过一系列监测，在 30 例 PH 孕妇中确定了孕产妇死亡率，其值为 16.7%，胎儿 / 新生儿死亡率为 13%。其中只有两例接受肺动脉高压特殊治疗，但作者并未提及使用的药物或暴露胎儿的确切结果（Ma，2012）。然而，在一个勘误本出版物中对其进行更正，表示为药物（一氧化氮、前列环素类似物、波生坦或西地那非）（Ma，2013）。总的产妇死亡率在产褥期为 16.7%，并有 4 个胎儿 / 新生儿死亡（13%）。没有其他因素被确定，麻醉、分娩方式、PH 的类别和严重程度是死亡率的重要预测指标。他们的结论是在孕产妇死亡率随着 PH 升高而增加。

下面所述的药物用以治疗疼痛，但妊娠期间的记录相对较少。

### 内皮素受体拮抗剂（ERA）

3 个被批准的药物都可以引起肝损伤。西他生坦由于其严重的肝毒性，于 2010 年底被撤出市场。

波生坦的血浆蛋白结合率为 98%，半衰期为 5h，特异性结合于内皮素受体，内皮素受体可以引起血管收缩、纤维化、细胞增殖和重塑。波生坦能在一定程度上阻止这些事件的发生。

波生坦显示致畸大鼠时的血浆浓度为超过人类治疗水平的 1.5 倍，观察到畸形的头部、脸和眼睛。由于联系不明晰，美国和欧盟的一些成员国家开始了类似的妊娠预防方案，如异维 A 酸（虽然在这个时候，没有人类致畸的直接证据。然而，目前排除风险的经验太有限）。

有以下 3 例报告：①妊娠后无意摄入波生坦和西地那非，直至分娩 30 周时，女性新生儿生长迟缓，但没有显示畸形。她最初生长良好，但随后 6 月龄时感染 RS 病毒（Molelekwa，2005）。② Elliot（2005）描述了一个戏剧性的事件，孕期摄入波生坦和华法林，直到妊娠 6/7 周，其次通过使用伊洛前列素作为吸入剂和肝素治疗，心搏骤停发生在妊娠 25 周后，1 周后她分娩了一个男孩。③第三个案例描述了一个女性系统性红斑狼疮相关的 PH，她使用波生坦和苯丙香豆素直到妊娠 5 周，并持续西地那非和多种免疫抑制剂。在妊娠 35 周后苯丙香豆素被肝素取代，波生坦被伊洛前列素取代，该患者在妊娠 37 周产下一个健康的婴儿。

安贝生坦在临床前动物实验中有致畸作用，但没有人类报道的经验。

## 磷酸二酯酶抑制剂

磷酸二酯酶 V 型被发现存在于在阴茎及肺血管组织中。PH 可以抑制磷酸酯，导致肺血管舒张。

目前约有 6 个案例报告。Lacassie（2004）报道一名患有艾森门格综合征的 24 岁女子，她在妊娠 7 ~ 9 周服用西地那非，然后由于症状加重停了下来，31 ~ 36 周继续治疗，进一步的治疗包括服用地尔硫䓬与妊娠 32 周后服用 L- 精氨酸。妊娠 36 周后产下一健康男孩。

关于西地那非的报道，Goland（2010）记录了两个接受西地那非和四依前列醇治疗的孕妇，并通过剖宫产产下健康孩子。一患有人类免疫缺陷病毒（HIV）和房间隔缺损的孕妇在生产前接受西地那非及其他药物治疗，结果显示有效。

在反复流产（Jerzak，2008）、体外受精（Jerzak，2010）和子痫前期使用西地那非治疗无效（Downing，2010；Samangaya，2009）。应用于 10 个有胎儿严重发育迟缓的孕妇，并无关于胎儿的负面报道（Von，Dadelszen，2011）。

## 前列环素类似物

目前有 3 类前列环素类似物应用于 PH：依前列醇、曲前列素和伊洛前列素。它们抑制凝血细胞活性，并且有扩张血管、降低血管重塑的作用。

依前列醇是一种不稳定的、合成的前列环素类似物，需持续注射，因为其半衰期仅为 3min。Moodley（1992）总结了近 50 例在妊娠后期使用依前列醇治疗先兆子痫的数据，至少有 14 个 PH 妊娠女性服用依前列醇，其中一部分在妊娠前 3 个月服用，未显示具体的药物中毒反应。另一例在妊娠 23 周前使用依前列醇，没有出现产后并发症。然而，宝宝在出生 11d 后死亡。尸检显示正常心腔、卵圆孔未闭、动脉导管未闭，显示结果为婴儿猝死综合征（SIDS）（Timofeev，2013）。

曲前列素可皮下注射也可通过静脉输液或吸入治疗。没有其在妊娠期间使用的报道。在大鼠和兔子的动物实验中也没有显示其有致畸作用。

稳定的合成前列环素类似物伊洛前列素通过静脉注射和吸入治疗血栓闭塞性脉管炎和 PH 的高级阶段。6 个案例描述了其在 PH 中的应用，第一妊娠期未显示胎儿发育的负面影响（如 Streit，2009；Elliot，2005）。短趾情况只在大鼠中发现，在其他动物中未观察到；它们不被认为有致畸作用，但可出现低灌注血量情况（Battenfeld，1995）。伊洛前列素作为吸入剂成功应用于 4 例患有持续 PH 的早产儿，其耐受性良好（Eifinger，2008）。

> **建议**：妊娠合并肺动脉高压与孕产妇死亡率高有关；应由专科中心的多学科团队处理。治疗应选择可能最有效的方法。当制订不同的方案时，应避免在孕早期使用内皮素受体拮抗剂。肺动脉高压的治疗非终止妊娠合理的风险因素。（见章节 1.15）。但应连续进行随访超声检查观察胎儿的发育情况。

## 2.8.12　低血压和抗低血压药

原则上来说，孕期低血压是没有临床意义的。这尤其适用于妊娠中非罕见的循环调节系统异常。其治疗手段主要包括使用弹力袜、晨起做腿部操、冷敷和刷具按摩。咖啡也可以适量饮用。通常情况下，动脉性低血压或循环系统调节异常并不需要药物治疗。

## 2.8.13　拟肾上腺素药

拟肾上腺素药依地福林、甲氧苄啶和米多君已被用来治疗低血压。

关于甲磺酸二氢麦角胺，见章节 2.1.14。

动物实验表明，拟肾上腺素药可以使子宫的血流量减少。当用药量在治疗剂量范围内时，未观察到它对人体的致畸影响。然而，经验是有限的，这并不能排除它有致畸形的风险。

> **建议**：在孕初期应避免使用该制剂。如果在胎儿器官形成阶段接触到这类药物，并不能表明一定要终止妊娠。可以通过定期的超声检查来确定胎儿是否正常发育。如果在胎儿期（妊娠中期和后期）出现明显的症状需要药物治疗，可以使用拟肾上腺素药。有较多使用经验的药物，如依地福林，将是首选治疗药物。
> 
> 应避免联合用药。

## 2.8.14　强心苷

**药理**

洋地黄毒苷的肠吸收为 90% ～ 100%，而甲地高辛和乙酰地高辛的肠吸收约为 80%。甲地高辛在肝脏被去甲基化，而乙酰地高辛在肠黏膜被去乙酰化。地高辛主要通过肾脏代谢，而洋地辛则通过肝脏代谢。地高辛的半衰期约为 40h，而洋地黄毒苷的半衰期平均为 7d。地高辛是洋地黄毒苷的代谢物。

所有洋地黄毒苷都能透过胎盘屏障；胎儿胎盘中洋地黄毒苷浓度与母体中洋地黄毒苷浓度是一致的。胎儿的心肌敏感度似乎低于成人。文献表明，在妊娠的前 3 个月，洋地黄不会导致胎儿畸形（Aselton，1985）。当洋地黄毒苷类药物剂量在治疗剂量范围内时，并未观察到它对胎儿有毒副作用。许多病例报告描述了孕妇或胎儿的治疗心动过速的耐受性。

> **建议**：孕期洋地黄毒苷可用于治疗心衰和母胎心律失常。在胎儿发生心动过速的情况下，洋地黄毒苷是首选的抗心律失常药物（见章节 1.6 和 2.8.15）。

## 2.8.15　抗心律失常药物

需要区别母亲和胎儿的心律失常治疗。对前者来说，一个可能的最小低胎盘通道是理想的，而对后者来说，一个足够充分的通道是非常必要的，用来通过母亲管理胎儿。一般来说，母亲和胎儿的室上性和室性期前收缩不需要治疗。

**孕妇的抗心律失常治疗**

拥有健康心脏的女性第一次妊娠很少发生典型心动过速的。当室上性心动过速、心房扑动或心房颤动及室性心动过速造成不稳定的血流动力学时，如发生心室扑动或心室颤动，就提示使用心脏电复律。这种治疗手段不会影响在电压区域外并且有高心脏反应阈值的胎儿。如果女性血流动力学处于稳定状态，可尝试用药物治疗方法扭转心脏状态。另一种用抗心律失常药剂的指征是预防复发。Bombelli（2003）报道了 3 个有室上性心动过速，在妊娠晚期成功接受导管消融的妊娠妇女，她们对治疗措施并没有明显反应。然而，在治疗干预中受到辐射暴露需要考虑为一个风险。

妊娠女性伴有持续性心动过缓需要施行安装心脏起搏器的措施。

☆ ☆ ☆ ☆

### 胎儿的抗心律失常治疗

#### 胎儿心动过速

0.4% ～ 0.6% 妊娠女性的胎儿被发现（室上性）心动过速（> 180 次 / 分），尤其是在妊娠中期或晚期。这些胎儿大多数没有明显的心脏畸形。随着病程延长，胎儿可能表现出心脏衰竭或伴胸腔积液、心包积液、腹水和水肿的肌病。胎儿水肿指流体过量填充在两个或更多的隔室；它可能会导致胎儿宫内死亡。

在大多数情况下，母亲用药物来治疗胎儿。因此，需要考虑对母亲的潜在副作用。此外，抗心律失常药物可能导致心律失常效应，导致胎儿心室颤动和死亡。

因为有效性和安全性，地高辛是首选药物。但是，如果积水已经发生，则不太可能给胎儿提供足够浓度的地高辛（如 Maeno，2009）。在这种情况下，有学者建议将地高辛直接肌内注射入胎儿大腿（如 Cuneo，2008）。应用于脐带可能有助于胎儿死亡，应当避免。在一系列的地高辛和氟卡尼联合治疗 27 个胎儿的记录中，其作者认为，这种治疗对于胎儿室上性心动过速（窦性心律的反应率为 96%，恢复率为 81.4%）是有效的。总之，经治疗的 26 例婴儿还活着，但有一名孕妇因非心脏原因终止妊娠；没有由于心动过速造成宫内死亡的胎儿，且没有一个孕妇发展成心律失常（Uzun，2012）。

如果用索他洛尔治疗心律失常尤其是心房扑动失败时，可用氟卡尼与或不与洋地黄组合的方法（Maeno，2009；Doherty，2003；Oudijk，2003）。

在某些胎儿心动过速的情况下，一些学者在使用地高辛和索他洛尔后，更倾向于使用胺碘酮（见下文）而不是氟卡尼。他们指出，胎儿甲状腺功能减退症（由于药物中碘含量高）的发生率很高（Cuneo，2008）。然而，这只适用于为期一周的短期治疗。在其他病例报告中也发现了高度的有效性，但 43% 的儿童存在暂时性甲状腺功能减退和甲状腺肿（Pézard，2008）。

使用其他抗心律失常药物的经验非常有限。维拉帕米的应用通常不被支持（如 Oudijk，2002）。腺苷很少直接注射到脐静脉。它会导致胎儿心动过缓。当药物治疗不成功时，在某些情况下，建议提前分娩以允许产后心脏复律。一般对于心脏健康的女性来说，胎儿抗心律失常治疗具有良好的耐受性。

#### 胎儿心动过缓

胎儿心动过缓（< 100 次 / 分）通常是由于房室传导阻滞（AV）。它可能与胎儿心脏畸形有关，也可能由母体自身抗体 [ 通常是 SSA-AK（Ro-AK）] 通过胎盘进入胎儿体内导致胎儿心脏畸形。在那时，母体结缔组织疾病通常还没有被诊断出来（Maeno，2009）。心动过缓最初可通过增加每搏量得到补偿；心率 < 55 次 / 分似乎是因为血流动力学不足（Eronen，2001）。由此导致的心力衰竭会导致胎儿水肿。胎儿心动过缓与心脏缺陷和水肿明显有不良预后。

☆ ☆ ☆ ☆

治疗方案要求使用拟交感神经药物（如利托君、沙丁胺醇、特布他林）来增加心脏频率，而在自身免疫相关的心传导阻滞中，如果房室传导阻滞尚未完成，则应用卤代类固醇。对母亲使用倍他米松或地塞米松的指导思想是，她的自身抗体会引起房室结和心肌的炎症，导致纤维化，其结果是房室传导阻滞、心内膜纤维化和扩张性心肌病，直到婴儿出生后才变得明显。氟化糖皮质激素的使用正在讨论中，因为有相当数量的先天性心脏传导阻滞的胎儿在没有抗炎治疗的情况下存活了下来，治疗的风险必须与心脏传导阻滞的风险相平衡（如Lopes，2008及评论）。这一概念与何时开始治疗的问题有关。只有一个小组提出一级心传导阻滞是治疗的指征（Rein，2009）。治疗包括，如每天8mg地塞米松，相当于胎儿剂量0.05mg/kg。通常从诊断开始，一般在妊娠19～24周，一直持续到分娩（Hutter，2010）。在约10%的羊水过少的病例中（Hutter，2010；Saleeb，1999；Vesel，2004），来自多伦多的一个儿科心脏病学小组对该方案进行了修改，相对简单的疗程为2周，每天8mg，然后4mg/d，38周后2mg/d。如果没有心脏畸形，没有纤维化，胎心频率至少为50～55次/分（Hutter，2010），那么在妊娠第32周后开始的AV阻滞可能不需要治疗。Ⅳ型免疫球蛋白应用于母亲以减少其抗体负担的方法已被尝试用于预防（Friedman，2010），也用于治疗，但没有令人信服的结果。在一些早产的病例可以考虑尽早置入起搏器。

**药理学和毒理学**

抗心律失常的药物有不同的分类，并用于不同形式的心律失常。

■ⅠA类抗心律失常药物属于奎尼丁类。它们包括适当的奎尼丁，以及阿义马林、丙吡胺和重酒石酸普拉马林。

■ⅠB类抗心律失常药物包括与利多卡因有关的物质，如美西律，以及仅用于治疗癫痫的有致畸性的苯妥英钠。

■ⅠC类抗心律失常药物包括氟卡尼和普罗帕酮。

■Ⅱ类抗心律失常药物包括β受体阻滞剂。

■Ⅲ类抗心律失常药包括胺碘酮β受体阻滞剂索他洛尔及决奈达隆。

■Ⅳ类抗心律失常药物涉及钙通道阻滞剂维拉帕米、加洛帕米和地尔硫䓬。

核苷腺苷在任何经典的抗心律失常药物中都没有发现，同样地，异丙托溴铵和维那卡兰也没有发现。

**ⅠA类抗心律失常药物**

奎尼丁在口服后几乎完全被吸收，并在1～4h达到其最大血清水平。主要通过肝脏，其余通过肾脏，约80%被排泄。作为一种迷走神经拮抗剂，尽管对起搏器细胞有抑制作用，但其可增加心脏频率。奎尼丁是最古老的抗心律失常药物之一，似乎没有致畸的潜力。它穿过胎盘，使到达胎儿体内的药物水平和母亲体内一样高。它已成功地用于母婴治疗。一定的抗心律失常药物剂量造成的刺激子宫收缩是不被期待的。

丙吡胺也被认为可刺激子宫收缩（Briggs，2011），并穿过胎盘，且没有致畸作用的报道。阿义马林和重酒石酸普拉马林的耐受性数据不足。

### Ｉ B 类抗心律失常药物

在妊娠期间使用利多卡因的广泛经验大多来自麻醉。当用于控制心律失常时，由于口服剂量不够有效，需要进行非肠道给药。Cuneo（2003）描述了一个胎儿的心电图 Q-T 间期延长，其表现为室性心动过速和间断性房室传导阻滞。利多卡因成功地治疗了他。致畸效应还没有在人类身上被描述过。利多卡因很容易穿过胎盘，而且，它的高水平可以导致新生儿的中枢神经系统抑郁（它在分娩中的使用见章节 2.16.7）。法国的一项研究报告了一种完全不同的应用，即用利多卡因来诱导堕胎。胎儿(妊娠 20 ～ 36 周)通过脐静脉吸收苏芬太尼(5μg)时会导致各种畸形，然后 7 ～ 30ml 的利多卡因（1%）会导致心搏停止（Senat，2003）。

苯妥英钠是一个致畸的抗惊厥药（见章节 2.10.24）。

### Ｉ C 类抗心律失常药物

许多病例报告记录了氟卡尼治疗胎儿心动过速的有效性（Walsh，2008；Krapp，2002）。尤其是当胎儿已经发生水肿时，氟卡尼优于洋地黄毒苷。建议对孕妇血清水平进行严密监测，以保持胎儿水平足够低，减少副作用（Rasheed，2003）。与动物实验相比，在人类身上没有发现致畸性的证据，但对于妊娠早期的使用数据非常有限（如 Villanova，1998）。普罗帕酮在妊娠期没有得到充分的研究。制造商报告了超过 30 例使用普罗帕酮的孕妇，这些孕妇没有明显的产前风险。

### Ⅱ 类抗心律失常药物

见章节 2.8.3β 受体阻滞剂。

### Ⅲ 类抗心律失常药物

胺碘酮的消除半衰期很长，约为 40d。为了避免胎儿接触，这种药物必须在妊娠前几个月停用。胎儿的下列副作用已被频繁发现：胎儿心动过缓和先天性甲状腺功能减退，因为碘含量高（39%）（Lomenick，2004；Grosso，1998）。据报道，在某些情况下，甲状腺素被注入羊膜作为替代。在子宫内接受治疗的 26 名儿童中，有 5 名在出生时患有甲状腺功能减退症。还有 1 名出生后继续使用胺碘酮治疗的儿童在 3 个月时出现甲状腺功能减退（Strasburger，2004）。Bartalena（2001）分析了 64 个以前发表的病例，在 56 个案例中，母亲的指征导致了治疗。12 名儿童被诊断为患有暂时性甲状腺功能减退症，其中 2 例与甲状腺肿有关。在另一篇文章中，43% 的儿童出现了暂时性甲状腺功能减退和甲状腺肿（Pezard，2008）。在一些宫内暴露的儿童中发现了离散的神经异常，在甲状腺功能正常的儿童中也发现了这种异常，这导致了一种假说，即胺碘酮可

☆☆☆☆

能具有直接的神经毒性作用（Bartelena，2001）。一个病例报告描述了一个明显发育迟缓的儿童，他在妊娠 26 ～ 35 周暴露于胺碘酮和地高辛，并在出生后再次暴露于胺碘酮和普萘洛尔 24 个月。他在任何时候都没有出现甲状腺功能减退，并排除了其他原因（Mikovic，2010）。有时，在新生儿心电图中观察到 Q-T 间期延长。已经显示宫内生长发育迟缓，但还不清楚胺碘酮、伴随药物（通常为 β 受体阻滞剂）或是潜在疾病的程度。大多数孩子没有问题。在新生儿期之后随访的儿童没有表现出与甲状腺功能减退相关的可识别的功能缺陷（Magee，1999）。在妊娠前 3 个月使用胺碘酮的经验仅限于约 20 例暴露的、没有可疑的妊娠（Briggs，2011）。

索他洛尔能轻松穿过胎盘，是治疗胎儿心动过速的有效抗心律失常药物。在对 18 例胎儿心动过速的病例研究中，注意到药物在羊水中积累，而不是在胎儿本身。14 例胎儿中的 13 例单独使用索他洛尔治疗后，窦性心律恢复正常，2 例复发，1 例死亡。另外接受地高辛治疗的 4 名胎儿中有 2 名获得了成功的治疗（Oudijk，2003）。其他关于治疗孕产妇或胎儿心律失常的病例报告没有显示出明显的产前毒性风险。然而，当治疗一直持续到出生，在新生儿中可能会遇到 β 受体堵塞的症状，如心动过缓和低血糖（见章节 2.8.3）。

决奈达隆是一种新型苯并呋喃，它不含碘，在其他方面与胺碘酮密切相关。它是一种多通道抑制剂，用于预防非永久性房颤。目前还没有关于它在孕期使用的报告。

### Ⅳ类抗心律失常药物

钙通道阻滞剂维拉帕米和地尔硫革的相关内容请参见章节 2.8.4。目前人类的经验并不表明有致畸效应的证据。目前还没有关于加洛帕米耐受性的报道。

腺苷的半衰期很短，不到 2s，必须静脉注射。目前妊娠和治疗胎儿心律失常的经验并不表明其有胎儿毒性作用（Hasdemir，2009；Hubinont，1998）。

电复律和置入除颤器似乎不会对胎儿有副作用（如 Lin，2008）。胎儿心脏的心阈值较高，且胎儿处于电压场和电流之外（Joglar，1999）。

**建议**：由于抗心律失常药物也可能引发心律失常，因此需要对其适应证进行严格评估。治疗孕妇的首选药物为ⅠA 类奎尼丁、ⅠB 类利多卡因、ⅠC 类普罗帕酮及孕中期和晚期可使用的氟卡尼。在二级良好测试中，β 受体阻滞剂应为首选。如果需要使用Ⅲ类抗心律失常药物，应选择索他洛尔。在Ⅳ类抗心律失常药物中，维拉帕米和地尔硫革是可接受的，腺苷也是一样。

苯妥英是一种致畸物，禁忌使用。如果所使用的药物中有一种不是主要的推荐药物，或者这种药物是必需的，那么基于风险的理由，终止妊娠是不合理的。除了充分研究 β 受体阻滞剂和钙通道阻滞剂外，后续应该提供患者在妊娠前 3 个月的超声检查来验证胎儿是否正常发育。如果应用胺碘酮，产前甲状腺肿的发展需要通过超声波排除，胎儿和新生儿应检查可能的甲状腺功能减退。胎儿室上性心动过速最常用洋地黄毒苷类药物治疗，第二种选择是索他洛尔或氟卡尼。在其他抗心律失常药物失效的情况下，胺碘酮充其量只是一种备用药物。

## 2.8.16 冠心病治疗药物（心血管扩张药）

单硝酸异山梨酯、硝酸异山梨酯、硝酸甘油（三硝酸甘油酯）和季戊四醇四硝酸酯已获批用于治疗心绞痛，在某些情况下也可用于治疗心肌梗死。它们也被用于其他适应证：用于胆绞痛，就像保胎药一样（Smith，2007，2010），用于分娩的开始（Nunes，2006），用于子痫前期（Manzur-Verástegui，2008），以及其他情况。

目前还没有观察到此类药物对胎儿的毒性作用，但是对产妇副作用高。超声检查宫颈长度和宫颈腺体面积的研究显示：单硝酸异山梨酯在治疗宫颈成熟前后与宫颈成熟后在引产中的应用，由于不良反应，如恶心、头晕、呼吸困难和呕吐，不得不停止（Hatanaka，2012）。一个比较硝酸甘油（$n$=81）和非交感神经药（$n$=75）的随机研究显示，作为保胎药无法看到 18 月龄幼儿的任何发育差异（Gill，2006）。在妊娠早期使用的经验是有限的。

很少有相关的研究涉及其他的冠心病治疗药物，如伊伐布雷定、吗多明、雷诺嗪和曲匹地尔。

有一例关于伊伐布雷定的病例报告，因为孕妇急性心脏病发作，在孕期前3 个月使用该药之后生出了一个健康的孩子（Babic，2011）。在一项包含 180名妇女的研究中，对曲匹地尔与安慰剂进行了比较。患先兆子痫的风险在妊娠22 ～ 38 周更高（根据 Dodd，2010）。目前未观察到特定的副作用。

> **建议**：如果它们被用于正确的指示，硝酸盐可用于妊娠。其他冠心病治疗药物的使用不需要基于风险的终止或任何其他诊断干预；另见章节 1.15。

## 2.8.17 血管循环药物和外周血管扩张药物

这里讨论的药物主要用于治疗急性听力丧失、头晕和间歇性跛行。在给予孕妇这些药物之前，应确定它们的使用是必要的，并且是有依据的。这尤其适用于听力损失。

目前还没有关于妊娠早期对己酮可可碱和萘呋胺耐受性的研究。过去的临床经验和药理学表示这些试剂不太可能具有明显的致畸潜力。

没有证据表明银杏是致畸的，但它作为一种营养物质，其组成和效果没有被广泛研究，更不用说它的适应证了。使用羟乙基淀粉时的致畸风险是不会增

☆★☆☆

加的（见章节 2.9.13）。

氟桂利嗪和桂利嗪是钙通道阻滞剂，具有抗组胺性。妊娠的经验有限，并没有报告有害影响的迹象。能改善内耳微循环的组胺类似物倍他司汀没有记录在案的经验。

以下已被批准用于治疗周围动脉阻塞的药物缺乏相关经验：前列腺素对血小板聚集有抑制作用，并且具有血管舒张作用；类肝素戊聚糖聚硫酸酯显示出抗凝作用和纤维蛋白溶解特性。血管扩张剂丁咯地尔（未获美国批准）也是如此。欧洲药品管理局（EMA）人类用药品委员会（CHMP）得出结论认为，丁咯地尔的好处并不比它的风险更大，并建议在整个欧盟（EU）暂停所有包含丁咯地尔的药品的上市许可，原因是这个产品有严重的神经和心脏副作用。

> **建议**：如果它们被用于正确的指示，硝酸盐可用于妊娠。其他冠心病治疗药物的使用不需要基于风险的终止或任何其他诊断干预（见章节 1.15）。

## 2.8.18　利尿剂

在妊娠期间，只有极少数情况会使用利尿剂，如肺水肿或心功能不全。

近年来，与非妊娠患者不同，利尿剂的适应证发生了变化。随着对子痫前期病理生理学的进一步了解，利尿剂不再用于治疗高血压、水肿，尤其是子痫前期。利尿剂会减少血浆体积，导致胎盘灌注减少，进一步损害对胎儿的营养支持。

### 噻嗪类利尿剂

这类化合物属于氢氯噻嗪类，可作为一种单补剂，其类似物为氯噻酮和希帕胺。

美夫西特、苄氟噻嗪和氯帕胺只存在于联合制剂中。吲达帕胺和贝美噻嗪是磺酰胺衍生物，与噻嗪类药物有关。

这些药物的有效性基于抑制远端小管对钠和氯的重吸收。治疗初期会导致血浆体积的减少、钾的损失，并抑制尿酸的排泄。

噻嗪类物质可在肠道内被很好地吸收，其代谢物将在尿液中被排出。药物会通过胎盘屏障。如果在分娩期间使用，新生儿可能会出现电解质变化（低钠血症、低钾血症）、血小板减少症和反应性低血糖（母亲糖尿病的原因）。另外，会因为抑制平滑肌收缩的效果出现分娩延迟。

在使用噻嗪类药物对 5000 多名妊娠中期和（或）妊娠晚期孕妇的治疗中并没有发现胎儿毒性（Collins，1985）。然而，由于缺乏疗效和对病理生理学的更好了解，噻嗪利尿剂的使用已经过时。

氢氯噻嗪是该组的最佳检测药物。一项对 567 名在妊娠前期接受治疗的女性的研究没有表现出具体异常的增加或总体畸形率的提高（Briggs，2011）。

同样，对曾在妊娠早期接触吲达帕胺的 46 名新生儿开展的一项研究表明没有可疑的频率和畸形的类型（Briggs，2011）。

丹麦和苏格兰出生登记处分别有 315 名和 73 名孕妇接触过利尿剂（Olesen，2001），其中 263 名涉及噻嗪类药物。35 名出现畸形后代的妇女曾在妊娠早期有过治疗。研究显示使用利尿剂后出生体重显著降低，早产较多见。然而，这项研究有一些方法上的缺陷。

### 袢利尿剂

呋塞米、布美他尼、吡咯他尼、托拉塞米属于袢利尿剂。

口服呋塞米可被很好地吸收，并且在尿液和粪便中几乎没有变化。其效果在 2～4h 后降低。呋塞米能使孕妇的宫腔体积减小，使胎盘的灌注量减少，影响对胎盘的支持作用。然而，对 10 个宫内婴儿的影响并不明显（Sibai，1984）。在胎儿中，它可能会短暂地刺激尿液的产生。21 例早孕后每日服用呋塞米 20mg 的孕妇在服用之后出现心排血量减少，而外周阻力会增加，以使血压和脉搏保持稳定（Carr，2007）。它是由前列腺素 $E_2$ 介导的，因此它是否能抑制早产儿动脉导管的生理阻塞从而导致呼吸窘迫是值得商榷的。350 名在妊娠早期暴露的新生儿中，先天性畸形的频率略有增加（5.1%），而特定模式是不可辨别的（Briggs，2011）。其耳毒性效应也有说明，特别是与氨基糖苷类合用时（如 Brown，1991）。

调查显示在妊娠早期使用布美他尼的 44 名孕妇中，有 2 名儿童患有先天心脏畸形（引自 Briggs，2011）。袢利尿剂、吡咯他尼和呋塞米上没有足够的相关经验。任何指定药物的具体致畸作用尚未得到认可。

丹麦和苏格兰出生登记处分别有 315 名和 73 名孕妇在孕期接触过利尿剂（Olesen，2001），其中分别有 83 名和 31 名孕妇接触袢利尿剂。在早期妊娠进行治疗的 43 名孕妇中 5 名后代存在畸形，出生体重比丹麦亚组高出 105g，这一发现还可解释为更高的糖尿病发病率（10.3%）。早产是比较常见的。然而，这项研究还有一些方法论上的缺陷。

### 醛固酮拮抗剂

螺内酯及其代谢物坎利酸钾可用于静脉注射，是醛固酮拮抗剂的主要代表。其有效性是基于受体醛固酮的抑制及肾小管上皮细胞的盐皮质激素。对于接受治疗的男性，其女性乳房化可能会进一步发展。

与上面讨论的利尿剂相比，螺内酯会保留钾，所以高钾血症是一个典型的副作用。在动物实验中，已经观察到了致癌的特性，但没有证据表明这些特性

☆ ☆ ☆ ☆

与临床上有相关性。曾在孕早期接触药物的 31 名新生儿并没有表现出非特异性畸形（Briggs，2011）。一则病例报告了一个女性在两次孕期使用了螺内酯并生了 3 个健康的孩子（1 个男孩、2 个女孩）。在抗雄激素的副作用下发育正常的儿童，最大的孩子已经 13 岁（Groves，1995）。

依普利酮是另一种醛固酮拮抗剂，作为辅助药物用以降低有左心功能不全或近期心脏病发作后左心室功能不全和心力衰竭临床症状患者的死亡率。一则案例报告中一个 Gitelman 综合征的孕妇在连续治疗后生下一个健康的女孩（Morton，2011）。在一例孕期原发性醛固酮增多症的治疗中，妊娠后半期用依普利酮治疗未发现男性胎儿出现女性化的迹象（Cabassi，2012）。

### 阿米洛利和氨苯蝶啶

阿米洛利和弱叶酸拮抗剂氨苯蝶啶属于保钾利尿剂，其有效性在于它们对肾小管转运的影响。与螺内酯不同，它们不是醛固酮拮抗剂。

曾在孕早期使用氨苯蝶啶的 318 例及使用阿米洛利的 28 例新生儿报告中，未注意到特异畸形的增加（Briggs，2011）。有关阿米洛利的单独报告显示，母亲接受巴特综合征、Gitelman 综合征和 Conn 综合征的治疗后，新生儿正常（Mascetti，2011；Al-Ali，2007；Deruelle，2004；Almeida，1989）。

尚未注意到阿米洛利和氨苯蝶啶的特定致畸作用。

> **建议**：利尿剂不是标准治疗妊娠高血压和水肿的一部分。它们的应用仅限于特定的指征。氢氯噻嗪是首选药物。呋塞米也可以用来治疗心脏或肾衰竭。对于需要较长时间治疗的患者，有必要监测其电解质和血细胞比容水平并且排除发展性羊水过少的可能。当治疗一直持续到分娩，需要监测新生儿患低血糖的风险。如果可能的话，或者是基于异常的迹象，其他利尿药应避免使用。没有一种药物可证明基于风险的终止妊娠或侵入性诊断干预是合理的（见章节 1.15）。

## 2.9　抗凝剂、血小板聚集抑制剂、纤维蛋白溶剂和容量替代剂

Janine E. Polifka，Juliane Habermann

在孕期，获得静脉血栓栓塞（VTE）的风险大大增加。抗血栓治疗的适应证为预防和治疗静脉血栓栓塞，但这种治疗是困难的，因为这些药物对发育中的胎儿有潜在的不利影响。在外科手术或分娩前使用这些药物是产妇出血可能

性增加的一个重要原因。如果要用的话，低分子量肝素是在孕期预防和治疗静脉血栓栓塞的首选药物，因为其有较小的副作用且难以穿过胎盘。维生素 K 拮抗剂对胚胎的影响，特别是华法林，是众所周知的。华法林和其他相关的香豆素已被发现可产生畸形，如鼻发育不全、点状骨骺，以及在妊娠期间接触这些药物的妇女所生的子女发育迟缓。然而最容易感染的时期是妊娠后第 8 ～ 12 周，因为它们的半衰期长，建议妊娠 6 周后停止治疗或者使用肝素替代。另外，在妊娠中期和妊娠晚期使用与生长受限和行为功能障碍有关。有报道提到在妊娠期间用双嘧达莫治疗的母亲生下的婴儿有先天畸形，但是在这些研究中报告异常的频率是低的，且异常的类型是不一致的。在妊娠期间母亲用链激酶、纤溶酶原激活剂治疗的案例研究报告认为其对婴儿无致畸作用。目前，在妊娠期间使用新的口服抗凝血剂，如达比加群、利伐沙班、阿哌沙班的经验是有限的。没有充分的畸形数据，所以使用这些药物和其他相关的药物时应根据具体情况而定。本章的目的是提供一种目前公认的临床医师使用的致畸作用小的抗血栓药，以及建议在妊娠期间适当使用。

## 2.9.1　抗凝剂适应证

在正常妊娠期间，几乎所有凝血因子的浓度都会随着雌激素水平的升高而逐渐上升，同时凝血抑制剂的活性降低（如抗凝血酶）。这些变化导致纤溶能力降低，由于胎盘产生纤溶酶原激活抑制剂的水平（PAI）升高和妊娠的高凝状态，直到分娩后约 8 周才能恢复正常（Goland，2012）。这种凝血趋势的增长出现在胎盘分离后的分娩过程中，反映了有效凝聚的一种生理需要。然而，在止血和纤维蛋白溶解中出现这些变化的结果增加了静脉血栓栓塞的风险，其在妊娠期间发生的频率是一般情况下的 5 倍，发生率为 0.2%（Nelson，2007；Dizon-Townson，2002）。

血栓形成是一组与血栓疾病（如 VTE 和肺栓塞）的风险增加相关的遗传性或获得性凝血功能障碍。常见的遗传血栓形成包括凝血因子 V Leiden 突变、凝血酶原 G20210A 基因突变、甲基四氢叶酸还原酶多态性、抗凝血酶的缺陷、蛋白 C 和蛋白 S 的缺陷。抗磷脂综合征属于获得性血栓形成（McNamee，2012）。越来越多的证据表明，血栓形成是与不良妊娠结局增加相关联的，如妊娠早期和妊娠晚期的先兆流产、先兆子痫、胎盘早剥、宫内发育迟缓（IUGR）（Pierangeli，2011）。然而，静脉血栓栓塞和严重不良妊娠结局的绝对风险仍然很低。由于缺乏可靠的数据，在妊娠期间的普遍疗法关于抗血栓的必要性和有效性协议尚未确立（Mc Namee，2012）。在妊娠期间，一个先前形成的血栓或血栓形成倾向目前不被所有临床医师视为一个预防血栓的迹象（见章节 2.9.2）。大多数建议包括以下方面。

☆☆☆☆

- 患者获得血栓的风险增加，包括恶性肿瘤患者、术后患者、长期卧床患者。
- 预防和治疗静脉血栓栓塞。
- 预防和治疗患者全身性栓塞的心脏瓣膜病和（或）机械心脏瓣膜病。
- 预防与使用抗磷脂抗体有关的妊娠损失及妊娠失败导致的损失。

## 2.9.2　肝素和达那肝素

### 肝素

#### 药理学

肝素是链状的硫酸化糖胺聚糖，它自然存在于人体内，并且是由嗜碱性粒细胞和肥大细胞产生的。肝素防止血栓形成并且限制血栓通过结合赖氨酸位点上的抗凝血酶Ⅲ而扩大，同时能产生一种构象变化来加大抗凝血酶Ⅲ中和止血酶、凝血酶（Ⅱa因子）和Ⅹa因子的概率。抗凝血酶Ⅲ水平的下降能导致对肝素的抵抗性。当预防使用低剂量肝素时，它的主要作用就是中和Ⅹa因子；而在高剂量的情况下使用的话，凝血酶也随之被中和。肝素可以使由内皮细胞释放的纤溶酶原激活物产生效果，这正是利用了它们的纤溶活性。普通肝素（UFH）具有分子质量为5000～30 000道尔顿（DA）的，它在抑制因子Ⅱa和Ⅹa的效果上同样出色。低分子量肝素（LMWH）是分子质量为1000～10 000 Da的天然肝素分子的片段，它们具有不同的抗凝血剂效果，并且由于只有5～17个单糖的较短链长，对于与抑制因子Ⅹa有关的凝血酶催化作用较小。

肝素是体内最强的有机酸。带强负电荷的肝素对于抗凝是很重要的，可与有机阳离子形成化学盐，如鱼精蛋白（见章节2.9.3），从而快速地阻止肝素的作用。

肝素具有1～2h的短半衰期，这是由于其强的负电荷和高分子量肝素未在肠道吸收。因此，肝素必须静脉或皮下给药。这也同样适用于低分子量肝素，如舍托肝素钠、达肝素、依诺肝素、那屈肝素、瑞维肝素和亭扎肝素等。在为血栓、静脉血栓栓塞患者及妊娠期患者治疗时更倾向于选择低分子量肝素，其优点就在于使用低分子量肝素每天只需要1～2次注射就可以达到85%的高生物利用度，并且它们会使骨质疏松症、过敏和肝素诱导的血小板减少症（HIT）的发生率降低，同时还有着较长的半衰期。Greer（2005）分析了2003年以前妊娠期间使用低分子量肝素的所有研究，从差不多2800例妊娠病例中抽取静脉血栓栓塞复发和不良反应的数据，发现在妊娠期间治疗静脉血栓栓塞时使用低分子量肝素是既安全又有效的。在这些病例中有2%出现出血事件和过敏性皮肤反应，有0.04%出现骨质疏松性骨折。笔者没有发现一位血小板减少症病例。此外，95%的妊娠患者都生下了活婴。

使用普通肝素的长期疗法时，骨质流失和骨质疏松性骨折的风险增加有关，取决于剂量和使用的持续时间，低分子量肝素可能比普通肝素对于骨代谢的影响更小一点，因此引起的骨损失也比较少。虽然并不是所有的研究都能够证实这种效果（Lefko，2010；Casele，2006）。在一些研究中观察到的骨损失的减少可能被认为与产妇在治疗过程中补充了钙有关。需要更多的研究才能确定肝素诱发的骨质疏松症在孕妇中发生的确切概率。长期抗凝血剂治疗与出血的风险增加相关联，然而这种伴随着肝素的使用而产生的风险是相对较低的，约为 2%（Greer，2005；Lepercq，2001；Lindqvist，2000；Sanson，1999）。

长期的抗凝血治疗增加了脊髓血肿形成的风险，尤其是伴随着轴索阻滞（Butwick，2010）。一些国家已经建立了对于椎管内阻滞和血栓栓塞的预防指南（Butwick，2010，Gogarten，2007）。为了避免出血并发症，该预防指南明确指出该药物在穿刺或者移除导管之前应该中断的时间间隔。不同准则规定的时间间隔也不同，但是通常推荐的时间间隔是药物半衰期的 2 倍。因此，预防剂量的普通肝素在轴索阻滞或导管撤出前至少应该中断 4h，而治疗剂量的普通肝素在轴索阻滞或导管撤出前至少应该中断 6h。因为低分子量肝素具有较长的半衰期，这些药物用于预防或治疗时，在轴索阻滞或拔除导管之前应分别停止 12h 或 24h（Gogarten，2007）。一项包含 284 名孕妇的研究中，她们在治疗时平均使用依诺肝素 251d，发现只要在分娩之前停止使用依诺肝素至少 12h，那么在分娩过程中出现出血并发症的概率就不会显著增加（Maslovitz，2005）。

**毒理学**

普通肝素的分子量高，低分子量肝素带有负电荷，因此，它们对胎盘转移的影响最小（Dimitrakakis，2000；Schneider，1995；Mätzsch，1991）。这已经被研究所证实，研究样品来自于孕妇的脐带静脉或者伴随着胎盘小叶双重灌注的胎儿循环，在研究样品中未能找到可察觉的普通肝素或者低分子量肝素（Harenberg，1993；Bajoria，1992）。在对 20 多个在不同时间段使用低分子量肝素或者普通肝素进行治疗的孕妇的临床研究中表明，畸形或其他不良影响出现的频率并没有增加（Andersen，2010；Serrano，2009；Winger，2009；Badawy，2008；Fawzy，2008；Bauersachs，2007；Deruelle，2007；Kominiarek，2007；Voke，2007；James，2006；Rowan，2003；Bar，2000；Chan，2000；Sørensen，2000；Hanania，1994；Sbarouni，1994；Ginsberg，1989a，1989b）。另一研究中，在 65 名婴儿中有 7 名（11%）被报道有重大出生缺陷（Rosa，2011）。出生缺陷的预计概率是 5%。4 名畸形儿有心血管缺陷。在这项研究中有混杂因素，如母体使用的其他药物和潜在的母体疾病都是不知道的。已经报道了 2 例由于母亲在妊娠期间使用亭扎肝素而导致新生儿先天性表皮发育不全的病例（Sharif，2005）。在这 2 例病例中所观察到的情况是有因果关系的还是

☆★☆☆

巧合的，我们不得而知。

迄今为止，这种胎儿凝血系统中肝素诱导的改变已经在绵羊模型中被证实（Andrew，1992），但是在人体中还没有得到证实，虽然报道有 1 名婴儿的母亲在妊娠期间为治疗深静脉血栓使用了达肝素钠而导致产前发生硬膜下出血的病例（Bauder 2009 年）。然而在极少数情况下可能会产生低分子量肝素通过胎盘，如在早产和胎盘异常时就可能出现。在一项关于妊娠期间使用了依诺肝素的 693 例新生儿的母亲的研究中，有 10 例（1.4%）患儿出血，但其中没有 1 例被认为是与治疗相关的（Lepercq，2001）。

### 达那肝素

达那肝素是低分子量的硫酸化糖胺聚糖的混合物。它有时会被认为是一种低分子量肝素，但是它的化学性质却和肝素不同。达那肝素被分类为肝素，是因为它在结构上包含了 84% 的硫酸乙酰肝素、12% 的硫酸皮肤素和 4% 的少量的硫酸软骨素。达那肝素通过抗凝血酶和肝素辅助因子 Ⅱ 催化使因子 X a 失去活性，它的抗 X a 因子的活性要比抗凝血酶的活性大得多。在肝素不宜采用的情况下，达那肝素就被用来预防和治疗深部静脉血栓，如有 Ⅱ 型免疫介导的肝素诱导的血小板减少症患者。达那肝素研究表明，有约 3% 的临床交叉反应中肝素诱导的抗体表现出轻微的血清学交叉反应性（5%）。

对人类脐带血的检验和在动物身上进行实验所采集的数据不能证实胎盘对达那肝素的转运（Greinacher，1993；Peeters，1986）。在 87 名使用达那肝素的妊娠病例中并没有发现有致畸现象（Ebina，2011；Magnani，2010；Gerhardt，2009；Myers，2003）。这些妊娠病例中有 61% 的孕妇都是在妊娠前 3 个月使用达那肝素进行治疗的。并且到现在为止，没有被报道过有直接胚胎中毒的情况。现在，我们还不清楚母亲在妊娠期间使用达那肝素进行治疗对胚胎或者胎儿的风险是什么。

> **建议**：妊娠期间，在适当的情况下可以选择肝素进行抗凝治疗。在实践中，低分子量肝素的使用已经远远取代了普通肝素，普通肝素被保留下来是为了应对一些特殊的情况。在肝素的不耐性（过敏反应，HIT Ⅱ）或者抵抗性的病例中，我们会适当地使用达那肝素来替代抗凝剂。在进行外科干预和分娩之前，我们必须要考虑到增加出血可能性的潜在因素。

## 2.9.3　鱼精蛋白

### 药理学和毒理学

鱼精蛋白是简单（碱性）蛋白质，被发现在几种生物的精液中。盐酸精蛋白和硫酸精蛋白通过静脉注射可减少肝素在外科手术中的影响或者用于对肝素过量的治疗。它们是基本的多肽，能通过形成稳定的盐来中和具有强负电性的肝素。精蛋白与肝素结合生成的复合物没有任何副作用。精蛋白抑制肝素的能力随着肝素链的长短而变化。破碎的短链不能被精蛋白中和，导致不完全的中和反应。这可以解释为何精蛋白抑制普通肝素的能力不如抑制低分子量肝素。精蛋白也能与胰岛素产生反应，在皮下具有延长胰岛素降血糖的能力。没有相关数据表明精蛋白与胚胎的关系。然而，在动物实验中，精蛋白被发现有抑制血管再生的现象（Taylor，1982），因此可能会增加胚胎发育的风险。在 2 例案例中，母亲使用精蛋白之后进行分娩，新生儿产生心动过缓、低血压及低渗透压（Boyle，2007；Wittmaack，1994）。这些作用与其他被报道的使用鱼精蛋白的成年人产生的副作用相似。

> **建议**：在妊娠期间为了控制肝素过量可谨慎使用鱼精蛋白，但是不建议连续长期使用鱼精蛋白，因为没有数据支持这种用法。

### 2.9.4　凝血酶抑制剂

重组水蛭素和地西卢定的化合物是重组水蛭素，其可直接抑制游离和纤维蛋白结合凝血酶及其衍生物的活性。比伐卢定、阿加曲班和达比加群酯是合成凝血酶抑制剂。水蛭素及其衍生物是二价直接凝血酶抑制剂，可与活性位点和外部蛋白 1 结合。比伐卢定结合凝血酶是可逆的，所以它的抑制效果是短暂地使大出血的危险性降低。阿加曲班和达比加群酯是只能结合单价活性位点的凝血酶抑制剂（Di Nisio，2005）。达比加群酯是第一个被批准用于长期抗凝治疗口服的直接凝血酶抑制剂（Coppens，2012）。直接凝血酶抑制剂用于肝素不耐受的情况，如肝素诱导的血小板减少症。比伐卢定连同阿司匹林（ASA）和氯吡格雷用于接受经皮冠状动脉介入治疗的急性冠脉综合征患者。达比加群酯用于预防血栓患者髋关节或膝关节置换后出现心房颤动脑卒中。没有关于在妊娠期间使用比伐卢定、地西卢定、达比加群酯的已经出版的信息。

十则病例报告报道了妊娠期间母亲在不同时间使用来匹卢定或阿加曲班治疗均生下健康的婴儿（Tanimura，2012；Darki，2011；Ekbatani，2010；Chapman，2008；Taniguchi，2008；Young，2008；Furlan，2006；Harenberg，2005；Mehta，2004；Huhle，2000）。在第一妊娠期接触药物的 4 个病例报告中，虽然一个孩子出现了卵圆孔未闭和小室间隔缺损，但是在妊娠晚期才发生暴露，所以用阿加曲班治疗产妇是不太可能造成这些缺陷的（Young，2008）。

☆ ☆ ☆ ☆

> **建议**：上述药物应该规定只能是在妊娠期间迫切需要，即对肝素不耐受（过敏期间皮肤反应，HIT Ⅱ），并在没有更安全的替代的情况下使用。**注意**：手术之前或期间，分娩期间由于产妇出血的危险性增加时可使用凝血酶抑制剂。

## 2.9.5　Ⅹ a 因子抑制剂

一类新的抗凝血剂通过选择性抑制凝血酶产生的抑制因子Ⅹ a 而发挥作用，Ⅹ a 胰蛋白酶样丝氨酸蛋白酶，可将凝血酶原转换为其活性形式凝血酶。这类制剂的第一个产品是合成生产的戊糖。与肝素相反的是，它不是物质的混合物，在化学上确定物质的分子质量为 1728 Da。它由最小的肝素选择性结合抗凝血酶Ⅲ，但不结合和灭活凝血酶本身组成的五糖序列。所以，HIT Ⅱ 的风险要低得多。它用于非肠道给药治疗静脉血栓栓塞、不稳定型心绞痛和急性心肌梗死。在人类体外双子叶灌流模式，其并没有通过胎盘屏障（Lagrange，2002）。然而，一个包括 4 对母子的研究发现，使用磺达肝癸治疗后，脐带血中磺达肝癸的水平是母体血浆中水平的 10%（Dempfle，2004）。这种通过胎盘轻微转移的临床意义是不明确的，并且在婴儿中没有观察到不良的影响。据报道称，48 名母亲在妊娠期间使用磺达肝癸治疗生下的都是正常婴儿，在妊娠初期接触磺达肝癸的在婴儿中有 26 名（54%）（Nagler，2012；Hajj-Chahine，2010；Schapkaitz，2007）。其他几个直接因子 Ⅹ a 抑制剂已经被开发用于预防髋关节或膝关节置换后静脉血栓栓塞或非瓣膜性心房颤动和二级脑卒中静脉血栓栓塞。这些药物包括利伐沙班、阿哌沙班和依杜沙班。与磺达肝癸不同，这些药物应口服给药。目前还没有特效解毒剂可以逆转新的口服抗凝血剂的影响。没有在妊娠期间使用这些物质的资料。

> **建议**：如果在妊娠期间急需治疗，且对肝素不耐受（过敏性皮肤反应，HIT Ⅱ）或与达那肝素有交叉反应，可考虑使用磺达肝癸抗凝。因为没有在妊娠期间使用利伐沙班和阿哌沙班的信息，故这些药物在妊娠期间用以非手术治疗给予应该是无效的。如果在妊娠初期不经意间接触了该药物，超声可以评估及确认胎儿的正常发育。进行外科手术和分娩时及有出血过多的潜在危险时考虑使用这些药物。

## 2.9.6　血小板聚集抑制剂

抗血小板药物抑制血小板的聚集和血栓的形成。噻吩并吡啶二磷酸腺苷受体拮抗剂，如氯吡格雷、噻氯匹定、普拉格雷，都是需要细胞色素 P450（CYP）酶系统来代谢活化后才能发挥其效用的。这些药物选择性地在血小板表面阻断溶栓受体 P2Y12，防止其与 ADP 相互作用。这样也导致其纤维蛋白原和其血小板受体糖蛋白 GP Ⅱ b/ Ⅲ a 的结合被阻止了。通过这些药物来抑制 ADP 的吸收是不可逆的，并且这个抑制过程会持续血小板的整个生命周期（7 ～ 10d）。在妊娠期间使用这些药物的数据非常少。有 14 例发表的病例报告中描述了孕期使用氯吡格雷的妇女的妊娠结局（Babic，2011；De，Santis，2011；Duarte，2011；Myers，2011）。14 例报告中有 12 例（85%）中的婴儿是正常的。这些正常婴儿中有 6 例是在孕期的前 3 个月暴露于氯吡格雷的。第 7 例婴儿的母亲是在妊娠 6 周至分娩都在使用氯吡格雷治疗，婴儿出生时合并卵圆孔未闭、限制性室间肌通信及中度二尖瓣关闭不全（Santiago-Díaz，2009）。另一个案例中，在使用氯吡格雷和冠状动脉旁路移植术治疗之后，胎儿在妊娠 26 周时死亡（Shah，2004）。对于噻氯匹定；临床经验较少。一名在分娩前 2 周使用噻氯匹定的孕妇生出了一名正常的婴儿（Sebastian，1998）。虽然在分娩期间没有发生并发症，但在脐带血中观察到血小板和 ADP 的聚集被完全抑制了。在另一例病例中，一个在整个孕期使用噻氯匹定并在最后 2 个星期改成使用肝素的孕妇也分娩了一名正常的婴儿（Ueno，2001）。同样，在使用远高于人类药剂量的动物研究中也未观察到胎儿的致畸性（Watanabe，1980a，1980b）。

　　一个病例中报告了一个在分娩期的前一天进行前臂痣切除术的患有冠状动脉疾病的孕妇，其出血倾向增加。即使根据建议在分娩前 7 天不再继续使用氯吡格雷和 ASA 进行预防性治疗，但过度出血还是发生了。笔者认为，这种情况下，这例轻微的美容干预后出血证实了严重出血并发症的风险，特别是脊髓硬膜外血肿症，在使用抗凝药物的患者，使用局部神经轴麻醉可发生这种情况（Kuczkowski，2009）。在另一个案例中，氯吡格雷在整个妊娠期间都被使用，直到分娩的前一天，结果剖宫产后就出现了大出血，需要输血支撑（Myers，2011）。

　　普拉格雷是一种第三代噻吩吡啶类药物，比氯吡格雷更有效。在由制造商进行的动物实验中，普拉格雷在比人类通常使用剂量高出 40 倍的动物实验中都没有显现出畸变的证据。文献中只有一个关于其在人类妊娠中应用的病例报告。在这个案例中，一位女性在她的整个妊娠过程中都使用普拉格雷进行治疗，同样生出了一名正常的婴儿（Tello-Montoliu，2013）。替卡格雷是一种可逆结合 P2Y12 受体的环戊三唑嘧啶。替卡格雷不是一种药，因此不需要为了发挥其作用而进行代谢活化。替卡格雷自 2011 年 1 月才在市场上流通，所以目前还没有关于这种药物在妊娠期间的使用信息。

　　对血小板聚集进行抑制的另一个策略是使用血小板糖蛋白（GP）Ⅱ b/ Ⅲ a 受体拮抗剂，如阿昔单抗、依替巴肽和替罗非班。与 GP Ⅱ b/ Ⅲ a 受体结合，

☆☆☆☆

可阻止纤维蛋白原、血管性假血友病因子、玻连蛋白和其他分子的受体结合，以抑制血小板的聚集。与该组的其他药物相比，非肠道用药是必要的。阿昔单抗嵌合单克隆抗体的 Fab 片段，它将血小板表面的玻璃体结合蛋白接受器和 G Ⅱ b/ Ⅲ a 结合起来。与依替巴肽和替罗非班效用相反的是 GP Ⅱ b/ Ⅲ a 特效抑制剂。使用体外人胎盘小叶灌注模型，阿昔单抗被发现没有显著的跨胎盘作用（Miller，2003）。到目前为止，接受阿昔单抗、依替巴肽或替罗非班输液来进行急性冠状动脉干涉治疗的母亲在妊娠期没有观察到不良影响(Hajj-Chahine, 2010 ; Al-Aqeedi, 2008 ; Boztosun, 2008 ; Sebastian, 1998)。

　　由于双嘧达莫的血管舒张作用，其最初用来治疗冠心病。现在已被授权与 ASA 结合用于缺血性脑卒中和短暂性脑缺血发作（TIA）的二级预防。除了扩张血管，双嘧达莫还有对抗血小板的功能。它已被用于与其他抗凝药物联合治疗患特发性血小板增多症的孕妇，以降低复发性流产率和胎儿生长受限症的发病率（Uzan et al, 1991）。已经有报道婴儿出生先天异常的病例，这些病例在妊娠期间都接受过双嘧达莫的治疗，但这些病例中有畸变异常的比例很小，而且这些异常的模式也是不一致的（Chen, 1982 ; Ibarra-Perez, 1976 ; Tejani, 1973）。在妊娠中期和晚期的对照试验观察中，那些受双嘧达莫和 ASA 治疗的母婴患先天异常的频率也没有增加（Uzan, 1991 ; Wallenburg, 1987 ; Beau-fils,1985,1986）。在妊娠期间使用双嘧达莫治疗的妇女胎儿夭折的概率是很高的，尤其是那些结合使用华法林抗凝剂进行治疗的妇女（Sareli, 1989）。对于低剂量使用 ASA 的治疗方法可参见章节 2.1.1。

> **建议**：在低剂量阿司匹林治疗的情况下，推荐使用已投入使用的血小板聚集抑制剂，如氯吡格雷。当任意其他上面提到的抗血栓药物已在妊娠早期使用时，则不需要终止妊娠或使用侵入性的诊断。超声评估可以被用来确认胎儿的发育是否正常。在手术或分娩前应采取预防措施，以减少母亲和胎儿的出血风险。

### 2.9.7　维生素 K 拮抗剂

**药理学**

　　香豆素衍生物（4- 羟基香豆素化合物）通过阻止维生素 K 成为肝脏合成维生素 K 依赖的凝血因子 II，VII，IX，和 X（及抗凝血剂、蛋白质 C 和蛋白 S）的辅助因子，间接发挥其抗凝活性。它们也称为维生素 K 拮抗剂（VKA）。具有维生素 K 拮抗作用的抗凝血剂包括香豆素衍生物茴香豆醇、苯丙香豆素、华法林和茚满二酮、氟茚二酮和苯茚二酮。大多数 VKA 在口服后被完全吸收，与血浆白蛋白的结合量超过 95%。其局部效应半衰期（包括其代谢物）为 24h，

☆ ☆ ☆ ☆

华法林为 36h，苯丙香豆素为 150h。凝血因子的半衰期为 8～72h。因此，需要数日，凝血因子合成的抑制作用浓度才能在肝脏中降低。香豆素衍生物在肝脏和肾脏代谢。它们特别容易与其他药物发生相互作用，这些药物与它们竞争血浆蛋白结合，改变它们在肝脏中的代谢，或抑制或刺激凝血因子的合成。

**香豆素胚胎病**

VKA 可以很容易地穿过胎盘屏障到达胎儿。妊娠期间使用 VKA 的致畸风险是非常高的，对于实施心脏瓣膜置换术的妇女来说，维持长期抗凝至关重要。在妊娠的前 3 个月和分娩前可，使用足够剂量的低分子量肝素替代，从而改善胎儿畸形风险，但会增加产妇的发病率和死亡率（McLintock，2011，2013；Abildgaard，2009；Vitale，1999）。然而，最近在妊娠期间使用华法林的研究表明，如果在接近分娩期使用低分子量肝素取代整个孕期使用低剂量的华法林（≤ 5mg/d），产妇和胎儿的情况都会得到大大改善（McLintock，2013；De Santo，2012；Malik，2012；Geelani，2005）。

VKA 的胚胎毒性是众所周知的，特别是华法林。已发现在妊娠期间服用华法林的妇女所生产的孩子可产生一种典型的畸形模式。这种畸形模式的共同特征包括鼻发育不全、斑点骺和生长迟缓，统称为香豆素胚胎病或胎儿华法林综合征（Hall，1980）。van Driel（2002a）对 1955 年以后发表的 63 例香豆素胚胎病的病例报告进行了回顾，发现骨骼异常是其最主要的特征，在 63 例病例中有 51 例（81%）发生。中筋膜发育不全，包括鼻尖与鼻尖间有凸突、鼻梁下垂、鼻中隔发育不良、小颌畸形、前额突出、面部扁平等 47 例。63 例患者中有 32 例（51%）在骨骺区（斑点软骨发育不良）出现点画样的物质，主要分布在股骨近端和跟骨。可在多达 1/3 的香豆素胚胎病儿童中发现主要累及远端手指的四肢发育不全情况（Pauli，1993）。van Driel（2002a）报道和总结的其他异常情况包括中枢神经系统异常、眼耳发育障碍、心脏发育异常、无脾综合征、肾功能不全、唇裂、下颚和上颚及心肺发育不全。次要的物理异常报告有耳低或发育不良的耳朵，高颚穹，宽位眼，内眦赘皮和乳头间隔较远。一个早产儿的母亲在妊娠 24 周之前接受过苯丙香豆素治疗，除了典型的香豆素胚胎特征外，该早产儿还患有持续 4 个月的肝病（Hetzel，2006）。在这个婴儿身上观察到的肝功能障碍很可能是由于这种药物对胎儿产生了一种类似于偶尔在成人中发生的毒性作用。

**致畸和胎儿毒性的机制**

香豆素衍生物被认为通过抑制骨骼、软骨和中枢神经系统中各种维生素 K 依赖蛋白的合成而产生致畸作用。香豆素胚胎病的典型特征与 X- 连锁隐性近端指间软骨发育不良综合征（Conradi-Hunermann 综合征）的表型相似，已知该综合征是由 ayl sulfatase E（ARSE）基因突变引起的（Savarirayan，1999；Becker，1975）。这种基因突变会导致功能丧失。ARSE 在软骨和骨骼发育中起着重

☆☆☆☆

要作用，已有体外实验证明它的活性可以被华法林抑制（Savarirayan，1999；Franco，1995）。

中枢神经系统的异常被认为是由脑出血和随后的瘢痕引起的，并且被认为在妊娠期间任何时候都有可能发生，但主要是在妊娠中期。妊娠晚期和分娩期间的广泛脑出血令人更为担忧（Oswal，2008；Simonazzi，2008；Hall，1980）。一个病例报告描述了一名妊娠 38 周的妇女因苯丙香豆素中毒住院治疗的事件。她的国际标准化比率（INR）不能测量（INR > 10），苯丙香豆素浓度是治疗水平的 2 倍。在使用凝血酶原复合物、抗凝血酶和口服维生素 K 治疗该母亲 16d 后，她通过剖宫产生出了一名健康女婴，无出血并发症。入院后 7d 母体凝血参数恢复正常。脐带血中苯丙香豆素含量为 297ng/ml（Hauck et al，2011）。

**畸形的频率**

在 1957 ～ 2002 年发表的所有病例和队列研究的综述中，394 名婴儿的母亲在妊娠期间接受过香豆素衍生物治疗，甚至在整个妊娠期间都使用香豆素衍生物，其中发现有 23 名婴儿（6%）患香豆素胚胎病（van Driel，2002a）。本综述共分析了 17 项研究和 979 例妊娠，449 例妊娠接触茴香豆醇，327 例接触华法林，203 例妊娠未明确接触何种香豆素衍生物。在另一系列病例中，包括 71 例接受华法林人工心脏瓣膜治疗的孕妇，其中 4 名（6%）儿童具有香豆素胚胎病的特征（Cotrufo，2002）。在这里，与其他研究（Vitale，1999）一样，当母亲使用华法林剂量超过 5mg/d 时，不良妊娠的发生率更高。然而，一份涉及视神经的香豆素胚胎病的病例报告强调了本例的低剂量治疗（Khan，2007）。

迄今为止最大的前瞻性队列研究中，666 名孕期妇女接受了口服抗凝血剂测试，并得出了香豆素胚胎病具有小风险的报告（Schaefer et al，2006）。在这项多中心的研究中，226 名孕妇接受了苍香豆醇治疗，280 名孕妇接受了苯丙香豆素治疗，99 名孕妇接受了苯茚二酮治疗，63 名孕妇接受了华法林治疗。4 名患者接受了 2 种 VKA。作者发现，产妇在妊娠早期接触香豆素衍生物会使婴儿畸形的风险显著增高（OR，3.86；95% CI，1.86 ～ 8.00）。然而，观察到的畸形是多相的。在 356 名出生婴儿中，仅有 2 例（0.6%）患香豆素胚胎病。在这两种情况下，母亲都曾在患香豆素胚胎病的关键时期接触过苯丙香豆素。

**敏感临界期**

大多数论文指出，易患香豆素胚胎病的敏感时期是在妊娠 6 ～ 12 周，但没有明确说明这是妊娠时间还是胚胎年龄。然而，批判性地看所有已发表的报告，这些报告并没有提供证据表明在 LMP 后的第 8 周（或受孕后第 6 周）有一个高度敏感的时期。尽管有 5 例发表文献报告母体接触香豆素发生在 LMP 后的前 8 周，但很可能是在受孕数周内计算出妊娠时间（Hall，1989 年；Balde，1988）

或因果关系值得怀疑（Ruthnum，1987；Cox，1977）和（或）其他因素（如妊娠期间心脏直视手术）（Lapiedra，1986）。此外，在考虑胚胎和（或）胎儿遭受危害时，必须考虑到一些香豆素的长半衰期（Walfisch，2010）。例如，华法林的半衰期为 1 周。因此，在妊娠 6 周后停止使用肝素或替代肝素以避免胚胎遭受危害可能为时已晚。

### 香豆素治疗的其他不良反应

妊娠期间使用香豆素衍生物的其他不良影响包括自然流产、死产、早产和低出生体重（Malik，2012；McLintock，2011；Meister，2008；Schaefer，2006）。低出生体重婴儿的高出生率部分原因可能是早产率的增加；然而，Schaefer（2006）发现接触香豆素的足月婴儿的出生体重也有所下降。在这些研究中，可能是母亲的潜在疾病（如心脏瓣膜缺陷、栓塞、各种凝血疾病）导致了香豆素接触组的不良妊娠结局。

### 心理发展

人们通过对约 300 名年龄在 7.6 ～ 15.1 岁的儿童的接触，调查了产前接触香豆素的长期影响（van Driel，2001；2002a；Wesseling，2000，2001）。接触组中只有 2 名儿童在出生时具有香豆素胚胎病的特征。这 2 名孩子分别在 9 岁和 13 岁时恢复正常发育（van Driel，2002b）。接触组儿童的平均身高和总体生长情况与未接触对照组没有差异。所有接触组的儿童神经系统的发育均未出现异常。然而，当母亲在妊娠中期或晚期接受治疗时（Wesseling，2001），接触的儿童更容易出现轻度神经偏差。接触组儿童的平均智商与对照组无显著差异；然而，11 名受试儿童的智商低于 80，而对照组为 3 名。这 11 名孩子都是在妊娠中期和晚期接触的，没有任何畸形的迹象。两组在临床相关问题行为上无差异，但接触组中以任务为导向和社交情绪行为较差（van Driel，2001）。另外三项长期研究共对 72 名儿童进行了调查，结果发现他们的身心发育没有显著差异（Olthof，1994；Wong，1993；Chong，1984）。

> **建议**：VKA 造成胚胎病和其他不良反应的风险虽小但仍有风险，所以在孕期的前 3 个月或分娩前不建议使用 VKA。一般不建议在孕期使用。计划妊娠的 VKA 患者最好在孕前或至少在孕后第 6 周之前服用肝素（UH 或 LMWH）。这需要充分的妊娠检测。在高危的机械心脏瓣膜患者中，由于瓣膜血栓形成、衰竭或全身血栓栓塞的风险，可能需要特殊处理。在这种情况下，口服抗凝药物在孕期直到临产可能是必要的。香豆素胚胎病的风险很小，特别是在孕 6 周之前停止治疗或使用小剂量治疗时（如华法林少于 5mg/d）。因此，如果在孕早期意外接触它，不建议中断妊娠。在任何孕期接触 VKA 的情况，应该由产科医生密切随访，包括 Ⅱ 级超声。

☆★☆☆

## 2.9.8　维生素 K

维生素 K 是指合成凝固因子所需的一组脂溶性维生素。在植物中发现维生素 $K_1$(phytomenadione,phy-tonadione,phylloquinone);维生素 $K_2$(menaquinone)主要存在于动物产品中,也可由多种肠道细菌从维生素 $K_1$ 中合成;维生素 $K_3$(menadione)是维生素 $K_1$ 的合成类似物;维生素 $K_4$ 是甲萘醌的水溶性形式。高剂量的维生素 K 被用来逆转香豆素的抗凝血作用。除了吸收不良、正在接受抗生素或抗惊厥药物治疗的情况外,孕妇不需要补充维生素 K,其饮食摄入提供了足量的维生素 K。新生婴儿在出生时就缺乏维生素 K。使用母乳喂养而非配方奶粉喂养的新生儿缺乏产生甲基萘醌类的肠道细菌。此外,在 2 ～ 3 个月大时,辅食被添加到饮食中,甲基萘醌类才会储存在新生儿的肝脏中。因此,建议新生儿服用维生素 K 以预防易感婴儿维生素 K 缺血(VKDB)。在协作围生期项目(Heinonen,1977)中,28 名在妊娠前 4 个月服用维生素 $K_1$、维生素 $B_{12}$ 或肝提取物的妇女所生的婴儿中,先天性异常疾病的发生率似乎没有增加。其中 14 名妇女服用了维生素 $K_1$。在一项记录研究中,有 4/5 的婴儿被报告有严重的先天性异常,而他们的母亲服用过维生素 K 处方药。在分娩前服用预防性剂量维生素 K 或在分娩前注射胎儿维生素 K 的母亲所生下的婴儿中,并没有观察到不良反应(Thorp,1995;Larsen,1978)。母亲在分娩前接受过维生素 K 预防性治疗的孩子(2 岁时)和母亲没有接受过预防性治疗的孩子的智力发育没有差异(Thorp,1997)。在妊娠期间服用维生素 K 的妇女所生的孩子中没有发现儿童白血病风险增加的情况(Olsen,1994)。

维生素 K 已在妊娠晚期用于预防新生儿颅内出血,但大多数研究没有显示出有益作用(Crowther,2010;Greer,2010;Choulika,2004;Kazzi,1989)。这可能是由于从母亲传给胎儿的维生素 K 含量有限(Greer,2010)。

> **建议**:新生儿应在出生后就常规补充 1 ～ 2mg 维生素 K。如母亲治疗中曾使用维生素 K 拮抗剂(如卡马西平,苯巴比妥,苯妥英钠,普立米酮,利福平或香豆素衍生物),建议在出生后立即通过肠胃外方式给药。出生后的前 2 周,新生儿应口服 1 ～ 2mg 维生素 K,每周 2 ～ 3 次。

## 2.9.9　纤维蛋白溶解

纤溶药物用于溶解血栓栓塞。纤维蛋白是凝血的最终产物,是一种聚合物,可被一种称为纤溶酶的肽酶分解成溶于水的部分。这些纤维蛋白和血栓一起溶解。纤溶酶是由内源性糖蛋白纤溶酶原在尿激酶、纤溶酶原激活物等内源性激

☆ ☆ ☆ ☆

活物的作用下形成的。除此之外,外源性物质如链激酶可以促进纤溶酶原的形成。在因纤维蛋白治疗而出血的情况下,合成抑制剂如氨甲酰苯甲酸和对氨基乙基苯甲酸会有快速止血作用。

## 内源性纤溶酶及其衍生物

尿激酶是一种溶栓酶,主要在儿童体内形成并在尿液中排泄。该酶将纤溶酶原转化为纤溶酶,促进生理上产生的血凝块的溶解,如月经血。尿激酶可以从人的肾细胞培养物或尿液中产生,现在也可以通过基因技术产生。12 例妊娠期间接受尿激酶治疗的妇女生产出正常婴儿的报告已经被发表,这些婴儿的母亲大多是在妊娠早期接受治疗的 (Murugappan, 2006;Krishnamurthy, 1999;La Valleur, 1996;Glazier, 1995;Kramer, 1995;Turrentine, 1995)。内源性组织纤溶酶原激活物 (t-PA) 是一种在血管内皮细胞中发现的丝氨酸蛋白酶。它可以通过重组基因技术被生产出来,称为 rt-PA (重组组织型纤溶酶原激活剂) 或 alteplase (阿替普酶)。由于其大分子结构 (由 527 个氨基酸构成),不太可能通过胎盘。有超过 30 例报告是关于在妊娠期间使用 rt-PA (Li, 2012;Akcay, 2011;Holden, 2011;Lonjaret, 2011;Açar, 2010;Biteker, 2010;Ozer, 2010;Kaya, 2010;Bessereau, 2007;Leonhardt, 2006;Mehrkens, 2006;Murugappan, 2006;Bechtel, 2005;Trukhacheva, 2005;Goh, 1999;Saviotti, 1997;Baudo, 1990)。大多数孕妇应用尿激酶或阿替普酶的溶栓疗法效果不显著。然而,有些孕妇发生了自然流产和早产,这可能与母体疾病的严重程度有关,而与治疗无关。到目前为止,尿激酶和阿替普酶并没有被发现与妊娠期间服用这些药物的孕妇所生的胎儿畸形发生率增加有关。然而,在这些病例中,只有 23% 的暴露发生在妊娠早期。关于在妊娠期间使用重组 t-PA 变体、替奈普酶的数据很少。有几例并无显著妊娠结局的成功溶栓病例被报道 (dos Santos, 2012;Camacho Pulido, 2008;Maegdefessel, 2008;Bessereau, 2007)。只有 2 份病例报告描述了母亲在妊娠第 15 周和第 30 周期间暴露于重组类似物瑞替普酶中 (Yap, 2002;Rinaldi, 1999),2 例均为正常婴儿。目前还没有关于在妊娠期间使用全异化纤溶酶原链激酶激活剂复合物 (复合纤溶酶链激酶) 的信息。

> **建议**:尿激酶和阿替普酶只能在危及生命的妊娠期间使用。瑞替普酶、替奈普酶只能在治疗效果优于其他药物时使用。由于有增加失血的危险,在分娩时使用纤溶药物需要特别小心。若在妊娠的前 3 个月被意外使用,不需要终止妊娠或使用侵入性诊断程序。

☆★☆☆

### 2.9.10　链激酶

链激酶是从 β 溶血链球菌群 C 中产生的一种纤溶酶原激活物。它是一种蛋白质，而不是一种酶，它与纤溶酶原结合形成复杂的活化物，这种活化物将自由的纤溶酶原转化为蛋白质水解物纤溶酶。据报道，约有 200 名患者在妊娠期间接受了链激酶的治疗。在婴儿中未观察到致畸或其他不良反应（Srinivas，2012；Holden，2011；te Raa，2009；Nassar，2003；Anbarasan，2001；Henrich，2001；Turrentine，1995）。关于链激酶的动物畸胎研究尚未发表。对于链激酶和其他纤溶药物的使用，一些学者曾讨论过由于绒毛膜和子宫肌层之间的纤维蛋白层可能发生纤溶而增加自然流产和早产的风险。到目前为止，可用的数据并没有证实这一点。（Turrentine，1995）。只有少量的链激酶可穿过胎盘屏障（Pfeifer，1970）。

> **建议**：在危及生命的情况下，在妊娠期间使用链激酶是可以接受的。由于有增加失血的危险，建议在腹膜直肠期进行纤维蛋白溶解术时保持谨慎。在妊娠早期使用链激酶治疗并不能证明中断妊娠或使用侵入性诊断程序是合理的。在怀疑或极度焦虑的情况下，可以通过详细的超声检查来确认胎儿的正常发育。

### 2.9.11　抗出血药

人体自身的纤溶酶拮抗剂，如 α2 纤溶酶抑制剂和 α2 巨球蛋白。合成的抗纤溶药，如氨甲环酸和对氨基乙苯甲酸，用于治疗凝血病，增加纤溶活性，可用于恶性疾病或手术干预后。已经发表的一些关于妊娠期间使用氨甲环酸的病例报告中（如 Lindoff 1993，Walzman 1982），所有的妇女都生下了正常的活产婴儿。本研究仅发表了一篇动物畸形学研究，在子代中未发现氨甲环酸的实质毒性或致畸作用（Morita，1971）。在母体使用细胞抑制药物和氨甲环酸治疗早幼粒细胞白血病后已有成功的妊娠结局。（Carradice，2002）。氨甲环酸在脐带血中的浓度是产妇血浓度的 70%（Kullander，1970）。关于妊娠期间使用对氨基乙基苯甲酸的资料尚未发表。

抑肽酶是一种多肽，能抑制水解酶，如胰凝乳蛋白酶、胰蛋白酶、纤溶酶和纤溶酶原激活物。它是一种外源蛋白，可致敏，没有关于它在妊娠期间使用的信息。

Epsilon- 氨基辛酸是一种纤维蛋白水解的抑制剂。使用这种药物会增加血栓形成和栓塞的风险，并可能导致肾小球动脉血栓形成，从而导致肾衰竭。据报道，在兔子实验中没有发现其有致畸性（Howorka，1970）。没有关于它在妊妊妇女中使用的信息。

> **建议**：妊娠期间出现危及生命的情况可保留使用氨甲环酸、对氨基乙基苯甲酸、抑肽酶或 epsilon- 氨基辛酸。妊娠前 3 个月的意外治疗不能作为终止妊娠或介入诊断的理由。然而，在某些情况下，超声检查可以证实胎儿的正常发育。

### 2.9.12　其他抗出血药

血栓生成素受体激动剂，如罗米司亭和艾曲波帕，被用于治疗自身免疫性疾病慢性特发性血小板减少性紫癜（ITP）。这些化合物刺激血小板生成素受体，诱导血小板生成，减少出血并发症。这些药物适用于无法接受其他治疗（如免疫球蛋白或皮质类固醇，或切除脾脏的手术）的患者。

罗米司亭是一种利用重组 DNA 技术合成的 Fc- 肽融合蛋白。每周皮下注射 1 次。罗米司亭由一个人 IgG1-Fc 部分组成，该部分有 2 个单链亚基连接到一个包含 2 个血小板生成素配体结构域的肽上。众所周知，IgG 分子是通过 Fc 受体主动转运到胎儿体内的。从妊娠中期开始，罗米司亭可能存在这种机制。

艾曲波帕是一种口服的小分子。到目前为止，只有一份病例报告描述了一名健康的、正常血小板计数的活产婴儿，其母亲在妊娠晚期接受了艾曲波帕和罗米司亭的治疗（Alkaabi，2012）。

> **建议**：罗米司亭和艾曲波帕只能在紧急适应证和经过严格的利益／风险分析后使用。在妊娠前 3 个月的治疗不能证明中断妊娠或侵入性诊断干预是合理的，但建议进行超声检查以确认胎儿的正常发育。

### 2.9.13　容量替代药物和流变学

#### 右旋糖酐类

右旋糖酐类是葡萄糖聚合物，分子质量为 1000 万～ 4000 万 Da。它们是利用乳酸菌从含有糖类物质的溶液中提取出来的，同时也可由牙齿形成斑块的变形链球菌产生。分离后的临床产品如下：葡聚糖 40（平均分子质量 40 000Da）、葡聚糖 60（平均分子质量 60 000Da）和葡聚糖 70（平均分子质量 70 000Da）。右旋糖酐对血小板聚集和凝血因子有抑制作用，可作为体积膨胀剂。右旋糖酐的输注会引起母体的停药反应，也会对胚胎造成危害。这些过敏反应可以通过在右旋糖酐输注前立即给予右旋糖酐 1（或半抗原葡聚糖，其分子质量为

☆☆☆☆

1000Da）来减少。葡聚糖 1 与葡聚糖反应抗体结合，从而防止形成大的免疫复合物，从而产生免疫反应。然而，有报道称，在分娩过程中使用右旋糖酐可导致过敏性休克和严重的新生儿后果，尽管右旋糖酐 1 有预防作用（Barbier，1992；Berg，1991）。具体的胚胎或胎儿毒性作用到目前为止还没有报道。

### 明胶

明胶衍生物，如聚明胶肽和改性液体明胶（琥珀酰明胶），是以聚合物的形式形成的血浆替代物的多肽，平均分子质量为 30 000 ～ 35 000Da。目前还没有关于胚胎毒性和胎儿毒性的报道。与右旋糖酐一样，使用明胶后可能发生过敏反应。

### 羟乙基淀粉

羟乙基淀粉（HES，HAES）是一种高聚合葡萄糖，几乎完全由支链淀粉组成。通过将羟乙基引入葡萄糖亚基来修饰高支链淀粉，以限制 α- 淀粉酶降解。羟乙基淀粉产品按其平均重量分组，其重量范围为 7 万～ 45 万 Da。这些产品的取代特性不同。它作为血浆容量增进剂，可通过输注给药，过敏反应罕见。HES 对凝血的影响低于右旋糖酐。在使用 HES 后观察到瘙痒持续数周或数月，且难以治疗，这是一种典型的副作用。在 25 名妊娠早期接受 HES 治疗的妇女所生的婴儿中，没有发现与卵巢过度刺激综合征的穿刺术有关的畸形（Courtney，2005）。适应证要严格。除了在胎盘中的沉淀外，在剖宫产前接受 HES 治疗的女性新生儿中没有观察到不良反应（Carvalho，2009；Siddik-Sayyid，2009；Davies，2006；Siddik，2000），在妊娠期间因高血压性疾病接受血浆容积扩大的患者中也没有观察到不良反应（Ganzevoort，2005；Heilmann，1991）。HES的适应证应该严格规定。

> **建议**：在预期有疗效的关键情况下，孕妇可以接受右旋糖酐、明胶和羟乙基淀粉。尤其在使用右旋糖酐时，应考虑过敏反应的危险性。

## 2.10　癫痫和抗癫痫药物

Christina Chambers，Christof Schaefer

癫痫影响 0.4% ～ 0.5% 的孕妇（Morrow，2003）。这些女性中 80% 采用至少一种抗癫痫药物（AED）而且能够控制癫痫发作（Kaaja，2003）。此外，抗癫痫药物还可用于治疗生殖年龄妇女的其他疾病，如精神病学中的躁狂抑郁症状，或神经病学中的慢性疼痛。母亲使用抗癫痫药物治疗，其孩子在不同程度上更容易出现畸形，有时还会出现面部畸形、远端指骨发育不全、宫内生长受限及中枢神经系统功能发育异常。后者主要致病因素为丙戊酸（VPA）（Meador，2008）。一般来说，VPA 对胎儿的风险最大，而卡马西平的风险似乎比几年前想象的要小。对于较新的抗癫痫药物，广泛的经验仅对拉莫三嗪有效，但迄今为止，并不支持拉莫三嗪增加胎儿畸形或其他缺陷的风险。托吡酯增加了口腔唇裂和（或）减少出生体重的风险，引起了一些关注。癫痫本身似乎不会对胎儿的发育造成负面影响，但最严重的癫痫形式是多次癫痫发作。

**抗癫痫药物的分类**

以下是较老的抗癫痫药物：卡马西平、氯巴占、氯硝西泮、乙硫胺、苯巴比妥、苯妥英钠、磺胺和 VPA。

新的抗癫痫药物包括依斯拉巴西平、非尔氨酯、加巴喷丁、乳酸酰胺、拉莫三嗪、左乙拉西坦、奥卡西平、普瑞巴林、鲁非酰胺、噻加宾、托吡酯、氨乙烯酸和唑尼沙胺。

## 2.10.1 抗癫痫治疗

**推荐**

■ 在没有令人信服理由的情况下，任何可能妊娠的妇女都不应接受抗癫痫药物治疗。特别是对于非癫痫性神经病学或精神病学的适应证，更应避免使用抗癫痫药，除了耐受性较好的拉莫三嗪。

■ 由于致畸风险，应建议妇女使用预防性避孕措施。应当注意避孕药物与抗癫痫药物相互作用的潜在风险。在停止抗惊厥治疗前，应考虑可能导致的胚胎毒性从而优化抗惊厥治疗。

■ 患有癫痫的妇女需要知道，当使用抗癫痫药物时，其胎儿出现主要畸形的风险增加了 2 ~ 3 倍。

■ 妇女在生育期间应避免 VPA。除非是对其他药物治疗无效的癫痫。

■ 单药治疗是可取的，因为几种抗癫痫药物的联合治疗明显增加了胚胎毒性的风险，较新的报道似乎表明 VPA 是致畸主要的风险因素。

■ 妊娠中应尽量保持药物的低剂量，尤其是在器官发育的过程中，如果必须给予 VPA，应以每日 2 ~ 4 次的剂量进行治疗。

■ 有相关规定认为应每 3 个月进行一次母亲血液中游离抗癫痫药的水平测定，如果抗癫痫药物的清除率更高的话，测定频率应该更高一点。妊娠期间清除率增加，特别是拉莫三嗪和左乙拉西坦需要调整为更高剂量。在较小程度上，奥卡西平、苯妥英和卡马西平也是如此。

☆☆☆☆

■ 如果在抗癫痫治疗中，婴幼儿出现可合理归因于该药物的异常，则应在下一次妊娠之前尽快考虑另一种抗癫痫疗法。由于其药物特异敏感性，如果使用相同的抗癫痫药物，在之后的妊娠中母亲和孩子会有更高的复发风险。从经验上估计，VPA 的风险约为 15%。

■ 如果几年来没有癫痫发作，应对妇女进行评估，以确定是否可以在妊娠前停止药物治疗。约有 50% 的癫痫患者可以在某一特定时间点停止药物治疗。（Morrow，2003）。

■ 在特发性、全身性发作的情况下，拉莫三嗪是胚胎／胎儿最好的耐受性药物，尽管 VPA 更有效（Marson，2007）。卡马西平对局灶性癫痫同样有效，但风险较低。

■ 不应在妊娠期间仓促改变或停止一个稳定的药物治疗方案。

■ 无论是单一治疗，还是使用几种药物进行联合治疗，都不是终止妊娠的迹象。

■ 每一位服用抗癫痫药物的孕妇和每一位患有癫痫的妇女，无论是否接受治疗，都应接受超声随访。

## 2.10.2　抗癫痫和避孕药物

某些抗癫痫药物会导致避孕失败。卡马西平、苯巴比妥、扑米酮、苯妥英、非尔氨酯、奥卡西平和托吡酯是肝细胞色素 P450-3A4 酶系的诱导剂。这种酶系参与雌激素和孕激素的代谢，由此产生的药物代谢增加会导致意外妊娠（Dutton，2008）。因此，不建议依赖激素治疗，包括激素避孕，因为即使（偶尔建议）加倍激素类避孕药物的剂量也不能保证避孕成功。局部放置含孕激素的宫内节育器会更好，或者使用宫腔内的子宫帽，尽管效果要差一些。只有当这些方法不被接受时，才可考虑使用更高剂量的激素避孕，从而认识到其可靠性的可能限制。在这种情况下，可以考虑每个长期周期连续服用 3 ～ 9 个月，每天 2 次服用低剂量单相制剂。其他建议的目的是通过加大口服避孕药的剂量来抑制排卵。

众所周知，激素避孕药的有效性在使用苯二氮䓬类药物、乙琥珀酰亚胺、加巴喷丁、拉莫三嗪、左乙拉西坦、普瑞巴林、噻加宾、VPA、氨己烯酸和唑尼沙胺等时不会受到损害。

然而含雌激素的避孕药可以激活拉莫三嗪的降解，如若没有适当调整剂量就会导致癫痫发作的趋势增加，如果停用适当含有雌激素的避孕药后，随着拉莫三嗪浓度的增加，有可能产生毒副作用（Dutton，2008）。

在敏感的个体中，性激素可以增加（雌激素）或减少（孕激素）发作的倾向。这与周期性发作有关。

### 2.10.3　癫痫和生育

癫痫和抗癫痫药物会降低生育能力。因此，颞叶癫痫和 VPA 治疗及多囊卵巢综合征（PCOS）之间都有不明确的相关性。PCOS 可能导致女性患上无排卵性不孕症，在癫痫女性患者中的发病率为 10%～25%，甚至在服用 VPA 的患者中有着更高的发病率，而其在普通人群中的发病率仅为 5%～10%。肥胖与胰岛素过多或胰岛素抵抗似乎在 PCOS 中发挥作用。因此对于有助于体重增加的抗癫痫药物，如 VPA、卡马西平、加巴喷丁和氨己烯酸，使用时需要密切的观察。

### 2.10.4　在孕期癫痫发作的频率

因为抗癫痫药物治疗的剂量减少不当（如刻意减少或停用药物来保护孩子），妊娠期间癫痫发作可能更频繁，还会造成睡眠障碍和更高的清除率（Fotopoulou，2009；López-Fraile，2009；Petrenaite，2009；Sabers，2009；Westin，2009）。当根据患者的血药浓度服用更高清除率的抗癫痫药物（拉莫三嗪、卡马西平、奥卡西平、左乙拉西坦、托吡酯）时，癫痫发作的风险并没有增加（如 Sabers，2009）。此外，有研究已经表明，在妊娠期间癫痫发作的风险约为 10%，并且患者在妊娠之前至少 9 个月内没有经历癫痫发作（Harden，2009a）。

### 2.10.5　畸形的风险

尽管确认已久的抗惊厥药属于最符合规定并对其可能的或经过证实的致畸性做过最好调查的药物，但患者个人风险的确定仍然是一个挑战（Tomson，2009）。

经典药物 VPA、卡马西平、苯巴比妥和苯妥英被证明是致畸胎剂，但在许多研究中看到的畸形明显不同。一致的是，VPA 被发现风险最高。新型抗癫痫药物的致畸风险还没有在可靠的可证实它们的危险性或安全性的研究中被明确。只有拉莫三嗪现有充分的数据确保其对未出生的孩子有良好的耐药性。

在前几年的大型调查中分析了超过 100 000 多患有癫痫的女性，她们来自于欧洲的 EURAP（www.eurap.org）和英国的癫痫和妊娠注册中心（Morrow，2006），澳大利亚（Vajda，2010b）和北美（http：//aedpregnancyregistry.org/）为癫痫和妊娠而建立的注册中心。使用单药治疗（http：//aedpregnancyregistry.org/；Meador，2008）时观察到有 1.2%～11% 的概率出现严重畸形。当使用一些抗癫痫药物联合治疗，风险通常高于单药治疗（Mawer，2010；Harden，

☆☆☆☆☆

2009b；Meador，2008），在包含 VPA 的联合治疗中风险明显大于 10%。这些值达到 4 倍于相应对照组的健康孕妇。包括来自于 59 个研究和癫痫注册中心的超过 65 000 名妊娠案例的荟萃分析发现，使用 VPA 进行单一疗法的癫痫女性生育的婴儿中有 17.6% 患有畸形（95% CI，5.25～30.03）（Meador，2008）。至于卡马西平，影响婴儿的概率为 5.7%（95% CI，3.71～7.65）。这两种药物的畸形率明显高于没有接触这两种药物的母亲生育的婴儿。畸形率没有因为使用拉莫三嗪、苯巴比妥和苯妥英而显著增加，而其他药物由于案例数量少没有进行分析。

在英国的一项研究中，277 名妊娠的癫痫女性（Mawer，2010）证实了 VPA 在单一疗法和联合疗法中异常高的风险。进行抗癫痫治疗的女性后代的严重畸形率通常为 6.6%，而当 VPA 单独使用时，畸形率为 11.3%，联合使用时畸形率为 11.3%。单一疗法的每日剂量在 1000mg 之上和 1000mg 之下所有差别，其畸形率分别为 16.0% 和 7.1%，由于病例数相对较低，这种差异没有多大意义。令人惊讶的是，一旦与 VPA 有关的病例从分析中被排除，笔者发现用其他全部抗癫痫药治疗的这组妊娠女性后代的畸形率只有 3.0%。卡马西平没有发现显著提升严重畸形的风险。

北美抗癫痫药物妊娠注册中心（http：//aedpregnancyregistry.org/）自 2012 年春季通讯（http：//www2。massgeneral.org/aed/newsletter/Spring2012newsletter.pdf）起，目前已有超过 7000 名妊娠病例的数据表明进行单一疗法的严重畸形的风险如下：拉莫三嗪为 2.0%，卡马西平为 3.0%，苯妥英为 2.9%，苯巴比妥为 2.9%。同样的，VPA 显然有更高的风险，使用 VPA 进行单一疗法的妊娠病例导致严重畸形的风险为 9.3%。

与其他报道的结果相比，Vajda（2010a）从澳大利亚抗癫痫药物妊娠登记处确定联合疗法畸形的风险较低，而多药疗法治疗的妊娠病例的风险很大程度上取决于 VPA 的存在。根据他们的数据，在同一剂量时，与 VPA 单独给药时相比，和拉莫三嗪共同治疗可以降低畸形的风险。

各个研究的方法论具体规划可以解释在各个研究中不同的畸形率和相对风险。

最近的两项研究调查了在 2 次及 2 次以上的妊娠期间使用了相同抗癫痫药物的女性的复发风险。利用澳大利亚抗癫痫药物妊娠登记处的数据，Vajda（2013 b）评估了 1243 名女性的 2637 名孩子，发现第一次妊娠中孩子畸形的女性在随后的妊娠中孩子的畸形率为 35.7%。与此相反，第一次妊娠中孩子正常的女性如果继续服用相同的药物，那么畸形率仅有 3.1%（相对危险度，17.6；95% CI，4.5～68.7）。那些有一个畸形的孩子并且继续服用 VPA 的女性的复发风险是最高的。在第二项研究中，利用英国癫痫和妊娠注册中心的数据，Campbell（2013）评估在 2 次及 2 次以上的妊娠期间使用了相同药物的 719 名母亲的 1534 次妊娠，并发现那些第一个孩子是畸形的母亲的第二个孩子的畸形率为 16.8%，而第一个孩子没有畸形的女性的第二个孩子的畸形率为 9.8%（相对危险度，1.73；95% CI，1.01 ~ 2.96）。如果一位母亲有一个畸形的孩子并服用同样的药物，那么第三次妊娠的复发风险会上升到 50%。在这项研究中，VPA 和托吡酯都与高复发风险有关。

### 2.10.6　典型的畸形和其他异常

除了少数例外，不可能将某些畸形模式映射到单个抗癫痫药物（Morrow，2003）。有典型的 VPA 的畸形，如神经管畸形，主要是腰椎脊柱裂和上肢内侧的肢体缺陷如桡骨。特定发育异常现象都在个别抗癫痫药物部分中被描述。

经典抗癫痫药物的使用主要增加了那些自发的也更常见的异常现象的风险（Tomson，2009）。这些异常现象包括心脏缺陷、唇腭裂（频率分别约为 2%）、神经管缺陷（对于 VPA 和卡马西平为 1% ~ 2%）、尿路异常，特别是尿道下裂、畸形足或髋关节发育不良等骨骼异常和眼睛异常（下垂、虹膜缺损）。

胎儿抗惊厥综合征（FACS）这个术语是被应用到轻度畸形和在描述卡马西平、苯妥英、巴比妥酸盐胚胎病中类似的其他副作用的。综合征是指了除了严重畸形如先天性畸形、生长受限、小头畸形和心理障碍以外的所有症状。比较温和的异常现象、先天性畸形和功能缺陷包括以下几种。

◆ 面中部发育不全（短鼻子，低且宽的鼻梁或眼距过宽，内眦赘皮，长上唇）。
◆ 远端指骨异常（小指甲，手指的短末节指骨，像手指一样的拇指）。
◆ 生长受限。
◆ 小头畸形（特别是使用苯妥英和抗癫痫联合疗法时）。
◆ 精神发育障碍、行为问题和类似自闭症症状的迹象，特别是服用 VPA 时。

发现先天性畸形的症状并不容易，其基于主观评价的差异，有时需要一个放射证明（Harvey，2003；Lu，2000）。

通常只有一些，而并不是所有畸形或先天性畸形会出现。一项最近的小研究表明，牙釉质缺陷在那些出生前暴露于抗癫痫药物的孩子中可能是更常见的（Jacobsen，2013）。在丹麦，38 个产前暴露于一个或多个抗癫痫药物的儿童与 129 名未曝光的儿童相比，分别有 11% 和 4% 的儿童在乳牙上有弥漫的众多白色的浊斑，而分别有 34% 和 12% 未曝光的儿童在恒牙上有很多白色的浊斑。

用抗癫痫药物（主要是 VPA 和卡马西平）治疗的母亲的后代的脐带血淋巴细胞，显示出 DNA 损伤的显著增加，姐妹染色单体交换的存在证明了这一点。这些药物都不能观察到细胞毒性作用和细胞分裂运动的抑制（Witczak，2010）。

☆☆☆☆

### 2.10.7　妊娠并发症

服用抗癫痫药物可能增加妊娠并发症，但数据是矛盾的。根据超过 285 项研究的综合循证分析，Harden（2009a）得出结论，服用癫痫药物对于剖宫产风险没有大幅增加（＞2），对于过早宫缩和分娩风险没有适度增加（＞1.5），但对于那些同时也吸烟的抗癫痫药服用者来说，过早宫缩和分娩可能会有显著的风险增加。数据被认为不足以估量子痫前期、妊娠高血压，和自然流产的风险。可能在 1min 内阿普加值＜7 会有一个更高的风险，并且 SGA（小于胎龄儿）的风险可能增加。与此相反，使用约 2900 例癫痫妊娠的一项挪威调查发现，使用抗癫痫药物的女性（1/3 的队列）更频繁地显示轻度子痫前期、早产、孩子出生体重小于 2500g、头围比正常低 2.5%，或降低的阿普加分数。笔者还发现，除去特定的抗癫痫治疗，宫内生长受限和剖宫产更常见（Borthen，2009，Veiby 2009）。瑞典一项研究观察到更小的头围，主要给予卡马西平，某种程度上也给予 VPA，但不给予其他抗癫痫药物（Almgren，2009）。最后，最近的一项美国研究发现，比起没有癫痫的女性，患有癫痫的 440 名女性更容易分娩一个生长受限婴儿或经历死产、早产或子痫前期（McPherson，2013）。

### 2.10.8　智力发育障碍

中枢神经系统功能障碍在患有面中部发育不全的孩子中更常见。Moore（2000）研究了 57 名患有胎儿抗惊厥综合征的孩子并且检测到约 80% 有行为异常、语音障碍和学习障碍；60% 有 2 个或 2 个以上的自闭症特征。利用在丹麦由 1117 名家长完成的有关父母的问卷调查，Kjaer（2013）研究了 4～5 岁儿童的神经发育及其母亲是否患有癫痫，有没有在孕期使用抗癫痫药物如同优势和难点问卷测出的那样，比起没有进行癫痫治疗和不患有癫痫的母亲，服用抗癫痫药物的母亲生出的孩子的行为障碍更常见。当比较不同的抗癫痫药物时，主要在产前接触 VPA 之后发现发育问题，特别是自闭症谱系障碍（Bromley，2010，2013；Banach，2010；Meador，2009；Adab，2004，2001）。在儿童 3 岁时评估产前抗癫痫暴露的相关影响时，Meador（2011）发现，4 个常用的抗癫痫药物（VPA、卡马西平、拉莫三嗪、苯妥英）全部损害语言与非语言的能力。在 4.5 岁这个年龄的随后分析中，全部 4 个药物继续造成损害；然而，相对于卡马西平，拉莫三嗪、苯妥英暴露于 VPA 在统计上显著降低平均智商（Meador，2012）。6 年随访的结果显示：与那些暴露于其他药物的孩子相比，暴露于 VPA 的孩子，特别是高剂量的 VPA，在语言和记忆能力的检测中做得比较不好（Meador，2013）。在这个研究中，产前接触妊娠期叶酸补充剂的孩子的平均智商更高。

## 2.10.9　损伤机制

一些实验已经提出了不同的假设来解释抗癫痫药物的致畸效应机制，因此一些机制可以用作可能的解释。

■ 卡马西平、苯巴比妥和苯妥英可以干扰叶酸的吸收或通过刺激细胞色素 P450 酶系统改变其新陈代谢。VPA 抑制谷氨酸甲酰转移酶，也降低叶酸的产生。亚甲基四氢叶酸还原酶的基因决定缺乏症可能是相关的。

■ VPA 抑制组蛋白脱乙酰酶（HDAC）的基因表达。这种酶参与控制核小体的结构。HDAC 不足可导致胚蛋白质的高度乙酰化，特别是尾神经管的区域，因此它代表脊柱裂发展的一种机制是独立于叶酸代谢途径的（Menegola，2006）。实验还通过托吡酯和左乙拉西坦的主要代谢产物（Eyal，2004）证明了 HDAC 的一种抑制作用。

■ VPA 引起基因表达的变化，调节细胞生长 [ 如脑源性生长因子（BDGF）和神经生长因子（NGF）] 及相应的受体。

■ 母体和胚胎内微粒体酶环氧化物水解酶的缺乏，在如卡马西平或苯妥英等药物的存在下可导致致畸环氧化物代谢产物的积累（Raymond，1995；Omtzigt，1993）。与细胞色素 P450 有关联的和可以绑定到大分子上的单氧酶产生了这些环氧代谢物，从而其可以干扰细胞功能，甚至导致细胞死亡（Wells，1997）。

■ 苯妥英会减少一些生长因子的 mRNA 表达（如 TGF-β、NT3 和 WNT1）（Musselman，1994）。

■ 苯妥英抑制钾通道，可导致缺氧和随后的复氧（Danielsson，1997）。

■ 苯妥英已经涉及与视黄酸缺乏症有关的视黄酸受体基因表达的增强（Gelineau-van Waes，1999）。

■ VPA 降低了细胞内的 pH，如在肢芽中（Dean，2002）。

使用抗癫痫药物后，典型异常的家族积累的临床观察和基因序列分析的结果表明有害药物的致畸效果应肯定有遗传效应。涉及暴露于苯妥英的一对异卵双胞胎的研究于 25 年前首次讨论了外部（与药物相关的）和遗传因子的相互影响。尽管子宫内的环境是相同的，双胞胎之一是健康的，然而另一个体现了典型的苯妥英异常（Phelan，1982）。代谢的各个基因模式也可以解释在异卵三胞胎中看到的差异，而他们的妈妈在孕期服用过苯巴比妥和苯妥英。3 个孩子显示了不同程度的宫内生长受限，以及面中部和远端指骨的发育不全。其中一个孩子有唇腭裂，另一个颅缝早闭（Bustamante，1978）。

## 2.10.10　叶酸和抗癫痫药物

虽然当孕期使用叶酸拮抗剂时建议服用高剂量的叶酸，但针对抗癫痫药物的胚胎毒性效应和致畸效应，有效防护的证据尚未被证明（Jentink，2010a；Hernández-Diaz，2000）。一项在英国利物浦和曼彻斯特的国家卫生服务产科医院（Mawer2010），以及英国癫痫和妊娠注册中心（Pittschieler 2008）进行的研究，也没有发现与标准剂量相比高剂量叶酸的保护作用。一般来说，建议所有计划妊娠和妊娠前 3 个月的女性都应进行叶酸预防治疗。美国建议，在一个食品强化的国家，叶酸剂量为 0.4mg/d。对于想要妊娠的癫痫患者，一般建议她们用叶酸补充剂治疗，剂量为 0.8mg/d，从妊娠之前直到器官形成的末期（妊娠 10 周）。如果更高的剂量没有任何额外效果，那么反对更多的补充。此外，需要考虑的是，叶酸可以增强肝羟化酶的药物代谢，所以母体内抗癫痫药物的浓度可能会降低。倘若营养平衡存在，这和缺乏额外效力的证据都反对晚于妊娠前 3 个月的癫痫女性继续摄入叶酸。

## 2.10.11　维生素 K 和抗癫痫药物

独立于母体药物，新生儿特别是早产儿表现出维生素 K 缺乏，出生后需立即补充维生素水，以防止出血问题。此外，卡马西平、乙琥胺、奥卡西平、苯妥英、苯巴比妥、扑米酮、托吡酯、氨己烯酸和唑尼沙胺属于一组诱导酶引起维生素 K 依赖性凝血因子减少的药物。凝血酶原前体 PIVKA Ⅱ（通过维生素 K 缺乏或拮抗剂Ⅱ诱导蛋白质）代表了一种间接标记和在新生儿中可以升高（Howe，1999）。

当母亲服用中和维生素 K 的药物时，经常推荐她在妊娠的最后 4 周补充维生素 $K_1$，最初 10mg/d，在最后 2 周 20mg/d。但是，这种疗法的有效性仍存在争议（Harden，2009c；Hey，1999）。

与母亲健康的 1324 名孩子相比，Kaaja（2002）发现母亲服用抗癫痫药物的 667 名新生儿（其中 463 名服用卡马西平，212 名服用苯妥英，44 名服用苯巴比妥）的出血并发症的发病率并不高。母亲在妊娠期间没有得到维生素 K，但所有的孩子在出生时得到 1mg 维生素 $K_1$（肌内注射更好）。在另一项包括约 200 名儿童的研究中，他们进行抗癫痫治疗的母亲在怀妊娠期间没有接受维生素 K 预防治疗，与对照组婴儿相比，暴露于抗癫痫药的新生儿的出血倾向没有增加是显而易见的（Choulika，2004）。

维生素 K 可以口服并且不经肠道吸收，但刚分娩后的口服途径可能是不安全的，所以建议一次 0.5 ～ 1.0mg 维生素 $K_1$ 的肌内注射。这种疗法似乎优于口服，

☆ ☆ ☆ ☆

特别适合于预防迟发的出血问题（2 周后）（American Academy of Pediatrics，2003）。如果选择口服预防，需要查明新生儿实际服用的剂量。

### 2.10.12　癫痫是否致畸

根据当下的知识水平，发现新生儿畸形是抗癫痫治疗的结果，而不是癫痫本身。然而，这种区别很难明确证明，因为只有轻度癫痫可以放弃治疗。当母亲在妊娠前 3 个月出现癫痫大发作时，一些学者观察到更高的畸形率（Lindhout，1992）。Mastroiacovo（1998）在一个很小的样本中描述了癫痫没有治疗时畸形的风险大大增加（4/31=13%）。大多数其他调查没有发现致畸作用，要么有未经治疗的癫痫，要么在妊娠期间有癫痫大发作。在妊娠之前抗癫痫治疗的持续时间和妊娠结局之间没有突出的联系（Dansky，1991）。英国贝尔法斯特癫痫妊娠注册中心的分析发现在母亲没有治疗癫痫的 239 次妊娠中严重先天畸形率为3.5%，而那些接受单药治疗（$n$=2598）的平均畸形率为 3.7%，那些接受多药治疗（$n$=770）的平均畸形率为 6.0%（Morrow，2006）。

Fried（2004）评估了 10 次研究，包括母亲没有治疗癫痫的 400 次妊娠的汇总分析。它们没有检测到癫痫本身的致畸作用，但表示未治疗的癫痫往往发生在患有一种不太严重的疾病和癫痫发作频率较低的女性身上。Artama（2005）评估了来自芬兰出生登记处的数据，显示 939 次妊娠中有 26 次畸形，对应于的可疑畸形率为 2.8%。Holmes（2000）调查了 57 名儿童，他们的母亲有癫痫病史，但在妊娠期间没有治疗也没有癫痫发作。这些孩子既没有任何智力发展的障碍，也没有脸和手指的先天性畸形，而在孕期抗癫痫治疗后经常看到以上这些畸形。然而，Adab（2004）报道不论采取何种抗癫痫治疗，孕期发生 5 次以上全身强直阵挛性癫痫者所生的孩子，言语智商明显较低（＜ 70）。

### 2.10.13　卡马西平

卡马西平与三环类抗抑郁药物结构相似，用于癫痫大发作、局灶性和多局灶性癫痫，作为阶段预防和心境稳定剂，也用于三叉神经痛。与其他抗癫痫药物一样，卡马西平通过其稳定细胞膜的能力来解释其镇痉效应。

卡马西平口服易吸收，易结合蛋白质，血浆半衰期为 1 ～ 2d。胎儿可获得母体药物浓度的 50% ～ 80%。卡马西平浓度 / 剂量比在妊娠晚期降至 40%，需要增加剂量来调节（Sabers，2009）。

细胞色素 P450 酶的规模诱导可以降低口服避孕药的效力（见章节 2.10.2）。

☆☆☆☆

**严重畸形**

像其他经典抗癫痫药物一样，卡马西平对动物和人类都有致畸作用。然而，根据目前的研究，畸形率被认为是仅略有增加（Harden，2009b）。在20世纪80年代末已经假设了特定的卡马西平综合征，包括内眦赘皮、向上倾斜的眼睛、短鼻子、细长的人中、远端指骨发育不良、小头畸形、发育迟缓（Jones，1989）。其他调查人员无法证实这些异常现象的特异性，或未能发现远端指骨发育不良的积累。尽管与VPA相比不常见，但卡马西平仍主要有神经管缺陷的风险。使用卡马西平单药治疗的人估计会更频繁地发生脑脊膜脊髓膨出（脊柱裂），约不接触任何抗癫痫药物的人的2.6倍（95% CI，1.2～5.3）（Jentink 2010，b）。美国国家出生缺陷预防研究的病例对照研究证实了这个联想，神经管缺陷的调整OR为5.0（95% CI，1.9～12.7）（Werler，2011）。其他已经被报道有所增加的畸形包括腭裂、心脏和四肢的异常、臀部问题、腹股沟疝和尿道下裂（Harden，2009b；Ornoy，1996）。Vajda（2013a）利用澳大利亚抗癫痫药物妊娠登记处的数据发现卡马西平和肾功能异常之间的显著关联。

虽然对某些罕见缺陷的治疗能力有限，但是2010年对八项队列研究及欧洲出生缺陷监测计划（EUROCAT）的回顾中，没有找到除了脊柱裂（Jentink，2010b）以外的其他特有畸形的明确证据。

**畸形的频率**

根据一项包括1255名暴露孕妇的荟萃分析，卡马西平的严重畸形率翻了一番，从约2%发展到5%（Matalon，2002）。然而，英国贝尔法斯特癫痫妊娠注册中心的数据显示，当卡马西平在900名孕妇中进行单一疗法时，严重畸形率仅为2.2%（Morrow，2006）。同时，一项芬兰研究对超过900名主要暴露于卡马西平单药治疗的孕妇进行了研究，没有发现严重畸形的风险大大增加（Artama，2005）。Kaaja（2003）比较了740名产前暴露于抗癫痫药物的儿童和239名母亲患有癫痫但妊娠期间没有治疗的儿童。他发现显著增加的严重畸形的风险只发生在当卡马西平被用于联合疗法时而不是作为单一疗法使用时。

一项荟萃分析检查了59项研究和癫痫注册中心，覆盖了超过65 000例癫痫妊娠，表明卡马西平单药治疗的畸形率为5.7%（95% CI，3.71～7.65）（Meador，2008），这个畸形率明显高于未暴露母亲的畸形率。根据北美妊娠期抗癫痫药物注册中心的数据，与健康对照组1.1%的严重畸形率相比，在1033例妊娠前3个月暴露于卡马西平单药治疗组中，严重畸形率为3.0%（http：//www2.massgeneral.org/aed/newsletter/Spring2012newsletter.pdf）。同期组研究的回顾计算出暴露于卡马西平妊娠的严重畸形的风险为3.3%（Jentink，2010 b）。来自EURAP癫痫妊娠注册中心的一项分析包括被前瞻性识别的暴露于卡马西平单一疗法的1402例妊娠，从中可看到一个剂量-反应关系——在婴儿一岁时，母亲服药＜ 400mg/d 时，畸形率为 3.4%，母亲服药剂量在 400 ～ 1000mg/d 时畸形率为 5.3%，服药剂量在 1000mg/d 及以上时畸形率为 8.7%（Tomson，2011）。

### 其他躯体异常

Holmes（2001）和一个受过共济失调培训的儿科医师检查了 316 名新生儿，他们的母亲一直用抗癫痫药物治疗。研究者寻找一个或多个有下列特征的人：严重畸形、小头畸形、生长迟缓、面部畸形和手指发育不良。其结果与两组对照组比较：98 名母亲有癫痫病史但在孕期没有接受治疗的儿童，和 508 名母亲健康的儿童。当使用不止一个抗癫痫药物进行联合治疗时异常率明显更高了。结果没有明显不同，卡马西平用作单药治疗时，异常率为 8/58（14%）。

Dean（2002）比较了 149 名产前暴露的孩子和其 38 名（年长的）兄弟姐妹，他们的母亲在妊娠期间还没有服用过抗癫痫药物。卡马西平单药治疗导致更高的但不具统计学意义的严重畸形的风险（11% vs 5%）。然而，暴露于卡马西平组与他们未暴露的兄弟姐妹组（60% vs 25%）相比，面部畸形的发病率显著提高了。

在评估 210 名暴露于卡马西平孕妇的数据时，Diav-Citrin（2001）发现婴儿出生体重平均减少了 250g。瑞典小组注意到了减小的头围，尤其是卡马西平，与 VPA 相比，其在一个较小的程度上也与头围减小有关，但与其他抗癫痫药物无关（Almgren，2009）。病例报告描述了一个出生 5 周的男孩，显示淤胆型肝炎的症状，他的母亲在妊娠期和哺乳期接受了卡马西平单药治疗（Frey，2002）。至于新生儿维生素 K 缺乏见章节 2.10.11。

### 功能障碍

至于产后发育的延迟、行为异常和随后童年时期的其他异常情况（视觉障碍、中耳炎和关节问题），Dean（2002）观察到显著的影响。虽然这项研究的结果由于病例数和方法的有限应该慎重考虑，但仍有大量被影响的儿童被关注。Ornoy（1996）注意到认知发育障碍，特别那些还显示面部畸形的孩子。相反地，当与未接触的对照组相比，Gaily（2004）在 86 名经卡马西平单药疗法的孩子身上没有看到语言和非语言智商的降低。Harden（2009b）在他们的回顾中得出类似的结论。

一项包括 309 名 3 岁儿童的研究在与智商值有关的卡马西平小组中也没有发现有意义的药物效应（Meador，2009）。在这项研究中，与 VPA 相比，儿童 3 岁时认知创造力的程度和质量没有受到负面影响（McVearry，2009）。另一个有 210 名儿童的调查注意到，与拉莫三嗪（2.9%）和对照组（4.5%）相比（Cummings，2011），卡马西平有较高的发育迟缓的比例（20.4%）。这种影响显然是明显低于 VPA 组的（39.6%）。

☆★☆☆

> **建议**：有关卡马西平畸形整体风险的结果，是矛盾的，并且在某种程度上是消极的，不应掩盖反复观察到的特定异常结论（如脊柱裂）或导致错误的结论，致畸性是不存在的。如果需要治疗和控制的癫痫已经用卡马西平实现了，药物在妊娠期间可以且应该继续。目标应是单一疗法。血药水平必须定期检查。每日剂量应该在有疗效的基础上尽可能低。此外，妊娠的患者需要监视肝、肾功能及血液参数。治疗一直持续到出生时，新生儿可能会受到影响，因此，在出生后前几天应该寻找临床症状。妊娠前 3 个月的卡马西平治疗不能证明基于风险的终止治疗是正确的（见章节 1.15）。应该提供后续超声作为额外的预防措施。

　　计划妊娠时有关长期叶酸预防治疗见章节 2.10.10，关于新生儿维生素 K 预防治疗见章节 2.10.11。

　　卡马西平应被其他治疗精神病和非癫痫的药物替代。

## 2.10.14　氯巴占和氯硝西泮

　　苯二氮䓬类药物氯巴占和氯硝西泮被批准为抗癫痫药物，其中氯巴占还被批准为抗焦虑药。关于孕期氯巴占的实际应用几乎没有什么可用的数据。因此应参考其他苯二氮䓬类药物的临床应用（见章节 2.11）。分析同期研究的数据时，关于苯二氮䓬类药物应用在妊娠前 3 个月的荟萃分析显示没有问题。然而，所有病例对照研究数据的分析显示有更高的严重畸形率，特别是先天性唇腭裂（Dolovich，1998）。同期群研究的荟萃分析（Enato，2011）的更新包括3000 多名孕妇，未能显示更高的畸形率。首先，被评价的药物是阿普唑仑、氯氮、地西泮、奥沙西泮。唇腭裂的风险翻倍，表明正如病例对照研究提出的那样，对 1000 名在妊娠前 3 个月暴露的胚胎和胎儿，额外的唇腭裂是可以预料的。

　　关于氯硝西泮，约 300 名在妊娠前 3 个月应用的孕妇的相关经验已经被报道（Lin，2004；Vajda，2003；Weinstock，2001；Ornoy，1998）。观察到的异常现象，如法洛四联症、小头畸形和各种形式的先天性畸形并不意味着一个特定的模式，它们的发病率也并不是令人恐慌的。当进行长期氯硝西泮治疗时，一个未经他人确认的观测描述了妊娠后期的麻痹性肠梗阻（Haeusler，1995）。新生儿的症状在出生后不久就改善了。北美妊娠期抗癫痫药物注册中心报道了2 名严重畸形，是将 64 个早期妊娠暴露于氯硝西泮单药治疗的组（3.1%）和一个健康对照组（1.1%）相比得出的结果（http：//www2.massgeneral.org/aed/newsletter/Spring2012newsletter.pdf）。

　　现有数据不显示明显的致畸潜力。在新生儿期必须预料到类似的问题，就地西泮来说，治疗是长期的，直到出生。一方面新生儿呼吸衰竭是可能的，另一方面，长期接触后，新生儿可能出现不安、震颤、肌肉过度紧张、呕吐和腹泻等症状。新生儿可能发作癫痫，婴儿松弛综合征可能会持续几个月，出现肌无力、嗜睡、体温调节失调和吸吮无力等症状。

> **建议**：如果有氯硝西泮的迹象，治疗也可能在妊娠前 3 个月继续。如果制订一个长期治疗，特别是在妊娠最后 3 个月，应该观察新生儿可能的症状至少 2d。这同样适用于分娩时的高剂量，它可能导致呼吸抑制。氯巴占或氯硝西泮治疗不能证明基于风险的终止治疗是正确的（见章节 1.15）。

## 2.10.15　艾司利卡西平

艾司利卡西平是醋酸艾司利卡西平的主要代谢产物，是一种甲酰胺衍生物如卡马西平、奥卡西平。用于局灶性癫痫发作的管理。没有足够关于孕期应用的经验；没有致畸性的案例报告。

> **建议**：由于缺乏经验，不能推荐艾司利卡西平。与其他抗癫痫药物一样，不能排除其有更高的畸形风险。在妊娠前 3 个月的（意外）应用不能证明基于风险的终止治疗是正确的（见章节 1.15）。应该提供后续超声以证实胎儿的正常发育。

## 2.10.16　乙琥胺和其他琥珀酰亚胺

乙琥胺专门作用于失神发作（癫痫小发作）。它只有一小部分是与血浆蛋白相连的。

很少有报道提引孕期乙琥胺的使用。在 57 名接受治疗的女性后代中没有看到典型的畸形模式（Lindhout，1992）。另一个收集了 18 名在妊娠前 3 个月暴露的妇女案例没有畸形的迹象（Rosa，1995；Briggs，2011）。而可用的报告不允许差异化的风险评估，重大风险的可能性似乎并不存在。由于维生素 K 的拮抗作用，更高的新生儿出血问题的趋势在章节 2.10.11 中讨论。

关于孕期琥珀酰亚胺、甲琥胺和苯琥胺的经验是不足的。

> **建议**：如果用乙琥胺控制癫痫小发作，它可能会妊娠期间继续使用。甲琥胺和苯琥胺没有充分地检查，因此不推荐。应该瞄准单一疗法。血药水平需要定期监测。每日剂量应该在有疗效的基础上尽可能低。治疗一直持续到出生时，或许新生儿可能会受到影响。因此，新生儿出生后的前几天应临床监测。在妊娠期间，应提供后续超声以确定胎儿的正常发育。
>
> 关于计划妊娠时延长叶酸的预防，见章节 2.10.10。关于新生儿的维生素 K 预防，见章节 2.10.11。

☆☆☆☆

### 2.10.17 非尔氨酯

非尔氨酯用于控制儿童时期 Lennox-Gastaut 综合征。生产厂家报告 7 名暴露的妊娠结果其中有 4 名正常的孩子诞生，2 名终止妊娠，1 名流产。

> **建议**：由于缺乏足够的经验，不能推荐非尔氨酯。与其他抗癫痫药一样，特别是联合用药，不能排除更高的畸形风险。在孕前 3 个月的（意外）暴露不能证明基于风险的终止治疗是正确的（见章节 1.15）。应该提供后续超声以确定胎儿的正常发育。

### 2.10.18 加巴喷丁

加巴喷丁主要用于治疗局灶性癫痫和神经性疼痛。它在血液中自由流通，不与蛋白质结合。几十个可用的病例来自于处方研究（Wilton，2002）和澳大利亚抗癫痫药物妊娠登记处。所有这些兼具前瞻性和回顾性的收集报告包含 4 名严重畸形：一个孩子有前脑无裂畸形和独眼畸形（Rosa，1995），另一个孩子有外耳道闭锁（Briggs，2011 引用；和其他抗癫痫药物联合治疗）。第三个孩子在联合 VPA 治疗后患有尿道下裂，第四个孩子在联合苯巴比妥治疗后患有单侧肾闭锁。生产厂家的加巴喷丁妊娠注册中心报道了 39 名暴露于加巴喷丁妇女的 48 个妊娠结果，包括之前的妊娠。其中，17 次妊娠在孕期暴露于单一治疗，其中一个结果是一个孩子患有单侧肾发育不全。其他畸形婴儿（尿道下裂）发生于妊娠的同时暴露于 VPA（Montouris，2003）。在 31 次用加巴喷丁单一疗法治疗的妊娠中（3.2%），英国贝尔法斯特癫痫妊娠注册中心的数据报道了一个严重畸形（Morrow，2006）。Chambers（2005）报道了 13 名产前暴露的新生儿，其中 2 名（一个使用单一疗法）显示面部畸形，与用经典的抗癫痫药物时看到的类似。丹麦医学出生登记研究发现 59 例暴露于加巴喷丁的妊娠和婴儿畸形率为 1.7%（Molgaard-Nielsen，2011）。Fujii（2013）报道了 223 例接触加巴喷丁的妊娠，其作为一个抗癫痫药物，或治疗疼痛或精神疾病的药物，没有发现过多重大出生缺陷的证据。

北美孕期抗癫痫药物注册中心报道了一个严重畸形，是将 145 例在孕期前 3 个月用加巴喷丁单一疗法治疗的妊娠（0.7%）与健康对照组的 1.1% 相比发现的（http：//www2.massgeneral.org/aed/ newsletter/Spring2012newsletter.pdf）。

Tomson（2009）在对 250 例用加巴喷丁单一疗法治疗的妊娠回顾中提出，没有特有的严重畸形模式是明显的，要么是小异常的积累，要么是先天性畸形。据报道，加巴喷丁成功治疗了 7 位孕妇的妊娠剧吐（Guttuso，2010）。其中 2 个孩子被发现有异常现象（肾盂积水，脊髓栓系）。目前可用的数据的病例数和方法不足以证实或排除风险。动物实验不能提供证据证明加巴喷丁是致畸的。

> **建议**：根据可用的临床数据和动物实验的结果，与经典抗癫痫药物相比，似乎加巴喷丁的致畸风险并不高，但或许甚至更低。它可能用于治疗孕期癫痫，认识到致畸风险尚未完全排除在外。避免与 VPA 的联合治疗。在非癫痫迹象的情况下，应推荐针对特定迹象的适当药物治疗，如镇痛药、止吐药或者精神类药物。在孕前 3 个月加巴喷丁的使用不能证明基于风险的终止治疗是正确的（见章节 1.15）。应该提供后续超声确定胎儿的正常发育。

## 2.10.19　拉科酰胺

拉科酰胺是局灶性癫痫的辅助药物，在动物实验中没有观察到致畸性。一个小的拉科酰胺病例系列研究，包含 7 例前瞻性和 2 例回顾性的有证明文件的妊娠，揭露了异常胎儿、儿童（2 例有轻度肾盂积水、血管瘤、隐睾症）与正常新生儿的区别（Hoeltzenbein，2011）。

> **建议**：因为缺乏经验，不能推荐拉科酰胺。妊娠前 3 个月的治疗不能证明基于风险的终止治疗是正确的（见章节 1.15）。与其他抗癫痫药一样，用作联合疗法时，不得不预期更高的畸形风险。应该提供后续超声。

## 2.10.20　拉莫三嗪

拉莫三嗪用于局部和中度全身强直阵挛性癫痫发作，以及预防双相精神疾病的复发。从化学结构上来讲，拉莫三嗪是一种抑制二氢叶酸还原酶作用的苯基三嗪。然而，它似乎没有在成年人中充当叶酸拮抗剂的作用，拉莫三嗪的蛋白结合率为 58% 左右，明显低于经典抗癫痫药物。

与 VPA 相比，拉莫三嗪还没有被报道会在很大程度上影响月经周期和生育能力。当患有多囊卵巢综合征的女性将 VPA 换为拉莫三嗪时，症状改善了（在性别药理学的回顾中可以看到；Schmitz，2003；Isojärvi，1998）。当酶活性受到刺激时，口服避孕药这个行为可能会造成轻微的损伤（见章节 2.10.2）。雌激素类避孕药可以加快拉莫三嗪的代谢，从而提高癫痫发作的可能性。同样，停用避孕药时，上升的拉莫三嗪浓度可以导致毒副作用（Dutton，2008），紧接着的妊娠可能会无意间暴露于高浓度的拉莫三嗪。

拉莫三嗪的清除在妊娠期间明显加快了，尤其是在妊娠中期，增长至

☆☆☆☆

264%。为了避免癫痫发作的趋势增加，每月 1 次的血清水平测定是必须的，用于决定剂量调整（Fotopoulou，2009；Sabers，2009）。如果不很快调整剂量的话，孕期药物剂量的增加会导致分娩后的毒性症状。在孕期和服用口服避孕药时，拉莫三嗪的药物代谢动力学情况似乎受到酶诱导的影响，包括 2-*N*- 葡萄糖苷酸通路（Ohman，2008）。

**毒理学**

拉莫三嗪单药治疗后的病例系列和妊娠注册中心包括几千例妊娠结局的研究，还没有明确的致畸效应的迹象（GlaxoSmithKline，2010；Hunt，2009；Dolk，2008 ~ 2010 年更新；Vajda，2010a；MølgaardNielsen，2011）。由制造商建立的拉莫三嗪妊娠登记处包含 1558 名前瞻性收集的孕妇，她们在妊娠前 3 个月用单一疗法治疗。登记处最后的报告显示单一疗法的严重畸形率为 2.2%（95% CI，1.6 ~ 31.0），而当拉莫三嗪与 VPA 联合使用时，畸形率为 10.7%（Cunnington，2011）。

英国贝尔法斯特癫痫妊娠注册中心发现 1229 例接受单一疗法的妊娠的严重畸形率为 2.4%，其中包括一个唇腭裂（Hunt，2009）。这不能排除英国贝尔法斯特和制造商的注册中心可能有重叠的数据。贝尔法斯特数据显示当剂量超过 200mg/d 时有明显更高的畸形风险，为 5.4%。来自于 EURAP 注册中心的 1280 例暴露于拉莫三嗪单一疗法的妊娠中也可以看到相同的模式，随访得到的结果如下：产前剂量 < 300mg/d 的 1 岁孩子的畸形率为 2.0%，而剂量在 300mg/d 及其以上时畸形率为 4.5%（Tomson，2011）。这种剂量关系可能无法用制造商或澳大利亚癫痫注册中心的数据来证实（Vajda，2010a）。

2012 年北美孕期抗癫痫药物注册中心的时事通讯表明，与未曝光的 1.1% 相比，1562 例妊娠用单一疗法的畸形率为 2.0%（http：//www2.massgeneral.org/aed/newsletter/Spring2012newsletter.pdf）。然而，这个注册中心提出，拉莫三嗪单药治疗时先天性唇腭裂过多，1562 名暴露的婴儿中有 7 名受到影响（0.44%），估计比一般人的风险高 6 倍（Holmes，2008，2012）。这个观察报告没有在其他研究中被证实。来自英国和爱尔兰登记处的 1151 例病例的唇腭裂畸形率为 0.1%，来自制造商拉莫三嗪妊娠登记处的 1558 例病例的畸形率为 0.1%，来自 EURAP 登记处的 1280 例病例的畸形率为 0.2%，丹麦人口普查中 1019 例病例的畸形率为 0.1%（Cunnington，2011；Tomson，2011；MølgaardNielsen，2011；Hunt，2009）。尽管如此，需要一个有足够说服力的病例对照研究来证实或反驳这个联想。

总之，拉莫三嗪没有增加整体风险或者增加一个特定严重的畸形模式风险的迹象。

一项对 210 名孩子的调查指出，与对照组（4.5%）相比，产前暴露于拉莫三嗪的孩子发育迟缓的比率更低（Cummings，2011）。此外，澳大利亚妊娠登记处的一项研究（Nadebaum，2011）发现，很多暴露于拉莫三嗪单药治疗的孩子与正常的孩子相比，平均语言能力没有差异。

还没有动物实验证据证明拉莫三嗪的致畸性。

> **建议**：拉莫三嗪是目前数据最多的抗癫痫药物，这些数据似乎是无关紧要的。若可以，计划妊娠时应该首选拉莫三嗪，因为用作单一疗法时无论是动物实验还是临床数据都没有显示致畸性。特别是如果应用 VPA 治疗，主要在孕前改用拉莫三嗪。可以提供后续超声以确定胎儿的正常发育。孕期拉莫三嗪清除显著增加，要求每月测定 1 次血清水平，并做出相应的剂量调整，分娩后，要求适当降低剂量。拉莫三嗪也可用于这一期间，预防有双极症的妊娠患者的复发。

## 2.10.21　左乙拉西坦

左乙拉西坦用于局灶性和全身性癫痫。若剂量不变，它的血药水平在妊娠期间降低 40% ～ 50%，显然是由于肾排泄功能的增强（López-Fraile，2009；Westin，2008；Tomson，2007）。因此妊娠期应控制血药水平监测并做出相应的剂量调整，分娩后，这些变化需要再次被逆转。

英国和爱尔兰癫痫妊娠登记处在 304 例进行单一疗法的妊娠（0.7%）中发现了两种严重畸形，而在 367 例暴露于联合用药的妊娠中畸形率为 5.6%，当结合 VPA 或卡马西平时最高（Mawhinney，2013）。北美孕期抗癫痫药物注册中心在 450 例单药治疗的妊娠与健康对照组（1.1%）相比，发现 11 例严重畸形妊娠（2.4%）（http：//www.2massgeneral.org/aed/newsletter/Spring2012newsletter.pdf）。

总体来说，有超过 250 例来源于一些病例系列和登记处分析的妊娠，包括约 95 例来自于制造商登记处的妊娠报告（Bronstein，2007），两个评论中做了总结（Longo，2009；Tomson，2009）。大多数患者接受抗癫痫联合治疗。根据畸形的频率和程度，观察到的畸形并不象征特定风险；缺陷主要是在联合疗法中看到的。在英国癫痫妊娠登记处同年龄组中，和 97 名普通人的孩子相比，51 名儿童被评估为发育迟缓。同样，在丹麦医学出生登记处，在 58 例暴露于左乙拉西坦的妊娠中，没有观察到畸形（Mølgaard-Nielsen，2011）。

有关神经发育结果，那些与对照组相比低于标准发育商数的平均水平（8%）（Shallcross，2011），没有发现有显著差异。

使用老鼠和兔子的动物实验显示中度肢体畸形。

☆☆☆☆

> **建议**：如果癫痫需要治疗，左乙拉西坦管理良好，并且其致畸风险的当前剩余不确定性是可以接受的，这个药物可能会在孕期继续使用。需要避免与 VPA 的联合治疗。妊娠前 3 个月的治疗不能证明基于风险的终止治疗是正确的（见章节 1.15）。应该提供后续超声以确定胎儿的正常发育。

### 2.10.22　奥卡西平

奥卡西平用于局灶性癫痫。卡马西平的结构衍生物虽然不像卡马西平途径（胚胎）那样降解为环氧有毒代谢产物，但分解为有药用活性的一羟基衍生物（MHD）和卡马西平 -10，11 反式二氢二醇（DHD）。奥卡西平的蛋白质结合率仅为40%。在稳态条件下,血浆里有大部分有活性的一羟基衍生物(Mazzucchelli，2006)。诱导酶可能导致口服避孕药失败。因此，服用这种药物时不应该使用激素类避孕药作为主要避孕方法（见章节 2.10.2）。浓度 - 剂量比在妊娠后期几乎减少 40%（Sabers，2009；Christensen，2006）；因此在妊娠期间和分娩后有必要调整药量。

脐带的血药水平与母体血液是相似的。

**毒理学**

Kaaja（2003）在一次调查中发现一组严重畸形，其中包括 9 名产前暴露于奥卡西平的儿童。与对照组相比，这一结果（1/9=11%）与 239 名母亲有癫痫史但未接受治疗的儿童相比明显升高。另一项芬兰的研究在 99 例用单一疗法的妊娠中描述了一种泌尿生殖缺陷（Artama，2005）。99 例妊娠中的一些可能已经被 Kaaja 报道（2003）。

Meischenguiser（2004）观察了 55 名新生儿（35 名联合治疗，2 名单药治疗），只在与苯巴比妥联合治疗组看到了一例严重畸形，即心脏缺陷。而单药组所有儿童均健康。55 例病例报告同时也包含 42 名同时被 Rabinowicz（2002）描述过的孩子。Sabers（2004）在 37 例妊娠中发现 2 例心脏缺陷（其中一例为与拉莫三嗪联合治疗者）。Montouris（2005）的综述计算使用奥卡西平单药治疗的畸形率为 2.4%（6/248）。Eisenschenk（2006）在数量较小的样本病例中没有发现记录畸形。

Tomson（2009）分析了约 300 例来源于病例系列和注册中心的孕妇，发现了单一疗法导致的 4 种主要畸形。最近一项丹麦的研究在检查 393 例产前暴露的儿童时，没有发现畸形率增加（Mølgaard-Nielsen，2011）。北美孕期抗癫痫药物注册中心在 182 例妊娠前 3 个月暴露于奥卡西平单药治疗的妊娠中记录了 4 名严重畸形（2.2%），与未暴露对照组的 1.1% 相比（http：//www2.massgeneral org/aed/newsletter/Spring2012newsletter.pdf）。

另一个观察到的结论是在其中一方用奥卡西平治疗时，会导致低出生率（Artama，2006）。

在动物研究中，奥卡西平存在致畸性。当剂量（根据体表面积调整）相当于人类治疗水平时，在大鼠身上观察到颅面部、心血管、骨骼的变化。

> **建议**：如果癫痫需要治疗且奥卡西平发挥了良好的作用，那么这个药物治疗可能会继续下去，如果目前关于致畸风险的不确定性是可以接受的，必须避免它和 VPA 的联合治疗（而在妊娠前 3 个月的奥卡西平治疗不能证明基于风险的），终止治疗是正确的（见章节 1.15）。应该提供其后续超声以确定胎儿的正常发育。

关于计划妊娠时长期叶酸预防治疗，可参考章节 2.10.10，关于新生儿的维生素 K 预防治疗参考章节 2.10.11。

## 2.10.23　苯巴比妥和扑米酮

巴比妥类药物主要是苯巴比妥和扑米酮，已被用于癫痫的治疗。扑米酮转化为抗癫痫代谢分子苯巴比妥和苯乙基丙二酰胺。巴比沙隆是苯巴比妥和左丙己君的化合物，是一种可减少巴比妥类药物镇静效果的精神刺激剂。

苯巴比妥和扑米酮已经成功治疗了局限性癫痫和癫痫大发作。苯巴比妥用作镇静剂和抗癫痫药已有 100 多年（Hauptmann，1912），其在孕期的使用有着丰富的经验。苯巴比妥口服易吸收。血浆蛋白结合率约为 50%。在孕期，药物在体内游离的部分明显下降。其余由肾脏排泄约 25%，且 75% 经过氧化代谢的部分没有发生变化。半衰期为 2 ~ 6d。

关于口服避孕药的抑制作用请参考章节 2.10.2。

苯巴比妥可迅速通过胎盘屏障，并刺激胎儿肝脏酶，特别是在围生期。这也适用于负责分泌胆红素的葡萄糖醛酸化酶。

### 严重畸形

Heinonen（1977）在 1415 名孕妇中并未发现致畸的迹象，她们均在孕前 3 个月用苯巴比妥进行治疗。相反，他们发现其他巴比妥类药物造成心血管缺陷的风险略微增加。Jones（1992）在 46 名产前使用过苯巴比妥的新生儿中诊断出其中 7 名为面部畸形。先天性畸形也可见于其他抗癫痫药物，包括内眦赘皮、眼距过宽、鼻梁塌陷和鼻尖上翘。46 名儿童中，11 名儿童的指甲发育不良，16 名儿童中有 3 名显示发育迟缓。早在 20 世纪 70 年代，已有报道称当苯巴比妥在孕期使用时会出现宫腔内和产后发育迟缓。与长期抗癫痫使用相比，单剂量应用巴比妥酸盐（苯巴比妥除外），如在麻醉情况下，不太可能致畸。

☆☆☆☆

**严重畸形的频率**

Samren（1999）并没有发现苯巴比妥（5/172 = 3%）或扑米酮（1/151 = 1%）的单药治疗有更高的畸形率。另外，两个研究报告了苯巴比妥单一疗法的5%的畸形率（Canger，1999；Kaneko，1999）。Holmes（2004）研究了北美孕期抗癫痫药物登记处，指出11种主要畸形在199例早期妊娠暴露于苯巴比妥单药治疗中的发生率（5.5%），而其在442例未暴露的发生率为1.1%（http：// www2.massgeneral.org/aed/newsletter/Spring2012newsletter.pdf）。作者讨论了经常被忽视的问题，即在贫穷的国家，除了廉价的苯巴比妥之外没有其他的替代品，其不良的副作用必须被接受或依然不受重视。一些调查人员指出，咖啡因与苯巴比妥联合又增加了畸形的风险（Samren，1999）。一项包含59项研究的回顾性 Meta 分析计算得到单一疗法后畸形的风险为4.9%。与未暴露的对照组相比，这个值没有显著增长（Meador，2008）。Harden（2009b）在他们的综述中总结道：苯巴比妥也许会增加心脏缺陷的风险。此外，Tomson（2011）表明在217例暴露于单一疗法的孕妇中，其母亲服药量 < 150mg/d 的一岁婴儿的严重畸形率是5.4%，而其母亲服用高剂量所生的婴儿的畸形率为13.7%。

**其他的发育异常**

Holmes（2001）和一名受过共济失调培训的儿科医师检查了316名新生儿，他们的母亲一直用抗癫痫药物治疗。他们寻找一个或多个下列特征：严重畸形、小头畸形、生长迟缓、面部畸形和手指发育不良。其结果与以下两个对照组相比较：98名母亲有癫痫病史但在孕期没有接受治疗的儿童，以及508名母亲健康的儿童。母亲接受苯巴比妥单一疗法的儿童的畸形率显著增加（17/64=27%），且他们显示至少一个上述命名的发育异常。Dean（2002）比较了149个产前暴露的孩子和38名（年长的）兄弟姐妹，他们的母亲在妊娠期间还没有服用过抗癫痫药物。单用苯巴比妥治疗导致的主要畸形率有所增加。但没有达到统计显著性（10% vs 5%）。而面部畸形（21%）和发育迟缓（10%）比未经治疗的对照组更为少见。

母亲在妊娠最后几个月每天服用 60～300mg 苯巴比妥所生的的新生儿观察到了戒断症状。在出生后 3～14d 可能会出现应激性亢进和震颤。而临床症状在23例产后体内苯巴比妥水平较高的婴儿中更为常见（Zuppa，2011）。

同样被发现的还有苯巴比妥可能会扰乱类固醇、维生素 D 和维生素 K 的代谢，导致新生儿出现低钙血症、凝血和出血障碍的症状（见章节 2.10.11）。在孕晚期，用苯巴比妥预防436例早产儿颅内出血的治疗与安慰剂治疗效果无明显差异。但在随访年龄 18～22 个月的婴儿时也发现，治疗与神经发展障碍无关（Shankaran，2002）。

许多单一病例和流行病学研究的结果（Adams，2004；van der Pol，1991）表明，苯巴比妥抗癫痫治疗后智力发育迟缓，尤其是语言发育，比健康对照组更普遍。Koch（1999）重新评估了年龄在 11 ～ 18 岁的 116 名儿童。他们发现在妊娠期间使用苯巴比妥和扑米酮联合治疗时，智商降低，结果与社会地位无关但不排除母亲智商的影响。在抗癫痫药物产前影响的综述中，Harden（2009b）表明，药物对新生儿认知功能的不良影响是可能的。

有一份来自罗马尼亚克拉约瓦的某医院合并腿畸形死产的案例报告显示该母亲在妊娠前 4 个月服用苯巴比妥（0.1g/d）和卡马西平（0.4g/d），接下来只服用苯巴比妥（0.1g/d）直到分娩（Tica，2013）。

> **建议**：总之，苯巴比妥抗癫痫单药治疗畸形的风险不超过最低风险的 2 倍或更多。不能排除对智力发育的影响。扑米酮应该评估为类似于苯巴比妥。如果能发现新疗法，苯巴比妥、扑米酮不是育龄女性的首选药物。然而，如果癫痫需要治疗，并且使用这些药物可以很好地控制病情，只要充分考虑风险因素，它们可能会在孕期继续使用。目的应该是单药治疗。需要定期监测血药水平。每日剂量应该是有效的，但尽可能保持低水平。当治疗一直持续到出生，对新生儿的影响是可能的。因此，新生儿在出生后的几天需要观察临床症状。分娩时高剂量会导致新生儿呼吸衰竭。在妊娠前 3 个月使用苯巴比妥进行治疗不能证明有终止妊娠的风险（见章节 1.15）。应提供一个后续超声以确定胎儿的正常发育。
>
> 关于计划妊娠时长期叶酸预防治疗，参考章节 2.10.10，关于新生儿的维生素 K 预防治疗参考章节 2.10.11。

## 2.10.24　苯妥英

苯妥英、美芬妥英是乙内酰脲类药物，自 1938 年起已经被用于抗癫痫治疗。它们有显著的抗惊厥效果，且对于癫痫大发作、局限性癫痫和癫痫持续状态的情况都是有效的，没有表现出镇静催眠药的属性。有时苯妥英被用于子痫（Friedman，1993）。苯妥英在肝脏被羟化灭活，和其主要代谢产物由肾脏排泄，半衰期为 20 ～ 50h。苯妥英可在脂肪组织中积累。孕期其血药浓度降低。在妊娠最后 3 个月，该药物未结合部分的含量的上升在某种程度上补偿了这个过程。血浆浓度的降低被认为是孕期癫痫发作倾向较高的原因。如有必要，应在血浆中测定未结合苯妥英的含量。章节 2.10.2 讨论了对口服避孕药有效性的干扰。磷苯妥英是水溶性的，静脉注射给药以补充苯妥英。

### 严重畸形

1964 年发现了苯妥英的致畸性（Janz，1964），尽管它还没有被所有研究证明（Samren，1999）。最常见的畸形包括心脏缺陷、唇裂 / 腭裂和泌尿

☆☆☆☆

生殖异常。在早期，严重畸形称为"胎儿乙内酰脲综合征"（见章节 2.10.5 和 2.10.6）。

### 严重畸形的频率

Kaaja（2003）调查了产前暴露的儿童和对照组的儿童，他们的母亲有癫痫病史，但并没有治疗。他们发现苯妥英的畸形率没有明显升高，为 2%（3/124）。英国贝尔法斯特癫痫妊娠注册中心的数据显示，苯妥英单药治疗可能与严重畸形有关联，在 82 例妊娠中畸形率为 3.7%（Morrow 2006）。北美孕期抗癫痫药物注册中心记录了 416 例妊娠早期苯妥英单药治疗组中有 12 例主要畸形（2.9%），而健康对照组为 1.1%（http：//www2.massgeneral.org/aed/newsletter/Spring2012newsletter.pdf）。

### 其他的发育异常

Dean（2002）比较了 149 名产前暴露的孩子和其 38 名（年长的）兄弟姐妹，他们的母亲在孕期没有服用过抗癫痫药物，发现苯妥英单药治疗的严重畸形率有所增加（16% vs 5%），同时面部畸形更为常见（52% vs 25%），但只有产后发育迟缓有统计学显著性的差异（33% vs 11%）。这项研究的结果必须有一定的保留，原因之一是案件数量很少。另一方面，受影响儿童人数之多令人关切。

Holmes（2001）和一名受过畸形培训的儿科医生检查了 316 名新生儿，他们的母亲一直用抗癫痫药物治疗。他们寻找一个或多个下列特征：严重畸形、小头畸形、生长迟缓、面部畸形和手指发育不良。

98 名母亲有癫痫病史但在孕期未接受治疗所生的儿童，和 508 名健康母亲所生的儿童对比，母亲在妊娠期间单一接受过苯妥英钠治疗所生的儿童中发育异常的比例明显增加（18/87 = 21%）。

在苯妥英钠药物副作用曝光后，其实际对患者后代的影响往往比预期还要严重（Scolnik，1994；Vanoverloop，1992；Hättig，1987）。这种药物会导致面部畸形概率的增加（Orup，2000）。Koch 在 1999 年跟踪调查了 116 名年龄为 11～18 岁的儿童（他们的母亲在妊娠期间接受过苯妥英钠、扑米酮联合应用）结果发现他们的智商发育显著低下。这个结果与社会地位无关，但母亲智商的影响不能被排除。之后的一个研究发现，孕期使用抗癫痫药物会对胎儿的发育产生负面影响（Harden，2009b）。一个报告（Dessens，1999 年）提出后代性别对结果可能产生影响，但是还没证实这一点。

苯妥英钠的使用会使新生儿由于缺乏维生素 K 而导致凝血功能异常（见章节 2.10.11）。

一些文章表示苯妥英钠的使用会导致胎盘癌变的风险增加：其中 12 名婴儿患有神经外胚层肿瘤，其中 6 名患有神经母细胞瘤（Briggs，2011），但案例数太少，不能直接证明结论的可靠性。

建议：总之，苯妥英钠抗癫痫药物的严重致畸风险不超过 2 倍。不能排除对精神发展的影响。育龄期女性不可以选择苯妥英钠治疗癫痫。在妊娠期间如果必须治疗癫痫，若已考虑到苯妥英钠的风险，可以继续接受治疗的，注意需单药治疗。药物剂量需要定期进行监测。每日剂量应该是有效的，但尽可能保持低水平。治疗持续到出生时，对新生儿的影响是可能的。因此，新生儿需要在出生第一天就开始观察临床症状。在妊娠前 3 个月使用苯妥英钠进行治疗不能证明有终止妊娠的风险（见章节 1.15）。应提供后续超声以确定胎儿的正常发育。

关于计划妊娠时长期叶酸预防治疗，参考章节 2.10.10，关于新生儿的维生素 K 预防治疗参考章节 2.10.11。

## 2.10.25  普瑞巴林

普瑞巴林用于治疗局限性部分癫痫发作和外周神经痛，人们认为其镇痛效果是选择性调节位于脊髓根本的伤害感受器的钙离子电压门控通道。此外，普瑞巴林调节钙离子在神经末梢内流，从而减少神经递质的释放，抑制神经兴奋。与激素类避孕药的相互作用不能显示出来。在动物实验中，大鼠和兔子会产生骨骼异常，还会对大鼠的神经管产生影响。在胎鼠中，药物在血浆中的浓度对发育的影响相当于人类的 2 倍。没有足够的数据可以证明其对人类有致畸作用。

推荐：由于缺乏经验，不能推荐在妊娠早期使用普瑞巴林。特别是与其他抗癫痫药物联合用药，增加畸形的风险不能被排除。在妊娠前 3 个月使用普瑞巴林进行治疗不能证明有终止妊娠的风险（见章节 1.15）。应提供一个后续超声以确定胎儿的正常发育。

关于计划妊娠时的长期叶酸预防治疗，参考章节 2.10.10；关于新生儿的维生素 K 预防治疗参考章节 2.10.11。

## 2.10.26  卢非酰胺

卢非酰胺是一种甲酰胺衍生物，如卡马西平和奥卡西平。其可用来治疗 Lennox-Gastaut 综合征的癫痫发作。卢非酰胺诱导肝 CYY3A 酶的活性，从而减少服用口服避孕药后仍然妊娠的概率。没有足够的数据证明其在妊娠期间使用是否可行。

☆ ☆ ☆ ☆

> 推荐：由于缺乏经验，不能推荐在妊娠早期使用户非酰胺。特别与其他抗癫痫药物是联合用药，增加畸形的风险不能被排除。在孕前 3 个月使用户非酰胺进行治疗不能证明有终止妊娠的风险（见章节 1.15）。应提供一个后续超声以确定胎儿的正常发育。
>
> 关于计划妊娠时的长期叶酸预防治疗，参考章节 2.10.10；关于新生儿的维生素 K 预防治疗参考章节 2.10.11。

### 2.10.27 舒噻美

舒噻美主要治疗儿童和青春期少年的局灶性癫痫病。在一个集合了 11 名 30 岁以上的孕妇使用该药的实验中，有 3 名孕妇流产。没有畸形病例的报道。数据不足以评估其在孕期使用的风险。

> 推荐：由于缺乏经验，不推荐在妊娠早期使用舒噻美。与其他抗癫痫药物一样，特别是联合用药时，增加畸形的风险不能被排除。在妊娠前 3 个月使用舒噻美进行治疗不能证明有终止妊娠的风险（见章节 1.15）。应提供一个后续超声以确定胎儿的正常发育。
>
> 关于计划妊娠时长期叶酸预防治疗，参考章节 2.10.10；关于新生儿的维生素 K 预防治疗参考章节 2.10.11。

### 2.10.28 噻加宾

噻加宾是一种 γ- 氨基丁酸（GABA）的选择性再摄取抑制剂，可抑制神经递质。因此，细胞外升高的 GABA 水平可致其抗惊厥活性提高。用于治疗局限性癫痫。大多数药物（96%）可与蛋白结合。Leppik 在 1999 年的一项学术研究中发现 22 例确定在妊娠期间使用噻加宾的患者中，其中 9 名孕妇是自然生产，此外记录了一名臀位分娩的新生儿发生髋关节脱位。另外，2 名来自澳大利亚登记处的母亲在孕期使用噻加宾的儿童没有出现畸形（Vajda，2003）。在动物实验中，当给予高剂量 [100mg/（kg·d）] 时，大鼠发生面部及其他部位发育异常。

> 推荐：由于缺乏经验，不推荐在妊娠早期使用噻加宾。与其他抗癫痫药物一样，特别是联合用药时，增加畸形的风险不能被排除。在孕前 3 个月使用噻加宾进行治疗不能证明有终止妊娠的风险（见章节 1.15）。应提供一个后续超声以确定胎儿的正常发育。
>
> 关于计划妊娠时长期叶酸预防治疗，参考章节 2.10.10；关于新生儿的维生素 K 预防治疗参考章节 2.10.11。

☆ ☆ ☆ ☆

## 2.10.29　托吡酯

托吡酯用于治疗局灶性和全身性癫痫。只有约 15% 的药物与血浆蛋白结合。肝酶诱导可导致激素类避孕药失效。因此，应首选非激素类避孕药预防妊娠（见章节 2.10.2）。由于增加肾小球滤过和酶的诱导，托吡酯浓度 - 剂量比降低至 30% ～ 40% 直至孕晚期（Ohman，2009；Westin，2009）。因此，在孕期需要进行血液水平测定，并进行适当的剂量调整，然后在胎儿出生后进行向下剂量校正。

在丹麦，一项基于人群的研究记录中，108 名由于妊娠期间使用托吡酯的活产婴儿中有 5 种主要畸形（4.6%），未使用该药的概率为 2.4%，概率明显增加（Mølgaard-Nielsen，2011）。相似的概率已经被英国和爱尔兰登记处（Hunt，2008；Morrow，2006）、澳大利亚登记处（Vajda，2013A）、美国（Green，2012）报告。北美孕期抗癫痫药物注册中心指出，359 名孕妇在孕早期使用单一托吡酯治疗导致 15 名严重畸形新生儿（4.2%），而健康组发生率为 1.1%。

北美登记处已经表示在 15 种畸形中托吡酯可能增加唇腭裂的风险，15 名畸形患者中，有 5 名已被确定为唇腭裂（Hernández-Díaz，2012）。英国登记处也表示孕期使用托吡酯发生唇腭裂的风险增加了 11 倍（Hunt，2008）。然而这些和其他研究因为数据太小，不能很好地证明这个问题。从美国 2 个多站点的病例对照研究汇总中分析可知，在母亲妊娠期间使用托吡酯的婴儿中，发生唇腭裂的比率相对于正常婴儿增加了 5.4（Margulis，2012）。

澳大利亚登记处的数据指出托吡酯与尿道下裂的发生有关（Vajda，2011，2013a），但是这个发现是从一小部分数据中总结出来的。

一项病例报告中描述了一个患有双手拇指发育不全、二三足趾并趾、右眼轮匝肌发育不全的孩子（Vila Ceren，2005）。另一例报告显示一对出生后患有癫痫发作的兄妹，作者认为这是由使用托吡酯导致的肾上腺皮质功能减退引起的低血钙（Gorman，2007）。

一项包含 400 多例接受单药治疗的孕妇的 Meta 分析并没有提供致畸性或安全性的明确证据（Day，2011）。

在北美的用药孕妇所生的婴儿中，有 21% 的出生体重比未使用药物孕妇所生的婴儿低 4.9%，并且这些孩子没有早产现象（Hernández-Díaz，2010）。在另一个有 52 例数据的小型研究中也报告了这个发现（Ornoy，2008）。

在一个小型的神经发育研究中，9 名孕期用药的学龄前儿童与 18 名未用药儿童对比，他们的神经系统发育尤其是认知功能方面明显低于对照组儿童，但是数据太少，无法得出明确结论（Rihtman，2012）。

托吡酯在动物模型中具有致畸性：在只有人类用药剂量的 20% 时（基于体

表），小鼠出现颅面发育异常，大鼠和家兔出现缺肢现象。

> **推荐**：如果癫痫需要治疗，可以在严格的管理下继续使用托吡酯治疗，且关于托吡酯，不确定是否致畸是可以接受的。避免与 VPA 联合用药。在妊娠前 3 个月使用托吡酯进行治疗不能证明有终止妊娠的风险（见章节 1.15）。应提供一个后续超声以确定胎儿的正常发育。

关于扩展叶酸预防计划妊娠，见章节 2.10.10；关于新生儿维生素 K 预防，见章节 2.10.11。

### 2.10.30　戊诺酰胺

戊诺酰胺是丙戊酰胺结构的一个异构体，是致畸 VPA 的衍生物。有实验研究报告，戊诺酰胺与 VPA 具有相同的抗惊厥作用。它已被用于治疗双相情感障碍的临床研究。戊诺酰胺和 VPA 不同，VPA 在代谢后可产生具有致畸作用的游离酸，因此推测戊诺酰胺可能是安全的。动物实验中已经验证了这一点，但是目前没有足够的人类实验。

> **推荐**：由于缺乏相关经验，戊诺酰胺不能被推荐使用。与其他抗癫痫药物一样，特别是联合用药，对增加畸形的风险不能被排除。在孕前 3 个月使用戊诺酰胺进行治疗不能证明有终止妊娠的风险（见章节 1.15），应提供一个后续超声以确定胎儿的正常发育。

### 2.10.31　丙戊酸钠

丙戊酸钠（VPA）（丙戊酸钠、丙戊酸），在经典抗惊厥药物中为相对较新的药物，用于各种形式的癫痫。其抗惊厥效果在 1963 年被发现，其治疗作用大概是由抑制性神经递质 GABA 水平的增加而完成的。VPA 也用于其他神经和精神疾病，如双相情感障碍。

口服 VPA 吸收良好，95% 的 VPA 与血浆蛋白结合。VPA 是亲脂的，很容易穿过血脑屏障和胎盘。

在妊娠晚期，VPA 绝大部分通过肝脏代谢，但是有少部分保留在血液中，因此可以保持药物活性（Nau，1981）。

出生时 VPA 在脐带血中的浓度是母体血液中浓度的 1.7 倍（NAU，1981）。新生儿的肝酶不成熟，所以排泄 VPA 更为缓慢。因此，新生儿体内药物的半衰期会从 8 ～ 15h 增加到 15 ～ 60h。丙戊酸钠可能导致月经不调，并与多囊卵巢综合征（PCOS）有关，PCOS 伴有不孕及睾酮水平增加（Isojärvi，1993）。对口服避孕药有效性的负面影响还没有被提出。

**典型的畸形**

20 世纪 80 年代，胎儿丙戊酸钠综合征的定义被提出，其症状包括面部畸形（如上睑外翻、眉毛细拱、鼻梁扁平、鼻短、鼻上翻、中耳扁平、上唇薄）、手指和足趾重叠、指甲高度凸起。比单一特征更重要的是典型异常的聚类。这可能会随着时间的推移逐渐减弱，随着孩子年龄的增长，一些特征很难辨认。此外，还被报道可导致三角头的发生（额骨缝过早闭合导致颅骨畸形）。这个畸形需要在婴儿前几个月手术矫正，以防止对认知发育产生负面影响。许多病例报告描述了神经管缺陷（Robert，1982）和其他畸形，如轴前肢畸形（Cole，2009；Rodriguez-Pinilla，2000；Sharony，1993；Robert，1992），可能包括丢失拇指或双拇指、桡骨发育不全、畸形肋骨或脊椎、心脏缺损、先天性尿道下裂（Rodriguez-Pinilla，2008）、脑穿通畸形和其他大脑异常（Arpino，2000）。Rodrigue z-Pinilla（2000）计算得出，缺失或发育不全的肢体缺陷的风险要比对照组高 6 倍，相应的 0.4% 的孕期用药儿童受到了影响。

从数据中得出，VPA 还可能与脊柱裂、房间隔缺损、唇腭裂、尿道下裂、多指畸形、颅缝早闭有关。除了有关腭裂、尿道下裂，类似的影响也被 Vajda（2013A）发现。对于 VPA，如果母亲在妊娠后第 17 ~ 28d 使用药物，会导致胎儿发生脊柱裂和其他神经管缺陷的风险增加 20 倍（Dansky 1991）。这表明，将有 1% ~ 2% 使用药物的婴儿受到影响。表 2-1 是 VPA 导致有关异常的总结。

表 2-1　与 VPA 产前治疗相关的先天性异常

| 器官系统 | 异常 |
| --- | --- |
| 神经管 | 脊柱裂，无脑儿 |
| 心脏 | 室间隔缺损，房间隔缺损，主动脉瓣狭窄，动脉导管关闭不全，右肺动脉异常 |
| 四肢 | 多指，手裂，重叠趾，先天性指屈曲，尺骨或胫骨发育不全，手指缺失，少指 |
| 泌尿生殖道 | 尿道下裂，肾发育不良，肾积水，肾集合系统重复 |
| 中枢神经系统 | 脑积水，脑穿通畸形，蛛网膜囊肿，脑萎缩，部分胼胝体发育不全，透明隔发育不全，无脑回畸形，Dandy-Walker 畸形 |
| 眼睛 | 白内障，视神经发育不全，泪小管异常，小眼球，双侧虹膜缺损，角膜浑浊 |
| 呼吸系统 | 气管软化，肺发育不全，广泛的喉发育不全，右肺异常叶形成 |
| 腹壁 | 脐膨出 |
| 皮肤 | 毛细血管瘤，头皮表皮发育不全 |

**主要畸形频率**

报道单一使用 VPA 的致畸率高达 18%（Vajda，2010b），并且相比于那些没

☆ ☆ ☆ ☆

有癫痫病未经治疗的孕妇所产的婴儿，其概率至少高 2 ～ 4 倍。大多数的调查表明，由单用 VPA 而导致的畸形率明显高于使用任何其他单独使用的抗癫痫药物（Vajda，2010b；Veiby，2009；Diav-Citrin，2008；Morrow，2006；Artama，2005；Wyszynski，2005；Alsdorf，2004；Wide，2004；Kaaja，2003；Mastroiacovo，1998；Samrén，1999）（http：//www2.massgeneral. org/aed/newsletter/Spring 2012 newsletter.pdf）。

在许多学术论文和 Meta 分析中，有上千例由于使用单一 VPA 致畸的案例已被报道（如 Harden，2009b；Tomson，2009；Meador，2008）。

一项包括 59 项研究和癫痫登记超过 65 000 例妊娠癫痫妇女的 Meta 分析确定由单一使用 VPA 所致畸形率（95% CI，5.25 ～ 30.03）为 17.6%（Meador，2008）。相比之下，卡马西平致畸率为 5.7%（95% CI，3.71 ～ 7.65）。两者畸形概率均高于未使用药物的孕妇所产胎儿。拉莫三嗪、苯巴比妥和苯妥英的致畸率没有明显增高，而其他所有的抗癫痫药物的病例数太少，以至于无法计算。

一项研究的评估报道了 14 种与 VPA 有关的畸形（Jentink，2010c）。这 14 种类型是利用欧洲畸形登记处的记录分析是否与孕期使用 VPA 有关，结果表明排除其他因素后以下畸形的风险明显增高（OR 值）：脊柱裂，12.7；房间隔缺损，2.5；腭裂，5.2；尿道下裂，4.8；多指，2.2；颅缝早闭，6.8。

两项最近的研究表示，有过畸形孩子的母亲再次生产时在孕期继续服用相同的抗惊厥药，其畸形风险增加，对于服用 VPA 的孕妇来说尤其如此。（Campbell，2013；Vajda，2013b）。

**剂量 - 反应关系**

一些研究已经明确给出 VPA 剂量与畸形风险的关系。超过 1000mg/d 给药或血清水平超过 70μg/ml 时风险显著增高（Kaneko，1999；Samrén，1999，1997；Mawhinney，2012）。一项以色列的研究表明，当日剂量超过或者等于 1000mg/d（包括联合治疗）时畸形率为 21.9%，小于 1000mg/d 时为 1.3%（Diav-Citrin，2008）。同样，lomson（2011）在 EURAP 注册中心涉及的 1010 例 VPA 单药治疗的妊娠，发现剂量小于 700mg/d 时重大畸形率为 5.6%，在 700 ～ 1500mg/d 剂量时的概率为 10.4%，在 1500mg/d 以上剂量时的概率为 24.2%。Morrow（2006）发现当 VPA 单药治疗剂量大于 1000mg/d 时其致畸风险比更小剂量的高 9.1%。然而，差异无统计学意义。Vajda（2005）注意到当每日剂量超过 1400mg/d 时，神经管畸形、心脏畸形、腭裂和尿道下裂的发生概率明显增加。他们讨论了不同剂量时，代谢途径也不同，从而导致致畸作用的途径也不同。随后 Vajda（2013a）进一步细化高剂量 VPA 和特定缺陷之间的关联，提示脊柱裂和尿道下裂发生的具体相关的剂量。然而，一些研究者还没有找到一个阈值剂量或血药浓度（Kaaja，2003）。Jentink（2010d）警告不要低估在妊娠期间低剂量的 VPA，尤其是当与其他抗癫痫药物相比时的致畸作用。

☆ ☆ ☆ ☆

**其他畸形**

Dean（2002）对比了 149 名产前用药的儿童与 38 名母亲妊娠时未使用抗癫痫药物的兄弟姐妹，可以看出 VPA 单药治疗会导致面部畸形（70% vs 25%）的风险显著增高，以及一些常见的其他问题，如视觉障碍、中耳炎和关节问题更常见。虽然这项研究的结果需要有所保留地加以研究，但受影响的儿童，无论是接触者还是对照者的高流行率是值得注意的。另一项研究的学者反对对面部畸形的高估，他们指出，畸形的确可能与 VPA 有关，但也有报道说，45% 的未治疗癫痫母亲的儿童也表现出畸形的特征。

**新生儿异常**

低 Apgar 值胎儿缺氧、小头畸形和后天发育不良已被观察到与 VPA 有关。瑞典的一项研究发现，卡马西平导致小头畸形，而与所有其他抗癫痫药相比，VPA 在很小程度上也会导致小头畸形的发生，使用 VPA 治疗后，一些使用者的孩子们已经出现肝细胞坏死（Legius，1987），也出现纤维蛋白原缺乏所致的出血和血小板功能的破坏（Bavoux，1994），以及新生儿低血糖（Ebbesen，1998）。

**智力发育异常**

koch（1996）表明，童年期间过度兴奋和其他神经系统异常与出生时脐带 VPA 浓度相关。一些学者认为，尤其是面部畸形的孩子的认知发展会有障碍（Ornoy，1996）。在过去的 10 年中，众多杂志报道了孩子精神发育障碍、行为问题与 VPA 的使用有关，如儿童多动症、自闭症样症状（见下文）。

在一项包含 57 例小儿抗癫痫综合征的调查中，有 46 例曾使用过 VPA，调查结果显示 80% 的孩子出现语言发育迟缓、学习困难和行为异常。其中 60% 可以至少发现两种自闭症特征。4 个孩子被诊断为自闭症，另外，2 个孩子被诊断为阿斯伯格综合征（Moore，2000）。另外一项研究中，40 位曾使用抗癫痫药物治疗的母亲所生的孩子，检测到 VPA 组大部分异常。Gaily（2004）注意到 13 名接受过 VPA 单一治疗或联合治疗的儿童出现语言智商下降，而 86 名接受过卡马西平单一治疗的儿童未发现语言智商明显下降。相比之下，另一项研究表明，母亲的癫痫类型和妊娠合并全身强直阵挛性癫痫的发生，对儿童的智力没有影响。Adab（2001）进行的一项研究中有 70 名产前母亲接受过 VPA 治疗的学龄儿童，发现他们在学习中需要更多的教育指导。随访检查显示，在母亲服用 VPA 剂量超过 800mg/d 时孩子的言语发育（言语智商）会受影响。畸形与儿童言语智商低下（< 79）有关系：重度畸形儿童有 55% 言语智商低于 79，而轻度和中度畸形儿童只有 22% 言语智商低下。其他抗癫痫药物并没有显示明显的效果，但是孕期 5 次或者更多的全身强直阵挛发作与胎儿言语智商低下有关，与抗癫痫药物无关（Adab，2004）。Eriksson（2005）发现了 13 名儿童中母亲用过 VPA 的孩子智商比没用过该药或者使用过卡马西平的孩子低。在 Banach 的评论（2010）中记录了更多的最近研究，如一个包含 42 名 VPA 暴露的儿童

☆☆☆☆

（Bromley，2010）的调查，确认了在 2 岁儿童中使用 VPA 比其他抗癫痫药物对儿童的发育有更不好的影响。29% 的 VPA 暴露儿童被发现低于平均发展水平，这一比例为健康母亲所生儿童的 3.5 倍。特别是，每日剂量为 900mg 会增加风险。在妊娠期间癫痫发作没有负面影响发育评分。另一项研究中，309 名 3 岁的孩子中，59 名暴露 VPA 的孩子智商明显低下，大部分是每日剂量超过 1000mg 的情况。相对于产前母亲使用过卡马西平、拉莫三嗪和苯妥英钠的儿童，产前母亲使用 VPA 的儿童的智商与母亲的智商值无关（Meador，2009）。在这项研究的一个亚群中，产前母亲使用 VPA 的儿童与产前母亲使用卡马西平和拉莫三嗪的儿童相比，他们在 3 岁的认知创意评分更低（Mc Vearry，2009）。

在一个 1994 年的案例研究中，Christinason 将自闭症谱系障碍（ASD）与妊娠期宫内 VPA 治疗联系起来。他们研究了 2 对兄弟姐妹，其中的 3 名孩子表现出包括语言障碍在内的全身发展障碍和畸形，他们之中的一个孩子被诊断为小儿自闭症，第 4 个孩子有轻度异形和智商下降，主要表现在语言上。Williams（2001 年）随后报道了 6 例胎儿酒精综合征（FVS）、认知障碍和自闭症的儿童。由 Christensen（2013 年）在丹麦进行的一个最新的嵌套病例对照研究中，对 5437 人进行了自闭症谱系障碍鉴定，在样本中估计的自闭症绝对风险为 1.58%。在 432 例产前使用 VPA 的孩子中，风险是 4.15%（校正风险比为 1.7；95% $CI$，0.9 ～ 3.2）。

关于 VPA 与自闭症之间的联系的假说得到了实验理论的支持，即 VPA 能够改变 HoxA 1 在胚胎中的表达，而在自闭症患者中也发现了 HoxA 1 基因的等位变异。其他致畸因素，如产前接触风疹感染、米索前列醇、酗酒和沙利度胺也被怀疑有可能导致类似自闭症的症状。在沙利度胺的案例中，如果暴露在神经管闭合时更容易发生自闭症（Stromland，1994）。据神经病理学研究报道，在人和动物暴露于 VPA 的试验中，脑干和小脑的脑神经会发生损害，同时伴有浦肯野细胞数的减少（Arndt，2005；Rodier，1997）。其他研究人员已经证明，用 VPA 治疗的大鼠 5- 羟色胺能神经严重改变。这些神经的中断也可以在自闭症患者中观察到（Miyazaki，2005）。

---

**建议**：目前药物中，VPA 的毒性作用比其他抗癫痫药物对妊娠的影响更严重。它会使畸形的风险，增加 2 ～ 4 倍，此外，其影响心理发展。如果一个 VPA 影响的孩子已经出生，其母亲生育另一个孩子时风险约为 50%。在最新的妊娠计划中，生育期间应严格避免 VPA，只能用于其他药物治疗癫痫效果不佳的情况下，如果对 VPA 没有其他选择（如拉莫三嗪或卡马西平）单药治疗是首选。每日剂量应为 1000mg 以下，并分为 3 ～ 4 次给药。需要定期监测血浆水平，如果可能的话，不能超过 70μg/ml。关于计划妊娠时扩展的叶酸预防见章节 2.10.10。VPA 治疗并不证明必须终止妊娠的风险（见章节 1.15），应提供一个后续超声以确定胎儿的正常发育。

## 2.10.32　氨己烯酸

现在，氨己烯酸只有当所有其他抗癫痫药物（局灶性癫痫与儿童综合征）无效时才使用。它为不可逆的 GABA 转氨酶抑制剂，导致在中枢的抑制性神经递质 GABA 水平升高。从而抑制癫痫发作的异常放电。虽然半衰期仅为 4～8h，其抑制作用可持续 3～5d。在血浆中，氨己烯酸不与蛋白质结合。氨己烯酸会不可逆转地减少患者的视野。动物实验表明，中枢神经系统内不同部位微空泡的形成会引起神经病理改变。

氨己烯酸可以通过胎盘屏障（Tran，1998）。在一些系列病例中约有 400 例妊娠案例（Morrell，1996；Case collection of the manufacturer）展示了先天异常的概率：在 Morrell 的研究（1996 年）中占 18%，即在 331 例妊娠中，239 例的活产有 57 例异常。该注册表包含前瞻性和回顾性收集的单一和联合治疗的病例；因此，这些数据不支持进行风险分析。一个典型的畸形模式还没有被识别出来。有 2 份报告提到与卡马西平联合治疗出现膈疝（Kramer，1992）和尿道下裂(Lindhout,1994)。12 例妊娠的澳大利亚癫痫注册表没有报告畸形(Vajda，2013a)。在少数经过随访检查的儿童中，视力受损的证据并不明显（Lawthom，2009；Sorri，2005）。

> **建议**：氨己烯酸由于其一般副作用不建议使用，在孕前 3 个月使用氨己烯酸进行治疗不能证明有终止妊娠的风险（见章节 1.15）。与其他抗癫痫药物一样，特别是在组合使用时，更高的畸形率不能被排除。应提供一个后续超声以确定胎儿的正常发育。对于计划妊娠时扩展叶酸预防，见章节 2.10.10；和关于新生儿维生素 K 预防，见章节 2.10.11。

## 2.10.33　唑尼沙胺

唑尼沙胺主要是治疗局灶性癫痫。在一个包含 26 次妊娠的病例系列中，后代中没有发现异常现象，其中 4 名儿童曾接受单一疗法治疗（Kondo，1996）。当母亲接受联合治疗 [VPA 和（或）苯妥英 ] 时，1 名儿童被发现患有房间隔缺损，另 1 名为无脑儿，其他 5 名孩子是健康的（Oles，2008；Ohtahara，2007；Kawada，2002）。在北美的登记记录中，90 例使用唑尼沙胺的孕妇产生重大畸形的概率为 0，而未暴露对照组为 1.1%（http：//www2.massgeneral.org/aed/newsletter/Spring2012newsletter.pdf）。

☆☆☆☆

**建议**：唑尼沙胺缺乏孕期的使用经验，所以不能被推荐，在妊娠前 3 个月使用唑尼沙胺进行治疗不能证明有终止妊娠的风险（见章节 1.15）。与其他抗癫痫药物一样，特别是在组合使用时，更高的畸形率不能排除。应提供一个后续超声以确定胎儿的正常发育。

（内容：2.6.16 ～ 2.10　翻译：韩凤娟）

# 2.11　精神药品

Katherine L. Wisner，Christof schaefor

育龄妇女经常受到孕期需要药物治疗的抑郁、精神病或其他精神障碍的影响。孕期精神药物的使用在改善疾病状态的同时，可能会对胎儿发育构成潜在风险。根据目前的知识，在经典的精神药品中没有强的致畸物。已经确认，心境稳定剂锂能引起三尖瓣下移畸形，但这个风险被高估了。然而，许多用于精神病治疗的药物在对胎儿的影响方面还没有得到充分的检测。丙戊酸在孕期应避免使用，因为它具有生理和神经行为的致畸作用，并且它不是育龄妇女的首选药物。本章详细介绍了选择性 5- 羟色胺再摄取抑制剂（SSRI）和其他抗抑郁药、抗精神病药、情绪稳定剂、抗焦虑药、催眠剂及不宁腿综合征的治疗。

## 2.11.1　妊娠期精神障碍

与其他严重的疾病一样，精神疾病对妊娠的过程和结局都有不利影响。以生理和昼夜节律失调为特征的母体精神疾病为生长中的胎儿创造了一个不利的环境。应激（压力）在精神疾病和一般医学疾病的发病机制中有着突出的作用，特别是早期的不良事件，如儿童的身体虐待或性虐待。广泛的研究已经证明了负面情绪状态，如焦虑和抑郁，以及孕期的压力对出生结局和胎儿 / 婴儿发育的影响（Dunkel Schetter，2012）。高水平的母体生活压力与后代先天畸形、精神障碍、眼、耳、呼吸、手指、皮肤、肌肉骨骼和泌尿生殖系统疾病的风险增加显著相关（Tegethoff，2011）。在一项基于人群的病例对照研究中，调整多个潜在混杂变量后，母体高压力水平与腭裂、唇裂、大动脉转位和法洛四联症的风险增加相关（Carmichael，2007）。对有高抑郁症状水平或严重抑郁障碍的妇女（Grote，2010a）进行的荟萃分析研究发现，新生儿早产和发育小于胎龄的风险增加。胎儿程序设计的概念，即观察到胎儿环境的特点使个体在整个生命过程中易患疾病，强化了优化妊娠健康的重要性。产前抑郁是 18 岁时子女抑郁的独立危险因素，与产后母亲抑郁无关（Pearson，2013）。作者得出了一个有趣的结论：产前治疗母亲抑郁症可以预防成年早期的后代抑郁症。

孕期药物接触在改善疾病状态的同时，可能会对胎儿发育构成潜在风险。产前精神药物治疗可能预防人类孕期不良结果的可能性比危害的可能性更少被考虑。医学的艺术是通过在孕期平衡药物的风险和益处与妇女的疾病管理来体现的。大多数女性更喜欢与提供信息和支持的医生合作，而女性则将自己的价值观应用于决策过程的各个组成部分，并做出选择（Patel，2011）。

在以下几节中，将对精神药物类别、单个药物及其对疾病的影响进行综述。

## 2.11.2　抗抑郁治疗

在美国，抗抑郁药在孕期的总使用频率从 1998 年的 2.5% 上升到 2005 年的 8.1%（Alwan，2011）。在妊娠后的第 3 个月，使用频率急剧下降。在妊娠的 3 个月之后，抗抑郁药物的使用率约为 2%。

> **建议：**
>
> ■ 在孕期选择抗抑郁药的主要因素是妇女的治疗史。她已经适应的或理想地缓解（在抑郁发作前完全恢复到功能状态）并有可接受的副作用的药物值得首先考虑。选择一种患者的反应和副作用未知的药物的理由应该谨慎地加以证明。
>
> ■ 有证据基础的治疗孕期重度抑郁症的非药理学方法包括心理治疗（Spinelli，1997）、晨光疗法（Wirz Justice，2011）、针灸（Manber，2010）和经颅磁刺激（Kim，2011）。
>
> ■ 作为一类药物，选择性 SSRI 抗抑郁药由于其低毒，特别是在过量使用的情况下，成为重度抑郁症药物治疗中最常用的药物。SSRI 是研究最全面的孕妇用药种类之一。
>
> ■ 5- 羟色胺 - 去甲肾上腺素再摄取抑制剂(SNRI) 已被纳入 SSRI 药物组，并单独用于妊娠暴露研究。
>
> ■ 三环类抗抑郁药（TCA）的研究不如 SSRI 多；但是，它们对那些对 SSRI 没有反应或有禁忌副作用的妇女很有用。所有抗抑郁药对抑郁症都有相似的疗效。
>
> ■ TCA 的一个优点是血清水平与反应的可能性相关，这在评估难治性患者中是有用的。血清水平监测在由妊娠状态引起的快速变化的药代动力学环境中也是一个优势，这时通常需要改变剂量以维持疗效（Stika，2001）。
>
> ■ 安非他酮是一种多巴胺去甲肾上腺素再摄取抑制剂，已在孕期进行过研究，也被 FDA 列为戒烟行为治疗的辅助药物。

☆☆☆☆

■ 在考虑增加其他药物治疗之前，应优化单一药物的剂量。

■ 在开处方之前，一定要询问有关乙醇、香烟和其他药物的使用，环境暴露，非处方药物和处方药物的摄入，并记录在患者的病历上。

■ 在出生前减少或停用抗抑郁药物以降低胎儿出生时的负荷，在理论上是有吸引力的，但对于新生儿没有明确的优势已被证明可以抵消潜在的产妇复发风险（Warburton, et al, 2010）。

■ 关于药物对孕期影响的信息在不断发展。关于 DART（发育和生殖毒理学数据库）更新的免费资源可在美国国家医学图书馆（http://toxnet.nlm.nih.gov/）查询。

### 2.11.3　选择性 5- 羟色胺再摄取抑制剂（SSRI）

SSRI 包括氟西汀、舍曲林、帕罗西汀、西酞普兰、艾司西酞普兰（西酞普兰的活性异构体）和氟伏沙明。它们在化学结构上都是各不相同的，与三环类抗抑郁药无关。它们选择性地抑制血清素在突触间隙的再摄取。SSRI 的抗胆碱能作用明显低于三环类药物。

所有 SSRI 都能穿过胎盘。脐血与母体血浆浓度关系比为 0.3 ～ 0.9。西酞普兰转移最多，其次是氟西汀。转移率最低的是舍曲林，其次是帕罗西汀（Rampono，2009；Hendrick，2003）。临床和临床前数据表明，暴露于 SSRI 对神经可塑性和大脑发育能产生实质性影响（Pawluski，2012）。在充当神经传递素之前，5- 羟色胺（5-HT）在胚胎中起调节神经嵴细胞迁移、轴突生长和突触通信系统的作用。动物研究结果表明，5- 羟色胺水平升高与神经解剖异常、β肾上腺素能受体和 5- 羟色胺受体数量减少及中枢神经系统 5- 羟色胺受体结合异常有关。在细胞培养中，5- 羟色胺或 5- 羟色胺转运蛋白参与心脏的发育，氟西汀损害心肌细胞的分化（Kusakawa，2008；Sari，2003）。然而，这些研究并不是针对抑郁症的母体疾病状态进行的，SSRI 能否在短期和长期内保护后代免受母体疾病的影响是一个重要的研究问题（Pawluski，2012）。

**母体的治疗**

妊娠会带来剧烈的生理变化，可能会导致药物失效或者毒性增加。Freeman（2008）报道了 9 名孕妇在妊娠期间血清舍曲林生物利用度的组间变化不显著，尽管血清水平在妊娠晚期最低。Sit（2008）发现，舍曲林的浓度 - 剂量比在 20 周至分娩期间平均下降 60%，在产后 4 ～ 6 周与妊娠早期相似。氟西汀和诺氟西汀的浓度 - 剂量比在妊娠晚期下降了 50%，产后 12 周观察到现象的和妊娠早期相似（Sit，2010）。对于帕罗西汀，P450 2D6 基因分型已被应用于 74 名荷兰妊娠期妇女帕罗西汀血浆水平的研究（Ververs，2009）。广泛或超速代谢物为

2D6 的妇女在孕期帕罗西汀浓度稳定下降，这与抑郁评分增加有关。相比之下，中等或代谢不良的孕妇血浆帕罗西汀浓度在孕期升高。然而，这些变化对临床护理的影响、血清水平的变化与抑郁症状复发（或副作用）的关系，以及相应的剂量增加（或减少）尚未得到系统的阐明。

由于 SSRI 对血小板血清素（5 - 羟色胺）的影响，已对其与产后出血的关系进行了评估。Salkeld（2008）发现，与非 SSRI 类抗抑郁药相比，SSRI 类抗抑郁药在分娩时不会增加出血的风险。相反，Palmsten 和他的同事报道说，在分娩时接触 5- 羟色胺和非 5- 羟色胺再摄取抑制剂与每 80 ～ 100 名妇女出现一例额外增加病例的风险升高有关，并对残留混杂的可能性发表了评论（Palmsten，2013a）。

### 先天畸形

由于抑郁症和焦虑症在育龄妇女中普遍存在，SSRI 类药物是孕期用药指导数据最全面的药物之一。大多数成组暴露研究都未发现 SSRI 暴露与总的畸形率升高相关（Malm，2011；Nordeng，2011；Reis，2010；Ellfolk，2010 年的调查；Wichman，2009；Einarson，2008；Oberlander，2008；Alwan，2007；Davis，2007；Louik，2007；Hallberg，2005）。然而，特定的畸形与孕早期 SSRI 暴露之间的关系已经被报道（Pedersen，2009；Alwan，2007；Louik，2007）。唯一持续报道的畸形是心脏缺陷——尤其是间隔缺损（Colvin，2011；Kornum，2010；Merlob，2009；Pedersen，2009；diaf- citrin，2008；Oberlander，2008；Källén，2007）。

已经发表了两项大规模的北美病例对照研究。Alwan（2007）分析了来自国家出生缺陷预防研究的 9622 名出生缺陷婴儿和 4092 名对照婴儿的数据。在孕早期使用 SSRI 与先天性心脏缺陷或大多数其他种类的出生缺陷或子类别之间未观察到明显的相关性。母亲使用 SSRI 与无脑畸形（214 名婴儿，9 名暴露；校正 OR，2.4；95% CI，1.1 ～ 5.1）、颅缝早闭（432 例，暴露 24 例；校正 OR，2.5；95% CI，1.5 ～ 4.0）、脐膨出（181 例婴儿，暴露 11 例；校正 OR，2.8；95% CI，1.3 ～ 5.7）相关。这些 SSRI 的使用和出生缺陷之间的相关性只引起了小的绝对风险。结果数据是在出生后通过母亲访谈收集的，当出生结局为阴性时，也存在回忆偏倚的可能性。Louik（2007）并没有证实 SSRI 与颅缝早闭、脐膨出或心脏缺陷的关系。唯一显著的共同关联是在 3 名受试者中的舍曲林使用和脐膨出之间的关系（OR，5.7；95% CI 1.6 ～ 20.7）。他们没有发现总体使用 SSRI 或非 SSRI 类抗抑郁药会显著增加先天性心脏缺陷的风险。然而，他们在 13 名受试者中发现舍曲林暴露（OR，2.0）会使间隔缺陷的风险增加 1 倍，而在 6 名暴露受试者中发现使用帕罗西汀会使右心室流出道阻塞缺陷的风险增加 2 倍（OR，3.3）。

在 Pedersen（2009）的研究中，SSRI 的处方总体上与主要的畸形无关，但与心脏室间隔缺陷相关（OR，1.99；95% CI，1.13～3.53）。对于单个 SSRI 类药物，舍曲林的心脏间隔缺陷的 OR 为 3.25（1.21～8.75），西酞普兰的 OR 为 2.52（1.04～6.10），氟西汀的 OR 不显著。超过一种 SSRI 的使用与心脏间隔缺陷相关（4.70，1.74～12.7）。畸形患病率的绝对增长率很低。例如，未接触过 SSRI 类药物的儿童中，心脏间隔缺陷患病率为 0.5%，在母亲服用过 SSRI 类药物的儿童中为 0.9%，在母亲服用过一种以上 SSRI 类药物的儿童中为 2.1%。对这些数据的一种解释是，服用 SSRI 类药物的母亲，尤其是那些服用了不止一种 SSRI 类药物的母亲，有更严重的潜在精神疾病，这些疾病会带来额外的混杂因素，而这些因素尚未得到测量。

Grigoriadis（2013）进行了一项荟萃分析，以确定产前抗抑郁药物暴露是否与先天性畸形、心血管缺陷、心脏间隔缺陷（室间隔缺损和房间隔缺损）和仅有室间隔缺损有关，此项分析共包括 19 项研究。抗抑郁药物暴露与大多数先天畸形或主要畸形无关。然而，观察到了心血管畸形(RR,1.36;95%CI,1.08～1.71；*P*=0.008）和心脏间隔缺损（RR，1.40；95%CI，1.10～1.77；*P*=0.005）的风险增加。腹侧间隔缺损的相对危险度（RR）与间隔缺损相似，但不显著（RR，1.54；95% CI，0.71～3.33；*P*=0.274）。帕罗西汀和心血管畸形的合并效应显著（RR=1.43；95% CI，1.08～1.88；*P*=0.012）。作者的结论是，抗抑郁药似乎与大多数先天性畸形的风险增加无关，但心血管畸形的风险有统计学意义。考虑到 RR 都是边缘的，它们可能是不受控制的混在因素的结果。尽管 RR 有统计学意义，但未达到临床意义的水平。

一个非常有趣的设计（Jimenez Solem，2012）被用来评估 SSRI 的使用与心脏畸形之间的关系。丹麦医疗出生登记处的 848 786 名妇女中，4183 名在妊娠前 3 个月期间服用了 SSRI 药物，806 名妇女在孕前和孕期停止服药。SSRI 暴露（校正 OR，2.01；95%CI，1.60～2.53）和 SSRI 孕期终止（未暴露）（校正 OR，1.85，95%CI，1.07～3.20；*P*=0.94）的心脏畸形风险相似。笔者发现，对于个体 SSRI，心脏特异性先天畸形的风险也增加了，且与剂量无关。他们的结论是，使用 SSRI 与先天性心脏畸形之间的联系可能因适应证而混淆（Källén，2012）。基于处方数据库的研究所固有的方法学问题也使本文献的解释复杂化。

### 早产，宫内发育迟缓

孕期重度抑郁（MDD，重度抑郁障碍）的妇女，小胎龄儿和早产的发生率较高。孕期 MDD 或临床显著抑郁症状与早产的相对风险增加 39%，低出生体重的相对风险增加 49%，宫内生长受限的相对风险增加 45%（Grote，2010b）。据报道，服用抗抑郁药的抑郁症妇女也有不良妊娠结局。荟萃分析显示，与未暴露于 SSRI 的妇女相比，接受 SSRI 治疗的妇女早产的风险要高出 2～3 倍，同时低出生体重儿的比例也更高（Lattimore，2005；Källén，2004）。持续暴露于 MDD（无 SSRI）或 SSRI 的妇女的早产率（分别为 23% 和 21%）与未暴露于 MDD（无 SSRI）或 SSRI 的妇女相似（6% ; Wisner, 2009）。

考虑产前 SSRI 和 MDD 暴露对胎儿和婴儿生长的影响是很重要的，因为流行病学研究已经证明，出生时小于或大于胎龄的婴儿成年后患糖尿病和心血管疾病等慢性疾病的概率较高（Harder, 2007 ; Barker, 1989）。母亲抑郁与胎儿身体和头部生长速度减慢有关，而在 SSRI 治疗中，仅观察到胎儿头部生长延迟（El Marroun, 2012）。在一项前瞻性研究中，未发现宫内暴露于 MDD 或 SSRI 对 12 个月内婴儿体重、身长或头围有显著影响（Wisner, 2013）。在澳大利亚一项关于产前 SSRI 用药与 4～5 岁儿童超重之间关系的调查中（Grzeskowiak, 2012）发现，与未经治疗的精神病母亲和未用药母亲的女性后代相比，用药母亲的女性后代更不可能超重。在男性后代中没有观察到与超重之间的关联。区分 MDD 或抑郁症状和抗抑郁治疗对生长的影响是临床上的一个挑战。

在一个人群的医疗保健数据库中，研究了近 7 万名抑郁症孕妇的先兆子痫风险（Palmsten, 2012）。未服用药物的抑郁症妇女发生先兆子痫的风险与未患抑郁症的妇女相似（2.3%）。与未经治疗的抑郁症患者相比，接受 SSRI、SNRI 和 TCA 单药治疗的患者的相对风险分别为 1.22（95% CI, 0.97～1.54）、1.95（95% CI, 1.25～3.03）和 3.23（95% CI, 1.87～5.59）。虽然先兆子痫的风险在接受治疗的妇女中更高，但这一组妇女也可能有更严重的抑郁症。

**新生儿适应障碍**

接受 SSRI 治疗的孕妇的新生儿适应困难包括中枢神经、胃肠和呼吸系统的体征，这些体征是由血清素的过度刺激或戒断而引起的（Moses-Kolko, 2005 ; Zeskind, 2004 ; Laine, 2003）。新生儿体征包括躁动、僵硬、紧张、进食困难、呼吸困难、频繁的惊吓反应和较长的快速眼动期，以及行为模式的微小变异（Moses-Kolko, 2005）。症状开始于出生后的几天，在典型的婴儿中持续不到 2 周，在非常罕见的情况下持续 1 个月（Laine, 2003）。Sanz（2005）向位于乌普萨拉（瑞典）的国际世界卫生组织药物监测中心描述了 93 例有 SSRI 相关体征的新生儿的自发报告。在这 93 例新生儿适应综合征中，64 例与帕罗西汀有关，13 例癫痫发作。帕罗西汀通常是 SSRI 最常用的药物，其次是氟西汀（Moses-Kolko, 2005）。除了 SSRI 之间受体特异性的差异外，帕罗西汀的短半衰期可能也与戒断体征有关。个体间的差异也可能是由代谢酶的遗传多态性和 5-HT 转运蛋白活性差异引起的（Hilli, 2009 ; Oberlander, 2008）。

除轻度新生儿适应综合征外，孕晚期 SSRI 使用与新生儿持续性肺动脉高压（PPHN）的风险增加有关。Chambers（2006）报道，孕晚期 SSRI 使用使之从每 1000 名新生儿中 1～2 个的基准频率增加到每 1000 名新生儿中 6～12 个的风险。Källén（2008）利用瑞典医学出生登记册探讨了 SSRI 使用与 PPHN 之间的关系。对潜在的混杂因素进行了评估，包括高龄产妇、分娩次数、产妇体重指数和产妇吸烟。调整这些变量和出生年份，34 周后分娩的母亲使用 SSRI

☆ ☆ ☆ ☆

和 PPHN 之间的关系被确定，报道孕早期使用药物的妇女的风险比为 2.4（95% CI, 1.2 ～ 4.3）。对于妊娠后期服用 SSRI 处方的妇女亚组，风险估计为 3.6（95% CI, 1.2 ～ 8.3）。

Kieler（2012）评估了一项基于斯堪的纳维亚人口的队列研究，以检查孕 33 周后暴露 SSRI 的 PPHN 风险。他们报道的绝对风险为每 1000 名活产婴儿中有 3 名发病，而本发病率为每 1000 名婴儿中有 1.2 个发病（校正 OR, 2.1；95% CI, 1.5 ～ 3.0），与个体药物的相关风险相似。其他研究者未能证实 SSRI 使用与 PPHN 的关联（Wilson, 2011；Andrade, 2009；Wichman, 2009）。母亲抑郁、肥胖、吸烟和手术分娩也是 PPHN 的危险因素，在解释这些数据时，与抑郁相关的混杂因素仍然是一个问题（Occhiogrosso, 2012）。孕 36 周应用右肺动脉多普勒超声检测 SSRI 和非 SSRI 暴露胎儿，结果显示无显著性差异。然而，在有短暂新生儿呼吸困难的 SSRI 暴露婴儿中，胎儿右肺动脉流量增加，但与 PPHN 无关（Lim, 2012）。

最近的一项关于 PPHN 的荟萃分析（Grigoriadis, 2014）涵盖了 7 项研究，得出结论，孕晚期接触 SSRI 的婴儿，其风险增加（OR, 2.50；95% CI, 1.32 ～ 4.73），与可能的调节变量无关。虽然有显著的统计学关联，但在临床上新生儿 PPHN 的绝对风险仍然很低。

报道称胎儿暴露于 SSRI 后引起新生儿出血风险增加（Mhanna, 1997）和 2 例孕晚期帕罗西汀治疗合并功能性血小板紊乱的病例报告，与成熟新生儿蛛网膜下腔或心室出血和癫痫发作有关（Duijvestijn, 2003；Salvia-Roiges, 2003）。然而，在一项对 27 名足月婴儿及其母亲的研究中，无论是实验室化学指标还是临床指标都没有发现血小板功能紊乱（Maayan-Metzger, 2006）。

在一项对 52 名新生儿进行的小型研究中观察到，与未暴露的儿童相比，QT 间期延长（409ms vs 392ms）（Dubnov-Raz, 2008）。在病例报告中，包括足月儿在内，新生儿坏死性小肠结肠炎也与产前 SSRI 或文拉法辛暴露有关（Trielchel, 2009）。

Salisbury（2011）在一项前瞻性研究中考察了重度抑郁症使用或不使用 SSRI 治疗对新生儿神经行为的潜在影响。在孕 26 ～ 28 周和 36 ～ 38 周，孕妇在门诊研究中心被观察 2 次。研究包括 3 个暴露组：对照组（56 例）、重度抑郁组（20 例）和重度抑郁 + SSRI 暴露组（36 例）。用 NICU 网络神经行为评定量表（NNNS）对出生后 3 周内的婴儿进行单次评估。重度抑郁 +SSRI 暴露组的足月婴儿的胎龄低于对照组或重度抑郁组的婴儿，且（控制胎龄）运动质量较低，中枢神经系统应激症状较多。相比之下，重度抑郁组的婴儿运动得分最高，而注意力得分低于对照组和重度抑郁 +SSRI 暴露组的婴儿。重度抑郁 +SSRI 暴露组的婴儿在分娩后 3 周内的神经行为与重度抑郁组的婴儿不同。随着出生年龄的增长，两组可能有不同的神经行为特征。

☆ ☆ ☆ ☆

### 长期发育

尽管动物研究已经揭示了胎儿 SSRI 暴露对发育结果的不利影响（Ansorge，2008），但人类的调查并未发现其对认知发育或行为有影响。然而，有报道这些婴儿存在运动技能缺陷（Gentile，2011）。与患有抑郁症的母亲的后代相比，暴露于 SSRI 的婴儿在 Bayley 婴儿发育量表第二版（BSID-Ⅱ）的精神运动指标和 BSID-Ⅱ行为评定量表的运动质量因子上得分更低（Casper，2003），尽管他们的神经系统检查正常。较长的产前暴露时间增加了婴儿精神运动功能低下的风险（Casper，2011）。在一个大型（$n=415$）丹麦国家出生队列研究中（Pedersen，2010），与母亲抑郁或抗抑郁药接触的婴儿相比，出生前接触 SSRI 的婴儿的运动障碍也被描述（通过父母报告）。然而，这些婴儿仍在正常的发育范围内，19月龄时运动技能评分的差异不显著。Hanley（2013）还发现，在控制了产前和产后母亲抑郁情绪、孕期吸烟和饮酒后，10 月龄的婴儿（$n=31$）在婴儿发育的 Bayley 量表（第三版）上的总运动功能、社交 - 情绪和适应行为低于未暴露的婴儿。

相反，Johnson（2012）对 6 个月大的婴儿进行了研究，发现子宫内接触抗抑郁药的婴儿与未接触精神药物的对照组相比，在婴儿神经国际量表方面没有显著差异。比较出生前 SSRI 暴露和两个对照组（包括 209 名孩子的三环类抗抑郁药暴露组，包括 185 名孩子的非药物暴露组）的孩子在发育迟缓或其他神经系统疾病的发生率，也发现各组没有显著差异（Simon，2002）。Oberlander（2010）发现，产前同时暴露于母亲抑郁情绪和 SSRI 抗抑郁药与儿童早期内化行为增加相关，而当前的母亲抑郁增加了外化行为的风险。只在具有 SLC6A4 2个短 S 等位基因的儿童中，孕晚期孕妇焦虑水平较高预测了儿童焦虑和抑郁症状的增加。与之相对应，只在有 3 个 L 等位基因拷贝的儿童中，妊娠晚期孕妇的焦虑预测了儿童侵略性和外化行为的增加。

SSRI 用药与自闭症谱系障碍之间存在显著的相关性（Croen，2011）。然而，接触 SSRI 类药物的女性数量较低，统计数据显示，分娩前一年接触 SSRI 类药物的自闭症儿童的发生率为 2.1%，在孕前 3 个月接触的发生率为 2.3%。母亲抑郁史（校正 OR，1.49；95% CI，1.08 ～ 2.08）与后代患自闭症谱系障碍的风险增加有关（Rai，2013）。在有可用药物数据的子样本中，这种关联仅限于报告在孕期使用抗抑郁药的妇女（OR 3.34；95% CI，1.50 ～ 7.47，$P=$ 0.003），而不管是否使用 SSRI 或其他药物。在没有智力缺陷的自闭症病例中，所有的关联都更高。在孕期服用抗抑郁药解释了 0.6% 的自闭症谱系障碍。Sørensen（2013）在公民登记系统中调查了 668 468 名丹麦儿童和他们的父母，产前暴露于抗抑郁药物（由处方填写确定）的儿童与未暴露于抗抑郁药物的儿童相比，自闭症谱系障碍的调整危险比为 1.5（95% CI，1.2 ～ 1.9）。将分析限制在诊断为情感性精神障碍的妇女所生的孩子中，调整危险比为 1.2（95%

CI，0.7～2.1），当暴露的儿童与未暴露的儿童相比，风险进一步降低（调整危险比，1.1；95% CI，0.5～2.3）。笔者的结论是，在控制了重要的混杂因素后，产前服用抗抑郁药物与后代的自闭症谱系障碍之间没有显著的关联。在另一项研究中，丹麦研究人员将母亲在孕前和孕期使用 SSRI 类药物、子女被诊断出的自闭症谱系障碍及一系列混杂因素联系起来。孕期使用 SSRI 并没有显著增加患自闭症谱系障碍的风险（调整比率，1.20；95% CI，0.90～1.61；Hviid，2013）。

## 2.11.4　三环类和四环类抗抑郁药

SSRI 对三环类抗抑郁药（TCA）的疗效和耐受性的荟萃分析（Anderson，2000）表明，TCA 与 SSRI 的总体疗效具有可比性；然而，SSRI 对住院患者的治疗效果不佳，阿米替林比 SSRI 类药物更有效。SSRI 比大多数 TCA 在耐受性方面有少许优势。由于较低的心脏毒性，SSRI 类药物在过量情况下的毒性明显小于 TCA。

TCA 阻断肾上腺素能神经元对神经递质（去甲肾上腺素和血清素）的再摄取。TCA 的原型是丙米嗪。类似的药物有氯丙米嗪、二苯西平和洛非帕明。特定药物对部分患者有刺激作用，如地昔帕明（丙米嗪的代谢物）、诺曲替林（阿米替林的代谢物）和三苯丙胺（化学上与丙米嗪有关）。其他药物通常有镇静作用，如阿米替林、多舒平、多塞平和与化学相关的奥匹哌醇，它具有抗抑郁和抗精神病的作用。

马普替林和米安色林属于四环类抗抑郁药。马普替林主要抑制突触去甲肾上腺素的再摄取。马普替林和三环类抗抑郁药相比，米安色林的抗胆碱能作用很小。酮色林与米安色林相关，用于治疗先兆子痫和安胎，并且对胎儿没有任何毒性作用（Steyn，1998；Bolte，1998）。

### 孕妇治疗和妊娠并发症

在孕期使用 TCA 的一个优点是可以通过检测其血清水平来评估妊娠环境变化中的剂量是否充足（Stika，2001）。口服剂量可能会随着妊娠进展的不同时期而改变，特别是在孕晚期，平均为非孕剂量的 1.6 倍，以达到类似的血清水平（Wisner，1993）。较少的抗胆碱能二级胺药物，如诺曲替林和地昔帕明，通常是首选的，以尽量减少副作用，如孕后期常见的便秘。

Simon（2002）报告说，TCA 暴露与围生期结局没有任何显著关联。Reis（2010）报告了抗抑郁治疗与孕前糖尿病和慢性高血压之间的关联，以及与妊娠并发症之间的关联，包括引产、剖宫产、早产、新生儿并发症（特别是暴露于 TCA 的亚组）和 PPHN。然而，导致这些结果的因素可能是药物、潜在的抑郁障碍及其后遗症或两者兼而有之。

☆ ☆ ☆ ☆

**先天畸形**

在 20 世纪 70 ~ 80 年代，四肢畸形、心脏畸形、多指畸形和尿道下裂显示与三环类抗抑郁药接触有关。然而，先天畸形的增加率在总共约 1000 次妊娠中未发现明显变化（Davis，2007；Pearson，2007；Simon，2002；McElhatton，1996）。Reis（2010）研究瑞典的健康数据库发现，心脏间隔缺损的风险稍高，其中包括约 1600 名报告在孕早期服用或被开处方服用 TCA 的孕妇，大多数（约 75%）是用氯丙米嗪治疗。

**新生儿适应障碍**

在宫内暴露于 TCA 的新生儿中观察到诸如紧张、兴奋、呼吸窘迫综合征和偶尔的癫痫发作等症状（Davis，2007；Källén，2004；Bromiker，1994；Schimmell，1991）。Källén（2004 年）报告说，与 SSRI 相比，TCA 引起新生儿适应问题的风险更高。这项研究包括近 1000 名孕妇，超过 1/3 的妇女服用氯丙米嗪（$n$=353）。这项研究和其他研究（如 Ericson，1999）也发现，三环类抗抑郁药暴露后的出生体重高于 SSRI 暴露的胎儿。

**长期发育**

Nulman（1997）研究了 80 名母亲接受过 TCA、55 名母亲接受过氟西汀和 84 名母亲未接触任何已知对胎儿有不利影响的药物的学龄前儿童。接受 TCA 治疗的母亲的孩子的总体智商平均值（± 标准差）为 118±17，接受氟西汀治疗的母亲的孩子的总体智商平均值为 117±17，对照组的平均值为 115±14。三组的语言成绩也都相似。在妊娠的前 3 个月和整个孕期接触 TCA 或氟西汀的儿童结果都相似。三组儿童在气质、情绪、唤醒能力、活动水平、注意力分散和行为问题上无显著差异。同一组作者后来进行的一项前瞻性研究也发现，母亲在妊娠期间服用 TCA 的儿童（15 ~ 71 个月）没有发育问题（46 对母婴，其中 36 对为 1997 年进行研究的对象）。然而，研究发现母亲抑郁的持续时间对智商有负面影响，母亲抑郁发作的频率对言语发育有影响（Nulman，2002）。

## 2.11.5　个体抗抑郁药物

本节将提供已有的个体药物的信息。有关孕期抗抑郁药的其他经验、对新生儿影响的处置和建议，请参阅章节 2.11.2、2.11.3 和 2.11.4。

大多数关于 TCA 的研究是在一类人群中进行的，而不是在单个人中进行的。

Myles（2013）进行了一项荟萃分析，以评估服用这些药物的妇女所生婴儿中单个 SSRI 与主要、次要和心脏畸形之间的关联强度。氟西汀（OR，1.14；95% CI，1.01 ~ 1.30）和帕罗西汀（OR，1.29；95% CI，1.11 ~ 1.49）与严重畸形的风险增加有关。帕罗西汀与心脏畸形风险增加相关（OR，1.44；95% CI，1.12 ~ 1.86）。舍曲林和西酞普兰与先天畸形无显著相关性。作者强调了

☆☆☆☆

SSRI 种类中单个药物数据的重要性，并指出，由于不同的药物可用于不同类型和严重程度的精神疾病，因此适应证的混淆是一个值得关注的问题。

### 阿伐美拉汀

阿伐美拉汀是一种褪黑素能 MT1/MT2 激动剂和 5-HT2C 拮抗剂，可诱导睡眠提前、体温下降和褪黑素释放。这种药物的应用并不广泛，其疗效也一直存在争议。没有人类妊娠时的用药资料。

### 阿米替林

阿米替林是一种 TCA，常用于镇静；然而，它有很强的抗胆碱能作用，这可能会增加妇女在孕后期出现的持续性和直立性低血压的发生。没有证据表明阿米替林有致畸作用（Reis，2010；McElhatton，1996）。

### 阿托西汀

阿托莫西汀，一种 5- 羟色胺 - 去甲肾上腺素再摄取抑制剂（SNRI），是一种用于治疗注意力缺陷 / 多动障碍的非兴奋剂药物。托莫西汀通过 P450 2D6 代谢。没有可用的人类孕期用药数据。

### 安非他酮

安非他酮，也称为安非拉酮，是一种非典型抗抑郁药物，能抑制去甲肾上腺素再摄取和较小程度的多巴胺再摄取。它也可用于戒烟。在制造商对 700 多名孕早期接受治疗的孕妇登记册（资料存档；GlaxoSmithKline 公司）中，没有报告畸形或任何特定模式畸形的风险增加。Cole（2007b）评估了孕早期服用安非他酮（1213 名婴儿）后的先天性和心血管畸形发生率，并与服用其他抗抑郁药物（4743 名婴儿）和非孕早期服用安非他酮（1049 名婴儿）进行了比较。结果显示，不同组间的畸形患病率没有显著差异。同样，一项对 136 名妇女进行的研究表明，在孕早期接触安非他酮不会导致畸形，并且婴儿的平均胎龄为 40 周（Chun-Fai-Chan，2005）。

相反，Alwan（2010）对 6853 名有严重心脏缺陷的婴儿进行了回顾性病例对照研究，对照组为 5869 名婴儿。有左侧流出道缺陷的婴儿的母亲比对照组婴儿的母亲更可能在孕早期服用安非他酮（校正 OR，2.6；95%CI，1.2 ～ 5.7；$P=0.01$）；但是个人风险的大小被认为是低的。

与吸烟的孕妇相比，使用安非他酮或尼古丁替代疗法的吸烟者更有可能戒烟或减少吸烟，并降低早产或低出生体重婴儿的风险（Bernard，2007b）。

一例孕 32 周胎儿心律失常的病例报告显示与孕 30 周起服用安非他酮（100mg/d）治疗有关，停用安非他酮后心律失常改善（Leventhal，2010）。需要注意的是,病例报告并没有确定因果关系。Figueroa(2010)发现,在孕期(OR,3.63;$P$=0.02),特别是在孕中期(OR,14.66;$P < 0.001$)暴露于安非他酮,与后代注意缺陷多动障碍的风险增加相关,而暴露于 SSRI 的风险未见增加(OR,0.91;$P$=0.74)。

### 西酞普兰

与其他 SSRI 类药物相似,西酞普兰导致畸形率增加的报道并不一致。在 Malm(2011)的回顾性队列研究中,没有显示 SSRI 作为一个类别的畸形风险增加,对单个药物的分析显示西酞普兰的使用与神经管缺陷相关(校正 OR,2.46;95% CI,$1.20 \sim 5.07$)。然而,胎儿酒精谱系障碍在 SSRI 暴露的后代中比未暴露的后代多 10 倍,乙醇暴露与神经管缺陷确定有关联。购买 SSRI 类药物处方的母亲购买另一种精神药物的可能性也高出 20 倍。

服用西酞普兰并联系加拿大致畸信息中心的孕妇($n$=125)与疾病匹配的妇女组和非致畸物暴露组(Sivojelezova,2005 年)相匹配,婴儿出生后,联系妇女报告妊娠结局。71 名(54%)妇女在孕期继续服用该药。三组间的胎儿存活率、平均出生体重和妊娠时间无统计学差异。108 名母亲在妊娠早期服用西酞普兰的活产婴儿中,有 1 名(0.9%)男婴出生时有严重畸形。与未暴露的婴儿相比,孕晚期暴露于西酞普兰的新生儿接受特殊护理的相对风险为 4.2(95% CI,$1.71 \sim 10.26$)。

在向 FDA 报告的 94 例西酞普兰暴露的妊娠中,19 例先天性缺陷中有 6 例与眼睛有关,并且作者结合西酞普兰处理的啮齿动物视网膜和视神经的变化进行了讨论(Tabacova,2004)。自愿向任何不良反应报告系统报告,如 FDA,都有一个重要的功能,即产生关于药物与不良反应之间关系的假设。但是,它们受到识别虚假关联和高估关联大小的限制。

### 氯丙米嗪

氯丙米嗪属于 TCA,是一种独特的抗抑郁药,具有显著的血清素能效应,是治疗强迫症的首个药物。但是显著的血清素能和抗胆碱能的副作用已使氯丙米嗪成为大多数患者的二线药物。

氯丙米嗪和去甲基氯丙米嗪在分娩时的脐带血清浓度与母体血清浓度的比值分别为($0.60 \pm 0.50$)和($0.80 \pm 0.60$)。产科并发症,如早产和妊娠高血压,与全国平均水平相比有所增加(Loughhead,2006b)。

10 名在子宫内暴露于氯丙米嗪的婴儿在出生后 12h、24h 和 48h 进行了新生儿戒断症状评估(ter Horst,2012)。症状包括进食后睡眠时间短、进食不良、轻微至严重震颤、拥抱反射亢进、呼吸急促、心动过速及发绀。新生儿用药的半衰期为($42 \pm 16$)h;但戒断症状与血浆浓度相关性较弱。

☆☆☆☆

### 地昔帕明

地昔帕明是一种 SNRI，是 TCA 丙米嗪的活性代谢物。对一些患者有刺激作用。

### 多塞平

多塞平是一种常用的 TCA 的镇静药。

### 度洛西汀

度洛西汀属于 SNRI，用于治疗抑郁症、焦虑症、神经性疼痛、糖尿病引起的周围神经病变、肌肉骨骼疼痛、纤维肌痛症，在一些国家用于治疗压力性尿失禁。Hoog 回顾了 2011 年的制造商有害事件报告数据库和 FDA 有害事件报告系统（AERS）（Hoog 2013），这些数据库提供了孕期接受度洛西汀治疗的妇女的自愿报告数据。在制造商的数据中，有 233 个前瞻性报告病例，其流产率、先天畸形率、异位妊娠率和死产率与普通人群的历史对照相似。在 AERS 数据库分析中，与其他抗抑郁药物接触患者的历史数据相比，接受度洛西汀治疗的患者的不良妊娠结局（包括先天性异常、流产、异位妊娠和死产）没有明显的升高。

### 艾司西酞普兰

艾司西酞普兰是外消旋西酞普兰的 S（+）对映体。与西酞普兰一样，艾司西酞普兰是一种耐受性良好的抗抑郁药，用于治疗抑郁症和焦虑症。Klieger-Grossmann（2012）分析了暴露于艾司西酞普兰（$n$=212）、其他抗抑郁药（$n$=212）和非致畸性药物（$n$=212）的妇女的妊娠结局，包括无抑郁对照组。在艾司西酞普兰的治疗组中，有 172 例（81%）活产、32 例（15%）流产、6 例（2.8%）治疗性流产、3 例死产（1.7%）和 3 例严重畸形（1.7%）。艾司西酞普兰与主要畸形的风险增加无关，但与低出生体重（< 2500g）和低平均出生体重（艾司酞普兰，（3198±594）g；其他抗抑郁药，（3470±540）g；非致畸物对照组，（3470±540）g，（$P < 0.001$）的风险增加有关。

### 氟西汀

氟西汀是一种对某些患者有刺激作用的 SSRI，是 FDA 在 1987 年批准上市的第一个 SSRI。氟西汀用于治疗抑郁症、强迫症和恐慌症、暴食症和经前焦虑症。Riggin（2013）对关于孕早期暴露于氟西汀的妇女的文献进行了系统回顾，并与未暴露的对照组进行了妊娠结局比较。队列研究中与母亲使用氟西汀相关的主要畸形的优势比（OR）为 1.12（95% CI，0.98 ～ 1.28）。对于心脏畸形，总的优势比为 1.6 （95% CI，1.31 ～ 1.95）。相比之下，两项评估心脏畸形的病例对照研究的综合优势比为 0.63 （95% CI，0.39 ～ 1.03）。一项使用丹麦医学出生登记处的登记信息进行的全国性回顾性队列研究观察到，在孕早期暴露于 SSRI 的胎儿，校正 OR 值为 2.01 （95% CI，1.60 ～ 2.53）；孕期中止 SSRI 治疗的妊娠，校正 OR 值为 1.85 （95% CI，1.07 ～ 3.20），P 值为 0.94，两组心脏先天畸形的风险相似。作者发现单个 SSRI 药物引起特殊性先天性心脏畸形的风险也增加了。作者的结论是，SSRI 的使用与心脏畸形之间的明显联系可能是由残余混杂因素引起的 （Jimenez-Solem，2012）。

### 氟伏沙明

氟伏沙明是一种 SSRI，被用于强迫症和其他焦虑症的治疗。与其他 SSRI 相比，它不常被使用 （Sivojelezova，2004）。孕期接触氟伏沙明的妇女 （年龄、第一次致电致畸信息服务的时间、吸烟 / 饮酒习惯）与孕期使用其他 SSRI 治疗的患抑郁症妇女的疾病对照组相匹配。来自 92 名妇女的数据显示，两组的胎儿存活率、出生体重和主要畸形发生率在统计学上没有差异。在氟伏沙明组中，观察到 2 个 （4.7%）主要畸形，而在疾病对照组中也观察到 2 个 （4.3%）。这些初步结果表明，在孕期使用氟伏沙明与高于本底的主要畸形风险增加无关。

### 丙米嗪

丙米嗪是 TCA 的原型，在联合的 TCA 暴露下进行讨论。

### 马普替林

马普替林是一种四环类抗抑郁药。它是一种强的去甲肾上腺素再摄取抑制剂，对血清素和多巴胺再摄取只有微弱的影响。在与其他抗抑郁药物分组的数据中，约有 100 例暴露的妊娠，未观察到任何致畸效应的初步迹象 （Reis，2010；McElhatton，1996）。

### 米安色林

米安色林是一种四环类抗抑郁药，在结构上类似于米塔扎平。未找到人类妊娠的暴露数据。

### 米塔扎平

米塔扎平是一种具有去甲肾上腺素功能和特异性血清素能抗抑郁作用的四环抗抑郁药，用于治疗抑郁症。它还可作为抗焦虑药、催眠药、止吐药和食欲兴奋剂。对妊娠剧吐的妇女有止吐作用。Djulus （2006）分析了来自致畸信息位点的信息，这些信息与服用其他抗抑郁药的抑郁症孕妇和接触非致畸

☆ ☆ ☆ ☆

药物的孕妇的疾病相匹配。在 104 例妊娠中，米塔扎平组有 77 例活产，1 例死产，20 例流产，6 例治疗性流产，2 例主要畸形。三组间的差异在于流产率，两种抗抑郁药组（米塔扎平组 19%，另一种抗抑郁药组 17%）均高于非致畸药物组(11%)，但均无统计学差异。米塔扎平组（10%）和其他抗抑郁药组（7%）的早产率（孕 37 周前）也高于非致畸药物组（2%）。米塔扎平组与非致畸药物组比较差异有统计学意义（$P=0.04$）。米塔扎平有效的治疗 11 名妊娠剧吐的孕妇，因其具有阻断 $5-HT_3$ 受体的作用，除了有抗焦虑、抗抑郁及改善睡眠连续性和增加食欲的作用，还能防止恶心和呕吐（Guclu，2005；Rohbe，2003；Saks，2001）。

### 吗氯贝胺

吗氯贝胺可逆和选择性地抑制单胺氧化酶（MAO），其氧化失活肾上腺素能系统中的递质物质（去甲肾上腺素和肾上腺素）。MAO 抑制剂在结构上与苯丙胺有关，主要用于治疗难治性抑郁症。MAO 抑制剂可增加患妊娠高血压的风险，减少胎盘灌注，对胎儿发育可产生负面影响。此外，它们还能在分娩过程中减轻肾上腺素能受体兴奋剂引起的子宫收缩抑制及与麻醉药的相互作用。在 4 名整个孕期和哺乳期都暴露的儿童中记录到了正常的发育（Taylor，2008）。1 个单独的妊娠期吗氯贝胺治疗的病例报告还描述了 1 例健康妊娠，婴儿在 14 个月内发育正常（Rybakowski，2001）。

### 去甲替林

去甲替林是一种 TCA，是阿米替林的主要活性代谢物。它是 TCA 的首选药物，可通过检测血清水平与临床评估一起直接确定剂量。

对 10 名服用去甲替林的妇女（Loughbead，2006b）分娩时采集孕妇和脐带血清。去甲替林及其活性代谢物、顺 -10- 羟基去甲替林的胎盘通过率分别为（$0.68 \pm 0.40$）和（$1.40 \pm 2.40$），高于胎盘灌注研究的报道。

### 奥匹哌醇

奥匹哌醇是 TCA，没有找到这种药物的具体数据。

### 苯乙肼

苯乙肼不可逆地阻断 MAO 的作用，停药后，效应至少持续 14～21d。这种药用于对其他药物没有反应的患者。在服用苯乙肼的同时，应控制饮食中酪胺的摄入量，以避免发生高血压危象。只有少量的孕期使用该药的报道，而且必须谨慎考虑分娩期间药物的相互作用（Gracious，1997）。

☆ ☆ ★ ☆

### 帕罗西汀

帕罗西汀是 SSRI 中与畸形，尤其是心脏畸形联系最紧密的一种；然而，有几项研究表明，在对混杂变量进行调整后，正相关变得不显著。Louik（2007）没有发现 SSRI 的总体使用与出生缺陷之间存在显著的关联；然而，他们在 6 名暴露于帕罗西汀的受试者中发现，使用帕罗西汀会使右心室流出道阻塞的风险增加了 3 倍（OR，3.3）。在 Louik（2007）研究中的 66 个比较研究中，有 2 个置信区间下限较低，超过 1.0：分别是帕罗西汀与神经管缺陷和帕罗西汀与马蹄内翻足的关联（分别有 4 个和 10 个暴露的受试者）。

为了研究帕罗西汀和心血管缺陷之间的关联，Einarson（2008）使用世界各地的畸形学信息服务评价两组暴露的队列研究：①前瞻性地确定，未发表的在孕前 3 个月暴露于帕罗西汀的婴儿与未暴露于帕罗西汀的婴儿的对比（$n$=1174）。②来自于包含所有 SSRI 在内的出版物中，暴露于帕罗西汀的婴儿的结局（$n$=2061）。在第一个队列研究中，帕罗西汀组和未暴露组的心脏缺陷发生率均为 0.7%。第二组的比例是 1.5%。由于 3000 多名婴儿的发病率与约 1% 的人口发病率相当，作者得出结论，孕早期使用帕罗西汀与心血管缺陷风险增加无关。

Diav-Citrin（2008）进行了一项多中心、前瞻性、对照研究，以评估妊娠早期接触帕罗西汀与非致畸物后主要先天畸形的发生率。他们研究了 410 名孕早期接触帕罗西汀的孕妇和 1467 名对照孕妇。与对照组相比，帕罗西汀暴露组出现主要畸形（主要是心血管畸形）的概率更高。然而，在对混杂因素进行调整后，帕罗西汀的 OR 不再显著，作者认为心血管畸形的多样性并不支持一个共同的致畸机制。

Bakker（2010）研究了 678 例孤立性心脏缺陷和 615 例对照。孕前 3 个月的暴露率病例组为 1.5%，对照组为 1.0%。排除在孕早期使用帕罗西汀的母亲或使用其他 SSRI 的母亲后，他们发现总体上心脏缺陷的风险没有显著增加，但心房中隔缺损的风险显著增加了（3 例暴露；OR，5.7；95% CI，1.4 ～ 23.7）。

评估帕罗西汀剂量的仅有的一个研究（Bérard，2007a）是对药物数据库的分析，该数据库包括了加拿大魁北克省的所有孕妇。两项嵌套的病例对照研究被用来比较帕罗西汀在孕期前 3 个月的使用情况和同一时期其他抗抑郁药物的使用情况。病例被定义为在出生后第一年诊断的重大畸形或心脏畸形；对照组被定义为无重大或轻微畸形。采用多元 logistic 回归技术进行数据分析。在符合纳入标准的 1403 名妇女中，101 名婴儿被确诊为严重先天畸形，其中 24 名患有心脏畸形。考虑到可能的混杂因素，与使用非 SSRI 抗抑郁药相比，在孕早期使用帕罗西汀或其他 SSRI 不会增加先天性心脏畸形的风险。在孕早期暴露

☆ ☆ ☆ ☆ ☆

于大于 25mg/d 的帕罗西汀的妇女中观察到了剂量 - 反应关系，这些妇女有更高的风险生出严重先天畸形（校正 OR，2.23；95% CI，1.19 ～ 4.17）或严重心脏畸形（校正 OR，3.07；95% CI，1.00 ～ 9.42）的婴儿。服用更高剂量药物的妇女也更有可能出现更严重的疾病及其后遗症。

两项荟萃分析也发现心脏畸形的风险显著增加。Wurst（2010）报告了孕早期使用帕罗西汀的合并心脏缺陷（患病优势比为 1.46；95% CI，1.17 ～ 1.82）及合并先天缺陷（OR，1.24；95% CI，1.08 ～ 1.43）。BarOz（2007）发现孕早期帕罗西汀暴露与心脏畸形风险显著增加相关(OR,1.72;95% CI,1.22 ～ 2.42)。他们还报告说，在孕期使用抗抑郁药物的妇女超声检查的比率要高出 30%，这将增加对异常情况的识别。使用 SSRI 的妇女所生的婴儿与未使用的妇女所生的婴儿相比，在出生后第一年进行了约 2 倍的超声心动图检查。使用帕罗西汀治疗焦虑或恐慌的女性明显多于使用其他 SSRI 的女性（OR，4.11；95% CI，2.39 ～ 7.08）。作者认为，检测偏差可能是帕罗西汀宫内暴露的儿童心血管畸形明显增加的原因之一。

Cole（2007a）研究了帕罗西汀和其他抗抑郁药的单药或单 / 多药治疗暴露。帕罗西汀组有 791 名接受单药治疗的妇女所生的 815 名婴儿和 989 名接受单药或多药治疗的妇女所生的 1020 名婴儿。与帕罗西汀相关的所有先天畸形，单药治疗的 AOR 为 1.89（95% CI，1.20 ～ 2.98），单药或多药治疗的校正 OR 为 1.76（95% CI，1.18 ～ 2.64）。帕罗西汀相关心血管畸形的校正 OR 并不显著：单药治疗为 1.46（95% CI，0.74 ～ 2.88），单药或多药治疗为 1.68（95% CI，0.95 ～ 2.97）。与其他抗抑郁药相比，他们的研究结果表明，在孕早期暴露于帕罗西汀后，先天性畸形的发生率略有增加。

总而言之，帕罗西汀是 SSRI 中最受关注的药物，因为在一些研究中，帕罗西汀引起心脏畸形的风险稍高，但并非所有的研究都是如此。混杂因素和对缺陷较高的重视也是对阳性研究结果的可能解释。帕罗西汀可能比其他 SSRI 更易引起新生儿适应障碍（Moses-Kolko，2005）。其他 SSRI 在孕期治疗才是首选，除非帕罗西汀是最有利于该女性个体精神病治疗的药物。

### 瑞波西汀

瑞波西汀属于 SNRI 类药物，其有效性被质疑，其耐受性也被严格地评价（Eyding，2010）。有两项研究中只有个别病例报告和约 40 例妊娠（Reis，2010；Lennestål，2007），这个数量不足以进行分类风险评估。

### 舍曲林

因为耐受性较好，且与其他药物的相互作用很小，舍曲林是孕期首选的 SSRI 之一。Louik（2007）进行的北美病例对照研究与 Alwan（2007）进行的平行研究唯一相似的显著相关性是舍曲林与脐疝（OR，5.7；95% CI，1.6 ～ 20.7）之间的相关性,但是该相关性仅基于 3 名受影响的受试者。在 66 项比较中(Louik，2007)，有两项的置信下限超过了 1.0，分别为舍曲林与肛门闭锁和四肢短小畸形（每项缺陷有 3 名受试者暴露）的相关性。这些是以前没有报道过的关联,作者建议谨慎解释。他们认为，由于缺乏对于先天缺陷已存在的假设和多重比较,区分随机变异与真实的风险升高是困难的,需要进一步的研究。他们警告说,这些估计数字不应被解释为风险升高的有力证据。

Pedersen（2009）的研究显示，舍曲林的使用与心脏间隔缺损相关，352名暴露儿童中有 6 名（OR，3.25；1.21 ～ 8.75），但是结果和大多数其他研究不一致。

### 反苯环丙胺

反苯环丙胺是一种不可逆的 MAO 抑制剂，在肾上腺素能系统中（肾上腺素和去甲肾上腺素）可氧化失活递质。反苯环丙胺只用于对其他药物没反应的女性。MAO 结构与苯丙胺相似，孕期会加剧高血压症状，而且可能减少胎盘灌注。当服用反苯环丙胺时,必须限制酪胺的饮食摄入量,以避免发生高血压危象。关于孕期反苯环丙胺的用药信息很少，并且分娩和分娩期间的药物相互作用必须仔细考虑（Gracious，1997）。

研究者报道了 2 例与大剂量反苯环丙胺和其他药物（100mg/d、匹莫齐特1mg/d 和地西泮 5 ～ 10mg/d）治疗相关的多种胚胎畸形（Kennedy，2001）。第一例在孕 31 周时死产。尸检发现眼距过宽、房室间隔缺损、单冠状动脉穿孔、右肺结构异常及多发性胎盘梗死。在第二个病例中，患者胎儿的胎龄为 19 周，头部畸形，胎儿超声心动图显示为房室间隔缺损，在孕 38 周时通过手术分娩；婴儿有正常的女性核型，但有眼距过宽、低位耳、腭裂、小颌畸形、末节指骨发育不全、胼胝体发育不全和房室间隔缺损的畸形。

### 曲唑酮

曲唑酮有显著的镇静作用，小剂量时可作为催眠药。Einarson（2003）研究了来自 5 个中心的 147 名孕妇，她们在孕期的前 3 个月曾接触曲唑酮（$n=58$）或萘法唑酮（$n=89$）。对照组为服用其他抗抑郁药（$n=147$）或非致畸药（$n=147$）的妇女。曲唑酮 / 萘法唑酮组的 121 例活产中，2 例（1.6%）有严重畸形。结果表明，这些药物不会使严重畸形的发生率高于本底水平。

### 三甲丙米嗪

三甲丙米嗪是一种有镇静效果的 TCA。未见到这个药物的特定数据。

☆☆☆☆

### 文拉法辛

文拉法辛是一种 SNRI。美国国家出生缺陷预防研究的数据中，有一项基于人群的病例对照研究被用来评估文拉法辛与出生缺陷之间的关联（Polen，2013）。在 27 045 名符合入选标准的参与者中，0.17% 的分娩正常婴儿的母亲和 0.40% 的分娩有出生缺陷婴儿的母亲报告，从妊娠的第 1 ～ 3 个月都使用了文拉法辛。发现无脑畸形、房间隔缺损、继发孔型或没有特殊特别说明的房间隔缺损、主动脉缩窄、腭裂、腹裂与文拉法辛使用的关联有统计学意义。这些数据表明孕期使用文拉法辛和出生缺陷有关。然而，样本量小，可信区间宽，需做多个比较。一项前瞻性对照研究对比了 71 例文拉法辛暴露的女性与非致畸暴露（DI Gianantonio，2006），结果显示文拉法辛不增加不良妊娠结局的发生率。

Palmsten 发现，接受文拉法辛 1.57（95% CI，1.29 ～ 1.91）的妇女患先兆子痫的风险较高（Palmsten，2013b）。

分析羊膜穿刺术中获得的羊水，3 例羊水与产妇血清中文拉法辛浓度的比值较高，平均为 172%（SD=91%），高于 SSRI 类药物（$n$=22），平均为 11.6%（SD=9.9%）（Loughhead，2006a）。

Boucher（2009）在新生儿出生和第 3 天测量了脐带和母体文拉法辛药物浓度。中位数的文拉法辛脐带 / 母体分布比率为 0.72，$O$- 去甲基文拉法率的脐带 / 母体分布比率为 1.08。第 1 天接触的新生儿的禁欲评分明显高于未接触的婴儿。围生期初期的轻度行为症状是短暂的。Rampono（2009）将 7 名受试者的新生儿期临床症状与新生儿期文拉法辛及其活性代谢物在血清中的浓度相关联。产妇的中位文拉法辛剂量为 75mg/d（37.5 ～ 300mg/d）。5 例新生儿出现呼吸急促、呼吸窘迫等多种临床症状。出生后第 1 个小时内出现呼吸窘迫，随后才出现其他症状。3 名新生儿的文拉法辛清除半衰期为 12 ～ 15h，$O$- 去甲基文拉法辛的清除半衰期为 10 ～ 37h。随着药物浓度的下降，新生儿出现临床症状，提示停药是病因。

文拉法辛的半衰期相对较短，在成人中突发停药综合征的发生率较高，因此对孕晚期与文拉法辛相关的新生儿不良适应率进行了评估（Tanaka，2007）。将接触文拉法辛的婴儿与暴露于帕罗西汀和未接触抗抑郁药物的婴儿进行比较。在 83 名受试者中，文拉法辛组 36 例中有 5 例（13.9%），帕罗西汀组 23 例中有 2 例（8.7%），非接触组 24 例中有 0 例出现了新生儿适应不良。

有 3 名病例报告描述了可能由于戒断症状引起的新生儿癫痫发作，但只有一个病例记录了脑电图的癫痫样改变（Hoppenbrouwers，2010）。母亲是一位 28 岁的多次妊娠的孕妇，在孕期每天用文拉法辛 75mg 治疗。她每天吸 8 ～ 10 支烟。在出生后 18h，这个婴儿被收治到新生儿重症监护室。文拉法辛及其活性代谢物的血清浓度低于测定的灵敏度（未检测出）。在婴儿 1 个月大时，表现出正常的生长和神经发育。

比较四组儿童的围生期产前处理：文拉法辛、SSRI、未经治疗的抑郁症妇女和非抑郁健康妇女。在胎儿期暴露于文拉法辛、SSRI 和母亲抑郁症的儿童具有相似的智商（IQ 分别为 105、105 和 108），显著低于非抑郁症母亲的儿童（112）。作者得出的结论是，除孕期服用抗抑郁药外，其他因素也可预测儿童的智力和行为（Nulman，2012）。

## 2.11.6　抗精神病药物治疗

经典的抗精神病药物（也被称为典型的抗精神病药物或第一代抗精神病药物）包括吩噻嗪类（氯丙嗪、氟奋乃静、左旋异丙嗪、培拉嗪、奋乃静、异丙嗪、丙哌啶、硫利达嗪和左氯哌嗪）、硫杂蒽类（氯普噻吨和氟哌噻吨），以及丁酰苯类（氟哌啶醇、苯哌利多、溴哌利多、氟哌利多、美哌隆、匹莫齐特和匹泮哌隆及结构相关的氟司必林）。非典型抗精神病药（第二代抗精神病药）包括氨磺必利、阿立哌唑、阿塞那平、氯氮平、伊洛培酮、鲁拉西酮、奥氮平、帕潘立酮、喹硫平、利培酮、舍吲哚、舒必利和齐拉西酮。

抗精神病药物阻断多巴胺 -2 受体，可减少幻觉和妄想等症状。与第一代抗精神病药物相比，非典型药物具有较少的锥体外系副作用，如迟发性运动障碍、震颤、僵硬、静坐不能、运动迟缓和肌张力障碍。但是，非典型药物的副作用包括嗜睡、口干、静坐不能和肝酶升高。虽然高泌乳素血症主要与典型的抗精神病药物有关，但非典型药物利培酮也可能诱发高泌乳素血症。标准临床实践不包括抗精神病药物的血清水平监测。

非典型抗精神病药的代谢副作用突出。体重增加、血脂升高和代谢综合征经常出现在非典型抗精神病药物治疗中，特别是奥氮平（Lieberman，2005）。超重和肥胖妇女发生多胎妊娠并发症的风险增加，包括妊娠糖尿病、高血压、先兆子痫、手术分娩和产后减肥困难（ACOG，2013）。超重或肥胖孕妇的婴儿死产、先天畸形、早产、巨大儿伴产伤、生产时麻醉困难和儿童肥胖的风险增加。在使用非典型抗精神病药物的同时，应密切监测孕期体重增加和孕期糖耐量（Sit，2013）。

根据一项基于人群的瑞典队列研究，孕期使用抗精神病药物的妇女患妊娠糖尿病的风险增加（Bodén，2012a）。两组在孕期服用抗精神病药物的妇女与未服用抗精神病药物的妇女进行比较。这些组包括使用下处方的妇女：①奥氮平和（或）氯氮平，它们是最易引起肥胖和糖尿病的抗精神病药物（$n$=169），②其他抗精神病药物（$n$=338）；③无抗精神病药物（$n$=357 696）。暴露于其他抗精神病药物与妊娠糖尿病风险增加相关（校正 OR，1.77；95% CI，1.04 ～ 3.03）。

☆☆☆☆

奥氮平和（或）氯氮平的风险增加幅度相似，但无统计学意义（校正 OR，1.94；95% CI，0.97～3.91）。

妊娠会造成生理功能大幅改变。虽然没有关于孕期需要调整剂量的数据，但应监测孕妇的临床状况以获得持续的疗效。孕期肝脏代谢的变化可能导致血清中利培酮、阿立哌唑和伊洛培酮水平的降低，这些药物由 CYP2D6 代谢，喹硫平可能由 CYP3A4 代谢；与之相反，这些变化可能导致血清中氯氮平和奥氮平水平的升高，它们主要由 CYP1A2 代谢（Robakis，2013）。

非典型抗精神病药生殖毒性风险的研究与抗抑郁药相比较少。根据瑞典的一项研究，与普通人群相比，服用典型或非典型抗精神病药的孕妇早产、低出生体重和严重畸形的风险增加。（主要是房间隔和室间隔缺损）仅接触第一代抗精神病药物的婴儿全发生畸形（Reis，2008）。在接受典型或非典型抗精神病药治疗的患者中，早产率相似。尽管遗传倾向和基因 - 环境相互作用可以导致这些不良结局，但母体的危险因素、药物滥用、营养状况及严重精神疾病的生物学和行为后遗症可能是这一组妇女生殖不良结局的主要决定因素。

另一项研究发现，服用典型抗精神病药物的母亲分娩的婴儿的体重低于服用非典型或非抗精神病药物的母亲分娩的婴儿的体重（Newham，2008）。与使用典型药物（2%）或非抗精神病药物（3%）的母亲相比，使用非典型药物（20%）的母亲所生的大胎龄婴儿明显更多。

第二代抗精神病药物（SGA）的最大的队列研究是基于德国国家畸胎学服务的数据（Habermann，2013）。对 561 名暴露于 SGA 的孕妇（研究队列）进行前瞻性随访，并与 284 名暴露于第一代抗精神病药物（FGA）的孕妇和 1122 名使用对胎儿无害的药物的孕妇进行比较。SGA 暴露组的主要畸形发生率高于非致畸对照组（aOR，2.17；95%CI，1.20～3.91），可能反映了对房间隔和室间隔缺损的检测偏差。在产前暴露于 SGA（15.6%）和 FGA（21.6%）的婴儿中，发生产后疾患的比例明显高于非致畸物对照组 4.2%。选择性终止妊娠的累积发生率在 SGA（17%）和 FGA（21%）中明显高于非致畸物暴露（3%），而自然流产率则无差异。死产和新生儿死亡人数在参考范围内。早产和低出生体重在接触 FGA 的婴儿中更常见。作者的结论是，他们的研究并没有阐明 SGA 的主要致畸风险。

接受抗精神病药物治疗的孕妇所生的婴儿可能表现出锥体外系症状和其他症状，包括躁动、肌张力增加或减少、震颤、嗜睡、呼吸困难和进食问题。出生前接触抗精神病药物的婴儿的神经运动发育评分明显低于未接触精神药物的婴儿（Johnson et al，2012）。神经运动评分也与母亲的精神病史显著相关，包括抑郁、精神病及整体严重程度 / 慢性程度，这再次说明很难将药物治疗的影响与潜在的精神障碍影响区分开来。

建议：

■ 已发布了一个用于决策的风险收益模型（Wisner，2007）。在孕期选择抗精神病药物的一个主要因素是妇女的治疗史。已有反应并且副作用可接受的药物应作为首选。

■ 在考虑增加其他药物治疗之前，优化单一药物的剂量。

■ 第一代抗精神病药也有抗呕吐作用，可减少晨吐。

■ 对 1493 例精神分裂症患者进行的临床抗精神病药物干预效果（CATIE）的研究（Lieberman，2005）表明，典型药物奋乃静与喹硫平、利培酮和齐拉西酮的疗效相似。奥氮平是最有效的药物，但与体重增加和糖、脂代谢指标增加有关。

■ 对于非典型的抗精神病药，尤其是氯氮平和奥氮平，孕妇中会出现体重增加、高血糖和葡萄糖耐受不良。

■ 在开处方之前，一定要询问乙醇、香烟和其他药物的使用情况、环境暴露情况，以及非处方和处方药的摄入量，并将其记录在患者的病历表中。

■ 中枢神经、胃肠和呼吸适应障碍已被描述会出现在子宫内暴露于抗精神病药物的新生儿中。适应障碍通常是自限性的；但是，其中一些婴儿有锥体外系症状和其他持续数周至数月的症状。

■ 经典的抗精神病药物，如丁酰苯类和吩噻嗪/硫杂蒽类，可能通过增加泌乳素来降低生育能力。

■ 除氨磺必利、舒必利和利培酮外，非典型抗精神病药不增加泌乳素的浓度。如果将第一代抗精神病药改成第二代抗精神病药治疗，患者会出现泌乳素降低生育能力的现象停止，因此可能会带来意外妊娠的风险（McKenna，2004）。

■ 关于药物对孕期影响的信息正在不断发展。更新的免费资源可查询美国国家医学图书馆（http：// toxnet.nlm.nih.gov/）的 DART（发育和生殖毒理学数据库）。

## 2.11.7　个体抗精神病药

### 氨磺必利

氨磺必利是一种非典型抗精神病药物。由于高泌乳素血症的风险，可能会影响到受孕。无可用的在人类孕期接触这种药物的信息。

### 阿立哌唑

阿立哌唑是一种非典型抗精神病药物，用于治疗精神分裂症、双相情感障

☆☆☆☆

碍和难治性抑郁症（与抗抑郁药联合使用）。其特征是混合多巴胺能激动作用（在多巴胺能活性降低的区域）和拮抗作用。阿立哌唑与泌乳素水平降低有关，有研究报道发现服用阿立哌唑后，正常妊娠的母乳喂养受到干扰（Mendhekar，2006）。有队列研究（Lutz，2010）和约 100 例妊娠的病例报告（Habermann，2013；Gentile，2010），在这些有限的文献中没有发现具体的致畸作用。

### 阿塞那平

阿塞那平是非典型抗精神病药物，用于治疗精神分裂症和躁狂症。没有人类孕期用药数据。

### 苯哌利多

苯哌利多是丁酰苯类药物，具有最高的抗精神病作用和显著的副作用（锥体外运动症状）。它只用于对其他药物治疗耐药的患者。

### 溴哌利多

溴哌利多是一种结构上与氟哌啶醇相关的丁酰苯类药物。没有人类孕期用药数据。

### 氯丙嗪

氯丙嗪是吩噻嗪的原型，在 20 世纪 70 年代，低于抗精神病治疗时剂量的氯丙嗪也被用于缓解孕妇的恶心。Slone（1977）评估了 142 名妇女孕早期接触氯丙嗪的情况，发现没有证据表明出生缺陷、围生儿死亡率、出生体重异常或 4 岁时智商得分异常的风险增加。Kris（1961，1965）研究了 52 名在胎儿时期（50～150mg/d）接触氯丙嗪的 2～4 岁儿童，没有观察到身体或发育问题的风险增加。一项记录综述发现，52 名接受氯丙嗪治疗的妇女（Sobel，1960）的结局与在同一家精神病院分娩的未经治疗的对照组妇女相似；但是，3 名接受高剂量（500～600mg/d）治疗的妇女分娩的婴儿出现呼吸窘迫并死亡。

宫内暴露氯丙嗪的婴儿可能会出现黄疸、肌张力降低、嗜睡和锥体外系综合征。

### 氯普噻吨

氯普噻吨属于硫杂蒽类药物，是一种用于镇静的低效神经松弛剂。关于人类孕期用药的信息很少（Reis，2008），但是没有迹象表明吩噻嗪类和硫杂蒽类药物有增加畸形的风险。

### 氯氮平

氯氮平是第一种非典型抗精神病药。由于粒细胞缺乏症、心肌炎及癫痫发作的风险较大,氯氮平主要用于治疗难治性患者。使用时需定期监测白细胞计数。到目前为止,还没有关于药物暴露的新生儿出现粒细胞缺乏症的报道。

迄今为止,发表的约 400 例妊娠报告中没有发现畸形增加的迹象 (Habermann, 2013; Gentile, 2010; Reis, 2008; McKenna, 2005)。多个病例报告和一项瑞典研究 (Bodén, 2012a) 结果显示,与未经治疗的妇女相比,接受氯氮平 (或奥氮平) 治疗的妇女患妊娠糖尿病的风险增加了 1 倍。一份病例报告描述了妊娠末期胎儿出现心率降低 (Yogev, 2002)。描述了新生儿的镇静、紧张或其他戒断症状,以及癫痫和婴儿松弛症状 (Gentile, 2010)。

### 氟哌利多

氟哌利多是丁酰苯类药物,用于术后恶心呕吐和抗精神病治疗。两项研究共对 100 多名孕妇进行了评估,这些孕妇服用氟哌利多治疗恶心,研究没有发现氟哌利多有引起出生缺陷的迹象 (Turcotte, 2001; Nageotte, 1996)。

### 氟哌啶醇

氟哌啶醇是一种硫杂蒽类药物,常用作储备药物。关于氟哌啶醇治疗约 100 例妊娠 (Reis, 2008) 的研究结果已经发表,结果没有显示出其能引起畸形风险增加的迹象。

脐带血清中活性药物氟哌啶醇的浓度低于母体血清,浓度比为 0.24 (Kirk, 1980)。

### 氟奋乃静

氟奋乃静是一种吩噻嗪类药物,是经典的抗精神病药物之一。已发表的关于氟奋乃静治疗约 200 例妊娠 (Gentile, 2010) 的报告结果表明,其与其他吩噻嗪类药物的情况一样,没有显示出畸形风险增加的迹象。

### 氟司必林

氟司必林是二苯丁哌啶类药物,特征类似于丁酰苯类药物。约有 40 例前瞻性分析的妊娠 (Diav-Citrin, 2005),其中没有发现出生缺陷风险增加的迹象。

### 氟哌啶醇

氟哌啶醇是丁酰苯类药物最重要的代表,并且其妊娠期用药研究最充分。它有很高的抗精神病的疗效和极小的镇静作用。由于锥体外系症状大量出现,常加用比哌立登。尽管有发表的病例报告显示氟哌啶醇接触与肢体短小畸形相关,但后来的病例系列和前瞻性研究并未证实它可引起出生缺陷增加。在氟哌啶醇治疗妊娠剧吐的评价中,研究了 100 名妇女及其后代 (van Vaes, 1969),之

☆ ☆ ☆ ☆

后还有共包含 400 多名孕妇的数据（主要在孕早期或整个妊娠期接受治疗）及回顾性病例对照研究（Gentile，2010；Reis，2008；Diav Citrin，2005），未观察到对出生体重、妊娠时间、胎儿或新生儿死亡率的不良影响，也未观察到畸形。

### 伊洛培酮

伊洛培酮是一种治疗精神分裂症的新型非典型抗精神病药。目前还没有妊娠期用药的数据。

### 左美丙嗪

左美丙嗪是一种低效吩噻嗪类药物，具有显著的镇静和降血压副作用。有约 50 个关于左美丙嗪（Reis，2008）孕期用药的公开发表的结果，其与其他吩噻嗪类药物一样，没有显示畸形风险增加。

### 鲁拉西酮

鲁拉西酮是一种新的非典型抗精神病药物，用于治疗精神分裂症和双相情感障碍相关的抑郁发作。目前还没有孕期用药的数据。

### 美哌隆

美哌隆属于丁酰苯类药物，它是一种低效的抗精神病药物，用于镇静和促进睡眠。它比氟哌啶醇的锥体外系副作用小。只有很少的孕期用药数据。

### 奥氮平

奥氮平是具有镇静作用的第二代抗精神病药，用于治疗精神分裂症和双相情感障碍。在包含超过 400 例妊娠的大多数研究中，没有观察到出生缺陷的风险增加（Habermann，2013；Gen-Tile，2010；Reis，2008；McKenna，2005；Levinson，2003；Mendhekar，2002；Biswas，2001；Malek Ahmadi，2001；Nagy，2001；Neumann，2001；Goldstein，2000；Kirchheiner，2000）。Brunner（2013）从制造商维护的全球安全数据库中分析了预期的上市后生殖数据，在 610 名母亲的样本中，9.8% 早产，8% 有其他围生期疾病，4.4% 的出生婴儿有先天性异常，这些比率与一般人群的结果一致。

奥氮平的代谢副作用突出，使用奥氮平治疗时经常发生体重增加和高血脂（Lieberman，2005）。代谢紊乱、肥胖、孕期糖尿病也有导致畸形的风险。Babu（2010）报告说，与使用其他精神药物相比，奥氮平暴露与较高的出生体重有关，而这种差异的产生不能用剂量、暴露时间、胎龄、母亲年龄或婴儿性别来解释。

婴儿镇静和持续性黄疸与孕期母体奥氮平摄入有关（Goldstein，2000）。在 3 个有回顾性记录的婴儿中，新生儿期出现癫痫发作，其母亲在分娩前一直使用奥氮平治疗（Goldstein，2000；未发表的数据，C.S.）。新生儿血浆奥氮平水平约为母体水平（25 ～ 34ng/ml）的 1/3（11ng/ml）；婴儿分娩后至 6 月龄时的发育正常（Aichhorn，2008）。

### 帕利培酮

帕利培酮是一种非典型抗精神病药，是利培酮的活性代谢物。

### 培拉嗪

培拉嗪是一种吩噻嗪类药物，是一种中等强度的抗精神病药。总的来说，吩噻嗪类药物并没有增加畸形风险的迹象。

### 奋乃静

奋乃静属于吩噻嗪类，是第一代入选临床抗精神病药物干预有效性试验（CATIE）研究（Lieberman，2005）的抗精神病药物，该研究表明奋乃静的疗效与喹硫平、利培酮和齐拉西酮相似。约 100 例在孕期接触了奋乃静的研究（Reis，2008）发表的结果显示，其与其他吩噻嗪类药物一样，没有观察到畸形风险增加的迹象。

### 匹莫齐特

匹莫齐特是丁酰苯类药物。只有很少的记录在案的孕期用药数据，没有显示出生缺陷风险增加，但不足以进行差异的风险评估（Gentile，2010）。

### 匹泮哌隆

匹泮哌隆是一种具有镇静作用的丁酰苯类低效抗精神病药，结构上与氟哌啶醇有关。

### 异丙嗪

异丙嗪属于吩噻嗪类，是一种低效的抗精神病药，具有镇静作用。在孕期异丙嗪可用于止吐。已经发表了几百例异丙嗪妊娠用药的结果（如 Bartfai，2008；Diav-Citrin，2003）。在一个有趣的毒性作用分析设计中，Petik（2008）研究了在妊娠早期过量服用异丙嗪的妇女中，发现没有增加出生缺陷或早产的风险。暴露的儿童和他们的兄弟姐妹们在出生体重上也没有差异。暴露儿童的平均智商没有降低，行为异常的发生率也没有增加。

### 丙硫喷地

丙硫喷地在结构上与吩噻嗪类相关。

☆ ★ ☆ ☆

### 喹硫平

喹硫平是一种非典型的抗精神病药物，用于治疗精神分裂症和双相情感障碍，以及难治性抑郁症的强化治疗（与抗抑郁药联合使用）。共有约 400 个已发表的孕期用药研究和案例报告，以及 150 个由制造商记录的孕期用药，均未报告出生缺陷风险增加（Habermann，2013；Gentile，2010；Reis，2008；McKenna，2005；Taylor，2003；Tényi，2002）。

### 利培酮

利培酮是一种非典型抗精神病药物。对全球收益风险管理安全数据库的利培酮孕期暴露病例报告的全面综述表明，与普通人群相比，暴露不会增加自然流产或结构畸形的风险（Coppola，2007）。观察到产妇在孕晚期暴露于利培酮后的新生儿的锥体外系作用。

### 舍吲哚

舍吲哚是一种非典型的抗精神病药物，其在孕期的使用数据不足。

### 舒必利

舒必利在结构上与氨磺必利相关，是一种非典型、低效的抗精神病药物，其在孕期的使用信息不足。

### 硫利达嗪

硫利达嗪是一种吩噻嗪类药物，具有中等的抗精神病作用。其在较低的剂量时也用于镇静。已发表的关于 50 多例妊娠使用硫利达嗪的结果（Reis，2008）显示，与其他吩噻嗪的情况一样，未显示畸形风险增加。

### 齐拉西酮

齐拉西酮是一种非典型抗精神病药物。据报道，约有 50 例孕期用药（如 Habermann，2013）并没有显示出缺陷风险升高。有一例报告了与孕期使用齐拉西酮相关的腭裂病例（Peitl，2010）。

### 佐替平

佐替平属于吩噻嗪类药物，但其是非典型的抗精神病药。只有少数关于佐替平的病例报告，与其他吩噻嗪类药物的情况一样，其没有任何显示畸形率增加的迹象。

### 氯哌噻吨

氯哌噻吨是硫杂蒽类药物。有已发表的氯哌噻吨在约 75 例妊娠中的应用研究（Reis，2008）。没有迹象表明硫杂蒽类可引起畸形率增加（Vladimir，2013）。连续 2 次妊娠的一名妇女用氯哌噻吨治疗，结果该女性生出了 2 名正常的后代，在 6 个月和 3.5 岁时发育正常。

## 2.11.8　锂和其他抗躁狂药

### 锂

Ber35ink（2012）阐明了孕期双相情感障碍的病程，他发现所有仅有产后发作史的妇女在没有药物治疗的情况下在整个孕期都保持稳定，而尽管有药物治疗，仍有 24.4% 的慢性双相情感障碍妇女在孕期复发。这项研究表明，患有慢性双相情感障碍症状的妇女在孕期应该继续接受药物治疗。Viguera（2000）和他的同事们证明，药物治疗的中断能导致 52% 的双相情感障碍孕妇复发。

锂仍然是双相情感障碍急性和维持治疗的主要药物（Yonkers，2004）。给药是根据血清水平确定的，但治疗剂量和毒性剂量之间差别很小。口服后，锂的吸收良好，并在基本恒定的在尿中排泄。孕期，锂通过肾脏的清除率增加了 50%～100%。孕期锂治疗具有挑战性，因为逐渐增加的清除率需要更高的剂量和频繁的水平监测以维持治疗血清水平。剧吐、液体摄入不足、使用利尿剂或非甾体抗炎药导致的脱水会增加锂的血清浓度，从而迅速变为毒性水平。锂可穿过胎盘，在胎儿中达到与母体血清相似的浓度。锂可能导致胎儿多尿，从而增加羊水过多的风险（Yonkers，2004；Ang，1990）。

出生后锂清除率迅速下降，因此，必须在计划引产或剖宫产前 24～48h 停止给药，或在分娩开始时停止给药。这一策略降低了新生儿出生时的浓度及锂治疗相关并发症的风险。在分娩和分娩期间，必须保证充足水分摄入。分娩后，可以使用孕前剂量，因为与妊娠有关的肾清除率的增加很快就会恢复正常（Newport，2005）。

在 20 世纪 70 年代，人们发现孕早期锂暴露与心脏畸形有关，特别是 Ebstein 畸形（三尖瓣下移）。在丹麦建立了锂婴儿登记册，并在国际上进行了扩展，以收集有关锂暴露胎儿结局的数据。当它在 1979 年关闭时，有 225 名儿童的报告，25 人（11%）有畸形，其中 18 人是心脏和大血管的畸形。有研究者报告了外耳、大脑、输尿管和内分泌系统中的其他畸形（Kozma，2005）。但是，相对于报告异常妊娠结局，临床医师不太可能联系登记处报告正常的妊娠结局。随后的前瞻性队列和回顾性病例对照研究也显示，研究结果比登记册中描述的结

☆☆☆☆

果 更 好（Diav-Citrin，2006；Kozma，2005；Cohen，1994；Jacobson，1992；Zalzstein，1990）。普通人群每 20 000 名儿童中有一名会自发出现 Ebstein 异常，锂暴露的胎儿其风险增加到每 1000 名中就有一名；也就是说，使用锂治疗的风险是普通人群的 20 倍左右（Shepard，2002）。但是，由于现有研究方法上的困难，一些研究者质疑锂是否会导致畸形（Yacobi，2008）。详细的胎儿心脏评估适合于评估畸形（Benoit，2004）。

几位研究人员（Gentile，2012；Han，2012）建议对接受锂治疗的女性（理想情况下是在孕前）补充叶酸，以降低神经管缺陷的风险（Gentile，2012）。此外，一项随机试验证明，在确认维生素 $B_{12}$ 水平足够后，补充 0.3 ~ 0.4mg/d 叶酸（Coppen，1986）的患者的情感性障碍发病率降低（Blencowe，2010）。美国神经病学学会建议服用抗癫痫药物的孕妇每天至少补充 0.4mg 的叶酸（www.aan.com），同样的剂量也被推荐给服用锂的孕妇。

锂暴露的新生儿有发育大于胎龄、肌张力减退、喂养困难、反射减弱、发绀、呼吸暂停、心动过缓、甲状腺功能减退和尿崩症的风险。新生儿症状通常是短暂的，与分娩时较高的母体血清浓度有关（> 0.64mEq/L）（Newport，2005）。

在新生儿中，接触锂的个别病例中有与呼吸障碍和心脏有关的疾病（持续的胎儿循环、心房扑动和病理性的肺血管阻力）出现。也有描述会出现短暂性尿崩症（需要抗利尿激素治疗）（Pinelli，2002）、癫痫和甲状腺功能减退症（Malzacher，2003；Zegers，2003；Frassetto，2002；Llewellyn，1998）。这些副作用会在出生后几周内消失。在患有明显甲状腺功能减退症和先天性甲状腺肿的新生儿中，已有报道需要数周的甲状腺补充治疗（Frassetto，2002）。婴儿肌肉松弛综合征可出现嗜睡、吸吮不良、呼吸急促、心动过速、发绀、体温调节障碍和肌张力减退等症状，但是这些儿童随后的发育是正常的（Kozma，2005）。

将 67 名做了锂婴儿登记的儿童与他们 5 岁或 5 岁以上未接触过锂的兄弟姐妹的发育情况进行了比较，在父母对其发育异常的报告中没有发现差异（Schou，1976）。在 3 ~ 15 岁的 15 名研究儿童中，宫内锂暴露儿童的生长、神经、认知和行为发育均正常。出生前接触锂的婴儿各发育阶段都正常（van der Lugt，2012）。

与一般人群相比，双相情感障碍患者在没有药物治疗的情况下出现不良结局的风险更高（Bodén，2012b）。Bodén 和同事们将患有双相情感障碍的孕妇、未接受治疗的双相情感障碍患者（$n$=554 人）和非双相情感障碍患者（$n$=331 263 人）进行了比较。无论是未经治疗的（OR，1.57；95% CI，1.30 ~ 1.90）和治疗的（OR，2.12；1.68 ~ 2.67）双相情感障碍妇女的引产率或计划剖宫产率均高于一般人群。接受治疗和未接受治疗的妇女早产的风险都增加了 50%。未接受治疗的妇女（OR，1.68；1.07 ~ 2.62）和接受治疗的妇女（OR，1.26；0.67 ~ 2.37）生小头婴儿的风险更高。在胎龄、体重和身高过小的风险方面，类似的趋势也被观察到。未治疗组 (OR，1.51；1.04 ～ 2.43) 和治疗组 (OR，1.18；0.64 ～ 2.16) 的婴儿患新生儿低血糖的风险增加。

---

**建议：**

■ 随着妊娠的进展和肾脏清除率的增加，可采用有效且副作用可控的最低锂水平作为剂量调整的目标。

■ 考虑在育龄妇女中补充叶酸；有 50% 的妊娠是意外妊娠，孕早期补充是最佳的。

■ 在孕早期接触锂后，可以进行详细的超声检查或胎儿超声心动图来评估胎儿心脏发育。

■ 除非依从性降低，否则应增加给药频率，以避免由于高剂量给药而导致锂血清水平的大幅、快速升高。

■ 如果呕吐、脱水或使用利尿药引起液体流失，应暂时减少或停止给锂，并经常检查血清水平，以降低毒性的风险。

■ 如伴随先兆子痫而发生肾功能损害，可导致血清锂水平升高，必须考虑剂量调整或停药。

■ 经常询问乙醇、香烟和其他药物的使用、环境暴露、非处方和处方药物的摄入情况；在开任何处方之前，要记录在患者的病历上。

■ 锂清除率会在出生后迅速下降，必须在计划引产、剖宫产或分娩前 24 ～ 48h 停止使用。

■ 在母亲身体状况稳定后，重新开始服用孕前剂量的锂。

■ 由于未发育完全的肾清除功能，特别是在出生后的最初几天，应该监测婴儿的毒性体征。

■ 关于孕期锂影响的信息在不断发展。免费的资源可在美国国家医学图书馆 (http : //toxnet.nlm.nih.gov/) 的 DART（发育和生殖毒性）中查询。

---

### 抗癫痫药

抗癫痫药物，如拉莫三嗪、丙戊酸、卡马西平和奥卡西平也被用作双相情感障碍妇女的情绪稳定剂。由于丙戊酸具有过于显著的生理和神经发育致畸作用，除非其他药物无效，否则应避免用于育龄妇女。拉莫三嗪是孕期使用的首选抗癫痫药物，已有相关用药指南 (Clark，2013)。有关抗癫痫药物的更多信息，请参阅章节 2.10。

## 2.11.9 抗焦虑药、催眠药、镇静药

抗焦虑药被用于治疗焦虑症，这些药物使负性情绪对生理活性的影响最小

☆☆☆☆

化。许多药物被用作催眠药来治疗睡眠障碍；然而，睡眠障碍有许多不同的病因，行为治疗在许多情况下是有效的。一些药物的长期治疗有产生依赖性的风险。

### 2.11.10　苯二氮䓬类

**药理**

苯二氮䓬类药物被用作抗焦虑药、催眠药和抗癫痫药（见章节2.10）。它的半衰期受肝脏氧化反应中生成的代谢物生物活性的影响。超短效苯二氮䓬类药物（半衰期 < 6h）包括溴替唑仑、氟西泮、咪达唑仑和三唑仑，可用作麻醉药和催眠药。

短效苯二氮䓬类药物（半衰期 6 ~ 24h）包括阿普唑仑、溴西泮、氯噻西泮、氟硝西泮、氯普唑仑、劳拉西泮、氯美西泮、美他西泮、硝西泮、奥沙西泮和替马西泮，可用作镇静药和催眠药。

长效苯二氮䓬类（半衰期 > 24h 至几天）包括氯氮䓬、氯巴占和氯硝西泮，主要用作镇静药、抗焦虑药和抗癫痫药。口服给药后地西泮被迅速吸收，并主要通过与血液中的血浆蛋白质结合转运。在肝脏中，经过羟基化和代谢生成有活性的去甲西泮，并在葡糖醛酸化后由肾脏排出。半衰期为 1 ~ 2d。地西泮可以穿过胎盘，在脐带血中的浓度是母体血中浓度的 3 倍。新生儿由于清除率有限，体内地西泮的半衰期大大延长。

**致畸风险**

大多数研究十多年前已完成，近期的回顾得出了与早期研究类似的结论，几乎没有证据表明苯二氮䓬类药物与主要畸形有关（Bellantuono，2013）。

研究最多的是地西泮。孕早期进行苯二氮䓬类药物治疗的病例中，观察到心脏畸形、唇腭裂、腹股沟疝及其他复合畸形的发生（McElhatton，1994）。Bonnot（2001）发现没有证据表明苯二氮䓬类药物会增加畸形的风险。但他们确实发现肛门闭锁与劳拉西泮有关联。

在两项病例对照研究中分析了暴露于苯二氮䓬类药物的孕妇的情况，其中约 400 例服用氯氮䓬（Czeizel，2004）、10 例服用阿普唑仑、约 100 例服用氯硝西泮（见章节 2.10）、18 例服用美达西泮、18 例服用硝西泮、13 例服用托非索泮，也没有迹象表明苯二氮䓬类药物与任何出生缺陷有关（Lin，2004；Eros，2002）。

来自匈牙利畸形登记处的小样本量病例研究显示，有自杀倾向的妇女在治疗期间过量服用阿普唑仑（Gidai，2008c）、氯氮䓬（Gidai，2008b）、地洒泮（Gidai，2008a）和硝西泮（Gidai，2010），其后代有畸形报道。但是这种病例的数量很少，并且观察到的异常也很少，很难依据这些数据得出结论。

Laegreid（1989）描述了一个病例，8 个孩子的母亲在整个孕期间滥用处方药，每天至少服用 30mg 地西泮或至少 75mg 奥沙西泮。所有儿童都有面部畸形，有些还具有小头畸形及产后中毒症状（呼吸暂停）和戒断症状。其后还观察到各种不同的智力低下、注意力缺陷和多动症。这些病例的陈述方式受到指责，因为其不能充分确认暴露的种类和范围，其中一个病例不能排除肝脑肾综合征。在后续检查中发现 18 月龄婴儿的症状有所改善（Laegreid，1992）。

Dolovich 在其 1998 年的荟萃分析中收集了接受苯二氮䓬类药物治疗的孕妇的同期群研究数据，未发现出现异常情况的风险增加。但是，对现有的回顾性病例对照研究的分析结果表明，用苯二氮䓬类药物治疗后，出现严重畸形或孤立性口腔裂的风险增加（Dolovich，1998）。Dolovich 对其 1998 年的荟萃分析进行了更新，纳入了一项超过 4000 多名孕妇的队列研究（Enato，2011），没有发现畸形的风险增加（OR，1.07；95% CI，0.91 ~ 1.25）。这项研究主要涉及阿普唑仑、氯氮䓬、地西泮和奥沙西泮。在这项荟萃分析的最新更新中，还纳入了另外两项大型队列研究，总计 3000 名孕妇在妊娠前 3 个月暴露于苯二氮䓬类药物（Oberlander，2008；Wikner，2007a）。Wikner（2007a）强调，服用苯二氮䓬类药物的女性有吸烟更频繁、服用其他精神药物并且受教育程度较低的倾向。这些因素应被视为导致妊娠异常的潜在干扰因素，包括口腔裂的发生。口腔裂发生频率加倍意味着在 8.5/10 000 的背景风险下，每增加一例口腔裂代表有 1000 名胎儿在妊娠前 3 个月暴露于危险因素。

**产后适应性障碍**

已证实分娩期间大剂量服用苯二氮䓬类药物，或长期规律地服用地西泮或其他苯二氮䓬类药物，包括孕期最后 3 个月，新生儿会出现适应性问题。短期大剂量服用药物后（如治疗子痫），必须观察新生儿呼吸抑制的情况。孕期长期连续服药后，会出现戒断症状，如烦躁、颤抖、肌张力低下、呕吐和腹泻。这些症状可能出现在刚出生阶段，同时还可能出现肌肉松弛、嗜睡、体温调节紊乱和吸吮力弱等婴儿松弛综合征表现，上述症状可能持续数周或数月。由于胎儿期间的积累，在个别情况下即使使用低剂量地西泮（< 10mg），也可能导致新生儿出现临床症状（Peinemann，2001）。

新生儿代谢苯二氮䓬类药物比成人明显慢许多，这导致新生儿体内地西泮的半衰期长达 80h，而幼儿只需 8h。目前尚未系统评估产前暴露对儿童后期发育的长期影响。苯二氮䓬类药物可与胆红素竞争结合白蛋白，理论上可能会增加新生儿黄疸。

**建议：**

■ 苯二氮䓬类药物可用于治疗急性焦虑症状，在某些情况下，还可用于治疗孕期睡眠障碍。

■ 对于需要持续服药的睡眠障碍，推荐使用抗抑郁药曲唑酮或阿米替林。

■ 在排除所有非药物治疗方案和可替代药物（如抗抑郁药）后，苯二氮䓬类药物应仅用于临床可行的短期治疗。

■ 在孕后期进行治疗时，如用作分娩时抑制收缩的补充药物，应在新生儿出生后的头几天密切观察有无新生儿并发症。

■ 根据苯二氮䓬类药的半衰期，应在预产期前与母亲讨论降低剂量的可能性。

### 2.11.11 扎来普隆、唑吡坦和佐匹克隆

艾司佐匹克隆、扎来普隆、唑吡坦和唑吡酮是可以竞争性结合苯二氮䓬类药物受体的催眠药。它们与苯二氮平类药物在化学性质上没有关联。现有流行病数据没有发现它们会增加出生缺陷的风险。

中国台湾一项研究从保险数据中选择了 2497 名在孕期服用唑吡坦的妇女，其中至少 535 名在孕早期用药，并将其与对照组进行比较。他们发现宫内发育迟缓和早产的风险有极小程度的增加，但选定的几种中枢神经系统畸形则没有变化（Wang，2010）。在一项研究中，从瑞典出生登记中选择了 61 名接受唑吡坦治疗的妇女，没有迹象表明使用苯二氮䓬类或苯二氮䓬受体激动剂会引起出生缺陷的风险增加（Wikner，2007b）。作者强调，服用苯二氮䓬受体激动剂的妇女会更频繁地吸烟，服用其他精神药物并且受教育程度较低。应将这些因素视为结果的潜在干扰因素。在另一项研究中，选择了 17 名在孕早期暴露于唑吡坦的儿童，未观察到重大畸形（Juric，2009）。

在一项已发表的资料中，选择了瑞典 1300 多名在孕早期服用过扎来普隆、唑吡坦和佐匹克隆的孕妇进行分析，结果显示畸形的总体发生率没有增加，仅 4 名儿童的非闭锁型肠道畸形与服药相关（Wikner，2011）。作者将这一发现作为多重性对照的偶然性结果进行了讨论。

两项小样本前瞻性研究共对 70 名孕妇在孕早期使用佐匹克隆治疗的情况进行了研究，但未发现与先天缺陷有关的迹象（Stephens，2008；Diav-Citrin，1999）。

没有关于孕期服用艾司佐匹克隆和佐匹克隆 S- 异构体的报道。

**建议：**孕期推荐苯二氮䓬受体激动剂治疗。大部分的研究数据来自唑吡坦。在孕晚期或直至出生期间服用这些药物可能会导致新生儿出现适应性障碍。

## 2.11.12 其他抗焦虑药和催眠药

在引入苯二氮䓬类药物之前，巴比妥酸衍生物是最重要的催眠药。此后，巴比妥酸盐很少用于此目的。如今也很少开具苯巴比妥（苯巴比妥）处方。孕期巴比妥类药物主要用于癫痫的治疗（见章节 2.10）。尚未发现巴比妥类药物用于麻醉与先天缺陷有关。如果在分娩时使用巴比妥类药物，可能导致新生儿呼吸抑制。

丁螺环酮是阿扎哌隆类的抗焦虑精神药物。它在化学或药理上与苯二氮䓬类、巴比妥类药物或其他镇静 / 抗焦虑药均无相关性。它很少用于焦虑和焦躁不安。迄今为止，报道的个案尚未发现任何致畸特异性。

水合氯醛已经使用了 100 多年，是仍在使用的最古老的催眠药。吸收后，水合氯醛迅速转变为代谢物三氯乙醇，后者也具有催眠作用，并在某种程度上代谢为三氯乙酸。在一项研究中观察到了染色体的变化（Sora，1987）。它在妊娠期间使用的数据很少，未发现畸形的风险增加（Heinonen，1977）。

氯美噻唑用于长期乙醇滥用后的急性戒断症状。

苯海拉明：关于孕期使用 $H_1$ 抗组胺药的信息，请参见章节 2.4。

多西拉敏：关于孕期使用 $H_1$ 抗组胺药的信息，请参见章节 2.4。

羟嗪是一种具有镇静、止吐和抗焦虑功效的抗组胺药。现有的包含约 240 例孕妇的研究未发现其有发育毒性（Diav-Citrin，2003；Einarson，1997）。

盐酸甲哌酮没有任何催眠功效。

甲丙氨酯是最古老的镇静药之一，但自从引入苯二氮䓬类药物以来，它就不再具有任何治疗意义。一项研究对象为 400 名孕早期接受甲丙氨酯治疗的妇女的研究发现先天性心脏缺陷的发生率增加（Milkovich，1974）。该观察结果在其他研究中没有重复出现。

> **建议：**
> ■ 孕末期经常使用抗焦虑药会导致新生儿适应性障碍。
> ■ 对于需要药物治疗的睡眠障碍，相比这些药物，服用抗组胺药、曲唑酮、阿米替林，以及必要时给予苯二氮䓬类药物或唑吡坦更可取。

## 2.11.13 精神兴奋药

精神兴奋药是增强中枢神经系统活性的精神刺激药。甲基黄嘌呤类咖啡因和可可碱（见章节 2.21）都属于精神兴奋药。

最常用的兴奋剂是苯乙胺的衍生物。这组药物的原型是苯丙胺（见章节

2.21)。这组药物与拟交感神经药有关，可增强精神性能，重复使用可成瘾。该组药物中的安非他尼、芬乙茶碱和哌甲酯，以及莫达非尼和羟丁酸钠用于发作性睡病件猝倒，匹莫林（一种噁唑烷）用于注意缺陷障碍。

Pottegård（2014）评估了丹麦妊娠早期暴露于哌甲酯后的严重畸形率。暴露的定义为在孕早期结束前14d的窗口期内至少处方了一次哌甲酯。用倾向得分匹配法从孕产妇年龄、吸烟状况、体重指数、教育程度、完成妊娠的年份，以及服用抗精神病药、抗抑郁药、抗焦虑药和非甾体抗炎药的情况等方面为每个暴露个体匹配10个未暴露个体，共包括222名暴露孕妇和2220名未暴露孕妇。两组的严重畸形（患病率 = 0.8；95% CI，0.3 ~ 1.8）或心脏畸形（患病率 = 0.9；95% CI，0.2 ~ 3.0）无显著的统计学差异。Wajnberg（2011）发现胎龄、出生体重或流产率等方面与对照组也没有差异。随着药物治疗成人注意缺陷障碍的增多，孕期暴露的病例也越来越多。

有一份孕期服用莫达非尼的已发表的病例报告报道，孕妇随后分娩了一个健康的孩子（Williams，2008）。

> **建议**：如果要在孕期使用兴奋剂，应记录超过风险的可预期收益。哌甲酯可获得的研究数据最多。

## 2.11.14　抗帕金森药物和不宁腿综合征

在孕期，抗帕金森药物可导致不宁腿综合征（RLS）。该综合征与分娩有关，在孕期其症状可能会恶化。左旋多巴或多巴胺激动剂治疗是RLS的一线治疗药物；但是，有关孕期治疗的研究数据有限。

金刚烷胺可以增强多巴胺的活性，可用作抗帕金森药物。另外，它还可以作为对抗A型流感病毒的抗病毒药物。在病例系列研究和病例个案研究中都有人类使用金刚烷胺后致畸的报道，其中包括150多名暴露次数不同的孕妇的研究数据（Greer，2010）。

总计有约60例病例联用左旋多巴和苄丝肼或卡比多巴，未发现任何产前毒性（如Dostal，2013）。

一个案例系列研究观察了12名服用普拉克索的孕妇，没有发现致畸作用。仅罗匹尼罗和罗替戈汀有个案报道（如Dostal，2013）。

Dostal（2013）进行了第一个孕期治疗RLS的前瞻性病例系列研究。它采用德国国家畸形服务处的数据，包括一份详细的文献综述。这份调查包括59名使用左旋多巴（与苄丝肼或卡比多巴联用）、普拉克索、罗替戈汀和罗匹尼罗的孕妇和她们的生产结果。对于指定的治疗方法，记录暴露的孕妇 / 活产儿 / 自然流产 / 人工流产 / 轻微畸形的数目如下：仅使用左旋多巴：38/29/3/7/3；

☆ ☆ ☆ ☆

仅使用普拉克索：12/9/3/0/0 ；仅使用罗替戈汀：2/2/0/0/0 ；仅使用罗匹尼罗：3/2/0/1/0 ；左旋多巴与普拉克索合用：3/3/0/0/0 ；左旋多巴与罗匹尼罗合用：1/1/0/0/0。仅使用左旋多巴的活产儿中包括一对双胞胎。这些治疗的病例中均未发现严重的先天缺陷，但是，3 名暴露于左旋多巴的婴儿有轻微异常。笔者认为这一小样本量的前瞻性病例系列研究没有发现左旋多巴和普拉克索会导致严重畸形或其他不良后果的风险高于基线。如有必要，左旋多巴治疗可用作卡麦角林的替代药物，卡麦角林用于孕期的研究数据更多。

除多巴胺受体激动剂麦角胺衍生物以外，抗帕金森药物还包括溴隐亭、卡麦角林、α- 二氢麦角隐亭、利舒脲和培高利特。其中一些药物在育龄妇女中用于泌乳素瘤及其相关的生育障碍（见章节 2.15）。

用于治疗由抗精神病药引起的锥体外系症状的其他抗帕金森药物包括比哌立登、苯扎托品、波那普林、布比定、美噻吨、吡贝地尔、普立地诺、丙环定、丁苯那嗪；对于运动亢进性运动障碍，可用硫必利、苯海索及单胺氧化酶 -B 抑制剂（MAO-B- 抑制剂）司来吉兰和雷沙吉兰。除了较老的麦角胺衍生物，大多数这些药物在妊娠期间的研究资料都很少。

> **建议**：在孕期可能需要使用抗帕金森药物进行治疗。例如，在使用麦角胺衍生物治疗泌乳素瘤，或使用抗精神病药物治疗锥体外系副作用的情况下，卡麦角林或左旋多巴是严重不宁腿症状的合理选择。

# 2.12　免疫抑制、风湿性疾病、多发性硬化症、威尔逊病

Corinna Weber-Schöndorfer

免疫调节剂包括免疫抑制和免疫刺激剂。免疫抑制剂（章节 2.12.1 ～ 2.12.3）中糖皮质激素与常规的疾病缓解合成药物及生物制剂之间存在差别。免疫刺激药物（章节 2.12.5 ～ 2.12.6）主要包括细胞因子、干扰素、格拉默和集落刺激因子。

## 2.12.1　硫唑嘌呤 /6- 巯基嘌呤

硫唑嘌呤（AZA）是一种抗代谢药物，80% 可代谢为 6- 巯基嘌呤（6-MP）。然后 6-MP 转变成活性代谢产物 6- 硫鸟嘌呤核苷酸（6-TGN）。口服给予的 AZA 约有 47% 被吸收，而 6-MP 平均仅 16% 被吸收。胎盘的转移是受限的

☆☆☆☆

（Hutson，2011）；然而，有研发发现在3位母亲和她们的健康新生儿的红细胞中6-TGN的浓度接近（de Boer，2006）。Jharap及其同事对30对母婴（31例婴儿）孕前后的硫嘌呤的代谢情况进行了前瞻性分析。孕期，孕妇6-TGN下降，而6-甲基巯基嘌呤（6-MMP）上升。胎儿6-TGN浓度与孕妇6-TGN水平呈正相关。Jharap（2014）讨论了母体来源的代谢物而不是母体药物是否通过了胎盘屏障。

近40项病例系列研究或报告研究中观察了总计超过2000名孕妇（其中50%在整个孕期服用了AZA），均未显示出致畸风险（如，Ban，2014；Casanova，2013；Goldstein，2007；Armenti，2005；Moskovitz，2004；Polifka，2002）。仅有一项瑞典的研究（Cleary，2009）发现AZA与房间隔或心室间隔缺损之间存在弱相关（校正OR为3.18；95% CI，1.45～6.04），而总畸形风险并未显著增加。作者怀疑药物和结果之间存在因果关系，认为可能是多次测试而产生的偶然结果。一项最新的研究包括了最近发表的一篇荟萃分析（Akbari，2013），该研究中未发现畸形的风险显著增加。

长期使用AZA治疗后，有时出生体重减轻和早产率较高（Akbari，2013）。然而，这些不良后果也可能是孕产妇疾病和疾病活动的结果。同时在孕期传递AZA时，偶尔会观察到母体白细胞减少症和新生儿造血功能受损之间存在关联（如Davison，1985），两项针对因自身免疫性疾病而接受低剂量AZA治疗的孕妇的研究并未发现对婴儿的免疫系统有影响（Biggioggero，2007；Motta，2007）。

关于子宫内暴露于AZA的儿童的长期神经发育的研究数据有限且相互矛盾（如Gayed，2013；Marder，2013）。

父源性暴露：一项荟萃分析汇总了三项针对采用AZA治疗肠道炎性疾病的男性患者的研究，未发现先天性畸形的风险增加（Akbari，2013）。此结果与一项针对115名采用AZA治疗各种适应证的准父亲的前瞻性队列研究结果相符（Hoeltzenbein，2012b），并且也与Viktil（2012）的发现一致，该研究报告了约124名在AZA治疗中令女性妊娠的男子。

> **建议**：AZA/6-MP是免疫抑制剂中研究的最透彻的药物之一。尚未发现对人类有潜在的致畸危害。可以在孕期开具处方。可以进行详细的超声检查，以确认胎儿是否正常发育。

## 2.12.2　选择性免疫抑制剂

**钙调磷酸酶抑制剂**

环孢素（CyA）是免疫抑制剂。环孢素最初被批准用于患者器官移植，与此同时，也用于一些严重的自身免疫性疾病。母体中 30% ～ 64% 的物质可到达胎儿体内。

来自移植登记处的大量病例报告和系列经验（Armenti，2005；Bar，2001；Lamarque，1997）没有揭示产生畸形的风险。已描述了宫内发育迟缓，剖宫产率更高、早产和增加孕产妇并发症等，例如，高血压和子痫前期（Paziana 2013）；然而，这些不良结果很可能是导致孕产妇疾病的结果。在 2 例病例中，未发现 CyA 对患有自身免疫性疾病并在孕期进行免疫抑制治疗的母亲分娩婴儿的免疫系统有影响（Biggioggero，2007；Motta，2007），这是符合早期研究的（如 Rieder，1997）。在母亲连续治疗后，仅有一名 2 岁的孩子患肝母细胞瘤（Roll，1997）。

在一项队列研究中，将 39 名宫内 CyA 暴露儿童与未暴露儿童的长期影响进行了比较，无法确定智力、视觉运动能力和行为方面的差异（Nulman，2010）。

> **建议**：在免疫抑制剂中，环孢素是研究最好的药物之一。尚未认识到其对人类的致畸潜力。在孕期可以开具 CyA 处方。详细的超声波检查可以提供胎儿发育正常的指标。

### 吗替麦考酚酯（MMF）

在器官移植后选择性地使用免疫抑制剂吗替麦考酚酯，如类风湿关节炎和系统性红斑狼疮。吗替麦考酚酯口服后迅速吸收，迅速变成其活性代谢物霉酚酸。代谢物的是半衰期为 12 ～ 16h，它似乎会穿过胎盘（Tjeertes，2007）。

MMF 是最近承认的人类畸胎原。出生缺陷的具体形式包括耳朵的畸形，特别是小耳症和外耳的闭锁，以及唇裂等其他畸形，如气管食管闭锁（Anderka，2009）或心脏缺陷（lin，2011）。

妊娠经验基于移植登记（Termini，2011；Coscia，2009），制造商（罗氏）数据库（77 例妊娠）和回顾性病例报告中描述了 20 名畸形明显的儿童或胎儿（如 Anderka，2009）。一些孕产记录也由罗氏公司记录数据库或移植注册中心提供。一些研究通过欧洲的畸形学网络信息服务（ENTIS）表明，对 57 例孕产妇进行 MMF 治疗后评估，观察到约 45% 的流产风险和重大出生缺陷的风险增加 26%，至少有 4 名胎儿 / 婴儿的临床表型符合霉酚酸胚胎病（Hoeltzenbein，2012 a）。

父源性暴露：据国家移植妊娠登记处评估，152 名接受 mmF 的男性移植受者参与了 205 例。既没有增加重大出生缺陷率，也没有明显的行为异常（Jones，2013）。

☆ ☆ ☆ ☆

> **建议**：mmF 具有致畸性。当计划妊娠时，MMF 应该被另一种免疫抑制剂替代，有可能的话，它应该在孕期避免（见章节 2.12.7）。但是，孕期的意外暴露并不能证明以风险为基础的终止妊娠是合理的，但是应该进行详细的超声检查（章节 1.15）。

## 他克莫司

他克莫司（FK-506）是从链霉菌获得的大环内酯，在器官移植后口服用作免疫抑制剂或局部用于皮肤疾病（章节 2.17）。它可穿过胎盘，产妇血药浓度约为 71%。在孕期，它的药代动力学发生改变。孕期白蛋白减少，所以他克莫司的浓度增加（如 Hebert，2013）。

在孕期的经验来源于回顾性病例报告（如 Alsuwaida，2011；Costa，2011）、病例研究（如 Christopher，2006；Garcia-Donaire，2005；Jain，2004），其中包括一项关于 37 名肝移植母亲的 49 名孩子的前瞻性研究（Jain，2003），以及药品制造商于 1991 年建立的国家移植注册中心（Armenti，2005）。总之，记录了 250 多例孕期使用他克莫司的案例，从中可以推导出无致畸风险。到目前为止，观察到的畸形并不经常发生，并且没有可识别的模式。

与其他免疫抑制剂治疗相比，更频繁地发现子痫前期、早产、低出生体重和剖宫产；然而，这些不良后果很可能是母体疾病的结果。他克莫司引起的妊娠糖尿病似乎更频繁发生，而肾功能下降和高钾血症的新生儿也经常被报道（如 Kainz，2000）。最严重的病例发现是持续了 36h 的无尿症（Jain，1997）。

> **建议**：到目前为止，还没有产生人们公认的潜在畸形风险。在孕期系统使用他克莫司是可以接受（章节 2.12.7）。应该提供一个详细的超声检查以确认胎儿正常发育。作为一项预防措施，在孕后期使用他克莫司，应检查新生儿的肾功能和血钾水平。

### 进一步选择免疫抑制剂

依维莫司是雷帕霉素（西罗莫司）衍生物，用于移植的患者，并在高剂量使用时作为抗肿瘤药物。关于孕期使用它的文献记录很少，所有结果都令人满意（Margoles，2014；Veroux，2011；Carta，2012）。

通过与环孢素或他克莫司的另一机制进行比较，西罗莫司抑制 T 细胞的增殖。超过 10 个案例报告表明没有任何致畸性的迹象（如 Framarino dei，2011；Chu，2008；Sifontis，2006；Armenti，2005）。

父源性暴露：有证据表明，西罗莫司可导致少精症，一些患者停止治疗后是可逆的（Zuber，2008；Deutsch，2007）。

孕期选择性钙调神经磷酸抑制剂吡美莫司尚无文献记载。皮肤使用后，没有预期的相关系统浓度，因此似乎不太可能对孩子产生影响（见章节 2.17）。

> **建议**：由于数据不足，依维莫司和西罗莫司用于治疗难治性情况（章节 2.12.7）。吡美莫司应避免使用。全身治疗后应提供详细的超声检查，以确认胎儿的正常发育。

## 2.12.3  生物制剂

用于医学治疗的生物制剂是经过基因工程改造的蛋白质，可以激活或抑制人体的目标功能，从而起到治疗作用。其中，单克隆抗体属于生物制剂。单克隆抗体用于不同的治疗指征，在这一章中，以及在"平喘药和止咳药"（见章节 2.3），"抗凝剂、血小板聚集抑制剂、纤维蛋白溶剂和容量替代剂"（见章节 2.9）和"抗恶性肿瘤药物"（见章节 2.13）中均有描述。免疫调节系统的生物制剂描述如下。如果有足够的经验可提供，可以给出建议。所有处理并没有给出建议。

以下被讨论的物质不仅是非常昂贵的，而且有严重的副作用，如严重感染或过敏反应。更多详情请参阅产品标签或标准的药理学书。

### 阿达木单抗

阿达木单抗（ADA）是一个完整的人类单克隆 IgG1 抗体和有 14d 半衰期的肿瘤坏死因子 -α（TNF-α）拮抗剂，用于风湿性关节炎、重度强直性脊柱炎、银屑病、银屑病关节炎和克罗恩病，也可作为免疫抑制剂治疗失败后的常规用药。

总共约 270 例孕早期用药，其被公开发表在病例报告（如 Dessinioti，2011）、病例杂志（如 Bortlik，2013；Schnitzler，2011；Weber-Schoendorfer，2011）。还有一项关于 83 例暴露于 TNF-α 的妊娠的小型研究中有 23 例使用阿达木单抗（Diav-Citrin，2014），以及一项由北美畸形学中心（OTIS，畸形学信息专家组织）目前正在进行的研究。我们提供了一份有关 161 次妊娠的中期报告（Johnson，2011）。即使几次妊娠中描述了畸形，但是没有明显的表现。

ADA 为 148 000Da 的大分子，所以胚胎发育过程中不能通过胎盘转移。然而，通过一个积极的过程，在妊娠 20 周后通过成熟胎盘可增加单克隆抗体的转移。由于肿瘤坏死因子 α 在胎儿免疫系统发育过程中起重要作用，所以其应用存在理论上的问题，特别是在孕中期和晚期。迄今为止，已有 35 例关于持续进行阿达木单抗治疗或在妊娠后半期进行治疗的妊娠课程显示，新生儿可以达到治疗浓度（Bortlik，2013；Mahadevan，2013；Fritzsche，2012）。Zelinkova（2013）确定了 13 例妊娠者的脐带血浓度，这 13 例患者在妊娠 30 周之前已经结束了阿达木单抗治疗。在 13 个样本中，只有 5 例在脐带血中检

☆☆☆☆

测到 ADA。婴儿母亲的 ADA 药物水平的中位数比率为 179%（98%～293%）（Mahadevan，2013）。

　　关于孕晚期治疗后的长时间随访经验是十分少的（如 Coburn，2006；Mishkin，2006；Vesga，2005）。到目前为止，只有一例关于母亲在肿瘤坏死因子抑制剂治疗后对婴儿的免疫系统造成不良影响的病例报告。Cheent（2010）报道了一个整个孕期使用英利西单抗治疗克罗恩病的母亲，其男孩健康出生。在 3 个月大时，他接种了 BCG 活疫苗，造成播散性卡介菌感染，最终导致了孩子的死亡。相反，最近发表的一例 3 个月大的水痘早产儿完全康复的病例报告令人放心（Johnsson，2013）。他的母亲在孕 34 周一直都在使用 ADA，并在停用 2d 后分娩。

　　源性暴露：Viktil（2012）报道了 6 例父亲使用 ADA 治疗并具有良好的妊娠结局。

> **建议**：ADA 在孕期不需要停用。然而，在孕中期或晚期治疗应该有充分的依据。推荐孕 30 周停止药物治疗。应该提供一份详细的超声检查，以确认胎儿的正常发育。在孕后半期治疗，应利用超声密切监测孕妇和胎儿。作为一种预防措施，在 6 个月大之前，使用 ADA 的孩子不应该接种免疫活疫苗。

### 妥珠单抗

　　妥珠单抗（CZP）是一种聚乙二醇化重组抗原结合片段的人源化抗 TNF-α 单克隆抗体，它被 FDA 批准用于严重的类风湿关节炎和克罗恩病。它的半衰期是 14d。CTZ 的分子结构不同于英利西单抗和艾达。它缺乏在胎盘主动运输中一个必要的功能性部分。

　　孕早期的使用经验仅限于少于 20 例已公布的妊娠，这尚未表明有致畸风险（如 Marchioni，2013 报道）。此外，59 例妊娠报告来自临床试验报告，82 例来自市场营销报告。根据制造商的分析，没有特别的胎儿风险报告。但是，数据质量似乎并不高（Clowse，2013）。

　　Mahadevan（2013）显示 CZP 具有低的胎盘转移能力。12 名婴儿（包括双胞胎）中的 10 名母亲在分娩前 19d 接受了最新的 CZP 剂量。脐带血与母体药物浓度的中位数比例为 3.9%（范围为 1.5%～24%）。转移的机制尚不清楚。

> **建议**：虽然致畸性是不用怀疑的，但 CZP 在器官形成期的经验仍不足。在孕早期的使用过程中，应提供详细的超声检查。因为 CZP 的胎盘转移力低，所以必要时的治疗可以持续到分娩。

☆ ☆ ☆ ☆

### 依那西普

依那西普被批准用于中重度类风湿关节炎、银屑病关节炎、银屑病、别赫捷列夫病（强直性脊柱炎）和幼年特发性关节炎的治疗，作为用或不用甲氨蝶呤反应不足后的常规疗法。它是一个功能上可溶性 TNF-α 抑制剂，是一种融合蛋白，由一部分人肿瘤坏死因子受体与人 IgG1 的 Fc 结构域组成，可通过胎盘转移。它的半衰期约为 70h。

同时，公布的数据包括 300 多例妊娠。然而，大多数数据来自文摘（如 Hultzsch，2011）、海报（Johnson，2008）、案例描述（如 Scioscia，2011；Roux，2007）、病例系列（Rump，2010）或记载（Viktil，2012；Verstappen，2011）。这里描述的大多数孩子的母亲都在妊娠早期使用，并且出生后很健康。

对 139 例孕妇在孕早期使用依那西普的初步研究（OTIS）结果公布在海报上（Johnson，2008）。畸形的数量比预期的要高，但畸形是异构的。在初步结果中没有考虑联合用药，如甲氨蝶呤等混杂因素。一个关于 25 例抗肿瘤坏死因子 -α 的妊娠期使用依那西普的研究中，没有发现畸形的风险增加（Diav-Citrin，2014）。对英国风湿病生物学学会的评估包括 71 例因抗 TNF 治疗而妊娠的前瞻性记录，其中 48 例使用依那西普、9 例使用英利西单抗和 14 例使用阿达木单抗的评估显示出 27% 的流产率。即使孕期没有联合用药 MTX，流产率仍被认为居高不下。然而，妊娠评估总数很小，到目前为止药物的异构性还没有被其他研究证实（Verstappen，2011）。此外，由于 TNF-α 在自发性流产中起着重要的作用，肿瘤坏死因子 -α 抑制剂阿达木单抗和依那西普被用于体外受精或治疗复发性流产患者（Winger，2009，2008）。因此，没有观察到对妊娠的负面影响。这也不支持服用依那西普治疗后自然流产率会增加。

一份关于宫内继续妊娠孩子的 VACTERL 综合征（V：背椎缺陷；A：肛门闭锁；C：心脏异常；T：气管 - 食管瘘；E：食管闭锁；R：放射和肾脏问题；L：肢体畸形）的报告（Carter，2006）引发了讨论。然而，在服用依那西普后没有进一步的治疗观察。FDA 数据库的分析（Carter，2009）也未能发现 22 例异常妊娠中的任何其他 VACTERL 综合征患儿。但是，作者评估了一些孤立的畸形，如作为 VACTERL 综合征一部分的间隔性心脏缺损。此外，本出版物有严重的方法上的缺点，如没有提及各自的接触时间。

连续治疗，同时测量母亲血液和脐带血，依那西普穿过胎盘的数量有限。在脐带血中，发现有 1/30（Murashima，2009）和 1/14（Berthelsen，2010）的母体浓度。在妊娠后使用的经验非常有限，只有不到 20 例，但并不表明对新生儿有任何副作用（如 Umeda，2010）。

父源性暴露：使用依那西普的 40 例妊娠大多预后良好（Viktil，2012）。其中一个孩子有间隔缺损和阴囊畸形。

☆☆☆☆

> **建议**：依那普利不具有致畸性。然而，在孕期的治疗经验仍然不足。在计划妊娠时应考虑替代治疗。如果治疗期间意外妊娠的话，依那普利应该被替换，但没有证据表明有终止妊娠的风险。然而应该提供一份详细的超声检查（章节 1.15）。尽管通过胎盘转移的风险较低，但在孕早期的治疗应制订一个个体化方案。

## 英利西单抗

英利西单抗（IFX）是一种 TNF-α 抑制剂和完整 IgG1 抗体，已被批准用于类风湿关节炎的严重病例，联合甲氨蝶呤用于明显的银屑病和银屑病关节炎、强直性脊柱炎及慢性炎性肠病。本品平均半衰期 9d 左右，一定程度上在 12 周后的血清检测中仍可以检测到，并且维持稳定状态，每隔 6 ～ 8 周输注 1 次。

约 500 例在孕早期治疗的妊娠病例来自登记（Snoeckx，2008；Katz，2004）、病例分析（如 Bortlik，2013；Schnitzler，2011）、病例报告（如 Chaparro，2011）和一个小前瞻性群组研究，其中 35 例妊娠使用英利西单抗（Diav-Citrin，2014）。到现在为止，还没有更大规模的对照研究，没有观察到其致畸性。

胚胎发育过程中 144 200Da 的大分子不能通过胎盘转移。然而，通过活性，在孕 20 周胎盘成熟后单克隆抗体可增加转移。由于 TNF-α 在胎儿免疫系统的发育中起重要作用，因此对其使用有理论上的考虑，特别是在孕中期的后期和孕晚期。迄今为止，很少有关于连续或在妊娠后半期进行治疗的出版物显示在新生儿体内可以达到治疗浓度（Bortlik，2013；Mahadevan，2013）。Zelinkova（2013）测定了 18 例脐带血浓度，她们大多在妊娠 30 周前结束 IFX 治疗。在分娩前 10 周或更长时间时停止治疗，IFX 的平均水平明显下降。婴儿的 IFX 药物水平的中位数为母亲的 160%（87% ～ 400%）（Mahadevan，2013）。产后 6 个月大的婴儿清除缓慢。这说明胎儿、新生儿和婴儿的半衰期增加。在 6 个月大的孩子中没有观察到 IFX 抗体。约有 60% 的患者会产生这种抗体。目前只有一例报告 IFX 对婴儿免疫系统产生不利影响。如前所述，Cheent（2010）报道了一位男孩健康出生，他的母亲在孕期使用 IFX 治疗克罗恩病。在 3 个月时，他接种了 BCG 活疫苗，引起播散性卡介菌感染，最终导致孩子死亡。然而，最近发表的有关一位 3 个月大的水痘早产儿完全康复的病例报告令人放心（Johnsson，2013）。他的母亲一直接受 ADA 治疗，直到妊娠 34 周，停用 2d 后分娩。

父源性暴露：在 2 名病案系列 / 案例报告中，描述了男性应用英利西单抗治疗后精子的形态和运动变化（Mahadevan，2005；Montagna，2005）。然而，对比分析 26 例使用 TNF 拮抗剂和健康志愿者的精液标本，表明长期接受 TNF

抑制剂治疗的患者无明显功能障碍疾病（Villiger，2010）。Saougou 报道了 14 例使用英利西单抗治疗的人生出健康的儿童（Saougou；2013）。

> **建议**：计划妊娠时 IFX 不需要停止，然而，在治疗第二／第三阶段应该保留充分的根据。建议在妊娠 30 周时停止药物治疗。提供一份详细的超声检查以确认胎儿正常发育。在孕后半期的治疗，孕妇和胎儿应利用超声密切监测。为了保险起见，孕晚期使用 IFX 的孩子在出生 6 个月内不应接种活疫苗。

### 那他珠单抗

那他珠单抗是一种选择性黏附分子抑制剂，可阻止 α-4 整合，是一种用于治疗多发性硬化症和克罗恩病的新型生物制剂，由于发生罕见不良反应——进行性多灶性白质脑病（PML）被暂时撤离市场后，它又被美国和欧洲批准使用。

随着治疗时间的增长，PML 的风险增大。在一项对 35 例前瞻性记录的妊娠小型研究中，除一名六肢畸形婴儿外，在 29 名活产儿中均未发现畸形（Hellwig，2011）。

此外，另外 3 名孩子（其中 2 名在整个孕期都处于暴露状态）是健康的（Fagius，2014；Hoevenaren，2011）。该制造商报告了 222 项预期记录的妊娠，包括 5 对双胞胎，其中有 186 名活产儿、26 例自然流产和 10 例终止妊娠。结果，到目前为止只发表了摘要，"奇特"地报告了畸形而没有给予任何细节（Cristiano，2011）。4 例在孕后期使用那他珠单抗治疗的儿童是健康的（Schneider，2013；Bayas，2011；Hoevenaren，2011）。然而，对 2 名新生儿的 T 淋巴细胞趋化性率进行分析，发现其在 2 周时的受损在 2 个月时（Schneider，2013）恢复。这一发现的临床意义尚不清楚。

> **建议**：尽管目前尚没有致畸性的怀疑，但在器官发生过程中使用那他珠单抗的经验仍然不足。孕早期暴露后应提供详细的超声检查。其对新生儿淋巴细胞和患者红细胞计数的影响已被证实，建议对孕晚期治疗的新生儿计算血细胞计数的差异性作为预防措施。如果是的话，孕期不应进行那他珠单抗治疗。

### 其他的单克隆抗体和其他生物制剂

阿巴西普与甲氨蝶呤联合应用于治疗类风湿关节炎。它是一种来自人类细胞外的人细胞毒性 T 淋巴细胞相关抗原 -4（CTLA-4）的融合蛋白，是人免疫球蛋白 G1（IgG1）的 Fc 部分。阿巴西普干扰 T 淋巴细胞的活化，从而可以限制过度的免疫反应或炎症。它的半衰期超过 13d，必须在静脉内注入。在动物

☆ ☆ ☆ ☆

实验中没有观察到致畸作用。对老鼠的研究显示具有胎盘转移。该药上市之前，10 例妊娠被终止或者自然流产（Ojeda-Uribe，2013；Pham，2009）。一个在妊娠最后 2 周半用药的健康出生的胎儿（Ojeda-Uribe，2013；Pham，2009）被报道。

利普西普是一种重组融合蛋白，它可以抑制血管内皮生长因子 α，也与胎盘生长因子结合。它被注入玻璃体中。它是新推出的，所以没有在孕期使用的报告。眼科用药参章节 2.17。

阿仑单抗是一种人源化单克隆 IgG1k 抗体，已经被批准用于多发性硬化症（章节 2.12.4）。没有在孕期使用的数据（章节 2.12.4）。

阿那白滞素是一种白细胞介素（IL）-1 受体拮抗剂，已被批准联合甲氨蝶呤用于治疗类风湿关节炎。在恒河猴中进行了测量，有 1%～3% 的胎盘转移。到目前为止，报道 3 例宫内使用阿那白滞素的儿童健康出生（Fischer-Betz，2011；Berger，2009）。

巴利昔单抗可在 T 淋巴细胞的表面阻断 IL-2 受体激活，与其他免疫抑制剂用于预防肾移植后的排斥反应。没有在孕期使用的经验。

贝拉西普在 2011 年被 EMA 和 FDA 批准。它选择性地刺激阻断 T 细胞的活化，与糖皮质激素、霉酚酸酯联合预防肾移植的排斥反应。其化学结构类似于阿巴西普。没有在妊娠期间使用的数据。

贝利木单抗在 2011 年被 FDA 和 EMA 批准用于治疗系统性红斑狼疮和肾脏或中枢神经系统疾病。它能抑制 B 细胞激活因子。在猕猴身上的研究没有发现畸形率增加。贝利木单抗在脐带血中的浓度约为母亲血药浓度的 1/4，表明这种药物在孕晚期可穿过胎盘（Auyeung-Kim，2009）。在临床试验中的妊娠数据是有限的。83 例妊娠中 42% 为活胎，其中 3 例有缺陷。一例是母亲的染色体易位，另外 2 例畸形没有给出详细描述（Peart，2014）。

贝伐单抗是一种人源化 IgG1 抗体，是一种血管生成抑制剂，结合血管内皮生长因子从而阻止新血管的生成。因此，它与某些癌细胞抑制剂相结合来治疗黄斑变性，脉络膜新生血管与黄斑水肿。至少有 7 种出版物描述了 10 例因产妇先兆子痫而在紧急剖宫产后发生玻璃体腔内问题的健康儿童和 3 例早期自然流产（e.g. Sullivan，2014，Gomez 2012，Introini 2012，Tarantola 2010）。在 11 例活胎中，有 7 例在孕早期暴露，1 例在孕中期暴露，1 例孕晚期暴露，1 例在孕中期和晚期暴露第 11 个孩子在整个孕期都暴露。2 例系统性使用贝伐单抗治疗的病例显示，对血管内皮生长因子的信号干扰可引起未孕者出现子痫前期样综合征。虽然贝伐单抗是 149 000Da 的大分子，但是发现其可以从玻璃体转移到血液循环中。这样治疗似乎同样有效，但在玻璃体内注射，其在全身循环的时间持续更长（Rosenfeld，2011）。另有关眼科用药，参见章节 2.17。

抗白细胞介素 β1 的完全人类单克隆抗体，被批准用于罕见病遗传性

CAPS 综合征（蛋白相关的周期性综合征）的单独用药。尚未公布其在孕期使用的数据。

达利珠单抗属于白细胞介素 -2 受体并且用于移植医学。没有人类使用的数据。最近，它在复发缓解型多发性硬化症中被进行了测试。

依库丽单抗，一种罕用药，已被批准用于治疗获得性阵发性睡眠性血红蛋白尿（PNH）- 造血干细胞的罕见严重疾病。 血管内溶血、随之而来的贫血、静脉和动脉血栓形成事件及 PNH 的其他并发症的发生率很高，导致孕产妇、胎儿的发病率和死亡率高。作为多种症状的起点，依库丽单抗通过人型 IgG 2/4 与补体 C5 蛋白的结合阻断终端活化来降低血管内溶血。到目前为止，PNH 已经公布至少 9 例在孕期使用依库丽单抗的孩子是健康的（如 Danilov，2010；Kelly，2010；Marasca，2010）。该药物也被批准用于非典型溶血尿毒综合征。Ardissino（2013）报道了一例从妊娠 26 周开始接受治疗直到分娩的孕妇产下足月健康的婴儿。有 1 例关于使用依库丽单抗出现子痫前期的报道，在脐带血样本中发现微量的依库丽单抗（Burwick，2013）。

利单抗是 IgG1 抗体和肿瘤坏死因子 -α 的受体阻断剂，半衰期为（$12\pm3$）d，可与甲氨蝶呤一同用于类风湿关节炎、银屑病关节炎或类风湿病免疫抑制剂治疗失败后的常规用药。没有人类在孕期使用的数据。用于猕猴的实验表明，在孕后期胎盘转移较高（Arsenescu，2011）。

伊诺莫单抗是治疗皮质类固醇难治性急性移植物抗宿主病的抗白介素 -2 受体单克隆抗体。没有在孕期使用的数据。

莫罗单抗 -CD3 用于治疗器官移植后的急性排斥反应。没有在孕期使用的数据。

兰尼单抗被批准用于治疗眼部新生血管疾病和糖尿病性黄斑水肿，是一种 48 000Da 的大分子单克隆抗体片段。制造商报道在玻璃体内注射后的最大血药物浓度为 0.79～2.90ng/ml（Sarh ianaki，2012）。眼科用药参见章节 2.17。

利纳西普是一种与 IL-1β 结合从而起阻断作用的融合蛋白，自 2011 年以来被 FDA 批准作为罕用药治疗。没有在孕期间使用的数据。

托珠单抗是一种 IL-6 受体抗体，自 2010 年以来一直用于治疗（青少年）中重度类风湿关节炎。在孕期使用的经验仅限于在一个摘要中对 31 例妊娠的报道，结果有 13 例选择终止妊娠、7 例自然流产和 11 例活胎，活胎中 10 例是健康的。1 例产后不久死于前置胎盘后并发症（Rubbert-Roth，2010）。

优特克诺是 IL-12 和 IL-23 抑制剂，被批准用于治疗其他免疫抑制治疗失败的中重度斑块型银屑病。在临床研究中，26 例孕早期使用情况和结果已经被认可，迄今为止尚无法确定有任何特定风险（Fotiadou，2012）。有一例关于自然流产（Fotiadou，2012）和一例健康足月婴儿的单独报道（Fotiadou，2012）。

☆☆☆☆

### 2.12.4　多发性硬化症

多发性硬化症是中枢神经系统的一种自身免疫性疾病。临床病程、严重程度、残疾和症状因人而异。女性多发性硬化症通常发生在 20 ～ 40 岁的,这意味着女性生育期会受到影响。形式主要有 3 种 : 复发缓解型多发性硬化 [ 这是最常见的形式(约占 85%)]、原发性进展型多发性硬化和继发进展型硬化。治疗多发性硬化症的目标是防止复发和延缓残疾进展 ; 然而,治疗复发和改善多发性硬化症有关的症状,如抑郁症和膀胱紊乱,是其他药物的适应证。

联合泼尼松共同进行复发治疗,主要是泼尼松 / 泼尼松龙或甲泼尼龙。静脉给药 3 ～ 5d。血浆置换法用于严重患者的治疗,否则会引起不良反应。缓解疾病的目的是减少复发的频率、严重程度及残疾的进展程度。

根据针对未妊娠患者的神经学建议(Wiendl,2008),复发缓解型多发性硬化症的一线治疗药物为干扰素 β-1a、干扰素 β-1b(章节 2.12.5)和醋酸格拉替雷(章节 2.12.6)。硫唑嘌呤(AZA)(章节 2.12.1)似乎没有其他缓解药物有效。那他珠单抗的单克隆抗体(章节 2.12.3)已显示出可喜的成果,但可能有严重的副作用,如渐进性多灶性白质脑病或肝损伤。因此,仅应将其用于升级治疗。静脉免疫球蛋白在大多数国家被认为是储备药物。

最近一些新的口服药物上市 : 与干扰素 β-1a 相比,芬戈莫德在某些情况下可降低复发率,但不能改善残疾程度(AkdÄ,2011)。严重的副作用可能会进一步限制其使用,其中包括致命的感染、心动过缓和房室传导阻滞。芬戈莫德是一种 1- 磷酸鞘氨醇受体调节剂,可防止淋巴细胞离开淋巴结并进入外周血流(Lu,2014a)。2013 年,FDA 已经批准富马酸二甲酯(章节 2.7)用于减少多发性硬化症的复发治疗 ; 然而,对残疾进展的研究结果不一致。这种药已经在一些国家的市场上被用于治疗银屑病。其对多发性硬化症的作用模式尚未明确。新上市的特氟米特是来氟米特的代谢产物(章节 2.12.8),是一种具有抗炎特性的选择性免疫抑制剂。

经商业授权持有人出于商业原因撤销了先前批准用于慢性淋巴细胞白血病(章节 2.13)的免疫抑制性单克隆抗体阿仑单抗(章节 2.13),因为它已被证明可有效缓解复发性多发性硬化症并被重新启动。其较底剂量适用于多发性硬化症治疗,价格较高。

有一些针对其他疾病的免疫抑制药物被许可用于治疗多发性硬化症,如利妥昔单抗(章节 2.13)和霉酚酸酯(章节 2.12.2)。属于喹诺酮类药物的拉喹莫德(He,2013)尚未显示出可作为多发性硬化症的疾病缓解疗法的低水平证据。拉喹莫德目前正由 EMA 进行许可评估。他汀类药物(章节 2.5)有消炎、降脂、和免疫调节作用,因此也已在多发性硬化症的治疗中进行了测试。但是,没有令人信服的证据支持在多发性硬化症的干扰素治疗中添加他汀类药物（如 Kamm，2012）。

虽然尚不能确定其持久的有效性，但氟哌啶或达氟哌啶是口服的钾阻滞剂，并被批准用于改善步行范围。萘必莫尔（四氢萘酚 / 大麻二酚）用于减少多发性硬化症的痉挛。

克拉屈滨（章节 2.13）用于毛细胞白血病，并没有被 FDA 批准用于治疗多发性硬化症。奥瑞珠单抗、聚乙二醇化干扰素 β-1a 和达利珠单抗是目前正在进行临床Ⅲ期试验的药物。

### 妊娠与多发性硬化症

通常，没有任何证据可以反对多发性硬化症女性的妊娠。与普通人群相比，多发性硬化症女性的妊娠并发症似乎并不常见(如 Jalkanen,2010)。最重要的是，在晚期妊娠中，最后 3 个月的复发率明显下降。对这一现象进行了不同解释的讨论。最近的研究表明，胎儿抗原不仅引起内源性母体免疫系统在妊娠期间的变化，而且直接参与母体免疫系统（Patas，2013）。在产后前 3 个月复发更频繁地发生。大多数研究发现，这与母亲是否进行母乳喂养有关。然而，通过一个小的研究(Hellwig,2012)观察到产后母乳喂养能够降低复发率。相对于孕前，产后 6 个月后复发的风险增加。在妊娠的各个阶段和哺乳期，复发可用大剂量甲泼尼龙 / 泼尼松治疗。

### 多发性硬化症的产前毒性

选择的疾病改善药物包括 β 干扰素（章节 2.12.5）和醋酸格拉替雷（章节 2.12.6）。有足够的经验可以连续治疗其他疾病的硫唑嘌呤（章节 2.12.1）。而且，在用免疫球蛋白治疗后，迄今为止尚未观察到负面影响。然而，其他基本疗法的使用应该非常仔细地权衡。霉酚酸酯（章节 2.12.2）已被证明对人类有致畸作用，如果可能的话，育龄期妇女最好应该避免使用。建议改变之前关于环磷酰胺治疗（章节 2.13）和米托蒽醌（章节 2.13）的概念。有关这些药物的更多细节见相应章节。

制造商报告称有 69 例孕妇妊娠后接受芬戈莫德治疗。其中 8 例在妊娠前 6 周停止使用芬戈莫德，最后有 7 例分娩健康儿童和 1 例妊娠终止。其余的结果是 28 例活胎、9 例自然流产和 24 选择性终止妊娠，除了有关法洛四联症的文献，没有更多细节。2 例新生儿的畸形，一个是单侧胫骨弯曲，一个是无脑儿（Karlsson，2014）。作为一个良好的风险评估，数据过于稀少。然而，这些结果与动物实验结果显示其具有致畸作用且半衰期长，应慎用，在孕期最好避免用药。

对 25 例使用富马酸二甲酯的临床研究进行观察，结果是 15 例健康活胎，3

例自然流产和 7 例选择终止妊娠（Gold，2013）。

没有在孕期使用特立氟胺、拉喹莫德和氨吡啶 / 达伐吡啶的经验。

所有上述引用的其他药物详见相关章节。

父源性暴露：在一项关于男性患有多发性硬化症对妊娠结局影响的研究中，没有找到父亲多发性硬化症和多发性硬化临床相关因素与分娩结局之间的关联（Lu，2014b）。

> **建议**：关于孕期是否应持续使用，应该由神经学医师和产科医师共同决定。多发性硬化症的疾病活动经常在孕中期和孕晚期下降，有可能与暂停 DMD 治疗有关。分娩后建议立即开始药物治疗。疾病的治疗选择有 β 干扰素和格拉默。在妊娠的所有阶段都可以用大剂量的甲泼尼龙 / 泼尼松龙治疗复发。

### 2.12.5　干扰素

干扰素（IFN）是具有抗病毒活性的大分子天然蛋白。它们在所有组织中都存在，即使在胚胎和胎儿中也存在。四类干扰素：α 干扰素，β 干扰素，γ 干扰素和 τ 干扰素是有区别的。α 干扰素对维持妊娠的生理很重要。α 干扰素和 γ 干扰素对卵巢功能有重要意义。

干扰素对细胞生长和分化的作用还不清楚。现在市场上大部分的干扰素是用基因技术生产。干扰素治疗的副作用是发热、白细胞减少、低血压、疲劳、厌食等。可想而知，发热可能对胎儿产生不良的副作用。在动物实验中已观察到，采用基因技术的制剂可增加吸收率（流产率），动物的使用剂量要高于人类治疗剂量很多倍。

#### α 干扰素和聚乙二醇干扰素 -α

α 干扰素 - 2a 和 α 干扰素 - 2b 用于慢性乙肝或丙肝和一些恶性疾病的治疗，半衰期为 4 ～ 7h。聚乙二醇干扰素 -α 是一种共轭聚乙二醇干扰素 α，它由半衰期 50 ～ 130h 的聚乙二醇干扰素 -α2A 和半衰期 30.7h 的聚乙二醇干扰素 -α2B 组成。前者用于丙型肝炎或者乙型肝炎的治疗，后者只用于丙型肝炎治疗。可以单独使用，也可以联合利巴韦林治疗丙型肝炎（章节 2.6）。干扰素 -$\alpha_{n3}$ 用于治疗生殖器疣（章节 2.17）。

在孕期使用 α 干扰素治疗的大多数经验是关于原发性血小板增多症（ET）、慢性粒细胞白血病及其他血液疾病。原发性血小板增多症（ET）的并发症包括自然流产与血栓等高风险。Melillo（2009）发现了使用干扰素疗法比低剂量 ASS 疗法的 ET 孕妇有更高的活产率（章节 2.1），Tefferi 和 Passamonti（2009）

认为 IFN-α 只能作为孕期高危患者的首选治疗（ET 的治疗参见羟基脲、阿那格雷（章节 2.13）。50 多例关于 α 干扰素治疗 ET 的报告（如 Yazdani，2012 年的评论），显示大多数连续治疗无致畸作用或胎儿毒性。报告中有至少 8 例的丙型肝炎（如 Seror，2009），约 15 例的慢性粒细胞白血病（如 Regierer，2006；Mubarak，2002）和一些其他现象，观察到的并发症主要是由母体疾病引起的。

目前为止，没有关于聚乙二醇干扰素致畸的具体描述。

> **建议**：经过效益风险评估，α 干扰素和聚乙二醇干扰素 -α 可以在妊娠各个阶段适当应用。在孕早期使用，应提供详细的超声波检查，以确认胎儿发育正常。

## β 干扰素

人类 β 干扰素可用于严重的不可控制的病毒性疾病。尽管孕期的具体经验有限，但推测由于分子量高及与其他干扰素的良好经验，没有致畸风险。

β 干扰素 -1a（准备肌内注射和皮下注射应用程序）和 β 干扰素 - 1b（皮下注射）被批准用于复发型多发性硬化症。250 例前瞻性妊娠记录的结果来自病例系列、小型研究（如 Lu，2012b 的评论），以及 425 例前瞻性分析记录默克雪兰诺公司关于 β 干扰素 1A 皮下注射的数据库（Sandberg-Wollhiem，2011），已经出版。同样，在公司注册的 302 例妊娠女性使用肌内注射 β 干扰素 -1a，没有风险增加的记录（Tomczyk，2012）。出版物的质量是参差不齐的（Lu，2012a，2012b；Auyeung-Kim，2009）。例如，在 Merck Serono 的研究中，使用时间信息只提供给 425 例妊娠中的 187 例。综上所述，迄今为止的研究没有推断出致畸风险和自然流产风险的增加。

在一案例中，与对照组相比，其平均出生体重较低。这已经被作为一种疾病讨论，特别是疾病活动的影响。然而，一些作者将这归因于 α 干扰素药物的治疗。这个经验主要指的是妊娠早期暴露在辐射中的孕妇。

> **建议**：β 干扰素 -1a 和 β 干扰素 -1b。因为多发性硬化的疾病活动在妊娠期间下降，特别是在孕后期，所以中断治疗是必要的。如果必须连续治疗，那么可以在孕期使用。在孕早期用药应该提供详细的超声检查，以确认胎儿发育正常。

## γ- 干扰素

γ 干扰素 -1b 可用来减少患者感染性肉芽肿和大理石骨病的感染。在动物实验中，（猴子）的流产率约是人类的 100 倍（制造商的包装手册中有关 Imukin® 的信息）。我们不知道任何有关孕期在人体中使用该药物的情况。

☆ ☆ ☆ ☆

### 2.12.6 其他免疫刺激药物

#### 醋酸格拉替雷（GA）

GA 用于复发缓解型多发性硬化症的治疗。它也被批准用于临床孤立性多发性硬化症 - 典型综合征的患者，其首次发作尚未被确认为多发性硬化症。它由人工合成的多肽组成，包含谷氨酰胺酸、赖氨酸、丙氨酸和酪氨酸 4 个天然氨基酸。在皮下组织内，大部分药量被迅速分解成小碎片。因此，必须严格地进行皮下注射。它的工作方式还没有被完全解释。

根据制造商的信息（Teva Pharmaceutical Industries，Ltd，Petah Tikva，Israel），药量是人的 18 ～ 36 倍的大鼠和兔子的动物实验显示，没有发现其对胎儿生长发育造成负面影响。在试验期的 30 例妊娠和批准后的 215 例妊娠中，没有关于胎儿风险的报道（Coyle，2003）。

研究不同质量的病例系列，已经分析了约 100 例妊娠期间使用 GA，其大多预后良好（Lu，2012b 的概述）。少数女性在整个孕期接受治疗。

其中一项前瞻性队列研究报告了 31 例胎儿。其中大部分在孕前期用药，其中有 2 例胎儿畸形（AV-canal，club foot）。一项孕期使用 GA 的 16 例宫内暴露于 GA 的活产婴儿的前瞻性研究和另一项 7 例孕期使用 GA 的回顾性研究中，没有畸形报道。

> **建议**：格拉默在计划妊娠时不需要停止。如果由于疾病的个别原因不中断治疗，在孕期继续治疗是可以的。应该提供详细的超声检查以确认胎儿的正常发育。

#### 粒细胞集落刺激因子（G-CSF）

G-CSF 通常在孕期出现。重组 G-CSF 包括非格司亭、来格司亭、那托司亭和聚乙二醇化非格司亭。有数据表明，非格司亭经胎盘转移。各自有其不同的治疗适应证，可提高中性粒细胞缺乏症患者成熟中性粒细胞的数量和功能，目的是为了刺激新生儿的粒细胞生成。一些研究表明粒细胞集落刺激因子是一种有前途的治疗原因不明的习惯性流产的方法。此外，它是一种在血液系统恶性肿瘤患者接受化疗时的伴随疗法。造血干细胞捐献的准备是另一种治疗指征。超过 150 次的暴露妊娠经历并没有显示出增加的风险，无论是对妊娠的母亲还是胎儿。然而，早期的经验仍然是有限的（Pessach，2013 审查）。

☆ ☆ ☆ ☆

> **建议**：关于适应证的治疗，粒细胞集落刺激因子，如非格司亭，是这一组研究药物中最好的，可以在孕期使用。

### 进一步的免疫增强剂

普乐沙福与 G-CSF 一起用于改善外周造血干细胞，为干细胞移植做准备。根据制造商的说法，在动物实验测定到其有致畸的潜在可能。没有在妊娠患者中使用的经验。帕利珠单抗是单克隆抗体，可用于预防早产儿的重症呼吸道合胞病毒疾病（RSV）。

参见章节 2.13，了解用于癌症治疗的免疫刺激药物，如 BCG 免疫治疗；章节 2.19 适用于紫锥菊等草药免疫刺激剂，章节 2.17 适用于咪喹酮等皮肤病学物质。

> **建议**：孕期尽量不要使用普乐沙福。然而，在孕期偶然使用并不能证明终止妊娠的风险，但应进行详细的超声检查（章节 1.15）。

## 2.12.7　移植

在器官移植患者中，妊娠是相对普遍的。但是，产科并发症的发生率要比普通人群妊娠的发生率高。即使大多数移植接受者的妊娠成功，也观察到了较高比例的先兆子痫、高血压、低出生体重儿、剖宫产和早产。相关研究不一致地描述了更高的自然流产率。有趣的是，子痫前期风险的增加在移植前的几年中已经存在于孕期。并发症发生率似乎取决于器官移植的种类、移植与受孕之间的时间差、潜在疾病和总体情况，以及移植物的稳定性（如 Blume，2013；Brosens，2013；Kim，2008）。

大量的药物可用于预防器官移植排斥反应：硫唑嘌呤（章节 2.12.1）、环孢素（章节 2.12.2）和致畸性霉酚酯、依维莫司、他克莫司和西罗莫司（章节 2.12.2），巴利昔单抗与贝拉塔西普（章节 2.12.3），肾上腺皮质激素（章节 2.15）。莫罗单抗 -CD3（OKT3）（章节 2.12.3）用于急性排斥反应，如抗胸腺细胞球蛋白。

研究认为硫唑嘌呤、环孢素 A 是孕期的最佳用药。吗替麦考酚酯应尽量避免在孕期使用。胍立莫司、胍衍生物与咪唑立宾没有在孕期使用的经验，都用于肾移植排斥反应的治疗。后来也被许可用于肾小球肾炎、狼疮肾炎和风湿性关节炎的治疗。有关其他药物在孕期使用的详细信息见相关章节。

父源性暴露：根据美国妊娠登记处的数据（Coscia，2009）。近 800 例器官移植者的妊娠过程和结果与正常人群接近，一个中国工作组也描述了超过 200 名男性肾移植受者的后代没有增加畸形风险（Xu，2008）。

☆☆☆☆

> **建议**：对于一个简单的成功妊娠来说，移植的稳定最重要，在孕期不应改变移植排斥反应的预防。

### 2.12.8 治疗风湿性疾病的药物

风湿性疾病的范围是多种多样的，包括（仅提及年轻女性中经常发生的一些重要疾病）：类风湿关节炎、强直性脊柱炎、红斑狼疮、银屑病关节炎、血管炎。风湿性疾病的基本治疗药物包括缓解症状的抗风湿药（DMARD）或基本治疗药物。在常规 DMARD 的使用中，常用药包括柳氮磺吡啶、氯喹或羟氯喹、小剂量的甲氨蝶呤（MTX）、来氟米特（章节 2.12.8），以及治疗活跃炎症的环磷酰胺（章节 2.13）。金制剂、D- 青霉胺（章节 2.12.9）使用显著下降。硫唑嘌呤（章节 2.12.1）和环孢素（章节 2.12.2）只是偶尔使用。

当类风湿关节炎患者的常规合成 DMARD 治疗无效，或当存在不良预后因素时，应该开始生物 DMARD 治疗。在这种情况下，应该使用 α 受体阻滞剂、阿达木单抗、依那西普和英利西单抗（章节 2.12.3）。对风湿性疾病进一步治疗时，可以考虑使用阿达木单抗、戈利木单抗、托珠单抗（章节 2.12.3）、利妥昔单抗（章节 2.13）、阿巴西普和阿那白滞素（章节 2.12.3）等单克隆抗体。托法替尼最近被 FDA、日本和俄罗斯批准用于治疗类风湿关节炎，但尚未被 EMA 批准使用。欧洲风湿病防治联盟（EULAR）工作小组相信其疗效，并建议在 1 种或 2 种生物治疗失败后使用（EULAR，2013）。没有人在孕期使用酪氨酸激酶抑制剂托法替尼的数据。致畸性霉酚酸酯（章节 2.12.2）也可用于一些风湿性疾病的治疗。

迅速起作用的炎症抑制剂是指非甾体类抗风湿病药（NSAR）、COX-2 抑制剂（章节 2.1）及糖皮质激素（章节 2.15），这些药物通常与 DMARD 联合使用，特别是在治疗开始时。

一些风湿性疾病，如系统性红斑狼疮和抗磷脂综合征，会造成妊娠的特殊风险，所以应该由风湿病科和妇科共同治疗。治疗系统性红斑狼疮时，必须明确何时及如何进行胎儿超声心动检查，尤其是使用抗 SSA/Ro 和 SSB/La 抗体（有或无系统性红斑狼疮）时。其目的是早期诊断心脏传导障碍，以防止心肌梗死的发展或更好地处理它们的并发症。

#### 柳氮磺吡啶

与磺胺吡啶、5- 氨基水杨酸（5-ASA）相比，柳氮磺吡啶是一种在肠道代谢不易吸收的磺胺类药物。在孕期使用这种药物的大多数经验都与治疗炎性肠病有关（章节 2.5）。关于 642 例在孕期使用 ASA 的 7 项研究发现（Rahimi，

2008），与 1158 例对照组孕妇相比，致畸的危险没有统计学意义。此外，通过研究（Viktil，2012）发现在孕期使用柳氮磺吡啶抗风湿药物后没有增加不良结局。瑞典的一项对 5-ASA 药物在孕早期使用的研究分析了其使心血管缺陷的风险增加，主要是心脏室间隔缺损。1342 例孕期使用柳氮磺吡啶的结果有统计学意义（OR，1.68；95% CI，1.13 ～ 2.50）（Kallen，2014）。然而，这项研究有几个方法上的缺陷，如多重测试等。来自英国的 551 例在孕早期使用 5-ASA 的最近一项研究显示，既没有发现整体畸形风险增加，也没有增加心脏缺陷的风险（校正 OR，0.66；95% CI，0.18 ～ 2.48）（Ban，2014）。

父亲的接触：柳氮磺吡啶会导致精子数量减少和活性降低（如 Toovey，1981；Toth，1979）。

> **建议**：柳氮磺吡啶可用于妊娠各阶段。

## 低剂量甲氨蝶呤（MTX）

除孕期以外，小剂量甲氨蝶呤（MTX）是治疗类风湿关节炎的一线药物，也用于其他自身免疫性或炎症性疾病。MTX 为叶酸类似物，属于抗代谢药物，可竞争性地抑制二氢叶酸还原酶，半衰期为 12 ～ 24h。5% ～ 35% 的物质以聚谷氨酸衍生物的形式储存在肝细胞和红细胞中，低剂量治疗是指治疗剂量为每周 7.5 ～ 25mg。MTX 也用于恶性肿瘤、非手术治疗异位妊娠和选择性终止妊娠，但是需要以其他剂量治疗（章节 2.13）。

MTX 是一种（变量）畸形模式的畸胎原。异常的典型模式包括头骨、肢体和其他骨骼缺陷，以及一些轻微的颅面畸形和生长受限（Feldkamp，1993）。由于表型的可能扩展，已经讨论了全脑性头畸形和泌尿生殖道畸形（如 Corona Rivera，2010），以及心脏缺陷（Piggott，2011）。

大多数使用 MTX 的胚胎病中已经观察到尝试以失败终止（有或没有米索前列醇）（章节 2.13）。已发表的病例报告涉及至少 38 例使用 MTX 的胎儿 / 婴儿有出生缺陷，描述了 2 例婴儿在典型的低剂量治疗后的 MTX 显型（Martin，2013；Buckley，1997）。然而，在 Martin 的研究中，遗传综合征并没有被彻底排除。相比之下，有关于健康儿童的病例报告（如 Angelucci，2010；Ostensen，2000）和病例分析（如 Chakravarty，2003）。法国的一个前瞻性研究报道了 28 例孕期小剂量使用 MTX，其中 19 例活胎无重大出生缺陷（Lewden，2004）。

在一项国际前瞻性观察队列研究中，将 188 例受孕后和 136 例受孕前接受 MTX 的孕妇与疾病匹配，和非自身免疫组进行了比较。在受孕后队列中，自然流产的累积发生率为 42.5%，超过了两个对照组。此外，发生重大出生缺陷的

☆☆☆☆

风险升高了 6.6%，但没有一种异常形成与典型的 MTX- 胚胎病相符。妊娠前队列中未观察到不良反应（Weber-Schoendorfer，2014）。 根据国际建议，小剂量 MTX 治疗应在受孕前至少 3 个月停用（Visser，2009）。这项研究的结果没有证实这一建议的必要性。

　　父源性暴露：一个关于约 20 例使用 MTX 的孕妇和 42 例使用 MTX 的男性的评估总体呈现出良好的结果（Beghin，2011）。一项前瞻性队列研究的结果证实了一点，其涉及的 113 例孕在整个妊娠期甚至更长时间使用小剂量 MTX 治疗。治疗组和对照组之间无论是自然流产的风险、重大出生缺陷率、分娩孕周还是出生体重都没有明显差异（Weber-Schoendorfer，2013）。

> **建议**：MTX 是一种致畸原，孕期不应使用。然而，特定的 MTX 胚胎病只在高剂量时被观察到，很少在低剂量治疗的孕产妇中观察到。不良妊娠结局似乎取决于剂量和治疗时间。在孕早期无意接触低剂量 MTX 导致自然流产率增加，主要出生缺陷率也略有增加。这并不能证明有终止妊娠的风险（章节 1.15），但应立即停止治疗并且进行二级超声，以检查胎儿发育。对于男性来说，在孕 3 个月之前停止使用 MTX 不是必要的。在男性不可避免使用 MTX 治疗的情况下，计划妊娠不用推迟。

### 氯喹和羟氯喹

　　羟氯喹和氯喹用于治疗系统性红斑狼疮。两者都属于 4- 氨基喹啉类，并且具有相似的药理特性，羟氯喹更有效些，400mg 硫酸羟氯喹约相当于 500mg 磷酸氯喹。这两种物质都可穿过胎盘（Law，2008）。 关于氯喹和疟疾，请参阅章节 2.6。

　　在各种研究和病例系列（Cooper，2014；Diav-Citrin，2013；Costedoat-Chalumeau，2003）记录的 600 多名患有风湿病的孕妇的子女中，大多数用羟氯喹治疗，没有明显增加患风湿病的风险。在这些研究中，117 名在孕期治疗的儿童，在 2 岁时没有发现视觉、听觉和其他发育缺陷（Costedoat-Chalumeau，2003）。作者探讨了这个问题，仔细观察了动物实验结果的适用性和案例描述与氯喹摄入量之间的因果关系（Hart，1964）。这篇文章描述了一个患有系统性红斑狼疮的母亲的 7 次妊娠，其中分娩的 3 例健康儿童在孕期没有使用氯喹。一例治疗时期的胎儿终止于自然流产。其他 3 例胎儿出生，一个患有肾母细胞瘤，在 4 岁的时候手术切除，其他的 2 例表现出严重的前庭麻痹。

　　已知氯喹 / 羟氯喹治疗的副作用是眼部副作用，其中包括视网膜病变和角膜病变，因此，一些研究追踪了这些副作用是否也发生在儿童宫内暴露后的问题。Klinger（2001）研究了 21 名儿童的眼睛，Cimaz（2004）检查了 6 名儿童的眼底和视网膜电图，两者均未发现异常。Renault（2009）对 21 名在孕期治疗的孩子进行了视网膜电流图和视觉诱发电位测试。在 6 个孩子，其中 3 个早产儿发现病理结果。他们的对照组由 1996 年以来的历史对照组儿童组成。他们的方法得到了正确的评价（Ingster-Moati，2010）。

报告显示用抗风湿药氯喹 / 羟氯喹治疗，偶尔会出现增高的自发流产率、较高的早产率和较低出生体重。然而，这似乎归因于母亲的基础疾病。由于这个原因及其他原因，大多数学者明确推荐系统性红斑狼疮的治疗应该在整个孕期延续。因为对于孕妇和胎儿来说，疾病恶化的风险与后果大于母体药物残留的风险。在病例对照研究中，Izmirly（2010）对比了 50 例新生儿红斑狼疮与 151 例在孕期使用羟氯喹的新生儿红斑狼疮。两组母亲都有抗 SSA/Ro 和 SSB/La 抗体。在宫内使用羟氯喹的孩子更健康（$P=0.002$；OR，0.28；95% CI，$0.12 \sim 0.63$）。

> **建议**：羟氯喹或氯喹治疗风湿病可以持续应用，在妊娠期间也可以。在妊娠早期使用之后，应该提供一份详细的超声检查。到目前为止，对于在孕期连续使用羟氯喹 / 氯喹治疗的儿童，没有充分理由在其出生的第一年或第二年进行常规眼科检查。

### 来氟米特

来氟米特被批准用于类风湿关节炎的治疗，在一些国家也被用于银屑病关节炎。它是一种嘧啶合成抑制剂，可被迅速代谢为活性成分。在人类中，其可抑制二氢乳清酸脱氢酶，从而降低自身免疫活性的 T 淋巴细胞的增殖。半衰期为 2 周。

在动物实验中，对应于人类的治疗量，来氟米特的血清浓度是致畸的。包括骨骼畸形、无眼球或小眼球、脑积水。然而，由于这些使母体毒性出现的血药浓度，致畸性的损坏引发争议讨论。药品安全信息手册指定浓度 < 0.02mg/L 是安全的，大鼠和家兔的血药浓度比其高 100 倍以上，这意味着有广泛的安全范围。由于包装上的警告，许多孕妇选择终止妊娠。

人类的经验来源于病例报告、案例系列（如 Heine，2008；De Santis，2005）、公司注册，以及北美 2 个分别关于 45 例和 64 例孕妇用药的前瞻性研究（Cassina，2012；Chambers，2010）。然而，在活产儿中，畸形的频率没有显著增加，特殊的畸形也没有在任何一个孩子中出现。Chambers（2010）关于畸形率的研究中，> 95% 的孕妇接受了考来烯胺的"冲洗"疗法，显示没有显著高于两个对照组（妊娠合并类风湿关节炎但没有使用来氟米特的孕妇和健康孕妇）。只有少数病例报告了不利的结果（如 Neville 2007）。而且，因果关系是有争议的。

☆☆☆☆

---

**建议**：到目前为止，没有证据表明来氟米特对人类致畸。由于缺乏经验，来氟米特在孕期不应使用。然而，孕初期偶然摄入并不证明有终止妊娠的危险（章节1.15）。然而，治疗应该改变，应按照制造商的建议进行考来烯胺"冲洗"治疗或活性炭治疗。在"冲洗"的过程中，要确定该物质的浓度，并进行详细的超声检查。

---

### 金制剂

金制剂如金硫丁二钠（硫代亚甲酸金钠）的半衰期为225～250d，其主要用于类风湿关节炎的传统基本治疗。与动物实验相比，在人类中未发现其有致畸的潜力。胎盘转移的金化合物进入胎儿肝脏和肾脏是有据可查的。病例报告和病例收集中的119名孕妇在孕早期用金制剂进行治疗，此外，还患有支气管哮喘（在日本），没有显示新生胎儿畸形增加的风险或其他不良影响（Miyamoto，1974）。

---

**建议**：虽然致畸不用怀疑，但是孕期使用金化合物的经验还不足。在孕期似乎可以接受黄金治疗，但是应进行详细的超声检查，以确认胎儿的正常发育。

---

### 2.12.9  治疗威尔逊病的药物

威尔逊病是一种常染色体隐性遗传的肝脏铜代谢紊乱，导致铜的毒性积累，主要是在肝脏和大脑中。一旦确诊，需要终身治疗，包括妊娠期和哺乳期。欧洲肝脏研究协会认为，"关于威尔逊病药物的治疗效果缺乏高质量的证据评估"（欧洲肝脏研究协会，2012）。主要使用的药物包括 D- 青霉胺、曲恩汀、锌、硫代钼酸盐和二巯丙醇。二巯基丙醇被视为过时的。目前的标准治疗包括 D- 青霉胺和曲恩汀两种螯合剂，或锌的维持治疗，而硫代钼酸盐仍然处于实验治疗阶段。维生素 E 作为辅助治疗的有效性的对照研究迄今仍然缺乏（欧洲肝脏研究协会，2012）。

### D- 青霉胺

螯合剂 D- 青霉胺用于治疗威尔逊病主要通过促进铜的尿排泄。此外，D-青霉胺具有一定的消炎特性并诱导金属硫蛋白。它是吡哆醇抗代谢药物，所以应补充维生素 $B_6$（欧洲肝脏研究协会，2012）。

6 例先天性皮肤松弛合并腹股沟疝和其他严重畸形的病例已被发表（Pinter，2004；Rosa，1986）。母体药物治疗适应证包括胱氨酸尿症、类风湿关节炎及威尔逊病。一个病例报告了唇腭裂，在高剂量的动物实验中也观察到唇腭裂（Martinez-Frias，1998）。在各种可能性中，由青霉胺引起的锌缺乏被作为畸形的原因进行了讨论。一个来自以色列的案例报告（Hanukoglu，2008）描述了患有不稳定甲状腺瘤（甲状腺肿）的两兄弟，他们的母亲在妊娠期间使用青霉胺治疗威尔逊病。在使用青霉胺治疗威尔逊病的儿童中发现亚临床甲状腺功能减退症。

相比之下，发布了超过 150 例的妊娠疗程大多不显著（如欧洲肝脏研究协会，2012；Sinha，2004）。

总结经验，到目前为止，青霉胺对人类的致畸风险很小。

### 曲恩汀

曲恩汀（三乙烯四胺盐酸盐或曲恩汀）在 1969 年被引进。它不仅作为螯合剂可促进尿铜排泄，还能通过诱导金属硫蛋白抑制肠道吸收铜。曲恩汀是治疗威尔逊病的一种有效方式。它主要用于那些不能耐受青霉胺的患者（欧洲肝脏研究协会，2012）。

超过 20 例的曲恩汀治疗患者中，在母亲或新生儿无特殊异常指示（作者自己的意见，2013、Devesa，1995；Walshe，1986）。轻度缺铁是治疗的副作用。

### 锌盐

具有足够高锌含量的锌制剂可抑制肠道铜吸收和诱导肠上皮细胞金属硫蛋白。锌是除铜患者理想的维持治疗。作为一个初始治疗，它被认为应主要用于无症状的患者。它也可以作为神经系统患者的一线治疗药物（欧洲肝脏研究协会，2012）。

一个小的前瞻性研究评估了 26 例连续锌治疗威尔逊病。在 26 例活胎中，有一个心脏畸形和一个小头畸形。从中不能推导出致畸作用（Brewer，2000）。Malik 报道了 4 例在妊娠期间使用锌治疗出生的健康宝宝（Malik，2013）。

> **建议**：妊娠前应该优化铜状态。孕期和哺乳期需要继续治疗。根据铜的状态，所有这 3 种药物在孕期都可以接受。青霉胺连续使用的好处大于潜在的微小畸形风险的升高。长期使用青霉胺后，应该控制新生儿的甲状腺状态。当计划妊娠时，如果临床上可能的话，锌是首选的治疗方案。在任何情况下，应提供详细的超声检查以确认胎儿的正常发育。

## 2.13　抗恶性肿瘤药物

Jan M. Friedman，Corinna Weber-Schöndorfer

孕期的恶性疾病是罕见的，需要跨学科的专家医疗和社会心理支持。要给

☆☆☆☆

孕妇一个最好的生存机会，癌症往往用同样的方式来对待，即使妇女没有妊娠也要保持同样的方式。孕早期的抗肿瘤治疗是最受关注的，可能有致畸作用的治疗，但只有少数抗肿瘤治疗（沙利度胺、甲氨蝶呤、环磷酰胺、维A酸和可能的阿糖胞苷）与胚胎病的生产有关。一些其他的疗法，尤其是蒽环类和曲妥珠单抗，在孕后期的治疗与毒性胎儿效应有关。大多数其他治疗的信息是可靠的，但支持的数据通常是相当有限的。

　　母体在孕期治疗癌症时临床要非常小心慎重地评估胎儿风险，应包括一个适当的不确定性声明。

> **黑框警告**
>
> 　　母体在孕期癌症化疗时的胚胎或胎儿风险尤其是安全性风险的评估数据是非常有限的。几乎所有可用的人力数据都来自病例报告和临床系列（NIP，2013；Selig，2012）。试图从这样的数据中做概括有严重的方法学和统计的局限性（NTP，2013），因此，在病例报告和大多数临床系列中的观察效果的缺乏不能为其提供多少保证。另一方面，在孕期产妇治疗后生出的儿童，其缺陷的发生不一定意味着治疗与出生缺陷有因果关系，即使没有明显的其他原因造成儿童的问题。母体的癌症治疗往往涉及多种药物的同时管理，而肿瘤本身可能会产生影响胎儿发育的物质。在这种情况下，很难区分风险是来自于另一个暴露还是一个特定组合的影响。
>
> 　　病例报告和临床系列在识别主要致畸作用方面是有用的，特别是如果经常报告在其他情况下非常罕见的畸形证型。然而，即使因果关系成立，案例报告也不能够提供定量的风险评估，因为从临床系列获得的风险评估通常是非常粗糙的。虽然在本章中包含的信息很令人欣慰，但是支持的数据通常是相当有限的，而且临床应用需要非常小心谨慎甚至包括对健康剂量的怀疑。
>
> 　　癌症化疗的目的是杀死或抑制快速生长的分裂细胞，而胚胎和胎儿主要是由快速分裂细胞组成的。此外，正常的产前发育取决于相同信号的正常运作和调控途径，而癌症化疗可能会被设计为扰乱调控途径。在孕期，母体的癌症化疗通常至少有理论上对胚胎或胎儿损害的可能。有关人类孕期的结果没有足够的数据，我们必须假定有一定程度的致畸风险存在，特别是孕早期3个月时的接触。避免在母体孕期的化疗通常在短期内是对胚胎或胎儿最安全的选择。但这样做可能会减少甚至妨碍对母体恶性肿瘤的有效治疗。因此，妊娠妇女的癌症治疗决定总是需要个性化且往往是困难的。

## 2.13.1　恶性肿瘤和妊娠

目前现有的证据表明，既往癌症化疗不适当地增加随后妊娠的自然流产或死胎率（Falconer，2002）。同样，畸形、遗传缺陷和染色体异常在以前接受过化疗的癌症幸存者的孩子中发病率高于预期（Green，2009）。某些癌症化疗可能会降低随后的生育能力，这取决于药物的使用、剂量和治疗的持续时间，以及在治疗时患者的年龄（Ben-Aharon，2010）。

　　一般情况下，放疗在生命早期并不会导致男性或女性的永久性不孕不育，也不会增加随后妊娠出生的孩子的出生缺陷或遗传病风险。卵巢和（或）子宫前的照射可能是一个例外，这与不孕不育或过早绝经的风险升高有关联。一项研究也显示，在接受这样治疗的妇女生出的婴儿中，早产、发育迟缓、死胎和围生儿死亡百分比上升（Signorello，2010）。人们怀疑子宫照射后的组织损伤是其原因，尤其是在月经初潮前进行放射治疗时。

　　孕期的恶性疾病是罕见的，发生率为 0.2‰～ 1‰。乳腺癌、淋巴瘤、黑色素瘤和卵巢癌是最常见的（Lee，2012；Cardonick，2010b）。没有明确的证据表明，妊娠本身影响癌症的预后。

　　如果在孕早期诊断出恶性疾病，预期治疗潜在的致畸风险导致许多夫妇选择终止妊娠。因此，有关母体在孕初期时的治疗经验最少，但有记录的病例清晰地表明，化疗通常不会导致胎儿出生时明显的畸形（Selig，2012）。此外，智力发展通常不受损害，虽然现有的研究在患者的数量和化疗治疗的范围方面是非常有限的（Amant，2012b；Nulman，2001）。

　　只有少数的抗肿瘤药物（如蒽环类药物或曲妥珠单抗）已被报告对胎儿产生特定的不良药理作用。在孕中期或晚期进行多药化疗可能导致生长迟缓或胎儿贫血、白细胞减少或低血小板计数短暂骨髓抑制，但是胎儿宫内死亡似乎并不常见。一旦胎儿肺成熟，患有癌症的孕妇可能会过早分娩，以便"自由地"为孕妇提供治疗，同时不使胎儿暴露于潜在的有毒物质。

　　**建议**：一般来说，接受抗肿瘤治疗后，女性在孕前需等待 2 年，男性等待 6 个月。然而，如果妊娠发生得更早，没有证据表明以前的治疗会显著增加胎儿的风险。如果有化疗或放疗的病史，尤其是腹部和骨盆的放疗，以及颅骨和脊柱的放疗，则应仔细监测妊娠过程。

　　孕期恶性疾病是罕见的，需要跨学科的专家医疗和社会心理支持。夫妻俩关于孕期抗肿瘤治疗的决定必须在考虑到母亲和胎儿个体风险的有效信息后与医疗团队一起决定。妊娠期间的每一个恶性疾病都需要个体化的心理咨询和治疗。

　　作为一项规则，对患有妊娠肿瘤的妇女与没有妊娠的患者都会以同样的方式治疗，给她最好的生存机会（Backes，2011；Brewer，2011；Azim，2010）。因此，与其他章节相比，本节将从胚胎毒性学视角给出一些治疗建议。有癌症的孕妇应提供详细的超声检查，以监测胎儿发育情况。孕 35 周

☆★☆☆

后一般不推荐母体化疗，因为专家认为母亲和胎儿获益于分娩前几周的恢复（Amant，2012a；Azim，2011；Cardonick，2010a）。

孕早期的抗肿瘤治疗可能发生在孕早期得到确认之前，对于可能的致畸效应最为关注，但这种治疗可能与致畸风险有关，也可能与致畸风险无关，这种风险大到足以考虑终止妊娠（见章节1.15）。同样，医疗团队应该与妇女及其家人协商，使管理个性化。

### 2.13.2　乳腺癌

乳腺癌是妊娠最常见的恶性肿瘤之一。腺癌的发病率随着年龄的增长而增加，而且在工业化国家大龄孕妇也越来越常见，因此乳腺癌的发病率也在不断增加。然而，由于产妇年龄的增大，孕期乳腺癌的发病率似乎高于预期（Lee，2012）。

已有以大型人口为基础的登记研究（Johansson，2011，2013）及包括100例或更多的接受各种化疗方案治疗乳腺癌的妇女的病例系列（Amant，2013；Loibl，2012b；Cardonick，2010a），而这些和许多较小的临床研究的结果最近已被审查（NTP，2013，Azim，2012；Cardonick，2010a；McGrath，2011）。一般情况下，在其他影响预后的因素考虑在内时，有关孕期接受乳腺癌治疗的妇女的存活状况，这些研究结果类似，或仅略有偏差。

大多数报道的经验是在第一次妊娠后进行治疗。对乳腺癌化疗来说，一般似乎在孕中期和晚期时胎儿的耐受性较好，如果可以避免早产，至少在婴儿期其严重不良后果是可见的（Abdel-Hady，2012；Loibl，2012a）（详情见下面的个体化用药）。曲妥珠单抗治疗是一个明显的例外，在孕后半期的曲妥珠单抗治疗有致胎儿肾功能不全的巨大风险（见下文）。乳腺癌的手术治疗可以在任何一个时间点进行，产妇的风险类似于那些非妊娠妇女，胎儿的风险与其他类型的手术风险相似（Colfry，2013；Amant，2012b）。

建议：孕期乳腺癌的治疗应个体化，应考虑患者的疾病性质，在其妊娠阶段，根据患者一般的健康状况，以及个人的、家庭的和社会问题的情况提出。然而在一般情况下，恶性肿瘤的最佳治疗需要按照已有的非妊娠妇女癌症的分期协议进行。母体的手术、包括前哨淋巴结定位（见章节2.20）可以在孕早期或晚期进行，而胎儿的风险则被认为是可接受的。如果有必要的话，化疗是可以进行的，但一般应该在第一孕期后才开始，以限制胎儿致畸风险。如果可能的话，化疗周期应该定时，这样分娩就不会发生在血细胞计数降低的时期。曲妥珠单抗治疗和放射治疗通常应该推迟到分娩后。

### 2.13.3　长春花生物碱及其类似物

长春花生物碱是破坏微管形成的细胞毒性药物。它们对细胞活动有许多影响，包括抑制有丝分裂梭形的形成和有丝分裂阻滞。长春碱和长春新碱是天然生物碱，而长春地辛、长春瑞滨、长春氟宁是半合成衍生物。

已有报告称，至少有 16 名母体在妊娠的前 3 个月采用长春新碱（通常与其他细胞毒性药物联合应用）治疗后出生的婴儿（NTP，2013；Selig，2012）。虽然唇腭裂畸形、足畸形、脑积水、拇指畸形、房间隔缺损的实例也已经被发现，但大多数情况下孩子在出生时表现正常（NTP，2013；Selig，2012；Dilek，2006；Mulvihill，1987；Thomas，1976；Garrett，1974）。已有报告称，有超过 50 名母体接受癌症化疗（包括在孕中期或孕晚期应用长春碱治疗）后出生的儿童（NTP，2013；Selig，2012）。这些婴儿中的大多数在出生时很正常，但发育迟缓和短暂性贫血的婴儿也已被发现。

已有报告称母体在孕前 3 个月应用长春新碱治疗后出生的婴儿至少有 57 例没有先天性异常，以及至少 7 例畸形（NTP，2013；Selig，2012）。2 例孩子有唇腭裂，但畸形在所有方面都不同于其他人。在每一个案例中，母亲也给予其他化疗药物治疗。已有报告称，在孕后期孕妇应用长春新碱治疗的案例中有超过 160 例显然是正常的孩子（NTP，2013；Selig，2012），但早产、胎儿发育迟缓与新生儿骨髓抑制也已经被观察到（NTP，2013；Fernandez，1989；Avilés，1988；Pizzuto，1980；Doney，1979）。

已有报告称，在孕早期应用长春瑞滨等化疗药物的女性患者生出的婴儿有畸形（Selig，2012）——一例房间隔缺损（Thomas，1976）、一例脑积水（Mulvihill，1987）和一例腭裂及气管食管瘘（Abellar，2009）。已有报告称，在妊娠后期母亲接受长春瑞滨治疗后生出的婴儿，至少 16 名中的大多数是健康的（NTP，2013；Selig，2012）。

已有报告称，有一例母体在孕晚期采用长春地辛治疗后生出正常的婴儿（Fassas，1984），但没有关于在孕期用长春氟宁治疗的报告经验。

### 2.13.4　鬼臼毒素衍生物

依托泊苷和替尼泊苷是通过阻断拓扑异构酶抑制 DNA 合成的半合成生物碱。

报告描述了 5 例母体在妊娠早期分别用依托泊苷和其他癌症化疗药物后出生的看起来很健康的孩子，以及超过 40 例母体在孕后期服用其他药物联合依托泊苷治疗后出生的婴儿（NTP，2013；Selig，2012；Brudie，2011；Ben-

☆ ☆ ☆ ☆

japibal，2010；Avilés，1991）。这些孩子大多表现正常，但新生儿贫血、全血细胞减少、脱发有时是可看到的（Hsu，1995；Murray，1994；Buller，1992；Raffles，1989）。一例母体在妊娠的第 26/27 周采用依托泊苷和顺铂、博来霉素治疗后生出的早产婴儿发生了脑萎缩（Elit，1999）。一例母体在妊娠第 21 周后用依托泊苷和顺铂、博来霉素（Ghaemmaghami，2009）进行治疗后出生的男孩被发现有腺尿道下裂，但这与治疗无关，因为腺尿道下裂是在阴茎尿道形成后发生的。

只有 3 份有关孕妇在孕期给予替尼泊苷治疗后出生的婴儿报告是可用的（Selig，2012；Lambert，1991；Lowenthal，1982）；所有报告都涉及孕中期或晚期的联合治疗。其中两个孩子看起来很正常，第三个病例的结果据说是"不利的"，但没有进一步描述。

### 2.13.5　亚硝基脲烷化剂

一名患有小眼畸形的孩子，他的母亲在孕中期和晚期服用卡莫司汀（BCNU）、达卡巴嗪、顺铂和他莫昔芬治疗（Li，2007）。另外 2 位在妊娠第 23 周开始用相同的药物组合治疗的妇女，生出的孩子一个有心房间隔缺损、斜视和痣（Selig，2012），另一个孩子健康（DiPaola，1997）。

据报道，2 名婴儿的母亲在妊娠的前 3 个月接受过洛莫司汀治疗（CCNU），而且 2 人都患有唇腭裂（Selig，2012；Mulvihill，1987）。在这两种情况下，治疗还包括其他抗癌药物。

据报道，一个正常婴儿的母亲在孕后期接受尼莫司汀治疗（Ishida，2009）。目前还没有关于母亲接受苯达莫司汀治疗的妊娠结局的信息。

### 2.13.6　氮芥类似物烷化剂

苯丁酸氮芥可阻断 DNA 复制的启动。至少有 8 个关于在孕期的前 3 个月使用苯丁酸芥的报告（NTP，2013；Selig，2012）。在 2 例中发现胎儿有单侧肾缺如。苯丁酸氮芥是唯一用于治疗其中一位母亲的药物（Shotton，1963）；另一位母亲也曾接受泼尼松治疗自体免疫性疾病（Steege，1980）。一个严重的硬皮病的女性患者在孕前 3 个月被给予苯丁酸氮芥治疗，她的婴儿患有多种心血管畸形，在出生后第 3 天死亡（Thompson，1983）。另一个案例中，生出的胎儿有视网膜缺损（Rugh，1965）。很少有描述母体在孕后期被给予苯丁酸氮芥治疗的案例，但在已有报告中所有的婴儿都是正常的（NTP，2013）。

据报道，至少有 12 个孩子的母亲在孕期前 3 个月接受过环磷酰胺治疗，然后产生了一种极其罕见但有特征的畸形模式，其最常见的特征包括生长迟缓、发育迟缓、小头畸形和远端肢体的主要畸形，以及耳朵、鼻子、颌骨和中脸的轻微异常（Lazalde，2012；Leyder，2011；Paskulin，2005；Paladini，2004；Vaux，2003；Enns，1999）。在母体孕期的前 3 个月采用环磷酰胺治疗后出生的婴儿中这种胚胎病的频率是未知的，但大多数母体在孕早期用环磷酰胺治疗后所生的婴儿出生时是正常的（NTP，2013；Selig，2012）。母亲在孕后期使用环磷酰胺治疗并没有增加胎儿畸形的风险，尽管羊水过少、早产和新生儿骨髓抑制异常频繁（NTP，2013；Selig，2012）。

### 2.13.7　其他烷化剂

异环磷酰胺和氯乙环磷酰胺在结构上类似于环磷酰胺。

据报道，有 10 名母亲在怀孕期间接受异环磷酰胺与其他癌症化疗药物联合治疗的婴儿（NTP，2013），但其中只有一个是在前 3 个月进行治疗的（Shufaro，2002）。这些婴儿中没有一个有重大畸形。然而，这些孩子中有 9 名是早产儿且频发羊水过少、胎儿宫内发育迟缓。

Siepermann（2012）报道了一个孩子的母亲在妊娠后半期接受了采用氯乙环磷酰胺，依托泊苷和伊达比星治疗的孩子。婴儿出生时没有畸形而且到 2 岁时神经发育正常。

只有 3 名关于孕妇在怀孕的前 3 个月用马法兰治疗的报告，治疗造成 2 次流产和 1 次早期治疗性流产（Zemlickis 1992，Jochimsen 1981）。一位母亲在妊娠前 3 个月给予苯达莫司汀治疗后生了一位健康的孩子（Schardein 2000）。没有在妊娠期给予雌莫司汀的治疗经验。

### 2.13.8　细胞毒性蒽环类抗生素

蒽环类化合物，包括多柔比星（阿霉素）、柔红霉素、表柔比星和伊达比星，它们可嵌入和损伤 DNA，抑制拓扑异构酶 II，干扰 DNA 和 RNA 的合成。蒽环类被广泛应用于各种恶性肿瘤的联合化疗。

阿霉素通常与其他癌症化疗药物联合使用，已经在 50 多例妊娠中被描述（NTP，2013；Selig，2012）。在这些婴儿中，大多数没有先天性异常，但有 4 名患有手指畸形和其他骨骼畸形（Dilek，2006；Paskulin，2005；Thomas，1982；Ebert，1997），一名患有无肛症畸形（Murray，1994），另一个据报告称患有小头畸形和脑积水（Kim，1996）。

临床系列和病例报告描述了约 400 名母亲在孕中期或晚期接受阿霉素治疗的婴儿，通常与其他化疗药物联合使用（NTP，2013；Selig，2012）。据报道，这些儿童大多数是健康的，很少有出生缺陷被观察到，但是早产分娩、胎儿生

☆☆☆☆

长迟缓或骨髓抑制可能发生（NTP，2013；Cardonick，2010a；Hahn，2006）。由于表柔比星治疗儿童其心脏毒性是一个公认的不良影响（Lipshultz，2006），使用蒽环类药物胎儿超声心动图和系列超声检查已被推荐给需要治疗的孕妇（Meyer-Wittkopf，2001）。

据报道，至少有 13 名孕妇在妊娠前 3 个月期间接受表柔比星治疗（NTP，2013；Selig，2012）。在大多数婴儿中没有观察到畸形，但是其中一名患有多指畸形（Selig，2012），另一名有多种先天性异常，虽然表柔比星不太可能发生这种情况（Artlich，1994）。母亲在孕中期或晚期接受治疗的经验更为广泛，在这些婴儿中报道的出生缺陷很少（NTP，2013；Selig，2012；Germann，2004）。然而，在孕期使用表柔比星治疗后，胎儿死亡或死产的情况屡见不鲜（NTP，2013；Germann，2004），一名死产婴儿出现弥漫性心肌坏死（Schaison，1979），这一发现尤其值得关注，因为儿童心脏毒性是公认的表柔比星治疗的副作用（Lipshultz，2006）。在母亲妊娠后期接受表柔比星治疗的婴儿中也反复观察到短暂的骨髓抑制（NTP，2013）。

据报道，有 70 多名婴儿的母亲在孕期接受了伊达比星和其他癌症化疗药物的治疗；几乎所有这些暴露都发生在妊娠期前 3 个月结束之后（NTP，2013；Peccatori，2009；Mir，2008）。有一个报告表明，在孕早期暴露于表柔比星、环磷酰胺和 5- 氟尿嘧啶的胎儿会发生畸形（Leyder 2011），但是骨骼和其他异常的模式与环磷酰胺胚胎病相似（见章节 2.13.6）。在其他 4 例妊娠中也报道了正常的结果，母亲在孕早期接受表柔比星治疗（Andreadis，2004；Avilés，1991）。那些母亲在孕后期接受治疗的婴儿中，几乎没有先天性异常，但是有许多早产、偶尔死产和胎儿死亡的报告（NTP，2013）。新生儿贫血和白细胞减少也有发生（Giacalone，1999；Cuvier，1997）。

只有 19 名婴儿的母亲在孕期接受了去甲氧表柔比星和其他癌症化疗药物的治疗，所有婴儿都在孕中期或晚期接触了这些药物（NTP，2013）。只有一名儿童出现畸形（Niedermeier，2005），但这名婴儿和其他 3 名儿童有产前或产后心脏功能障碍的证据，后来得到了解决（Baumgärtner，2009；Siu，2002；Achtari，2000）。这一点特别值得关注，因为已知心脏毒性发生在一些接受蒽环类药物治疗的儿童身上（Lipshultz，2006）。羊水过少、胎儿生长迟缓、胎儿死亡、早产在孕中期或晚期接受含有去甲氧表柔比星联合化疗的妇女中屡见不鲜（NTP，2013）。

米托蒽醌不是典型的蒽环类药物，而是一种相关物质。在母亲接受米托蒽醌和其他癌症化疗药物治疗的 15 名婴儿中，没有观察到畸形（NTP，2013；Selig，2012），但是这些治疗都没有发生在孕前 3 个月。3 位母亲在孕期接受过胞嘧啶和米托蒽醌治疗急性白血病的儿童显示出良好的长期发育（Avilés，2001）。米托蒽醌在多发性硬化症中也用作二线治疗，但是在孕期间这种治疗

☆ ☆ ☆ ☆

的经验非常有限（Houtchens，2013；Lu，2012）。一份报告描述了一名患有多发性硬化症的妇女，她在孕 30 周之前接受米托蒽醌治疗，随后出现羊水过少和胎儿发育迟缓，婴儿没有畸形（de Santis，2007）。

### 2.13.9　其他细胞毒性抗生素

博来霉素是一种有细胞毒性的糖肽类抗生素，通常与其他化疗药物相结合应用。据报道有 24 例母体在妊娠的前 3 个月用博来霉素和其他细胞毒性药物治疗的婴儿有畸形（掌骨缺如和拇指指骨发育不良）（NTP，2013；Selig，2012；Dilek，2006）。在另一病例中，终止妊娠后发现胎儿有肾脏和肝脏的毒性退行性改变（Peres，2001）。据报道，至少有 80 例母体在孕中期或晚期进行博来霉素治疗的婴儿（NTP，2013；Selig，2012），这些孩子大多没有先天性异常，但有一例婴儿患有脑萎缩（Elit 1999），而在孕 27 周出生的另一个婴儿患有双侧听力损失（Raffles，1989）。这些婴儿中有很多是早产或小于胎龄（NTP，2013）。

在 16 名母体于孕早期或晚期接受放线菌素 D（更生霉素）治疗的儿童中没有观察到畸形，但早产非常频繁地出现（NTP，2013；Selig，2012）。没有有关在孕期使用丝裂霉素治疗的可用信息。

### 2.13.10　叶酸拮抗剂

#### 氨基蝶呤

早在 20 世纪 50 年代就在试图用氨基蝶呤而致流产失败后出生的孩子中发现了一种畸形特征（Thiersch，1952）。已有的报道中记录了十几个孩子的这种氨基蝶呤胚胎病的典型特征，包括身材矮小、颅缝早闭、脑积水、异常耳、眼间距较宽、小下巴、腭裂（Hyoun，2012；Warkany，1978）。

#### 大剂量甲氨蝶呤

甲氨蝶呤（又称氨甲蝶呤）是一种氨蝶呤的衍生物且在治疗中取代了氨蝶呤。甲氨蝶呤广泛应用于各种适应证。我们根据经验把甲氨蝶呤每周的剂量限制为 10mg 或更多，通常是几倍以上（有关低剂量甲氨蝶呤的内容请见章节 2.12）。这样的剂量通常用于联合其他抗肿瘤药物治疗癌症，也可以用于治疗异位妊娠、意外妊娠或严重的免疫疾病。

已有报告中记录了超过 25 名母体在孕早期给予 10 毫克 / 周或更多的甲氨蝶呤治疗后出生的儿童的畸形复发模式特征（Hyoun，2012；Feldkamp，

1993）。这种甲氨蝶呤胚胎病的典型特征包括发育不良、头颅外形异常、颅缝早闭、眼间距较宽、异常耳及骨缺损。智力残疾也可能发生。异常模式与上述甲氨蝶呤胚胎病惊人相似。经典甲氨蝶呤胚胎病的关键暴露期应该是受孕后 6 ～ 8 周（Hyoun，2012；Feldkamp，1993），然而尽管在孕早期接受甲氨蝶呤治疗可能会出现圆锥动脉干心脏缺陷的易感性（Hyoun，2012）。毫不奇怪的是在孕早期给予甲氨蝶呤治疗也与流产有关（Donnenfeld，1994；Kozlowski，1990）。

大多数母体在孕期给予剂量在 10 毫克 / 周以上的甲氨蝶呤治疗的婴儿表现正常（NTP，2013；Hyoun，2012；Selig，2012）。在妊娠关键时期给予高剂量治疗后甲氨蝶呤胚胎病的风险可能会更大，但母体在孕早期给予 150 ～ 1000mg 甲氨蝶呤治疗后出生的婴儿显然是正常的（Selig，2012）。与甲氨蝶呤胚胎病相关的重大畸形产前诊断可能在中期或晚期通过超声检查来完成（Usta，2007；Goffman，2006；Seidahmed，2006）。

在孕中期和晚期给予大剂量的甲氨蝶呤治疗会导致胎儿生长迟缓、骨髓抑制、早产和胎儿死亡（NTP，2013）。

**培美曲塞**

没有报道过母亲接受抗代谢药培美曲塞治疗的妊娠案例。

## 2.13.11　嘌呤拮抗剂

6- 巯基嘌呤（6-MP）是一种能抑制核酸合成的嘌呤类似物（见章节 2.12 硫唑嘌呤的讨论，硫唑嘌呤是一种 6- 巯基嘌呤前体药物）。已有报告中称，至少有 52 例母体在妊娠的前 3 个月用 6- 巯基嘌呤（通常与其他药物联合治疗癌症或炎性肠道疾病）的婴儿（NTP，2013；Selig，2012；Polifka，2002）。在大多数案例中，婴儿出生时很正常，但是有 2 名儿童有多种先天性异常。其中一个有重度宫内发育迟缓、腭裂、双侧眼球和角膜浑浊，甲状腺和卵巢发育不全及外生殖器发育不良（Diamond，1960）。另一个孩子有肺发育不良，以及膀胱与尿道发育不良和畸形（Nørgård，2003）。其他病例报告中的记录：一名婴儿有多指畸形（Mulvihill，1987），一名有脑积水（Francella，2003），另一名婴儿有悬雍垂缺口及听觉处理缺陷，而他的哥哥有黏膜下腭裂、悬雍垂裂和部分尿道口狭窄（Tegay，2002）。

虽然早产、胎儿生长迟缓和暂时性骨髓抑制常见（NTP，2013；Selig，2012），但是在 41 名妊娠中期或晚期接受过 6- 巯基嘌呤治疗的母亲的孩子中没有观察到重大的畸形（NTP，2013；Polifka，2002）。

硫鸟嘌呤是一种嘌呤类似物，可以抑制 DNA 和 RNA 的合成并导致细胞

☆ ☆ ☆ ☆

死亡。在 2 名病例报告中观察到母体在孕期前 3 个月给予巯基嘌呤和阿糖胞苷治疗的孩子有多发性骨骼畸形（Artlich，1994；Schafer，1981）。超过 7 例母体在孕前 3 个月服用硫鸟嘌呤治疗的婴儿中没有观察到畸形（De Boer，2005；Schardein，2000）。虽然早产和低出生体重是常见的，但母体于妊娠后期用硫鸟嘌呤治疗后出生的婴儿中出现先天性异常的频率似乎是低的（NTP，2013；Selig，2012）。

在母体于孕早期给予克拉屈滨治疗的婴儿中没有看到畸形（Alothman，1994）。在一个母体于孕中期和晚期服用氟达拉滨和其他抗肿瘤药物（包括蒽环类药物）治疗的早产儿身上观察到胎儿生长迟缓、新生儿短暂性心肌病和短暂性脑室扩大（Baumgärtner，2009）。另一个案例在给予类似的治疗后发生胎儿死亡（Paşa，2009）。没有关于在孕期给予奈拉滨或氯法拉滨治疗的报告。

### 2.13.12　嘧啶拮抗剂

嘧啶拮抗剂阿糖胞苷（也称为胞嘧啶阿拉伯糖苷），是用于治疗白血病和非霍奇金淋巴瘤的药物。通过 4 位母体在孕早期服用阿糖胞苷治疗的孩子身上一种不寻常型肢体畸形的发生，以及实验室动物实验畸形学研究类似畸形的观察，确立了阿糖胞苷胚胎病的存在（Vaux，2003）。这 4 位孩子都有少指、缺指畸形或纵向半肢畸形（Ebert，1997；Artlich，1994；Schafer，1981；Wagner，1980）；其中一个孩子伴有双侧小耳畸形而另一个伴有颅缝早闭。此外，在已发表的病例报告和临床系列中，至少 24 名母体在孕早期采用阿糖胞苷（通常与其他癌症化疗药物联合应用）治疗的婴儿没有畸形（NTP，2013；Selig，2012）。

据报道，有 100 多名母体在孕中期和晚期采用阿糖胞苷（通常与其他抗肿瘤药物联合应用）治疗的婴儿（NTP，2013；Selig，2012）。先天性异常在这些儿童中是罕见的，且似乎与产妇的治疗无关。早产是常见的，且短暂的骨髓抑制在母亲于孕末期给予阿糖胞苷治疗的婴幼儿中被反复描述（NTP，2013）。在妊娠妇女被给予包括阿糖胞苷治疗的癌症化疗后出现胎儿死亡似乎也是比较频繁的（NTP，2013）。

5- 氟尿嘧啶(5-FU)是一种能干扰 DNA 和 RNA 合成的嘧啶类似物。据报道，至少有 5 位母体在妊娠期前 3 个月被给予 5- 氟尿嘧啶治疗后出生的胎儿或婴儿出现严重畸形。在一个病例中，因为畸形可能是在治疗开始之前发生的，所以不可能存在因果关系（Stephens，1980）；在第二个案例中没有描述畸形（Rosa，引自 Briggs，2011）。一位母体从妊娠 7.5 周到孕 28 周采用 5- 氟尿嘧啶和甲氨蝶呤治疗并在孕中期做放射治疗后，分娩的孩子出现了小头畸形和相关的轻微

☆ ☆ ☆ ☆

异常（Bawle, 1998）。在另 2 个案例中，在孕期前 3 个月用 5- 氟尿嘧啶治疗的孕妇生出一个有远端肢体畸形及其他异常（一个案例是小头畸形、脑室扩张、产前发病的生长迟缓、二尖瓣主动脉瓣异常，另一个是小颌畸形）的胎儿或婴儿（Leyder, 2011; Paskulin, 2005）。虽然这些畸形已被归因于环磷酰胺联合治疗，但这种解释可能不正确——在实验研究中，妊娠鼠或家兔被给予 5- 氟尿嘧啶治疗后也产生了骨骼畸形（Kuwagata, 1998; Naya, 1997; DeSesso, 1994）。至少在其他 9 例产妇中，在孕期前 3 个月给予 5- 氟尿嘧啶的全身治疗后分娩出一个很正常的婴儿（NTP, 2013）。

在 8 例母体于妊娠期前 3 个月进行治疗的婴儿及 2 例母体于分娩前期在外阴或阴道用 5- 氟尿嘧啶治疗的婴儿中没有观察到畸形发生（Van Le, 1991; Kopelman, 1990; Odom, 1990）（见章节 2.17）。

在 160 多名母亲于孕中期或晚期接受 5- 氟尿嘧啶治疗的婴儿中，先天性异常似乎并不常见（NTP, 2013; Selig, 2012）。

3 名母亲在孕中期或晚期接受吉西他滨治疗的婴儿没有发现先天性异常（Cardonick, 2010b; Gurumurthy, 2009; Kim, 2008）。3 名儿童均为早产儿，其中 2 名儿童患有新生儿贫血。

一名妇女在孕期前 3 个月期间接受卡培他滨和奥沙利铂治疗，生下了一名显然正常的婴儿（Cardonick, 2010b）。没有关于使用阿扎胞苷治疗的妇女妊娠情况的报告。

## 2.13.13　紫杉烷类和其他细胞生长抑制剂

### 紫杉烷类

紫杉烷通过干扰微管功能抑制细胞分裂。

紫杉醇是紫杉树产生的一种生物碱。一个母体在孕期前 3 个月接受紫杉醇和卡铂治疗的婴儿出现了生长迟缓但没有发生畸形（Cardonick, 2012）。已有报告称，至少有 40 例母体在孕中期或晚期使用紫杉醇治疗（通常联合其他抗肿瘤药物治疗）的婴儿（NTP, 2013; Selig, 2012），这些孩子中有 2 例被发现有异常——一例婴儿有幽门狭窄（Cardonick, 2010a, 2012），另一例是一对双胞胎，其中一个婴儿患有抽动秽语综合征、诵读困难和阿斯伯格综合征，而另一个婴儿则是正常的（Cardonick, 2012）。有 2 例妊娠合并羊水过少（Shieh, 2011; Bader, 2007）的孕妇，但其中一个同时接受了曲妥珠单抗治疗，这种治疗已被证明与羊水过少的发展紧密相关（Zagouri, 2013）。

多西他赛是一种紫杉醇的结构类似物。有 3 例有关多西他赛在妊娠前 3 个月与其他化疗药物联合使用的报告；这些报告中没有婴儿被注意到有出生缺

陷（Massey Skatulla，2012；Kim，2008；Ibrahim，2006）。据报道，至少有 20
例母体在孕中期或晚期进行多西他赛联合其他抗肿瘤药物治疗的婴儿（NTP，
2013），这些婴儿中的大多数是正常的，但在上一段提到的于孕中期开始进行
紫杉醇治疗并在孕晚期给予多西他赛治疗的孕妇分娩了一例有幽门狭窄的婴儿
（Cardonick，2010a，2012）。

### 其他细胞抑制剂

硼替佐米是一种已被用于治疗多发性骨髓瘤和其他肿瘤的蛋白酶抑制剂。
曲贝替定通过阻断 DNA 切除修复抑制细胞增殖。没有有关孕期用硼替佐米或
曲贝替定治疗的报告经验。

## 2.13.14　单克隆抗体

已有报道中没有有关孕妇应用阿扎胞苷治疗的信息。针对各种肿瘤抗原的
抗体被用于治疗各种恶性肿瘤，因为母体产生同种抗体和自身抗体是公认的产
生胎儿损伤的原因（Eder，2006），类似的这种情况有 Rh 溶血病和先天性心脏
传导阻滞（Krishnan，2012），对孕妇抗肿瘤抗体的管理一直是一个值得关注的
问题。这种情况会加剧，因为治疗性抗体一旦使用，通常会在母亲的血液循环
中停留数月，而抗体在孕后期积极地通过胎盘传输，并且动物畸形学研究——
常规用于评估新药物的安全性——可能不会对许多治疗性抗体有用，因为它们
的物种特异性。

曲妥珠单抗是一种针对表皮生长因子受体 -2（也被称为 HER2）的"人性化"
的小鼠 IgG 抗体。曲妥珠单抗疗法用于治疗乳腺癌、胃癌及过度表达 HER2 基
因的其他癌症。已有报告 12 例母体于孕期前 3 个月给予曲妥珠单抗治疗的婴儿
中没有发生畸形，但在至少 16 例于孕中期或晚期治疗的孕妇中有大多数观察到
羊水量减少（NTP，2013；Zagouri，2013；Selig，2012）。这些孕妇生出的婴
儿往往有新生儿肾功能不全或新生儿呼吸窘迫，而其中有 4 人死于生命最初的
几个月内（Beale，2009；Warraich，2009；Weber-Schöndorfer，2008；Witzel，
2008）。

利妥昔单抗是一种针对 CD20 的嵌合小鼠 - 人 IgG 抗体，是一种在 B 淋巴
细胞表面表达的蛋白。利妥昔单抗用于治疗非霍奇金淋巴瘤、慢性淋巴细胞性
白血病、类风湿关节炎及其他免疫疾病。一个母体在孕期前 3 个月接受利妥昔
单抗治疗的婴儿（NTP，2013）被记录有一种严重的先天性异常——室间隔缺
损（Chakravarty，2011）。该报告还包括一例被发现有 13 三体综合征的胎儿，
并因此终止妊娠；母体在某些时候用利妥昔单抗治疗，但当时关于受影响胎儿
的概念还未被注明。报告中的另一个女人生了一对双胞胎，其中一名婴儿一只

☆☆☆☆☆

足畸形，但没有说明她治疗的性质和时间（Chakravarty，2011）。该报告还包括 88 名活产婴儿，他们的母亲在分娩前的某一时间接受了利妥昔单抗治疗，且这些母亲通常在孕前被认为有健康的婴儿。从制造商常规的上市后的监测中得到实际接触利妥昔单抗的孕妇数量是不可能的（Chakravarty，2011）。也有一些报告涉及母体在孕期或之前用利妥昔单抗治疗后产生包括 B 淋巴细胞、粒细胞或各种组合的红血细胞的短暂性骨髓抑制（NTP，2013；Gall，2010；Decker，2006）。

没有关于母体在妊娠期间使用阿仑单抗、西妥昔单抗、卡妥索单抗、替伊莫单抗、奥法木单抗或帕尼单抗治疗后的妊娠结局。有关贝伐单抗的内容详见章节 2.12。

### 2.13.15　铂类化合物

顺铂、卡铂及奥沙利铂既能交联 DNA 也可作为烷化剂。这些药物被用于治疗各种实体肿瘤且常与其他肿瘤化疗药物联合应用。

一个在孕期前 3 个月用顺铂、环磷酰胺、多柔比星治疗的孕妇生出了一个有睑裂、小头畸形和脑室扩张的孩子（Kim，1996）。另一个案例中，一个在孕期前 3 个月用卡莫司汀、达卡巴嗪及他莫昔芬治疗的孕妇生出了一个小眼球和视力障碍的孩子（Li，2007）。在其他至少 4 个病例报告中有产妇在孕期前 3 个月用顺铂治疗后生出的孩子无先天性异常的记录（NTP，2013；Selig，2012）。

已有报告中有超过 100 例母体孕中期或晚期用顺铂（通常与其他抗癌药物组合）治疗的婴儿（NTP，2013；Selig，2012）。这些孩子大多出生时无明显畸形，虽然其中一个有脑萎缩和巨脑室（Elit，1999）。已有报告中多次记录了许多早产儿，以及新生儿的短暂性骨髓抑制（NTP，2013）。

在一个自然流产的胎儿中观察到腹裂，其母亲在孕中期单独使用卡铂治疗（Cardonick，2010b），但似乎在这个病例的治疗之前就已经出现了畸形。据报道，另外 16 名孕中期接受卡铂治疗的孕期妇女中没有出生缺陷的婴儿（NTP，2013；Selig，2012）。没有孕早期治疗的经验被描述。

已有报告称 4 位母体在孕期前 3 个月采用奥沙利铂治疗的婴儿（NTP，2013），其中的一位母体也接受了长春瑞滨联合伊立替康治疗的婴儿有天生唇裂、腭裂及食管闭锁合并气管食管瘘（Abellar，2009）。一位母体在孕中期和晚期用奥沙利铂治疗后出生的婴儿有先天性甲状腺功能减退症（Kanate，2009）。那些母亲在孕期接受奥沙利铂治疗的孩子，他们中没有一个先天性异常。

## 2.13.16　沙利度胺及其类似物

虽然沙利度胺在有其已导致约 10 000 名儿童出现严重畸形后于 1961 ～ 1962 年从整个世界市场被移除，但它再次被用于麻风病的治疗和随后作为一种免疫调节药物用于系统性红斑狼疮与移植物抗宿主病的治疗。最近，沙利度胺已被用于治疗多发性骨髓瘤、骨髓增生异常综合征和其他肿瘤（Xu，2013）。来那度胺和泊马度胺是沙利度胺的结构类似物，也可用于多发性骨髓瘤和其他肿瘤的治疗（Saini，2013）。已经采取了特别的预防措施，以避免给在治疗期间妊娠或可能妊娠的妇女使用沙利度胺及其类似物（BfArM，2013；Celgene REMS Program，2013）。

那些母体在末次月经期后的 34 ～ 50d 开始沙利度胺治疗的儿童经常发生一种特异性胚胎病（Miller，1999；Smithells，1992）。已有报告称母体在此期间服用少至一粒 50mg 胶囊的治疗所分娩的孩子被记录有典型的沙利度胺胚胎病。肢体缺损是最具特征性的特征：上肢通常以一种对称的方式表现，且桡骨头，尤其是拇指是最常受影响的。而下肢则较少被涉及，其中最常见的是长骨缺乏或缺失、畸形足及多余趾。沙利度胺胚胎病患者也可能有小耳畸形、眼部畸形、心血管畸形和神经发育障碍。

没有关于在人类孕期用来那度胺和泊马度胺治疗的报告经验，但它们与沙利度胺的化学相似性引起了重大的关注，即它们也能造成严重的出生缺陷。给予猕猴类似于或大于人类使用剂量的来那度胺治疗后，其后代会产生肢体及其他畸形（Amin，2009）。

## 2.13.17　酪氨酸激酶抑制剂

约有 100 名婴儿的母亲在妊娠的前 3 个月接受了慢性粒细胞性白血病或胃肠道基质肿瘤的酪氨酸激酶抑制剂伊马替尼治疗（NTP，2013；Selig，2012；Ali，2009；Pye，2008）。暴露孕期的确切数目及有出生缺陷的婴儿的数目是不清楚的，因为一些病例可能不止一次地被报告。此外，许多案例直到孕期的结果出来才能确定，因此报告经验有可能偏向于异常结果。母体在孕早期用伊马替尼治疗的儿童畸形包括脐膨出（3 例）、先天性心脏病（3 例）、尿道下裂（3 例）、单侧肾缺如（2 例）和半椎体畸形（2 例）。婴儿脑积水、颅缝早闭或脊膜膨出也已被注意到。这些婴儿中的 5 例有多种先天性异常，包括一个母体也接受华法林治疗的胎儿患有华法林胚胎病（Pye，2008）。大多数母体在妊娠期间接受伊马替尼治疗的婴儿在出生时表现正常。

关于孕期其他酪氨酸激酶抑制剂的使用经验很少。一个在用伊马替尼治疗期间妊娠的孕妇在妊娠 3 周时改为达沙替尼治疗，而在妊娠 16 周时发现有胎儿水肿（Berveiller 2012）。终止妊娠后对胎儿尸检未发现引起水肿的原因。其他 4 位在孕前 3 个月接受达沙替尼治疗的女性患者生出了显然正常的婴儿（Conchon，2010；Kroll，2010；Cortes，2008）。

一位在孕早期接受尼罗替尼治疗的孕妇生出了一个看上去很健康的婴儿（Conchon，2009）。

吉非替尼是一种用于治疗非小细胞肺癌的表皮生长因子受体抑制剂。一个病例描述了一个健康的婴儿，其母亲在孕晚期接受吉非替尼治疗（Lee，2011）。

一个在孕期前 8 周用厄洛替尼单药治疗的孕妇生出了一个健康的没有先天性异常的孩子（Zambelli，2007）。另一个案例中，在整个孕期持续进行埃罗替尼治疗，于妊娠晚期发生羊水过少、胎儿生长迟缓，但未出现婴儿畸形（Rivas，2012）。一个在孕晚期很短的时间内接受厄洛替尼治疗的孕妇娩出了一个健康的婴儿（Lee，2011）。

母体在孕早期和中期接受拉帕替尼治疗的孩子被观察到在婴儿期无先天畸形，并且发育正常（Kelly，2006）。没有关于妇女在孕期用索拉非尼或舒尼替尼治疗的信息报告。

### 2.13.18　具有内分泌作用的抗肿瘤药物

雌激素拮抗剂他莫昔芬用于治疗乳腺癌。接受他莫昔芬治疗的妇女的妊娠结果摘要包括提交给制造商的自发性不良反应报告，以及先前发表的病例和系列报告（Braems，2011）。大多数母体在孕期用他莫昔芬治疗的婴儿出生表现正常，但 15 例活产婴儿有先天畸形，并有 2 例死胎和 6 例终止妊娠（NTP，2013；Braems，2011）。在孕早期孕妇治疗后观察到的异常包括女婴生殖器模糊（Braems，2011；Tewari，1997）、戈尔登哈尔综合征（Cullins，1994）、皮埃尔罗宾序列（Berger，2008）、特发性乳糜胸（Braems，2011）、小眼畸形和重度远视（Li，2007），且有 2 例胎儿缺陷没有进一步的描述（Braems，2011）。在另 2 例中，孕妇于孕后期用他莫昔芬治疗后生出的孩子被记录有畸形，一个母体在孕后期治疗后出生的女孩 2 岁半时被观察到有阴道腺瘤（Braems，2011）。在孕期的一个未知时间用他莫昔芬治疗后发生了其他几种出生缺陷。每个病例中先天性异常都会变化，但在 2 例实例中女性婴儿被指出有轻微生殖器异常（Braems，2011）。许多案例直到妊娠的结果出来才能确定，因此报告的经验可能会偏向于异常结果，并且暴露妊娠的总数是未知的。

没有关于在孕期用雌激素拮抗剂托瑞米芬和氟维司群的经验。

芳香酶抑制剂来曲唑、阿那曲唑和依西美坦用于激素依赖型乳腺癌的治疗，并用于不孕不育的治疗。在 514 例用来曲唑诱导排卵的女性生出的婴儿中，先

☆ ☆ ☆ ☆

天性异常出现的频率没有高于通过 5 个生育中心进行的一项回顾性队列研究所得出的预期值（Tulandi，2006）。同样，在部分重叠的临床系列中，112 例母体用来曲唑诱导排卵后妊娠分娩的婴儿没有观察到先天性异常（Forman，2007）。这些发现与先前从这些中心之一提供的报告不一致：女性用来曲唑诱导排卵后分娩的婴儿中发生高频率的自发畸形和心脏畸形（Biljan，2005）。在另一系列中，30 例母体用来曲唑诱导排卵后分娩的婴儿中的 2 例（6.6%）有主要先天性畸形（Badawy，2009）。这些研究没有提供关于孕期来曲唑治疗在胚胎发育过程中的效果的任何信息。

没有关于母体在孕期用阿那曲唑和依西美坦治疗的婴儿结果的报告。在 11 例母体用阿那曲唑诱导排卵后出生的婴儿中没有观察到先天性异常（Badawy，2009）。

戈舍瑞林是一种用于治疗激素反应性乳腺癌的黄体生成素释放激素激动剂。2 例在孕期前 3 个月用戈舍瑞林治疗的孕妇生出的婴儿显然正常（Ishizuka，2013；Jiménez-Gordo，2000）。另一个孕妇在早期和中期用戈舍瑞林治疗后出现严重的羊水过少，而她的孩子在分娩后不久死于肺发育不良（Warraich，2009）。这名孕妇还接受了曲妥珠单抗治疗，这与羊水过少的发展紧密相关（Zagouri，2013；见章节 2.13.4）。

米托坦用于治疗肾上腺癌，其对肾上腺皮质具有抑制作用和细胞毒性。在一个胚胎、一个胎儿或其母亲在孕初期接受米托坦治疗的 3 名婴儿中没有观察到畸形（Tripto-Shkolnik，2013；Kojori，2011；Gerl，1992；Leiba，1989；Luton，1973）。在一个母体治疗终止的胚胎中看到了肾上腺的原基组织学异常，其终止原因是母亲在接受米托坦治疗时妊娠了（Leiba，1989）。

孕激素，如醋酸甲羟孕酮、醋酸甲地孕酮，被高剂量地用于治疗子宫内膜癌和转移性乳腺癌。已有报告称，母体在孕期用其他合成孕激素治疗的女婴有外生殖器男性化（Schardein 1980，2000），且关于母体在妊娠期间用醋酸甲羟孕酮治疗的情况至少描述了 2 次（Burstein，1964；Eichner，1963）。偶尔也有母体在孕期用合成孕激素治疗的男孩有尿道下裂的报告（Schardein，1980，2000）。已经有 3 例关于产妇用醋酸甲羟孕酮治疗后的情况的报告（Harlap，1975；Aarskog，1970；Goldman，1967），以及一次用高剂量醋酸甲地孕酮治疗后的情况的报告（Farrar，1997）。参见章节 2.15，其中讨论了低剂量醋酸甲羟孕酮治疗对其他适应证的影响。

## 2.13.19　其他抗肿瘤药物

羟基脲（也称为羟基尿素）是一种干扰 DNA 合成和修复的抗代谢药物。羟基脲用于治疗黑色素瘤、慢性髓细胞白血病和多种实体肿瘤。其他用途包括治疗原发性血小板增多症、真性红细胞增多症和镰状细胞病。大部分在孕期间用羟基脲治疗的报告经验都是非肿瘤性疾病。

一个有家族性慢性骨髓增生异常综合征的孕妇在孕早期用羟基脲治疗后生出一个有脊柱畸形、生殖器畸形和生长发育迟缓的婴儿（Pérez-Encinas，1994）。已有报告中有其他 20 多位母体在孕期 3 个月用羟基妊娠治疗的表现正常的婴儿（NTP，2013；Selig，2012）。在类似数量的母体的孕后期用羟基脲治疗后出生的婴儿中，有一位患有幽门狭窄（Heartin，2004），而另 2 位的先天性畸形是在妊娠早期发展的，因此不能归因于母体的治疗（Ault 2006，Choudhary 2006）。

维 A 酸（全反式维甲酸，ATRA）口服用于急性粒细胞或早幼粒细胞白血病的治疗。在孕期前 3 个月给予系统维 A 酸治疗被假定有致畸性，原因是异维 A 酸是一种维 A 酸异构体，在孕早期给予治疗剂量的治疗时具有很强的致畸性（Lammer，1985，参见章节 2.17）；因为维 A 酸在正常胚胎发育过程中起着重要的作用（Rhinn，2012），给予妊娠的猴子、兔子和啮齿动物接近或大于那些用于治疗人类白血病剂量的维 A 酸系统治疗后已经观察到其致畸作用（Kochhar，1997）。已有报告中只有 2 例母体在妊娠期前 3 个月采用维 A 酸治疗的婴儿也被记录有畸形（NTP，2013；Simone，1995）。已有报告中有约 30 例母体在妊娠后期进行维 A 酸（通常与其他化疗药物联合应用）治疗的婴儿（NTP，2013；Yang，2009；Valappil，2007）。一例婴儿有双侧肾发育不全，缺陷一定发生在治疗开始前（Sham，1996），而另一例婴儿有短暂的心肌病，且是由母体的伊达比星治疗引起的（Siu，2002）。另 2 例有婴儿期心脏性心律失常（Terada，1997；Harrison，1994）。其他儿童中的任何一个都没有关于先天性异常的描述。

贝沙罗汀是一种用于治疗皮肤 T 细胞淋巴瘤的人工合成维 A 酸。没有可用的关于母体在孕期接受贝沙罗汀治疗的婴儿报告，但在孕期前 3 个月给予此种治疗可能有高风险的畸形，因为贝沙罗汀是一种维 A 酸。

静脉注射三氧化二砷用于治疗急性早幼粒细胞白血病。虽然没有关于人类妊娠期给予这种治疗的报告经验，但成人的砷中毒（Miller，2002）及胚胎毒性和动物实验研究已经证明的致畸作用（DeSesso，2001）提高了关于母体在妊娠期用三氧化二砷治疗后对胚胎或胎儿损伤的关注（见章节 2.22.2）。

一个在整个孕期用奥沙利铂、长春瑞滨、拓扑异构酶抑制剂及伊立替康治疗的孕妇生出了一个有唇腭裂、食管闭锁及气管食管瘘的婴儿（Abellar，2009）。在其他 2 例母体在妊娠后半期接受伊立替康治疗的婴儿中没有观察到畸形（Cirillo，2012；Taylor，2009）。没有关于人类孕期使用拓扑替康治疗的效果的可用信息。

门冬酰胺酶是一种降低天冬酰胺可用性的细菌酶，而天冬酰胺是一种某些肿瘤细胞生长所必需的氨基酸。门冬酰胺酶与其他化疗药物联合用于治疗急性白血病或淋巴瘤。一位在孕期前 3 个月用门冬酰胺酶治疗的孕妇生出了一个有多指畸形的死产婴儿（Selig，2012）。在至少 18 位母体在孕期用门冬酰胺酶治疗的婴儿中没有观察到重大畸形；其中只有一位母体在妊娠早期进行治疗（NTP，2013；Selig，2012）。培门冬酶是门冬酰胺酶偶联聚乙二醇的产物。没有关于在孕期进行培门冬酶治疗的报告经验。

一位在孕期前 3 个月用安吖啶治疗的孕妇生出了一个显然正常的孩子（Blatt，1980）。母体在孕晚期进行安吖啶及其他药物治疗的婴儿没有先天性异常，但出现了新生儿短暂性骨髓抑制（Udink ten Cate，2009）。

高剂量塞来昔布用于减少家族性腺瘤性息肉病中肠息肉的数量。（低剂量塞来昔布在孕期作为抗炎剂使用，见章节 2.1。）没有关于孕妇在孕期使用大剂量塞来昔布治疗的可用的报告，但在 4705 例自然流产病例的对照研究中观察到一种与母亲在孕期接受处方塞来昔布治疗的显著关联（Nakhai-Pour，2011）。这种药能抑制前列腺素的合成，且妇女在孕后期使用这种治疗之后生出的婴儿预计有动脉导管过早关闭及新生儿心血管功能变化，正如这一类的其他药物。

下列药物没有在孕期使用治疗的报告经验：白介素、甲基 -（5- 氨基 -4- 氧 - 戊酸）（甲基氨基酮戊酸）、米替福新、喷司他丁、卟吩姆钠、替莫泊吩或西罗莫司。有关依维莫司的内容见章节 2.12。

# 2.14　子宫收缩剂、宫缩抑制剂、阴道治疗和局部避孕药

Gerard H.A.Visser，Angela Kayser

子宫收缩剂和宫缩抑制剂是产科最常用的药物。前者通常是有效的，但用于引产或促宫缩时子宫过度刺激和胎儿窒息的风险增加，使用时应斟酌用量，同时持续观察、监测胎儿情况。其他适应证包括人工流产和产后出血的预防及治疗。

宫缩抑制剂只在一定程度上有效，然而其使用并不能明确改善新生儿的预后。因此，在应用此类药物时，应考虑使用最安全的药物。

## 2.14.1　前列腺素

**药理学与毒理学**

前列腺素（PG）具有多种生物和生殖方面的作用。孕期具有实际效应的是前列腺素 E（PGE）、地诺前列素（$PGF_{2\alpha}$）和前列环素（$PGI_2$）。

☆ ☆ ☆ ☆

前列腺素是花生四烯酸在磷脂酶 $A_2$ 作用下合成的。子宫产生的天然前列腺素半衰期只有几分钟。肾、肝、肠道和肺含有能够迅速破坏前列腺素并限制其活性的酶类。生殖道中前列腺素的合成受到雌激素、孕激素及儿茶酚胺的影响。

前列腺素 $E_2$（$PGE_2$）可诱导所谓的宫颈成熟，其特点是通过结缔组织的改变使宫颈在子宫收缩过程中软化、变薄并扩张。$PGF_{2\alpha}$ 可促进宫缩，而 $PGI_2$ 是小动脉的扩张剂，缺乏与妊娠高血压疾病相关联。

临床中，前列腺素的用途可以归类如下。

■ 引产准备时可应用地诺前列酮（$PGE_2$）或米索前列醇的阴道栓剂或宫颈内凝胶以促进宫颈成熟。

■ 地诺前列酮可作为阴道栓剂、阴道插入剂、宫颈凝胶或羊膜外用药，可用于引产或促进宫缩。

■ 应用地诺前列酮或者硫前列酮进行静脉注射或子宫肌层肌注、经宫颈进行子宫内上药，或采用米索前列醇口服或直肠给药可用于治疗产后宫缩乏力。

■ 地诺前列酮宫颈内凝胶、硫前列酮子宫颈或子宫肌层用药、地诺前列酮羊膜腔外用药与吉美前列素阴道给药、米索前列醇阴道或口服给药均可诱导流产。

■ 产后子宫复旧不全可以用催产素或甲麦角新碱的衍生物麦角胺来治疗。

应用促宫缩药物时可能发生子宫过度刺激。这类药物可收缩子宫肌层，使子宫血流灌注减少，因而存在潜在的副作用，进而影响胚胎发育或导致胎儿缺氧。血流灌注减少可能导致破坏型胚胎畸形，严重者还可能导致胚胎死亡（Bond，1994）。在国家法律允许、伦理许可、可实施人工流产术的情况下，米索前列醇可作为终止 63d 以内妊娠的补充药物（Stuart，2008）。应用米索前列醇流产失败者，后代可出现莫比乌斯序列征（脑神经缺陷和肢体缺陷），也可见其他畸形如颅骨缺陷、脐膨出和腹裂的病例。口服米索前列醇同时结合阴道给药是比较常见的流产方法。最常用的总剂量是 800μg，剂量范围为 $200 \sim 16\,000$μg（4 片 / 日，服用 20 日）。所有病例药物暴露均在孕早期，以妊娠 2 个月者最为常见（Orioli，2000；Gonzalez，1998；Hofmeyr，1998；Castilla，1994；Schüler，1992）。一项巴西的回顾性病例对照研究发现，使用米索前列醇口服或阴道用药的 94 名妇女中，有近一半的子女患有莫比乌斯序列征（Pastuszak，1998）。

200μg 剂量的米索前列醇与多普勒超声下子宫动脉阻力指数增加相关，表明血流灌注量的减少可能导致胚胎破坏型畸形（Yip，2000）。

相反，在一项包含 86 名妇女的前瞻性对照研究中，并未发现米索前列醇的孕妇及胎儿不良反应（Schüler，1999）。一项包括 125 名孕妇的关于米索前列醇暴露的法国合作研究同样支持这一点（Bellemin，1999）。

　　然而涉及 4899 例先天异常和 5742 例对照病例的一项系统性回顾和 Meta 分析表明，米索前列醇与患莫比乌斯序列征风险增加相关（OR，25；95% CI，11 ～ 58），同时与末端肢体缺损相关（OR，12；95% CI，5 ～ 29）（Da Silva Dal Pizzol，2006）。在一项包含 118 名孕妇的随访研究中，研究者发现相比于妊娠早期未暴露于米索前列醇的婴儿，暴露婴儿先天性畸形的发生率增加了 1 倍（Da Silva Dal Pizzol，2008）。

　　总之，暴露于米索前列醇可增加胎儿畸形的风险。在后代患有莫比乌斯序列征的妇女中，存在米索前列醇暴露的可能性较高。然而孕早期暴露于米索前列醇的绝对风险值相对较低（Goldberg，2001）。

　　在低收入人群中，米索前列醇经口服或直肠给药，最大使用剂量 800μg，多被用于预防产后出血。因米索前列醇价格低廉、稳定且容易获得。但现有证据并未表明米索前列醇可降低母亲死亡率，而且存在导致产妇发热的副作用（Hofmeyr，2013）。而缩宫素作为一线治疗药，用于治疗产后出血被证明更为有效（Mousa，2014）。米索前列醇的超说明书用药可能是低医疗水平条件下的第一选择，但仍需要大量的随机试验来进一步阐明其相对有效性和不同剂量可能带来的风险（Hofmeyr，2013）。

　　因米索前列醇口服用药较为简便且价格低廉，现更多地用于引产、人工流产及产后治疗。发展中国家通常根据宫缩的强度及频率选择米索前列醇的剂量。对于胎膜早破引产术后，米索前列醇是在不增加感染风险的前提下可应用的最有效的药物。个别案例可能出现子宫过度刺激和胎心异常，这是警告不要滥用米索前列醇的原因之一（Wing，2006）。此外，前次剖宫产或是因子宫手术而存在瘢痕子宫的妊娠晚期女性不应使用米索前列醇（ACOG，2006）。

　　米索前列醇不可用于妊娠的任何并发症，目前应用米索前列醇促宫颈成熟和（或）引产均为超说明书用药（Wing，2006）。

> **建议**：前列腺素类药品可用于促宫颈成熟和引产。当应用前列腺素类药品流产失败而继续妊娠时，建议做详细的超声检查（孕 12 ～ 14 周和 18 ～ 20 周）以监测在这种可能存在胚胎毒性情况下的胎儿形态发育。米索前列醇为妊娠禁用药品。

## 2.14.2　催产素

### 药理学和毒理学

　　催产素是下丘脑产生的一种八肽激素，储存于垂体后叶并释放入血，可被肝、脾及卵巢内的催产素酶灭活。妊娠期间，催产素由胎盘产生的另一种催产素酶——胱氨酸氨基肽酶灭活。催产素的血浆半衰期约为 10min。

☆ ☆ ☆ ☆

催产素的作用部位是子宫肌层和围绕乳腺腺泡的肌上皮细胞。催产素作用于妊娠子宫的条件较为复杂并受一系列因素控制，这些因素包括血循环中雌激素和孕酮浓度的降低，以及子宫肌中 α 肾上腺素和 β 肾上腺素活性的降低。妊娠期间催产素在血液中的浓度略有升高，但在妊娠末期，催产素浓度和子宫肌层中催产素受体的数量均明显增加。产程中催产素的血清浓度可能升高 3～4 倍。

因催产素具有类似于抗利尿激素的结构，因而具有类似抗利尿激素的作用，可促进远端肾小管重吸收无电解质盐液体。给予高剂量的催产素（>40mU/min）所带来的无电解质影响可能会导致水中毒、腹部绞痛、昏迷、甚至是比较少见的死亡。减少液体的摄入量并监测电解质可以减轻水中毒的风险。

低剂量静脉注射催产素类药物缩宫素可作为引产和催产的标准治疗。所有的子宫收缩剂均可能出现肌层的过度刺激。在这种情况下，催产素增加了子宫基底层的收缩力，导致子宫胎盘血流灌注减少，从而可能出现胎儿宫内缺氧，甚至是胎儿死亡。

第二个风险是子宫过度刺激可能会导致子宫破裂，尤其是合并瘢痕子宫的患者，可能会导致其胎儿死亡和产妇大量失血、休克，进而切除子宫，甚至是产妇的死亡。除非紧急实施剖宫产手术，否则子宫破裂将不可避免地导致胎儿死亡。催产素在催产及引产时应用应该格外谨慎，密切监护孕产妇的子宫收缩及胎儿心率情况（即电子胎心监测，胎心宫缩监护）。

催产素无论是静脉注射或肌内注射都是常规初级预防产后出血的首选。长效催产素衍生物卡贝缩宫素可用于减少剖宫产后的出血。最近的一篇 Cochrane 综述表明，卡贝缩宫素与缩宫素相比可明显降低子宫治疗性药物的使用（危险度 0.62，95%CI，0.44～0.88），但并未能减少产后出血的总体发生率。相比使用麦角新碱预防阴道分娩妇女产后出血，卡贝缩宫素的产后失血量更低（Su，2012）。

> **建议**：催产素可用于引产及催产，但在使用时应密切监护孕产妇的子宫收缩及胎儿心率情况。

### 2.14.3 麦角生物碱类

**药理学和毒理学**

麦角生物碱类（麦角酸衍生物见章节 2.1.7）可用于增强子宫收缩力，控制产后出血并促进子宫复旧。因麦角生物碱类引发的宫缩是强直性的，而非节律性的，故不适用于引产或催产。子宫强直性收缩可能导致胎儿宫内缺氧甚至死亡。使用这类药物存在轻微的急性冠脉综合征或心肌梗死的风险，尤其是合并高血压的患者，但其发生的风险相对较低（<1/10 000）（Bateman，2013）。麦角生

物碱类也可能会增加手取胎盘术的风险。对于预防产后出血，缩宫素通常为首选药物。

麦角生物碱类药物包括麦角新碱和甲基麦角新碱（甲麦角新碱）。

> **建议**：麦角生物碱仅用于产后宫缩乏力，为妊娠禁用药品。在妊娠前 3 个月偶然使用不会被建议终止妊娠。全面的超声检查可以排除胎儿形态发育异常。其他麦角胺衍生物可见章节 2.1.14。

## 2.14.4　常用宫缩抑制剂

宫缩抑制剂可抑制宫缩并可在短期内延迟分娩。批判性分析证明宫缩抑制剂仅能够延长妊娠 48 ～ 72h（Haas，2009，2012）。这为产妇运送至围生中心及应用糖皮质激素促胎肺成熟赢得了时间（Haas，2009；Higby，1999；Katz，1999）。从长期来看，没有研究明确地表明本类药物可改善新生儿的结局（Haas，2009，2012）。当开具宫缩抑制剂处方时，必须严格遵守适应证，并且使用不应超过 48h。没有证据表明在急性早产宫缩发生一段时间后给予静脉注射或口服宫缩抑制剂可延长胎龄（Roos，2013；Dodd，2012）。

孕期给予宫缩抑制剂通常用于延长胎龄。然而，宫缩抑制剂也可用于足月产时抑制自发或诱发的急性宫缩，同时可用于剖宫产手术前的宫缩抑制（de Heus，2008a）。一项随机对照试验发现，在急产时给予宫缩抑制剂，婴儿出生时的状况更好（Briozzo，2007）。在这方面催产素拮抗剂和 β 肾上腺素能药物均被证明是有效的（de Heus，2008b）。

用于抑制宫缩的常用药包括钙通道阻滞剂、β 肾上腺素能药物、催产素拮抗剂、前列腺素受体拮抗剂和硫酸镁。硫酸镁已被证明不是有效的宫缩抑制剂，但可作为神经保护剂使用。4 种宫缩抑制剂的作用及副作用见表 2-2（Haas，2012，2009；RCOG，2011）。首选药为钙通道阻滞剂和催产素拮抗剂（RCOG，2011）。前列腺素受体拮抗剂极可能延迟分娩，仅有少部分副作用，但是在妊娠 32 周后给药可能对胎儿产生不利影响。

表 2-2　4 种宫缩抑制剂的作用及副作用

| 宫缩抑制剂 | 副作用 | 抑制宫缩作用 |
| --- | --- | --- |
| 吲哚美辛 | ++++ | ++++ |
| β 受体激动剂 | +++ | ++ |
| 钙通道阻滞剂 | ++ | ++ |
| 催产素抑制剂 | + | ++ |

☆ ☆ ☆ ☆

## 2.14.5   β₂ 拟交感神经药

**药理学及毒理学**

β₂ 肾上腺素能受体兴奋剂长期广泛被用于抑制宫缩（安胎），但因其存在明显的副作用，使用较少（de Heus，2009；Papatsonis，2003；Goldenberg，2002）。因子宫肌层可快速耐受导致其仅能产生短期效应（最多48h）（Schiff，1993）。盐酸利托君和非诺特罗是最常用的子宫收缩抑制剂。盐酸克伦特罗、沙丁胺醇、特布他林和选择性较低的异克舒令也可用于抑制宫缩。

产妇心血管副作用如心悸和肺水肿是静脉应用本类药物的严重并发症。在一项包含 175 例病例的研究中，3 例出现了严重不良反应（1.7%），2.3% 的患者出现了轻微的不良反应（de Heus，2009）。因副作用需更换药物的情况比阿托西班高出 23 倍（Haas，2012）。

联合维拉帕米用药可能具有心血管保护作用的说法风靡一时（Weidinger，1973），直到这种联合用药出现了肺水肿的报道（Grospietsch，1981）。口服这类药物的有效性并未被证实。口服用药可能达不到能够抑制宫缩的血药浓度，并且有效性受其快速耐受性限制（Schiff，1993）。产程中应用 β 拟交感神经剂抑制子宫过度收缩，改善胎儿情况，这可能是目前仍使用该药物的唯一原因（de Heus，2008a，2008b；Briozzo，2007）。本类药物和催产素拮抗剂是在以上情况发生时可显著减少急性宫缩的唯一药物。

非诺特罗及其他 β 拟交感神经药，尤其是在联合糖皮质激素促进胎儿肺成熟时，可导致糖耐量受损，有时会导致胰岛素依赖型糖尿病患者的胰岛素需求量急剧增加。孕产妇使用 β 拟交感神经药可导致胎儿和新生儿心血管系统副作用，以及新生儿糖耐量受损。

新生儿的一过性改变和多动行为也有出现（Thayer，1997）。

> **建议**：使用宫缩抑制剂如 β₂ 拟交感神经药目前难以被证实。可能会发生产妇、胎儿和新生儿的心血管副作用和糖耐量受损。这些药物目前唯一的潜在作用是抑制足月分娩时子宫的急性过度收缩。

## 2.14.6   钙通道阻滞剂

**药理学与毒理学**

钙通道阻滞剂，如硝苯地平、尼卡地平可用于安胎。口服缓释制剂相比于静脉治疗方案更具优势。部分研究表明，与其他宫缩抑制剂如 β₂ 拟交感神经药相比，这些药物具有良好的耐受性和有效性（Haas，2012；Papatsonis，2000，

1997；El-Sayed，1998；Jannet，1997）。然而，总体约 2% 的病例仍出现了严重和轻微的药物不良反应（de Heus，2009）。已有报道称，应用钙通道阻滞剂安胎期间出现心肌梗死和肺水肿（OEI，2006；van Geijn，2005）。钙通道阻滞剂和镁联合用药可能会严重增加镁的活性，诱发低血压和神经肌肉阻滞，从而危及产妇和胎儿。

> **建议**：孕期应用钙通道阻滞剂抑制宫缩是明确可行的。需要注意的是与硫酸镁的同时应用。

## 2.14.7　硫酸镁

### 药理学与毒理学

硫酸镁虽然不是真正的降压药，但已被证明可用于治疗先兆子痫。硫酸镁是预防和治疗癫痫发作的首选药物。静脉给药的初始剂量为 4 ~ 6g，之后为 2 ~ 3.5g/h，这种剂量被认为是安全的。有报道表明，应用硫酸镁可使反复发作的先兆子痫的发生风险明显降低。

硫酸镁还可抑制宫缩，但并非是非常有效的药物（Crowther，2002）。尽管在美国它仍然被用于安胎，但仍有更好的选择，如阿托西班或硝苯地平。Grimes 和他的同事们提出了令人信服的论据，认为应该停用静脉滴注硫酸镁保胎（Grimes，2006）。近期硫酸镁已被证明可作为早产时的一种神经保护剂。6 项随机对照临床试验表明，硫酸镁使得脑瘫发生率降低 30%，在不影响围生儿死亡率或其他神经损伤或残疾的情况下，出生后几年内运动功能障碍的发生率降低 40%（Doyle，2012；Conde-Agudelo，2009）。在妊娠 28 周前需要给予硫酸镁预防中度至重度脑瘫的人数为 30 人（妊娠 32 周前，$n=63$）。推荐首次剂量为 4g，随后 1 ~ 2g/h 维持 12 ~ 24h，但仍缺乏明确的剂量 - 反应研究。因此，硫酸镁可用作早产时的神经保护剂，而非用于抑制宫缩。治疗时间应限制在妊娠 32 周以内。

使用高剂量硫酸镁或是肾功能不全时，可能会导致产妇和新生儿肌张力明显减低。在极端的案例中，尤其是与钙通道阻滞剂如硝苯地平联用时会增强其效果，可能导致孕妇血压突然下降从而导致胎儿缺氧。

> **建议**：硫酸镁可用于先兆子痫和子痫等适应证，是治疗癫痫发作的首选药物。将其作为宫缩抑制剂使用是有问题的，但可作为孕 32 周以内早产情况下的神经保护药物。

## 2.14.8　催产素受体拮抗剂

### 药理学与毒理学

阿托西班是一种新注册的静脉注射宫缩抑制剂。然而因其成本问题，全球可用范围有限。阿托西班与催产素竞争性地与子宫肌层的催产素受体结合，从而防止细胞内游离钙浓度的增加。在世界范围内的一项关于阿托西班与β受体激动剂的随机双盲试验（全球阿托西班与β激动剂研究组，2001）中，治疗开始后的48h和7d内这两种药物呈现出相近的分娩率。阿托西班的副作用，尤其是严重的不良反应更少，从而大大地减少了中断治疗（Wing，2006）。阿托西班与钙通道阻滞剂和β受体类似物相比，是更安全的药物。在一项前瞻性研究中，接受治疗的576名妇女未出现严重的不良反应，仅有0.2%的妇女出现了轻微的不良反应（de Heus，2009）。其药物不良反应明显低于β受体兴奋剂和钙通道阻滞剂。英国皇家妇产科学院（Greentop）指南推荐，催产素拮抗剂和钙通道阻滞剂应作为首选(RCOG, 2011)。然而鉴于催产素拮抗剂可接受的副作用，其应该作为高风险妊娠（如多胎妊娠、原有心血管疾病及糖尿病）女性的首选。

> **建议**：阿托西班在合理应用时是安全的。可考虑用于抑制早产时的宫缩，也可用于减轻分娩时子宫过度收缩。

## 2.14.9　前列腺素拮抗剂

### 药理学和毒理学

前列腺素合成酶抑制剂如吲哚美辛、舒林酸,可作为保胎的辅助药物(Higby,1999)。这些药物可能导致动脉导管的过早闭合和肾功能损害，进而出现羊水过少。在妊娠32周以内用于短期安胎（最多48h）时很少出现问题，尽管其风险程度仍有争论（详见章节2.1）。

> **建议**：应用前列腺素合成酶抑制剂作为安胎的辅助治疗是有争议的。在用于治疗32周以内的妊娠时应有所保留。

## 2.14.10　其他宫缩抑制剂

### 药理学和毒理学

与β拟交感神经药相比，硝酸甘油贴片或静脉给药并未被证明可有效安胎。乙醇过去被用于安胎，因其对垂体后叶催产素的释放具有假性的抑制作用。为了发挥作用需要母体具有一定的血清浓度，但乙醇对儿童发展的不利影响众所周知，因此，乙醇是一种过时的宫缩抑制剂。

> **建议**：乙醇为妊娠禁用。

## 2.14.11　阴道治疗

**药理学和毒理学**

患有细菌性阴道炎的女性阴道菌群的特点通常为大量的加特纳菌和厌氧菌，并伴有乳酸杆菌的减少。20% 的孕妇存在这种情况。孕期细菌性阴道炎与不良妊娠结局如早期流产、早产、胎膜早破（PPROM）、绒毛膜炎、羊膜炎、低出生体重及母体感染相关。尤其是伴有至少一种其他早产因素如宫颈功能不全的女性，更易发生细菌性阴道炎（Leitich，2007）。

目前，孕期对细菌性阴道炎的治疗并未被明确证实可有效降低早产和胎膜早破的风险。最近的一项循证医学综述得出结论，抗生素治疗可以根除细菌性阴道炎，但并不能显著降低（复发性）早产的风险（Brocklehurst，2013）。这些结果并不令人欣慰。然而，在仅有的两项非正常阴道菌群女性流产率出现降低的试验中发现，早期应用克林霉素可减少流产。总体而言，口服或阴道治疗、应用克林霉素或甲硝唑并未产生明显差别。尽管现已有 21 种疗效较好的治疗方案，但对于细菌性阴道炎的治疗仍有诸多不确定性。应用纽金特（Nugent）评分可确定异常阴道菌群妇女能否受益于治疗，但仍需要更深入的研究。

念珠菌感染性阴道炎相关内容可见章节 2.6，阴道念珠菌病的局部治疗首选抗真菌药物，包括制霉菌素、克霉唑、咪康唑。

应用聚维酮碘溶液冲洗阴道可增加孕妇的血清碘水平，并可瞬时改变母体及胎儿的甲状腺功能（自妊娠 12 周开始），因此，孕期应避免使用（见章节 2.17.2）。

到目前为止，并没有迹象表明阴道给予雌激素或消毒剂如地喹氯铵，海克替啶，和聚甲酚磺醛会有致畸作用。然而，避免应用过时或有争议的药物是较好的治疗方式。

> **建议**：治疗细菌性阴道炎时，口服抗生素是第一选择（详见章节 2.6），阴道给予甲硝唑或其他抗生素可能疗效不佳。

## 2.14.12　杀精避孕药

可购买到的包含壬苯醇醚 -9 的非处方（OTC）杀精避孕药有膏剂、凝胶、泡沫剂和片剂。这种避孕方式一直被认为是无害的。然而，在一项对母体曾在

☆ ☆ ☆ ☆

孕期使用阴道避孕药后出生的 700 多名儿童的研究中观察到畸形率略有增多
(Jick，1981)。Meta 分析并未证实此项发现（Einarson，1990）。部分文献表明，
这些杀精剂的使用可通过破坏阴道黏膜、扰乱阴道菌群进而增加 HIV 的感染风
险（Rosenstein，1998；Stafford，1998）。

> **建议**：阴道应用含壬苯醇醚 -9 的杀精药与出生缺陷的风险并无相关。

### 2.14.13  宫内节育器

应用含铜的宫内节育器避孕的女性中，输卵管中铜浓度明显升高。但血清
铜和铜蓝蛋白水平并无改变（Wollen，1994）。一些报告表明宫内带器妊娠与节
育器被取出或掉落的群组相比,自发性流产和早产的概率增加,但畸形率无增加。
这同时也是对左炔诺孕酮宫内节育系统的期待。

> **建议**：从胚胎毒性角度来看，宫内带器妊娠并非是终止妊娠和侵入性诊
> 断的指征。然而，有报道表明，带器妊娠会增加自发性流产的概率。

# 2.15  激素类

Asher Ornoy，Corinna Weber-Schöndorfer

激素是人体自身传递信息的物质，其在各自效应器官的细胞中进行特定的
调节从而控制生理过程。其调节作用发生在三个水平：下丘脑水平（原发释放
功能），脑垂体刺激水平，以及相应器官腺体水平。激素的分泌是通过三个层次
的反馈机制或通过调节物质（如胰岛素和葡萄糖，胰高血糖素和葡萄糖，钙和
甲状旁腺激素）的水平来控制的。

当母体接受激素治疗时，可能通过不同程度的调节机制影响胎儿。影响母
体内分泌系统的药物也可能影响胎儿的系统。母体内分泌疾病（如糖尿病、甲
状腺功能亢进或甲状腺功能减退）往往可能对胚胎和胎儿产生与胎儿激素系统
不相关的负面影响（如糖尿病胚胎病、糖尿病胎儿病）。

本章讨论的经典的激素、拮抗激素和母体内分泌系统疾病区别于局部组织
因子或介质和其他物质，如前列腺素和白三烯（见章节 2.14）。

### 2.15.1  下丘脑释放激素

下丘脑释放激素（如促性腺激素释放激素，GnRH）由于分子量较小，可

以穿过胎盘。它们现被用于诊断子宫内膜异位症、子宫肌瘤，在生殖医学中也被用于诊断某些激素依赖性的恶性疾病。GnRH 激动剂还可用于年轻恶性肿瘤化疗后的患者，以预防过早绝经，但其有效性和安全性仍存在争议（Blumenfeld 2008）。

以下为下丘脑释放激素的诊断用途。

■ 应用合成药物普罗瑞林，相当于应用天然下丘脑促甲状腺激素释放激素（TRH）进行试验。

■ 在可的瑞林的辅助下可以检查垂体前叶促肾上腺皮质功能（尤其是疑似垂体肿瘤时）。

■ 生长释素是一种生长激素释放激素（GHRH）的模拟剂，可用于诊断可疑的生长激素缺乏症。

■ 戈那瑞林是生理性 GnRH，可使脑垂体释放 LH 和 FSH，可用作诊断剂和治疗药物（即为 GnRH 不足的替代治疗）。戈那瑞林的模拟剂曲普瑞林，可被用于子宫内膜异位症、子宫肌瘤妇女的辅助生殖。

■ 亮丙瑞林（一种促性腺激素释放激素类似物）和戈舍瑞林、黄体激素释放激素（LHRH）激动剂已批准应用于子宫内膜异位症、子宫肌瘤和乳腺癌。

■ GnRH 类似物，布舍瑞林和那法瑞林可用于治疗子宫内膜异位症和辅助生殖。

在孕早期意外接受促性腺激素释放激素类似物治疗的 340 名孕妇中，既未发现先天畸形或流产的增加，也未发现该药对胎儿宫内生长的抑制作用（Cahill，1998 年调查）。在一项仅包括 6 名儿童的研究中，4 名儿童被诊断出发育问题，如注意力缺陷、运动和语言障碍，一名儿童还患有癫痫症。研究者认为这可能是 GnRH 类似物的发育毒性作用（Lahat，1999），但这些结果并未被其他研究所证实。

GnRH 拮抗剂西曲瑞克和加尼瑞克可防止黄体生成素（LH）的过早升高，因此可防止辅助生殖过程中的过早排卵。比较 GnRH 拮抗剂加尼瑞克和 GnRH 模拟剂布舍瑞林用于促排卵后的妊娠结果，2 个群组每组有 1000 名受试者，结果提示两药的胎儿出生率和先天畸形率并未呈现出不同（Bonduelle，2010）。关于妊娠后应用 GnRH 拮抗剂的风险评估临床经验尚且不足。然而，至今尚未有可疑胚胎损害的报道。

天然生长抑素及类似结构的人工合成生长抑素和奥曲肽（一种合成的八肽生长抑素衍生物）抑制了生长激素（STH）和促甲状腺激素（TSH）的释放。因此，生长抑素在下丘脑激素中占据特殊地位。治疗方面，生长抑素类似物可作为类癌的止血药，并可用于减轻肢端肥大症的生长影响。

孕期应用奥曲肽已有 15 例以上的报道，尚未观察到任何的副作用。多数妇女应用其治疗肢端肥大症。至少 7 名妇女在孕期全程应用，生长抑素类似物可通过胎盘，一例女孩 6 岁前进行了定期的实验室、神经及临床检查，尚未有对

☆ ☆ ☆ ☆

宫内暴露的儿童有影响的报道（Maffei，2010）。兰瑞肽，一种生长抑素类似物，自 2005 年以来一直被用于治疗肢端肥大症。

> **建议**：几乎没有孕期应用下丘脑释放激素或促性腺激素释放素拮抗剂的任何指南。治疗肢端肥大症是目前尚无推荐与禁忌的特例。

### 2.15.2　垂体前叶激素类

垂体前叶分泌的激素可刺激或调节机体的内分泌。垂体激素的释放受下丘脑释放激素的控制。因垂体分泌激素的高分子量，其不能通过胎盘，因此不会对胚胎产生直接影响。垂体激素包含以下几种。

促肾上腺皮质激素（ACTH）可刺激肾上腺皮质中糖皮质和盐皮质激素的合成。替可克肽，一种模拟促肾上腺皮质激素的合成制剂，可用于治疗 West 综合征（婴儿癫痫性脑病）。

促性腺激素包括促卵泡激素和黄体生成素，以及孕期胎盘产生的类似于黄体生成素的人绒毛膜促性腺激素。尿促卵泡素、绒毛膜促性腺激素、绒毛膜促性腺激素 α、绒促卵泡素 α、促卵泡素 α、促卵泡素 β、促黄体素 α 和促配子成熟激素（HMG）是模拟天然激素作用的可用药物。应用激素治疗的指征为诱发排卵及保护黄体。

促性腺激素促排卵刺激可导致多胎妊娠，有 5% ～ 6% 的概率可能导致三胞胎。两篇文献描述了在促性腺激素刺激一年后出现 1 例复杂畸形和 4 例神经母细胞瘤（Mandel，1994；Litwin，1991）。这些发现并没有被其他研究所证实，也没有说明孕期可能出现其他风险。因此，并没有明显的迹象表明垂体激素不小心在妊娠期间给药会有损害。

随着妊娠的进展，胎盘分泌促生长激素或生长激素（GH，与促生长激素结构和功能相似的激素）逐渐增加，它也被称为人胎盘催乳素（HPL），或比较少用的人绒毛膜生长催乳素（HCS）。在功能上，它有类似于催乳素的作用（见下文）。随着生产生长激素基因技术的进展，所生产的药物可用于侏儒症的治疗。美卡舍明，一种人胰岛素样生长因子 -1（IGF-1），就是采用基因技术生产的一种生长激素激动剂，可用于缺乏 IGF-1 导致的发育障碍的治疗。

培维索孟是一种生长激素受体拮抗剂，主要用于肢端肥大症并有一些病例报告。其中的一例是由 Brian 发表的（2007），描述了一个妇女在妊娠期间应用培维索孟 15mg/d，最后分娩了一个健康的孩子。培维索孟在脐带血中的浓度仍在可控范围，婴儿的激素水平均在正常范围内。

自然分泌的 TSH 可刺激甲状腺激素的合成。药物促甲状腺素 α 可用于甲状腺手术后甲状腺残留的检测。

> **建议**：几乎没有任何指南说明可在孕期给予垂体前叶激素或其受体拮抗剂。治疗肢端肥大症是一种目前尚无一般推荐的例外。

### 2.15.3　催乳素受体拮抗剂/多巴胺受体激动剂

高泌乳素血症引起性腺功能减退症所导致的不孕（溢乳-闭经综合征）或泌乳素瘤经中枢神经多巴胺受体激动剂治疗后通常是可逆的。研究表明，如在妊娠过程中出现泌乳素巨腺瘤导致的眼科问题，建议继续治疗。

溴隐亭是一种麦角生物碱衍生物，用于治疗高泌乳素血症（见章节 4.11.3），较高的剂量时可用于治疗帕金森病（见章节 2.11.14）。在一项 2587 例患者的研究中，于孕早期给予溴隐亭，没有证据表明其有致畸作用（Krupp，1987）。因为大多数妇女在发现妊娠后停止了治疗，这项研究的结果同时证明持续的高泌乳素血症对发育中的胎儿无害。

卡麦角林是一种长效的合成麦角生物碱，已被证明与溴隐亭具有相同的应用指南，但卡麦角林更为高效且副作用更小。在约 500 例妊娠患者中使用（Lebbe，2010；Ono，2010），甚至在某些病例持续治疗或孕期全程给药时（Laloi-Michelin，2007；de Turris，2003），也未发现其有致畸作用。儿科医师对这些儿童进行定期检查，有些儿童随访至 6 岁，至今为止，尚未发现有产后发育障碍的证据（Ono，2010）。

在一项应用利舒脲治疗 27 例妊娠妇女的小型回顾性研究中，17 例孕妇伴有高催乳素血症，她们中的大多数都用利舒脲治疗，最终分娩 22 例正常儿童，4 例引产和 1 例自然流产，可能表明利舒脲对妊娠并无不良影响（Ventz，1996）。

也许可以像评价其他催乳素受体拮抗剂一样评价甲麦角林。

喹高利特是选择性多巴胺 $D_2$ 受体兴奋剂，不属于麦角生物碱类药物，10 名孕妇应用后仍分娩了健康的子女。其中 4 个病例需要孕期全程给药（Morange，1996）。厂商收集的另外 159 名孕妇病例中，平均孕期治疗 37d，并未发现有发育毒性影响（Webster，1996）。

> **建议**：溴隐亭和卡麦角林是高泌乳素血症首选的多巴胺受体激动剂。妊娠后如果治疗允许，应停止用药。因药物的经验有限，无法进行风险分析，利舒脲、卡麦角林和喹高利特同样建议如此。

### 2.15.4　垂体后叶激素

催产素（见章节 2.14）和血管加压素（抗利尿激素）是由垂体后叶神经垂

体分泌的。结构上，这些八肽激素与下丘脑激素相似。

后叶加压素或抗利尿激素的自然合成类似物代表是去氨加压素和特利加压素。去氨加压素用于治疗孕期已存在或被确诊的尿崩症。它也被批准作为抗出血药物，以提高血友病 A 和血管性血友病病中凝血因子Ⅷ的活性。超过50 名孕妇的案例报道中发现无特异性风险（Sánchez-Luceros，2007；Siristatidis，2004；Ray，1998），没有经验表明特利加压素可在孕期应用，特利加压素被批准为治疗紧急食管静脉曲张出血的药物。在动物实验中，它可用于流产。

托伐普坦是一种选择性的加压素 $V_2$ 受体拮抗剂，主要用于抗利尿激素分泌不足导致的低钠血症。尚没有关于其在孕期使用的报道。

> **建议**：催产素可用于引产和促宫缩。去氨加压素可作为孕期抗利尿激素缺乏的一种替代，紧急情况下也作为止血剂。

## 2.15.5　孕期甲状腺功能及碘供应

孕期的激素变化和代谢需要的改变使甲状腺功能也发生生理适应性改变。对于胚胎及胎儿的正常发育，甚至是简单的妊娠来说，这是一个重要的先决条件。

胎儿甲状腺在妊娠第 3 个月结束时开始有功能。在此之前，胎盘和胚胎完全依赖于母体甲状腺激素的支持。

在孕期，母亲对碘的需求增加。母亲和胎儿的甲状腺功能都依赖于充足的碘供应。在碘缺乏的地区，在妊娠前要保证充足的碘。

在孕期，碘的需要量为 260μg。许多国家碘摄入不足。由于食用碘盐，可以不必过于依赖碘盐食品和海鱼，整个孕期应当药物替代给予 200 ～ 300μg 的碘。给碘也可以根据甲状腺的甲状腺过氧化物酶抗体（TPO-AK）滴度升高来进行，因为桥本自身免疫性甲状腺炎不会因此诱发或加重。

## 2.15.6　甲状腺功能减退，三碘甲状腺原氨酸（$T_3$）和甲状腺素（$T_4$）

甲状腺功能减退症可导致不育，如果不治疗，可能会导致妊娠并发症的增加，如自发性流产、妊娠高血压疾病、前置胎盘、胎盘早剥（Gärtner，2009）。在有充足的碘供应的人群中，慢性甲状腺炎是甲状腺功能减退最常见的原因。即便没有明显的甲状腺功能减退，甲状腺抗体也增加了自然流产（Gärtner，2009）和早产（Negro，2006）的风险。这同样被一项荟萃分析的结果所证实

（Thangaratinam，2011）。左甲状腺素似乎可降低风险。根据严重程度和持续时间的不同，孕期间未治疗的甲状腺功能减退症可能导致不同程度的儿童神经心理发育障碍。这是已知的，尤其与碘缺乏相关（Berbel，2009）。Pop（2003）研究了游离甲状腺素（$fT_4$）水平较低的孕妇分娩的 63 个孩子的发育情况，与妊娠期间母亲甲状腺功能正常分娩的 62 个孩子相比较，贝利（Bayley）发育量表的心理量表平均偏低 10 分，在出生后的第一年和第二年，运动量表偏低 8 分。同样，Li（2010）发现，患有亚临床甲状腺功能减退、低甲状腺素血症或是甲状腺过氧化物酶抗体偏高的女性分娩的后代在 25 ～ 30 月龄时出现了发育延迟。一项荷兰研究（Henrichs，2010）发现低甲状腺素血症的孕产妇分娩的后代在 30 月龄时语言和认知延迟风险增高。

　　Haddow（1999）在研究 60 名 7 ～ 9 岁的儿童时得出了类似的结论。许多研究者建议在孕前或至少在确认妊娠后筛查甲状腺功能，包括甲状腺抗体测定。

　　有活性的甲状腺激素为 $T_3$ 和 $T_4$ 的 L 型，它们仅在游离、非蛋白结合的形式时有代谢活性。$T_3$ 是有生物活性的激素，其起效比较快，有效期较短，而 $T_4$ 需要去离子转化为 $T_3$，可以被看作是 $T_3$ 的低效前体激素。胎盘的发育需要甲状腺激素。$T_4$ 脱碘转化为 $T_3$，$T_3$ 转换为 $T_2$。胎盘仅允许有限的甲状腺素通过。然而，胎儿甲状腺发育不全时，可因高浓度梯度而出现母体甲状腺素的定量转移。

　　左甲状腺素和碘塞罗宁或其复方制剂可作为替代治疗药物。恢复生理相关的常规剂量一般不会致畸或出现胎儿毒性。妊娠期间甲状腺激素的需求增加，所以甲状腺功能减退的妇女必须调整剂量。

　　有迹象表明，缺硒（即 selenase）（Toulis，2010）可以降低甲状腺过氧化物酶抗体（TPO-AB）的滴度。甲状腺中含有丰富的这种必需微量元素，硒是谷胱甘肽过氧化物酶和使 $T_4$ 的脱碘成为有活性激素 $T_3$ 的脱碘酶的组成部分。可给予免疫性甲状腺炎者硒 $200\mu g/d$，同时配合甲状腺素。在一项前瞻性、安慰剂对照研究中，151 例孕妇均有特异性抗体的升高，其中 50% 是在干预组，结果观察到产妇产后发生甲状腺功能紊乱和产后甲状腺功能减退症的频率下降（Negro，2007）。然而，目前尚不清楚这是否也会对妊娠过程（如先兆子痫的频率）和妊娠结局（如早产概率；Reid，2010）产生积极影响。

---

　　**建议**：甲状腺功能正常的孕妇也应预防性地补充碘。甲状腺功能减退症必须常规采用左甲状腺素治疗。在妊娠初期（从孕第 5 周开始），$T_4$ 剂量应增加约 30%，在妊娠开始后给予 25 ～ 50μg。在孕中期，应该增加妊娠前剂量的 40% ～ 50%。TSH 值可用于监测合适的治疗量。女性患有慢性甲状腺炎但无甲状腺功能减退也应在孕期接受甲状腺素治疗。需要进一步的研究来判断硒是否为 TPO-AB 升高孕妇的治疗首选。

## 2.15.7　甲状腺功能亢进症和甲状腺激素拮抗剂

未经治疗的甲状腺功能亢进症对母亲和胎儿来说都具有风险，可导致胎儿生长迟缓、先兆子痫、早产、胎儿宫内死亡或死产。Grave 疾病及桥本甲状腺炎可能导致甲状腺功能减退，应该在妊娠开始前和孕晚期的早期测定甲状腺自身抗体。促甲状腺素受体免疫球蛋白（TSI）升高可说明这些抗体是如何通过胎盘的。观察到通过这种方式发生在胎儿或新生儿的一过性甲状腺功能亢进的频率为 1% ～ 10.3%（Rosenfeld，2009）。如果可以在孕前的几个月为患有甲状腺炎的孕妇补硒，这可能会降低胎儿的甲状腺抗体水平（Toulis，2010）。

孕妇甲状腺功能亢进症通常采用甲状腺激素拮抗剂。母体患有严重的甲状腺毒症可在孕期手术治疗。

放射性碘治疗（见章节 2.20）属于禁忌。甲状腺激素拮抗剂包括丙硫氧嘧啶、卡比马唑及其活性代谢产物、甲巯咪唑。所有这些药物都会对胎儿产生影响。甲状腺激素拮抗剂是治疗甲状腺功能亢进症孕妇的一种选择。

孕期应常规监测甲状腺功能，即游离甲状腺素和促甲状腺素抗体受体抗体，以减少胎儿发生甲状腺功能障碍的可能性（Chan，2007）。仔细调整的甲状腺激素拮抗剂疗法目前很少会导致新生儿严重的先天性甲状腺肿（Diav-Citrin，2002）。在孕期，应用甲状腺激素拮抗剂治疗应保持在可能的最低剂量，监测参数包括临床表现如母亲的心搏频率，而且不应该与甲状腺素联合使用。

甲状腺功能亢进可对妊娠结局产生不利影响。Mitsude（1992）在 230 例母亲患有 Grave 病分娩的新生儿中观察到，低出生体重新生儿占 16.5%、甲状腺功能异常的新生儿占 6.5%。新生儿中显然未出现其他问题。其他研究者也报道了低出生体重、早产率增加和甲状腺功能异常（Ramprasad，2012）。

### 丙硫氧嘧啶（PTU）

丙硫氧嘧啶（PTU）是 60 多年前在市场上出现的药物，在美国比在欧洲更为常用。据估计 2008 年有 100 000 人接受了 PTU 治疗。其罕见的突发急性肝毒性限制了其作为孕妇的首选治疗药物。过去的 20 年中，美国食品药品监督管理局（FDA，2009）报道了成人应用 PTU 后出现严重肝毒性 22 例，其中 9 例死亡，5 例进行了肝移植。据推测，实际数量更高，因为美国过去 17 年的 16 例 PTU 引起的肝移植已单独统计（Rivkees，2010）。Bahn（2009）发现，相比成人，PTU 用于 17 岁以下的儿童后出现肝损伤率增加，但应用甲巯咪唑治疗者并未出现这种情况。

在最近的一篇描述 PTU 致肝毒性的综述中，Glinoer（2012）建议 PTU 不应用于儿童，也应减少成人的使用。然而，他们建议在孕期使用。

☆ ☆ ☆ ☆

　　建议其作为孕期药物是因为缺乏其可致畸的证据（Rosenfeld，2009；Diav-Citrin，2002）。一项新的病例对照研究发现 PTU 和内脏转位之间的关系，但研究者们对这种关联持怀疑态度（Clementi，2010）。FDA 的药品监督网站数据库分析，从 1970 ～ 2008 年，15 例应用 PTU 的病例中有 9 例畸形被报道，但没有报道具体是哪种畸形（Tabacova，2010）。各种甲状腺激素拮抗剂的胎盘转移非常相似，所以这些胎儿 / 新生儿都可能发生甲状腺功能减退和甲状腺肿（Bliddal，2011；Corral，2010）。所观察到的宫内 PTU 暴露后新生儿 TSH 值升高频率为 9.5%（其中很大一部分人也并发甲状腺肿；Rosenfeld，2009）～ 21%（Momotani，1997）。临床上，甲状腺功能亢进症在建议的 7 ～ 10d 的婴儿检查中检测不到。通常，甲状腺功能值趋于正常发生在婴儿出生后的 1 个月。

### 甲巯咪唑（他巴唑）和卡比马唑

　　卡比马唑、甲巯咪唑已在市场存在了与 PTU 差不多的时间。FDA 只有 5 例严重肝毒性的成人报告（FDA，2009），其中 3 例死亡（少于 PTU 使用后）。为了比较两种药物的副作用，同样需要甲巯咪唑使用频率的数据。

　　卡比马唑、甲巯咪唑可导致一种罕见的胚胎先天性皮肤缺损（发育不全），特别是在有头发覆盖的头部，以及后鼻孔闭锁、食管闭锁、食管气管瘘和胃肠道的其他畸形（ONO，2009），还可发生不连续的面部畸形、生长发育迟缓，以及运动和精神延迟（Foulds，2005；Barbero，2004；Karg，2004；Ferraris，2003；Karlsson，2002；Clementi，1999）。20 ～ 30 例报告中描述了上述畸形的表型及它们的合并发生情况：15 个孩子中至少有一个发育不全（Abe，2010），13 个孩子中至少有一个后鼻孔闭锁（Kannan，2008）。在一些孩子中合并发生畸形。同时 FDA 药品监督网页数据库分析显示，在 1970 ～ 2008 年，报道 32 例孕期应用甲巯咪唑治疗的孕妇，后代发生较为常见的畸形，包括头皮缺损、面部变形和后鼻孔闭锁（Tabacova，2010）。

　　在一项前瞻性多中心病例对照研究中，204 名孕期暴露于甲巯咪唑的患者后代出现了 8 例畸形，显示其畸形的风险并没有增加。然而，8 例畸形的孩子中，有 1 例后鼻孔闭锁和 1 例食管闭锁（dI Gianantonio，2001）。在 Barbero 进行的病例对照研究（2008）中，61 名儿童中的 10 名（16.4%）被发现子宫内甲巯咪唑暴露与后鼻孔闭锁相关，而健康对照组中只有 2/183（1.1%）的儿童有过宫内甲巯咪唑的暴露。另一项研究（Clementi，2010）中，18 131 例畸形儿分为 52 组，分析早孕药物摄入与应用甲状腺激素拮抗剂的联系，发现卡比马唑 / 甲巯咪唑暴露与脐膨出及后鼻孔闭锁之间存在联系，且具有统计学意义。可以假定，甲巯咪唑暴露后单侧后鼻孔闭锁的实际发生率更高，因为本病不是出生后即可诊断。

　　综上所述，甲巯咪唑暴露后似乎并没有增加总畸形率；然而，甲巯咪唑可使 1/10 000 ～ 1/1000 的暴露胎儿可能出现上述的畸形综合征（Cooper，2002；

☆☆☆☆

Diav-Citrin，2002）。两个小样本的研究并未发现宫内暴露会对儿童有身体和智力发育的影响（Eisenstein，1992；Messer，1990）。各种甲状腺激素拮抗剂胎盘转移是相似的，所以它们都可能发生胎儿/新生儿甲状腺功能减退和甲状腺肿（Bliddal，2011）。根据既往研究数据，会影响约 14% 的新生儿（Momotani，1997）。

### 高氯酸钠及其他

高氯酸钠仅用于过量碘摄入。妊娠期间可以防止碘转移给胎儿导致甲状腺肿。

> **建议**：妊娠合并明显的甲状腺功能亢进症应该应用甲状腺激素拮抗剂治疗，选择最小的治疗剂量。联合应用甲状腺素为治疗禁忌。由于缺乏致畸的证据，PTU 在许多地方被作为孕期的首选药物。卡比马唑易产生胚胎病，甲巯咪唑治疗的患者则很少发生，PTU 治疗的患者比甲巯咪唑治疗的患者更频繁地被观察到非常罕见的严重肝毒性，这些风险都应比较权衡。至少孕早期，PTU 是可选用的。另一方面，已经稳定地适应（低剂量的）卡比马唑/甲巯咪唑的女性不应改变治疗。应用甲巯咪唑、卡比马唑治疗者在孕中期应做详细超声诊断检查。

胎儿甲状腺功能减退症（药物治疗的结果）和胎儿甲状腺功能亢进症（通过母亲的自身抗体的转移）均有出现。因此，应建议在产后的 10 ～ 14d 对新生儿进行甲状腺超声检查和甲状腺功能监测检查。

### 甲状旁腺激素

甲状旁腺激素（PTH）是甲状旁腺分泌的，包含 84 个氨基酸，分子质量为 9.4kDa。第 1 ～ 34 个氨基酸是 PTH 的活性部分，其作用是通过促进骨吸收来增加血液中钙离子的浓度，因此可以导致钙和磷酸盐的分解。因肾的近端小管重吸收减少，磷酸盐部分在肾中丢失。PTH 通过增强维生素 D 的活性，促使 25- 羟化 $D_3$ 转变为更具活性的 1，25- 双羟 D（骨化三醇），从而增加钙和镁在肠道中的吸收。降钙素为甲状腺滤泡旁细胞（C 细胞）分泌的一种激素，可降低钙浓度，PTH 可拮抗其作用。严重的低镁血症或高钙血症和骨化三醇的增加可抑制 PTH 分泌。骨组织和肾脏中可发现较多的甲状旁腺激素 1 受体(PTHrp)，中枢神经系统、胰腺、睾丸和胎盘中也可发现，PTH 在甲状旁腺激素 1 受体的基础上发挥增加钙浓度的作用（Kovacs，2001）。作为一种蛋白，它的半衰期只有约 4min。PTH 和维生素 D 通过调节胎儿胎盘钙和磷酸盐的平衡，对胎儿骨化起着重要的作用（Young，2012；Simmonds，2010），还可调控与胎盘钙转移相关的基因以增加钙的胎盘转移。PTH 和维生素 D 间有着密切的联系（参章节2.18.9）。基于 PTH 的高分子量，PTH 不会通过胎盘。因此，妊娠期甲状旁功能亢进并不会影响胎儿的发育。另一方面，其导致的血钙过多可能影响胎儿。孕期应用 PTH 并非禁忌。

> **建议**：甲状旁腺功能亢进症应用骨化三醇和钙治疗且连续监测血钙者没有必要进行 PTH 治疗。如需在孕期治疗的话，可在给予 PTH 时监测母体血液中的钙浓度。在较为少见的孕期继发性甲状旁腺功能亢进症患者（即腺瘤甲状旁腺）应用时并未发现胎儿损伤的报告。

## 2.15.8　糖皮质激素

**药理学**

肾上腺皮质合成两种不同类型的激素：糖皮质激素和盐皮质激素。除其他作用以外，它们可调节糖类和矿物质代谢。在孕期，肾上腺皮质激素的平衡发生了变化。从妊娠约 3 个月开始，血清中的皮质醇浓度升高、排泄量增加，直至妊娠结束。

糖皮质激素治疗具有重要的临床意义并被广泛地应用。非卤代化和卤代化的糖皮质激素存在差异。其仅用于局部，皮肤或吸入剂的衍生物在其他章节讨论（见章节 2.3.2）。氢化可的松和泼尼松龙在胎盘中被灭活，但不包括倍他米松和地塞米松。围生期，胎儿血液中泼尼松和泼尼松龙的浓度为产妇血液中浓度的 10%。倍他米松和地塞米松则分别为 30% 和 100%。

**糖皮质激素治疗的主要指征**

糖皮质激素是治疗过敏性、炎性和增殖性疾病的有效方法，因此使用的是非生理性的高剂量。此外，它们被用于肾上腺皮质功能衰竭的替代治疗和诱导胎儿肺成熟。

在表 2-3 中总结了其效果相当于 10mg 泼尼松龙的各种糖皮质激素的剂量。孕期很少有应用指征，如艾迪生病时给予氟氢可的松和氢化可的松。

表 2-3　各种糖皮质激素的有效性比较

| 相当于 10mg 泼尼松龙的效果 | 卤化物或氟化物 | 特点 |
| --- | --- | --- |
| 倍他米松 | 1.5 mg + | 矿物类皮质激素：几乎无影响 |
| 布地奈德 | | 口服生物利用度仅 9% ~ 13% |
| 氯泼尼醇 | 5 mg + | — |
| 地夫可特 | 12 mg | |

☆☆☆☆

续表

| 相当于 10mg 泼尼松龙的效果 | 卤化物或氟化物 | 特点 |
|---|---|---|
| 地塞米松 | 1.5 mg+ | 无矿物类皮质激素效应<br>效果持续时间 > 36h |
| 氟可龙 | 10 mg | 库欣阈剂量：20mg/d |
| 氢化可的松 | 40 mg | 库欣阈剂量：0 ～ 40mg/d。明显的<br>矿物皮质激素效应。生物半衰期 8 ～ 12h |
| 甲泼尼龙 | 8mg | 没有矿物皮质激素效应。效果持续时间 12 ～ 36h |
| 泼尼松 | 10 mg | 最小的矿物皮质激素效应。效果持续时间 18 ～ 36h |
| 曲安西龙 | 8 mg + | 比泼尼松稍强的矿物皮质激素效应 |

所需的盐皮质激素和糖皮质激素的剂量有助于实现生理关系，不会对暴露于它的母体和胎儿产生副作用。

长期应用高剂量的糖皮质激素治疗过敏性、炎性或增殖性疾病可能会导致严重的产妇副作用，如库欣样症状和骨质疏松症。停止使用时，可能发生肾上腺皮质功能衰竭。需要对胎儿进行治疗时，地塞米松是可用的，因其有良好的胎盘转移作用。相比之下，含氟皮质激素不适合孕妇长期的系统治疗。

**致畸作用**

全身使用糖皮质激素经验最多的是泼尼松的生物活性形式泼尼松、泼尼松龙，特别是在孕早期。在动物实验中，糖皮质激素有致畸作用。它们可能会导致腭裂，尤其是在鼠类的实验中。在人类的唇腭裂问题上，回顾性研究也不能完全排除具有稍高的风险性（Carmichael，2007；Pradat，2003；Rodriguez-Pinilla，1998）。所有迄今已发表的队列研究和病例对照研究的荟萃分析发现，发生唇腭裂的风险显著增加（OR，3.4），总畸形率未升高（Park-Wyllie，2000）。一项对 311 名妊娠早期糖皮质激素暴露女性的前瞻性对照研究发现，总畸形的风险没有增加，也没有一例唇腭裂发生（GUR，2004）。Hardy（2005）也未观察到口服类固醇药物和唇腭裂的发生之间有任何联系。此外，最近的一项丹麦的研究中，Bay Bjorn（2012）对 1449 例孕前 3 个月应用糖皮质激素的孕妇进行分析，只发生一例唇腭裂（0.08%），重大畸形率与 83 043 例未应用糖皮质激素治疗的孕期妇女对照组中的对照孕妇相似。

总结，在孕 8 ～ 11 周的敏感期内，如果给予高剂量的糖皮质激素，则不能排除腭裂伴或不伴唇裂的低风险。不能界定安全的剂量，但低剂量（如 10 ～ 15mg/d 的泼尼松龙）的个体风险似乎可以忽略不计。

☆ ☆ ☆ ☆

**胎儿毒性**

应用高剂量糖皮质激素治疗，根据不同的治疗持续时间、剂量和临床症状，可能导致胎儿宫内发育迟缓、早产，以及新生儿短暂的低血糖、低血压和电解质紊乱。很少出现足月健康、无感染的新生儿出生 3h 后出现严重的肾上腺皮质功能不全的特殊案例。妊娠前 4 周，母亲曾接受了每日口服 32mg 甲泼尼龙和 100mg 氢化可的松直肠给药，用于治疗恶化的克罗恩病，应用氢化可的松替代治疗后，新生儿无后遗症（Homar，2008）。

**长期的影响**

Miller（2004）研究了新生儿出生 4 个月甚至更长时间后的体重、皮质醇浓度水平基线，以及免疫应激反应后的皮质醇效价。泼尼松龙暴露时间较长的儿童和健康母体的儿童之间没有差异。

**肺成熟度**

地塞米松或倍他米松用于先兆早产的治疗已有几十年的时间，用药可促进新生儿肺成熟并防止呼吸窘迫综合征（RDS）。应用这种疗法，早产婴儿的存活率增加并且脑出血的发生率降低。在 20 世纪 90 年代后期常见的临床用法为首次给药后，每周重复应用糖皮质激素，直至分娩。这种方案后来有所更改，因为有迹象表明，婴儿脑性麻痹与后天行为异常的风险增加，建议一次性循环给药。近年来出现大量的比较倍他米松与地塞米松、单次与双次循环给药的有效性，对新生儿的副作用及对儿童的远期影响的研究报道。

目前许多欧洲国家对有早产风险及临床表现（单胎或多胎妊娠）的孕妇，在妊娠 24 周（可生产）～ 32 周推荐使用一个周期的倍他米松（即 12mg 倍他米松，肌内注射，24h 后，重复给药 12mg）。妊娠 34 周后，通常不需要用药促肺成熟（Porto，2011）。这与世界围生期医学协会早产工作组（SAPM）的更广泛建议是相似的。

随着时间的推移，倍他米松一次性循环给药的建议正在实施。然而，较新的研究结果表明 2 次循环给药方案对降低新生儿发病率更为有利（Miracle，2008）。继续应用一次循环治疗的首要理由是缺乏其对孩子行为的长期影响的研究。

与一次给药相比，产前重复应用糖皮质激素对新生儿出生体重、身长、头围有着更严重的负面影响（Rodriguez-Pinilla，2006）。研究比较早产儿（< 34 周）应用 1 次与 2 次糖皮质激素暴露对新生儿的死亡率和发病率的影响发现，两组之间的死亡率并没有差异。就新生儿呼吸系统的发病率而言，产前应用两个周期的糖皮质激素的早产儿较低（McEvoy，2010；Garite，2009）。

早产的临床经验研究和动物实验研究表明，倍他米松对胎儿和新生儿的神经生理发育的影响低于地塞米松（Lee，2006）。与个别报告相反，新生儿败血症在应用糖皮质激素促胎肺成熟后并不经常发生。母亲孕前体重指数较高（BMI ≥ 25）者产前给予糖皮质激素没有显著影响早产的发病（Hashima，

☆☆☆☆

2010)。

### 长期的影响

#### 倍他米松

荷兰研究者对 171 位接受倍他米松治疗的孕妇（应用目前推荐剂量）与 818 位未使用糖皮质激素治疗的孕妇进行研究，比较早产儿的出生率（出生在孕 32 周以内）。19 岁时，将宫内暴露的病例中的 84 个患者与 328 例对照组比较，倍他米松组的低死亡率 (22% vs 35%) 与代谢风险较高的幸存者并无相关性。但暴露组的肾小球滤过率略有降低，但没有临床意义 (Finken, 2008)。

对来自赫尔辛基的 142 名早产儿进行随机研究，观察到倍他米松宫内重复给药并不影响小婴儿的性情。然而，以家长填写的"早期儿童行为"调查问卷为分析依据，当孩子 2 岁时，第 2 个周期与生育之间的时间超过 24h 的孩子们明显更为冲动。单独的倍他米松给药频率、出生体重与性情有关。早产儿在 2 岁时（校正年龄）(Pesonen, 2009) 显示缺乏情绪控制和运动活动，更容易羞怯。

259 名芬兰早产儿由神经心理学家、儿科医师或神经儿科医师在 2 岁时根据严格标准化措施进行筛查，其中 120 名进行了两个周期的倍他米松治疗，139 名仅进行一个周期的倍他米松治疗（即所谓的安慰剂组），两组在身体和神经发育上并未发现差异 (Peltoniemi, 2009)。

---

**建议：**

■ 当孕期需要采用肾上腺皮质激素替代治疗时应随时持续进行。

■ 目前先兆早产诱导肺成熟一般的做法为在 24(可存活的最小孕周)～34 周施行一个周期的倍他米松治疗，个别案例可在孕 28 周后开始第 2 个周期的治疗。

■ 孕妇也可采用糖皮质激素进行全身、抗过敏、抗炎或免疫抑制来治疗相关疾病。泼尼松和泼尼松龙是首选。

■ 与很少见的需要高剂量多周使用的情况下，胎儿的生长发育应采取超声监测。如果这种疗法需要持续治疗直到分娩，新生儿一旦发生肾上腺功能不全，则必须考虑和采取相应对策。

■ 紧急治疗时不受剂量的限制。

若孕 8～11 周时母体应用高剂量糖皮质激素治疗，可以采用超声对胎儿面部进行唇腭裂评估检测。

---

## 2.15.9　糖尿病与妊娠

糖尿病（DM）是代谢紊乱的统称，其主要症状是慢性高血糖症。主要分为

3 种类型。1 型是由胰岛素分泌不足所致，2 型和妊娠期糖尿病（GDM）以胰岛素作用紊乱为特征。1 型或 2 型糖尿病也可能是男性不育和女性不孕的主要因素。GDM 通常发生在妊娠的后半期。妊娠前糖尿病（PGDM）和 GDM 的发生率与 2 型糖尿病的患病率呈现显著的正相关。孕妇的 PGDM 的患病率约为 0.5%，其中约 40% 的女性患有 2 型糖尿病（Kinsley，2007）。既往存在 1 型、2 型糖尿病或开始妊娠发现妊娠前糖尿病（PGDM）的患者可通过糖化血红蛋白值升高来诊断，其与畸形的发生率增加有关。糖化血红蛋白作为"血糖记忆"，标志着在患者红细胞（120d）存活时间期限以内的代谢情况。糖化血红蛋白越高，出现畸形和其他妊娠并发症的风险越高。PGDM 母亲的后代先天畸形的发生率为 5%～10%，与糖尿病的严重程度直接相关，更与疾病控制较差相关（Reece，2012；Allen，2007）。

多种畸形与母体糖尿病相关，尤其是心脏缺陷、神经管和大脑异常、骨骼异常包括尾部退化综合征、食管膨出、尿道畸形和胆管闭锁伴脾异常。经常出现多种畸形。很难确定一个阈值，低于这个阈值畸形率就不会继续增加。不知道患有糖尿病的超重女性的胎儿神经管缺陷的风险将会更高。然而若妊娠前 HbA1c < 7.5%，婴儿畸形的风险只有小幅增加的可能（Allen，2007）。

由于周围组织代谢适应，流产率增加，围生期死亡率和早产率明显高于平均水平。新生儿发病以器官不成熟、发育不良和产后代谢障碍的巨大儿为特点，尤其是新生儿低血糖，有时也可发生低钙血症。控制好糖尿病，胎儿出生体重则趋于正常化。严重的糖尿病合并肾病时，新生儿出生体重可能会低于正常水平。在所有糖尿病母亲的新生儿中，必须排除低血糖。巨大儿的剖宫产率和阴道分娩时肩难产的发生率会增加。同样，子宫胎盘问题、妊娠高血压的发生率也会升高。绝大多数 2 型糖尿病或妊娠糖尿病是在代谢综合征的基础上发生的。胰岛素依赖组织既往就存在胰岛素抵抗，因而组织中葡萄糖的转化需要更高水平的胰岛素浓度。由于高胰岛素血症，饥饿感增加，这反过来又导致食物的摄入量增加，进而发生肥胖的恶性循环。在这些患者中，减肥可有效降低胰岛素浓度并提高胰岛素受体密度和灵敏度。在计划妊娠前，身体质量指数（体重指数）应下降到 27kg/m$^2$ 以下（现有肥胖者的妊娠风险见章节 2.5.15）。

良好的正常血糖代谢是妊娠期间治疗的目标，因为糖尿病胎儿病主要是由母亲的高血糖所致，同时身体高血糖也是导致胎儿高血糖的原因之一。这与胎儿胰岛素分泌增加，从而导致 β 细胞肥大 / 增生有关。胎儿高胰岛素血症通过影响透明膜形成和损伤胎儿肺细胞表面活性物质产生，导致透明膜病，进而促使新生儿呼吸窘迫综合征的发生。

低血糖是糖尿病患者严格控制的一种比较常见的并发症，如果没有严重到会伤害母体，它显然也不会损害发育中的胚胎和胎儿。低血糖严重发作通常发生在妊娠（Evers，2002）的前 3 个月。

☆☆☆☆

妊娠中糖尿病母亲的糖尿病控制不足（主要来自无法诊断或治疗不足的 GDM），儿童在以后的生活中存在患有胰岛素"代谢综合征"的高风险，特点是超重和（或）肥胖、高血压、心血管疾病和 2 型糖尿病。儿童和成人超重和 GDM 在工业化国家越来越多。糖尿病母亲妊娠后，妊娠期 2 型糖尿病的风险增加，降低风险与减肥、饮食和生活方式的改变密不可分。

**神经发育结果**

母体患有妊娠前糖尿病或妊娠期糖尿病的儿童存在精细运动障碍的风险增加。一些研究者在幼儿园和儿童中也观察到，这类患儿的学习困难和注意缺陷多动障碍（ADHD）的发生率增加，但他们的认知能力正常（Ornoy, 1998；1999）。

国际 HAPO（高血糖与不良妊娠）研究（Coustan, 2010）的结果已经公布。他们试图找到对妊娠不利的血糖阈值证据，这项研究的一部分来自四大洲的 25 000 名妇女，目标是为 GDM 的诊断预测价值创造标准。以下是对全球妊娠期糖尿病的诊断建议：OGTT 一次或一次以上达到或超过标准（OGTT 为 75g 葡萄糖 2h）；葡萄糖开始负荷前的空腹血糖 ≥ 92mg/dl（5.1mmol/L），服用葡萄糖后 1h 血糖 ≥ 180mg/dl（10mmol/L）；2h 血糖 ≥ 153mg/dl（8.5mmol/L）（2010, Coustan）。这些作为国际准则在许多国家普遍实行。

> **建议**：患有糖尿病者，维持正常的血糖是降低儿童及产妇发病的重要先决前提。孕前实现这一目标是最理想的情况。巨大儿（大于胎龄儿）是主要的危险和治疗不足的结果。小于胎龄儿则是血糖控制过于严格和低血糖发作的结果，尤其是合并肾病者。因此，胎儿生长应定期监测，每个妊娠期糖尿病妇女都应以跨学科的方式诊疗。

## 2.15.10 胰岛素

胰腺可产生并分泌胰岛素、胰高血糖素和生长抑素。临床最重要的是胰岛素分泌紊乱。胰高血糖素对低血糖的反向调节非常重要。

孕期，胰岛素敏感性改变：妊娠 8～12 周，胰岛素敏感性增加，低血糖发生的风险较高，而在妊娠中期，胰岛素敏感性降低。因此，胰岛素治疗必须不断适应妊娠期糖代谢的持续变化。胎儿出生后胰岛素的敏感性恢复正常，妊娠期糖尿病自然痊愈。

与口服降糖药相比，人胰岛素不会穿过胎盘。胰岛素强化剂量方案为每天至少注射 3 次短效胰岛素，夜间以长效胰岛素进行补充，或使用胰岛素泵，应用这种方案可更好地控制血糖，并改善新生儿状况。如果患有 2 型糖尿病或妊娠期糖尿病的女性不能够采取这种方案，那么可考虑采取传统的强化治疗，即

☆ ☆ ☆ ☆

单独给基础胰岛素和餐前胰岛素，或至少是胰岛素与足够量的短效胰岛素的混合方案。

胰岛素替代治疗妊娠期糖尿病的广泛经验，并没有显示其具有胚胎毒性或致畸作用。这也适用于 2 型糖尿病患者妊娠晚期由超重、肥胖所致的胰岛素抵抗，需要使用高剂量胰岛素的情况。因此妊娠晚期需要使用大剂量的胰岛素。根据 25 年来全世界应用的丰富经验，胰岛素是妊娠期糖尿病妇女的首选药物。

多年来已有的胰岛素类似物包括短效赖脯胰岛素、门冬胰岛素、谷赖胰岛素，以及长效甘精胰岛素和地特胰岛素。除了具有良好的血糖控制作用，胰岛素类似物还要求不能够通过胎盘、几乎不产生任何抗体，并且 IGF-I（促视网膜病变参数）的活性最低。赖脯胰岛素和门冬胰岛素可在使用正常胰岛素的一半时间内达到峰值，血浆浓度比常规胰岛素高出 1 倍，因此可以在进食前立即注射。

对于赖脯胰岛素的研究包含 1000 名孕妇，主要是回顾性研究或小型的前瞻性研究（Durnwald，2008；Scherbaum，2002）。不过目前没有对照病例（Wyatt，2005；Garg，2003；Masson，2003）。尚未发现先天畸形率增加（Lapolla，2008；Wyatt，2005）。赖脯胰岛素控制血糖的效果与人胰岛素相当。目前还没有观察到赖脯胰岛素对糖尿病视网膜病变的加重作用，但也没有得到充分研究的证实（Loukovaara，2003；Persson，2002；Buchbinder，2000）。赖脯胰岛素和人胰岛素治疗产生的胰岛素抗体同样低。

应用门冬胰岛素的治疗经验更为全面，不仅有不同设计的小型研究，还有包括 322 例糖尿病患者的欧洲随机多中心试验，研究接受门冬胰岛素或人胰岛素，同时维持长效或延迟作用胰岛素的基础替代治疗，结果发现低血糖发生率、糖化血红蛋白值和视网膜病变进展程度没有差异（Mathiesen，2007）。门冬胰岛素组自然流产及早产有轻微减少的趋势。此外，与 165 名使用人胰岛素的孕妇相比，157 例使用门冬胰岛素的孕妇餐后血糖水平更低，并且低血糖发作更少，门冬胰岛素与此相关（Kinley 2007）。畸形率、围生儿死亡率和新生儿状况相似（Hod，2008；Kinsley，2007）。在一个包含 97 名妇女的亚组中，对母亲和脐带血中门冬胰岛素或人胰岛素治疗所产生的特异性抗体进行了比较测量。此外，在这两个队列中，都在母体和脐带血中寻找相关的交叉反应抗体，并确定了母体和脐带血中这些抗体浓度之间的相关性。门冬胰岛素与人胰岛素之间没有显著性差异（McCance，2008）。Pettit（2007 年）的一项小型研究中发现了类似结果。门冬胰岛素被特别批准可用于妊娠。

没有经验可用于谷赖胰岛素（Lambert，2013）。

尽管针对孕期应用甘精胰岛素有一系列的小型研究或回顾性分析，约包含 650 名孕妇，但经验仍不足够。这些研究均为没有对照病例的回顾性研究（Hen-

☆ ☆ ☆ ☆

derson，2009）。小的比较研究的设计是非常不同的。对照研究的 64 名孕妇中（20名 1 型糖尿病患者和 44 名 GDM），50% 于孕晚期注射甘精胰岛素或中效人胰岛素，对新生儿并发症、巨大儿和低血糖方面并没有表现出显著性差异（Price，2007）。一项涉及 56 名孕妇（Negrato，2010）和 52 名孕妇（Fang，2009）采用甘精胰岛素治疗的小型前瞻性队列研究得出了类似的结论：甘精胰岛素和 NPH 胰岛素在妊娠结局方面没有显著性差异。最近的一项包含 46 人的研究表明，接受甘精胰岛素与地特胰岛素相比，两者对血糖控制和妊娠结局的影响无显著性差异（Callesen，2013）。一项 331 名孕妇接受甘精胰岛素治疗与 371 名孕妇接受 NPH 胰岛素治疗相比较的 Meta 分析也未发现两组的妊娠结局存在差异（Pollex，2011）。没有能够反驳既往研究中发现的孕期服用甘精胰岛素会使视网膜病变恶化的研究结果（Gallen，2008）。

应用地特胰岛素的经验有限。一项回顾性分析中，10 名患有 1 型糖尿病的孕妇进行了持续的地特胰岛素治疗，从中既不能推断出地特胰岛素的特殊风险也不能推断其更为安全（Lapolla，2009）。最近的一项对 67 名孕期使用地特胰岛素治疗的妇女的前瞻性研究表明，其与甘精胰岛素治疗没有差别（Callesen，2013）。

> **建议**：1 型糖尿病患者妊娠之前必须用胰岛素良好地控制血糖。人胰岛素是可以选择的药物。在孕期使用赖脯胰岛素或门冬胰岛素良好控制血糖的妇女不可改变方案。然而长效胰岛素应该停用或被替代。2 型糖尿病或 GDM 孕妇，如饮食不能够良好地控制血糖，则应该使用人胰岛素。血糖处于临界值和胎儿为巨大儿的情况下，应鼓励胰岛素治疗。已经接受胰岛素治疗的孕妇，胰岛素用量可能明显增加。为控制治疗，还应采用超声对胎儿生长发育进行统计。由于糖皮质激素和宫缩抑制剂限制了母体对于糖类的耐受，因而使用这些药物时应特别小心控制代谢。

### 2.15.11　口服降糖药

口服降糖药（OAD）不是激素，也并非以胰岛素的方式发挥作用，OAD 并非替代疗法，它们主要用于治疗 2 型糖尿病。胰岛素、二甲双胍和磺酰脲类制剂可用于糖尿病特定晚期并发症，提供了循证医学终点结局相关的积极有效性证据。口服抗糖尿病药也经常于孕期使用，尤其是与控制饮食联合治疗 GDM 时。

应区别以下各种口服降糖药。

■磺酰脲类衍生物可刺激胰腺中仍有功能的细胞，包括格列本脲、格列齐特、格列美脲、格列喹酮。

■二甲双胍是市场上唯一的双胍类药物。它降低了肝脏中的葡萄糖合成，导致肠内葡萄糖吸收延迟，增加了肌肉系统对葡萄糖的摄取。

■ α- 糖苷酶抑制剂可限制糖类在肠道中的吸收，如阿卡波糖和米格列醇。

■ 格列奈类，如那格列奈、瑞格列奈，为餐后葡萄糖调节因子，可导致短期胰岛素分泌增加。

■ 肠促胰岛素就像肠道分泌的激素一样，其可增加进食时所需的胰岛素分泌比，如维格列汀、西他列汀、沙格列汀。糖尿病患者肠促胰岛素的分泌比健康的人更少。磷酸西他列汀可阻止肠促胰岛素的正常快速酶解。

■ 格列酮类，如吡格列酮和罗格列酮，即所谓的胰岛素增敏剂，旨在改善周围细胞对胰岛素的敏感性。

■ 艾塞那肽和利拉鲁肽是胰高血糖素样肽（GLP-1）受体拮抗剂，仅可用于皮下注射，并且只可结合其他口服抗糖尿病药使用。在动物研究中，两者都具有毒性。在胎盘模型中，艾塞那肽经胎盘转移极少（Hiles，2003）。没有可用于妊娠期间的研究结果。

## 格列本脲

在体外胎盘模型中，格列本脲（优降糖）只有极少量转移到胎儿（Koren，2001），并且在动物实验中不产生畸形。其在人类没有致畸性证据。在一些之前的研究中观察到先天畸形率的增加无疑是 2 型糖尿病治疗不足的结果。在更新的案例报告和 379 例妊娠已存在糖尿病的患者的回顾性分析中，没有观察到任何先天畸形的风险增加：379 例中 93 例持续应用格列本脲和二甲双胍治疗。249 人由 OAD 转为应用胰岛素，37 例使用单独饮食控制失败后改用胰岛素（Ekpebegh，2007）。然而，这些经验不足以做差异化风险评估。

格列本脲在孕中晚期（如治疗 GDM）的研究要多得多。随机研究发现，使用人胰岛素治疗的妇女和数百名使用格列本脲的妇女在妊娠过程和新生儿状况方面没有差异。低血糖儿童的数量和平均出生体重的差异也不显著（Lain，2009；Jacobson，2005；Langer，2000，2005，Kremer，2004）。Jacobson（2005）观察到使用格列本脲后子痫前期的发生率更高。三个较新的荟萃分析在一定程度上使用了相同的研究，确定了格列本脲和胰岛素在 GDM 的治疗上没有差异。Moretti（2008）分析了九项研究，共有 754 名妇女接受了格列本脲治疗，另有637 名妇女接受胰岛素治疗。然而，这其中包括一些回顾性和前瞻性研究。其中的三项研究仅摘要可用，仅七项研究给出了最终巨大儿的出生率 / 出生体重信息。此外，这些研究中的某些研究由于血糖控制不足，妇女不得不改用人胰岛素。Nicholson（2009）和 Dhulkotia（2010）分析了口服降糖药与人胰岛素的随机研究。Langer（2005）的研究中有 404 名孕妇，是样本最大和最重要的研究。50% 的孕妇接受格列本脲治疗，另 50% 接受胰岛素治疗。这些组别之间的妊娠结局没有差异。但是，所有这些结果显然不足以作为质疑 GDM 胰岛素治疗的

☆☆☆☆

建议。

### 二甲双胍

与格列本脲相反，二甲双胍不刺激胰岛素分泌，也不会引起低血糖症。对于超重的糖尿病患者而言，给予一种能增加胰岛素敏感性及降低对胰岛素的需求的药物比给予格列本脲更有意义。

尽管二甲双胍仅被批准用于 2 型糖尿病，但在生育治疗方面，它也用于妊娠糖尿病及多囊卵巢综合征（PCOS）妇女。许多研究（Vanky，2010）和一项基于前 3 个月较小的回顾性和前瞻性研究的荟萃分析未发现先天畸形的风险增加。然而，如果在荟萃分析中（Gilbert，2006），496 例暴露于二甲双胍的孕妇仅报道了 5 例畸形（1.0%），低于基本风险，而在与其匹配的对照组中观察到 7.5% 的畸形，数据的质量可能会受到质疑。

两项较新的研究通过与人胰岛素治疗妊娠糖尿病进行比较来检验二甲双胍的有效性。将 100 名持续接受二甲双胍治疗的孕妇与 100 名仅接受人胰岛素治疗的孕妇进行了比较（Balani，2009）。单独描述了除二甲双胍外还需要用胰岛素控制血糖的妇女。二甲双胍组的孕妇体重增加较低，通常在某些婴儿结局指标上得分更高。澳大利亚的一项针对 363 名患有妊娠糖尿病并接受二甲双胍治疗的孕妇（有 46.3% 还需胰岛素治疗）的研究发现，其结果与接受胰岛素治疗的对照组相比无显著差异（Rowan，2008）。

以下为关于二甲双胍是否能够降低 PCOS 自然流产率并有助于预防 GDM 的讨论。Vanky（2010）对 257 名 PCOS 孕妇进行了一项随机安慰剂对照双盲研究，这些孕妇在出生前接受二甲双胍（$n$=135）或安慰剂（$n$=138）治疗。二甲双胍既不能降低先兆子痫的患病率，也不能降低早产率或 GDM 发生率（二甲双胍组 17.6%、安慰剂组 16.9%）。Ghazeeri（2012）总结了二甲双胍对 PCOS 影响的数据。他们发现患有 PCOS 的妇女罹患 GDM、妊娠高血压、先兆子痫与早产的风险更高。二甲双胍提高了妊娠率，改善了妊娠结局，而不会对胚胎和胎儿造成任何可识别的损害。

一些研究可以证明二甲双胍可降低 PCOS 患者的自发流产率（Sohrabvand，2009；Palomba，2005；Jakubowicz，2002）。为使 PCOS 患者"妊娠稳定"应该给多长时间的二甲双胍及孕妇从中的获益是有争议的。迄今为止，尚无明确的文件证明在孕 6～8 周后给予二甲双胍会产生更好的结果。

### 罗格列酮

在一些个案的描述（Choi，2006；Holmes，2006；Kalyoncu，2005；Yaris，2004）和一个病例系列中，8 名 PCOS 的妇女使用罗格列酮直到妊娠第 12 周（Haddad，2008），尽管出生的婴儿健康，但仍不足以进行差异化的风险评估。

☆ ☆ ☆ ☆

罗格列酮因心血管副作用（即心脏病发作）于 2010 年从市场上撤出。

**吡格列酮**

吡格列酮在动物实验中没有致畸作用，在孕期也没有使用经验。一项回顾性研究报道了 9 例耐药性 PCOS 且希望生育孩子的患者，她们的孩子们很健康（Ota，2008）。一些国家建议不要使用含吡格列酮的药物，因为法国和美国的药品评估委员会（如 FDA）都已确定使用这种药物会增加膀胱癌的发病率。有 3 例健康儿童的病例报告在妊娠早期经瑞格列奈治疗后出生（Mollar-Puchades，2007；Napoli，2006）。

> **建议**：2 型糖尿病母亲计划妊娠时应改用胰岛素，尽管也可以考虑继续口服降糖药治疗。在任何情况下，口服任何降糖药都不能作为风险理由而终止妊娠。建议对 2 型糖尿病孕妇进行详细的中期妊娠超声检查，并对胎儿生长发育进行随访观察。在个别病例中存在不能够使用胰岛素治疗的重要依据，则二甲双胍是最可能考虑使用的 OAD。

**胰高血糖素**

胰高血糖素是高分子质量（3483Da）的含 29 个氨基酸的多肽激素，由胰岛 A 细胞分泌。它的作用与胰岛素相反，因其可通过增加糖原分解和糖异生来增加血糖水平。在接受胰岛素治疗的 1 型糖尿病患者中出现严重低血糖的情况下，它可以以注射形式用于迅速提升血糖水平，特别是在患者失去知觉的情况下（Ringholm，2013；Rayburn，1987）。它通过激活磷酸化酶 A 起作用，磷酸化酶 A 从糖原中释放出 1- 磷酸葡萄糖。胰高血糖素水平在 GDM 患者的妊娠晚期增加（Grigorakis，2000）。目前尚不清楚这种增加是否与 GDM 的进展有关或反映了胰岛素的不敏感性增加。

接受胰岛素治疗的 1 型糖尿病女性经常会出现严重的低血糖症，尤其是在妊娠早期（Ringholm，2013）。低血糖的发作可能危及母亲及发育中的胚胎和胎儿。可以通过使用胰岛素泵和对孕期妇女进行教育来降低上述事件发生的概率，孕妇教育最好在妊娠前进行。对 212 例孕妇中的 104 例进行了这类干预，可在不增加 HbA1c 水平的情况下将严重低血糖症的发生率降低 36%。两个队列中的许多妇女都接受了胰高血糖素的低血糖治疗，而主要先天性畸形的发生率没有增加。212 个出生的孩子中仅 2 例存在严重的先天性异常（Ringholm，2013）。但是由于该研究规模较小，且并不是他们研究的主要目的，因此很难从该研究中得出明确结论。

孕期胰高血糖素的安全性似乎尚无具体研究。由于其高分子量，预计胰高血糖素不会穿过胎盘屏障。实际上一些研究表明，似乎并没有胰高血糖素可穿过胎盘屏障（Spellacy，1976；Johnston，1972）。

> **建议**：在孕期的任何时候，只要诊断出严重的低血糖，并不建议静脉使用葡萄糖时均可给予胰高血糖素。胰高血糖素似乎不能通过胎盘转移给胎儿。

### 2.15.12 雌激素

雌激素是一组异质性激素，对子宫、输卵管，特别是子宫内膜生长具有刺激作用。此外，雌激素会导致阴道上皮增厚、宫颈分泌物增加，并导致宫颈管扩张。在治疗上，目前雌激素被用于激素避孕、绝经后雌激素缺乏症状、性腺功能低下性闭经、恶性肿瘤的治疗（见章节 2.13）以及某些类型脱发的局部给药。

可用的物质有共轭雌激素、雌二醇及其衍生物炔雌醇 [ 大多数含雌激素成分（避孕药）]、戊酸雌二醇和雌三醇。

**经验**

激素避孕的相对低剂量制剂（雌激素和孕激素联合制剂）和治疗闭经的制剂由于在孕早期经常意外使用而得到了很好的研究。根据我们目前的知识水平，它们在治疗时不会造成任何的畸形风险（Nørgaard，2009；Ahn，2008；Jellesen，2008；Wogelius，2006；Raman-Wilms，1995）。甚至对性别分化也不会产生干扰。治疗的敏感期在妊娠第 8 周后。这些研究能够反驳口服避孕药与泌尿道异常（Li，1995）及心脏畸形之间的关联，这在 20 世纪 70 年代的一些病例报告中已有描述。

宫内暴露于雌激素对以后可能发生的生育问题的影响尚未得到证实。在一项综述中分析了所有以前关于子宫内雌激素作用引起男性生殖障碍的研究。对母体的药物治疗，在生理性雌激素水平升高（即双胎妊娠），素食（大豆）、饮食（大豆含有非类固醇植物雌激素；也见于 West，2005）和类雌激素样作用的环境污染物（有机氯与多氯联苯和二噁英结合；见章节 2.23）的情况均有描述。在任何情况下，雌激素都与睾丸癌有一定的关联性，但对尿道下裂、隐睾或精子计数没有影响（Storgaard，2006）。

> **建议**：在孕期没有使用雌激素的适应证。在孕早期（意外）使用口服避孕药不需要因风险终止妊娠或增加其他诊断方法（见章节 1.15）。这也适用于目前常用的低剂量制剂，以及用于治疗闭经的炔雌醇和醋酸炔诺酮。因其他适应证而意外给予其他高剂量制剂也不能作为终止妊娠的风险基础，但应给予详细的超声检查。

## 2.15.13　孕激素

孕激素包括天然孕激素和孕激素，妊娠期间胎盘越来越多地产生这些孕激素，还有一系列与孕激素受体结合并在增生的子宫内膜上产生分泌转化的合成剂。另外，孕酮导致子宫肌肉组织收缩的敏感性降低、宫颈管变窄，以及乳房腺管系统的发育和成熟。合成妊娠激素在某种程度上具有广泛的生物学效应。

以下物质可作为药物：具有抗雄激素特征的氯地孕酮，结合孕激素去氧孕烯，也具有抗雄激素特性的地诺孕素，具有轻度抗雄激素和抗矿物质皮质激素的屈螺酮、地屈孕酮、依托孕烯、孕二烯酮、己酸羟孕酮、左炔诺孕酮（同义词：d-炔诺孕酮、二甲去氢孕酮、甲羟孕酮，诺孕曲明、炔诺酮和诺孕醋酮）。

甲地孕酮或某些程度上甲羟孕酮可专门用作抗肿瘤药物（见章节 2.13.18）。

### 经验

孕激素的部分或完全合成的衍生物（如羟基黄体酮）已经用于治疗先兆流产 40 余年。即使已多次引发争议，但这很大程度上表明它已经过时了。孕酮充其量被认为是与反复发作的先兆流产相关并且没有其他更明显的原因。此外还讨论了黄体酮是否可以降低早产率。一些研究确定了黄体酮具有积极的影响（Barros，2010；Fonseca，2007；Coomarasamy，2006），其他的研究则否认这种影响（Briery，2011；Berghella，2010）。一项针对 500 名孕妇的随机安慰剂对照双盲研究（Norman，2009）发现，孕酮对早产双胞胎并没有产生孕激素样作用。对先前可用研究的分析也表明，孕酮不能预防双胎妊娠的早产。

由于在孕期经常（偶然）使用孕激素，包括剂量很低的紧急避孕药（事后避孕药）和用于治疗闭经的药品，因此得到了很好的研究。根据目前的认知情况，孕酮不会给生殖器或者外生殖器带来明显的畸形风险（Nørgaard，2009；Ahn，2008；Jellesen，2008；Wogelius，2006；Martinez-Frias，1998；Raman-Wilms，1995；Källén，1991），如果在妊娠 8 周后的敏感期治疗，也不会引起性别分化障碍。20 世纪 70 年代的病例报告表明，尿路异常或心脏畸形与口服避孕药之间有联系（Li，1995）。

如今的紧急避孕（EC）是一种纯粹的孕激素疗法，使用 1.5mg 的左炔诺孕酮或新的孕激素受体调节剂乌利司他。左炔诺孕酮的安全性、可耐受性和副作用具有比较积极的印象，许多国家甚至可以无处方购买。应用这种方法可抑制排卵，同时也不会引起流产。完整孕期用药的胚胎毒性作用尚未被描述（Zhang，2009；American Academy of Pediatrics，2005）。

第二代抗孕激素，醋酸乌利司他（单一剂量 30mg），已被研究用于 EC，并被发现效果很好且具有良好的耐受性（Fine，2010；Glasier，2010；Creinin，2006）。自 2009 年以来，它已在欧洲作为 EC 药物上市销售，于 2010 年（参见

☆☆☆☆

概述 Trussell，2013）被 FDA 批准。目前没有足够的经验可对乌利司他进行发育障碍的风险评估。

迄今为止，尚未观察到这种宫内暴露对成年后生育力的负面影响。根据一项大型的长期研究，即使用甲羟孕酮（3 个月注射）的长效制剂，青春期的发育情况几乎与年龄一致（Pardthaisong，1992）。

当以具有雄激素生成潜能的 19- 孕激素重复服用的剂量明显高于当今常用的避孕剂量时，可能会出现阴蒂的短暂增大（Briggs，2011 年的调查）。

> **建议**：在孕期没有毫无争议的孕激素治疗指征。但是无论是过早的预防流产治疗还是在孕初期意外采取的避孕措施都不需要因风险终止妊娠或进行其他诊断(见章节 1.15)。这适用于当今常见的低剂量的一阶段或多阶段制剂，左炔诺孕酮的紧急避孕，以及醋酸炔诺酮和炔雌醇治疗闭经。在乌利司他紧急避孕失败后，可以孕中期进行详细的超声检查。
>
> 同样，高剂量制剂的（意外）给药并不能作为终止妊娠的风险基础，在这种情况下，可以通过详细的超声检查来监测胎儿的器官发育情况。

### 2.15.14 Duogynon

1973 年以前，Duogynon 一直作为糖衣片（0.02mg 炔雌醇加 10mg 乙酸炔诺酮）提供，直到 1978 年作为注射剂（3mg 雌二醇苯甲酸加 50mg 孕酮）提供。也有含苯甲酸雌二醇和孕酮的口服制剂。Duogynon 长期以来既可用于妊娠测试，也可用于继发性闭经，现在已经过时了。被从市场撤出并不等于证明其增加了致畸的风险。

Duogynon 直至今天仍然可作为药物应用。炔雌醇和孕激素醋酸炔诺酮是各种避孕药的组成成分。但是，如今可用产品中醋酸炔诺酮的剂量要低得多，不是 10mg，而只有 1mg。激素替代疗法的制剂中含有 1 ～ 2mg 的雌二醇。孕妇通常以每天 100 ～ 600mg 的较高剂量孕酮服用数周以预防自然流产。这种治疗方法存在争议，仅仅是因为它的有效性，而非可能的致畸性。

根据目前的认知，上述 4 种成分均不存在严重致畸作用的证据。关于这一内容已经进行多项研究，尚不能够证实早期使用 Duogynon 或类似制剂与畸形增加的联系。因果关系的假设主要取决于个别病例报告，在该病例报告中记录了与畸形有关药物的摄入。但是畸形是自发地发生的，与任何药物的摄入无关，或者在 3% ～ 4% 的儿童中随机发生。大多数情况下，原因是未知的。如果记录了孕初期服药，则认为存在因果关系似乎是合理的。这样，由于（两个事件）同时发生，几乎所有的药物都可以与畸形相关联，但是只有通过一些药物才能证实这种怀疑，因为这里讨论的激素制剂并不在其中。

Duogynon 中所含的物质一直在全世界范围内使用，因此必须记录累计的畸形。事实证明，由于孕激素的雄激素作用，从妊娠的第 10 周开始，长期使用炔诺酮治疗即可使女胎男性化，例如还可导致阴蒂增大。

### 2.15.15　己烯雌酚

己烯雌酚（DES）是一种合成的非甾体雌激素药物，在动物实验中会引起癌症。直到 1971 年，该药都被处方用于治疗先兆流产、早产和其他妊娠并发症（主要在美国）。母亲孕期接受过 DES 治疗的女孩中，发现青春期阴道透明细胞腺癌的发病率上升，这引发了国际上的轰动（Herbst，1975）。这是人类产前诱发癌症（经胎盘致癌）中唯一被证实的实例。这种疾病在年轻妇女中是罕见的，风险最高为 0.14%。其他癌症的风险如乳腺癌，尚不能被明确证实（Hatch，1998）。一项荷兰的研究追踪了 1992～2008 年 12 091 名既往接触过 DES 女性的女儿，以检查癌症的发病率（登记时平均年龄为 29 岁）。各种癌症的风险合计在正常范围内，但是高龄时阴道癌和宫颈腺癌的风险增加，而黑素瘤在年轻时发病频率更高（Verloop，2010）。

此外，在孕期的前 3 个月中至少有 25% 宫内暴露的年轻女性表现出阴道、子宫或输卵管异常（Mittendorf，1995）。此外，有迹象表明，既往宫内暴露的女性妊娠并发症、早产和其他妊娠并发症的风险增加（Papiernik，2005）。同时，一项研究讨论了抑郁症发病率的上升（O'Reilly，2010）。在男性后代中，隐睾症、睾丸发育不全和精液细胞形态学异常的风险明显升高（Mittendorf，1995）。Palmer（2009）在一项队列研究中还发现隐睾症、附睾囊肿和睾丸感染的风险略有升高。

实验结果表明，表观遗传变异可能是由 DES 引起的，且可以传递给下一代（跨代效应）。在子宫内暴露于 DES 的后代中，尿道下裂的风险更高（Storgaard，2006；Palmer，2005；Klip，2002），婴儿期的卵巢癌和白血病被探讨（Chantrain，2009；Titus-Ernstoff，2008）。此外，有研究（Titus-Ernstoff，2010）为子宫内暴露于 DES 的后代畸形风险稍高提供了支持，如食管闭锁和（或）气管食管瘘（Felix，2007）。长期以来，己烯雌酚的治疗早已过时。直到 1978 年，它一直在中欧使用，尽管与美国相比其规模要小得多（疾病控制和预防中心，2006）。

### 2.15.16　雄激素和蛋白同化制剂

没有在孕期使用雄激素或蛋白同化制剂的适应证，如使用诺龙或美替诺龙。只有睾酮可用于替代疗法。替勃龙可迅速代谢为具有类似雌激素、孕激素和雄

☆☆☆☆

激素活性的代谢物，并已被批准用于治疗绝经后妇女的雌激素缺乏症状。但是，它也被用作合成代谢食品。与力量运动和健美运动相关的方面，经常使用"黑市"进口制剂，其中也可能包含雄激素或蛋白同化制剂而没有相应的说明。有时它们在孕期也会"意外地"继续。

关于产前雄激素和蛋白同化制剂的耐受性的实践经验不足以进行差异化的风险评估，包括雄激素作用。

> **建议**：孕期雄激素和蛋白同化制剂是绝对禁忌。然而，意外地使用并不需要基于风险而终止妊娠（见章节1.15）。特别是反复使用时，应做详细的超声检查监测器官的发育。

### 2.15.17 环丙孕酮和达那唑

醋酸环丙孕酮是一种最常见的抗雄激素药，其在育龄期中也具有孕激素特征。达英-35和其他类似制剂包含2mg醋酸环丙孕酮和0.035mg炔雌醇，目前不再批准作为避孕药，仅用于雄激素化症状（如严重痤疮）。自1995年来，由于怀疑其诱发肝肿瘤，许多国家/地区都限制达英-35的使用。也有报道称，环丙孕酮/炔雌醇与血栓栓塞性药物不良反应有关（Wooltorton，2003），尤其是首次使用者。单药的醋酸环丙孕酮剂量较高（片剂10～50mg；注射剂300mg），也可用于其他适应证。

醋酸环丙孕酮的抗雄激素作用理论上可导致男胎女性化。然而，即使在妊娠第8周之后意外地在敏感期内继续每日使用2mg，也未发现男胎女性化现象。制造商登记了13名有男性胎儿的孕妇（在整个生殖器发育阶段每天实际服用2mg）和其他每天服用25～100mg环丙孕酮的孕妇。活产男孩通常发育良好。此外晚期流产未确认发育障碍。同样每天摄入2mg的其他病例报告或病例系列也未显示对人有致畸作用（Tews，1988；Bergh，1987），但是经验不足以进行差异性风险评估。

达那唑是一种合成的孕烯炔醇酮衍生物，为修饰后的孕激素，也称为17-α-乙炔基睾酮，可逆地抑制垂体促性腺激素 LH 和 FSH（促卵泡激素）的合成和（或）释放，并且具有较弱的雄激素作用。达那唑在欧洲（瑞士）和美国已被批准。20世纪70年代初期，它被批准作为专门治疗子宫内膜异位症的第一种药物，并进一步用于治疗遗传性血管神经性水肿和纤维囊性乳腺病。它也被尝试用于其他适应证，如避孕。达那唑可穿过胎盘，孕8周后，100名孕妇每天继续接受200mg或更高剂量的治疗，文献表明女性胎儿男性化的风险明显较高。在具有正常内生殖器的情况下，产前暴露的女孩中超过50%的女孩有阴蒂增大或完全发育的女性假性雌雄同体性生殖器炎症。在以后的发育中，没有进一步的异常现象，如男性化或性行为干扰（Briggs，2011 年的调查）。与达那唑有关的自然流产的增加也可能是由子宫内膜异位症作为基本疾病引起的。

> **建议**：环丙孕酮和达那唑在孕期绝对禁忌。但是，意外的使用不能证明是终止妊娠的风险基础（见章节 1.15），但应进行详细的超声检查。

## 2.15.18　米非司酮（RU486）

### 药理学

米非司酮是一种孕激素和糖皮质激素拮抗剂，在许多国家被批准作为堕胎药。终止早期妊娠需要 600mg 的剂量。与前列腺素制剂合用时，200mg 有效（Peyron，1993）。

米非司酮的药理作用包括降低 LH 分泌、加速黄体退化和增加子宫肌收缩力。还观察到了其对孕酮、绒毛膜促性腺素（hCG）和人胎盘催乳素的影响。

米非司酮作为杀胚药物（与避孕药相反，妊娠后有效）、紧急情况的避孕药及终止异位妊娠的药物，由于成功率不高，尚未普及。米非司酮可穿过胎盘。

### 毒理学

动物实验的结果在致畸方面是矛盾的。一项包含 70 例妊娠的人类病例系列研究中，采用米非司酮终止妊娠，足月后发现各种畸形，其中 4 个孩子患有畸形足（Sitruk-Ware，1998）。从这份研究结果及其他主要由健康新生儿组成的病例描述中显然不能推导出其特定的致畸作用（Pons，1991；Lim，1990）。米非司酮经常与致畸性米索前列醇合用（见章节 2.14），这使得米非司酮的风险评估变得复杂化。但是总的来说，尝试以药物方式终止妊娠失败会给对胎儿发育造成风险。

在米非司酮尝试流产后的 4673 例妊娠中，与类似样本量的对照组相比，未发现并发症发生率增加（Zhu，2009）。

> **建议**：如果意外使用米非司酮后继续妊娠，应通过详细的超声检查诊断来确认器官发育是否正常。药物流产尝试失败不是需要终止妊娠的绝对风险指征（见章节 1.15）。

## 2.15.19　氯米芬

雌激素拮抗剂氯米芬已在相当长的时间内用于治疗无高泌乳素血症的不排卵。过量服用，特别是联合 hCG 会导致卵巢过度刺激。副作用包括妊娠率增加和卵巢增大。显然，这种作用是基于竞争性抑制垂体和下丘脑的雌激素受体，

☆☆☆☆

从而导致 LH 分泌增加。

关于氯米芬是否引起神经管缺陷（van Loon，1992）或其他畸形（Reefhuis，2011）的讨论仍在继续。一项病例报告描述了婴儿的玻璃体异常，其母亲在妊娠 6 周前服用了氯米芬（Bishai，1999）。

在日本，5 年内观察到氯米芬诱发了 1034 例妊娠。在 935 例活产儿中，2.3% 存在畸形，这一比例并不高于对照组（Kurachi，1983）。然而，是否使用氯米芬治疗仅在妊娠开始之前或之后进行尚无区别。厂商收集的病例表明，在 2379 名使用氯米芬治疗的患者中，有 58 例畸形（2.4%）。在 158 例受孕后也服用了氯米芬的妇女中，有 8 例畸形（5.1%）。一项来自畸形数据库的研究发现，在妊娠期间或之前服用氯米芬的 20 名孕妇中，颅缝早闭的发病率增加（Reefhuis，2002）。另一项类似设计的未知病例数的研究进一步确定了氯米芬治疗后阴囊尿道下裂的发生率更高（Meijer，2005）。相比之下，丹麦的病例对照研究未发现尿道下裂的风险增加（Sørensen，2005）。

在通过氯米芬或来曲唑诱导妊娠的 911 个新生儿中，畸形率没有差别。在来曲唑组中，心脏畸形的代表性不足（Tulandi，2006）。当前可用的研究结果无法证明个人风险的增加。

> **建议**：如果患者知情并且对略有增加的先天性异常的风险没意见，并且接受明显高于正常妊娠的多个胚胎的发生，可以用氯米芬诱导排卵。在开始治疗前必须排除妊娠。

## 2.15.20　促红细胞生成素

基因技术重组，重组 α、重组 β、重组 δ，重组 θ，重组 ζ 和达贝泊汀 α 制造的促红细胞生成素衍生物被称为重组人促红细胞生成素。它们都具有与人体自身的促红细胞生成素相当的生物学作用，即刺激红细胞生成。尚未确定新衍生物重组 δ、θ 和 ζ 的补充治疗用途。

促红细胞生成素可用于治疗明显的贫血，即用于慢性肾脏疾病和肾移植后的贫血，也可用于癌症和 HIV 治疗，以及珠蛋白生成障碍性贫血（地中海贫血）和妊娠期难治性贫血。尚不能最终确定 4 个孕妇描述的严重母体高血压和孕妇肾功能恶化是否归因于使用促红细胞生成素治疗（Briggs，2011）。

重组人促红细胞生成素具有 23 000Da 的高分子质量，不能穿过胎盘（Dorado，1974）。在许多报告和病例系列中均显示，妊娠期耐受性良好（Krafft，2009）。没有明显的胚胎 / 胎儿的风险。促红细胞生成素在新生儿和早产儿中都获得了耐受性（Brown，2009）。

与依泊汀相比，妊娠期间使用达贝泊汀 α 的经验较少。然而，到目前为止，

☆ ☆ ☆ ☆

并没有描述负面影响（Ghosh，2007；Sobiło-Jarek，2006；Goshorn，2005）。

> **建议**：在孕期有适当的适应证可以应用依泊丁 α 和依泊汀 β。如果可能的话，由于经验有限，不应使用其他依泊丁和达贝泊汀 α。

## 2.16　全身及局部麻醉药和肌肉松弛药

Stefanie Hultzsch，Asher Ornoy

　　由于其脂溶性，普通麻醉剂可迅速穿过血脑屏障和胎盘屏障。除了在大脑中诱导睡眠外，它们还经常对呼吸中枢产生抑制作用。因此，在围生期，新生儿抑制会导致缺氧。幸运的是，没有迹象表明简单的全身麻醉可导致发育障碍。基于我们目前的认知，常用的注射或者吸入麻醉剂没有致畸作用，但是母体在麻醉过程中出现呼吸和循环障碍、子宫收缩增强或恶性高热等事件也会损害胎儿。

　　尽管在个体麻醉剂上流行病学数据有限，但一些较大样本的试验已经研究了手术麻醉对孕妇的影响。对于各种麻醉剂的结合使用对孕妇的影响，正在进行一些更大规模的研究。当各种麻醉结合时，这些较老的研究都没有发现破坏作用的明显迹象（Ebi，1994；Duncan，1986；Brodsky，1980）。在动物实验中，一些麻醉药物已显示出对发育中的大脑有神经毒性作用（Ikonomidou，2001；Paule，2011；Jevtovic-Todorovic，2003；Olney，2000），可能是通过谷氨酸 N-甲基 - 天冬氨酸（NMDA）受体的相互作用引起的。关于这些动物结果是否适用于人类的争论还在继续。因为在人类中通常暴露的是单一麻醉剂，并且对大脑作用持续的时间较短（Cheek，2009；El-Beheiry，2006）。对幼儿的研究结果（迄今大多是回顾性的）并不统一。很难控制如先前存在疾病这样的混杂因素，这些疾病可能会导致重复手术的发生（Sprung，2009；Wilder，2009）。当前正在进行大型前瞻性多中心研究以澄清这些问题，如 PANDA 研究（小儿麻醉和神经发育评估，www.kidspandastudy.org）或气体研究（http：//www.smarttots.org/research/relatedstudies.html）。2015 年以前，结果尚不能预期。

　　长期以来，注射或喷洒在局部组织上的局部麻醉剂一直被认为是孕期的首选药物，因为人们认为麻醉剂在给药部位发生作用，不会传给胎儿。然而即使采用这种麻醉方式也不能排除并发症的可能，因为局部麻醉药在吸附进入母体的循环系统后也会到达胎儿的体内，这取决于注射部位的位置和血管（de Barros Duarte，2011）。

　　与外科手术有关的肌肉松弛剂是季铵盐，在生理条件下，可以高度电离的形式获得，因此通过胎盘相对缓慢。不过，它们进入胎儿的量是可检测的。总

☆ ☆ ☆ ☆

的来说，无论母亲是否曾使用地氟烷或七氟烷全身麻醉或硬膜外麻醉，剖宫产术后的新生儿 Apgar 评分或产后神经适应性均无差异（Karaman，2006）。

### 2.16.1 卤化吸入的麻醉药物

地氟烷、恩氟烷、氟烷、异氟烷和七氟烷是卤代吸入剂。在围生期阶段，要注意它们对子宫的松弛作用（因为其可导致子宫收缩活动减少，增加出血的风险）以及它们的呼吸抑制作用，尤其是高危新生儿。子宫松弛作用可用于宫内分娩治疗（EXIT 程序）时使胎盘支持下气道困难的胎儿复苏或在打开的子宫上对胎儿进行手术（Moldenhauer，2013；Liechty，2010；Tran，2010）。即便是简单的剖宫产手术，子宫收缩乏力也会导致失血增加，在这种情况下，不希望出现吸入剂的肌松作用。新型吸入麻醉药（七氟烷、地氟烷）的快速扩散使得完成手术后，子宫张力恢复得更快（Yoo，2006）。

**地氟烷**

所有的麻醉药物中，地氟烷具有最低血/气和组织/血液分布系数，以及最低的溶解度。这是最弱的有效卤代麻醉气体。与异氟烷一样，地氟烷仅被最低限度代谢，所以潜在毒性低。由于快速诱导和唤醒时间，地氟烷常用于剖宫产的麻醉，从而对产妇或新生儿没有任何已知的不利影响。尚无人类致畸作用。与其他卤化吸入麻醉药类似，子宫松弛作用取决于麻醉深度，其强度与氟烷相似（Yoo，2006）。但是由于快速的扩散，子宫张力更容易管理。

**恩氟烷**

恩氟烷是一种氟醚，只有 2% ~ 5% 被代谢。用于剖宫产麻醉时，胎儿耐受性良好（Tunstall，1989；Abboud，1985）。在人类中无致畸作用。与异氟烷相比，恩氟烷的性能较差，因此现在很少用于麻醉。

**氟烷**

氟烷是一种最古老和最广泛使用的卤代吸入麻醉剂，对人类没有已知的致畸作用。然而在动物实验中发现了骨骼异常和其他异常，如胎儿发育迟缓、行为异常及后代死亡。在正常应用的人类中尚未观察到这些异常。在分娩时（剖宫产）给予氟烷可能会出现更明显的子宫收缩乏力，增加出血和新生儿呼吸抑制的风险。在吸入麻醉药中，氟烷具有最强的循环抑制作用。高剂量会导致母体心律失常和心搏骤停，尤其是联合使用 β- 拟交感神经药的宫缩抑制剂或儿茶酚胺时。氟烷在目前仍在使用的吸入麻醉药中具有最高的代谢率（15% ~ 20%，主要在肝脏代谢）。重复麻醉后有肝毒性的报道。因此，如今它主要被更新的药品（地氟烷、七氟烷）所取代。

### 异氟烷

异氟烷是恩氟烷的一种结构异构体，与地氟烷一样，它的代谢率只有 0.2%，属于最低限度代谢的卤代吸入麻醉剂。在异氟烷麻醉下的体外受精过程中，没有观察到植入率降低（Beilin，1999）。胎儿对异氟烷麻醉的剖宫产耐受性良好。新生儿胆红素值略有增加（De Amici，2001）。尚无人类致畸作用的报道。

### 七氟烷

七氟烷只有氟化物作为卤素。其使用时扩散比地氟烷速度慢，但比所有其他卤代吸入麻醉剂快，代谢率为 3% ～ 5%。它已在许多产科中心作为标准的吸入麻醉剂使用，对新生儿没有已知的负面影响。在人类中尚无致畸风险。七氟烷的子宫肌松弛作用与氟烷或地氟烷类似，并且由于其快速的扩散和分解作用，使其与地氟烷一样容易管理（Yoo，2006）。

> **建议**：卤代麻醉剂是用于产科的标准麻醉药物。注意其特有的副作用，可在整个孕期任何时间使用。在分娩应用时，应注意子宫肌松弛作用和与其相关的出血风险，也应当注意对新生儿的抑制作用。

（内容：章节 2.11 ～ 2.16.1　翻译：满玉晶）

## 2.16.2　醚（乙醚）

作为麻醉剂，乙醚在过去有着重要的地位，而今因其严重的副作用，如与空气混合爆炸，术后恶心、呕吐和烦乱，大多数工业国家不再使用。另外，乙醚很容易通过母体进入胎儿的体内。但尚未证明乙醚对人有致畸作用。

> **建议**：由于乙醚存在各种副作用，在产科或在妊娠期间，没有其他麻醉药可以使用时才考虑。

## 2.16.3　氧化亚氮

氧化亚氮俗称笑气，是一种麻醉性能较弱但镇痛作用较好的气体麻醉药，因此需联合其他麻醉药或肌松药一起使用来达到较好的麻醉效果。

相比卤化物吸入麻醉剂，氧化亚氮具有较好的耐受性，即对循环系统和子宫没有副作用。此外，氧化亚氮极少引起新生儿呼吸抑制（而要求复苏）。一项囊括千余名孕妇参与的有关氧化亚氮的研究中，结果并未提示其有任何的致畸效果。

☆☆☆☆

英国及越来越多的国家在使用 50 ：50 的氧化亚氮与氧气混合（一氧化二氮-氧混合气体）吸入来减轻顺产时的分娩镇痛。残留在新生儿体内的氧化亚氮能够迅速经肺部被呼出体外，所以其对新生儿的伤害最小。一项最新的综述里写道，在 58 本不同种类的刊物上报道的 59 项研究中，氧化亚氮在分娩过程中的应用得到肯定，并且没有报道其对新生儿有任何严重副作用。

> **建议**：氧化亚氮对于妊娠时的简单的外科处置是一种非常理想的吸入麻醉剂。在产科手术中，应该注意氧化亚氮可能存在抑制新生儿呼吸的作用。氧化亚氮的镇痛作用起效十分迅速。

### 2.16.4 氙气

惰性气体氙气跟氧化亚氮一样被用作麻醉剂，由于其成本昂贵，且应用范围有限，其临床应用一直没有被推广。而氙气在动物实验中没有显示出任何的致畸作用和胎儿毒性。

### 2.16.5 职业接触性麻醉气体

随着对麻醉气体测量方法和量度的确定，处于妊娠期的职业女性虽然已经在具备现代化换气系统的手术室中分娩，却仍然暴露在麻醉气体中。同样的，在牙医工作室和产科病房工作的女性也暴露在氧化亚氮中。

常用的麻醉气体都可以轻易地通过胎盘屏障，因此许多国家都制定了手术室麻醉气体的浓度，这个不仅适用于妊娠女性职员也适用于其他工作人员。例如，在美国，氧化亚氮的浓度一般限制在 25ppm（parts per million，一百万千克溶液中含一千克溶质，是用量极少的物质进行稀释时所使用的浓度单位）。而在德国，氧化亚氮的限值是 100ppm，此外还制定氟烷的空气浓度不得超过 5ppm，恩氟烷不得超过 20ppm。然而，这些规定并不易把握，因此建议常规复检。据报道，在无论是使用麻醉药的患者或是长时间暴露在麻醉气体中的手术室工作人员的自然流产率都会逐渐增加，而造成这种现象的重要原因是长期暴露于麻醉气体中。后来的大规模流行病学研究中发现，由于研究对象存在大量干扰因素，如压力、咖啡、吸烟、身体长期处于紧张的姿势及先兆流产的趋势等，但是，这种说法不能被证实。在更新的一项研究中并没有发现职业性暴露于麻醉气体中与自然流产率增高有关，研究者把这归因于越来越好的净化系统，使医护人员越来越少地暴露在过剩的麻醉气体中。

很多研究中，研究者对低体重儿和早产儿做了跟踪记录。其中，实验组的 40 名儿童的母亲都是在弥漫着麻醉气体的手术室工作的麻醉师或护士，而对照组的 40 名儿童及其母亲是在医院其他部门工作的人员。研究人员对这些孩子的出生状态和 5 ～ 13 岁时间段的生长发育状态分别进行了对比，并没有发现不同，但是实验组孩子们的总（粗大）运动技能限制、注意力缺陷及多动症引起了人们的关注。其中，麻醉气体的暴露程度与精细运动能力受限程度、低智商程度呈负相关。然而，鉴于研究对象年龄过小，尚未得到有权威性的结论。

综上，职业性暴露于麻醉气体中的出生缺陷风险和自然流产风险的数据是可靠的，而在其他方面的发展障碍仍然需要相应的研究。因此，我们需要对麻醉气体在（手术室）空气中的浓度限制更加关注。

> **建议**：孕期女性医护人员在两种情况下是安全的。①空气中麻醉气体浓度检测良好，且手术室中最高浓度已限制；②在不使用麻醉气体的部门工作，如应用静脉注射麻醉药的手术室或负责麻醉前咨询门诊工作。

### 2.16.6　静脉麻醉药

静脉麻醉药主要有依托咪酯、氯胺酮、丙泊酚和硫喷妥钠。这些药物经静脉注射后，血清药物浓度迅速达到最高，然后又随着药物在体内的重新分布和排泄迅速下降，由于大量的血液流向大脑，所以药效迅速，持续时间也短。这些药物都是高度脂溶性的，所以可以很快通过胎盘，但是在它们到达胎儿大脑之前已经被胎儿血液稀释了，并且一定程度上被胎儿的肝脏代谢。因此，仅一次麻醉剂量不足以麻醉胎儿或新生儿，仅仅在重复给药时可能会有胎儿或新生儿的抑制作用。关于麻醉剂的神经毒性，详情请登录 www.smarttots.org。

分娩时使用静脉麻醉药，随着时间的进行，麻醉药血清浓度越来越低，副作用的风险越来越小。所以通常情况下，所有的静脉麻醉药都可以在妊娠期使用。下面分别介绍。

#### 依托咪酯

依托咪酯是经非特异性酯酶灭活的咪唑类衍生物。其起效迅速、持续时间短（血清中的半衰期是 3min）的特点同巴比妥酸盐一样，是取决于药物从血供丰富的脑部向血供少的组织如肌肉、脂肪重新分布的特性。由于依托咪酯对心脏的抑制作用较小，可用于有潜在母体心脏疾病的患者中。

#### 氯胺酮

氯胺酮是一种作用迅速的静脉麻醉药，它具有良好的镇静作用但呼吸抑制作用轻微。它具有兴奋中枢交感神经系统的特性，所以间接地影响了心血管系统（加快心率、增加心排血量和升高血压）。氯胺酮对子宫张力和宫缩频率的刺

☆☆☆☆

激作用具有剂量依赖性，因此不应在子宫过度兴奋和有胎儿宫内缺氧风险的情况下使用。正是因为这些副作用的存在，它的使用可能会损害胎儿，需要更密切的胎儿分娩中监测。然而在一些剖宫产时应用氯胺酮的个案中发现有母亲产后焦虑，偶尔还需要治疗的情况。因此，尽管氯胺酮具有良好的镇静作用，但它的使用依然受到限制。作为一种静脉麻醉药，越来越多的人关注氯胺酮的神经毒性。有研究报道，使用氯胺酮麻醉 24h 的恒河猴（出生 5～6d）显示出长时间的学习障碍。但由于人类大脑的发育时间较长及通常使用氯胺酮麻醉的时间较短，现在还不清楚这种情况是否同样适用于人类，更进一步的研究仍在进行。

### 丙泊酚

当今丙泊酚为首选的孕期静脉麻醉药，其次是硫喷妥钠。孕期的患者做气管插管时，因丙泊酚浓度下降速度快，这种短暂的苏醒时间和有限的副作用有着绝对的优势。丙泊酚经过注射能够迅速通过胎盘，在新生儿体内的血药浓度约能达到母体的 70%。但丙泊酚能够迅速被新生儿的循环系统清除。在一项关于丙泊酚的研究中，研究（Celleno, 1989）者使用早期新生儿神经行为量表评估，结果显示剖宫产时麻醉药应用过丙泊酚的新生儿比应用硫喷妥钠的婴儿显示出更少的神经功能。然而，这种副作用很短暂。相反，另一个研究者 Gin 在 1990 年发现，在剖宫产选择麻醉剂时应当首选丙泊酚而非硫喷妥钠。现在，丙泊酚在心血管方面的副作用也没有硫喷妥钠研究的多。在辅助生殖技术中，相比其他麻醉药或技术手段，应用丙泊酚取卵对于妊娠成功率没有任何影响。一些学者在动物实验中发现丙泊酚的新生儿神经毒性在另一些学者看来是不适用于人类的。在成人和儿童中，有些应用丙泊酚后昏睡数天，出现了丙泊酚灌注综合征，情况十分严重。但对于在宫内暴露于丙泊酚的胎儿是否也会出现一样严重的情况尚未可知。一项德国儿科重症监护病房的全国范围的调查表明，在儿科患者中，只有应用丙泊酚后持续昏迷数天或大量应用后会才出现丙泊酚灌注综合征。

### 硫喷妥钠

在产科，硫喷妥钠是一种仅次于丙泊酚的常用麻醉剂。它是一种作用迅速的硫代巴比妥酸。同其他麻醉剂一样，在体内的重新分布决定了其持续作用时间短的特质。由于硫喷妥钠不会影响子宫的张力和收缩活动，分娩后子宫仍具有收缩功能。据报道，硫喷妥钠和 α 或 β- 拟交感神经药不反应。硫喷妥钠在注射 1min 后就可以在新生儿血中检测出来，并且浓度仅略低于母体。在母体应用剂量高达 5mg/kg 时可能会出现新生儿功能受损。随着剂量的升高或不断重复给药，新生儿呼吸系统很有可能会受到抑制。

☆ ☆ ☆ ☆

> **建议**：丙泊酚和硫喷妥钠都是产科和妊娠期麻醉备选用药。由于丙泊酚灌注综合征的数据还未明确，用于孕期长达数天的麻醉时可以选择巴比妥类的尽量不用丙泊酚。若有特殊指征，依托咪酯也可以使用。需要注意的是，使用以上 3 种麻醉药后可能会出现新生儿镇静作用。而对于氯胺酮，由于存在升高血压的作用，应该禁止应用于妊娠高血压和子痫前期的患者。以上所有静脉麻醉药都应该使用最低有效剂量。

## 2.16.7 局部麻醉药

局部麻醉药（局麻药）就是局部使用的麻醉药，最常用的局麻药有普鲁卡因、利多卡因、布比卡因及它的右旋对映异构体右旋布比卡因、罗哌卡因、丙胺卡因、阿替卡因、甲哌卡因，还有苯佐卡因和二丁卡因。不同的局麻药作用持续的时间长短不一，所以应根据不同的需要和指征选择。局麻药不是只作用于注射部位，而视注射的部位和注射部位的血管分布情况被吸收入血，并且可以经母体到达胎儿血液。局麻药通过阻滞钠离子通道来阻滞神经传导。当局麻药使用过量或误入血液时会发生特征性的不良反应。局麻药的系统毒性反应与其麻醉效能相关，最先出现的症状是中枢神经系统兴奋甚或惊厥发作。心血管毒性包括传导延迟和血管扩张。在接受硬膜外麻醉分娩的孕妇中，系统毒性反应的发生率为 1%，而非孕期女性为 0.2% ~ 0.3%。使用局麻药时加入收缩血管的药物如肾上腺素或去甲肾上腺素能够延长作用持续时间和限制局麻药物吸收入血率，从而减低血药浓度。但另一方面，同时使用血管收缩药也增加了局部并发症的风险，如局部坏死或坏疽。另外，焦亚硫酸盐作为抗氧化剂添加到含有肾上腺素的局部麻醉药溶液中，具有神经毒性，被怀疑是马尾神经综合征的病因。

然而通常来说，局麻药对于不同时期的妊娠女性都有较好的耐受性，似乎也不会持久地影响新生儿的神经生理。在孕前 3 个月应用后没有发现致畸作用。鉴于局麻药对新生儿的毒性作用被数次报道，我们应该对会阴部麻醉谨慎一些（见于利多卡因和普鲁卡因）。

下面介绍下最常用的几种麻醉药。

### 阿替卡因

阿替卡因是一种被频繁使用的局麻药，最主要用于牙科，也经常与肾上腺素联合使用，并且没有胚胎或胎儿毒性。

### 布比卡因

布比卡因是产科常用的局麻药，是一种强效的局麻药，具有中枢神经毒性

☆ ☆ ☆ ☆

和心脏毒性，并且毒性会因为妊娠期的孕酮增加而增加。布比卡因可能会导致折返性心动过速和心房颤动。0.75% 的布比卡因被禁止在产科使用后，毒性反应的发生率显著降低。布比卡因的主要优势在于作用效果持久（达 3 ～ 10h）。与利多卡因相比，布比卡因与高蛋白结合，进入胎盘的通道受到限制，据报道 R- 和 S- 对映体的胎盘转移为 32%。

### 利多卡因

利多卡因是最常用的局麻药。因为解离常数低（7.7 ～ 7.8），所以它起效迅速并且能够轻易通过胎盘屏障。据报道，利多卡因和其代谢产物胎盘转移率为 60%，且对妊娠没有影响。在一项有 1200 余名孕妇参加的研究中，先天的出生缺陷率没有因为使用利多卡因而增加。利多卡因还用于产科的硬膜外麻醉，不仅减轻了分娩镇痛，还不会影响产妇的子宫收缩力或产妇的合作。曾有报道在母体会阴部麻醉后引起新生儿利多卡因全身性毒性反应。在硬膜外镇痛数小时后潜在诱发脑干改变，也有扰乱体温调节导致体温超高的风险。在一些研究中，利多卡因的硬膜外麻醉甚至与新生儿行为改变相关，但这种改变是罕见和短暂的。

### 丙胺卡因

丙胺卡因是一种可用于浸润、麻醉诱导的局麻药，且和利多卡因联合用于表面麻醉，相对于有限的全身性毒性，它的代谢产物中有一个是邻甲苯胺，可产生有毒的高铁血红蛋白，特别是在产科阴部麻醉后，目前已报道数例新生儿高铁血红蛋白血症。另外一项研究又表明，使用丙胺卡因后未见母体高铁血红蛋白升高，并且在新生儿的体内仅有非常轻微的升高。参与研究的 17 名孕妇均给予会阴部麻醉，使用剂量为 200mg 的丙胺卡因，无人发展成全身性的高铁血红蛋白血症。一项文献综述中提到，使用丙胺卡因和苯佐卡因导致的高铁血红蛋白血症发生率远远高于其他局麻药。

### 罗哌卡因

罗哌卡因是一种酰胺类的局麻药。它的药物代谢动力学、药效学特性和布比卡因相似，而心血管毒性和麻醉效果较布比卡因低 30%。另外，其感觉神经阻滞作用更明显。尽管在运动神经阻滞（可能使器械辅助分娩）上，罗哌卡因与布比卡因相比还是没有任何的优势，但相比布比卡因，罗哌卡因仅仅在局部注射的总量较高时才会出现毒性反应和中枢神经系统的副作用。

#### 局麻药与其他活性物质的联合使用

硬膜外麻醉时，在局麻药的基础上加入阿片类药物起效更快、镇痛更好，而且还可以降低局麻药的使用剂量。因此也降低了运动神经阻滞和需要器械辅助

☆ ☆ ☆ ☆

产的发生率。在硬膜外麻醉和锥管内麻醉时，加入亲脂性的阿片肽，可优先考虑苏芬太尼和芬太尼，因为它们具有起效快、副作用少的优点。呼吸抑制的风险也因为较短的浸润时间而降低。其他阿片类相关的副作用，如恶心、呕吐和瘙痒，出现的频率也降低。亲脂性阿片肽类药物苏芬太尼，特别容易被吸收入血并且血浆中的药物浓度十分显著。相比芬太尼，苏芬太尼镇痛效果更好，尽管它是可以通过胎盘屏障的，但在新生儿体内累积量更少。苏芬太尼 30μg 硬膜外注射后客观上不会引起相关的新生儿损伤。最近的一项病例对照中，206例患呼吸窘迫的新生儿和 206 例对照组对比发现，在妊娠 ≥ 34 周的新生儿中，在新生儿时期患呼吸窘迫症的风险与母亲行硬膜外镇痛有肯定的联系。但到底是芬太尼局部注射导致的还是硬膜外麻醉导致的，又或者是药物残留造成的还不清楚，并且在文章中用药剂量也没有标注。在分娩时使用芬太尼硬膜外麻醉是否对母乳喂养的开始或母乳喂养的持续时间有负面影响也是有争议的。正如 Szabo 在他的综述里指出的，这项研究缺乏随机性和潜在复杂变量的控制，因此具有局限性。

　　硬膜外麻醉时在局麻药中加入可乐定可以使镇痛效果更好，并减少阿片类药物相关的副作用，如不会出现瘙痒。在加入可乐定的治疗组中，血压在治疗期间会较低，但是不需要治疗。Dewandre（2008 年）发现在 0.2% 罗哌卡因的基础上加入 5μg 苏芬太尼和 75μg 可乐定可类似地降低最低局麻药浓度。然而，由于可乐定的降压作用，一般不推荐可乐定作为常规用药。在一项随机双盲实验中，研究者比较了低浓度的右旋布比卡因和苏芬太尼加或不加可乐定的镇痛效果，Bazin 发现加可乐定对于分娩镇痛控制得更好。在可乐定组中，血压较低，器械分娩率较高，胎儿结局无差异。

> **建议**：局麻药用于孕期浸润麻醉和传导麻醉，也适用于有肾上腺素添加剂的制剂。根据不同的目的选择不同的局麻药，如产科用布比卡因，牙科用阿替卡因。应尽量避免使用丙胺卡因，因其有较高的风险会导致高铁血红蛋白血症，特别是在产前行会阴部麻醉时。在硬膜外麻醉加入可乐定时，一定要密切观察血压。

## 2.16.8　肌肉松弛药

　　当单独使用麻醉药而骨骼肌不能充分松弛时，可使用肌肉松弛药（肌松药）。其对于剖宫产时全麻快速诱导有着非常重要的作用。

　　琥珀酰胆碱是目前使用的唯一一种有除极作用的肌松药。它被血浆胆碱酯酶快速代谢。由于其起效迅速、作用持续时间短，在预期吸入性高风险时，它常被频繁用于快速气管插管术，如行剖宫产的产妇。Heinonen（1977）发现母

☆☆☆☆

亲妊娠时使用过琥珀酰胆碱的 26 名婴幼儿没有出现异常。偶尔有几例报道分娩期间母亲使用琥珀酰胆碱后新生儿的一过性呼吸抑制。人群中有 3%～ 4% 的人会出现基因突变导致血浆胆碱酯酶活性降低，此外，这种酶的活性从妊娠 10 周到妊娠结束，下降高达 30%，这些患者服用琥珀酰胆碱后可能会发生长时间神经肌肉阻滞，需要呼吸辅助（Cherala，1989），故应使用最低有效剂量来避免此类并发症。1mg/kg 剂量的琥珀酰胆碱可以增加子宫张力或刺激其收缩，进而可能导致胎儿宫内乏氧。

阿库氯铵、阿曲库铵、顺 - 阿曲库铵、米库氯铵、泮库溴铵、罗库溴铵、维库溴铵都和筒箭毒碱一样，可竞争性抑制肌肉松弛，统称为非除极肌松药。与全麻药、局麻药相反，肌松药通过血脑屏障但仅有少量进入胎盘，这是由于肌松药电离化很好而脂溶性很低。在脐带血中和胎儿组织中的浓度仅达到母体的 10%，这些组织中的浓度低于有效剂量故不会引起胎儿或新生儿神经肌肉松弛。然而，有报道使用 245mg 的筒箭毒碱治疗一位癫痫持续状态的孕妇 10h 以上后出现了新生儿麻痹。还有一例报道说，孕妇在妊娠末期使用筒箭毒碱治疗破伤风 2.5 周，其新生儿出现了关节挛缩症。

到目前为止还没有观察到致畸特性。尤其是在产科得到证明的泮库溴铵。在 800 例剖宫产手术中，使用剂量为 0.03mg/kg，未观察到新生儿副作用（Langanke，1987）。由于作用持续时间较长、有效作用时间较短的特性，现在已经很少用于剖宫产手术了。泮库溴铵可以用于宫内灌注期间的胎儿宫内神经肌肉松弛。

据报道，在宫内灌注治疗贫血时，相对于泮库溴铵，阿曲库铵可以更好地松弛胎儿神经肌肉。在另一项研究中，维库溴铵对胎儿心脏功能的副作用似乎比泮库溴铵少，故推荐使用（Watson，1996）。维库溴铵还可以用于胎儿在宫内治疗或胎儿手术中的神经肌肉松弛（Tran，2010）。

罗库溴铵也可用于孕期全麻快速序贯插管。到目前为止，与琥珀酰胆碱相比，其因较长的作用时间而不利于插管。幸亏有默沙东（肌松药解药），一种环式糊精，可很快逆转罗库溴铵导致的神经肌肉阻滞。在两个病例系列中，在用罗库溴铵进行神经肌肉阻滞后用默沙东逆转，无患者复发，也没有新生儿表现出肌肉无力的迹象。

米库氯铵是一种短效非除极肌松药，如同琥珀酰胆碱一样，其也是通过血清胆碱酯酶代谢。由于持续时间短，更适合用于剖宫产，尽管它不如琥珀酰胆碱和罗库溴铵起效快。如果血浆胆碱酯酶缺乏，会有延长神经肌肉阻滞时间的风险。

肉毒素和神经毒素混合制剂使用时有不同的指征，一般用于眼睑痉挛及其他局灶性肌痉挛，还有原发性多汗。现在其越来越多地被用于美容（治疗"面部老化"）。目前尚无系统性研究，仅仅有数例报道称孕期用其治疗并未影响妊娠结局。但是所有作者都反对其在妊娠患者的常规使用。在 1985 ～ 2005 年加拿大食源性肉毒杆菌中毒的 205 例患者中，有 3 例经实验室检查确定为妊娠期感染肉毒杆菌，尽管有一例感染败血症 10d 以上，但是无人被确诊有妊娠期并发症，同样也没有证据证明肉毒素能够通过胎盘，同时不排除药物注射有过敏反应。

> **建议**：麻醉中常用的肌松药一般都可以用于妊娠期。应该选尽可能最低的剂量。因美容不涉及生死，不推荐在孕期使用肉毒神经毒素。对于其他适应证，应进行风险 - 效益评估，包括使用替代物质的风险。意外暴露于肉毒神经毒素后，在孕妇没有出现症状的情况下不需要终止妊娠。

# 2.17　皮肤病用药和局部用药

Gudula Kirtsching，Christof Schaefer

本章主要讨论皮肤用药和其他常用的局部用药。更广泛的个体化用药信息可以在其他药物标题文章下找到，如抗感染药在章节 2.6 中就提到过。

## 2.17.1　孕期典型的皮肤改变

女性在孕期会顺应性出现皮肤的形态学改变和功能改变，这是非常正常的，不需要治疗。改变如下所示。

■ 色素沉着：特别引人注意的是一种点状色素沉着的面部外观，即黄褐斑，但这可以在生产后自然消退。这种色素沉着会因为紫外线照射（如太阳光直接照射）而加重，所以用防晒霜可以最大程度地减缓症状。本来就有色素沉着的部位，如乳头、乳晕、脐周（腹白线）、腋窝、肛门及生殖器，在孕期颜色都会加深。甚至某些女性的痣的颜色也会加深。总的来讲就是女性在妊娠期间增强了对光的敏感性。

■ 妊娠纹：在妊娠期的后半段，腹部、臀部、大腿甚至乳房都会频频出现妊娠纹。随着体型的增大，这些妊娠纹会越来越宽、越来越多。妊娠纹初时是紫红色线，随时间推移，变为白色萎缩性瘢痕（像皱褶的香烟纸）。最常见于年轻女性、体重过大女性和生产巨大儿的女性。这个可能与遗传相关。已知目前无有效预防的药物。日常皮肤护理如涂润肤霜或橄榄油可能能够稍稍起点作用，控制体重也能够对妊娠纹的继续发展起一部分作用。

■ 纤维瘤：柔软的纤维瘤经常出现在妊娠女性身上，尤其是颈部和腋窝区域。

☆ ☆ ☆ ☆ ☆

■ 血管改变:皮肤的血流增加了,皮温就会升高,而且面部血管舒缩性增强,以上会导致突然的脸红然后又迅速变白,还有增强皮肤划痕的现象。另外,乳房和腹部的静脉可见,腿部和外阴可出现静脉曲张,还有可能出现痔。

■ 皮腺、毛发和指甲:皮脂腺的分泌尤其在妊娠早期会大大增加,所以导致现有的痤疮常会改善,但急性妊娠期痤疮在妊娠的前 3 个月出现,而在产后消失。指甲的生长通常会加快,而毛发会相对处于休眠状态。这就导致毛发的脱落减少,感觉毛发变厚。至产后 3 个月,毛发的生长周期开始恢复正常,导致许多女性暂时性的脱发多于生发,即所谓的产后脱发。这个过程一般在产后 6 ~ 12 个月完成。在此之后,头发将恢复到产前的状态。这种情况不需要治疗。

一般来说,在妊娠期间应用任何物质都会吸收得更好。尤其是应用在损伤的皮肤,如炎症和开放的伤口,可能会使胎儿接触并暴露于这些物质的成分中。

## 2.17.2 防腐剂和消毒剂

消毒剂是具有灭菌或抑菌作用的药物,并且既可以在另一方面,其对皮肤、黏膜和创口具有良好的局部耐受。此外,一旦被吸收,它们不应该有毒副作用。

### 乙醇

从妊娠期局部使用的结果来看,乙醇没有毒性作用。临床中只有乙醇和异丙醇才有重要意义。

> 建议:乙醇的衍生物不具危险性,可以在妊娠期间作为消毒剂使用。

### 过氧苯甲酰

过氧苯甲酰是可以使用的,尤其是外用治疗痤疮。其吸收率约在 5%。在某种程度上,它在皮肤中转化为苯甲酸,同时局部使用视黄醇会使吸收增加。过氧苯甲酰还被用于食品和塑料行业。但它并没有充分的流行病学数据可供风险评估。尽管被广泛使用,但没有迹象表明有任何致畸作用。

> 建议:过氧苯甲酰可以用于治疗妊娠期局部痤疮(如面部)。

### 聚维酮碘

局部使用聚维酮碘时,如在完整的皮肤、创面、黏膜甚至体腔上使用时,必须假设碘向胎儿转移。因为这会扰乱胎儿的甲状腺功能。分娩时用聚维酮碘冲洗阴道后会引起新生儿一过性的 TSH 升高——即一过性的甲状腺功能减退征象，而且母体的甲状腺代谢和碘的排泄也会受到影响。一项 42 名孕妇在剖宫产时使用聚维酮碘消毒的研究中，结果 42 对母子的尿液中碘的排泄量均增加，但是新生儿 TSH 的值与使用乙醇溶液消毒的对照组新生儿没有区别。在一项对出生缺陷儿童和健康儿童的回顾性比较研究中，没有迹象表明妊娠期间阴道使用聚维酮碘会产生致畸作用。然而，一个正常的甲状腺功能状态对于中枢神经系统的分化发育是十分必要的。因此任何轻微的失调都应该避免。

> **建议**：在孕期使用聚维酮碘消毒剂时，只允许小范围短时间使用。不应该使用聚维酮碘溶液进行体腔清洗。但就目前所知，使用聚维酮碘尚未造成不可逆的损害，剖宫产后的伤口和手术部位的感染尚无确定可以使用的专效的皮肤制剂。

### 苯酚衍生物

苯酚衍生物不需要处方就可以销售，主要应用于用清水清洗口腔、皮肤消毒和肛周感染的治疗。苯酚衍生物溶解剂（如甲酚和麝香草酚）与氯化酚衍生物一样，孕期使用是相对安全的，但使用浓度应低于 2%，仅用于未受损的皮肤。当浓度较高时，必须假定吸收增加。

氯己定是适用于孕期女性皮肤和黏膜的消毒剂。在一项涉及 2500 对母子的研究中发现，与安慰相比，使用氯己定（洗必泰）对阴道进行消毒后，母婴产后疗程未观察到任何优势。每天使用洗必泰漱口水治疗牙周病与早产减少有关。

相比之下，在孕期使用神经毒性苯酚衍生物六氯酚时应谨慎，因为在接受治疗的患者中，当大面积地应用治疗浓度超过 3%，可以观察到有中枢神经系统症状的吸入性中毒。在一些动物实验中，六氯酚已被证明具有致畸作用。在过去 10 年间的出版物中，关于工作场所与六氯酚接触的胎儿毒效应，一直有争议。一项涉及 3000 名职业接触的孕妇的较早研究没有发现任何显著差异，进一步的回顾性研究发现神经阻滞与妊娠最后 3 个月的职业性暴露有关。

> **建议**：六氯酚在孕期应避免使用。意外使用后不需要采取措施。其他的苯酚衍生物，如氯己定，可能可以应用于有适应证的妊娠妇女，如消毒皮肤和黏膜。

### 水银混合物

水银在外部使用时，能够被充分地吸收，且是一种潜在的发育毒素。

> **建议**：含汞消毒剂在孕期是禁忌，但不慎使用后不需要进行处理。

☆ ☆ ☆ ☆

**其他防腐剂**

喹啉衍生物已经被实验室证明有致突变的性质。喹啉是一种含碘防腐剂，其他的防腐剂有喹啉硫酸盐、用于喉咙或阴道的海克替啶、龙胆紫或结晶紫、甲紫、依沙吖啶和过氧化氢。

在动物研究中有关于甲紫致癌性和致畸性的相互矛盾的数据。过氧化氢是由阴道菌群的细菌自然发展而来的，这些物质都没有在妊娠期间进行过系统的研究，但也没有严重的迹象表明这些物质对人类有致畸作用。

> **建议**：在孕期，应避免喹啉的使用，有适应证的小范围且短暂的使用也应该谨慎。

### 2.17.3　糖皮质激素和非甾体抗炎药

皮肤发炎后长期或大量地使用糖皮质激素（见章节 2.15）、非甾体抗炎药进行治疗，必须假定吸收并转移至胎儿。局部应用的糖皮质激素，根据药力可分成四组。温和有效的有醋酸氢化可的松、泼尼松、地塞米松。中等有效的是氯倍他松、氟米松、氟轻松和泼尼卡酯。最有效的是安西萘德，醋酸氟轻松，氟替卡松，丁酸氢化可的松和莫米松。最有效的局部甾类化合物，如丙酸氯倍他索。

在母亲孕期接受局部糖皮质激素治疗的 363 名儿童中（其中 170 名在前 3 个月暴露），与未治疗的对照组相比，既没有发现畸形风险的增加，也没有发现出生参数的差异（Mygind，2002）。另外，在一项综述中，考虑到异质性和数据相对充分，未发现致其畸效应或对早产儿影响的迹象。在大多数情况下，大量的皮质类固醇与低出生体重有关（Chi，2009）。

目前还没有在孕期使用丁苯羟酸、没药醇、苄达明的系统研究，也没有迹象表明其有致畸作用。非甾体抗炎药物丁苯羟酸在 2010 年由于过敏的副作用已经从市场撤出。到目前为止，非甾体抗炎药物没有被证明系统使用可致畸，但由于其前列腺素拮抗作用，在妊娠后期使用可能有胎儿毒性（见章节 2.1）。

> **建议**：可以局部区域偶尔使用糖皮质激素或局部抗炎药物，但对于非常有效的类固醇，如丙酸氯倍他索，应该在孕期避开使用，但如果因为疾病严重必须使用，外用优于全身系统性类固醇的使用。

### 2.17.4　收敛剂

在黏膜和伤口中，收敛剂通过表层的蛋白质沉淀导致组织的封闭和萎缩。

它们用于局部治疗发炎的黏膜和伤口。两丹宁酸和稀释溶液的金属盐，如丙酮铝、醋酸酒石酸铝盐溶液或者锌盐都有很好的治疗效果。

> **建议**：收敛剂因其不可吸收，在孕期没有禁忌。

## 2.17.5　止痒剂和精油

### 抗过敏药和局部麻醉剂

在孕期用于局部治疗的抗过敏药和局部麻醉剂通常是无害的。

### 硬化剂

聚乙二醇单十二醚（硬化剂）可外用治疗瘙痒。另外，静脉注射硬化剂可以缓解静脉曲张、口腔黏膜的损伤，且可添加在阴道杀精剂和化妆品中。此外，它还用于伤口治疗，与苯乙胺和尿素结合使用。迄今为止，无论是在动物研究还是在临床研究中，都没有发表广泛使用这种物质的致畸作用，缺乏系统的研究。

> **建议**：妊娠期妇女可以使用硬化剂进行止痒。

### 樟脑和薄荷脑

小剂量的樟脑涂抹于皮肤有冷却和局部麻醉作用。然而，摩擦后可有效地提高皮肤血液流动。由于这些作用，樟脑和其他的精油可治疗大多数充血原因的皮肤病（见章节 2.19）。

薄荷脑应用于所有的痒症。

到目前为止，无动物实验或临床研究报道过其有致畸作用。

> **建议**：在孕期，樟脑和其他精油总体来说可以局部使用。

## 2.17.6　煤焦油和板岩石油制剂

煤焦油制剂首先应用于治疗湿疹，特别是遗传性过敏性湿疹和牛皮癣，目前没有关于其致畸作用的报道。一项对 23 名使用女性的回顾性研究并没有发现显著差异（Franssen，1999）。在实验中，煤焦油产品在一定程度上表现出诱变或致癌的特性。然而，煤焦油几十年来一直被用于皮肤病治疗，至今尚未在人类身上显示出任何此类迹象（Roelofzen，2010）。

板岩石油提取物沥青硫酸盐和沥青硫酸钠盐被局部应用于治疗（亚）急性和慢性发炎的皮肤病及其他皮肤状况，没有系统研究表明其胎儿毒性，也没有

☆ ☆ ☆ ☆

迹象表明其在临床的使用中有致畸的影响。

> **建议**：原则上，孕期不应该使用煤焦油制剂，但是不小心使用后，不用任何处理，总体来说可以接受其局部使用。

## 2.17.7　局部免疫调制剂治疗特应性湿疹

### 他克莫司和吡美莫司

他克莫司和吡美莫司特许用于局部治疗特应性湿疹，目前还没有关于妊娠期间局部使用的系统性研究，但在移植后全身使用他克莫司作为免疫抑制剂方面有相当多的经验，并没有提示致畸风险（Hebert，2013）。

关于孕期使用吡美莫司的致畸风险证据不足。

> **建议**：他克莫司也许在孕期可以小范围地应用于皮肤，但是有严格的适应证。由于经验有限，应该避免使用吡美莫司治疗。

## 2.17.8　角质软化剂

### 水杨酸和尿素制剂

角质软化剂被应用于柔软角质层和松散鳞屑。浓度 2%～10% 或 30%～50% 的水杨酸为角质软化剂（也就是用溶液或者凡士林治疗寻常疣）。尿素制剂浓度为 10%，如果使用得当，即使在孕期，也不会出现全身反应。

> **建议**：孕期妇女可以按照推荐的时间和治疗区域使用上述的角化剂。

### 地蒽酚

地蒽酚被应用于治疗牛皮癣。缺乏临床系统性胎儿毒性的研究。一家制造商（美国真皮公司，新泽西州萨摩赛特）在局部使用这种药物的人员尿检中未测出地蒽酚。第二大制造商（德美克制药公司，布鲁贝尔 PA）引用了一项在小猪身上进行的未发表的动物研究，表明地蒽酚的皮肤吸收率很小或可以忽略不计。然而，从理论上讲，在孕期应该避免使用这种抗分裂物质，尽管通常 1%～3% 制剂的定量吸收是不太可能的。

> **建议**：皮肤发炎应该避免大面积重复使用，如牛皮癣的皮肤，因为吸收率会增加。

☆　☆　☆　☆

### 二硫化硒

二硫化硒主要用于对牛皮癣和花斑癣的支持疗法。目前还没有关于孕期局部用药的系统研究，目前还没有实质性的致畸风险的迹象。

> **建议**：在孕期可以局部小面积短暂使用二硫化硒。

### 壬二酸

抗菌药、消炎药和角质软化剂壬二酸被应用于治疗痤疮，还可以用于治疗皮肤色素沉着，包括黄褐斑和术后发炎性色素沉着，特别是对于皮肤本身较暗的类型。它已被推荐为对苯二酚的替代品，作为酪氨酸酶抑制剂，壬二酸会降低黑色素的合成，局部应用后有 4%～8% 被系统吸收。在动物实验中，即使是高剂量的壬二酸也不会致畸（Akhavan，2003）。然而，对其临床效果缺乏系统的研究。

> **建议**：在孕期，壬二酸只能用于皮肤表面的微小创面，如面部痤疮，最好不要在妊娠前 3 个月使用。

### 含硫制剂

硫磺被用作乳液、乳霜、粉剂和软膏的添加剂（2%～10%）。它具有温和的去角质和抑菌特性。局部应用硫的生物利用度约为 1%（Akhavan，2003）。目前尚无孕期使用的数据。

> **建议**：在孕期，根据说明可以小面积使用硫磺，局部治疗后不会引起全身反应。

### 间苯二酚

间苯二酚是一种芳香醇，用于治疗局部痤疮、脂溢性湿疹和牛皮癣。染发剂和化妆品中也含有此物。到目前为止，还没有致畸作用的迹象。然而，对其在孕期的应用缺乏系统的研究。一名孕妇在（意外）口服摄入后，出现了严重的痉挛和意识不清的并发症，最终导致宫内胎儿死亡。

> **建议**：根据说明，在孕期可以局部小范围使用间苯二酚。

☆☆☆☆

### 2.17.9 类维生素 A 对痤疮和银屑病的治疗

**药理学**

异维 A 酸(13- 顺式维 A 酸)和维 A 酸(全反式维 A 酸)是维生素 A(视黄醇)的天然衍生物,它们在局部和系统治疗痤疮方面取得了巨大成功。此外,维 A 酸被批准作为治疗早幼粒细胞白血病的系统制剂（见章节 2.13）。口服维 A 酸被批准用于对强力局部皮质类固醇治疗无效的严重慢性手部湿疹患者 (Garnock-Jones, 2009；Ruzicka, 2008)。维 A 酸与身体自身的生长因子相同,它存在于所有细胞中,并与维 A 酸受体结合。维 A 酸在胚胎阶段具有特别重要的功能,因为它通过神经嵴细胞的迁移促进大脑、心脏、胸腺和脊髓的发育。

类维生素 A 刺激表皮细胞的增殖,在皮肤上通过疏松角质蛋白层缓解剥脱进程。异维 A 酸也可导致皮肤脂腺萎缩,故治疗痤疮有效。异维 A 酸及其代谢物 4- 酮 -13- 顺式维 A 酸的半衰期分别为平均 29d 和 22h。在极端的情况下可以长达 1 周。

阿维 A 酸和阿维 A 酯（已经撤出市场）治疗牛皮癣的效果已经被证实,两者都可导致体内类维生素 A 浓度升高。阿维 A 通过代谢产生阿维 A 酯,其半衰期为 80 ~ 175d,使用乙醇可加速阿维 A 酯的转化。

在合成的多芳香化合物中,阿达帕林受体选择性的维 A 酸用于治疗严重的寻常痤疮,他扎罗汀可用于治疗银屑病。

0.1% 阿利维 A 酸凝胶通过激活类维 A 酸受体阻断肿瘤细胞的生长,可用来局部治疗艾滋病相关卡波西肉瘤。

**毒理学**

类维生素 A 明显的致畸性在引入市场之前已被实验证实,如今,类维生素 A 是自沙利度胺以来最强的致畸性药物。在妊娠期间使用可以增加自然流产率。使用此类药物在妊娠期间会增加流产的风险,导致特征类维生素 A 综合征:异常的耳朵,包括发育不全或耳道狭窄,面部和腭缺陷,小颌畸形,心血管缺陷,胸腺和中枢神经系统的发育缺陷,其范围可以从眼睛和内耳受累至脑积水 (Lammer,1985,1988)。即使在无出生缺陷的儿童中也有观察到有智力缺陷的例子。有报道称出生缺陷的风险率为 30%,如果在妊娠的前 3 个月系统使用,发生重大出生缺陷的风险要高出 10 倍。宫内暴露后对 5 ~ 10 岁儿童进行的随访检查显示,智力迟钝和视觉空间的特殊缺陷的发生率增加,在一定程度上,无明显出生缺陷的儿童中也存在此症状。

许多国家报道了产前异维 A 酸可以损伤胎儿,在科学协会中,如美国的畸形学协会,已尽力地引起大家对致畸风险的关注,并帮助强化了节育计划。即使是每月验孕阴性后才要求开维生素 A 类药物,并辅以两种辅助避孕措施,也只是每月开一盒处方药，并在停止治疗 4 周后才要求采取有效的避孕措施，仍然会导致妊娠暴露维生素 A 类药物。无数的出版物仍然报道个别病例或一系列小病例的异维 A 酸暴露。在异维 A 酸治疗期间大多数的妊娠由于担心发育缺陷而被中断。只有小部分达到妊娠足月。Moerike（2002）报道了两例终止妊娠后观察到没有任何外部内耳畸形但有中耳和内耳异常。加拿大的一项研究报道称，在 1984 ~ 2002 年，8600 名服用异维 A 酸的女性中，有 90 人妊娠，其中 76 人中断了妊娠。在 9 个出生的孩子中，只有一个孩子有畸形。

澳大利亚的一项研究报告了异维 A 酸治疗期间的不良事件，该研究报道了 6 年内 1743 名患者两次妊娠。法国的一项研究中，在 1999 ~ 2006 年观察了 44 名儿童和胎儿中，有 2 名儿童的异常与敏感时期摄入异维 A 酸有关。在 7 年的观察时间里，作者计算的异常率为 4.5%，并报道了异维 A 酸治疗期间增加 30% 的妊娠率。荷兰的一项依据药店数据的研究中，仅有 59% 的育龄期妇女在服用异维 A 酸期间接受避孕。

德国的一项研究报告了 115 名在孕期或孕前 4 周内接受异维 A 酸治疗的妇女（Schaefer，2010）。从妊娠的结果来看，76% 的人被终止妊娠，根据超声检查，没有被诊断为有胚胎疾病的病例，18 名现存的儿童中仅有 1 名儿童提示（未指明的）患有室间隔缺损。最新的数据提示，如果暴露接触发生在着床（植入），畸形的风险远远低于 30%。然而，没有足够的文件报道说明在出生时暴露的孩子长时间的发展情况。令人惊讶的是，在德国的研究中，当对未采取避孕措施的女性的教育水平进行评估时，受过高等教育（包括大学教育）的女性比例过高。在 49 名没有采取适当避孕措施的妇女中有 9 人甚至在卫生保健部门工作，这些发现证明有效落实妊娠高危药物预防项目难度较高。在回顾评估 17 篇关于异维 A 酸的治疗期间发现妊娠的综述中，Crijns（2011）报道育龄妇女的妊娠率为 0.2‰ ~ 1.0‰，65% ~ 87% 的妊娠被终止，仅有 6% ~ 26% 的异维 A 酸与妊娠预防方案完全一致。

有许多关于阿维 A 暴露后的多重出生缺陷的病例报告。Geiger 报道 38 例阿维 A 暴露后妊娠的例子，其中包括 2 例终止妊娠、4 例自然流产、2 例出生，其中 1 例流产的胎儿为典型畸形胎儿，2 例健康胎儿，1 例有高频率听力干扰。在接受孕前阿维 A 治疗的 67 例妊娠中（平均在受孕前 5 个月），9 例以自然流产告终，18 例中途中断，40 例活产。4 名儿童出现非特异性出生缺陷。

一个韩国的研究报道中，18 例妊娠妇女接受了曾用阿维 A 治疗的血液捐献者的血液，9 名出生的孩子并没有出生缺陷或者明显的神经损伤。

在 75 名期间接受阿维 A 治疗的妇女中，29 名存活的新生儿被报道，其中 6 名显示典型的维 A 酸畸形，3 名有非特异性的先天缺陷。在 41 例终止妊娠者中，5 名胎儿显示阿维 A 典型畸形，2 名胎儿显示其他出生缺陷。另外有 5 名妊娠者以自然流产终止。在受孕前（平均 15 个月）暴露于阿维 A 酸的 173 个

☆ ☆ ☆ ☆

孕妇的 88 个活产婴儿中，5 个孩子为典型畸形，13 个不具体的畸形病例记录在案。此外，3 个终止妊娠的胎儿显示类维生素 A 的典型畸形。

### 父源性暴露

在之后的市场调查中，记录了 11 例受孕时父亲接受阿维 A 酸治疗，其中有 5 位孕妇生出健康胎儿，5 位孕妇自然流产还有 1 位终止妊娠。

### 外部使用

5 个病例描述提出了在局部使用维 A 酸后不能排除出生缺陷的怀疑(Selcen，2000；Colley，1998；Navarre-Belhassen，1998；Lipson，1993；Camera，1992)。然而，两项共有 300 名孕妇参加的对照研究没有显示出致畸作用(Shapiro，1997；Jick，1993)。这些研究中较大部分是基于处方协议，不能得出所有女性都适用的结论。因此，在这项研究中，设计和病例不可假设维 A 酸是无害的。对 106 名局部治疗的妇女在妊娠的前 3 个月期间进行了前瞻性研究，既没有显示出更高的自然流产率，也没有表明畸形的风险增加。与对照组相比，也没有迹象表明疑似维 A 酸异常的发生率增加。然而在本研究中，没有关于局部使用维 A 酸治疗的剂量或频率的数据。

根据药动学数据，如果治疗面积不是太大（如仅为面部），则外用后不太可能出现明显的致畸风险，通常每日约 2g 0.05% 维 A 酸乳膏含有 1mg 活性成分。平均吸收率约为 2%，最大吸收率约为 6%，治疗后内源性维 A 酸浓度（2 ～ 5μg/L）无明显升高。但是，必须记住，在严重发炎的皮肤或使用额外的（消毒剂）物质（即过氧苯甲酰，见章节 2.17.2）时，吸收率可能会增加。

局部使用异维 A 酸的评估应该同维 A 酸的方式相同。

一个病例报告中，使用阿达帕林直至妊娠的第 13 周，据超声诊断为无眼症和视交叉发育不全而终止妊娠。作者认为这些异常不是维 A 酸的典型症状。

一项法国前瞻性研究，评估了 94 例局部维 A 酸治疗（维 A 酸、异维 A 酸或阿达帕林）的妊娠，没有迹象表明自然流产的风险增加，也没有可证明的致畸效应但此研究没有区别根据物质或者细节所提供的治疗时间和持续时间。

当他扎罗汀被局部使用时，通过皮肤所吸收的剂量为 6%，其半衰期是 17 ～ 18h，其代谢物是亲水的，故脂肪组织中无蓄积。然而，治疗的持续时间和细节并没有提出。

在孕期，局部应用阿利维 A 酸凝胶治疗的经验不足。

---

**建议**：在孕期系统治疗用类维生素 A、阿维 A、阿维 A 酯、异维 A 酸、阿利维 A 酸和维 A 酸是绝对禁忌的。对于育龄期的妇女，只能在有足够的避孕保护且按照当前避孕计划排除妊娠后，并且只有在其他不含维 A 酸的治疗方法没有效果的情况下，才允许进行治疗。若使用阿维 A 和阿维 A 酯，必须在停止治疗后和异维 A 酸使用 1 个月后继续进行可靠的避孕 2 年。如果

避孕时间不足，特别是在孕早期进行治疗，可能会严重损害胚胎发育。每个与这些时间段有明显偏差的个别情况都必须单独评估。孕期也应严格避免体外 / 局部使用维 A 酸，在系统性或局部暴露的情况下，不一定有终止妊娠的风险（见章节 1.15），但应个体化咨询。在任何情况下，必须提供详细的胎儿超声检查。关于维 A 酸在血液学 / 肿瘤学中的使用，见章节 2.13。

## 2.17.10　紫外线

紫外线疗法（紫外光）可对皮肤产生免疫调节作用，广泛用于治疗牛皮癣、湿疹和其他皮肤病。紫外光对于维生素 D 的合成很重要。各种报道表明，早期妊娠时低水平的维生素 D 可能与发育不良有关。紫外线照射是否会降低叶酸水平仍有待研究。

### UV–B

UV-B 光的波长为 290 ～ 320nm，其影响仅限于皮肤，不会穿透子宫。波长为 311nm 的窄带 UV-B 光比宽带 UV-B 更不容易产生红斑（晒伤可能性），而且由于红斑是皮肤癌的风险因素，理论上，对于相同的治疗结果，窄带 UV-B 光的致癌性应该更低。

### UV–A 和光化学疗法

波长为 340 ～ 400 nm 的 UV-A1 比 UV-B 穿透皮肤更深。UV-A1 辐射诱导基质金属蛋白酶（matrix metalloproteinase-1）表达、T 细胞的凋亡，可耗尽在真皮中的朗格汉斯细胞和肥大细胞。UV-A1 暴露可刺激内皮细胞形成新生血管。UV-A1 在治疗特异反应性皮炎和局限性硬皮病中有显著的疗效，也有证据表明它可用于其他皮肤病，包括皮肤 T 细胞淋巴瘤和肥大细胞增多症。

光化学疗法（长波紫外线光化疗法）结合了补骨脂素和 UV-A 光治疗，可用于严重的银屑病和过敏性皮炎等，补骨脂素使皮肤对紫外线更敏感。长波紫外线光化疗法可以给予口服或者外部甲氧沙林（8- 甲氧补骨脂素），然后进行长波紫外线照射。长波紫外光化学疗法，包含补骨脂素的浴水可以使得皮肤对长波紫外线更加敏感，补骨脂素激素激活紫外线，可以更强烈地结合 DNA 和损害细胞。

欧洲畸形信息服务网络（ENTIS）分析了 41 例使用 8- 甲氧补骨脂素进行系统 PUVA 治疗的妊娠（Garbis，1995）。这项研究（Gunnarskog，1993）并无提示胚胎毒性。

☆☆☆☆

> **建议**：在孕期单独使用 UV-A 和 UV-B 是安全的。尽管尚未有胎儿毒性报道，但在孕期应避免口服 8- 甲氧补骨脂素的光化学疗法和 UV-A 照射，以防止突变。外部使用沐浴长波紫外线光化学疗法似乎是可以接受的，但数据是有限的。

### 2.17.11　富马酸制剂

富马酸被小剂量地应用于食品添加剂中，也就是说，作为抗氧化剂，在银屑病的治疗中，几百毫克剂量是常见的。其副作用是白细胞减少和淋巴细胞减少，对胎儿的影响还没有系统的研究。在当前未发表的治疗银屑病的经验中，富马酸二甲酯 + 乙氢延胡索酸酯未见有胚胎毒性或产生畸形的作用。

> **建议**：在孕期，不推荐使用富马酸治疗，然而，如果失误使用，基于风险的终止妊娠或侵入性的诊断并不合法。

### 2.17.12　生物制剂

抗 -TNFa 和抗 -IL12/13 抗体是允许用来治疗牛皮癣的。抗 -CD20 抗体是用来治疗淋巴瘤的，如自身免疫性大疱性疾病。孕期的使用见章节 2.12。

### 2.17.13　疣的治疗药物

在 29 名妊娠妇女中，有 2 名孕妇在孕初期的 3 个月外用免疫调制剂或者抑制病毒生长的咪喹莫特用于尖锐湿疣（生殖器疣）或者其他疣，最终都分娩了健康的孩子，然而这些经验不足以进行有区别的风险评估。

鬼臼毒素是一种以植物为基础的有丝分裂抑制剂，用于治疗尖锐湿疣（生殖器疣），但在孕期缺乏足够的研究。与局部使用的鬼臼毒素粗制品(见章节 2.22)较早观察到的系统性毒性相比，在局部使用鬼臼毒素后是未知的。到目前为止，还没有观察到致畸的迹象。

通常，妊娠期间的治疗方案选择有激光治疗、冷冻治疗、电烙术或者三氯乙酸，但由于理论上没有引起关注，并没有系统性的研究。这同样适用于局部治疗应用绿茶提取物。

在妊娠的第 12 ～ 24 周，尖锐湿疣通常会逐渐发展，然后从第 25 周开始，通常会自行改善。因此，对于轻微的不适，侵入性治疗可以推迟到第 25 周或更晚（Dunne，2011 ；Workowski，2010）。然而，在妊娠最后 8 周，大面积的破坏疣和伤害皮肤的方法应该被避免，因为分娩前不应破坏皮肤。

对于寻常疣（普通疣）和其他疣的治疗，使用细胞抑制剂氟尿嘧啶（见章节 2.13）、博来霉素（见章节 2.13）及干扰素（见章节 2.12）。这些物质通常不应该在孕期使用。有更安全、问题更少和更好研究的替代品，如水杨酸或冷冻疗法；此外，治疗也可能推迟到分娩后。水杨酸等角蛋白溶解剂的使用请参阅章节 2.17.8。

> **建议**：对于尖锐湿疣，冷冻疗法、三氯乙酸或电烙术是孕期的首选治疗方法。常见的疣可以用水杨酸或冷冻疗法治疗。此外，它们可能会在妊娠后自发退化。因为孕期没有充分的数据支持，不推荐使用其他物质。

## 2.17.14 锂

锂不仅用于双相情感障碍的口服治疗（见章节 2.11），也用于脂溢性皮炎的局部治疗。药物经皮吸收是有限的，并且口服后血药浓度大幅度降低。

> **建议**：由于缺乏孕期的充足数据，不推荐将锂作为孕期外用药。但是虽然如此，误用后不需要处理。

## 2.17.15 虱的治疗药物

虱感染（虱病）的局部治疗可使用具有各种机制的方法。现有两种选择：①化学方法（灭虱药）杀灭虱；②物理方法，通过反复梳理除去虱及其卵。

物理方法的代表性药物是聚二甲基硅氧烷。聚二甲基硅氧烷是由硅胶制成的，作为物理性的药剂来杀灭头虱（梅达制药公司，2012）。事实上，目前其对于孕期的使用还缺乏系统的研究，但是由于天然提取和吸收不佳，它的致畸性是无法预测的。

由植物提取的可作为杀虱药的有椰子油和其他精油（如印楝油）。目前这类药对孕期的影响还未被持疑，它们的耐受性和有效性却鲜有文献记载。

据说用醋水冲洗可松解虱及其幼虫对毛发的黏附。

化学灭虱剂是对神经有毒害作用的杀虫剂。这一类药物的有马拉硫磷，从菊花中提取的除虫菊及它的合成衍生物，氯菊酯和丙烯菊酯（生物丙烯菊酯），还包括一种有效性增强剂胡椒基丁醚，这类药物的特点是有较长的半衰期。由于耐药性的增加及副作用增加的风险，这些药在过去几年里失去了原有的药用价值。一种神经毒害药物林丹已经在很多国家的市场上消失了。

0.5% 的马拉硫磷（有机磷杀虫剂）溶液可用来治疗疥疮、头虱。该药在

☆☆☆☆

1～2期应用对全身影响的风险比较低。在1981～1982年对旧金山湾区大片地区进行空中喷洒马拉硫磷期间，对7450名可能接触过马拉硫磷的妇女进行的一项病例队列研究中，没有报道先天性缺陷风险显著增加（Thomas，1990）。在较早的一项研究中也报道了类似的结果，该研究对22 465名婴儿的队列进行了研究，这些婴儿的母亲妊娠的前3个月在居住地经历了马拉硫磷的空中喷洒。在报道中，在149名婴儿母亲的尿液中检查到了来自马拉硫磷代谢物的可测浓缩物，233名婴儿母亲的尿液中未检到该物，而这些孩子在出生、身高、身长、头围方面都没有差异。在一项对农场工人的墨西哥裔美国儿童进行的评估尿液和血清中母婴代谢物的研究中，神经发育没有受到影响，该研究评估了母亲和孩子血清及尿液中的代谢产物。用Bayley婴儿发展量表和儿童行为检查表评估6个月、12个月、24个月的婴儿，来自荷兰的病例报告描述了一种先天性淀粉样变性的情况，这与孕妇在妊娠第11周和第12周暴露于马拉硫磷有关（Lindhout，1987）。马拉硫磷是一种作用于神经肌肉系统的药剂，因此考虑了其因果关联的可能。关于所报告的缺陷的确切性质存在争议（Hall，1988），并且无法基于此案例得出关于因果关系的结论。

氯菊酯经皮吸收高达2%（Fölster-Holst，2000）。由于其作用持续时间较长，被认为比除虫菊酯对虱子侵扰更有效，尽管没有关于这两种物质的比较研究。在一项前瞻性的研究中，113名孕妇使用了氯菊酯洗发液（31名妊娠早期孕妇），没有提示有胚胎毒性的风险。Mytton（2007）发现在196名用氯菊酯治疗的孕妇中无任何异常。一项关于氯菊酯和胡椒基丁醚的环境和空气污染的研究发现，根据Bayley发展量表，3岁的儿童接触高浓度的胡椒基丁醚（> 4.34ng/m$^3$），大脑发育指数将减低3.9个点。一项来自巴西的临床病例研究报道称妊娠期接触杀虫剂，孩子出生后在2岁前患急性白血病的发病率将增高（氯菊酯是其中的一种）。然而，这些结论对氯菊酯的短期接触没有意义。

> **建议**：使用聚二甲基硅氧烷梳理，用椰子油或醋水对虱进行治疗是安全有效的。早期可使用茶树油梳理。马拉硫磷（虱存在耐药性）或除虫菊提取物或合成除虫菊（5%氯菊酯外用治疗）是可使用的第二种方法。应避免泵喷雾，因为药物通过空气将提高全身吸收率。

### 2.17.16　抗疥疮药物

苯甲酸苄酯、克罗米通、马拉硫磷和二氯菊酯（见章节2.17.13）可用于疥疮的外部治疗。不推荐使用林丹进行外部治疗，许多国家已将其从市场上撤除。来自印度的两项研究发现，与对照组相比，宫内生长受限孕妇的母血和脐带血中林丹浓度明显升高。伊维菌素在法国是可使用的治疗疥疮的口服药（见章节 2.6）。

除了对皮肤黏膜的刺激性，在动物和临床实验中，苯甲酸苄酯无明显毒性。一项来自泰国的研究显示，444 名孕妇在孕期使用 25% 的苯甲酸苄酯，出生缺陷风险没有增加，但其治疗多是在妊娠中期和晚期。

克罗米通经皮肤吸收有限。到目前为止，对该物质的蓄积还没有被证实。比较其他抗疥疮药物，克罗米通疗效较差。在动物实验中还未观察到致畸的影响，虽然关于该药在孕期的研究稀缺，但局部使用的实质性风险是不太可能的。

在疥疮的治疗中，与 25% 苯甲酸苄酯、10% 克罗米通、0.5% 马拉硫磷洗液相比，氯菊酯疗效更好。因为在药物治疗中，皮肤只会在短时间内仅接触 2 次，致畸的影响是不存在的。

> **建议**：对于疥疮的药物治疗应选氯菊酯，因为它有更好的疗效。应避免使用喷雾剂，因为通过空气，全身吸收率将提高。马拉硫磷、苯甲酸苄酯、克罗米通可作为备选疗法。

### 2.17.17　静脉治疗

关于孕期七叶素制剂（七叶素提取）静脉使用的异议目前还未出现，但是尚缺乏系统的研究。

使用聚多卡醇进行静脉曲张的硬化疗法在孕期紧急情况下可以使用。然而，因为分娩后静脉曲张的静脉可以自发改善，所以除了预防，其他治疗方法应该推迟。因为分娩后静脉曲张的静脉可以自发改善，所以除了预防，其他治疗方法应该推迟。

### 2.17.18　止汗剂

含有铝的除臭剂是由铝的盐酸盐组成的。铝是通过使皮肤细胞中的蛋白质变性减少汗的产生来止汗的，这可使皮肤中毒。目前，这种物质对孕期还没有显示出不利的影响，但没有系统的研究。

甲胺被用来治疗多汗。对于它的孕期使用还没有系统的研究。全身应用是受到争议的。然而，局部使用时，大量活性物质的吸收是不太可能的。目前，孕期皮内注射肉毒杆菌治疗多汗缺乏系统的研究。在 25 例报道中，注射肉毒素治疗斜颈症疼痛，对胎儿没有显示出不利的影响。

抗胆碱能药溴苯辛被证实可用于多汗症的系统治疗（见章节 2.5），但对于孕期使用还没有充足的调查。

☆ ★ ☆ ☆

> **建议**：孕期可以使用除臭剂。从理论上的安全考虑，含铝材质不应长期使用。孕期可以在有适应证的情况下局部使用甲胺。肉毒杆菌素不能应用于孕期多汗及化妆，但是若无意接触了也不需要采取措施，尤其是孕妇，没有发现任何副作用。

## 2.17.19　依洛尼塞、非那雄胺、米诺地尔

米诺地尔是口服降压药，有血管舒张作用，外用可治疗雄激素性脱发或其他类型的脱发。它是亲脂性的，吸收率为 2% ～ 3%。因此，它的血药浓度远低于成人降压治疗的浓度。

依洛尼塞是治疗多毛症的药物，根据制造商提供的信息，它全身吸收，吸收率小于 1%。目前，该药还没有妊娠期的使用经验。

非那雄胺可抑制 5α- 还原酶，5α- 还原酶可将睾酮转化成有活性的二氢睾酮。该药可治疗男性脱发、良性前列腺肥大，也常被用来治疗女性脱发和多毛。它的有效性是有争议的。在动物实验中，它有碍雄性大鼠胎儿的发育。除了其他方面，尿道下裂也经常发生，并且由于抗雄激素样活性的影响，尿道到外阴的距离缩短。在人类身上，早期妊娠的末期使用该药可导致尿道下裂。然而，到目前为止，还没有关于人类的相关研究。目前只有一项临床报道，一位母亲孕期服用非那雄胺治疗脱发，她的孩子有右手和左足的畸形。然而，这一观察没有证实二者有因果联系。

在一项预期的研究中，17 名孕妇用米诺地尔来治疗。一名出生的婴儿患有心脏畸形。一位妇女一天至少两次在头皮处使用米诺地尔，她的胎儿出现了大脑、心脏、血管畸形。病理显示心脏明显增大伴随动脉远端狭窄、乙状结肠大幅度增长、脑室扩大、脑出血及胎盘出血。深度报道称，局部使用 2% 米诺地尔治疗可造成胎儿严重的尾部退化综合征，伴有脊柱发育不全、下肢及尿路畸形、肾脏发育不全、食道闭锁。

更多的临床案例报道称，母亲经过米诺地尔的系统治疗后，其新生儿出现了多毛症。

> **建议**：孕期禁用非那雄胺和米诺地尔。目前对米诺地尔孕期外用还没有充足的经验支持，不管怎样，妊娠期长期应用米诺地尔是不允许的。依洛尼塞的应用也是如此。偶然应用非那雄胺和米诺地尔不能作为终止妊娠或侵入性诊断的证明。在早孕阶段应用这些药物后需进行详细的超声检查。

## 2.17.20　驱虫剂

灭蚊剂如避蚊胺、埃卡瑞丁常涂抹或喷洒在皮肤上。经皮肤，8% ～ 17% 的避蚊胺可被吸收。一位非洲的母亲生了一个智力发育迟缓的孩子，而她之前一直在进行疟疾的预防（氯喹）并且每天用 25% 避蚊胺涂抹手臂和腿。因为避蚊胺有毒害神经的作用并且可以经由皮肤吸收，所以不能消除二者的因果关联。目前没有对人类发育毒性影响的进一步报道。

一项随机前瞻性双盲研究发现 449 名孕妇在孕中期和晚期每天使用 1.7g 避蚊胺，她们的新生儿与对照组相比发育没有什么不同。8% 的受试者妇女的脐带血中检测到了避蚊胺，她们的孩子（到 1 岁前）发育都没有什么差异，又一次研究证明了这一点。仅仅有 3 个临床观察中出生的孩子是健康的（根据作者的数据）。埃卡瑞丁比避蚊胺的潜在毒性要小。但是，还没有针对妊娠期的系统研究。一项大样本研究评估了脐带血中的氯吡硫磷、二嗪农、卡巴呋喃、百菌清、敌草索、异丙甲草胺、氟乐灵、避蚊胺。脐带血中发现的高浓度（$\geqslant$ 75 个百分点）异丙甲草胺与低体重儿（3399 ～ 3605g；$P$=0.05）相关。此外，腹围的增长与氯硝胺（$P$=0.031）浓度有关。这些观察提示子宫接触某一杀虫剂可能会改变妊娠结局。

> **建议**：不建议孕期妇女长期大面积使用避蚊胺类杀虫剂。在疟疾高发区，确实有理由才可使用避蚊胺，因为与疟疾相比，避蚊胺给母亲和胎儿带来的害处要小。禁用含有拟除虫菊酯的杀虫剂。尽可能选用其他除虫剂包括埃卡瑞拉。

## 2.17.21　化妆品

化妆品，发用化妆品包括染发剂、烫发剂，只要这些产品不含铅，为了保持孕妇的美貌是可以按照常用量使用的。

## 2.17.22　滴眼剂、滴鼻剂和滴耳剂

滴眼剂、滴鼻剂和滴耳剂在孕期也常被广泛使用。然而，对于孕期，我们需要确保药物的安全性，禁用有问题的合成制剂、创新产品、假冒产品。因为存在一些争论，系统治疗的相关建议将在适当的章节中介绍。

### 滴眼剂

使用滴眼剂，事实上，经由结膜定量的药物吸收是假定的。因为这一原因，一些可能性不能被排除，如阿托品类药物及 β 受体阻滞剂可加快或减慢胎儿心率。用散大瞳孔药治疗远视及青光眼时会发生一些难以预料的危险情况。

滴眼药中的 β 受体阻滞剂有左布诺洛尔和美替洛尔。虽然碳酸酐酶抑制剂布林唑胺、多佐胺及全身使用的乙酰唑胺目前还没有系统性的研究，但是通过长期的使用，还没有关于这些药对胎儿负面影响的报道。

母亲生产前 3d 每日 750mg 乙酰唑胺治疗可导致孕 34 周出生的孩子呼吸急促、呼吸性酸中毒、低血糖及低血钾。出生 5h 的胎儿血药浓度为 2.9μg/ml，相当于成人治疗量的血药浓度（3 ~ 10μg/ml）。当酸碱度恢复正常标准，临床症状便可自发改善。到第 11 天，就检测不到乙酰唑胺（Ozawa，2001）。

孩子的未来发育也不会受到影响。12 名妇女每日 500mg 乙酰唑胺治疗特发性颅内压增高，她们的孩子没有观察到先天缺陷和产后疾病。其中有 9 人是在孕早期接受了治疗（Lee，2005）。

关于拉坦前列素的 10 个有记录的期待疗法报道称，其中有 9 人处于妊娠早期。一名孕妇因自然流产结束了妊娠。9 名足月产的婴儿没有先天缺陷。另一出版物中有 2 例关于拉坦前列素的治疗案例，二者都在妊娠早期开始治疗，其中一例在整个妊娠过程中都应用这一药物。她们的新生儿都很健康。一位患者也用溴莫尼定进行了治疗。两个案例在治疗中也用噻吗洛尔进行了联合治疗（Johmson，2001）。

应用比马前列素，在我们的观察中没有发现胚胎毒性。目前没有曲伏前列素的孕期临床应用经验。

根据一例报道，一位整个孕期应用匹罗卡品（毛果靶香碱）的孕妇生产了一个健康的孩子。虽然对胆碱能药匹罗卡品、可乐定、拟交感药溴莫尼定、地匹福林还没有系统研究，但任何一个药都与先天畸形无关。

在一个小数据的研究中，观察 6 名患青光眼的孕妇的 6 个孩子，直到他们2 岁，与对照组相比，没有发现心理和身体的发展异常与之相关。

莨菪碱、环戊通、托吡卡胺是用来扩散瞳孔的药物。虽然缺乏系统的研究，但几十年的经验和临床研究显示抗胆碱能药物对胚胎没有风险。

静脉注射维替泊芬用来治疗脉络膜新生血管性疾病。三例临床报道中，妊娠早期应用，孩子没有表现出任何异常。在动物实验中，大剂量系统应用可造成鼠的眼睛先天畸形。

哌加他尼注射入玻璃体腔用来治疗渗出性黄斑变性。目前对孕期应用还没有经验。

其他眼用生物制剂及单克隆抗体见章节 2.12。

☆ ☆ ☆ ⬦

> **建议**：一般而言，对孕期青光眼治疗没有异议。因为前列腺素可增强宫缩、减少胎儿灌注，被视为保留药物。严重的青光眼需要局部使用前列腺素衍生物来治疗，应选择最低有效剂量。理论上，眼睛的其他外用药物都可应用，哌加他尼也是如此。当然，通常被证实过的药物应为首选。扩瞳药可以使用。孕期不可避免使用维替泊芬时或有管理地治疗后应行 B 超检查。存在终止妊娠的风险或侵入性诊断都是合理的。

## 鼻消肿剂

对鼻消肿剂的胚胎毒性还没有系统的研究。经常使用赛洛唑啉、羟甲唑啉，目前对胎儿未显示出风险。虽然血管收缩（高剂量）理论上可降低胎儿循环，但这一副作用与常规剂量无关。许多女性（包括妊娠的女性）使用鼻消肿剂数月，而建议的使用时间只有几天。为了避免对鼻黏膜的损害，应采用"撤退战略"。

孕期使用茚唑啉、萘甲唑啉、四氢唑啉、曲马唑啉缺乏充足的经验。

## 其他眼、鼻、耳制剂

糖皮质激素、色甘酸、抗组胺药、抗生素、阿昔洛韦可作为成膜剂，如聚维酮在有合适指征时可应用于孕期妇女。原则上禁用氯霉素。

据目前研究，吸入布地奈德或其他肾上腺皮质激素与致畸性无关。

在一个有 26 位孕妇使用氟替卡松鼻喷雾剂的随机双盲研究中，新生儿的发展与对照组相比没有什么差异。

目前还没有关于其他糖皮质激素喷雾或滴眼液的孕期使用的系统研究，如氟尼缩松、氟米龙、氯替泼诺、利美索龙。这些药物可使用其他外用糖皮质激素的评估方法并且在没有其他可用治疗方法的情况下可短期使用。参考章节 2.15.8 糖皮质激素。

## 2.17.23　痔疮用药

痔疮药（药膏和栓剂）是外用药，包括局部麻醉药、糖皮质激素、抗生素和消毒剂，这些药可单独使用或联合应用。这些药在直肠 - 肛门术后使用，也经常用于孕期痔疮患者的治疗。这些药物还没有系统研究，但是也与先天畸形无关。

> **建议**：孕期可以使用常用的痔疮药。

## 2.17.24　阴道用药

细菌性阴道炎的治疗可以预防胎儿早产。妊娠的高危期，系统的抗生素治

☆☆☆☆

疗对早产率有保护性作用。进展性的感染用局部阴道治疗不能充分治愈。系统的孕期治疗推荐使用的（口服）抗感染药物对孩子的发展没有致毒性风险。

阴道栓剂聚维酮碘及阴道碘冲洗是禁止的。阴道其他治疗方法包括消毒水，如地喹氯铵、海克替啶、聚甲酚磺醛、雌激素，目前没有疑似致畸的可能性。为了找到一种治疗阴道病的合适疗法，应避免使用对疗效有争议的过时的药物。这一点同样适用于硝基呋喃类，如呋喃唑酮、硝呋太尔及抗真菌药氯苯甘醚，即使它们致畸的风险看起来低，我们也要严密地观察。

# 2.18　维生素、矿物质、微量元素

Richard K. Miller，Paul Peters

维生素和矿物质是从动物和植物中发现的，维持人体正常功能必不可少的物质。实际上并不是所有的维生素都是必不可少的。维生素失衡分为 3 个类别。

(1) 维生素缺少症：一种或多种维生素不足。

(2) 维生素缺乏症：一种或多种维生素损耗。

(3) 维生素过多症：维生素服用过多或中毒。

由于孕期母亲新陈代谢的改变，并随着胚胎的长大、卵黄囊和胎盘中维生素的积累，尤其是维生素 A、维生素 $B_1$、维生素 $B_2$、维生素 $B_3$、维生素 $B_6$、维生素 $B_{12}$、维生素 C、叶酸，矿物质（钙和铁），此期间维生素和矿物质的需求增加。

多样化而平衡的日常饮食是保证维生素和矿物质供给的基石。叶酸是唯一到目前为止确认应在孕前和孕期补充的维生素，以避免先天缺陷。但是，目前出现了一些问题，妊娠前及孕期日常饮食缺乏或缺乏日照，就应补充多余的维生素 A 和维生素 D。有调查者已证明，在一些国家，维生素 A 饮食摄入不足，补充维生素 A 对继续妊娠及正常发育是至关重要的。维生素 A 最好的来源是黄金米。基于动物实验，目前有担忧表示维生素过多对新生儿有毒性。但是，可产生先天畸形需要的剂量远高于日常推荐用量。

在许多国家，多种维生素矿物质片是孕期首选的，因为它可以全面补充饮食中缺乏的物质。医疗服务人员建议产前每日服用维生素片。较早提到的关于多种维生素的需求主要是与叶酸有关。这些建议对于素食主义者至关重要，因为他们的饮食往往会造成维生素和铁的摄入不足。

一项关于胃分流术和妊娠的注意事项最近被提出。虽然对妊娠的妇女来说意义不大，但是进行群体调查后发现"胃分流后，临床最常见的微量元素缺乏有维生素 $B_1$、维生素 $B_{12}$、叶酸、铁、铜"。伴随严重临床症状的关于其他营养元素缺乏的报道，相对来说是比较零散的。饮食和维生素制剂的使用不可能一直避免相关维生素的缺乏，因此额外确定营养的补充是必需的，虽然目前没有确定最佳的补充方案。目前，胃分流后大多数微量营养缺乏可以避免，或者通过合适的补充可以治疗。本章并不是让孕妇遵从胃分流术，然而读者希望将以上建议合并入打算妊娠及已妊娠者的考虑中。

根据最近的一项 Cochrane 报告评估，饮食补充对于产后抑郁无效。相反，一项全国性防止出生缺陷的研究结果显示营养摄入与早产有关。

## 2.18.1　维生素 A

**药理学**

维生素 A 是脂溶性维生素，在自然界中有两种存在形式。它来源于动物，如鱼卵、肝脏。机体逐渐将维生素 A 转变为类维生素 A。维生素 A 的作用体现在很多方面。

维生素 A 的单位最初是用 IU 来标定。1974 年，美国开始是用 RE 单位来标定，1RE=1μg 维生素 A=6μg β 胡萝卜素 =3.333IU 维生素 A。对于孕妇来说，每日推荐的维生素 A 摄入量为 700RE。

蔬菜中也有维生素 A，它以 β 胡萝卜素和维生素 A 原的形式存在。这种形式存在于植物中，是维生素 A 的前体。维生素 A 是合成视网膜紫质的基础物质。除此之外，上皮细胞需要维生素 A 来支持生长并维持功能。维生素 A 和维生素 C 一样在胚胎中积累。在妊娠早期，孕妇血清中的内源性维生素 A 代谢物的浓度是减少的，总量为 0.26 ～ 7.7μg/L。即使进行 3 周的每日 30 000IU 维生素 A 的补充后，维生素 A 的代谢产物 - 维生素 A 酸的水平也仅仅比之前的水平稍高一些，或者与没有进行补充的孕妇水平相差无几。到孕中期，内源性代谢物增加到非妊娠妇女的 150%。

**毒理学**

维生素 A 衍生物对人类的致畸性已在章节 2.17 中讨论，类维生素 A 用于严重的痤疮及银屑病的治疗。妊娠期禁用类维生素 A。

大约在 30 年前，人们第一次讨论了维生素 A 致畸的可能性，每日维生素 A 剂量大于 25 000IU 与类维生素 A 相似，会对人类有致畸性，造成典型的"类维生素 A 影响"。20 世纪 80 年代末，很多国家的维生素制剂厂商遵从了致畸学会的建议和监管学会的坚持，改变了药品的成分，每日剂量不再超过 6000IU。这一剂量的安全性反复在很多研究中得到证实，其中 Dudas 完成了匈牙利孕妇的研究。令人惊讶的是，一项来自欧洲畸形学信息服务网的研究未显示有畸形影响，即使在孕早期服用高剂量的维生素 A（10 000 ～ 300 000IU，平均每日 50 000IU）。尤其是在另一项研究中显示，每日剂量超过 15 000IU 可导致神经嵴异常是值得怀疑的，因为一些受试者没有出现神经嵴异常。畸形学信息服务

☆★☆☆

对 423 名孕妇的研究是至今最大的维生素 A 研究。在 311 名新生儿和 120 名高剂量组的孩子（他们的母亲每日服用 50 000IU 维生素 A）中，先天畸形率并没有增加。然而，从统计学上看，只允许排除高于 2.8 的风险。

一项回顾性的研究讨论了妊娠前的 12 个月每日摄入大于 10 000IU 的维生素 A 易于妊娠。然而,受影响的孩子很少,这些结果也没有在其他研究中被证实。另一项回顾性的研究发现，唇裂与母亲摄入的来自补充剂或肝脏的维生素 A 水平无关。

一般人都被警告不要吃动物肝脏，因为 100g 肝脏中最高含有 400 000IU 维生素 A，但目前也没有吃动物肝脏有致畸影响的说法。根据 Buss 进行的药动学研究，服用动物肝脏后，血清中维生素 A 水平或最终致畸的维生素 A 酸仅为服用维生素 A 片的 1/20。然而，服用 13- 顺式 和 13- 顺式 -4- 氧代维生素 A 酸，血浆浓度增加 3 ～ 5 倍，剂量依赖性增加，这些支持了当前的安全性建议：妊娠期服用肝脏需谨慎。

β 胡萝卜素又称为维生素 A 原，当机体需要时它可以转换成维生素 A。即使是大剂量的 β 胡萝卜素也不会增加血清中维生素 A 的浓度，也不会造成致畸的风险。

必须再次强调，正如以上所介绍的，维生素 A 缺乏是一种严重的情况。除了世界上一些区域缺乏维生素 A,还有一种情况,孕期减肥可导致维生素 A 缺乏,这一点需要检测。

> **建议**：建议孕妇每日不要摄取超过 6000IU 的维生素 A。基本上，如果饮食合理均衡，没有必要再补充维生素 A。当然,除非证实确实缺乏维生素 A，如小肠吸收不良或者居住的环境食物中缺乏维生素 A。然而，如果偶然每日用量超过 25 000IU，也不是终止妊娠的证据。独立的风险评估需要详细的胎儿超声。孕妇可能不能食用动物肝脏。然而，单一的动物肝脏食用也不需要采取任何措施。孕期服用 β 胡萝卜素是安全的。

### 2.18.2    维生素 $B_1$

**药理学和毒理学**

维生素 $B_1$ 是糖类代谢中的重要辅酶。孕期维生素 $B_1$ 的需求略有增加，并且胎儿血中的浓度要高于孕妇。虽然维生素 $B_1$ 不用于子痫治疗，但是维生素 $B_1$ 缺乏 1 周就可引起临床症状。妊娠剧吐可引起严重的多发性神经病，并可用维生素 $B_1$ 来治疗。

> **建议**：孕期补充维生素 $B_1$ 不是必需的。然而，对于妊娠剧吐，需要维生素 $B_1$ 治疗来防止多神经病变的发生。尚无维生素 $B_1$ 过量可致畸时的临床数据支持。

### 2.18.3　维生素 $B_2$（核黄素）

**药理和毒理**

维生素 $B_2$ 是能量代谢中一种重要的辅酶因子。尚无临床或实验室指标显示母系维生素 $B_2$ 缺乏会引起婴儿发育障碍的报道（Heller，1974）。在同一个研究中，脐带血中维生素 $B_2$ 浓度是母亲血液中的 4 倍。这样看来，也许维生素 $B_2$ 活跃地经胎盘运输来预防胎儿缺乏。有提议指出维生素 $B_2$ 的缺乏可能是发生先兆子痫的附加危险因素（Wacker，2000）。

> **建议**：按照惯例，在营养的膳食摄入可满足孕期维生素 $B_2$ 供应的情况下，没有必要进行药物补充。尚无报道显示维生素 $B_2$ 过多摄入会产生胚胎或胎儿毒性。

### 2.18.4　维生素 $B_3$（烟酰胺）

**药理和毒理**

维生素 $B_3$ 是很多重要的酶的组成部分。孕期缺乏尚无报道。

> **建议**：按照惯例，孕期无须进行维生素 $B_3$ 的药物补充。不知道有无副作用。

### 2.18.5　维生素 $B_6$（吡哆辛）

**药理和毒理**

维生素 $B_6$ 是一些氨基酸脱羟酶类和氨基转移酶类的辅酶。在北美，维生素 $B_6$ 是被用来合成治疗孕期过度呕吐（剧吐）的抗组胺药（见章节 2.4）。在整个孕期，维生素 $B_6$ 浓度在母体血液中逐渐减少。相反，在胎儿血液中却增加了 3 倍（Cleary，1975）。没有迹象表明其致畸性（见章节 2.4.5）。

> **建议**：药物补充维生素 $B_6$ 仅在以下情况需要。例如，在结核病治疗时配合抗结核药使用（见章节 2.6）；孕期恶心及呕吐的治疗，见章节 2.4。

☆ ☆ ☆ ☆

## 2.18.6　维生素 B$_{12}$（氰钴胺）

**药理和毒理**

维生素 B$_{12}$（氰钴胺）是促红血细胞成熟所必需的动物蛋白中的一种因子。它的缺乏引起巨幼红细胞（有害的）贫血症，并且在神经学上具有重要意义。虽然孕期维生素 B$_{12}$ 的浓度在母亲血清中略有下降，但在母亲的肝脏储存中并没有减少（约 3000μg）。新生儿约需要 50μg 的维生素 B$_{12}$ 储存量。

西欧的日常饮食中通常一天摄入 5 ～ 15μg 的维生素 B$_{12}$。非孕妇女一天需 2μg 维生素 B$_{12}$；孕期增至一天 3μg。低水平的维生素 B$_{12}$ 曾被讨论认为是早期习惯性流产的一个危险因素（Reznikoff-Etiévant，2002）。另一个遗传问题是，钴胺素转运蛋白 II 的缺乏减少了维生素 B$_{12}$ 向细胞中的转运，其原因是钴胺素转运蛋白 II 的蛋白载体及钴胺素转运蛋白 II 受体的缺乏，特别是在胎盘上。有趣的是，胎盘可生成钴胺素转运蛋白 II 并可提供充足的钴胺素转运蛋白 II 以克服母亲钴胺素转运蛋白 II 的缺乏和因此导致的维生素 B$_{12}$ 低细胞水平。低水平维生素 B$_{12}$ 可在血中被直接测得，当然，细胞内维生素 B$_{12}$ 缺乏必须监测甲基丙二酸水平。

> **建议**：因为维生素 B$_{12}$ 缺乏不是妊娠造成的，所以药物补充不是必需的。也许主要是素食者饮食节构不平衡的原因。当然，孕期由维生素 B$_{12}$ 缺乏引起的贫血应该进行治疗。

## 2.18.7　维生素 C（抗坏血酸）

**药理和毒理**

维生素 C 在细胞代谢中起着重要的维护氧化还原平衡的作用。每日需求量设置在 100mg。

维生素 C 缺乏可引起坏血病（维生素 C 缺乏症），影响胶原蛋白的代谢，从而导致出血倾向。维生素 C 在婴儿血中的浓度是母体的 3 倍，因为胎盘转运脱氢抗坏血酸后，维生素 C 在婴儿体内积聚（Malone，1975）。给予后是否影响婴儿氧化还原平衡是未知的。最近，妊娠糖尿病合并维生素 C 缺乏协会讨论了（Zhang，2004a，2004b）妊娠中期和晚期药物补充维生素 C 以预防胎膜早破（Casanueva，2005；Tejero，2003），以及新近发生的出生缺陷（四肢、唇腭裂、心脏缺损）和暴露于亚硝基胺毒（Shinde，2013）。这是首次曝光毒 / 化引起出生缺陷的协会之一，当然需要更进一步的研究。一个最近的数据综合分析并没有发现药物补充维生素 C 和维生素 E 可以预防和改善母亲先兆子痫（Conde-Agudelo，2011）。

---

**建议**：若饮食均衡，孕期无须进行维生素 C 药物补充。

---

## 2.18.8　叶酸

### 药理和毒理

叶酸是一种蝶啶衍生物，是维生素 B 族的一种，一般来说是核蛋白合成的基础，尤其是组织生长，如血液生成、胚胎和婴儿生长的基础。它也使同型半胱氨酸保持在低水平。叶酸在机体代谢成生物有效形式——亚叶酸。均衡膳食下，母体血生成效应足以应对一种维生素的缺乏，无须担心。当然，罕见的、显著的叶酸缺乏可以发展成巨幼细胞贫血。

叶酸是所有维生素和营养的标准，为此专家委员会制定了叶酸需求量，并解释了在不同国家和时间的差异。例如，1970 年美国食品与营养委员会（FNB，1970）设定叶酸推荐摄入量为孕妇 0.4mg/d，到 1989 年降到了 0.270mg/d，主要因为数据显示成人健康充足的叶酸吸收量是这个值。1999 年，同一个机构推荐提升至 0.450mg/d，目的是维护孕期妇女足够的叶酸量（Tamura，2006）。2006 年，英国推荐孕期妇女叶酸每日摄入量定在 0.6 mg/d。

1965 年，英国第一次报道母亲叶酸缺乏与神经管缺损（NTD）有重要关联，尤其是开放性脊柱裂和无脑畸形（Hubbard，1965）。1980 年，第一项研究看似显示这些严重的出生缺陷可以通过给予复合维生素来预防（Smithells，1980），或者在孕期有复发性风险时（Teratology Society，1994；Rosenberg，1992；MRC，1991）药物补充叶酸（Laurence，1981）。没有任何临床研究表明每天叶酸少于 4mg 可以预防 NTD 的复发性风险，从伦理上和实践上来讲，在这种情况下用更低的每日用量也是不可取的。

在美国（Mulinare，1988）、澳大利亚（Bower，1989）、古巴（Vergel，1990）、英国（MRC，1991）、匈牙利（Czeizel，1992）和中国（Berry，1999），广泛性的研究建议叶酸药物补充作为预防 NTD 复发性风险可取的措施。Blom（2009）的一个数据分析进一步证明孕前叶酸管理对减少 NTD 有效。他强调最初的研究只是针对开放性 NTD，并不是所有的 NTD，但是后来的研究都包括了。然而，在匈牙利人的研究中，控制组的选择可能有所偏颇，因为控制组 NTD 风险高于一般匈牙利人群。除 NTD 外，有一些研究发现叶酸对其他出生缺陷也有保护作用（Bailey，2005；Czeizel，2004），如心脏缺损（Czeizel，2004；Botto，2003；Bailey，2005）和闭锁（Myers，2001）、流产（Gindler，2001；Nelen，2000）。

甲基化作用、遗传（四氢叶酸脱氢酶、甲硫氨酸合成还原酶、四氢叶酸还原酶）、自身抗体对叶酸受体的作用被提议作为扰乱产生关联的出生缺陷点（Van der Linden，2006；van Gelder，2010；Blom，2009；Molloy，2009）（图 2-1）。当然，维生素 $B_{12}$ 和维生素 $B_6$ 的重要性应该同样被包括（Blom，2009）。它强调了神经鞘的折叠和神经管的关闭（神经管的形成）发生于妊娠后22～28d——即之前妇女的妊娠有 14d 是多算的，她应该是孕 42d 了（从最后一次月经的第一天算起）。因此，叶酸必须在孕前、孕期、孕后的前 2 个月都服用。胎盘在转运叶酸的过程中基本没有作用，因为神经管形态发生的临界窗，卵黄囊的作用也许是最基础的（Garbis-Berkvens，1987），Shaw 等（1997）还讨论了甲硫氨酸和叶酸在神经管形成中的关系——如他们观察到膳食摄入更多的甲硫氨酸与减少 NTD 风险有关，而与母体叶酸摄入无关。

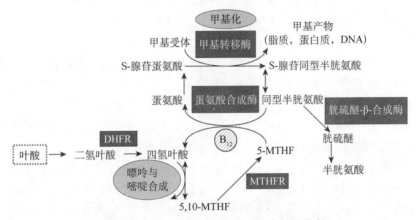

图 2-1　叶酸 - 同型半胱氨酸 - 甲硫氨酸代谢

$B_{12}$，维生素 $B_{12}$；DHFR，二氢叶酸还原酶；MTHF，甲基四氢叶酸；MTHFR，甲基四氢叶酸还原酶。由 van Gelder（2010）修改

　　从目前经验来看，叶酸剂量上升至 5mg/d 对胚胎的发育没有危险。一种易被忽略的少见的维生素 $B_{12}$ 缺乏性贫血被反复提到可能是服用叶酸的一种危险因素，但与根据推荐的临时药物补充无关。

　　在美国，FDA 从 1988 年 1 月开始就要求加入 1.4mg/kg 叶酸来强化食品（谷物为基础的产品）。同样的方式也被运用在加拿大（每 100g 面粉中加入 0.15mg 叶酸）、智利（每千克面粉加入 2.2mg 叶酸）和哥斯达黎加。在英国，每 100g 面粉中被评估含 0.240mg 叶酸，尚未最终决定用叶酸强化面包。

　　匈牙利采用强化食品，但并没有成功，因为强化面包和面粉的价格高昂（Czeizel，2006）。目前，强化食品的问题在其他欧洲国家仍然被讨论，因为只有少数的孕妇用药物补充，平均饮食摄入量只有 0.2mg/d。

　　有时候会有讨论关注均衡膳食是否能提供充足的叶酸。另外，NTD 的发生在执行叶酸强化食品后被一致关注，也许也跟涉及人群的遗传和营养特征有关。例如，爱尔兰、威尔士和中国北方过去是 NTD 高发地区，在这些国家和地区营

☆ ☆ ☆ ☆

养习惯的改变也许能解释其逐渐降低的 NTD 发病率(Rosano, 1999)。不管怎样，CDC 的报道证明，自从强化面粉在美国出现以后，脊柱裂和无脑儿的发生已经减少了 27%（CDC，2004a）。

最终，恰与很多公众健康行动一起，最近来自美国的有用的证据（Khodr，2014）如下：在依从性最好的一组里，少于 60% 的女性在孕前服用叶酸。每一个女性不论其种族、教育、年龄，都需要使用叶酸，因为确切消息表明在孕前吃叶酸可预防出生缺陷（CDC，2014b）。不管怎样，叶酸强化谷物、玉米和其他面粉可以很好地帮助减少叶酸敏感性神经管缺陷的影响范围。

我们同意 Källén(2002)的论述：叶酸不应该提升为预防畸形的万能药，当然，有以上的证据表明，女性在孕前服用叶酸后，出生缺陷发生率减少了，包括神经管、心脏和腭裂。

需要记住的是，用磺胺多辛乙胺嘧啶治疗不复杂的疟疾妊娠期妇女，同时使用 1 ～ 5mg 高剂量叶酸药物补充会影响前者疗效。孕期用药物治疗或预防疟疾的国家需在出生前评估叶酸药物补充合理的时间和剂量的方案（Ouma，2006）（也见章节 2.6）。

现在在美国，每片含 0.8mg 叶酸的维生素常规被推荐给孕期妇女，而不是在有可识别的出生缺陷后。对有复发性风险的妇女，推荐 1 ～ 5mg/d。应记住孕期常推荐每片含 0.8mg 叶酸的维生素，而不是女性日常药物补充吃的每片含 0.4mg 叶酸的复合维生素。

最后，尽管关于足量叶酸在妊娠前和孕期更改 NTD 发病率的重要性的证据持续增加，但我们仍不能将叶酸提升为畸形学万能药；当然，一个妇女如果有一个患有脊柱裂的孩子，也不应该因为在孕前和孕期没有服用足够的叶酸而感到内疚。

---

**建议**：针对开放性 NTD，叶酸的保护性措施是有效的，在计划孕后应尽早药物补充叶酸每天 0.4 ～ 0.8mg，并贯穿妊娠期的前 8 周，尤其是没有强化面粉的地方。孕妇应鼓励多吃些富含叶酸的食物，如绿叶蔬菜和水果。如果是有一个 NTD 孩子（有复发风险）的妈妈，药物补充量应达每天 1 ～ 5mg。有建议称服用叶酸拮抗剂有影响。孕期叶酸缺乏 / 贫血应行常规治疗。不管怎样，叶酸强化谷物是提供所有无神经管缺损风险孕期女性叶酸的最优途径。

---

## 2.18.9 维生素 D 族

### 药理和毒理

几种脂溶性维生素在钙代谢中是主角，这几种全部被归类为维生素 D。维生素 D 促进钙和磷酸盐在肠中的再吸收。药物研究确定了新的维生素 D 水平

☆ ☆ ☆ ☆

(IOM, 2011)：血清中 25- 羟维生素 D > 50nmol/L（20ng/ml）是充足的；>
75nmol/L（> 30ng/ml）一贯不被认为增加了益处；< 30nmol/L（< 12ng/ml）
有缺乏风险, 30 ～ 50nmol/L（12 ～ 20ng/ml）有不足的潜在风险。

　　维生素 D 缺乏对骨生长发育产生干扰，表现为幼儿佝偻病和成人软骨
病。维生素 $D_2$（麦角钙化醇）和维生素 $D_3$（胆骨化醇）在牛奶、鱼肝油、黄
油中被发现。胆骨化醇和麦角钙化醇在 UV 射线的影响下转换成维生素 D 的活
化形式。在胎儿中，维生素 D 的活化形式与母体浓度有关——即为母体浓度
的 70% ～ 90%，但当母体维生素 D 浓度缺乏时会有意义地增加至超过 100%
（Murguia-Peniche, 2013；Uriu-Adams, 2013；Pitkin, 1975）。美国大学的妇
产科学家们并不推荐筛选所有维生素 D 缺乏的妇女，而是建议筛选有危险表现
的妇女，并给予 1000 ～ 2000IU/d（ACOG, 2011）。

　　一个历时 9 年的包括 198 对母子的纵向研究，表明孕晚期维生素 D 缺乏会
导致减少整个骨架的骨化，尤其是下段脊柱。脐带血中低于常量的钙浓度也可
预测骨化较差（Javaid, 2006）。近期由协作围生期项目最新发表的同期组群研
究中，母血维生素 D 缺乏也许是严重先兆子痫而不是轻微亚型的一个危险因素
（Bodnar, 2014）。

　　另外，维生素 D 的衍生物有阿法骨化醇和骨化三醇。二氢速留醇是一种维
生素 D 的类似物，被用来治疗甲状腺功能减退。尚无孕期运用的相关研究。不
管怎样，调节二氢速留醇剂量以维持生理状态，因此发育毒性是不可能的。

　　帕立骨化醇是一种合成的维生素 D 衍生物，用来预防和治疗继发性甲状腺
功能减退和骨质疏松症。

> **建议**：孕期禁忌超高剂量维生素 D，因为其可以导致母亲和新生儿的高
> 钙血症。健康女性孕期维生素 D 的需求量并无增加，膳食均衡即可，无须药
> 物补充。但是，如果有缺乏记录，则必须给予药物补充维生素 D，直到母体
> 血浆浓度正常。需要治疗的遗传性的 X 染色体主导的维生素 D 拮抗型佝偻
> 病应用高剂量。这种情况下，遗传上健康的胎儿不会有损伤，即便一日剂量
> 高达 20 000IU。维生素 D 阻断治疗磷酸盐糖尿病需要讨论。总的来说，患这
> 些疾病的母亲和新生儿需规律测量钙和磷酸盐在血中的浓度。

## 2.18.10　维生素 E（生育酚）

### 药理和毒理

　　维生素 E 对人类来说不是基本的，缺乏也是未知的。维生素 E 的一般需求
来自日常饮食（10 ～ 20IU）。孕期维生素 E 缺乏尚无观察。

　　82 例确定妊娠的妇女孕前 3 个月暴露在高剂量维生素 E 下（400 ～ 1200 IU/d），

新生儿出生体重明显低于未暴露组。不管怎样，作者是否调整了妊娠分娩时间是不清楚的。没有增加早产、流产、出生缺陷的概率（Boskovic，2004a，2004b）。

另外的研究探究了维生素 E 伴和不伴维生素 C 是否减少了先兆子痫的发病率和症状。很多争论结果认为药物补充有益。2011 年的一个数据分析并未支持维生素 E 对治疗先兆子痫有治疗益处（Conde-Agudelo，2011）。

> **建议**：例行药物补充维生素 E 是没必要的。

### 2.18.11　维生素 K

见章节 2.9。

### 2.18.12　复合维生素制剂

**药理和毒理**

复合维生素制剂常预先在孕期准备，或患者没有医生开具的处方便可服用。额外的药物补充维生素是否预防出生缺陷是有争议的（Källén，2009；Groenen，2004；Krapels，2004；Shaw 2000）。不管怎样，目前没有任何证据证明要用复合维生素和额外的叶酸药物补充，无论是药物补充还是预防措施。尽管缺乏科学论证，开具维生素（矿物质）制品已经成为日常的举措。

孕期维生素成分已经与需求相符额外的叶酸可预防 NTD。尤其在美国，妊娠期维生素现在每片含 0.8mg 叶酸。这是为什么很多健康关怀提供者推荐妊娠前服用妊娠期维生素，而不是服用标准计算的每片含 0.4mg 叶酸的复合维生素。

> **建议**：对健康孕妇准备复合维生素的预防管理是有争议的，因为均衡的膳食足矣，高剂量的维生素 A 和维生素 D 也许对胚胎有毒性（准备被不适当地运用）。当然，大部分复合维生素包含了 β 胡萝卜素和视黄基酯的结合体，从而提供维生素 A，以减小风险。

### 2.18.13　铁

人体铁的总数是 4 ～ 5g，其中 70% 一定是血红蛋白。在蛋白的帮助下，铁在肠道被主动吸收。在血中，铁一定是以转铁蛋白的形式通过胎盘抵达未出生的孩子。孕期铁需求的增加源于母体血容量的增加及胎儿和胎盘的需求增加。母体血浆容量的增加多于血细胞数目（血浆稀释），这导致血红蛋白价值关联性下降。孕期胚胎（之后是胎儿）铁需求增加，为 4 ～ 6.6mg/d。记住，每天排泄

☆☆☆☆

铁 1.5mg，孕妇每天需要将近 5mg 铁。孕期铁需求增加并不能完全靠食物满足。因此，从母亲降解的血红蛋白中调动了储藏铁。妊娠过程中，血红蛋白水平降了 20g/L，主要是因为增加的血容量。在不复杂的分娩和常态的血容量情况下，血红蛋白价值在产后阶段的晚期回到正常水平。推荐测量铁总量（铁蛋白）而不只是血细胞比容，以获得准确的铁足量的测量值。

**药理**

铁（Ⅱ）盐在口服后被很好地吸收，适合孕前和孕期药物补充。口服铁（Ⅱ）附加维生素和微量元素的制剂没有被证明价值。不推荐含叶酸的复合制剂，因为铁和这些制剂一起服用，吸收减少至 60%。15% ～ 20% 的患者服用铁（Ⅱ）制剂有胃肠问题，以致被迫换另一种剂型或者甚至中止铁的药物补充，尤其是有晨吐时。不经肠道吸收的铁制剂（Singh，2000），如铁（Ⅲ）- 葡萄糖酸盐复合物只有在严重贫血，如与其他抗贫血药结合消除大多数孕期输液的需求时使用。

**毒理**

广泛的前瞻性研究尚不能证实孕期常规补充铁使出生缺陷率轻微上升（Royal College of General Practitioners，1975）。服铁过量的情况参见章节 2.22。

> **建议**：孕前、孕期药物补充铁的指标是否血红蛋白水平≥ 100 g/L。不管怎样，任何铁缺乏都需要评价铁总量的测量值（铁蛋白）。用铁（Ⅱ）制剂应口服供给。由于一些原因必须要用不经肠道的铁时，应给予静脉注射铁（Ⅲ）制剂。服铁过量的情况参见章节 2.22。

## 2.18.14 钙

**药理和毒理**

体内所有的钙有 1100 ～ 1200g，存在于骨中，与磷酸盐和羟磷灰石复合。钙每日需求量是 800 ～ 1000mg。钙代谢和胎儿骨发育依靠母体维生素 D 代谢和各种激素（甲状旁腺素、降钙素、肾上腺皮质激素、雌激素类）活动带来妊娠期相关的改变（IOM，2011）。钙可通过胎盘活跃地转运给胎儿。在妊娠最后 3 个月，因为胎儿体内低浓度的甲状旁腺素和高浓度的钙，骨发育增强。妊娠过程中，胎儿约吸收了 30g 钙。这个数量在孕期一般来自母体储存，没有另外的钙盐摄入。不管怎样，一般建议每天大约进行 500mg 钙药物补充，以确保每日需求能够满足。不应给予钙的磷酸盐，因为腿部肌肉会痉挛。有机盐，如柠檬酸钙、天冬氨酸钙和葡萄糖酸钙更适于钙的药物补充。如果母亲有过已知的中毒，在孕中期和后期，每天 1000mg 的钙需求就需要从母体骨质中提取了（见章节 2.23 铅的相关内容）。

> **建议**：每天口服 500mg 钙是有意义的，或喝 1L 牛奶；牛奶的优点是不仅可提供钙，还提供每日需求的维生素 D。

### 2.18.15　氟化物

#### 药理和毒理

孕期药物补充氟化物片剂 1mg/d（约相当于 2mg 氟化钠）或摄入氟化饮水（约 1mg/L）是否真的减少婴儿先天疾病的发病率尚未被验证。不管怎样，这些氟化物预防法未表现出对胎儿的危害。早期怀疑者认为氟化物可能对生殖有毒性作用，如升高的唐氏综合征（先天愚型）发病率。这在生物学上是难以置信的。源于环境污染水（10mg/L 以上），甚至更高剂量的氟化物剂量也没有增加出生缺陷。妊娠后半期牙齿和骨氟中毒理论上是可能的，有严重连续暴露的个别案例被报道，但意外摄入（偶然发生）包含 25mg 氟化物的骨质疏松药剂后的情况是无法预期的。

> **建议**：孕期每天药物补充氟化物 1mg 无风险。钙（包括奶制品）和氟化物不能一起服用，因为可形成不溶的氟化钙，不能被吸收。高剂量氟化物治疗骨疏松是禁忌的。不管怎样，意外摄入高剂量不能证明阻断妊娠或另外的诊断程序。

### 2.18.16　锶

#### 药理和毒理

锶是治疗绝经后骨质疏松的处方药。妊娠期运用锶的数据不太充分。骨髓细胞的实验数据显示其有致畸损害。锶对人类和动物的精子获能有影响（Sharma，1989），对啮齿类动物的卵母细胞也有作用（Fraser，1987）。当前被用于精子胞质内的注射剂（Chen，2010）。

> **建议**：锶的有效治疗在本书的讨论范围外。因此，由于可能的诱变活动，孕期不建议使用锶。一旦意外使用，没有进行侵害性诊断或终止妊娠的证据。

### 2.18.17　双膦酸盐和其他骨质疏松药物

#### 药理和毒理

阿仑膦酸、氯膦酸、羟乙膦酸、伊班膦酸、帕米膦酸、利塞膦酸、替鲁膦酸和唑来膦酸都是骨质疏松抑制剂。它们用来治疗畸形骨炎、绝经后骨质疏松

☆☆☆☆

和其他溶骨性进程。没有系统性关于妊娠期运用的研究。动物实验表明其可能通过胎盘转运并影响胎儿骨骼发育（Ornoy，1998）。

在一个研究中，24 位没有先天异常的孕妇在孕前或孕早期暴露于阿仑膦酸盐（Ornoy，2006）。另一个案例报道描述了一个健康新生儿，其有着正常的骨结构并无异常地发育到 1 岁，这个孩子的母亲在整个孕期每天服用 10mg 阿仑膦酸盐（Rutgers-Verhage，2003）。另一个报道是一个女性在孕中期和孕晚期接受了唑来膦酸，在孕早期接受了乳腺癌的化疗之后，孩子在妊娠 35 周后出生，随访至 1 岁，期间孩子正常（Andreadis，2004）。一个前瞻性研究包含了 15 个运用了双膦酸盐的孕妇（阿仑膦酸，7 例；羟乙膦酸，5 例；帕米膦酸，1 例；利塞膦酸，2 例），其中 9 个在孕早期接受了治疗，结果有 14 名存活的孩子和 1 例流产，没有证据有发育毒性（Levy，2004）。孕期使用降钙素、钙模拟物药物和雷洛昔芬没有充分的数据。

> **建议**：双膦酸盐和其他骨质疏松药物的孕期使用无证据。在孕早期偶然急性地运用一次不是终止妊娠或其他诊断进程的证据。

## 2.18.18　碘化物

见章节 2.15.2。

## 2.18.19　微量元素

### 药理和毒理

微量元素如铬、铜、硒、锌在妊娠期不常进行药物补充。锌可以用来治疗威尔逊病。一个前瞻性研究中 26 例妊娠（19 个妇女）有此情况，母亲每天 3 次接受锌 25 ～ 50mg。所有妊娠结果都是分娩成活的孩子，一名孩子有心律失常，还有一例小头畸形（Brewer，2000）。来自菲律宾和犹他同一个研究队伍的另外研究提供了相反的结果，认为母体低含量的锌也许会成为一个危险因素，除非体质高度允许（Munger，2009；Tamura，2005）。

根据一些调查者的说法，铬与葡萄糖不耐受有关，孕晚期需求增长（Saner，1981）。该理论被评论认为缺乏有用的数据支持（Knopp，1982）。

硒（也见于章节 2.17）是一种基本的微量元素。硒毒性可由饮用高浓度的水引起，其与流产相关联（Robertson，1970）。没有评估硒作为抗氧化剂的决定性证据。

> **建议**：药物补充微量元素如铬、铜和锌在孕期是没有必要的，除被证实的缺乏或特别治疗指示（如威尔逊病）以外。硒的"解毒治疗"时也不应进行。不管怎样，意外使用微量元素不需要采取任何措施。

## 2.19 孕期草药

Henry M. Hess，Richard K. Miller

在有记录之前，植物和植物提取物已被用于医学用途。在植物性化合物中，许多药物代理商有其各自的起源。在回归自然的趋势中，相信这样的代理更安全，全世界范围的患者越来越频繁地咨询中医，并且服用草药增强营养、保持健康及治疗他们的疾病。女性服用草药可以妊娠。孕期她们采用中医疗法确保比以前更健康，并且治疗妊娠疾病。2003 年，美国的一项由 578 名孕妇组成的研究显示，45% 的受访者使用中药。其他的研究报道了类似的高使用率。

### 2.19.1 孕期草药的安全性

评估草药疗法的安全性和风险的困难是众所周知的，每一个服用过中药或者是正在考虑服用中药的人都面对这样的困难。这些担忧在孕妇中更加被关注，并且风险更加难以评估。在这样的背景下，决定草药安全性的问题如下所示。

（1）很少有发表的临床试验或者是调查来确定这些物质在特定剂量下的功效和毒性。

（2）没有由足够数量女性组成的临床研究去评估一种或多种草药对于妊娠结局安全性的影响。

（3）在销售的产品中，对于剂量和特定成分的数量有限制标准，还有一些监管机构对出售产品或使用剂量进行认证（如 FDA、欧洲医药管理局、欧洲食品安全评估机构）。德国认证局 E 对于被挑选的草药产品提供一些监督。

（4）有多种由欧洲、美国及世界上其他国家的机构制定的健康声明。

（5）全球可用的一些产品可能含有污染物，如来自农业或工业生产过程中的三氧化二砷。这些可能对孕妇有毁灭性的影响。

（6）重要的是知道我们使用任何事物的潜在副作用，妊娠期间，这更重要。胎儿生长迅速，很容易受到影响细胞生长和分裂的物质的伤害。而且，某些草药和自然物质可能影响子宫的肌肉张力和血液循环，并且其中一些可以作为子宫的兴奋剂、堕胎药或致畸胎剂。

### 2.19.2 咨询一位孕妇关于草药的观点

鉴于以上原因，即使是有经验的医疗服务提供者也很难建议孕妇使用的草药剂量。供应商期望循证医学。然而，很少有草药和中医疗法有良好的科学依据，更不要说目前人们期望的循证医学。草药疗法用更多的传统证据作为它们

☆ ☆ ☆ ☆

安全性的证据。这是被文化和习俗传承下来的证据，并且经常只是口头的。几乎没有关于孕期使用中药对母体或胎儿的益处或者是风险性的可靠的科学证据。在这样的环境下很难使患者安心。

不过，也有一些好消息。有一个相当传统的证据可以用来作为基础与患者讨论。这是传统的证据，与循证医学不同。当放在合适的角度并使用合适的理解时，它可能对患者非常有帮助。这一章节呈现可获得的最新的和最好的证据，有助于对妊娠的患者做出建议，并且系统地优化思想和方法，来理解关于孕期草药安全性的最新知识。

接下来是孕期使用草药的一般讨论，一些妊娠期间频繁使用的草药的描述被呈现在这里，还有关于它们在孕期的安全性和风险评估可获得的最好的证据。接下来，有一些常用草药的描述，关于它们在孕期的使用是有争议的。有对于这些草药最新已知证据的描述和讨论。最后，有一个被认为是孕期禁用的草药的列表。根据对孕妇产生消极影响的不同机制，它们被系统地分组。这有助于患者咨询相关内容。

这一章节着重于关于孕妇的草药制剂，不包括印度式草药制剂，中药和（或）西药或者是顺势疗法的信息，而基于循证的孕妇安全数据甚至更有限制。

本章节的表格部分给出了识别草药的方法，有一些支持孕期使用草药安全性的证据，但是只提到了剂型和剂量。基于使用的数量和剂量，应该强调任何产品都可能有潜在的副作用。因为制造标准还没有确立，世界上生产的很多产品不可能有确定的剂量。然而，发达国家的制造业已经尝试建立更明确的剂量，这仍然是一个值得关注的领域。而且，因为缺少监管标准，产品的稳定性及世界上其他地区植物或产品的污染增加，也许仍旧是个问题。因此，应这些产品的消费者要求，供应商建议去谨慎评估他们用过的每一产品的规定剂量，注意被报道的成分浓度、原产国、制造商及其信用，以及任何已报道的关于这类产品污染的事件。因为潜在地对母体、胚胎或胎儿，以及母乳喂养的婴儿作用增强的影响，对于孕期或哺乳期，或者是任何生育年龄的妇女，更加谨慎是必要的。关于特定产品的纯净度和安全性，有两个有价值的重要资源。消费者实验室是一个独立的测试草药、维生素和矿物质补充剂的实验室。在消费者实验室，对于任何建议患者（包括孕妇）关于特定品牌的自然物质的纯洁度的供应商，订阅服务是一种宝贵资源。

美国药典也是一个有用的参考。

### 2.19.3　关于孕期使用草药的一般概念

对于孕期使用中药的考虑，有以下非常重要的几点。

（1）中药应该被建议只由一个有能力的和合格的供应商为孕妇服务，以使人们熟悉、了解孕期中药的功效和风险评估。

（2）草药是植物或植物根的提取物，包含多种混合物。不同形式的草药制剂在它的制剂中有不同混合物，也有不同的浓度。中药如何制配对于孕妇和胎儿的药效和安全性是非常重要的。中药制剂有以下形式。

①茶或注射液。

②胶囊。

③干燥提取物。

④酊剂。

孕期最常用的中药制剂是茶和注射液。这些通常有最低浓度或包含最少量的化合物。胶囊和干燥提取物是最少用的，如生姜和紫锥花。孕期应该避免使用酊剂，因为它们浓度高且它们用乙醇作为载体。

（3）草药的功效和安全性将影响妊娠前 3 个月。最重要的一点是草药就像药物一样，孕期前 3 个月应该谨慎应用。总之，根据我们现在的了解，没有草药或药物在孕前 3 个月是绝对安全的。重要的是注意在器官形成细胞快速发展中，可能会被任何化合物改变；并且一些草药可能提高子宫平滑肌的兴奋性，增加了流产的风险。

孕妇会有生理状态的改变，相比于没有妊娠的女性，药物或者草药在孕妇体内会产生不同的作用。

### 2.19.4　用作食物的草药

一般来说，孕期最安全的草药是那些被当作食物的药物。草药普遍用作食物或者是食物添加剂，孕期食用通常是安全的，并且每天使用也不会对孕妇或胎儿有影响。

### 2.19.5　孕期使用香精油是安全的

根据传统和历史的用法，妊娠期间，一些香精油可以安全用于芳香疗法。没有循证研究确保它们的安全性。它们应该总是以一种速溶的方式被谨慎地使用，而不应该被摄入。它们应该被用作芳香疗法的扩压器。这些香精油及它们的用法被列于表 2-4。

表2-4　孕期被认为安全的香精油

| 精油 | 常用法及适应证 |
|---|---|
| 甘菊 | 呼吸道疾病 |
| 橘子 | 解痉药，解充血药，松弛剂 |
| 葡萄柚 | 兴奋剂，抗抑郁剂 |
| 天竺葵 | 皮炎，激素失衡，月经问题，病毒性感染 |
| 玫瑰 | 止血药，用于轻度口腔和咽部黏膜炎症 |
| 茉莉 | 兴奋剂，抗抑郁、抗焦虑症 |
| 依兰树 | 解痉药，用于心律失常、焦虑症、抗抑郁、脱发、消化道不适 |
| 薰衣草 | 食欲缺乏，紧张不安，失眠症 |

## 2.19.6　孕期频繁使用的草药

茶或注射液通常是由草药制成的。尽管没有临床试验，也没有符合西方医学标准的循证证据，但是一些草药或是注射液已经使用很多年了，没有副作用，被认为是安全的。它们的安全性证据来自其传统用法和被人们通过历史传承下来的证据。尽管没有数据说明安全用量，但类似于咖啡，孕期服草药茶每天应不超过两杯。这类似于孕期关于咖啡的安全数据。当被用于更高水平时，它们的安全性是未知的，所以，建议不要服用超过安全剂量的草药。表2-5列出了那些孕期被频繁使用的草药。

表2-5　孕期频繁使用的草药

| 草药 | 作用及用法 | 形　式 |
|---|---|---|
| 覆盆子 | 缓解头晕，增加子宫平滑肌的兴奋性，缓解产前阵痛，在孕期前3个月，它的使用有一些争议性，主要是由于其可刺激子宫平滑肌导致流产 | 茶或注射液 |
| 薄荷 | 头晕，胃胀 | 茶和注射液是最常见的，肠溶片1日3次，薄荷可能引起胃食管反流 |
| 甘菊 | 胃肠刺激，失眠，联合刺激，经常使用可以提高流产或早产的发生率 | 茶或注射液 |

| 草药 | 作用及用法 | 形　式 |
|------|-----------|--------|
| 蒲公英 | 温和的利尿剂，滋养肝脏，蒲公英以富含大量的维生素 A、维生素 C、铁、钙、钾及微量元素而著称 | 茶或注射液 |
| 苜蓿 | 妊娠滋补药，含高水平维生素 A、维生素 D、维生素 E、维生素 K、矿物质、消化酶，可减少孕晚期产后出血的风险 | 茶或注射液 |
| 燕麦和燕麦杆 | 钙和镁的来源，有助于缓解焦虑、坐卧不宁、失眠及过敏性皮肤病 | 茶或注射液 |
| 荨麻叶 | 全面的妊娠滋补药，高水平维生素 A、维生素 C、维生素 K、钙、钾、镁的来源，荨麻根被用于诱导流产，而且孕期是不安全的，荨麻叶茶是一种孕期和哺乳期间传统的茶 | 茶或注射液 |
| 榆树皮 | 头晕，心痛，阴道刺激 | 茶或注射液 |

## 2.19.7　孕期使用的有争议的草药

列于表 2-6 的草药在孕期被广泛应用，虽然伴有一些争议，但基于循证和传统资料的支持，被认为是有效且安全的。

表 2-6　孕期使用的有争议的草药

| 药名 | 作用 | 用法 | 争议 |
|------|------|------|------|
| 1. 生姜 | 头晕，呕吐，妊娠晨吐 | 一日最大剂量：每日 4 次，每次 250mg；生姜也经常被用作茶和注射剂 | 生姜是唯一有合理证据表明在孕期使用安全具有益处的草药。几个研究表明，每天 4 次，每次 250mg 或者更少剂量时，是安全的<br>三个公开的安慰剂对照试验已经证明了生姜治疗妊娠晨吐的安全性和有效性。在 1990 年，Fisher-Rasmussen 报道了 30 个在孕 20 周前入院的孕妇，她们被随机分组并且在 4d 的时间里接受每日 4 次，每次 250mg 的姜粉胶囊或安慰剂，结果显示没有对妊娠造成不良影响<br>Vutyavanich（2001）指导的一个随机双盲安慰剂对照实验研究，由 70 名孕 17 周以前患有妊娠眩晕伴或不伴妊娠呕吐的孕妇组成，分别给予每日 4 次，每次 250mg 的姜粉胶囊或者安慰剂，结果显示生姜具有良好的效果，并且没有对妊娠结果产生不良影响。Willerts（2003）在一个双盲安慰剂对照实验研究中 |

☆☆☆☆

续表

| 药名 | 作用 | 用法 | 争议 |
|---|---|---|---|
| | | | 随机分配 120 名妊娠 20 周前的孕妇，她们患有妊娠呕吐的病程至少 1 周，这些患者接受了每日 4 次，每次 125mg 的姜粉或者安慰剂。再一次证明生姜的功效是极好的，并且妊娠结果是正常的。与那年正常出生的婴儿相对照，研究组新生儿的随访结果显示了其出生体重、孕龄、阿普加（kpgar）评分和先天畸形率均在正常范围内<br>但是，在完全没有流行数据、流行经验或是传统循证证据支持的情况下，德国认证局 E 和美国草药产品协会禁止孕期间生姜的使用。他们的决议基于两个问题，一是抑制血栓素合成酶可能影响胎儿睾酮的分泌，尽管这通常发生在比那些实际用量或研究用量高很多的情况下。二是在试管婴儿证据方面，生姜中的姜辣素和生姜的分离成分 shogoal 可以诱导沙门菌菌株的活性，相反，研究者已经发现了生姜中具有抗诱变因素的复合物。基于上述两点，在一个于白鼠孕早期饮用水中添加生姜素 20g/L 或 50g/L 的研究中，没有发现在动物后代中存在畸形<br>针对加拿大多伦多的患病儿童，医院的研究者研究了曾在孕前 3 个月服用过生姜的 187 名孕妇，与对照组相比，这个小样本研究中婴儿先天畸形的风险没有提高<br>由于大量的孕期妇女服用生姜，有理由认为，孕期女性服用生姜被认为是安全的。然而，仍须谨慎使用 |
| 2. 蔓越橘 | 尿路感染的防治 | 每天 3 次，每次 300～400mg | 孕期应用蔓越橘的有很长一段历史，但只有少量研究证实其安全性和功效性 |
| 3. 月见草油 | 乳腺痛，情绪波动 | 每天 500mg | 关于孕期月见草油的使用还没有明确的限制，基于动物实验，没有发现畸形的影响。根据世界卫生组织的规定，孕期和哺乳期妇女应该从月见草中获得 5% 的总热量，主要是从其 EFA（必需脂肪酸）中获得 |
| 4. 芦荟 | 烧伤局部应用 | 凝胶 | 尽管孕期局部使用的安全性有很长一段历史，但没有研究表明它的安全性 |

续表

| 药名 | 作用 | 用法 | 争议 |
|------|------|------|------|
| 5. 紫锥花 | 上呼吸道感染的防治，阴道炎，单纯性疱疹病毒 | 900mg干燥的根部，每天3次 | 尽管紫锥花有一段很长的孕期使用安全的历史，但没有研究表明它的安全性。在服用远远超过正常人剂量的紫锥花4周后，早期动物研究未能证明它的诱发性或致癌性。一个由206名孕妇组成的预期试验没有发现在孕期服用紫锥花可以增加胎儿畸形的风险性。这些研究的学者表明，孕期服用紫锥花与可知的畸形风险的增加没有关系，但这些研究没有统计数据或足够的科学严谨性来证实这一点。德国认证局E（Blumenthal，1998）和美国草药产品协会（McGaffin，1997）已经列明在孕期可以使用紫锥花 |
| 6. 连翘 | 缓解轻中度抑郁症 | 300mg，每天3次，一个标准化的提取物 | 尽管其孕期的安全性没有得到科学评估，但德国认证局E和美国草药产品协会并未禁用连翘。经常报道孕妇服用连翘，然而还没有充足的应用循证原则的临床试验证明对于孕期或哺乳期妇女绝对可以放心使用连翘。在一项对白鼠研究中，在孕前和整个孕期服用180mg/kg的金丝桃属植物不会影响老鼠后代的生长和发育。在另一个研究中，在被给予15g/kg的金丝桃属植物的动物后代中没有发现不良影响。在体外试验或动物实验中没有发现染色体畸变。在一个公开的案例报告中，一名孕妇在被护理过程中，每天3次服用300mg连翘提取物，在她的母乳中发现了低水平的金丝桃素，然而，金丝桃素和连翘的混合物没有在婴儿的血浆中被检测到，没有记录母体或婴儿的不良影响。应当指出，连翘会诱导CYP3A4和P-糖蛋白，从而导致许多药物的作用降低，也有光敏化的报道 |
| 7. 缬草根 | 焦虑，失眠 | 茶或胶囊，睡前服用2~3g的天然草药 | 在文献中包括德国认证局E和植物安全手册没有发现禁忌证，有几篇文章和著作支持孕期使用缬草根治疗失眠的安全性，传统临床使用也支持它的安全性，并且临床医师用它治疗孕期和哺乳期妇女；另一方面，世界卫生组织禁止孕期和哺乳期应用缬草根作为一般的预防措施，因为它们的安全性尚未证实，没有临床试验用循证原则证明它们的安全性。在一个研究中，给予大鼠缬草根的主要成分口服30d，在妊娠的大鼠及其后代中没有发现不良影响。迄今为止，没有孕妇应用缬草根的研究 |

☆ ☆ ☆ ☆

续表

| 药名 | 作用 | 用法 | 争议 |
|---|---|---|---|
| 8.水飞蓟 | 孕期肝内胆汁淤积症,酒精性肝硬化或非酒精性肝硬化,慢性或急性病毒性肝炎,药物引起的肝毒性,脂肪肝 | 400mg标准水飞蓟提取物,分为每天2~3次服用,仅在孕中期和孕晚期服用 | 有很多关于孕期使用水飞蓟导致肝功能紊乱的参考文献,也有关于其潜在副作用的担忧。有很少的循证研究建议孕期使用水飞蓟,但是,几乎没有循证研究支持这些具体情况下应用水飞蓟的安全性和功效,在四个研究中的母体和后代里没有报道不良影响的证据 |
| 9.番泻叶 | 便秘 | 睡前10~60mg最多10d,仅在孕中期和孕晚期服用 | 存在争议是因为番泻叶是泻药的一种,因为潜在对子宫的刺激,所以认为孕期应被禁用。虽然草药安全纲领建议其避免在孕期使用,但是没有文献表明它是被禁用的,有文献评论和传统用法建议番泻叶作为孕期刺激性泻药的选择 |
| 10.马栗树 | 慢性静脉功能不全 | 300mg,每日分次服用,禁止服用有毒并且致命的马栗树制品 | 被证明能够在很大程度上减少腿部水肿、静脉曲张、慢性静脉功能不全,一个由52名女性组成的随机安慰剂对照试验显示,使用2周后没有明显的副作用 |
| 11.马栗树凝胶 | 痔疮 | 局部2%凝胶,每天2~4次 | 几乎没有研究显示马栗树凝胶的安全性和功效,尤其是孕期伴有严重的痔疮 |

### 2.19.8 孕期禁止使用的草药

有很多草药被认为是孕期禁忌药物,或者是传统中医学不建议孕期使用。但是相关研究非常少,这些草药对孕期妇女潜在的影响可以分为5组。

(1)传统上用来治疗月经病的草药,因为它们可能导致流产,所以妊娠期间使用可刺激子宫平滑肌的草药存在危险性(表2-7)。

(2)包含生物碱的草药。生物碱是由多种化学成分组成的,且对身体有广泛的药理影响,一些生物碱具有肝毒素和潜在的致癌性。在一些案例中,这些混合物可能非常有效,并且在许多药品和草药中,它们可作为原药或活性成分(表2-8)。

表2-7 治疗月经病的传统草药（不建议孕期使用）

| 草 药 | 用 法 |
| --- | --- |
| 白屈菜 | 食欲欠佳，肝胆疾病 |
| 黄连 | 消化不良，胃炎，腹泻，月经过多 |
| 荠菜 | 心律失常，高血压，鼻出血，月经前不快症状 |
| 伏牛花 | 便秘，食欲欠佳，心痛 |
| 当归 | 激素失衡，月经前不快症状 |
| 益母草 | 心律失常，甲状腺功能亢进，胃胀，月经前不快症状 |
| 青蒿 | 焦虑，抑郁 |
| 升麻 | 月经失调，月经前不快症状，更年期 |
| 麻黄 | 支气管痉挛，鼻塞，体重下降 |
| 艾蒿 | 胃肠疾病，镇静药 |
| 艾菊 | 偏头痛，驱虫药，神经性疾病，风湿病，食欲欠佳 |
| 蓝升麻 | 妇科疾病，痛经，性交不适，月经过多，引产，分娩解痉药 |
| 野甘菊 | 偏头痛，偏头痛导致的恶心、呕吐 |
| 芸香 | 月经失调，避孕药，堕胎药，抗炎药 |
| 蓍草 | 食欲欠佳，消化不良，肝胆疾病 |
| 荨麻根 | 尿路感染，肾和膀胱结石，风湿病 |
| baldo | 抑郁，兴奋剂 |
| 穿心莲 | 焦虑，胃炎 |

表2-8 含有生物碱的草药（孕期禁用）

| 草 药 | 用 法 |
| --- | --- |
| 秋水仙 | 促进消化 |
| 金雀菊 | 高血压，水肿，月经过多，产后出血 |
| 紫草 | 胃炎，胃溃疡，外部瘀伤，钝器伤 |
| 曼德拉草 | 是最古老的药用植物，用于胃溃疡，疝气，枯草热（花粉症） |
| 伏牛花 | 便秘，食欲欠佳，心痛 |
| 咖啡 | 兴奋剂，提高性能力，偏头痛，腹泻，口和咽部炎症，体重下降 |
| 黄连 | 消化不良，胃炎，腹泻，月经过多 |

☆☆☆☆

续表

| 草　药 | 用　法 |
|---|---|
| 艾菊 | 偏头痛，驱虫药，神经性疾病，风湿病，食欲欠佳 |
| 鸡血藤 | 化痰剂，抗菌斑生成剂，漱口水 |
| 款冬花 | 呼吸道疾病的防治 |

（3）香精油。香精油常被用于治疗多种疾病，孕期间使用某些精油可能会非常危险。香精油应该被适当稀释后外用，并禁止内服。虽然在一些案例中，外用香精油是安全的，但总体来说，孕期应禁止使用香精油（表2-9）。

（4）泻药。泻药是非常有效的刺激肠蠕动的化合物，它们经常用作潜在的泻药替代剂。孕期肠道和膀胱的过度刺激有可能会刺激一些女性的子宫，导致早产（表2-10）。

（5）草药。研究者担忧具有类雌激素作用的可对人体激素系统产生影响的草药可能对胎儿有潜在影响（表2-11）。

表 2-9　香精油（孕期禁止口服）

| 草　药 | 用　法 |
|---|---|
| 金钟柏 | 清肝，食欲欠佳，焦虑 |
| 杜松子 | 粉刺，肝脏功能失常，尿路感染，水肿 |
| 薄荷 | 消化紊乱，利尿 |
| 肉豆蔻 | 胃痛 |
| 荆芥 | 感冒，疝气，偏头痛，神经紊乱，妇科疾病 |
| 迷迭香 | 食欲欠佳，血压问题，肝胆疾病，风湿病 |
| baldo | 抑郁症，兴奋剂 |

表 2-10　泻药（不建议孕期使用）

| 草　药 | 用　法 |
|---|---|
| 药碳鼠李 | 便秘，肛裂，痔疮，利尿药 |
| 药鼠李 | 便秘，肛裂，痔疮，利尿药 |
| 泻鼠李 | 便秘，肛裂，痔疮，利尿药 |
| 番泻叶 | 便秘，肛裂，痔疮，利尿药 |

☆ ☆ ☆ ☆

**表 2-11　有潜在激素作用的草药（不建议孕期使用）**

| 草　药 | 用　法 |
|---|---|
| 人参 | 适应原，补益药，疲劳 |
| 甘草 | 肾病，上呼吸道疾病，月经过多，更年期 |
| 薄荷 | 月经失调 |
| 棕榈 | 良性前列腺增生，更年期症状 |
| 西香莲 | 精神紧张，失眠 |
| 异黄酮 | 经期前综合征，月经失调，更年期症状 |
| 红三叶草 | 咳嗽，呼吸道疾病，经前期综合征，更年期症状 |
| 亚麻仁 | 高血脂，动脉粥样硬化，乳腺癌，便秘，肠道易激综合征，憩室炎，胃炎 |
| 啤酒花 | 焦虑，失眠 |

> **建议**：重要的是记住并且提醒患者，关键是要知道关于特定草药的安全问题，并且知道药物的剂量、稳定性和纯度也至关重要。在这方面，消费者实验室是一个极其有帮助的资源。

# 2.20　诊断试剂
Stefanie Hultzsch

在诊断孕妇的疾病时，应该做相关的风险优势评估，电离辐射应该降到最低。虽然应用磁共振体层摄影术是安全的，但仍可选择超声作为成像方法。实在没有其他方法诊断时才用造影剂。在孕 12 周后，使用碘化物造影剂会造成胎儿甲状腺功能的紊乱。应尽可能避免放射性同位素，尤其是放射性碘。若在无意中接触放射性碘后，应及时计算放射线剂量来评估对胚胎或胎儿的各项危险。

施用诊断性染色法时应谨慎，文献描述了在羊膜穿刺术时用该法来标记双胞胎对胚胎存在使小肠闭锁的胎儿毒性影响。在羊膜早破时，如果羊水渗漏不能用其他方法诊断，那么靛蓝是一种可选择的染色剂。

## 2.20.1　影像学诊断

在对孕妇进行影像学检查之前，应评估各项检查的益处和风险。

☆ ☆ ☆ ☆

## X 线检查

X 线是电离辐射，能量剂量用 Gy 表述。在妊娠期，子宫对于辐射的接收量与胚胎接受的辐射量相关。靶器官（胚胎）中的实际有效等效剂量以希沃特（Sv）表示。为了更简单地计算有效器官剂量，可使用无因次辐射加权因子，该因子可描述辐射对人体的影响。它是以实验为基础而准确得出的并且固定为 1，即 X 射线或 γ 射线和 β 射线的 1Sv＝1Gy。大体上来说，一般使用 mSv。

### 普通 X 射线研究的剂量范围

在普通放射检查中（包含对下腹部的检查），胚胎或胎儿接受的剂量通常在 50mSv 以下。对于个别做腹部的、骨盆的、腰椎成像而没有保护子宫时，性腺接受的剂量通常低于 2mSv。在接受多次普通放射线时，必须计算子宫接受的剂量总和。因此，知道用 kV 表述的身体部位的电压、铝制过滤器的厚度、过滤器与皮肤的距离和光线方向都很重要。在胃肠道、肾脏或泌尿道成像中，长时间的 X 线透视检查可能会导致子宫接受 20mSv 的剂量。表 2-12 提供了当子宫处于主要放射波下的最坏情况中每分钟的剂量值，这些数值的变化取决于患者的体型和放射的方向。

表 2-12　在用图像增强的扫描技术进行 X 线摄像时，与 mSv/min 表示相等的最大剂量值

| 项目 | 前 - 后的 | 前 - 后的 | 前 - 后的 | 后 - 前的 | 后 - 前的 | 后 - 前的 | 侧面的 |
|---|---|---|---|---|---|---|---|
| 组成 | 薄，cm | 正常，22cm | 厚 6cm | 薄，17cm | 正常，22cm | 厚，26cm | 正常，36cm |
| 等效剂量 | 16 | 24 | 40 | 8 | 12 | 20 | 32 |

在 CT 的学习运用中，检查时的位置是十分重要的。通过在现代多层螺旋控制台 CT 检查中的计算，当子宫在基本 X 线下，子宫的接受剂量为 20 ～ 40mSv，很少超过 50mSv。辐射剂量取决于扫描的数量、准确性、强度、电压和电流。体积计算机断层扫描指数（CTDI$_{vol}$）作为一个子宫剂量的简化估计，即旋转体积中可以使用的平均辐射剂量。只有当 CTDI$_{vol}$ 超过 20mSv（这项数值参考了所有的 CT 控制台）并且子宫暴露在主要 X 线中时，专业中心通过查阅特定患者和设备数据库才能做出子宫受辐射剂量的详细个人评估。来自于身体其他区域（如下腹部、胸腔、四肢或头）分散的辐射波，因为一般都低于 1mSv，故可以被忽略。但是，应该注意系上抗辐射围裙，以避免接受分散的辐射，这样会减少接受的总剂量。现代 CT 控制台具有多种机制，可以在正常诊断的情况下减少患者剂量，如剂量调控方案。与美国胸腔协会建议疑似肺栓塞和胸腔 X 线的妊娠妇女使用肺部闪烁扫描术形成对比，其他专家建议 CT 肺部图像成形术用作一线诊断图像形式。在胸腔 CT 过程中，胚胎在主要 X 线波之外，仅接收间接的、分散的辐射。仅在有明确指征的情况下才能使用碘化造

影剂，否则会增加胎儿患有甲状腺功能减退症（对比章节 2.20.2）的风险，并且接触的电离辐射应尽可能保持在低水平。

**辐射的影响**

伴随 X 线的还有其他电离辐射，两种生物辐射的影响是有区别的，有确定的和随机的影响。仅在一定阈值剂量以上，以及由于细胞死亡导致器官或组织功能降低或完全丧失时，确定性作用才会出现。致畸作用属于特定作用，放射线可能会导致胚胎的死亡或多种器官体系的畸形，这取决于其剂量和胚胎发展阶段的状态，尤其是眼睛畸形，一般胎儿发育迟缓、小头畸形和神经发育迟缓，这些都已经被动物实验和人体临床实践验证。在受孕最初的 5d，最低致命剂量在 100mGy，在实际胚胎产生的时候，这个值会达到 250 ~ 500mGy，接下来 > 1Gy。在早期胚胎发育阶段，200mGy 可产生严重的 CNS 发育畸形。250 ~ 500mGy 会产生确定的胎儿永久性发育迟缓。总之，在孕 10 ~ 17 周，> 200mGy 会造成小头畸形和胎儿神经发育迟缓。

在辐射剂量 < 50mGy 时，大多数研究结论是 X 线没有显著增加致畸风险。一个研究观察到，在孕期接受牙齿 X 线后，出生体重会更低，作者推断被 X 线损害的母亲甲状腺功能可以证明这些发现。其他作者讨论了 X 线与潜在的牙齿疾病的因果关系。

比估算 X 线致畸风险更困难的是测定随机突变和致癌作用，因为它没有明确不会产生影响的阈值剂量。一个单细胞损害可以导致疾病，暴露于较高水平的 X 线下会导致更严重的结果。例如，产前接触 X 线，之后会得白血病，也可以随机发生基因突变。1.2Gy 的辐射剂量会导致基因突变概率加倍，某个基因的突变率加倍并不一定意味着该疾病的发病率加倍。另一方面，对后代影响不充分的认识必然导致在为广大人群定义安全暴露值时需要更加谨慎（Brent，1999a）。

根据已经报道的随机 X 线的影响，各方经验仍然是不一致的。在 500 个患有神经母细胞瘤儿童的父母观察中发现，在孕前没有比健康管理组进行更频繁的 X 线检查。在一个对照研究中发现，孕期放射线照射史和儿童期患白血病的风险之间没有显著的关联。一项关于双胞胎妊娠的报道发现，0.01Sv 或更多 Sv 的胚胎剂量会增加 2.4 倍患白血病的风险。Lengfelder 已经发现产前胚胎接受每年 0.001Sv 自然背景的辐射量会增加白血病的风险。相比之下，其他学者认为对胚胎 0.02 ~ 0.05Sv 的照射是没有风险的。一例来自美国的对照研究显示母亲在孕期接受 X 线检查增加了孩子横纹肌肉瘤的风险。但是，由于方法上的不规范性，应谨慎解释这些结果。

Wakeford 计算了 15 岁以下儿童在宫腔内 X 线照射后受癌症影响的相对和绝对风险。他们将绝对风险定为 8% Gy，他们的详细计算是基于《牛津儿童癌症调查》中有关子宫暴露于 X 线下（主要是骨密度测定）收集的世界范围内癌

☆☆☆☆

症风险数据。作者从日本有关原子弹爆炸受害者的数据中得出了可比的风险系数，并在 20 世纪 50 年代骨盆 X 线检查中得出结论，相对较低的胎儿辐射剂量 10mSv 也会增加致癌风险。其他学者认为这样一个风险假设太高了，并建议比 100mSv 更低的辐射量的风险与癌症的风险相比是微不足道的。他们也指出，这些受到子宫腔内照射的广岛受害者群体包含了不到 1000 人的幸存者和资料中显示有过照射经历的儿童。但是，人们通常把这些研究当作放射性暴露后癌症风险较低的证据，所以应根据当时美国研究人员的方法学缺陷和政治利益对其进行严格评估。

### 超声

在将近 30 年中，超声在妊娠的各阶段被广泛应用。许多动物实验（Jensh 的概述，1999 年）和流行病学研究（Ziskin 的概述，1999 年）分析了超声对胎儿的影响，负面影响可能主要由局部过热引起。尽管少数研究者观察到超声检查可导致异常现象的发生，如胎动频繁、新生儿体重减轻、语言发育迟缓、惯用左手，但是这些影响无法得到证实（Sheiner，2012）。对年龄在 1 ～ 8 岁的 1000 多名儿童进行了跟踪研究，他们的母亲在妊娠第 18 ～ 38 周接受了超声检查，结果表明，接受过 5 次超声波检查的孕妇和只接受过 1 次超声检查的孕妇，她们孩子的体重增加系数和其他发育参数没有差异。理论上讲，脉冲多普勒研究对流量测定和妊娠前 3 个月的研究需要更高剂量的能量，可能会因温度升高而损害胚胎组织。从理论上来说，特别是对于现代的高输出设备，不能排除对胎儿的热性或非热性损伤（Abramowicz，2008；Stratmeyer，2008）。AIUM（2013）认为没有充分证据证明医学上的超声检查与对胎儿的伤害之间存在因果关系。当有医学指征时，建议使用产科超声并遵守 ALARA 原则（尽可能低剂量原则）。

### 磁共振成像（MRI）

借助 MRI，可以创建与其他电气设备（包括无线电波）相同的磁场。患者的磁场强度为 1.5 ～ 3T（特斯拉），检查人员为 5 ～ 100 mT。

MRI 被用于孕妇已经 20 多年了。例如，通过 MRI 可以明确胎盘的位置，以及胚胎病理的诊断和骨盆直径的测量。当孕妇接触人为的电磁场和设备噪声后，其孕中晚期的记录中尚未发现对胎儿有任何负面影响（Kok，2004；Brent，1999b；Robert，1999 概述）。这也应用于后续的测验中，包括对于 3 ～ 8 岁的小孩子听力和视力的测试，一直持续 9 年。对 MRI 工作人员的研究未显示有生殖危险（Evans，1993）。在评估孕妇急性非创伤性腹痛中，MRI 和 CT 的诊断敏感性没有统计学上的显著差异（Baron，2012）。由于缺乏电离辐射，MRI 应该优于 CT。

☆　☆　☆　☆

> **建议**：在对孕妇使用图像诊断操作时，特别是对于腹部的问题，超声是一个可选择的方法。但是，医学上没有显示用超声波为家庭相册制作的视频电影和图片。育龄期的妇女特别是不能明确排除妊娠时应谨慎使用下腹部的X线操作。除了威胁生命的情况，对于下腹部的X线检查只可以应用于卵泡期。对于子宫的一些不可避免的检查，只可以用最先进的设备，且需对子宫进行最好的保护。生殖器区域外的X线检查，既没有使孕妇妊娠终止的风险，也不是多余的诊断步骤，这也适用于通常的X线检查，（无意间）包括了妊娠的子宫。考虑CT和MRI潜在的风险，在妊娠各阶段都建议使用MRI，如果在孕期进行CT腹部检查，则应联系畸胎学信息服务中心以计算评估剂量和潜在风险。

## 2.20.2　造影剂

### 硫酸钡造影剂

硫酸钡乳浊化造影剂应用于放射性胃肠道检查，这个不可溶的化合物不被消化道吸收。因此，这种造影剂对妊娠期间胎儿没有损伤。一小部分前瞻性的学者研究发现，在孕期用钡剂诊断上胃肠道疾病，没有增加发病风险。

### 含碘造影剂

含碘造影剂包含碘比醇、碘达胺、碘克沙醇、碘海醇、碘美普尔、碘帕醇、碘番酸、碘喷托、胺碘苯丙酸、碘普胺、碘他拉酸等非碘化物制品。

碘化造影剂可分为两类：离子制剂或非离子制剂。离子型高渗性造影剂由于其高渗透压和相关副作用而不能在静脉内使用，主要用于诊断胃肠道疾病。而不含碘的制剂具有低渗性和良好的耐受性，且应用于肾脏和胆管的制剂不同。胆道造影剂具有亲脂性，并具有高血浆蛋白结合能力，这有利于它们被肝脏清除，也有助于经胎盘代谢排出。然而，如今胆管检查大多数应用超声检查。对于肾和输尿管的显像和血管造影术，在静脉内施用的亲水性非离子碘化造影剂，其血浆蛋白结合率低，并可通过肾脏快速排泄。有已发表的案例研究描述了在孕期向母体静脉内注射非离子型造影剂后可通过胎盘。例如，碘佛醇在产后检查新生儿的肠道中可形成高密度影。在两种情况下都发现了胎盘异常的描述（血肿或梗死），作者认为这可能是病因。另一个案例描述了在妊娠最后2周向母体注射碘帕醇之后，新生儿腹部X线可以看到放射性物质，没有报道任何胎盘异常情况。在这3种案例中，造影剂均被排出，没有负面影响。

造影剂中游离碘的含量通常低于造影剂的量的1‰，但可以随存储量增加。

☆ ☆☆ ☆ ☆

给药后，通过脱碘酶的进一步酶促释放，游离碘可以到达胎儿甲状腺，并在那里储存，当胎儿甲状腺开始有内分泌功能时，可能导致胎儿甲状腺功能减退。在一项研究中，61 名在妊娠 8～37 周接受碘化造影剂的孕妇与 6 名在妊娠期间没有接受任何造影剂的孕妇进行新生儿结局比较，结果只经过医学图表评审评估。64 名接触碘化造影剂的婴儿中有 1 名甲状腺功能异常（正常的促甲状腺激素，但 $T_4$ 低），所有未接触碘化造影剂的婴儿在标准新生儿筛查程序中均具有正常的结果（Kochi，2012）。因为具有异常值的婴儿也患有早产和败血病，所以研究者得出结论，在给予孕妇碘化造影剂后，对胎儿没有产生预期显著的临床影响。但是，美国放射学院（ACR，2013）和欧洲泌尿生殖放射学会（ESUR，2013）建议仅在无其他诊断方法且患者的护理受到影响的情况下才使用碘化造影剂。

> 建议：在孕期后 12 周，只有在紧急情况时才能使用碘化造影剂。如果在妊娠后期使用这样的治疗，应在分娩后检查新生儿的甲状腺功能。

### 超声 / 超声造影剂

D- 半乳糖不会产生产前中毒的风险，被用于超声诊断步骤中。目前尚无用于超声心动图检查的全氟哌酸或孕妇全氟丁烷的数据。实验动物研究不能得出对产前发育直接或间接影响的结论。

> 建议：D- 半乳糖可用于诊断过程中的特定适应证。如果不使用全氟哌啶或全氟丁烷就无法做出诊断，由于经验不足，请谨慎使用。

### 2.20.3 放射性同位素

近些年，大多数放射性药品是用锝 -99m 标记的。在甲状腺闪烁扫描技术中，锝已经替代了碘。放射性碘化合物专门用于甲状腺诊断联合放射性治疗过程中（放射性碘测试）。在正电子发射断层扫描（PET）中，[18]FPG 通过静脉给药。在贝可勒尔中给出放射性药物的活性值，原子的中位数，该原子在 1s 内衰减（1Bq=1s-1）。在医疗用途中，人们所说的主要是 MegaBecquerel（1MBq=106Bq）。闪烁显像期间胚胎的辐射剂量取决于放射性核素的辐射特性、所施加的活性（MBq 中的剂量），以及放射性药物的分布方式和消除方式。它可以被测量到，但必须考虑到患者身体构造的简化假想及放射性药品的生物运动，包括半衰期。在不同的妊娠阶段可以对胚胎产生更高的值。从妊娠开始到结束，使用剂量的拮抗剂协同作用是有据可循的。

碘的新陈代谢有其显著的特征。妊娠约 90d 后，胎儿甲状腺中的碘和放射性碘开始积累，如果对母体使用放射性碘，在计算胎儿有效剂量时，除外部辐射外，还必须考虑内部接触的辐射。尽管对于甲状腺的积累量有些研究，但是放射量仍然存在不确定性。在第 6 个月末时放射碘的量可以给到最大。当使用碘-131（$^{131}$I）治疗甲状腺功能亢进时，胎儿的甲状腺剂量与母亲的甲状腺剂量大致相同。表 2-13 列出了一些相关计算的结果。表 2-13 的结果表明诊断应用相对低的剂量。然而，运用 $^{131}$I 放射性碘治疗甲状腺功能亢进和甲状腺癌时会产生 50 ～ 300mGy，这会对胚胎产生实质性的威胁。PGMP-Report 与相关的 ICRP 2000 出版物相比，有更多细节性的描述的信息涉及运用放射性治疗时应用的剂量。然而，必须牢记的是，所有的计算结果只是模型计算。如表 2-14 所示，即使进行诊断性使用，$^{131}$I 也会导致胎儿甲状腺剂量过多。孕早期给母亲的 $^{131}$I 治疗剂量有胎儿甲状腺异常的高风险。尽管如此，在孕初期偶然使用后也观察到了不明显的结果。通过脐带穿刺收集的胎儿甲状腺刺激激素可以提供有关孕妇 $^{131}$I 治疗的疗效信息，促甲状腺激素存在于甲状腺功能正常的胚胎，对于出生后是否需要补充甲状腺素，给出了指示。

表 2-13　对于胚胎优等诊断和治疗性的核医疗乘虚的能量值，
如果实际活动性与此违背，应该根据实际情况随时调整剂量
（根据 DGMP-Report 2002 www.dgmp.de，ICRP 2000 出版物 84）

| 器官或方法 | 放射量 | 放射性碘标记的放射性药物 | 剂量系数 | 实际应用活动 | 能量 /mGy |
|---|---|---|---|---|---|
| 骨扫描 | $^{99m}$Tc | MDP，HDP | 6.1 | 750 | 4.6 |
| 甲状腺扫描 | $^{131}$I | 碘化物 | 72 | 2 | 0.1 |
| 甲状腺扫描 | $^{99m}$Tc | 过锝酸盐 | 11 | 75 | 0.8 |
| 肾扫描 | $^{99m}$Tc | MAG3 | 18 | 200 | 3.6 |
| 肺扫描 | $^{99m}$Tc | 微球 | 2.8 | 200 | 0.6 |
| 甲亢的治疗 | $^{131}$I | 碘化物 | 72 | 750 | 54 |
| 甲状腺癌的治疗 | $^{131}$I | 碘化物 | 72 | 4000 | 288 |

目前，在放射碘治疗之前必须进行放射碘的测试。一般的核医学诊断程序对胚胎只有少于 10mGy 的量。

根据多项对 100 个孕妇的评估研究，妊娠之前使用 $^{131}$I 治疗甲状腺功能亢进及甲状腺癌，对早产或者出生之后的孩子没有害处。这些研究中的孩子直至成年后都没有包括癌或基因缺陷这些类似的后期影响。然而，Schlumberger 研究观察得出的结果显示妊娠前 1 年治疗会导致流产率的增加。研究者论证了在核医学治疗后性腺接受辐射与甲状腺激素调节不足的原因。Read（2004）发现 36 例妊娠中胎儿父亲接受 $^{131}$I 消融治疗后未发现胎儿出生缺陷。

☆ ☆ ☆ ☆

表 2-14　在妊娠的不同阶段一次性摄入放射性药物的胎儿甲状腺剂量
（根据 2002 年 DGMP 报告，www.dgmp.de）

| 方法 | 放射性碘标记物 | 实际应用活动 | 胚胎甲状腺剂量（mSv）95d | 胚胎甲状腺剂量（mSv）130d | 胚胎甲状腺剂量（mSv）250d |
|---|---|---|---|---|---|
| 闪烁扫描法 | $^{99}$Tc- 高锝酸盐 | 75 | 0.7 | 1.7 | 0.6 |
| 闪烁扫描法 | $^{123}$I | 10 | 29 | 70 | 27 |
| 放射性吸碘试验 | $^{123}$I | 2 | 810 | 1950 | 760 |
| 甲状腺功能亢进的治疗 | $^{123}$I | 750 | 300 000 | 730 000 | 280 000 |

在进行甲状腺或骨骼的锝闪烁扫描后，并没有发现增加畸形的风险。Gropper 发现，对于孕妇来说，在确定位置后用锝 -99m 或亚甲蓝进行免疫淋巴结活检是一个安全且准确的方法。对免疫淋巴进行结定位闪烁扫描术后，计算得到了低于以往负载量的最小值。使用 $^{18}$FDG 进行 PET-CT 后，剂量计算更加困难；来自 CT 的辐射量被加到来自放射性药物的估算量中。$^{18}$FDG 的剂量系数仍然值得讨论。Stabin 参考灵长目动物的观察给出了早期及妊娠前 3 个月吸收 22μGy/MBq 的量，并且妊娠第 3 ～ 9 月吸收 17μGy/MBq。Zanotti-Fregonara 计算出妊娠第 10 周人类胚胎所耐受的辐射量并且报道了吸收系数为 40μGy/MBq。在一项针对五名使用 $^{18}$FDG 的孕妇的六项独立 PET 研究（无 CT）的报道中估计了胎儿的剂量，以妊娠每 3 个月为一阶段，其量值范围为 1.1 ～ 2.43mGy（除了一名妊娠初期的患者，可以测量整个子宫的摄取量，估计胎儿的剂量为 9.04mGy）（Takalkar，2011）。所有患者足月分娩的健康婴儿均无明显异常。对于在妊娠 21 周时使用 $^{18}$FDG 的 PET-CT，计算出的胎儿剂量为 3.6mGy（Zanotti-Fregonara，2012）。

作者解释了在第 3 ～ 6 个妊娠月血糖代谢比最初 3 个妊娠月低，是因为妊娠早期细胞的快速增殖。但是，必须记住，所有这些计算仅是模型计算，可能只是实际值的一个数量级估计值。

建议：孕期禁用放射性同位素的诊断和治疗。然而，诊断过程既没有结束妊娠的风险，也没有侵入性的破坏。当给予甲状腺功能亢进或甲状腺癌的治疗剂量 $^{131}$I 时，必须分别讨论所产生的诊断和治疗后果。可以咨询畸形中心的建议。

### 2.20.4　稳定同位素

已经开发出了用于不同元素的，不具有放射性并且在原子量上与原始元素不同的稳定同位素。稳定同位素变成化合物之后，可以使用分析方法（如质谱法）检测它们。到目前为止，在动物实验（Spielmann，1986）或人类中均未观察到胚胎毒性作用。

> **建议**：从生殖毒理学的角度来看，不用担心在诊断步骤中使用稳定同位素。

### 2.20.5　染液

特别研制的染液可以用于心、肝、肾功能检查，它们包括溴碘酞林、伊文斯兰、靛蓝、刚果红、亚甲蓝、酚红、甲苯胺蓝、吖啶黄。

亚甲蓝和甲苯胺蓝可以治疗高铁血红蛋白症，但是本身也可以引起轻微高铁血红蛋白症，亚甲蓝、甲苯胺蓝、靛蓝和伊文斯兰可以在羊膜穿刺术用于标记双胞胎中的一个及分娩前羊膜囊渗出的位置。特别地，使用亚甲蓝和甲苯胺蓝会造成胎儿毒性，如小肠闭锁畸形。这些结果可能受到小肠血液灌流的干扰，它们源于溶血现象或者可以用复合物使血管舒缩来解释。特别地，在使用亚甲蓝，以及妊娠晚期使用甲苯胺蓝诊断胎膜早破时，新生儿可以发生溶血及新生儿高胆红素血症、皮肤褪色，以及呼吸窘迫综合征。靛蓝是一种神经递质的类似物，因此不能排除其间接性血管舒缩的影响。到目前为止，在150多例妊娠记录中尚无报道与亚甲蓝有相同作用的物质。美国妇产科学院建议仅在不能以其他任何方式排除羊水泄漏的情况下才使用靛蓝。

不再定期使用静脉注射苯酚进行 PSP（苯酚酞）肾功能测试，而妊娠期间使用它或任何其他化合物的经验不足。

#### 荧光染液

口服或静脉内使用荧光物是一种眼部疾病的诊断剂。在一系列的案例中，有超过100名接受了荧光素血管造影的孕妇，没有发现不良胎儿作用的迹象（Halperin，1990）。动物实验也没有显示出致畸作用。在眼部给药的孕妇的羊水中可以发现该物质。

使用靛青绿和碘化钠对未成年人进行视网膜血管造影，也没有迹象表明对微循环和肝血流量有不良影响。脐带血中未显示靛青绿（Fineman，2001）。干燥剂量的 5% 碘化钠部分相当于 700 μg/d 的碘化物剂量，通常短期或一次性使用不会导致胎儿甲状腺受损。

> **建议**：除非极重要的征象外，孕妇不应该用染液诊断。禁止在羊膜穿刺术中用亚甲蓝标记，偶尔使用不会导致妊娠终止或者侵入性诊断程序。孕期可以使用荧光染液。

### 2.20.6 其他诊断剂

皮肤测试，如结核菌素测试或者过敏测试，被认为无害的，对于酶的检测，如分泌素也是无害的。

## 2.21 软性毒品

Sally Stephens，Laura M.Yates

### 介绍

在不同的人群中，育龄期和孕期的女性使用软性毒品及其他物质的情况差别很大。虽然一些女性一旦妊娠就会停止，或者尽量减少乙醇、尼古丁和其他软性毒品的使用，但是大多女性在孕期还是会继续使用。由于50%的妊娠都是意外妊娠，所以在确定妊娠的前一周接触软性毒品是常见的。

尽管存在接触，但是考虑到孕期药物的滥用及现有研究中多种混杂因素的存在，如研究者的偏见、缺乏被研究物质的剂量和纯度的可靠信息、使用模式、同时使用乙醇和（或）其他软性毒品，将许多药物对胎儿的影响作为一个处方障碍的结果用于流行病学的研究，缺乏强大科学数据的支持。不仅孕妇的回忆存在偏差，而且还存在药物滥用漏报、瞒报的情况。此外，非法药物的使用也许和孕妇的营养缺乏、传染病、缺乏产前保健和社会心理因素有关，这些都是影响胎儿的独立因素。基于这些原因，对照组的选择是困难的，并且许多研究的结果并不只有一个。长期的随访研究结果常受到低参与率和研究参与者对后续情况保留的限制。

基于这些问题，研究的结果可能不准确并且数据很难解释，特别是就将因果关系归因于一个特殊的影响而言。对于许多物质来说，没有会增加胎儿风险的明确证据。然而，数据通常不足以证明胎儿发育不良、新生儿或孕期软性毒品使用长期影响的缺乏，并且不会调查对于胎儿和孩子的额外风险，这些风险往往和母亲使用软性毒品上瘾、减量和过量有关。

干预措施对于母亲和孩子来说都是很重要的，不仅要减少用量，而且要控制戒断症状。2014年世界卫生组织（WHO）发表了指导方针，通过描述最佳的案例为母亲和儿童提供支持。关键在于卫生保健团队与孕妇和她家人的密切合作，可以减少孕期和哺乳期软性毒品的使用。

## 2.21.1　乙醇

孕产妇乙醇（酒精）的使用对于发育中胎儿的不利影响早已得到公认。早在《圣经》和威廉·贺加斯著名的油画《杜松子酒巷》中均有记载，油画描绘了英格兰 1720 ～ 1750 年杜松子酒盛行的典型场景。尽管如此，在发达国家，胎儿时期受到酒精的影响依然是造成教训和伤残的最常见却可以预防的原因，并且这在发展中国家的一些特定人口中是非常普遍的。酒精对胎儿的不利影响是终身的，表现为智力、生理、行为、社会和情感上的异常。

流行病学对通常被称为胎儿酒精谱系障碍（FASD）的研究、预防、诊断和治疗近年来急剧增加，并且发表了许多有关的文章。下面是一个对当前想法和实践的简短概述，然而，这是一个不断发展的领域，建议读者从如国家胎儿酒精综合征组织（www.NOFAS.org）和世界卫生组织（WHO，2014）提供的网站中获取相关信息和国际性专门知识。

### 药物动力学

酒精可以通过口腔黏膜、胃和十二指肠上部快速吸收，十二指肠上部的吸收率最大（70% ～ 80%）。摄入 30 ～ 60min 后血清浓度达到峰值，但会受个人代谢、生理特征变化及在何种情况下饮酒（如是否空腹）的影响。酒精的药物动力学会被妊娠进一步影响，并且不同的妊娠阶段会出现差异。酒精在所有体液中的溶解都是相同的，可以无阻碍地通过胎盘，并且由于血脑脊髓液屏障的高渗性，其在胎儿大脑和血液中的循环可以达到与产妇相同的浓度。羊水中酒精清除的延迟将造成胎儿长期暴露于其中。一些研究显示几个小时后母体循环中不再检测到酒精存在，但是胎儿中还可以检测到。

### 畸形发生机制

孕妇在孕期饮酒这一不利于胎儿的行为被认为是造成直接畸形的罪魁祸首，具体是因为受到乙醇及其分解产物乙醛的影响。畸形发生机制包括氧化压力的增加，葡萄糖、脂质、蛋白质和 DNA 代谢的变化，神经生长的减少和细胞凋亡的增加，内分泌系统的作用和基因表达的改变。这很可能涉及多个机制。

#### 酒精对胎儿的影响——胎儿酒精综合征（FAS）

酒精及其代谢产物是致畸的，并且对于胎儿结构和功能的发育都会产生影响。Jones（2011）综述了胎儿在子宫内暴露酒精的影响，包括以下几点。

■ 畸形特点：睑裂窄，人中平，上唇薄，第五根手指短，指甲发育不全，"曲

☆ ☆ ☆ ☆

棍球棒"样手掌横纹,"铁轨"样耳郭。

- 结构异常的大脑、心脏、肾脏、四肢、骨架。
- 早产和发育迟缓。
- 小头畸形。
- 神经行为障碍:学习障碍、多动症、视觉和听力障碍。
- 婴儿期夭折。

胎儿受到影响的程度依赖于母亲孕期饮酒的持续时间和强度,以及胎儿在宫腔内接触酒精的时间。孕初期酒精的滥用,如之前所提到的会造成胎儿面部先天性畸形和先天缺陷的风险,另外还会对神经行为造成影响。在妊娠的前12周大量饮酒已被证明会在胎儿大脑快速生长的阶段诱导神经元的损伤,并且在妊娠的任何阶段大量饮酒可能会导致显著的神经行为改变。

胎儿酒精综合征这个术语曾在20个世纪70年代用来描述一些孩子特有的症状模式,包括畸形的面部特征、相关的生长发育及异常的中枢神经系统,而这些孩子的母亲多数有慢性酒精依赖。然而,现在认识到这三联征代表了酒精畸形发生的最严重的形式,占在子宫内受到酒精影响的孩子的少数。收集的数据预期表明80%的孩子在出生前暴露于高水平的酒精中,至少会有一个或多个FAS特性,与神经发育有关的问题40%的案例不符合FAS诊断标准。因此引入了胎儿酒精谱系障碍(FASD)这个词,它包含了酒精的全谱致畸性。这种分类包括"经典"FAS、部分FAS(增长不受影响)、与酒精有关的神经发育障碍(ARND)、与酒精有关的出生缺陷(ARBD)和胎儿酒精作用(FAE)。

为提升FASD诊断的正确率,已经发展出了几种不同的指导方针,每个方针都有自己的术语和分类体系,这导致临床诊断应用、研究结果的解释和比较进入了一个更复杂的层面。分类系统的使用意味着孕妇饮酒与孩子出现特定问题之间存在着一个因果关系。不管怎样,经常与酒精接触的这种复杂情况应受到批判。因此,诊断准则,如神经行为障碍/酒精暴露(ND/AE)替代了ARDN(Astley,2013),而被越来越多地采用。一套单一的诊断指南的需求在2013年温哥华不列颠哥伦比亚国际FASD会议上被提出。

FASD造成的长期影响是一个问题。虽然FAS特有的面部特征可能会随着时间的推移变得不太明显,但是小头畸形、生长迟缓、注意力缺陷障碍、认知和运动障碍情况保持不变。在长达10年的研究中,尽管有他们的养父母和社会平等待遇的支持和鼓励,但是他们的学校表现依然会比别人差。在青春期,这些孩子的问题增加地更为普遍,这样的话,即使在这个年龄也应该考虑FAS的诊断。子宫内酒精损害的后果会持续到成年,迟缓的身体发育(男性患者更为普遍)、受损的心理发展和适应障碍均受到挑战,尤其体现在工作场所。

只有约30%在儿童时期诊断为FAS/FAE的患者成年后能够独立生活,其中仅20%可以工作。对于成人的预后来说,FAS和FAE的诊断没有区别:FAE

患者预后不佳，因为他们常很晚才被确诊。在一个无控制的回顾性研究中测定了 425 名 FASD 患者，与正常人相比，癫痫的患病率约增加了 10 倍。然而，这个结果应该被认为是暂时的，患病与产前接触酒精的关系仍然必须在进一步的研究证实。

### 酒精接触基础上胎儿风险量化

尽管酒精造成的胎儿中毒取决于剂量，但是在孕期没有确定"安全"的酒精摄入量。各种研究试图通过饮酒模式和酒精摄入量来确定胎儿风险的界限。为此提出了以下几条：大量饮酒（48 ～ 60g/d 以上），适度高饮用（24 ～ 48g/d）和酗酒，即白天偶尔饮酒超过 4 ～ 5 杯。然而，研究中酒精的摄入经常通过饮酒的量和方式来进行，但是不同国家对于饮用酒精分类的标准是不同的，因此酒精中增味剂的量可被用于测量饮酒的标准。

虽然大量酒精摄入量的典型 FAS 和其他的 FASD 的风险已经明确，但是就已得知的低中度酒精摄入和酗酒的风险而言，现有可获得的数据的可靠性是值得怀疑的。除了上述局限性外，对母亲和胎儿来说，个体内酒精代谢和畸形易患性作为一个基因多态性的结果，很可能在个体水平上带来显著风险。因此不同的女性摄入同量的酒精对胎儿的影响可能不同。漏报和否认妊娠期饮酒也并不少见，导致低估了风险。最后，也许最需要担心的是许多神经病学的研究重点关注于智力，或者通过诊断参数来衡量效果，从而为其他病情，如自闭症的诊断开发条件。因此不能确定与社会功能和行为有关的问题，且那些从孤独症特征中得出的结论并不符合自闭症的规范诊断标准。

以下研究总结并不详尽，并且研究中应考虑上述文章中提到的上下文的局限性。

### 低中度酒精摄入

在孕初期，每周饮用含酒精的饮料超过 4 杯，一直被认为与死胎率和后代的死亡率有关。但随后的分析没有发现在孕期低到中度饮酒与低出生体重儿（LBW）、早产或者宫内生长迟缓儿增长之间的联系。与孕期不饮酒的妇女分娩的婴儿相比，通过观察那些孕期每天饮用 10g 纯酒精（相当于 1 杯）的妇女生出的 LBW 和 SGA 的孩子，并没有发现风险增加或剂量 - 反应关系。孕期每日饮用 18g 酒精（相当于每日 1.5 杯）的孕妇娩出的婴儿，对其早产率进行观察，没有得出结果。

一个后续的研究包括了 24 000 名孕妇，她们在妊娠的前 3 个月饮酒量为 2 杯 / 周至 2 杯 / 日，但研究并没有报道其出生缺陷风险的增加。在欧洲多中心产妇酒精摄入研究中，对 6000 名在孕期间饮酒的孕妇进行了记录，并由一名儿科医师对其新生儿进行检查，发现与那些在孕期戒酒的孕妇分娩的新生儿相比，

☆☆☆☆

平均每人每周摄入 120g 酒精（相当于每天 0.2L 葡萄酒）与新生儿身高的显著降低有关。

在最近对 22 项研究进行的荟萃分析（Flak，2014）中，低度 / 中度 / 中度酒精摄入与各种神经心理方面的表现（包括注意力受损、行为、认知、视觉、运动发展和语言技能）并没有明显的关联。然而，当分析仅局限于其中 3 个高质量的研究时，中度产前饮酒对于孩子行为的有害影响就表现出明显的统计学上的关系。在产前极少量到中度饮酒与认知减退之间，发现了一个轻度但是明确的联系，但当不考虑一个大的研究或只包含与中度饮酒有关的数据时，这个联系就消失了。

一个研究指出，若不嗜酒的女性在孕期有规律地适度饮酒（约 10g/d），她们的孩子在幼年及青年阶段，焦虑及抑郁的风险会增加。

对于 21 例孕期是否饮酒的对照实验进行荟萃分析，发现其与儿童急性髓系白血病（AML）在统计学上有显著关系，但未发现与急性淋巴细胞白血病的联系。在这个分析中并未考虑酒精的剂量，因此，对于那些只在孕期与酒精接触的孩子，不可能得出结论。需要明确的是，产前接触酒精的孩子 AML 的绝对风险很小。

### 酗酒

胎儿在子宫内接触酒精的风险被认为既取决于在每一阶段吸收的绝对量，也取决于产妇孕期酒精摄入的方法。偶尔大量饮酒（通常被称为"酗酒"）也许与母亲血中酒精浓度的峰值有关，意味着可能与胎儿发育的关键时间点相符合。在不同的研究中，对构成"酗酒"的量的标准是不同的，但通常认为 24h 内偶尔饮用 4 ～ 5 个单位的酒精为"酗酒"。

Chiodo（2012）和 Strandberg-Larsen（2008）没有发现自然流产与酗酒之间存在任何关系，但在后续的研究中发现酗酒与死胎的风险上升有关。

在一个包括 14 个研究的系统回顾中考虑到了许多有关婴儿出生结果的依据。但是，总体来说，酗酒对于婴儿出生体重的影响并不显著，但会明显影响妊娠年龄、生长或先天性畸形率（包括胎儿酒精综合征），作者对于研究的可变性提出担忧，因为会对结果的说明造成困难。在最近的一项关于妊娠早期（< 15 周）饮酒的调查中，也并未发现孕期酗酒与婴儿体积小于正常月份、出生体重低、孕期子痫或自发早产之间的关系。

Feldman（2012）报道了婴儿的小头畸形、光滑人中和薄的朱红色嘴唇与在孕期前 3 个月的后一个半月内增长的酗酒量有关。

尽管那些具有典型酒精综合征的孩子确定的结构上的畸形已经得到广泛的报道，但是在孕前 3 个月，因酗酒而增加的危险还没有得到最终的证明。同时 DeRoo（2008）报道了孕妇在孕期酗酒，她们的后代患唇腭裂的风险会增加。

Romitti（2007）发现在孕期酗酒只造成唇腭裂率的轻度上升，并没有统计学意义。在控制了混杂的因素后，Richardson 报道了那些在妊娠期每次饮酒超过 4 杯的女性，她们的婴儿脐膨出和腹裂的发生率显著增加，但未发现对颅缝早闭的影响。最近的一项研究没有发现神经管缺陷与任何饮酒方式，包括妊娠期酗酒的联系。在孕早期偶尔酗酒的女性，也没有发现其后代隐睾症或孤立性室间隔缺损（VSD）和心房间隔缺损（ASD）患病率的显著增加。

丹麦国家出生研究组报道了女性妊娠期间有 3 次或以上酗酒的情况，其足月婴儿的死亡率会增加。在另一项研究中，在孕期第 11 ～ 16 周，一次酗酒就被认为与胎儿癫痫及癫痫发作风险的增加（Sun，2009）有关。

最近对 34 个群组进行了后续分析，其中包括了 15 个从 6 个月至 4 岁的儿童中得到的数据，这些孩子的母亲都曾在孕期酗酒，研究显示孕期酗酒和孩子认知能力下降之间存在显著的关系。然而，在分析中，这个发现只在高质量的研究中具有边缘意义。对于其他神经心理学的结果，包括行为、视觉和运动发育、戒酒，另一些则推荐了一个每日的饮用上限。然而，并没有一个明确的"安全"饮酒量。同时已知酒精是一种致畸剂，因此强烈建议孕期远离酒精。孕前及孕期尽可能早地询问孕妇有关毒品及酒精的使用情况是必要的，这样就可以进行适当的干预措施，以将胎儿与产妇的风险降到最低。然而，其他人发现，母亲在孕期的第二和第三阶段酗酒，其后代注意力不集中和多动症行为会有所增加，但不会影响智力。

### 孕期治疗中乙醇的使用

乙醇通过作用于垂体后叶和对高剂量的控制来抑制性激素、催产素和抗利尿激素的释放，这是产科学中的第一个控制早产的方法。酒精在过去曾被用于抑制子宫收缩，推测其可以通过作用于垂体后叶来抑制催产素的释放。为达到作用，酒精在孕妇体内的高血清水平是必要的。但是酒精对于孩子生长发育有害的影响是众所周知的，因此在产科，酒精已经被淘汰（见章节 2.14.4）。

酒精的静脉注射用于在无法获得解毒剂甲吡唑情况下的乙二醇中毒。这种情况下使用被证明会对母亲和胎儿造成危险，因为非治疗剂量的毒性都会超过乙醇（见章节 2.22）。

> **建议**：指南内关于孕期酒精摄入的建议是不同的。一些指南建议妊娠前及孕期建立孕产妇筛查项目，用于定期检测酒精和毒品的使用情况。对于含有酒精的营养药和药品（含量＞ 10%）的使用，虽然不能构成滥用，但是仍应在孕期避免使用。
>
> *孕期间和孕前*：必须尽早向所有孕妇询问有关药物和酒精的使用情况，以便可以采取适当的干预措施，以最大程度地降低胎儿和产妇的风险。某些地区建立了产妇筛查计划，以常规检测酒精和毒品的使用。尽管如此，在孕

☆☆☆☆

> 期间仍应避免使用含酒精的滋补品和含酒精（浓度＞ 10%）的药物，但这不能与滥用相提并论。
>
> 　　FASD 的诊断：如果临床上怀疑有胎儿酒精综合征，尤其是在未确认产前接触酒精的情况下（通常是收养孩子的情况），建议由在该领域具有专长的临床遗传学家或儿科医师对孩子进行评估，以确保排除潜在的遗传综合征。如果可能，应考虑对所有畸形或发育迟缓的儿童进行基因检查，如微阵列 CGH 分析，尤其是与多种先天性异常相关的儿童。

### 2.21.2　咖啡因和黄嘌呤

　　黄嘌呤、咖啡因和可可碱是多种饮料（如咖啡、茶、可可和软饮料）的药理活性成分。通常一杯咖啡的咖啡因含量约为 100mg，一杯茶约为 50mg，但饮料的调制方法不同，其咖啡因的含量可能会更高，如浓缩咖啡的咖啡因浓度比速溶咖啡的咖啡因浓度更高。可乐等饮料中每 100mg 中最多含有 25mg 咖啡因。功能饮料的咖啡因含量可能更高，并且通常还包含其他兴奋剂。咖啡因还是某些药物的成分，如镇痛药、冷敷药和感冒药。黄嘌呤类药物还适用于哮喘（如茶碱类药物）（见章节 2.3）。

　　咖啡因是一种亲脂性物质，可以从胃肠道吸收，它能穿过胎盘，对胎儿产生刺激作用，从而导致胎儿活动和心率加快，有时候可导致胎儿心律失常。

　　长期大量地使用咖啡因与生育能力的下降有关（Jensen，1998）。对一项涉及约 50 000 名孕妇的研究进行的 Meta 分析表明，在孕期间每天咖啡因摄入量超过 150mg 的妇女中，自然流产的比率略有增加（Fernandes，1998）。Stefanidou（2011）报告了咖啡因摄入与复发性流产之间的剂量 - 反应关系，在控制变量后可发现，复发性流产的概率随着孕妇每日咖啡因摄入量的增加而增加。丹麦的一项前瞻性研究发现，每天喝超过 8 杯咖啡的孕妇死产的比例略有增加（Wisborg，2003）。同一作者的后续研究表明，每天喝超过 8 杯咖啡的妇女有更高的胎儿死亡风险（Bech，2005）。但是，进一步的研究无法确定这些风险，而且人们担心妊娠症状会引起混淆（孕妇常因晨吐而倾向于减少咖啡因摄入量）（Peck，2010 年综述）。

　　许多研究表明，在母亲孕期摄入咖啡因的婴儿群体中，隐睾症、肛门闭锁和唇裂的发病率增加。但是，对于这些研究的回顾性评估发现它们的样本量小，且未能控制变量（包括孕妇吸烟和饮酒）（Peck，2010；Mongraw-Chaffin，2008；Bille，2007）。Schmidt（2010）的一项研究确定了婴儿神经管缺陷（NTD）风险与参与咖啡因代谢的胎儿和母亲基因多样性之间的关联。作者认为，食用咖啡因的遗传易感人群可能会增加 NTD 的风险。

有关咖啡因对子宫内胎儿生长影响的数据是混杂的。大量研究表明，宫内生长受限（IUGR）或婴儿出生时体重偏低与孕妇摄入咖啡因之间存在联系。1998 年的一项 Meta 分析（包括约 50 000 名孕妇）表明，如果母亲每天摄入超过 150mg 咖啡因，则婴儿患 IUGR 的风险会稍有增加（Fernandes，1998）。最近的研究也发现咖啡因摄入量与新生儿体重降低之间存在正相关关系（Sengpiel，2013；Bakker，2010）。Bakker（2010）报告孕妇每日咖啡因摄入量超过 540mg 时可发现婴儿出生体重降低，而 Sengpiel（2013）报告，孕妇每日咖啡因摄入量超过 200～300mg 会增加婴儿生长缓慢的概率。其他研究表明，摄入咖啡因对出生体重的影响仅限于男性后代（Vik，2003），或者是咖啡因代谢迅速的女性的婴儿（Grosso，2006）。但是，对 2000 年的文献的回顾表明，尚无证据显示适度或大量地摄入咖啡因对胎儿的宫内生长有影响（Brent，2011）。另外，婴儿出生时体重较轻不能明确归因于咖啡因，但也并非与之无关，如孕产妇吸烟和饮酒等因素也与之有关（Peck，2010）。

对 22 项研究的 Meta 分析研究表示，在可可中发现的甲基黄嘌呤可可碱可以降低先兆子痫的发病率的假说尚未得到证实（Klebanoff，2009）孕期摄入咖啡与早产之间没有明确的联系（Maslova，2010）。在 Barr（1991）对 500 名每天咖啡因摄入超过 150mg 的孕妇的研究中，未发现 7.5 岁以下曾在胎儿期暴露于此类母体环境的儿童的身体发育和智商受到影响。一项前瞻性研究报告说，孩子在 18 个月时发生多动症与其母亲在妊娠期间饮用含咖啡因的饮料之间的关系不大（Bekkhus，2010）。另一项研究发现，孩子患注意力缺陷障碍与其母亲孕期使用咖啡因没有联系（Linnet，2009）。

一项研究显示，孕妇孕期经常饮用咖啡与子代罹患急性白血病有关，其风险随咖啡的日摄入量呈线性增加（Bonaventure，2013）。

总而言之，关于孕期咖啡因摄入的数据非常混乱，并且存在一些矛盾。孕妇咖啡因的摄入与其流产风险增加及胎儿死亡的关系已有报道，但尚未得到肯定的证实。胎儿的病变与它在子宫中与咖啡因接触的关系多次被报道，但其因果关系尚未被证明。

孕妇每天摄入少于 150mg 咖啡因似乎并未影响胎儿的生长，尽管有些人报道了较高剂量对出生体重的不利影响，但这些数据与确定孕妇的阈值剂量并不一致。这种单项研究提示可能与儿童急性白血病和多动症有关，但这些发现尚待证实。

> **建议**：并没有充足的科学依据可以对孕期咖啡尚未证明的安全用量做出指导。一些医师建议摄入咖啡因不超过 300mg/d（约 3 杯咖啡）。药物和其他食物中含有的咖啡因，如巧克力，也应该被考虑到。若认为咖啡因摄入过量或与孕期症状有关，应考虑进行额外的胎儿检测。

☆ ☆ ☆ ☆

### 2.21.3　烟草和吸烟

#### 烟草和尼古丁替代疗法

**药理学**

烟草烟雾中含有大量的混合气体（主要是 CO）（见章节 2.22.2）其中包含了尼古丁和所谓的"烟油"的颗粒相，超过 4000 种不同的成分，以及味觉、嗅觉矫味剂。尼古丁是烟草中的主要毒素。2000 年，一项新指令规定在欧盟出售的烟草，每支焦油含量不应超过 100mg，其尼古丁含量不应超过 1mg。尼古丁可以通过口腔、呼吸道、消化道黏膜被吸收。

烟雾具胚胎及胎儿毒性。尼古丁可通过胎盘，在胎儿的血液及羊水中累积，并会超过母体中的浓度，最终会造成胎儿心率过速。除此之外，重金属、镉、有机氯杀虫剂、六氯苯和多氯联二苯在新生儿经口进食前就在其血清中有所累积，相比无烟环境中的婴儿，多氯联二苯和六氯苯的浓度在被动吸烟的婴儿体内会明显上升。

**先天畸形**

一些研究分析了女性在孕期吸烟后所产下婴儿的先天畸形率，尽管并未证明婴儿的先天畸形率会因为母体孕期吸烟而明显上升，但是许多作者已经对孕期的前 3 个月吸烟与唇腭裂危险上升之间的具体联系做出了相应报道。口面裂的风险似乎与母亲和烟雾接触有关，没有证据支持编码解烟雾毒的基因有改变的婴儿患口面裂的风险会上升。对 24 个国际出版物分析的结果证明母亲在孕期吸烟与其胎儿罹患非综合性唇腭裂的风险增长有关。相比单纯唇腭裂来说，其与唇裂的联系都更紧密、更一致，不论是否伴随腭裂。对 11 个研究进行后续分析后发现：唇腭裂及单纯腭裂危险的上升与母亲孕期吸烟有明显关系。

另一些研究报道了胎儿颅缝早闭、腹泌尿道缺损、心脏缺损、四肢缺损和先天性膈疝畸形与孕妇吸烟有关。然而，这些研究数据是有限的，因此与口面裂不同的是，胎儿先天畸形是否与孕妇吸烟有关还有待被证实。

**妊娠并发症**

● 在育龄期吸烟的妇女更有可能经历自然流产、死胎或输卵管异位妊娠（Hyland，2014）。孕期吸烟可增加自然流产的风险（Ness，1999）。与饮酒、妊娠史、社会地位和遗传易感性相比，吸烟对育龄期女性和孕妇的影响也不可忽视。在一项瑞典病例对照研究中，在控制危险因素后，主动吸烟者的自然流产风险增加了 2 倍，而被动吸烟者的自然流产风险增加了约 1.7 倍。

● 除盆腔器官感染外，吸烟是导致异位妊娠的主要危险因素。Rogers 报道每日吸 10 根烟可导致剂量依赖性效应，而使其风险增加 1 倍。

● 吸烟的孕产妇罹患前置胎盘或胎盘早剥的风险随着每天吸烟次数的增加

而增加（Ananth，1999）。吸烟者的子代因胎盘早剥而导致的围生期死亡率是不吸烟者子代的 2 ～ 3 倍。孕期吸烟占这两种功能性胎盘疾病病因的 10%(Werler，1997)。

● 孕期吸烟与婴儿出生体重减轻有关，受到影响的胎儿体重平均减轻 200g 左右，但其影响程度取决于孕产妇每日吸烟的数量，人们认为这种影响是由于孕产妇的吸烟行为改变了胎盘的生理功能而限制了子宫的血液循环，从而导致胎儿生长受限，一氧化碳造成的血氧浓度过低也被认为是决定因素之一。孕期吸烟占新生儿体重减轻因素的 20%。当孕龄被考虑在内时，吸烟者的子代胎儿生长受限的风险是不吸烟者子代的 2.5 倍。吸烟的初产妇和吸烟的高龄产妇子代罹患此病的风险似乎更大。重要的是，在孕早期戒烟可降低其胎儿宫内生长受限的风险（Rogers，2009；Werler，1997）。

● 即使考虑到上述胎盘并发症的影响，导致早产（< 37 周）的因素仍有 30% 是吸烟。这同样有一个剂量依赖关系——每天吸 20 支烟的女性在妊娠 33 周前早产的风险会加倍，其中多胎妊娠的女性风险尤其显著（Werler，1997）。

● 似乎孕期吸烟女性的子代更易患新生儿体重减轻、早产和胎盘损伤等疾病。其子代围生期死亡率（胎儿在妊娠第 20 周后死亡或新生儿在出生后 28d 内的死亡）较不吸烟女性的子代死亡率加了 30%，即便吸烟女性子代的体重达到生产时相应的标准体重，与不吸烟的女性相比,其子代的围生期死亡率依然较高。相比而言，生活在高纬度，即生活在氧气稀薄地区的吸烟女性的子代围生期死亡率并无上升趋势（Werler，1997 年的评证）。

● 无论是在孕期吸烟还是在分娩后吸烟，都被认为是诱发胎儿猝死综合征的主要危险因素（Fleming，2007）。一项涉及 39 项研究的系统调查显示，孕产妇吸烟的集合优势比为 2.77（Anderson，1997）。丹麦进行的一项涉及 25 000 名孕妇的队列研究的结果表明，与非吸烟者相比，孕期吸烟的妇女死产及婴儿死亡（出生后存活不到 1 年）的风险约增加了 1 倍。在孕早期停止吸烟可使死胎和婴儿死亡风险较对照组降低（Wisborg，2001）。近期一次对 96 项调查了死产原因的研究的 Meta 分析显示，孕妇吸烟占死产因素的 4% ～ 7%（Flenady，2011）。

● 一项对碘摄入量接近临界值的孕妇的研究表明，孕期吸烟可能是新生儿甲状腺肿大的主要病因（Chanoine，1991）。

**儿童相关疾病**

（Bruin，2010 年的评论）

● 一项对涉及 94 997 名孕产妇的 17 项研究的 Meta 分析确定了 3 ～ 33 岁的在孕期暴露于吸烟母体环境之下的子代的肥胖特性与其母体吸烟之间的显著相关性（Florath，2014），进一步的研究表明，子代在产后暴露于烟草烟雾环境之下这一条件也在上述研究中起着作用（Florath，2014）。

☆ ☆ ☆ ☆ ☆

● 有证据表明，被动接触烟草烟雾是诱发儿童呼吸道感染及中耳炎的危险因素，但其与产前暴露的关联尚不明确。在一项研究中，已经证明胎粪中的可替宁可以预测儿童早期呼吸系统感染增加的风险（Nuesslein，1999）。尽管另一个研究显示产前或产后与烟草烟雾的接触会使孩子 3 岁前对食物的过敏反应增加，但并未观察到孩子对吸入性过敏原的过敏反应增加（Kulig 1999）。

● 孕期吸烟与婴儿腹绞痛的发病风险增加有关（Shenassa，2004；Søndergaard，2001）。

● 一个尽管边缘却具有显著统计学意义的研究表明，在孕期吸烟的青年女性罹患高血压的风险有所增加，且这与其家族史无关（Brion 2007）。

● 在最近的两个案例对照研究中，孕期吸烟的母亲的后代罹患双向情感障碍的风险增加了 2 倍（Talati，2013），患精神分裂症的风险也显著增加（Stathopoulou，2013）。

● 在吸烟母亲的新生儿中可检测到烟草特有的致癌物的代谢产物 4-（甲基亚硝胺及）-1-（3- 吡啶基）1- 丁酮（NNK）。这类新生儿第一次尿液中的平均代谢产物浓度约为成年吸烟者的 10%，且其与吸烟量 / 尿中尼古丁和可替宁浓度呈正相关（Lackmann，1999）。

许多研究都已经使用不同方法调查了母亲吸烟增加子代患癌风险的可能性。一些人提示儿童期脑瘤、白血病和淋巴瘤的风险增加，但是这个推论尚无大量证据支持（Sasco，1999 年的评论）。瑞典一项针对 140 万人出生的前瞻性研究包含 140 万例分娩，通过对星形细胞瘤的观察，发现良性和恶性脑瘤的发生率显著增加（Brooks，2004）。

在母亲吸烟的婴儿的脐带血中，次黄嘌呤磷酸核糖转移酶基因（hprt）的淋巴细胞突变的重复发生率较母亲未吸烟的婴儿的脐带血中的频率更高。但是应该指出的是，这项研究的样本量非常少（10 个吸烟者和 10 个非吸烟者），且有人质疑使用 hprt 突变频率作为遗传毒性作用的生物标志物的敏感性（Ammenheuser，1994）。孕妇吸烟对胎儿淋巴细胞可能的致突变作用有关的数据与之相互矛盾。尽管在吸烟者新生儿的脐带血样本中已经证明微核增加，但另一项研究表明母亲吸烟与母亲或新生儿的染色体异位率增加之间没有关联（Bennett，2010；Zalacain，2006；de la Chica，2005）。

**认知发育**

现在有几项未经定论的研究表明，孕期吸烟对胎儿的神经发育存在不良影响，并会导致儿童时期的认知和行为障碍，这种影响甚至可能持续至成年期。

● 母亲若在孕期每天吸 10 支或更多的烟，可使其子代在 8 个月时仍不能伊呀学语的风险增加了 1 倍（Obel，1998）。

● 对 2000 ～ 2011 年发表的文献进行的回顾（包括来自 18 项研究的 20 篇

报告）发现，在产前接触烟草的儿童的学习成绩和智力水平较标准差。这些测试针对进入青春期的及更小年龄阶段的孩子们。有两篇论文发现仅男性子代与智力有显著相关性（Clifford，2012）。

● 一项对 1265 名在产前暴露于吸烟的母体环境之下的 16 ～ 18 岁的新西兰孩子的研究（Fergusson，1998）发现，女性孕期吸烟和子代行为问题有关联，特别与"行为障碍"关系密切，结果显示男性比女性更明显（Cornelius，2011，2001）。作者报告说，产前烟草暴露与 10 岁以下儿童的语言学习能力、设计记忆能力、手眼协调能力不足，以及注意力不集中等行为障碍有关。在对 22 岁的同一队列的青年随访（Cornelius，2012）时发现，产前烟草暴露个体在行为问题自我评估的外在化、内化、攻击性和躯体量表方面得分明显更高。这些人也更有可能有被抓捕的历史，并且对吸烟和尼古丁依赖程度更高。

● 另一项研究显示，控制了某些变量之后，母亲在孕期吸烟的孩子与不吸烟者的孩子相比，患儿童运动过度综合征的患病率增加（Linnet，2005），且在多动症 - 注意力不集中测试中得分较高（Obel，2009）。但是，基于同级比较进行的进一步分析显示，此现象与母体吸烟的关系要弱得多，表明这些结果可能受到环境或遗传基础因素的影响（Obel，2011）。一项针对其母亲在孕期吸烟的 14 岁儿童的研究发现，与同年龄的未接触烟草烟雾的儿童相比，这些儿童中心理疾病、攻击性行为和社会问题的发生率更高（Indredavik，2007）。

● 一项对 808 名 12 岁以下儿童进行的长期观察研究发现，在孕期吸烟的母亲的儿童患持续性睡眠障碍的次数更加频繁。该效应是剂量依赖性的，并且在调整其他变量后仍然存在，但是作者认为这只是可能其中存在联系的一个小提示（Stone，2010）。

### 二手烟

孕产妇"被动吸烟"[用来描述间接接触二手烟（SHS）的术语]也已证明对胎儿结局产生不利影响。与从未吸烟或未接触过 SHS 的女性相比，从未吸烟但终生经历过 SHS 的女性自发流产、死产和输卵管异位妊娠的风险显著增加（Hyland，2014）。最近的一项研究综合分析了 17 项研究，表明孕妇在妊娠期间接触 SHS 会使流产的风险增加 11%（Pineles，2014）。

另一项 Meta 分析发现，母亲暴露于 SHS 的婴儿出生时体重偏低的风险增加 22%（Leonardi-Bee，2008）。据报道，每天至少接触 7h SHS 的孕妇中，早产的风险也明显较高（Hanke，1999）。

Chen（2013）回顾了 1989 ～ 2012 年发表的文献，该文献调查了子宫内 SHS 暴露与神经认知和学术测试表现之间的关联。他们得出的结论是，即使控制了出生后的 SHS 暴露，神经发育水平下降也与其有很大的联系，尤其是在 5 岁以下的儿童中。尽管年龄在 6 ～ 7 岁的 SHS 暴露儿童的语言和注意力

☆☆☆☆

表现有所降低，但据报道，子宫内 SHS 暴露与 5 岁以上儿童的智商之间的关联性较弱。

### 尼古丁依赖的药物治疗

孕妇使用尼古丁替代疗法（NRT）的主要好处是母亲和婴儿仅接触尼古丁，而不接触烟草烟雾中的数百种其他化学物质。

丹麦的一项研究发现，于孕早期报告称在此期间不吸烟的替代疗法使用者中，出生缺陷的风险略有增加，且在统计学上具有统计学意义（Morales-Suárez-Varela，2006）。而另一项研究（Forinash，2010）并未发现罹患先天缺陷的风险增加。

最近的两项 Meta 分析研究了使用 NRT 来支持孕妇戒烟的有效性和安全性。Coleman（2011）的 Meta 分析包括五项试验，其中在有或没有行为支持的情况下使用 NRT 来促进戒烟。尽管接受 NRT 的妇女与未接受 NRT 的妇女相比，某些妊娠安全结局（包括自然流产、早产、围生期死亡率、胎儿死亡和新生儿重症监护病房的入院率）通常要好一些，但均未观察到差异达到统计学意义。作者得出的结论是，目前没有足够的证据证明在孕妇中使用 NRT 的有效性或安全性。

一年后，Myung（2012）发表了类似的 Meta 分析，包括另外两项研究，一项涉及安非他酮的使用，另一项涉及 NRT。他们还发现，药物治疗组和对照组之间的平均出生体重、低出生体重率、平均胎龄和早产率没有显著差异。

伐尼克兰是尼古丁乙酰胆碱受体部分激动剂，被批准用于戒烟疗法。关于伐尼克兰在妊娠中使用的数据有限，但从原理上讲，鉴于其作用方式，可以预期与尼古丁引起的作用相似，尽管致畸性的风险仍然不可预测（Maritz，2009）。在动物实验中，虽然在处理过的大鼠的后代中显示出降低的繁殖力和对噪音的惊吓反射，但在大鼠或兔子中未观察到结构性致畸的迹象。人体数据仅限于 24 例妊娠伐尼克兰暴露（单药治疗 9 例），其中 22 例（91.6%）发生在妊娠早期。妊娠结局包括 4 例择期终止、7 例自然流产和 1 例宫内死亡。在 13 名活产婴儿中唯一报告的不良结局是一对双胞胎中的肾盂扩张（Richardson，2013b）。

抗抑郁药安非他酮也被批准在非孕妇人群中用作戒烟治疗。有关孕期使用的综述请参见章节 2.11.5。

因此，没有证据表明在妊娠中使用任何可用的戒烟疗法具有疗效或安全性。因此，不能一味建议吸烟的妇女在孕期使用 NRT 或其他药物治疗（如伐尼克兰或安非他酮）来支持戒烟。但是，在重度吸烟者中使用这些干预措施可能被认为具有临床益处，应在与患者讨论时根据个人情况决定。

> **建议**：在妊娠的任何阶段，吸烟都存在着潜在危害，这种危害不仅涉及胎儿，还会涉及母亲、伴侣及其他在家的孩子。应该强烈建议女性在孕前、孕期和分娩后停止吸烟。在现有的数据分析下，我们应该充分考虑女性在孕期是否应使用尼古丁替代疗法或其他药物进行戒烟治疗。在某些情况下，使用尼古丁替代疗法可能会产生胎儿持续暴露在含有高浓度尼古丁的母体环境之下的情况。然而，可能的情况下，在孕期戒烟应该使用非药物干预，如认知行为疗法（CBT）和医疗保健提供商提供的临床支持疗法。
>
> 　孕期吸烟并不代表须中断妊娠。孕妇吸烟较多时，可能需要进一步监测胎儿的生长和健康，但应具体问题具体分析。

## 2.21.4　滥用药物的一般情况（不含咖啡因）

### 安非他命（苯丙胺）

安非他命通过各种机制增加大脑中儿茶酚胺的浓度，因此被称为中枢神经系统兴奋剂。除了可能对发育中的胎儿大脑产生不利影响外，安非他命类似可卡因或尼古丁的血管收缩作用还可能导致胎儿胎盘单位或单个胎儿器官的灌注减少。由于这些药物的食欲抑制作用，继母体营养不良后也可能发生胎儿伤害。

含有安非他命的药物通常会被口服、嗅入、吸入或注射。人们通常使用的安非他命是以纯净物形式存在的，因其外观如冰晶，故在国外也被称为"crystal""ice""myth"或"yaba"。而含有安非他命的可变混合物的制剂的别名为"speed"。尽管没有专门研究安非他命的不同衍生物（如 2-CB、甲硫基苯丙胺、二甲氧基甲基苯丙胺、二甲基色胺等）的母胎效应，但在孕期使用该类药物所产生的不良反应可能并不低于作用机制与之相当的不良反应。阿拉伯草类植物（阿拉伯茶、草药致幻剂）也是同样的，其叶子和衍生物含有化学结构类似于安非他命的毒素。虽然在非洲和阿拉伯的部分地区，此类植物的使用较为广泛，且孕妇使用它后对胎儿的影响尚未可知，但一个病例报告提出它具有导致高血压的风险（Kuczkowski，2005）。

回顾性病例对照研究表明，在妊娠早期使用安非他命或相关物质可导致一些特定的先天畸形率增加，可能包括先天性心脏缺陷（Nora，967）、瞳孔闭锁（Levin，1971）和腹裂（Elliott，2009；Draper，2008），另一个病例报告描述了胎儿期接触过甲基苯丙胺的新生儿出生后易罹患胆汁淤积症（Dahshan，2009）。最近一个前瞻性研究并没有确定孕妇在孕期使用安非他命可增加胎儿先天性畸形的总体风险（Felix，2000；Little，1988）。

然而，对于在孕期暴露于含安非他命母体环境的婴儿的 10 项妊娠结局研究的 Meta 分析发现：婴儿早产、出生体重过低、生长受限的风险显著增加（Ladhani, 2011）。

据报道，与未暴露于含安非他命的母体的婴儿相比，暴露于该母体环境的新生儿的戒断反应（包括躁动、呼吸急促、呕吐、震颤、表皮脱落及体温不稳定等）发生率显著增加（Chomchai, 2004）。

一项研究跟踪调查了 65 名曾暴露于含安非他命的母体环境的儿童，直到他们年满 14 岁。调查发现与该国同龄儿童的平均水平相比，这些儿童之中有学习困难的人数明显较多。他们的母亲在孕期不但滥用安非他命、阿片和酒精、每天吸烟达 10 支以上，而且都处于巨大的社会心理压力之下。其中只有 22% 的 14 岁孩子与亲生母亲一起生活（Cernerud, 1996）。一项对 49 名 3 ~ 4 岁曾暴露于含安非他命的母体环境的儿童和 49 名未曾暴露于该母体环境的儿童的进一步研究发现，胎儿期有安非他命接触史的儿童的神经心理学得分明显较低（Chang, 2009）。相比之下，Smith（2011）的一项研究发现，与对照组相比，在孕期滥用安非他命的女性分娩的婴儿认知能力没有差异。尽管在他们 1 岁时可观察到其精细运动性能受到的轻微影响，但在他们 3 岁时这种情况便不再存在。在产前暴露于安非他命的儿童的特定大脑结构发生了变化，其中包括海马体体积减小；但是，使用的成像程序限制且降低了这些数据的可靠性（Chang, 2007）。

## 摇头丸（致幻剂）

致幻剂是各种非法药物的别称，包括有致幻性的安非他命、MDMA（甲基二氧甲基安非他命）。动物实验表明，暴露在摄入高剂量致幻剂的母体内的胎儿，其生长发育会受到损害。一个基于 136 名使用 MDMA 孕妇的病例的前瞻性报道显示：在 78 名活产婴儿中有 12 名先天畸形儿童，其中一些婴儿仅有微小的畸形现象，如足畸形，但是没有观察到这一现象的规律。其中约 50% 的母亲也饮酒或服用其他毒品（McElhatton, 1999）。

### "浴盐"

这些合成的胱氨酸常被认为是安非他命的替代品，它们像阿拉伯草（见上文）一样可能对心血管产生影响。可惜关于合成胱氨酸对母体和胎儿的影响的文献几乎不存在，由于曾有过非妊娠使用者的死亡案例（NIDA, 2014），除了不建议孕妇使用以外，几乎没有提供更多的指导。

> **建议**：孕妇在孕期都应避免使用安非他命及其相关化合物，因为即便仅在妊娠的前 3 个月使用，它们也可能对神经发育产生不利影响。接触安非他命本身不会被视为终止妊娠的理由。但对这类胎儿，则应根据具体情况考虑是否需要密切追踪观察其生长情况是否发生异常。

☆ ☆ ☆ ☆

## 可卡因

### 药理学

可卡因或苯甲氨酸甲酯，它是古柯树的生物碱，在化学结构上与局部麻醉药相似，但它仅在治疗眼、耳、鼻和喉的局部疾病中被证明具有医学价值。可卡因的精制品"Crack"是一种消遣性毒品，它因能使人产生欣快感而被人们吸食或注射。可卡因是一种 5- 羟色胺 - 去甲肾上腺素 - 多巴胺再摄取抑制剂，与拟交感神经和中枢性刺激作用（如血管收缩、心动过速、呼吸急促）相关，因此可诱发高血压和心律失常。

可卡因作用于胃时所产生的血管收缩作用及水解分解作用使它在人体内的吸收非常缓慢。摄入后的 2h 内，它在肝脏中代谢为无效的初级代谢物苯甲酰乙草碱，约 20% 的代谢物通过肾脏排泄。人体可在鼻腔吸入精制可卡因的 20min 之内将其吸收，静脉注射精制可卡因会使人迅速成瘾，与其他接触途径相比，静脉注射低剂量的精制可卡因即可产生孕产妇毒性。可卡因可穿过胎盘，在羊水中积累的浓度较高，使它在羊水中的清除代谢受限，故羊水中的可卡因浓度很高，于是在妊娠 22 周内暴露在可卡因羊水环境下的胎儿可以通过羊水及皮肤摄入可卡因（Woods，1998）。

### 毒理作用

在 20 世纪 80 年代和 90 年代初的美国，由于大量病例报告和小病例系列记录了产前暴露于可卡因母体环境下的儿童的一系列异常情况及其不良的妊娠结局，故"婴儿 Crack 流行病"受到了广泛关注。然而，尽管有这些报道，"可卡因综合征"（有时被称为"crack-baby"）的症状和神经行为效应尚未被定义（Bandstra，2010）。

使用可卡因对人体的影响似乎与其他药物的作用无关，其中包括使胎盘早剥和自发性胞膜破裂的风险增加（Addis，2001）。研究自然流产风险的研究表明了不一致的发现（Bingol，1987；Chasnoff，1985）。对 31 项研究的 Meta 分析表明，胎儿暴露于含可卡因的母体环境下易发生早产、出生体重减低、生长受限（Gouin，2011）。

据个别病例报道：胎儿在子宫内暴露于可卡因后，可患各种先天畸形和新生儿并发症，包括心脏缺陷、胃痉挛、泌尿生殖系统和骨骼系统缺陷、脑癫痫、肠道闭锁和梗死，以及新生儿坏死性小肠结肠炎（Hoyme，1990；Schaefer，1990；Draper，2008；Forrester，2007；Eyler，1998；Mercado，1989；Chasnoff，1988）。然而，一项针对 717 名在出生前接触过可卡因的儿童的前瞻性研究发现，他们的先天畸形率没有显著增加，但发育迟缓和患有产后神经系统症状（如新生儿发抖和兴奋性）的风险增加（Bauer，2005）。

上述的婴儿形态学变化是由可卡因诱导的血管收缩所致的胎盘和胎儿器官

☆☆☆☆

的循环减少而导致的，也可能是由可卡因使神经递质浓度改变而导致关键发育基因表达，从而导致胚胎病变（Lester，2009 的综述）。

### 产后发育

新生儿的戒断综合征。可卡因引起的新生儿戒断症状包括睡眠障碍、震颤、弱吸吮、呕吐、尖叫、打喷嚏、呼吸急促、稀便、发热。一些研究还报道了新生儿神经系统检查异常，以及后期的行为和发育障碍。也有关于他们的脑电图改变和这类婴儿猝死的报道（Eyler，1998b）。

### 产后生长

一项长期研究发现，早期妊娠时暴露于含可卡因的母体环境的儿童与从未暴露过的儿童相比，7 岁和 10 岁的生长发育（体重、身高和头围）会减慢，但在 1 岁和 3 岁时并无变化（Richardson，2007，2013a）。

### 神经系统发育

研究发现，胎儿若在子宫内接触过可卡因，则神经系统的发育将会受到长期影响，包括肌张力的异常、婴儿在 6 月龄时的行为和取向异常（Chiriboga，2007），以及婴儿在 7 个月内适应压力的能力不足（Eiden，2009）。

对年龄在 7 岁以内的 200 个孩子的纵向研究 Bandstra（2002，2004）表明：孩子在胎儿期曾接触过可卡因并不能作为能导致他们未来精神心理异常或行为发展异常的独立危险因素而被记录。Beeghly(2006)研究得出一个类似的 6～9.5 岁年龄段的言语发展的结论。在进一步的研究中，未发现产前暴露在可卡因的 12 岁以下的神经认知发展的细微影响（Hurt，2009）。

相反，来自 5 个不同年代的 31 个长期研究的报道评价了产前暴露于可卡因与注意力和行为调节赤字的关系，但不具备一般的如生长或认知障碍的发展参数（Ackerman，2010）。

进一步研究 42 项涉及 14 人的审查报告，内容是关于产前暴露于可卡因的剂量与注意力、认知、语言和行为障碍的关系，发现其与学习成绩差和低智商有较微弱的关系（Lester，2010）。然而，该报告指出，不可能区分是因为产前母亲暴露于可卡因还是环境的因素，但这往往与可卡因的使用有关。Richardson（1996）和 Messinger（2004）指出女性在孕期吸食可卡因更容易压力增大和饮食失调，吸食大麻、烟草，使用酒精和其他物质，往往是单一的，并有一个倾向。

总之，我们必须假定，孕期暴露于可卡因是一个潜在的患病高风险的标志。虽然没有足够的证据表明可卡因是致畸的物质，但母亲共同存在的疾病和并发症暴露的物质与不良妊娠结局相关的物质相似度是高的。

☆ ☆ ☆ ☆

> **建议**：孕妇在所有情况下都应该避免使用可卡因。然而，在孕期暴露于可卡因不会作为一个中断妊娠的指标。若是在重复使用的情况下，一个社会心理评估是可取的，以个人案例作为前提，需要额外的产前监测，如一个详细的胎儿超声检查。

### 大麻

含有大麻的毒品的街头术语广泛，这些术语通常描述含有大麻叶或相关印度大麻植物的干叶或树脂的产品。

大麻素、酒精、尼古丁和阿片类药物是孕期最常见的被滥用的药物。当吸食大麻时，血液中一氧化碳浓度和焦油含量分别是吸烟的 5 倍和 3 倍。四氢大麻酚（Δ9- 四氢大麻酚）是大麻中 100 种化学物质中的主要毒素，通过与中枢神经系统的内酰胺酶系统相互作用而引起中毒。

动物和临床研究并未表明孕妇使用大麻或四氢大麻酚会导致先天畸形或发生特定先天畸形的风险整体增加。关于孕妇使用大麻后导致新生儿出生体重减轻、早产和胎儿宫内生长受限风险的数据不一（Hayatbakhsh，2012；Gray，2010；Shiono，1995；Fried，1987；Linn，1983）。对 10 项观察性研究的 Meta 分析未提供有关适度或偶尔使用大麻会使平均出生体重下降的任何结论（English，1997）。Huizink（2014）的文献综述得出了新生儿出生体重降低似乎与从妊娠中期开始在母体子宫中接触大麻有关的结论，但是对于其他数据如出生时长、胎龄和头围的研究结局并不一致。

据报道，新生儿在子宫内接触大麻后，会表现出戒断症状和神经系统症状，如出生后的躁动和兴奋性（de Moraes Barros，2006）。从三项前瞻性纵向研究得出的关于儿童期认知发展的公开数据不一致，该研究对出生前接触大麻的儿童进行了随访。每种研究都使用不同的方法来评估儿童发育，三项研究中只有两项对儿童进行了随访。一项使用渥太华产前数据的前瞻性研究(OPPS)发现，母亲在孕期定期（即每周几次）吸食大麻的 4 岁儿童的言语和记忆能力明显受损（Fried，1990），然而，这个条件对这些儿童认知发展的影响被描述为微妙的（Fried，1999）。在《孕产妇保健实践和儿童发育》（MHPCD）队列（Day，1994）中发现，在 3 岁儿童群体中也可观察到类似的记忆力和言语功能受损。

在 MHPCD 队列的 6 岁儿童中，较低的言语推理能力与其母亲在产前大量吸食大麻（每天用量超过一株）有关（Goldschmidt，2008）。在同一个年龄段，与胎儿期未接触过大麻的同龄人相比，有大麻接触史的儿童更易表现出暗示注意力不足的行为，如冲动和活动过度（Goldschmidt，2000；Leech，1999；Fried，1992）。在两个有胎儿期大麻暴露史的队列中，分别将 9 岁和 12 岁进行

☆☆☆☆

的评估与无暴露史的配对对照相比，有暴露史者在抽象和视觉推理方面出现的问题增多，视觉感受功能受损（Richardson，2002；Fried，2000）。一组曾在子宫内暴露于大麻环境之下的儿童也被报告经常出现焦虑和抑郁的症状（Gray，2005）。在对其他物质（包括酒精、尼古丁和可卡因）的滥用进行调整后，这些发现仍然具有重要意义。

MHPCD队列的最新数据分析显示，儿童的宫内大麻接触史与其14岁学习成就较低之间存在关联。在控制变量之后，与未在宫内接触过大麻的儿童相比，出生前接触过大麻的那些儿童在包含阅读理解、数学和拼写的测试中的总体得分明显较低。对每个评估区域的分数进行的进一步分析表明，曾在子宫内暴露于大麻环境之下的儿童在基本阅读方面得分较差，并且与孕妇在妊娠早期每天使用大麻的量有关（Goldschmidt，2012）。

合成大麻素 [ 如屈大麻酚（镇吐药）和 Sativex®] 用于治疗厌食症和化疗引起的呕吐，以及与多发性硬化症有关的痉挛。病例报告描述了一名 26 岁患有多动症和厌食症的患者，她在整个妊娠期间每天都接受 25mg 屈大麻酚的治疗，该疗法使之成功增重且分娩，她的孩子出生时非常健康且没有并发症（Farooq 2009）。目前还没有关于该婴儿远期健康情况信息的报道，合成大麻素在妊娠期的使用需要具体情况具体分析。目前还没有关于妊娠期间使用大麻素制剂 Sativex 的研究。

一项包括 538 名儿童的病例对照研究发现，孕妇在妊娠前后使用任何非法药物或消遣性毒品都会增加其后代患神经母细胞瘤的风险，但该病的发生于妊娠早期吸食大麻的关联很弱（Blumh，2006）。

> **建议**：在孕期不应将大麻和大麻制剂作为娱乐应用。当大麻素的治疗优势已经大于其损害胎儿神经发育的风险时，才可考虑使用这个治疗方案。若在孕期使用，往往不需要额外的胎儿监测，但建议监测有短期母体大麻暴露史的新生儿的戒断症状。

### LSD

有报道称在胎儿期暴露于含迷幻剂及 LSD 的母体环境中会导致眼、大脑和骨骼的畸形（Schardein，2000 年的评论）。在 140 名 LSD 使用者（女性）148 次妊娠的研究中，有 53 例妊娠选择终止，其中 12 名孕妇在妊娠早期自然流产，83 名孕妇的婴儿存活，据报道，每 8 个活产的婴儿中即有 1 个先天畸形儿，14 例胎儿被描述为有严重畸形，但并没有特定的先天畸形形式被记录在案。但是这些数据因研究对象有其他非法药物的接触史、感染史和营养不良史而受到严重干扰（Jacobson，1972）。

在一些报告和小的研究中已经描述了孕妇接触 LSD 与自然流产的相关性

(McGlothlin，1970；IDäNPään-heikkilä，1969；Cohen，1968)。

### 麦司卡林

麦司卡林是一种产自墨西哥仙人掌的迷幻剂，它的化学结构与安非他命相似，可以通过人工方法合成。目前还没有关于孕妇使用麦司卡林后胎儿结局的报道，但是已经有非孕妇服用它后可产生自杀意念，或产生包括横纹肌溶解在内的全身性影响的报道。因此孕妇不应使用麦司卡林。

### 苯环利定

苯环利定（PCP，Angel dust）常被人们搭配大麻、烟草和香草吸食，人们吸食它后产生的重度中毒反应可能与其抗胆碱能副作用、呼吸抑制、心血管和对中枢神经系统的影响有关,这些情况需要治疗。苯环利定迅速在小肠内吸收后,可通过胎盘，并在胎儿组织中积累，动物实验表明它可导致胎儿皮质神经元变性（Schardein，2000 的评论）。有报道称，人类头部畸形、面部不对称和复杂的额外的颅骨缺损综合征可能是因为其在胎儿期接触过苯环利定，且这种胎儿接触史还可导致典型的阿片类戒断症状、胎儿宫内生长受限和新生儿的神经调节紊乱。对 57 例胎儿期曾暴露于苯环利定母体环境之下的儿童的随访研究表明，65% 的儿童经历过新生儿戒断综合征，在 1 岁时，行为评估与对照组相比没有差异（Wachsman，1989）。

### 裸头草碱

裸头草碱源于"神奇蘑菇"（裸盖菇和蓝花），是一种迷幻剂。人们常烘干这种蘑菇后将它们制成粉末吸食，也有时直接食用它们的鲜品。虽然现在没有报道或实验指出人类在妊娠期接触裸头草碱是否会造成不良影响，但这些蘑菇们可能含有剧毒，故不建议在孕期使用。

> **建议**：在任何情况下,孕妇都应该避免使用迷幻剂。鉴于有限的可用数据,在人类孕期中使用这些迷幻剂会对胎儿产生不良影响,因此建议接触过裸头草碱的孕妇在孕早期做好超声检查,以确保胎儿的健康。

## 2.21.5 镇静药

### 阿片

孕妇对阿片类药物如吗啡和海洛因的依赖并不罕见。海洛因比吗啡渗透性更强，因此，海洛因渗透中枢神经系统的速度更快。快感的高潜在的依赖性作用力更强。

☆☆☆☆

海洛因等阿片类药物没有出现诱导胎儿结构畸形的现象，但已经证明当母亲接触过这类毒品会对胎儿产生呼吸运动和心脏频率减少的影响。

除了因为娱乐使用药物的生活方式以外，同时使用其他药物、酒精，母亲的营养状况、母亲感染（艾滋病、乙型和丙型肝炎）和创伤（"药物的副作用"）也会影响妊娠的结局。妊娠期急性戒断可引起胎儿死亡和早产，因此不推荐（Mawhinney，2006）。

在新生儿身上，严重的戒断症状，如呼吸窘迫、应激反应、震颤、腹泻、呕吐、发热，可干扰睡眠 - 觉醒节律，并且从某种程度上说，治疗性发作可能发生在出生之后。如果不及时治疗，可能会导致死亡。在英国的一项研究中，多达80%的婴儿暴露于娱乐毒品，其中大部分是阿片类药物与其他药物联合使用，在刚出生的前5d就会出现症状（Goel，2011）。当母亲对依赖全然不知的时候，并且适当的监测与阿片类药物（阿片、吗啡）预防治疗还没有开始时，新生儿戒断症状危及生命的风险就越高（Bandstra，2010年的评论）。戒断症状的严重程度和产妇使用阿片类药物的程度之间没有明显的相关性（Thajam，2010）。

经过充分的治疗，永久性神经系统的症状作为一个"排毒"的后果没有出现过。不过，有报道称，在产前暴露于阿片类药物比控制未暴露的婴儿列队相比，婴儿出现突然死亡的现象更常见（Kandall，1991；Finnegan，1979；Rajegowda，1978）。虽然暴露于阿片类药物对胎儿长期神经发育和行为的不良影响也有报道，但目前这些发现与出生后的环境因素和产前暴露于阿片类药物之间的因果关系尚未得到证实（Ornoy，1996，2001；Hayford，1988，1982；Wilson，1979）。

### 替代疗法

被证明在妊娠期间使用海洛因时，用美沙酮或其活性对映体、左美沙酮的替代疗法是明智的，这与胎儿的预后较好相关。美沙酮和左美沙酮长效阿片类药物非妊娠患者的半衰期分别为13 ~ 60h、48 ~ 72h，可明显降低妊娠的风险（Jarvis，1999）。虽然母亲使用的剂量和血浆浓度通过胎儿的胎盘传送给胎儿，但同样也要依赖胎龄。接受美沙酮治疗的母亲的新生儿与那些使用过海洛因未经治疗的母亲的新生儿相比，具有较高的出生体重，并且降低了死亡率，虽然接受美沙酮的新生儿呼吸抑制和戒断症状也会发生。有证据指出妊娠期使用美沙酮会导致戒断症状更严重，会比接触海洛因的患者持续的时间还要长（Farid，2008年的评论）。新生儿口服阿片类药物似乎是治疗戒断综合征的最有效和最耐受的良好方法（Arlettaz，2005；Jackson，2004；Siddappa，2003）。虽然新生儿戒断症状的严重程度与产妇使用阿片类药物的剂量之间的相关性就像妊娠末期预计的那样，但Berghella（2003）发现妊娠女性用40mg、60mg或80mg的美沙酮替代治疗时，新生儿戒断症状的严重程度和持续时间没有显著差别。

　　丁丙诺啡用于阿片类药物依赖的治疗，可舌下含服、静脉注射或皮下注射。这个半衰期随治疗方案而不同（静脉滴注 1.2 ～ 7.2h；舌下含服或皮下：20 ～ 36h）；然而，因高 μ - 阿片类解离慢，这个作用持续时间较长。与其他阿片类药物比较，其胎盘转移较低（Nanovskaya，2002；Rohrmeister，2001）。一个包含 113 例新生儿的前沿性随机双盲研究报告指出，使用美沙酮（Jones，2010）出现较温和的戒断症状。丁丙诺啡治疗组的 58 例显著降低了吗啡在戒断症状中的副作用，被视为治疗时间最短，出院最快的药物。研究在使用美沙酮、丁丙诺啡或海洛因的 117 名孕妇中发现，美沙酮治疗新生儿戒断症状的研究组比海洛因组的妇女生出低体重婴儿的风险高（Binder，2008）。这些结果总共涉及了关于 300 多名孕妇的研究（Kakko，2008；Johnson，2003）。相反，Lejeune（2006）在一项具有前沿性的研究中（涉及 259 名孕妇的症状）没有找到新生儿戒断症状的严重程度与发生率之间的关系。回顾 23 例新生儿的研究，在妊娠期间对阿片的依赖、婴儿出生体重、新生儿戒断症状的严重程度与使用丁丙诺啡治疗剂量无明显关系（O'Connor，2011）。

　　已经有研究将口服纳曲酮应用于妊娠妇女依赖海洛因的治疗（Hulse，2001，2004）。然而，对于评估妊娠期的效果和安全性，这些研究结果是不足的。Hartwig（2008）的报告中，他们成功并且规范地使用海洛因的代替治疗，在妊娠期尽量去控制多重的依赖性和发病率。无论选择怎样的治疗方案，具有依赖性的孕妇或是接受替代治疗的妇女都应该得到密切的关注和各个科室的支持。

**长期的研究**

　　相反，有研究明确记录了酒精对胎儿发育和行为的综合影响，在妊娠期间母亲滥用药物所生的孩子已经被确认没有明确的认知和神经问题，但孩子在第一年生活的社会环境也应该被考虑在内。暴露于海洛因的儿童与未暴露的相比，在智力上的发育是没有差别的。而父母吸食海洛因所生的孩子往往会出现发育迟缓（Ornoy，2001）。然而，随访 6 ～ 11 岁的这一人群，暴露于海洛因的儿童与未暴露的儿童相比，会发生更频繁的注意力缺陷和多动障碍（多动症），那些被收养（67%）的儿童和保持在药物环境（37%）的儿童更有可能有多动症的倾向（Ornoy 2001）。一项关于 133 名 3 岁儿童的对照病例的研究（产前暴露于阿片）中，Hunt（2008）报道称会出现增长缓慢，在心理、语言和社会发展方面也会有缺陷。胎儿暴露美沙酮的长期影响，如当儿童 7 岁的时候会出现挑衅行为，以及认知和社会发展的推迟现象。相比之下，其他研究并没有确定在妊娠期暴露于阿片类药物的长期影响（Farid，2008 年的评论）。

☆ ☆ ☆ ☆

---

　　**建议**：在孕期不应该进行急性戒断。对海洛因依赖者，建议应用美沙酮或丁丙诺啡替代。有些人觉得使用丁丙诺啡是可取的。替代治疗需要有经验的医师进行仔细的剂量滴定。用于娱乐或成瘾的药物需要使用尿常规筛查。孕期母婴的健康，以及出生后收养或是寄养的婴儿，都需要适当的社会环境综合评价和大量的支持。在某些情况下，新生儿需要仔细的监测和观察，数周内，其中一些戒断症状可能是致命的，可以应用其他治疗方法来结束阿片类药物的依赖。

---

### γ - 羟丁酸的治疗

　　γ - 羟丁酸（GHB）是一种用于治疗发作性嗜睡病的镇静药。它的结构与神经递质 GABA 相类似。在 20 世纪 60 年代，它也用于产科剖宫产的麻醉（Laget-Corsin，1972）。作为一种不可缺少的药物，它像液体迷幻药一样被频繁地滥用。已经有研究证明 GHB 可通过胎盘转移，不过没有研究表明在孕期治疗性或娱乐性的使用会出现症状。有案例研究描述了滥用 GHB 的母亲生出了一个健康的新生儿，但是母亲在分娩的过程出现了呼吸抑制（Kuczkowski，2004）。

---

　　**建议**：在孕期不应该将 GHB 用于娱乐。如果在产前 12 ～ 20 周未进行产前常规检查，那么建议在孕晚期进行详细的胎儿扫描。

---

（内容：2.16.2 ～ 2.21　翻译：丛慧芳）

# 2.22　中毒和毒素类

Laura M.Yates，Sally Stephens

## 2.22.1　孕期中毒的一般风险

　　孕期中毒可能由意外或故意造成，可能是接触一种或多种物质的急性中毒（如故意过量、治疗错误）或慢性中毒（如环境或职业）。虽然母亲和胎儿的风险主要取决于所接触物质的性质，但担心解毒剂或干预治疗可能会对胎儿有致畸作用，所以对孕妇治疗的最大风险是可能发生治疗的延迟或不完全。虽然许多常用解毒剂缺乏人类妊娠的安全数据，但现有的数据表明，胎儿预后不良与未充分治疗的母体和（或）胎儿的毒副作用有关。

　　缺乏关于母亲中毒后胎儿和母亲结局的可靠流行病学数据，部分原因是大

☆ ☆ ☆ ☆

量病例在随访中丢失。由于优先报告高毒性物质或导致孕产妇或胎儿结局不佳的病例，任何与妊娠中毒相关的一般风险估计都可能高度偏向不良结局。此外，大部分已公布的数据与故意自残或自杀未遂的中毒有关。因此，与特定中毒相关的数据往往被混淆为同时摄入多种物质，在这种情况下大多数人选择终止妊娠（McClure，2011a）。

胎儿风险将取决于以下因素：发生中毒的胎龄、母体中毒、中毒与产妇治疗之间的时间间隔、胎儿生理评估或身心健康变化、毒素半衰期，以及直接影响胎儿的药物或化学有关的风险。一些报告显示，孕期或早孕期间过量用药导致流产风险增加，孕期中毒导致早产、低出生体重、先天畸形、胎儿死亡或神经发育受损的风险增加，而另一些并没有表现出不良结果风险增加（Timmerman，2008；McClure，2011b；Czeizel，1988）。然而这些数据十分有限且容易混乱。最近的一项研究评估了母亲在孕期服用高剂量的处方药自杀未遂，其子女学习困难的风险。虽然作者认为含有 3 种成分药物的制剂在没有结构缺陷的情况下会增加智力低下的风险，并且单独服用成分药物时没有观察到这种风险，但这些发现是基于一种特定的制剂，对其他中毒的风险了解甚少（Petik，2012）。

慢性中毒可能包括长期接触，因此有可能破坏 3 个月以上胎儿的生理结构、功能和神经系统等方面的发育。尽管仅限于胎儿发育的狭窄窗口，但发生急性中毒的剂量可能超过特定不良反应的阈值。除了上述局限性，由于中毒的回顾性报道数量很少，关于妊娠中毒后结果公开和未公开的数据往往达不到标准，关于剂量和毒性评分，缺乏母体毒性和治疗的重要细节。

总之，风险评估必须基于个案。完整的评估包括对母婴状况和可能的风险进行全面评估，并在治疗后对母亲进行再评估。在所有故意中毒的病例中，尤其是已知母亲有精神病史的情况下，应考虑由精神病医师进行复查。

## 2.22.2 孕期中毒的一般治疗

目前还没有公布关于孕妇中毒治疗的循证指南。治疗建议一般是毒学专家们和全世界畸形学中心多年收集的集体经验，以及对个体中毒的病例进行系统的分析，尽管这些数据是有限的。然而，将这些数据应用于制定现行准则并不合适，因为在老年病例中，所述治疗方案往往不再被推荐或使用。

在大多数情况下，对中毒孕妇的治疗应与非妊娠患者一样，并且，在临床上有用药指征的情况下，不应因为担心致畸效应而拒绝使用解毒剂或其他干预措施。然而，在任何干预和治疗程序中都应考虑胎儿的健康。有毒物质对胎儿的直接或延迟作用也可能发生，在这种情况下，虽然没有母体症状，仍需要开始或继续进行母体治疗（见下文的"一氧化碳"相关内容）。尽管大多数解毒剂

☆☆☆☆☆

对胎儿的影响鲜有文献记载，但从理论上讲，对胎儿的任何风险都可能比那些母亲未能充分治疗的风险低。

尽管在使用解毒剂或采取干预措施方面有不同意见，但普遍认为必须及时适当地治疗母亲，以预防和尽量减少母体毒性。产妇状况主要预测胎儿预后，因此首要任务是稳定母亲状况。孕产妇复苏应向左侧倾斜，理想情况下应使用楔形或卷毯以避免妊娠子宫阻塞主动脉和下腔静脉的血流。在某些情况下，尽早使用解毒剂是防止母婴死亡的关键。关于解毒剂使用指南，地区差异可能不同，因此建议尽快从国家或地区毒学专家那里获得建议。在宫内死亡风险增加的情况下（见下文"布洛芬"相关内容），也建议进行早期产科评估，并在可能的情况下提供专业的畸胎学信息，以便行紧急剖宫产术或密切监测胎儿。

一旦母亲状况得到适当的评估和治疗，就必须考虑中毒对胎儿直接或间接的延迟影响。即使在没有母体毒性的情况下，这些影响也可能发生，尽管母亲已完全康复，但仍需要延长或额外的治疗。还应考虑与妊娠相关的生理变化或物质在胎儿体内代谢的差异可能造成的药动学和药效学影响改变。

可向网络如欧洲畸胎学信息服务网络（www.ENTIS.org）或畸胎学信息服务组织（www.MotherToBaby.org）进行常规报告，系统可准确记录妊娠中毒事件详细信息，以便对孕妇和胎儿进行长期随访，否则孕期治疗指导循证指南无法完善。

### 砒霜（砷）

孕期砷中毒的报告均涉及孕早期的接触，其结果各不相同。第 1 个案例描述了母亲在妊娠 20 周时摄入 340mg 砷酸钠，2h 后摄入 150mg 二硫基丙醇（4h 一次）进行治疗，妊娠 36 周生出健康婴儿。出生时，婴儿 24h 尿砷含量 < 50 $\mu$g/L，母亲 < 100 $\mu$g/L（Daya，1989）。第 2 个案例是母亲在孕 28 周时摄入了未知量的砷，随后胎儿宫内死亡，胎儿体内检测到高浓度的砷（Bolliger，1992）。最后一个案例是孕晚期食入砷中毒大鼠，婴儿出生后活了 4d，但随后死于透明膜病。尸检显示肝脏、大脑和肾脏中砷的浓度很高（Lugo，1969）。

长期的环境接触也可能发生砷中毒，西孟加拉邦、孟加拉国、中国（包括台湾）、阿根廷和智利的人口长期饮用自然砷含量高达 3000 $\mu$g/L 的地下水。一项关于饮用水中砷含量 > 10 $\mu$g/L 并居住于排放重金属工厂 2 英里（1 英里 = 1.6 千米）内墨西哥裔美国女性的研究显示，与居住在墨西哥边境得克萨斯州的妇女相比，其神经管缺陷风险没有增加（Brender，2006）。其他地区的人群数据显示，长期饮用含砷的水与母亲贫血、自然流产、早产和新生儿体重过低的发病率增加有关（Bloom，2010；Rahman，2009；Vahter，2009；Hopenhayn，2006；Mukherjee，2005；Nordstrom，1979）。参见章节 2.13.19。

　　**建议**：疑似砷中毒需要专业知识的治疗。中毒的风险取决于所摄入的砷的化学结构，以及是急性中毒还是慢性中毒。应尽早从专业的毒理部门寻求帮助，中毒的孕妇应依照未孕者治疗方案进行治疗。

### 一氧化碳

　　一氧化碳（CO）以血液最大浓度通过胎盘达到胎儿，在某些情况下胎儿体内浓度高于母亲体内浓度。然而，动物研究和理论模型的经验观察数据表明，产妇接触和在胎儿体内积聚有 24h 延迟。因此，母亲的碳氧血红蛋白（COHb）浓度可能不能反映胎儿碳氧血红蛋白浓度。同样，胎儿的消除半衰期可能比母亲长 4～5 倍。

　　母亲的碳氧血红蛋白（COHb）浓度和症状可以预测胎儿不良结局的风险，如果母亲昏睡或失去意识，胎儿神经损伤的风险会增加。15 例胎儿中有 10 例死亡，其中母体毒性被描述为中度至重度，并伴有意识丧失或昏迷（Mathieu Nolf，2006）。

　　虽然严重的母体毒性会增加胎儿不良结局的风险，但低 COHb 浓度不一定代表良好的胎儿预后，胎儿毒性阈值尚未确定。在 Caravati（1988）的病历系统中，两名孕 38 周的妇女接触一氧化碳导致胎儿宫内死亡。其中一位孕妇 COHb 浓度高达 32%，另一位只有 5%。然而，应该注意的是，这两个病例中都有母亲意识丧失。

　　妊娠早期急性一氧化碳中毒的报道很少。胚胎停育和先天性畸形通常发生在早期中重度母体中毒（失去意识或昏迷）（Koren，1991，Norman，1990；Wood，1990）。然而，目前没有大规模的流行病学研究来准确地评估这些风险。在孕晚期急性 CO 中毒与胎儿或新生儿死亡、早产和低出生体重有关（Yildiz，2010；Koren，1991；Farrow，1990；Norman，1990；Caravati，1988；Cramer，1982）。

　　孕期长期接触 CO（通过空气污染或吸烟）可能导致先天性心脏病（Dadvand，2011；里兹，2002）、婴儿猝死综合征（Omalu，2007；Watkins，1986）和早产（Stieb，2012）。

　　孕晚期通过环境接触 CO（如来源于木材烟雾），可能导致学龄儿童在各种神经心理测试中表现较差，包括长期和短期记忆，以及精细运动性能匮乏（Dix-Cooper，2012）。

　　在非孕期使用高压氧（HBO）治疗是有争议的，所以在孕期使用引起更多争议，诸多如视网膜病变和胎儿动脉导管过早闭合等毒性效应引起进一步关注。然而，被公布的数据有限，不足以证实孕妇进行 HBO 治疗会增加胎儿的风险，有些专家建议在孕妇 COHb > 20% 或意识水平改变的情况下应使用 HBO 疗法。

☆☆☆☆

> **建议**：目前尚无关于妊娠 CO 中毒治疗的公开指南。
>
> ● 建议未妊娠的患者与孕产妇治疗方案一致，最好应与专门的中毒或畸形病科进行讨论。
>
> ● 应立即给予大剂量氧气，以降低碳血红蛋白的半衰期。一些中心还提倡重度 CO 中毒的孕妇（CO 和 COHb 浓度降低 20% 以上，或胎儿心率异常）可进行 HBO 治疗；然而，这一建议并未被普遍认同。
>
> ● 由于胎儿 CO 累积的滞后性，即使在孕产妇状况和 COHb 浓度恢复正常后也应继续进行氧疗，并且在出现症状延迟或母亲症状自发改善后仍应继续氧疗。
>
> ● 应考虑加强胎儿或新生儿监护。

## 甲醇

由于甲醇的有毒代谢物如甲醛的代谢相对缓慢，甲醇中毒的母胎效应并不立即显现。因此，母亲的酸中毒在甲醇摄入后可能会延迟几个小时显现，特别是在同时饮酒的情况下。产妇甲醇中毒的早期治疗是关键。

因此，早期治疗母体甲醇中毒是预防母体和胎儿中毒的关键，并且对于未孕患者也应尽早治疗。在临床上使用解毒剂时，应尽快用乙醇或甲吡唑治疗以减少甲醇代谢。尽管妊娠期间长期和过量摄入酒精对胎儿有副作用，但如果甲吡唑不可用，则不应停止静脉注射乙醇，临床表明在妊娠任何阶段治疗甲醇中毒都应使用解毒剂。

发表的文献仅包括 3 例在孕期甲醇中毒的病例。Belson（2004）描述了一名患有艾滋病和哮喘的孕妇，她在妊娠 30 周左右由于误摄入甲醇出现呼吸窘迫。她是 pH 为 7.17、阴离子间隙为 26 的代谢性酸中毒，并且胎儿心搏过缓，因而进行了紧急剖宫产，产下一重约 950g 的男婴，同时进行紧急复苏，但 4d 后因 4 级后脑室出血死亡。尽管用液体、碳酸氢盐和多巴胺治疗，但母体代谢性酸中毒仍然存在。实验室检测中检测不到乙醇和水杨酸盐，渗透压间隙为 41，当检测到甲醇浓度达到 54mg/dl 的阶段时（摄入 3d 后）开始静脉注射乙醇。地方中毒服务处建议对孕妇进行血液透析和甲吡唑治疗。从报告中还不清楚这种治疗是否得到了实施，产妇在第 10 天死亡。

另一份报告描述了一名服用甲醇的妇女的轻度酸中毒，在妊娠第 38 周时摄入 250 ～ 500ml 甲醇。她接受了乙醇、血液透析和碱化治疗，并在中毒后第 6 天产下一名健康婴儿（Hantson，1997）。对该儿童进行了 10 余年的随访，期间临床体征平稳，无视觉障碍。其余的报告描述了在孕 11 周和 16 周治疗慢性甲醇中毒的情况（Velez，2003）。16 周超声检测并未发现任何严重先天性异常；然而，病例失访，妊娠结果未知。

　　**建议**：孕期甲醇中毒的治疗应与非孕期患者相同，临床治疗指征不应因妊娠而停用甲吡唑或乙醇。鉴于已知乙醇的致畸潜力，通常首选甲吡唑，但如果甲吡唑不可用或被认为不合适，未经治疗的甲醇中毒风险可能远远大于乙醇摄入的风险，不应停止治疗。

### 有机磷杀虫剂

　　有详细数据表明约 30 例孕期意外或故意摄入有机磷酸盐发生中毒（Adhikari，2011；Jajoo，2010；Solomon，2007；Kamha，2005；Sebe，2005；Shah，1995；Romero，1989；Karalliedde，1988；Midtling，1985）。在这些病例中，有 27 例报告使用阿托品（23 例）或阿托品与解磷定（4 例）进行母体治疗。

　　一个病例组中 21 个有机磷酸盐中毒孕妇使用阿托品治疗，报告中 2 例母婴死亡，1 例自然流产，15 例健康的婴儿。3 例妇女失访，5 例需要吸氧治疗，2 例中毒发生在孕 10 周和孕 20 周母亲死亡。没有先天畸形的报道，只有 3 个案例发生在孕早期（Adhikari，2011）。据报道，一名妊娠 40 周的孕妇摄入 15 ～ 20ml 二嗪农，给予 83mg 的阿托品，治疗 28h（Shah，1995）。另一个病例描述了母亲在孕 29 周时企图口服毒死蜱自杀，阿托品治疗 3h 后，母体症状消失。然而，中毒 2d 后早产，婴儿出生 2d 后死于早产和透明膜病（Solomon，2007）。

　　有两个案例报告 3 例母亲妊娠 16 周时摄入倍硫磷，36 周摄入甲胺磷（Karalliedde，1988），26 周吸入未稀释二嗪农（Kamha，2005）后使用阿托品和解磷定治疗（Karalliedde，1988），之后产下正常健康的婴儿。有一例病例报告了胎儿死亡，其中母亲在妊娠 19 周摄入毒死蜱后 12h 入院，其在摄入毒死蜱 2h 后无法感觉到任何胎儿活动。胎儿血毒死蜱含量为 264ppb（Sebe，2005）。

　　**建议**：治疗应与未孕患者相同，需服用解毒药，如阿托品或解磷定。当产妇有机磷农药中毒发生在临近分娩时，应考虑新生儿不良反应的风险。可能需要对新生儿进行监护或治疗。

### 百草枯

　　百草枯已经退出了欧盟市场，急性百草枯中毒在孕期的病例数量是有限的。8 例已发表的报告记录了孕晚期百草枯中毒与母体毒性有关，需要住院治疗。6 例孕产妇死亡（Chomchai，2007；Talbot，1988；Fennelly，1968），只有 2 例报道母亲和胎儿存活（Chomchai，2007；Jenq，2005）。

　　一个病例系统记录了 4 个孕早中期百草枯中毒，2 例母婴死亡，1 例孕妇存活但胎儿死亡，最后 1 例由于社会原因选择终止妊娠，孕妇存活（Talbot，1988）。

　　一份病例报告描述了一例孕妇妊娠 20 周时吸食了几口含有百草枯的对草

☆☆☆☆

快，自杀未遂（Musson，1982），之后产下正常足月胎儿。在没有母亲毒血症或脑卒中史的情况下，胎盘出现梗死迹象。上述所有急性中毒病例均发生在母体毒性需要住院治疗时。

百草枯在脐带血中的浓度约为母体血浓度的4倍（Talbt，1988），在严重母体中毒后的胎儿尸检（Chochaai，2007）中观察到唇和口腔黏膜的溃疡、肺毒性变和肝坏死。在另一个病例中，孕妇体内的百草枯浓度是羊水中的5倍，并且高于母体血液中的浓度。即使母亲摄入大量百草枯中毒，胎儿在摄入后3周应选择性终止妊娠（Tsatsakis，1996）。

> **建议**：目前尚无关于孕期百草枯中毒治疗的公开指南。孕妇在孕期接触的毒性可能是对发育中的胎儿造成危险的主要决定因素。治疗方案应参照未妊娠患者。

## 铊

孕前13周铊中毒的经验仅限于少数已发表的病例报告，大多描述相关的母体毒性。在报道的案例中，3例足月分娩健康胎儿，2例早产伴随呼吸功能不全、隐睾症、肛门闭锁、黄疸、脱发，同时其中一个婴儿在3岁时还患有精神运动障碍（Hoffman，2000；Rangel Guerra，1980）。一名妇女在孕期发生铊中毒，接受了洗胃、导泻和普鲁士蓝治疗，但在9周时流产（Ghezzi，1979），没有出现母体中毒症状。

约有13例孕中晚期铊中毒的案例被报道。所有的孕妇具有相关的母体中毒症状，但均产下活胎。有些婴儿报告了与铊毒性相一致的特征（脱发5例，皮肤反应2例，停止发育3例），其中有些婴儿有一种以上的特征。在一个案例中，产妇在胎儿足月时摄入铊，新生儿随后死亡（Hoffman，2000）。

仅有2个个案报道妊娠期铊中毒后使用普鲁士蓝解毒。第一个案例中，母亲铊中毒后使用普鲁士蓝治疗，导致孕妇在6个月时候早产（Pai，1987）。第二个案例中，孕妇在妊娠13周时，由于食入含有铊的灭鼠剂导致慢性铊中毒。孕妇使用普鲁士蓝和营养支持方法进行治疗，但3周之后便流产，并且孕妇出现长达6周的恶心呕吐、腰部和上腹部疼痛症状（Benavides，1997）。

> **建议**：虽然在孕期使用普鲁士蓝治疗的经验有限，但如果临床显示有用药指征，则不应该非手术治疗。普鲁士蓝不通过胃肠道吸收，因此对胎儿的副作用可能较低，而未经治疗的铊中毒对于母亲和胎儿的风险都很大。在孕期的任何阶段中毒都应当加强产前对胎儿生存和成长的监测，应当对新生儿铊中毒的特征进行仔细系统评估，其中一些可能仅在中毒后3周左右出现。

### 2.22.3 药物

**阿司匹林**

英国畸形学信息服务中心收集到的 90 例在不同孕期暴露于 4.2～32g 阿司匹林的数据中包含孕前 3 个月暴露的 19 名活产婴儿。其中两个出现畸形，包括孕妇孕 5 周过量摄入 7.2g 阿司匹林胎儿出现腹裂，和孕妇孕 8 周过量摄入 9.6g 阿司匹林胎儿出现尿道下裂。然而，整体畸形率不高于背景人口畸形率。

还有一些回顾性报告发表（Sezgin，2002；Velez，2001；Palatnick，1998；Rejent，1985；Bove，1979）；其中 2 例报告描述了孕产妇在孕早期过量用药。在孕早期，一名孕妇每天服用 2 次阿司匹林每次 500g，持续 1 周，产下的婴儿被诊断为独眼无口无颌前脑无裂畸形（被认为是遗传病因）（Sezgin，2002），一名产妇在妊娠 8 周左右时服用过量阿司匹林 19g，婴儿出生时肾功能不全进而发展为肾衰竭（Bove，1979）。

3 例病例报道了阿司匹林在孕晚期服用过量的情况。有两例婴儿死亡；第一例在孕 33 周摄入 32.5g 的阿司匹林（Rejent，1985），第二例在孕 37 周每日服用 50 片未知剂量的阿司匹林，持续 1 个月（Palatnick，1998）。这两例报道都出现了严重的母体毒性和碱性尿，采用静脉输液和血液透析治疗。最后一例为孕晚期（38 周）孕妇过量服用 16.25g 阿司匹林，导致孕妇呼吸急促，胎儿心动过缓（HR，60）。行紧急剖宫产术，出院时未见并发症。参见章节 2.1.2。

> 建议：■ 产妇阿司匹林过量治疗应该和非孕患者相同。
> ■ 母体毒性可能是胎儿风险的主要决定因素。有证据表明，孕期使用阿司匹林治疗会增加婴儿畸形的风险，如果尚未常规使用阿司匹林治疗，建议在妊娠 12 周左右对胎儿进行异常扫描。
> ■ 如果脐疝，或鉴定出任何其他畸形，不能假定因果关系，应考虑同时发生的遗传综合征。
> ■ 30 周后非甾体抗炎药的剂量与动脉导管（DA）过早闭合风险相关，即使不存在母体毒性或其他症状，使用布洛芬或其他非甾体抗炎药过量都应立即对胎儿健康情况进行确认，动脉导管过早闭合可能需要尽早分娩或加强监控。动脉导管过早闭合和新生儿持续性肺动脉高压风险的增加有关。儿科医师应该清楚分娩时中毒的影响。在任何阶段对母体进行布洛芬过量的治疗应与非妊娠患者的治疗方案一致。

**阿米替林**

超治疗剂量的三环类抗抑郁药如阿米替林和度硫平可引起严重的母体毒性，

☆ ☆ ☆ ☆

包括心律失常和癫痫，这可能对胎儿造成危害，并有胎儿心脏中毒的风险。

英国畸形学信息服务中心已随访24例孕期单独或与其他药物联合使用过量服用阿米替林的病例。其中20例以摘要的形式发表。虽然部分案例没有报道剂量，但是记录剂量范围为350～1700mg，一次摄入量至少为200mg。其中包括3例自然流产，4例选择性终止妊娠，17例没有较大畸形的活婴，其中6例的母亲在孕早期服用过量阿米替林，关于母体毒性的细节无法获取。

在已发表的文献中，有七篇关于阿米替林过量服用后妊娠结局的报道（Timmerman，2008；Wertelecki，1980；Czeizel，1997）。尽管只有1例孕妇在孕初期服药过量，但7例中有5例有先天异常。其中两名婴儿的异常是由于孕期内母亲饮酒。其余3名婴儿中2名具有非常相似的特征，并由同一作者在不同的时间报道，可能是同一婴儿。唯一1例孕早期接触阿米替林的婴儿患有多种先天畸形（小头畸形、腭裂、小颌畸形、生殖器畸形、真皮隆起和棉絮样毛发），其母亲在孕8天尝试服用725mg阿米替林和58mg奋乃静，自杀未遂（Wertelecki，1980）。但母体毒性的详情无从得知。参见章节2.11.4。

> **建议**：阿米替林过量的毒性很大。孕期治疗应遵循非妊娠患者的治疗方案，不应由于妊娠而延迟或隐瞒。临近分娩时中毒可能会导致新生儿毒性，应仔细评估新生儿毒性的体征（如心电图、血气）。

## 卡马西平

在已发表的有关自杀未遂的文献中，有2篇涉及孕期服用卡马西平过量。第一篇中非癫痫孕妇在妊娠后3～4周摄入约4.8g卡马西平，胎儿有神经管发育缺陷。母亲药物浓度连续2d保持在正常治疗剂量之上。孕妇血清甲胎蛋白升高，并且高分辨率的超声检查发现婴儿有严重的脊髓裂，这在尸检后得到证实。患者没有神经管缺陷或其他畸形家族病史报告。没有孕期使用叶酸的记录。

第二篇中的孕妇在孕33周摄入40×200mg卡马西平片出现自杀意图。孕妇昏迷并通过活性炭和血浆置换治疗。48h后分娩出一个正常健康的婴儿；Apgar测评和脐动脉pH正常。参见章节2.10.13。

> **建议**：毒性可能与心脏的影响和心电图的变化有关。应和非妊娠患者治疗方案一致。卡马西平干扰叶酸代谢，治疗用途与神经管缺陷风险增加相关。如果没有定期提供，那么建议在妊娠12周左右对胎儿前3个月进行卡马西平过量异常扫描。

## 氯氮平

在已发表的文献中，只有 2 例氯氮平过量的报道。第一篇报道在孕 39 周故意摄入过量氯氮平 10 ～ 20g 致新生儿死亡。该患者在孕早期服用过氯氮平，同时服用丙戊酸钠、异丙嗪、利培酮、氟西汀。作为母体治疗的一部分，可进行胃灌洗。在助产次日，给孕妇注射催产素、呋塞米。男婴在出生后立即抢救，20min 后死亡。

第二篇报道记载一名 16 岁的孕妇在孕 32 周摄入约 10g 氯氮平（不是她的），呈现出意识水平下降，28h 后出现低血压和胎儿心率不正常。鉴于产妇的现状，进行了紧急剖宫产，产出一个活婴。在出生后的第一天，婴儿腹腔扩张并进行检查研究，但推测是由氯氮平抗胆碱能的副作用导致肠道延迟蠕动。婴儿的症状在 1 周内得到解决，但在接下来的 42d 里母亲出现成人呼吸窘迫症，低血压和肾衰竭并在重症监护病房死亡。

> **建议**：治疗方案和非孕患者一致。氯氮平毒性的影响可能会持续很久，若分娩前几周服用过氯氮平，应对新生儿进行毒性影响检查（没有能够提供一个"安全"的时间间隔的数据）。

## 秋水仙碱

孕妇在孕 34 周时摄入 8mg/kg 秋水仙碱。10h 后剖宫产产出一个健康的婴儿，并在其血清中发现很少量的秋水仙碱（5ng/ml）。尽管已实施重症监护，但母亲仍然去世了。参见章节 2.1.9。

> **建议**：治疗方案和非妊娠患者一致。

## 地西泮

一项研究将孕期企图自杀而摄入超过 25mg 地西泮（有时与其他药物组合）的孕妇产出的 112 个活产婴儿与其 112 个未曝光的兄弟姐妹相比较。两组之间在先天性畸形率方面无明显差异，无论是否在孕期发生暴露情况。

37 名在胎儿 4 ～ 12 周期间过量服用地西泮的母亲中，有 5 名被报告发生畸形。包括 2 名隐睾、1 名先天性髋关节发育不良、1 名马蹄内翻足、1 名先天性腹股沟斜疝。

一个案例系列对 8 例颅颌面畸形婴儿的母亲滥用处方药进行的描述，其孕妇孕期每日至少服用 30mg 地西泮至 75mg 奥沙西泮（oxazepam）。8 名哺乳期婴儿据描述均具有类似于胎儿酒精综合征的特征，虽然产妇未服用酒精。5 名婴儿（其中两名为原发性的）显示出新生儿戒断症状及随后的智力损伤。一篇

☆☆☆☆

进一步的案例报告了一位在孕期第 6 周服用 580mg 地西泮的母亲，其婴儿患有不对称畸形和唇腭裂。这位母亲在暴露后进行了 30h 的睡眠，并在之后 2d 处于半清醒状态。

> **建议**：孕期治疗地西泮服用过量方法与非妊娠患者一致。当在暴露发生在分娩的数日内，地西泮仍会在新生儿体内存在。建议仔细评估戒断症状、嗜睡及呼吸抑制。

## 洋地黄

一份报告描述了孕期 7 个月的洋地黄中毒的情况（8.9mg 洋地黄毒苷）。在 30 周的自然分娩之后，婴儿于 3d 后死亡。发现婴儿两只肾脏出现出血性梗死，中枢神经系统出现退行性改变，病因是由连续性宫内心动过缓导致的缺氧性改变。

> **建议**：治疗孕期洋地黄中毒应符合非孕患者的指导。如果使用解毒剂治疗，如地高辛抗体，不能因妊娠而停药。

## 氟哌啶醇

一份单独发布的案例报告描述了在孕期 30 周故意过量服用氟哌啶醇的事件。一些孕妇中毒的症状在 48h 内发生并得到治疗。报告还描述了对胎儿生物物理参数的影响，包括无反应性、严重抑郁和胎动缺失等情况。这些症状在 5d 内得到治疗，一名健康的婴儿于孕期 39 周被引产。

> **建议**：治疗方法同非孕患者。

## 铁

关于孕期服用铁过量的出版物包括多个病例报告和个案系列。这些报告大部分涉及孕中期和晚期孕妇服用铁过量，仅有五例涉及孕初期用药过量。

总体上，82 名暴露孕妇的病例报道文档的结论是 65 名外观健康的婴儿（包括 3 个早产儿），没有先天性畸形，两名自然流产，两例产妇和胎儿死亡（可能是同一案例的重复报告），以及 5 例选择性终止妊娠。66 例的产妇服用铁过量案例系列，介绍了 7 例先天性畸形（6 例轻度，1 例重度无脑畸形）。然而，所有的暴露发生在孕中期和晚期（在器官形成期之后），因此畸形服用或者过量服用药物之间没有太大联系。

两份个案报道了 2 例与孕妇服用铁过量相关的婴儿死亡。正如上面提到的，报告细节的相似性表明两份报告可能涉及同一个案例，尽管存在剂量和产妇血清铁浓度上的差异。

上述案例中，有 47 例严重的中毒孕妇（59%）使用了去铁胺
（Desferrioxamine），但中毒程度或孕妇的症状没有得到完整记录。使用去铁胺
案例的数据未显示其对胎儿的负面影响。但此类数据很有限，且去铁胺只用于
中期和晚期妊娠患者。

> **建议**：治疗孕期服用铁过量没有公开的证据。治疗方法同非妊娠患者，
> 如临床指导需要，不能放弃使用解毒剂，如去铁胺。

## 美托洛尔

一项 559 个自体中毒孕妇的前瞻性流行病学研究（Czeizel，1997）中包括
了两名先天性畸形婴儿的母亲过度服用美托洛尔的情况。一个婴儿在孕 4 周时
服用地西泮（150mg）、异丙嗪（250mg）、美托洛尔（1g）和甲丙氨酯（2g），
出生时（胎龄没有报道）患有隐睾症。第二个婴儿除了整个孕期服用大量酒精，
在孕 20 周时服用美托洛尔（2mg）和溴己新（160mg）。这个婴儿在出生时小头
畸形并有癫痫。参见章节 2.8。

### 米索前列醇

有三篇已发表的报告涉及服用米非司酮的剂量超过诱发子宫收缩来终止妊
娠的正常剂量。

第一份报告中，产妇在孕 31 周用 6mg 米索前列醇和 8mg 三氟拉嗪治疗未果，
导致高热、心动过速、呼吸急促、酸中毒和强直子宫。经检查，子宫超声显示
无胎动或心脏运动，然后 1h 后分娩了一个带有弥漫性瘀斑夭折的婴儿（Bond，
1994）。

第二份报告涉及孕 5 周时自我给药 8mg 米索前列醇（1mg 口服和 7mg
阴道给药）来诱发流产。患者出现激动、震颤、幻觉、心动过速、发热、横
纹肌溶解症、急性肾衰竭、肝酶升高和代谢性酸中毒。超声在接触 51h 后进
行（入院后 48h），显示完全流产（Barros，2011）。第三份报告详述了从孕
妇妊娠 5 周企图通过在 6 周内自我给药 10.8mg 米索前列醇（最大剂量为每
天 800μg）来诱发流产。在 12 周患者自述轻中度骨盆疼痛。超声在孕 16 周
显示无胎儿异常，患者在孕 38 周生下一个看似健康的孩子（Rouzi，2010）。
参见章节 2.14。

### 非甾体抗炎药

据英国畸胎学服务收集的数据的初步报告（Schaefer，2007），过量服用布
洛芬的 100 名孕妇中，73 个产下的活婴儿中有 3 个是心脏畸形。然而，通过对
英国畸形学信息中心 2010 年（未发表）超过 150 次服用药物的扩展数据进行回

☆☆☆☆

顾分析，没有显示孕期前 3 个月过量服用布洛芬会增加畸形的风险。然而，16 例孕期前 3 个月过量服用布洛芬的确诊病例中，有两个疑似动脉导管过早闭合的婴儿（12.5%；95%CI，2.2～39.5）被记录在案（定义为每天摄入超过最大治疗量的 2.4g）。在孕 20 周内产妇摄入至少 6g 布洛芬后，第一个婴儿在孕 34 周时被接生。在孕 37 周产妇摄入 7.2g 布洛芬 36h 后，第二个婴儿通过紧急剖宫产被接生。布洛芬剂量摄入的范围为 3.2～28g，所有 16 位服用过布洛芬的孕妇产下活体婴儿。12 名动脉导管闭合的婴儿没有报告接触过其他药物（Jones，2010）。参见章节 2.1。

> **建议**：孕 30 周后服用治疗剂量的非甾体抗炎药与动脉导管过早关闭（DA）和羊水过少的过早关闭风险相关。所以，即使没有产妇毒性或症状，在妊娠 30 周后接触过量的布洛芬或其他非甾体抗炎药也要保证胎儿健康的即时评估。动脉导管过早闭合的产前监测可能需要加快早期胎儿分娩或加强监测。动脉导管过早闭合也与新生儿持续性肺动脉高压（PPHN）的风险增加相关。儿科医师在分娩时应意识到这点。在妊娠的任何阶段，对于服用布洛芬过量的产妇治疗应与非孕妇患者的指导方针一致。

## 对乙酰氨基酚

对乙酰氨基酚在高浓度时会代谢出一种活性代谢产物，这种产物具有肝毒性。如果母体肝脏毒性的风险在妊娠时增加，它是不会被知道的。如果不治疗，作为母体毒性的后果，过量对乙酰氨基酚对母亲和胎儿是致命的。胎儿肝脏从约妊娠 18 周开始代谢对乙酰氨基酚，因此在这个孕周之外，过量服用对乙酰氨基酚会直接增加胎儿肝毒性的风险。

及时用乙酰半胱氨酸（NAC）治疗对非妊娠患者肝毒性的预防是非常有效的。一个来自 60 名孕妇的研究（Riggs，1989）和来自个案报告（Crowell，2008；Sancewicz-Pach，1999；Horowitz，1997；Wang，1997；Rosevear，1989；Ludmir，1986；Haibach，1984；Roberts，1984；Lederman，1983；Byer，1982；Stokes，1984）的数据，表明乙酰半胱氨酸在妊娠期也是有效的，而且延迟乙酰半胱氨酸治疗与不良妊娠结局相关。现有的数据虽然有限，但也没有显示在妊娠时作为解毒剂的乙酰半胱氨酸的使用与胎儿毒性有关。

在由英国畸形学信息中心前瞻性收集的妊娠早期过量服用对乙酰氨基酚的 604 例病例（以抽象的形式被报道；Lawler，2004）和上面提到的 60 例（Riggs，1989）中没有观察到先天性畸形率的显著增加或产生畸形的胚胎病的异常样本。参见章节 4.1.1。

> **建议**：如果临床指示，乙酰半胱氨酸治疗不应因妊娠而延迟治疗或不治疗。英国国家毒物和致畸胎信息中心（NPIS 和 UKTIS）建议，以 mg/kg 为单位的对乙酰氨基酚剂量的摄入应该按照女性的妊娠前体重来计算，但在这里所示，乙酰半胱氨酸的剂量计算时使用中毒时的实际孕妇体重，110kg 为上限。
>
> NPIS（UK）建议使用标准的对乙酰氨基酚列线图评估是否需要乙酰半胱氨酸进行治疗，也有建议孕期使用较低剂量的解毒剂。

### 鬼臼毒素

鬼臼毒素，高剂量外部应用，在少数孕妇中可导致精神疾病。此外，在妊娠 5～9 周接触后，有一个产妇死亡，一个胎儿死亡（Stoudmire，1981；Slater，1978；Montaldi，1974；Chamberlain，1972；Ward，1954），以及一个四肢、心脏和耳朵畸形的婴儿（Karol，1980）。参见章节 2.13.4。

### 选择性 5- 羟色胺再摄取抑制剂

只有一例孕期 SSRI 过量的案例报告被公布。36 岁的患者在妊娠 31 周时摄入 280mg 的艾司西酞普兰后发生急性羟色胺中毒的迹象，摄入 5h 后用活性炭治疗，加之定期宫缩提示早产的风险，又被给予静脉注射尼卡地平及肌内注射皮质类固醇。之后宫缩减弱，抑制宫缩的治疗在 24h 后停止。她在妊娠 37 周 +4d 自然生下一个健康但极其急躁的活婴。没有其他不良事件，包括呼吸道并发症的发生。婴儿仍然急躁和紧张了好几天，并在出生 17d 后出院。参见章节 2.11.3。

> **建议**：在孕期过量服用 SSRI 的治疗参考非孕期治疗。妊娠后半期 SSRI 类药物的使用与新生儿戒断综合征和新生儿持续性肺动脉高压风险增加有关。对于在孕前几个星期过量服用 SSRI 的孕妇，在产后可以对新生儿进行观察，尽管孕期过量服用后新生儿影响的危险期是未知的。

## 2.22.4 动物毒素

### 蛇咬伤

一篇 2010 年的文献综述描述了已发表的全世界范围内 213 例孕妇被蛇咬伤的案例。84 例被咬伤时间属于孕期哪个阶段没有报道，88 例蛇的种类尚不清楚。9 例产妇死亡，41 例胎儿或新生儿死亡，其中大部分是宫内死亡。然而，由于

★ ☆ ☆ ☆

选择有不良结局的案例的报道有选择性和重复性，本综述中的回顾可能导致孕妇被蛇咬后胎儿母亲的死亡率增高。

作者发现，在大多数报道中，缺少孕妇和胎儿死亡的细节。8 例胎盘早剥中有 6 例婴儿死亡，96 例获得抗蛇毒血清的孕妇中有 2 例死亡，并且在这些案例中有 29 例胎儿或者新生儿死亡。106 名没有获得抗蛇毒血清的孕妇中，7 名孕妇死亡和 12 名胎儿 / 新生儿死亡。虽然在没有接受抗蛇毒血清的母亲中，胎儿死亡率更高（30.2% vs 11.3%），但这可能反映了更显著的动物毒素中毒，而且如果不给予抗蛇毒素，母亲（和胎儿）死亡率可能更高。

报道中的 3 例先天畸形，其母亲被咬伤时间均为孕 12 周及以上。除了一个多趾和另一个的多个不确定异常，3 个婴儿都有脑室扩张和脑积水。一位孕妇在孕 28 周时治疗蛇咬伤期间出现明显的抗蛇毒血清过敏反应，产下的婴儿在出生后第 4 天死亡。这位母亲还用肾上腺素、异丙肾上腺素、甲泼尼龙和苯海拉明来治疗。

孕产妇和胎儿在妊娠时蛇咬伤的后果很可能是由蛇的种类和咬伤之后是否发生中毒决定的。

### 蜘蛛咬伤

美国国家毒物控制中心报告了 97 例孕妇被"黑寡妇"蜘蛛咬伤的事件。在咬伤时，94 例知道孕妇所处的妊娠时期，其中 15% 发生在妊娠前 3 个月。被报道的症状在妊娠和非妊娠妇女是相似的，并且没有流产的报告（Wolfe，2011）。大多数女性（72.2%）没有接受治疗，13.4% 被给予苯二氮䓬类药物，10.3% 被给予抗组胺药，4.1% 被给予抗蛇毒血清，5.2% 被给予抗生素，2.1% 被给予钙剂。

4 例孕中晚期被"黑寡妇"蜘蛛咬伤的独立的病例中，都被给予了抗焦虑药、吗啡、葡萄糖酸钙和抗蛇毒血清。在 30 孕周和 38 孕周被咬伤的两名妇女都已经生下了健康足月婴儿（Sherman，2000；Scalzone，1994）。关于剩下的 2 名在孕早期（16 周和 22 周）被咬伤的女性妊娠结局的细节，没有被报道。

### 蜜蜂、黄蜂和蚂蚁蜇伤

仅有的 3 个回顾性病例报告中，每一个被蜜蜂，黄蜂或蚂蚁蜇伤的女性的结局都在文献中被发表（Brown，2013 综述）。3 个病例都与过敏反应相关，两个导致早产，一个被怀疑是由"后过敏反应"造成的。一个早产儿是健康的，但第二个孩子出生时伴有低渗透压和发绀，并在出生后 64d 死亡。尸检鉴定其脑白质的囊性空腔与缺氧损伤一致。第三个病例中，一个孕妇在孕 40 周时被蚂蚁咬后发生过敏反应，进行了治疗，但在 16h 后发展为阴道流血，超声波扫描证实胎盘剥离和胎儿死亡。

> **建议**：关于毒性的相似性，应寻求专家的意见。孕时蛇咬伤的产妇毒性治疗应该与非孕患者是一致的。毒蛇或蜘蛛咬伤后的抗毒素治疗不应该因为妊娠被取消。

### 2.22.5　蘑菇

关于孕期蘑菇中毒的情况在出版的文献中只有少数回顾性病例报告和一项小型研究记录。对比 40 个未受感染的妇女与经治的摄入鹅膏蕈的 22 名孕妇的妊娠结局，未表明主要的先天畸形或轻微异常风险的增加与蘑菇毒性之间有任何关系。5 名女性摄入鹅膏蕈的时间在孕早期，8 名在孕中期，9 名在孕晚期。据记录，超过 50% 的女性中毒情况一般，只有 2 名是严重的。与对照组相比，暴露于鹅膏蕈的新生儿出生时体重明显降低（但胎龄没有区别）。

个案报告描述了孕早期摄入蘑菇后正常婴儿的出生与母体中毒情况相关度较轻（Boyer，2001），3 个正常婴儿出生在孕中期蘑菇摄入后（Wacker，2009；Schleufe，2003；Nagy，1994），在孕 20 周时摄入鹅膏蕈，孕 36 周时分娩早产儿与流产风险相关（Wu，2004），孕妇在孕 8 个月因鹅膏蕈中毒而置换血浆后依旧分娩出一个健康宝宝（Belliardo，1983）。

> **建议**：已经服用了有毒蘑菇的孕妇，尤其是鹅膏蕈（"死亡帽"），应该按照非孕妇女来治疗。

### 2.22.6　其他植物毒素

有大量的植物毒素在某些动物物种上已显示致畸作用（如黄曲霉毒素和细胞松弛素 B/D），但是没有任何证据表明，这些毒素可引起人类畸形（见 2000 年 Schardein 的调查）。然而，一个报告发现低出生体重和母体血液中黄曲霉毒素之间具有相关性（de Vries，1989）。

马铃薯疫病由真菌、致病疫霉引起。Renwick（1972）发表了一篇假设，即神经管缺陷（NTD，即无脑儿和脊柱裂）可能与母体服用土豆的一些成分（如细胞松弛素）有关。收入较低的社会经济群体中，这些缺陷具有较高的发生率。尽管马铃薯 -NTD 相关假设鼓舞了许多研究项目，然而尚未得到证实。

### 2.22.7　细菌内毒素

没有关于在食物中毒（如金黄色葡萄球菌、大肠埃希菌和沙氏菌）中的细

☆☆☆☆

菌内毒素或关于其他毒素（如白喉；见 2000 年 Schardein 的调查）对人类胚胎毒性作用的报道。但是，有 4 个母亲在孕中期或孕晚期肉毒中毒的报道（Polo，1996；Robin，1996；St Clair，1975）。尽管对母亲有致命作用，但没有孩子受害于此疾病。在一个病例中（Polo，1996），它明确地提到母亲（完全瘫痪的人）的唯一动作是那些胎儿的运动，暗示了肉毒毒素不穿过胎盘。

## 2.23 职业、工业和环境因素

Susan M. Barlow，Frank M. Sullivan，Richard K. Miller

描述职业、工业和环境因素的风险评估的工程是浩大的，因为这些因素是所有可能产生某种影响的因素的总和，不论这种影响是物理的、化学的还是生物的。它们随处可见，影响个人的发展。人工合成的和自然产生的物质都可能有显著的药理和毒理特性，但是很少测试过。在数以百万计的登记在国家或地区机关的人工合成化学物质中，有不到 100 000 种目前在商业或工业中被使用，其中大多数的发育毒性尚未测试。同样，很少有来自微生物、真菌、植物和动物的毒素被系统地描述其对发育的影响。本章中强调的因素对处于职业或环境暴露中的孕妇或生育年龄的男女也许是重要的。

原则上很难区分工业和环境化学物质。环境污染物通常是在生产、使用、废物处理、回收和燃烧过程中进入环境（空气、水或土壤）的工业化学物质释放的。其他则由自然的高含量资源释放，如在有大量花岗岩沉积或铜冶炼地区的砷，或燃烧木材产生的二噁英。一种特殊工业化品的浓度在工作场所通常比在一般环境中更高。然而，当事故发生时，环境的污染可能超过典型的职业接触。关于工业和环境化学品的生殖毒性，许多评论已经发表（见以下概述：Stillerman，2008；Miller，2004；Schardein，2000；Gilstrap，1998；Paul，1993；Sullivan，1993；Barlow，1982）。但这些仅包含了女性在工作场所可能会接触到的化学品总数的一小部分。

与特定的药物治疗相比，职业或环境暴露于化学或物理制剂的个体风险表征要困难得多，原因如下。

■ 孕妇很少只接触单一因素。

■ 量化工作场所或环境 / 家庭的接触水平是困难的、昂贵的、耗时的，并且为了有用经常需要有前瞻性地去做。

■ 缺乏有关母体中大多数化学物质的动力学特性（吸收、分布、代谢、排泄）数据。

大多数发达国家都立法防止就业中的性别歧视并保护妇女在孕期的工作权

利。除此之外，还需要关于工作场所接触化学品可能存在的风险的充分信息。大多数司法管辖区要求制作材料安全数据表（MSDS）。这些数据表应该包括关于化学品的再生和发育毒性的信息。然而，在实践中，除了鉴定产品的成分外，MSDS 很少提供有用的参考来源；对物理和生物制剂也同样缺乏生殖作用的潜在信息。

因为缺乏数据，所以为孕妇详细列出暴露于工作场所的安全值上限是很困难的，通常使用有关制剂的国家接触限值（OEL）作为向导。职业接触限值是指工作场所健康危害的数量，大多数工人可以在不损害健康的情况下接触。它们是建议性的，而不是监管限制的。大多数 OEL 值是工作日接触超过 8h 的时间加权平均值(TWA)。对于某些药物，也建议采用较高的短期接触限值(STEL)。在工作日的任何时候，15min 的 TWA 都不应该被超过。在美国，8h 的 OEL 是由美国政府卫生会议（被称为阈限值，TLV）和国家职业安全与健康研究所推荐的。职业安全与健康管理局强制执行允许接触限值（PEL），以保护工人免受接触有害物质对健康的影响。PEL 是空气中物质含量或浓度的法定限值。它们可能也包含皮肤称号（请参见 http：//www.osha.gov/dsg/topics/pel/index.html）。在欧盟，指令建议了指示性的职业接触限值（IOELV），可在全国范围内实施，其与 IOELV 的建议值通常（但并不总是）相同；这个全国范围内实施的数值可能具有也可能不具有法律约束力。对于超过 6000 个特定化学物质的全球 OEL 的概述，请参阅 Brandys（2008）；欧盟 IOELV，如英国工作场所接触限值（健康与安全执行委员会，2011）。虽然 OEL 在许多国家是定期更新的，但他们基本上并不是基于生殖健康数据或担忧得出的。

依据许多国家的孕产妇保护法，孕妇不宜接触有毒、传染性、电离或致癌的物质。然而，实际上许多工作场所需要妇女处理潜在的有毒化合物，而并没有考虑工人已经妊娠的可能性。此外，在讨论工作场所或家庭污染物的耐受性时，非特异性的症状不得不被考虑。如果孕妇抱怨在工作场所有反复出现的症状，如头痛、呕吐、眩晕，那么应该受到重视。这种复发性疾病可能危及正常的妊娠过程。女性可能仅仅因为妊娠而对接触上述物质有夸张的反应。这经常被报道说与妊娠时的恶心和呕吐有关。用于评估妊娠期间暴露的方法，参见 Miller（2004）。

出生缺陷监测系统在认识环境污染增加出生缺陷的风险方面是有所帮助的。然而，出生缺陷监测系统很少系统地测量环境接触。只有在出现一组缺陷并提出是与污染有关的原因时，才可以进行这种研究。人口出生缺陷患病率的缺乏不足以排除（新的）环境会诱发毒物本身，因为这些监测系统被认为太不敏感。同样，一般的人口研究（如关于农村人口暴露于各种农药的研究）很少有足够的敏感性来确定可能涉及的任何特定化学品。假使职业暴露与生殖危害有联系，流行病学家必须证明当母亲或父亲有特定的职业接触时，其生殖结局会比预期的更糟糕，而这不是由于诸如疾病、配偶年龄、吸烟等混杂因素造成的（Källén，1988）。

☆☆☆☆

### 2.23.1　一般溶剂接触

**毒理学**

许多溶剂是脂溶性的并且很好吸收。常见的有机溶剂包括醇（见章节 2.21）、乙二醇醚、乙醚、己烷、四氯乙烷、甲苯和二甲苯。产品如脱脂剂、油漆稀释剂、漆去除剂、油漆、丝印油墨和颜料，也包含溶剂。接触单一的一种溶剂是罕见的；更多的是通过吸入和（或）皮肤途径接触混合溶剂。因此，许多流行病学是针对工作和家庭中混合或未指定溶剂的接触进行研究的。

接触溶剂与从事农业（Sallmén，2006）、鞋制造业、干洗业、金属业（Sallmén，1995，2008）及制药业（Attarchi，2012）工作妇女生育率的显著下降有关。

据报道，在各行各业从事接触溶剂工作的女性中自发性流产的数量也显著增加（见 Taskinen，1990，用于综述）。这些行业包括药物制造业（Attarchi，2012；Taskinen，1986）、图形和鞋业制造（Lindbohm，1990）、实验室（Taskinen，1994）及半导体制造业（Lin，2008 审核）。在上述职业中，有一些职业接触到的是几种溶剂，并且其中一些明确为乙二醇醚、甲苯、二甲苯或脂肪族烃溶剂。

在特定行业和以人群为基础的研究中，研究了母体职业暴露于溶剂对胎儿生长的影响。前者的证据不一致，但后者的证据表明可增加小胎龄婴儿的风险（Ahmed，2007 年回顾）。

在芬兰人群的早期研究中报道了在妊娠前 3 个月产妇职业接触溶剂与后代的中枢神经系统缺陷（Holmberg，1979，1982）间的联系，但后来在相同人群中的研究并没有显示这种联系（Kurppa，1983）。在产妇孕早期职业接触有机溶剂后妊娠结局的 Meta 分析中，得出的结论是其与自然流产风险增加的趋势（来自 2899 个主体的五项研究）和严重畸形风险的显著增加（来自 7036 个主体的五项研究）有关（McMartin，1998）。加拿大的一项研究发现，孕妇在孕前 3 个月接触溶剂的情况下，如工厂工人、实验室技术人员、艺术家、平面设计师和印刷行业工人，更容易发生重大畸形和流产；重要的是，母体在接触溶剂期间的症状预示着畸形风险的增加（Khattak，1999）。严重畸形风险的增加也在一群接触有机溶剂的丹麦实验室技术员中被报道（Zhu，2006）。法国的一项研究报道显示，孕妇在孕前 3 个月期间接触单一有机溶剂或溶剂混合物，可显著增加患唇裂 / 非唇裂的风险（Chevrier，2006），并可导致重大畸形，包括口腔裂口、泌尿系统畸形和男性生殖系统畸形。在这两项研究中，风险都与暴露水平相关，而在后者的研究中，风险与检测孕妇在孕早期收集的尿液中乙二醇醚和氯化溶剂的代谢物有关（Cordier，2012）。先前的研究没有发现暴露于乙二醇醚和畸形之间的关联（Maldonado，2003 年审查；Lin，2008）。据美国国家出生缺陷预防研究（Desrosiers，2012；Gilboa，2012）报道，若母亲职业暴露于溶剂，特别是氯化溶剂有关的神经管缺陷和先天性心脏缺陷（但不包括口腔裂口）

的风险显著增加。

一些溶剂的毒性是已知的，已有一些关于妊娠期职业性接触溶剂的妇女所生儿童的神经发育的研究（Hjortebjerg，2012），包括一般发育神经行为评估、运动功能、视力、语言、注意力、多动症和智力等。六项研究中的五项表明一些不利的影响（Julvez，2009 年审查），最近的一项研究也是如此（Pelé，2013）。

研究人员以在家庭环境中以油漆味形式出现的非职业性接触有机溶剂的主题对丹麦 19 000 名母亲进行了一次大规模的全国出生队列调查，其中 45% 的人在孕 30 周左右接受采访时说，她们在孕期暴露在油漆味中。没有发现接触油漆味与出生体重或早产之间的关系（Sørensen，2010）；在孕前 3 个月 7% 报告的暴露中，某些类型的畸形的风险显示出更高的优势比，但置信区间没有显示出统计学意义。

男性接触溶剂也可能影响生育。各种职业中的溶剂接触和男性生育能力下降之间的微弱联系已经被报道，但还没有特定的溶剂可以被识别（Sallmén，1998，2006）。芬兰研究了男性接触有机溶剂对其妻子的自然流产和胎儿先天畸形的影响。在孕前 80d 接触有机溶剂的芬兰男性妻子中，自然流产的风险显著增加，但没有发现畸形，但在孕前 3 个月直接接触有机溶剂的母亲中，没有发现明显的影响（Taskinen，1989）。荷兰的男性画家在其妻子孕前 3 个月暴露在有机溶剂中，与很少或没有暴露在溶剂中的木匠相比，他们的后代患畸形的风险明显增加（Hooiveld，2006）。一项埃及的研究报道称，在孕期暴露在溶剂中的男性后代的先天性畸形风险显著增加（El-Helaly，2011）。一项评估父亲接触有机溶剂后自然流产和严重畸形风险的 Meta 分析得出结论，父亲接触有机溶剂与神经管缺陷风险的增加有关，但与自然流产风险无关（Logman，2005）。

总之，职业接触溶剂、职业性暴露于溶剂中，特别是与母体毒性相关的溶剂，会导致生育能力下降，增加自然流产、胎儿生长迟缓、畸形和影响后代神经行为的风险。男性职业暴露对他们伴侣妊娠结局的影响是不太清楚的。

**建议**：一般来说，孕期应该避免接触溶剂。至少接触应该是远远低于允许接触或一般职业接触限值（PEL 和 OEL）。只要母亲没有显示症状，急性接触不是终止妊娠的指征；也不需要额外的产前诊断测试。如果接触连续和显著地发生，可以考虑做一个详细的胎儿超声，并且胎儿生长应该被监测。

## 二硫化碳

### 毒理学

二硫化碳是有神经毒性的。它在人造纤维纺织品、玻璃纸、橡胶和农业熏蒸剂的制造中被使用。

胎盘转移在人类妊娠中的应用已被证实（Cai，1981）。据报道，接触二硫

☆☆☆☆

化碳的女性月经周期会发生改变，这暗示了激素异常（Zhou，1988）。芬兰研究的结果表明，接触二硫化碳的女性人造丝工作者或男性人造丝工人的妻子的自然流产发生率会有所增加，但是与二硫化碳的接触没有因果关系（Hemminki，1982b，1980）。在中国一项对接触二硫化碳女工的研究中发现，其胎儿先天畸形（如心脏缺陷、腹股沟疝和中枢神经系统异常）的发生率为 2.4%，而对照组为 1.4%（Bao，1991）。一篇二硫化碳的职业接触限值为 1/1 000 000 ～ 100/1 000 000 的研究得出结论，认为接触 10/1 000 000 左右或以上的二硫化碳时女性的生殖可能得不到充分保护（Gelbke，2009）。这些数据不足以评估其对人类的生殖毒性。目前还没有明确的证据表明母体的接触与胎儿毒性风险的增加有关。

> **建议**：考虑到胎儿毒性的可能，应该避免在妊娠时接触二硫化碳。有明显的接触时，也并不能成为终止妊娠的指征。然而，如果母亲有中毒症状和（或）连续地接触，她可能被提供额外的产前诊断措施，如一个详细的胎儿超声，也应该终止接触，并在工作场所监测二硫化碳浓度。

## 氯仿（三氯甲烷）

### 毒理学

氯仿是一种被广泛使用于工业和实验室的溶剂。在人类妊娠期接触氯仿后，曾有过干扰胚胎着床和使胎儿发育迟缓的报道。氯仿也是饮用水氯化处理的主要副产品之一（见章节 2.23.7）。

有少数关于氯仿接触后妊娠结局的流行病学研究，但也很难去解释（Williams，1998；Reif，1996）。这些研究中，接触的通常是氯仿和不同数量的其他化学物质。在一项研究中，492 名实验室工作人员的孩子在妊娠的前 3 个月暴露在有机溶剂中，148 名暴露在氯仿中。与普通人群相比，其先天性畸形出现的频率并没有高于预期（Axelsson，1984）。然而，对于多化学物质的暴露，建立因果关系是困难的。对于自然流产，在制药行业接触氯仿的 206 名妇女中未发现风险增加（Taskinen，1994），但在生物医学研究实验室接触氯仿的妇女中发现风险有所增加（Wennborg，2000）。

> **建议**：在妊娠时应该尽可能避免接触氯仿。当然，气体浓度应保持在最低水平，远低于推荐的职业接触限值。接触本身不是终止妊娠的指征。在存在慢性接触和（或）严重母体毒性的情况下，应提供详细的胎儿超声和胎儿生长监测。患者应远离接触，工作场所应监测氯仿浓度。

## 二氯甲烷

### 毒理学

二氯甲烷是一种卤化有机溶剂，主要用于油漆去除剂、脱脂液、气溶胶推

☆ ☆ ☆ ☆

进剂和染发剂，也被用于鞋的制造。因为它的广泛使用，许多工人可能对其有着长时间的接触（Sullivan，1993）。二氯甲烷容易代谢成一氧化碳，这可能对胎儿大脑发育有毒性作用（见章节 2.20）。

有三篇已发表的关于人类妊娠时职业性接触二氯甲烷的影响的研究报告（Taskinen，1986；Axelsson，1984；Kurppa，1983）。这些研究数据表明，先天性畸形或任何缺陷综合征的发生率总体上没有增加，而且在自然流产发生率上也无显著增长。

一项关于美国制造工厂排放的二氯甲烷对环境的影响的研究发现，在 91 302 名新生儿中，当比较高暴露和低暴露区域时，新生儿出生体重没有显著影响（Bell，1991）。

> **建议**：在妊娠时应该尽可能避免接触二氯甲烷。如果有了显著接触，也并不能成为终止妊娠的指征。然而，如果母亲已经有中毒的症状和（或）连续接触，她可能会被提供额外的产前诊断措施，如一个详细的胎儿超声。患者应终止接触，并在工作场所监测二氯甲烷的浓度。

## 四氯乙烯

### 毒理学

四氯乙烯（全氯乙烯，PERC）被广泛应用于干洗业，女性经常会接触到，特别是在工业卫生规范可能不足的小企业。有实验和流行病学数据表明 PERC 有潜在的致癌性（IARC，1995）。许多研究已经表明在洗衣和干洗行业中接触四氯乙烯的女性自然流产的风险增加约 2 倍，并且接触四氯乙烯越多的女性风险越大（Doyle，1997；Windham，1991；Olsen，1990；Kyyrönen，1989；Bosco，1987；Hemminki，1980）。

一项加拿大研究中的报道称，低出生体重儿或先天畸形的发生率没有增加（McDonald，1987）。但没有其他研究足以得出关于这个结果的任何结论。

母体暴露于挥发性有机化合物（如 PERC）被发现影响新生儿的免疫状态（Lehman，2002）。总之，数据表明自然流产风险的增加与职业性接触有关，但数据对于妊娠其他结局的研究是不足的。

> **建议**：在妊娠时应该尽可能避免接触四氯乙烯。然而，如果已经有明显的接触，也并不能成为终止妊娠的指征。但是，如果母亲已经有中毒的症状和（或）连续接触，她可能会被提供额外的产前诊断措施，如一个详细的胎儿超声（包括胎儿生长的控制）。患者应终止接触，工作场所应监测四氯乙烯浓度。

☆☆☆☆☆

## 甲苯

### 毒理学

甲苯是一种在油漆、金属清洁产品和黏合剂应用（鞋）行业中被广泛使用的溶剂。除了在工业中应用，甲苯作为乙醇的替代品被用作娱乐性药物（见章节 2.21）。甲苯在工作场所和其他地方都是一个很难规范的产品，因为一个人可以在约 3/1 000 000 的浓度下检测到甜味，而阈限值是 25/1 000 000。因此，只有对工作场所进行溶剂监测，才能确定暴露水平。

孕妇的症状可以是大量接触甲苯的第一证据——头晕、头痛和幻觉可以是与工作场所或使用产品有关的一个标志。很多时候很难区分妊娠恶心和呕吐的症状与溶剂所产生的毒性作用。在这两种情况下，如果症状持续存在，应该使女性脱离特定的工作区域。和乙醇一样，剂量是一个主要的问题。

在孕期甲苯接触的大多数信息来自娱乐性使用（滥用溶剂）。高暴露与胎儿宫内发育迟缓和先天性异常有关（Wilkins-Haug，1997）。在 30 多例长期娱乐使用暴露于甲苯而达到"兴奋状态"的病例中，母亲的影响（如急性中毒、慢性共济失调、MRI 检查时小脑萎缩）和类似胎儿酒精综合征的胎儿影响已被定期记录下来（Bowen，2006）。在被报告滥用溶剂的 56 名患者中，12 名患者（21.4%）生下早产儿，9 名患者的婴儿（16.1%）有重大异常，7 名（12.5%）有溶剂综合征的面部特征，6 名（10.7%）有听力损失（Scheeres，2002）。

职业性接触与生育能力下降（Plenge-Bönig，1999）和自然流产（Ng，1992）有关。加拿大一项关于孕妇溶剂暴露和胎儿出生缺陷发生的职业暴露研究指出，缺陷中的大多数与甲苯暴露有关（McDonald，1987）。

一项关于甲苯对生殖影响的综述强调，与相对持续的低水平职业暴露相比，间歇性高水平溶剂滥用对胎儿发育的危害更大（Hannigan，2010）。

**建议**：甲苯的滥用与职业环境接触的困境类似于酒精（乙醇）的使用。长期滥用高水平的酒精和甲苯导致持续和急性症状，继而导致儿童受损。在工作场所长期接触甲苯导致母亲的实质性症状被认为会使子女和母亲处于危险之中。因此建议如果孕妇出现症状(无论是在孕期间对有害气味的过度反应，还是由于过量的溶剂中毒)，就不应该重返工作岗位，除非环境监测数据显示甲苯和其他溶剂的含量远低于规定的水平（PEL，OEL）。记住，气味检测在 3/1 000 000 是非常低的，而监管水平是 25/1 000 000。即使甲苯的含量低于可接受的 8h 的阈值，由于对气味敏感性的增强和持续的、经常性的呕吐及恶心症状，患者仍可能需要转移到非溶剂型区域。建议在整个妊娠期间对母亲和胎儿的情况进行更密切的监测。尽管如此，当有大量接触时，也不能成为终止妊娠的指征。然而，如果母亲已经有中毒的症状和（或）连续接触，她可能会被提供额外的产前诊断措施，如详细的胎儿超声，包括胎儿生长的控制。

☆ ☆ ☆ ☆

## 2.23.2　甲醛和福尔马林

**毒理学**

甲醛是一种被广泛用作消毒剂和组织防腐剂的烃类。福尔马林是一种甲醛的水溶液，经常用 10% ～ 15% 的甲醇，以防止聚合。

一项研究报道指出，职业性接触甲醛与延迟受孕有关（Taskinen，1999）。关于自然流产的信息不一致。在女性医院工作人员中，一些报道认为职业性接触甲醛没有影响受孕（Hemminki，1985，1982a），而另一些则发现了显著的影响（Saurel-Cubizolles，1994）。然而，除甲醛之外，这些工作人员也可能已经接触了其他有害物质，如麻醉剂和电离辐射。在美容师（John，1994）、实验室工作人员（Taskinen，1994）和木材工人（Taskinen，1999）中报道了自然流产和甲醛接触的弱相关性。

孕妇在妊娠前 3 个月期间职业性接触甲醛和其胎儿先天畸形之间没有观察到显著的关联（Hemminki，1985，1982a）。

一个关于职业性接触甲醛与生殖的流行病学研究的系统回顾发现 16 项与女性接触有关的研究。虽然不能排除回忆偏差和混淆，但 Meta 分析显示，9 项研究的自然流产风险显著增加，12 项研究的所有不良妊娠结局（自然流产、低出生体重、先天性畸形）的合并风险显著增加（Duong，2011）。

环境空气对甲醛的非职业接触也有研究。暴露于甲醛较高的环境空气中往往会增加低出生体重和不明的先天性心脏缺陷的风险（Dulskiene，2005；Maroziene，2002）。

> **建议**：应在妊娠时尽可能避免暴露于慢性或高浓度的甲醛和福尔马林。大气水平应保持在最低限度，远低于推荐的职业接触限值。接触本身不是终止妊娠的指征；作为一项规则，额外的产前诊断检测也是不必要的。

## 2.23.3　摄影 / 印刷化学品

**毒理学**

在摄影和印刷中使用的许多物质都具有很强的刺激性和腐蚀性（见 Schardein，2000；Gilstrap，1998；Paul，1993 的概述）。最常用的化学物质包括醋酸硫酸铵、硫氰酸铵、硫代硫酸铵、溴化物 / 溴化钾、柠檬酸、二乙烯三胺五乙酸（DTPA）、乙二胺四乙酸（EDTA，乙二胺四乙酸铁铵盐）、乙二醇醚、烃类溶剂、羟胺、3- 苯二胺、4- 苯二胺、碳酸钾、苯甲酸钠、亚硫酸钠、二氧化硫。

目前还没有对于摄影／印刷工业中使用的大多数化学物质在孕期的潜在毒性的相关数据。

由于摄影处理中的意外泄漏，接触氨气也是常见的。因为氨气是一种刺激物，所以工人很难在有氨气的工作场停留。因此，接触氨气的大多数情况是急性的。氨在肝功能正常的人体可以被迅速代谢。没有关于职业性氨接触和人类妊娠结局的信息。大剂量的溴盐是有毒的。有一个关于婴儿出生时血清溴水平高的病例报告。这位母亲在妊娠期间接触过照相用的化学品。孩子在出生时是低渗的，但是只要溴中毒解决了，儿童早期发育是正常的（Mangurten，1982）。在印刷及相关行业工作，与男性生育力下降有关（Ford，2002）。与接触甲苯对男性没有影响，但令女性生育能力下降（Plenge-Bönig，1999；参见章节 2.23.1）。

> **建议**：基于现有的非常有限的数据，孕期应尽可能避免接触高浓度的照相和印刷化学品。如果泄漏确实发生，建议孕妇避免接触该区域，并让其他人穿戴适当的防护装备来清理泄漏。重要的是大气水平要远低于建议的最高水平。接触本身并不是终止妊娠的指征。

## 2.23.4　农药

### 一般农药

有很多关于男性和女性的职业和非职业性接触农药与生育和妊娠结局的文献（供审查，见 Shirangi，2011；Roeleveld，2008；Hanke，2004；Arbuckle，1998，2001；García，1998）。这些文献的结论虽然有一些接触杀虫剂会促使男性和女性不孕的证据，但关于自然流产、早产、出生体重、死胎和先天性畸形的证据是不一致的，无论是对于职业性接触（园艺、养殖、农业、温室工作等）或者是对于那些生活在农药被应用的区域，都无法得出确切的结论。一项回顾了 8 项关于母亲职业暴露于杀虫剂和后代神经发育的研究得出的结论是有负面影响；接触的农药混合物通常来自有机磷、氨基甲酸酯或有机氯组和还没有确定的具体农药（Julvez，2009）。查明所有农药接触的研究也许对识别个别农药可能携带的风险是不敏感的，因为它们也没有评估接触其他试剂（如溶剂），也并没有区分工人用或不用个人防护设备。

许多研究集中在农药工人的男性后代的生殖道异常、隐睾和尿道下裂，原因是内分泌机制在这些情况的病因学中的作用，以及一些农药的内分泌调节特性，如有机氯。关于产妇和（或）父亲职业性接触农药，其儿子患隐睾症的 16 项流行病学研究的 Meta 分析表明，虽然与相关的职业、孕妇的血清、某些杀虫剂的牛奶或脂肪含量水平有微弱的联系（通常无统计学意义），但其他研究显示没有关联（Virtanen，2012）。在两个不同程度的农药使用地区的生态研究也显示，高水平的农药使用和隐睾症之间的关联（Virtanen，2012）。一个关于尿道下裂的 9 项研究的 Meta 分析显示由于母亲或父亲接触杀虫剂而增加得病的风险（Rocheleau，2009）。不包括在上述 Meta 分析中的更多的最近研究报道中，在职业性接触农药女性的男性后代中，生殖器畸形（Gaspari，2011）和隐睾症的风险显著增加（Gabel，2011），尿道下裂的风险无增加（Rocheleau，2011）。

## 氨基甲酸酯

### 毒理学

氨基甲酸酯被哺乳动物迅速代谢，并通过氨甲酰化酶灭活乙酰胆碱酯酶。恶虫威（Ficam）是一种氨基甲酸的衍生物。苯菌灵（多菌灵）是一种苯并咪唑氨基甲酸酯，在农业和家庭园艺中被广泛地用作杀真菌剂，在兽药中作为一种驱虫药（IPCS，1993）。苯菌灵通过改变微管蛋白结合和微管形成充当有丝分裂毒药，这已被建议作为在具有高浓度的动物研究中看到的发育异常的一种可能机制。

1993 年，英国报道有一小群眼睛缺陷（无眼或小眼）的孩子出生，据说与花园和农业使用苯菌灵有关。调查被设立（Dolk，1993；Gilbert，1993），英国 444 个在出生缺陷数据的国家登记册中发现的无眼或小眼的案件中没有地理集群的证据被发现，虽然与农村相比城市地区，较高的无眼或小眼的发病率被发现（Dolk，1998a）。来自其他几个国家注册中心的数据评价显示，无眼和小眼的频率没有长期的变化，这支持与苯菌灵接触的关联（Bianchi，1994；Castilla，1994；Kristensen，1994；Spagnolo，1994；Gilbert，1993）。此外，流行病学证据表明最初用于在英国集群中比较的无眼或小眼球的背景发病率有局限性，因为材料有待探查（Busby，1998；Källén，1996）。一个相对较小的 63 名无眼或小眼儿童的意大利研究显示与父母（无论是孕产妇、父亲或两者）在农业工作没有关联（Spagnolo，1994）。

> **建议**：在妊娠时应该尽可能避免接触氨基甲酸酯类农药。若已经有明显的接触，也并不总是终止妊娠的指征。虽然氨基甲酸酯类农药的风险不大，但也不能排除小的风险。如果母亲已经有中毒的症状和（或）连续接触，她可能会被提供额外的产前诊断措施，如一个详细的胎儿超声。

## 有机氯

### 毒理学

有机氯农药，如双对氯苯基三氯乙烷（DDT）、六氯苯（HCB）、狄氏剂和 $\alpha$-，$\beta$-六氯环己烷（$\alpha$-，$\beta$-HCH），由于在自然界的长期存在，导致其在人

☆☆☆☆

类食物链中积累，包括高水平的体脂和母乳，因此在几年前从市场上移除（见章节 4.18）。林丹（γ-BHC）近年来也被禁止用于农业用途，但是用于虱子和疥疮局部治疗的医学用途仍在继续（见章节 2.17）。虽然禁止使用有机氯农药及其分解产物，但它们包括食物链在内的环境中仍然存在，导致人类广泛接触它们，尽管接触量在下降。

　　一个来自母乳中有机氯的澳大利亚横断面研究（Khanjani，2006）的数据表明低出生体重/小于妊娠年龄婴儿和 DDT 或它的主要分解产物 DDE（二氯二苯二氯乙烯）之间没有关联。印度的研究报道了血液里林丹水平和复发性流产或胎儿宫内生长受限之间的关联显著（Pathak，2010，2011）。其他报道称，有机氯农药的母体血清水平（DDT，DDE，HCB）和出生大小或出生体重之间没有关联（Sagiv，2007；Fenster，2006）。

　　对于另一组持久性有机氯化合物 [ 多氯联苯（PCB）] 的细节，见章节 2.23.6 和 4.18。

> **建议**：在妊娠时应该尽可能避免接触有机氯农药。若已经有明显的接触，也并不是终止妊娠的指征。虽然有机磷农药不太可能造成大的危害，但也不能排除小的危害。如果母亲已经有中毒的症状和（或）连续接触，她可能会被提供额外的产前诊断措施，如一个详细的胎儿超声。对于治疗的林丹管理，见章节 2.17。

## 有机磷

### 毒理学

　　有机磷农药（OP），如毒死蜱、三硫磷、因毒磷、马拉硫磷和威菌磷，通过长期抑制体内许多部位的胆碱酯酶而发挥毒性作用。近年来，许多有机磷农药因其低剂量毒性而退出市场。

　　关于有机磷农药在人类妊娠期间的影响，现有的数据有限。一些早期、有限的报道将接触有机磷和人类出生缺陷联系起来。然而，这些都没有涉及具体的有机磷（Schardein，2000；Gordon，1981 概述）。

　　没有关于职业性接触马拉硫磷可能造成的生殖毒性的研究，但有两项涉及农业用途的大型队列研究。居住在空气马拉硫磷喷洒地区的妇女所生婴儿的先天性畸形发病率没有显著增加（Thomas，1992；Grether，1987）。

　　毒死蜱是一种杀虫剂，过去曾被允许用于室内，现在仍用于农业，并有一些公共卫生用途。在对产前暴露于毒死蜱和出生体重、出生长度及头围证据的严格、全面的审查中，确定了 4 个不同队列的 8 份流行病学报告（Mink，2012）。在这四个队列中没有发现一致的影响，作者的结论是，这些研究不支持产前毒死蜱暴露与胎儿生长受损之间的因果关系。

有机磷农药（尤其是毒死蜱）在一般情况下，也被强调为对神经发育产生不利影响的可能原因。妊娠期间孕妇尿 OP 代谢物的水平增加和对于认知发展的负面影响有关，尤其是城市儿童（Engel，2011）中的感性推理和农场工人孩子的智商缺陷（Bouchard，2011）。暴露于毒死蜱（在出生时的脐血中测量）与 3 ~ 11 岁城市儿童的精神运动和精神发育迟缓、智商缺陷和大脑形态改变（如皮质变薄）有关（Rauh，2006，2011，2012）。毒死蜱的影响与特征对不良神经行为发展的贡献无关（Lovasi，2011）。然而，一个来自 3 个队列（包括 Rauh，2006）的关于神经行为结果的 4 个流行病学研究的回顾结论是他们不支持产前毒死蜱接触和不良神经行为结果在婴儿或 36 月龄幼儿中的因果关系(Li，2012)。另见章节 2.22。

> **建议**：在妊娠时应该尽可能避免接触有机磷农药。若已经有明显的接触，也并不是终止妊娠的指征。然而，如果母亲已经有中毒的症状和（或）连续接触，或血胆碱酯酶活性降低，她可能会被提供额外的产前诊断措施，如一个详细的胎儿超声。重度中毒，特别是伴有胆碱酯酶抑制的情况下，需要紧急医疗护理。

## 除虫菊酯（除虫菊，拟除虫菊酯）

### 毒理学

除虫菊酯（氯氰菊酯、溴氰菊酯、氯氰菊酯、四甲基菊酯）是一类天然物质，除虫菊酯的合成类似物来源于干燥的菊花。除虫菊酯被广泛应用于家庭和农业杀虫剂喷雾、除尘粉。它们也被用于外用制剂治疗虱病中（参见章节 2.17，Schardein，2000 概述）。拟除虫菊酯暴露后对人体的低毒作用已有报道。

英国国家畸胎学信息服务中心获得了 48 名在孕期接触这类杀虫剂的妇女（35 名氯氰菊酯、5 名溴氰菊酯、4 名氯氰菊酯和 4 名四溴氰菊酯）的随访数据（未发表）。其中有 41 例正常婴儿，2 例自然流产（无死亡资料），5 例异常（轻度足内翻、单侧腹股沟疝、右小趾异常、双侧足内翻、心杂音）。这些婴儿与接触拟除虫菊酯没有因果关系。澳大利亚的一个致畸物信息项目（Kennedy，2005）公布了氯菊酯暴露的安全性。113 名孕妇的数据表明，在孕期使用 1% 氯菊酯治疗虱子是相对安全的。综上所述，关于拟除虫菊酯对人类妊娠影响的数据很少，也没有得出任何确切的结论。

> **建议**：孕期应尽量减少接触除虫菊酯。当有大量接触时，也不是终止妊娠的指征，也不需要额外的产前诊断测试。在职业或环境中暴露于达到或低于公认安全限度的除虫菊酯不太可能产生致畸风险，但数据不足以说明使用治疗性除虫菊酯 / 拟除虫菊酯没有风险（见章节 2.17）。

## 2.23.5 苯氧乙酸衍生物和多氯代二苯二噁英

**毒理学**

橙剂的有效成分为 2,4- 二氯氧基乙酸 (2,4-D) 和 2,4,5- 三氯氧基乙酸 (2,4,5-T)，越南战争期间在美国和东南亚广泛用作落叶剂。它的一种微量杂质 2,3,7,8- 四氯二苯并对二噁英（TCDD，通常被称为二噁英，见下文）尤其受到关注，而橙剂的流行病学被认为是接触二噁英的反映。虽然 2,4,5-T 作为除草剂的二噁英含量已大大降低，且在 20 世纪 80 年代已逐步停止使用，但 2,4-D 仍在使用中，并且可能含有二噁英杂质。二噁英是广泛、持续存在的环境污染物，可以通过自然过程产生，如木材燃烧和火山喷发，也可以通过废物的不完全燃烧和工业过程产生。

关于橙剂和出生缺陷的关联有一个矛盾的证据（见 Schardein，2000 的概述）。有 3 个报道表明其与先天性畸形有关。美国环境保护署（EPA）报告称，与 2 个控制区（EPA，1979）相比，在喷洒了包括橙剂在内的除草剂的地区，自然流产的发生率有所上升。然而，本研究在方法上存在严重的局限性，使得数据的解释非常困难（Tognoni，1982）。另外两个研究描述了在使用 2,4,5-T 除草剂的农业区中神经管缺陷（Field，1979）和先天性畸形（Hanify，1981）的发生率。

有几项调查报告显示，2,4,5-T 暴露与自发分娩或任何特定类型的先天性异常的发生率增加之间没有关联（Smith，1982；Townsend，1982；Thomas，1980；Nelson，1979）。

有人担心，越战老兵的后代中父亲接触橙剂 / 二噁英可能增加其后代先天性畸形的发病率。尽管有几个据说是由于父亲在越南战争期间接触橙剂的畸形儿报道，但 3 个综合病例对照研究的结果表明不存在可以建立的因果关系，并且没有观察到先天性畸形的模型（Wolfe，1995；Donovan，1984；Erickson，1984）。与众多关于美国越战老兵的父亲接触的研究相比，关于越南暴露人口（及其后代）健康状况的公开资料少之又少。此外，关于父亲的致畸性，如通过指出橙剂 /TCDD 对精原细胞和进一步发育的精子的诱变作用，在生物学上的可能性还没有被证明。

氯代二苯二噁英是有机氯化合物制造和燃烧过程中形成的污染物。1976 年 7 月，在意大利塞维索，有农药制造工厂事故导致 TCDD 释放到环境中。这一事件之后进行了大量调查，涉及约 37 000 人的接触，其中一些人发展成氯痤疮。大多数研究发现接触二噁英 / 橙剂和增加先天性异常发病率之间没有联系（见 Schardein，2000；Smith，1982；Townsend，1982；Thomas，1980；Nelson，1979 的概述）。只有一个调查表明，二噁英释放与不良妊娠结局的增加有关联（Commoner，1977）。此报告的详细分析表明数据收集中的严重缺陷，其中没有暴露和胎儿发育阶段之间关系的评估（Friedman，1984）。最近的关于塞维索人群的研究表明，在事故发生 25 年后，生活在污染最严重地区的母亲所生孩子的新生儿血 TSH 水平显著升高（Baccarelli，2008），不孕症和妊娠时间的增加与妇女的个人血清 TCDD 水平有关（Eskenazi，2010）。对于男性的影响，在孕期和哺乳期暴露于 TCDD 的母亲母乳喂养的男孩精液质量受损（Mocarelli，2011），有报道称，婴儿时期暴露于此环境的男性精子质量下降，但事故发生时处于青春期的男性精子质量上升，两组中雌二醇水平下降，FSH 水平升高（Mocarelli，2008）。

由于广泛的环境污染，包括来自自然来源的污染，二噁英作为低水平的污染物存在于食品中，特别是高脂肪食品，人类接触的大部分污染物来自饮食。目前还没有关于二噁英接触影响的确切资料，但是从橙剂和其他工业／意外接触的人体数据来看，二噁英接触预计不会对妊娠产生不良影响。来自事故的较高水平的食品污染已经发生，其中受污染的饲料被喂给产肉动物。

> **建议**：正常情况下，通过饮食接触二噁英不会对妊娠产生不良影响。孕期应避免接触高度污染的食物或其他来源的 TCDD。如果发生了高剂量的接触，也并不意味着终止妊娠。必须按具体情况分析决定是否应当采取额外的诊断措施。

## 2.23.6　多氯联苯

### 毒理学

多氯联苯（PCB）是被禁止工业使用多年的人造化学物质，但因为它们以前有许多工业用途，所以仍然广泛、持久地对环境造成污染，包括变压器、容器和电机的使用。有些 PCB 具有类似二噁英的毒性。非二噁英类多氯联苯毒性较小。与二噁英一样，多氯联苯在食物链中累积，大多数人接触多氯联苯的主要途径是通过饮食。关于多氯联苯和妊娠结局的文献非常广泛。多氯联苯普遍存在于人体中。最近一项来自美国多个地区的人类胎盘研究表明，多氯联苯水平正在下降，半衰期估计为 5 年（Nanes，2014）。

1968 年，日本的一次工业事故导致了米糠油有高水平的多氯联苯和多氯二苯并呋喃污染，产生一种被称为"Yusho"的疾病。它对妊娠造成不利影响，包括死胎，低出生体重和出生头几个月皮肤、牙龈和指甲的染色（由 Barlow 回顾，1982）。产前或产前和产后早期接触多氯联苯的人类研究中报道的影响（见EPA，2013；EFSA，2005 的审查）包括职业暴露于多氯联苯的妇女孕期缩短和其胎儿出生体重下降；食用多氯联苯污染鱼的母亲的孩子发生神经行为、发育

☆☆☆☆

和免疫系统缺陷，以及新生儿甲状腺激素水平变化（减少的甲状腺素、上升的促甲状腺激素）。一项关于饮食中 PCB 暴露（主要通过母亲食用鱼）的 9 项队列研究得出结论，产前暴露与执行功能相关的特定认知缺陷相关（学习和检索策略、适应新情况；Boucher，2009）。一个系统性的回顾和对 20 个流行病学的研究分析得出结论：目前，通过测量母亲血脂中的多氯联苯总量，发现环境接触多氯联苯和低出生体重之间没有显著关联（El Majidi，2012）。回顾一项关于围生期暴露于内分泌活性物质的 21 项研究的综述，可以得出结论：暴露于多氯联苯与注意缺陷多动障碍之间存在关联（de Cock，2012）。

> **建议**：有通过饮食接触多氯联苯的不良背景不太可能对妊娠结局产生不利影响，但食用大量鱼类的人群除外。孕期应避免食用高度受到多氯联苯污染的食物。许多国家主管部门基于汞污染发布了关于孕妇食用鱼的建议（见FDA，2004）；这样的建议也可能保护孕妇免受多氯联苯带来的各种影响。

## 2.23.7　氯化饮用水副产品

### 毒理学

近年来，有关氯化饮用水副产品可能影响孕妇身体健康的报道引起了人们的关注。饮用水经过氯化处理以杀灭致病微生物。然而，当氯与水中的其他物质结合时，会形成三卤甲烷（THM），主要有氯仿、溴二氯甲烷和卤乙酸（HAA）。这些化学物质在水源中的浓度各不相同。下面是一组关于 THM 和 HAA 在饮用水中可能产生不良影响的数据对比：一些研究表明，当这些化学物质含量高时，流产和胎儿发育不良的风险可能会增加，而其他研究没有发现此风险增加。在一项 5144 名孕妇的前瞻性研究中发现，每天喝 5 杯或 5 杯以上含有 $75\mu g/L$ 三卤甲烷的水与孕妇自然流产有关（Waller，1998）。风险的增加与溴二氯甲烷的含量有关，与水中氯仿的含量没有这种联系。

并非所有报告都显示，在孕晚期母亲饮用含 THM 浓度高的水会导致早产儿出生时体重偏低的风险增加。有报告表明当水中总三卤甲烷浓度 $> 60\mu g/L$（Gallagher，1998），$> 80\mu g/L$（Savitz，1995），$> 100\mu g/L$（Bove，1995），或氯仿 $> 10\mu g/L$（Kramer，1992），与之有重大的关联。美国在一项包含 196 000 名出生儿的大数据研究中，新生儿出生时体重减少 9～19g，被发现与接触溴二氯甲烷 $> 5\mu g/L$、氯仿 $> 20\mu g/L$ 和总浓度三卤甲烷 $> 40\mu g/L$ 有关联（Wright，2004）。在一个类似的大型研究中（数据来自英国 3 个不同地区，超过 900 000 名新出生儿），地区之间有相当大的差异性，地区的总三卤甲烷 $> 60\mu g/L$，低、极低出生体重的风险升高，增加未达到统计上的显著水平（Toledano，2005）。

澳大利亚一项对 314 000 多名新生儿的研究表明，孕晚期接触 THM 总量、氯仿和溴二氯甲烷均与导致早产儿风险增高有关（Summerhayes，2012）。在一项对立陶宛考纳斯 4161 名孕妇进行的前瞻性队列研究中，血液中检测了四种 THM 和九种 HAA，显示存在内部风险；只有氯仿的剂量（最主要的 THM）与出生体重的显著降低相关（Grazuleviciene，2011）。在美国亚利桑那州的一项包括 48 000 多名出生人口的研究中，发现在妊娠后期新生儿体重降低和暴露于卤乙酸、二溴乙酸和二氯乙酸有关联，但与其他卤乙酸或三氯甲烷没有关联（Hinckley，2005）。

一些研究提出，饮用水中三卤甲烷含量的增加与妊娠时间延长有弱小的关联，其风险是早产（Toledano，2005；Dodds，1999）和死胎（Wright，2004）。系统回顾了 37 项关于 THM 总暴露和分娩结局的流行病学研究，其中 15 个适合进行 Meta 分析，得出的结论是，有一些证据表明与胎龄小婴儿有关，但很少或没有证据表明与低出生体重、足月低出生体重或早产有关。

在一项对 1039 名先天性畸形婴儿进行的病例对照研究中，没有发现与在妊娠期间母亲饮用氯化饮用水有关，相反，在弗罗曼生态研究中发现先天异常与在有些区域孕产妇供应水中三卤甲烷＞ 80μg/L 有关联。女性接触溴二氯甲烷＞ 20μg/L 导致神经血管缺陷显著增加，而不是其他位置的缺陷，但是与氯仿接触无关。

> **建议**：关于氯化饮用水副产品和妊娠结局的数据不能得出确切的结论，但低剂量接触似乎没有风险。在已知饮用水中含有较高水平的氯化饮用水副产品的地区，孕妇可以选择饮用瓶装水。

## 2.23.8　金属

### 砷（参见章节 2.22）

#### 毒理学

砷（As）是一种元素。常见的无机砷盐包括三价砷酸钠和五价砷酸钠。砷是冶炼的副产物，是危害废物场地的污染物。它还在某些岩石中自然产生，如花岗岩，导致饮用水中含砷量显著升高；这对于未过滤的水来说是个特定的问题。砷（砷化氢）可用于制造气体砷半导体。单甲基酸存在于一些除草剂中，目前由于环境问题，它的使用非常受限制。

无机砷盐和有机砷盐都可以在人体中找到，已经证明其可通过胎盘屏障附着于胎盘和胎儿上，与五价砷酸盐相比，三价砷酸盐表现出更强的细胞毒性。

孕妇的职业和环境中接触砷与不良妊娠有关。Nordstrom（1978）在一个有

☆☆☆☆

关瑞典工人（周围是冶炼厂）的自然流产的研究中研究了出生体重和先天缺陷畸形的发病率。相比于生活在该地区的其他妇女，女性工人的胎儿出生体重减少、自然流产率增加。

在一些流行病学研究和评论报道中，饮用水含有的无机砷会增加自然流产、死产、低出生体重、婴儿死亡、神经发育障碍、胸腺功能降低的风险，并增加了婴儿期下呼吸道感染的风险，但数据不一致（Bellinger，2013；Ahmed，2012；Rahman，2011；Myers，2010；Hamdani，2010；Bloom，2010；Vahter，2009；Smith，2009；Cherry，2008；Yang，2003；Hopenhayn，2003）。 例如，在孟加拉国发现，当相关砷的浓度在饮用水中高于 50μg/L 就有不利的影响。土壤中砷的含量增加与畸形的发病率和后代神经发育问题（Liu，2010；McDermott，2012）的增加有关（Wu，2011）。孕妇血砷水平升高与新生儿出生体重、身高和胸围下降有关（Guan，2012）。

> **建议**：有越来越多的证据表明，砷可以增加妊娠流产的发生率，并减缓胎儿生长，并可能对后代产生其他不良后果。如果土壤或水（尤其是私人水井）中已知或潜在含有砷，无论是水、土、还是血、尿，都应对其中砷的水平进行监测。推荐的干预方法是不接触（如在水污染的情况下使用过滤水或瓶装水），并密切监测孕妇胎儿的生长发育。

### 镉

#### 毒理学

镉广泛分布于工业化国家。除了局部接触，一些最常见的接触源是烟草烟雾、旧的和涂层很差的炊具，以及来自摄入的食物，如贝类、动物肾脏和大米。例如，使用旧镀银水壶盛放酸性饮料（如柠檬水）可导致急性胃炎（Miller，2004），而一天一包烟的吸烟者每日可吸收 $2 \sim 4 \mu g$ 的镉。

镉在肾脏中累积。在妊娠期间吸烟的妇女，胎盘中镉水平显著上升（Eisenmann，1996）。在过去，镉被大多数毒理学家考虑是最初的肾毒药。然而，在动物和人的研究中，有证据表明胎盘比肾对镉的毒性作用更敏感（Miller，2004；Wier，1990）。例如，干扰胎儿锌的转移（Kippler，2010）和胎盘类固醇的产生（Stasenko，2010）。镉被认为是一种内分泌干扰物。

镉可以减少妊娠的可能性。妇女生育能力降低的群体伴有高血镉水平（BuckLouis，2012），以及经历过体外受精的尿中高镉水平（Bloom，2012）。

职业接触通常是在焊工工厂、铸造工厂和镉电池工厂。在两个确定了镉中毒的焊接女性的病例报告，提供了其对胎盘损害的证据，她们多次流产，并且孕程不超过妊娠中期（Eisenmann，1996）。

在孟加拉国、日本和中国（包括台湾）的研究显示，母亲血液或尿中镉

☆ ☆ ☆ ☆

水平升高，所生的婴儿出生体重和头围降低，这种影响持续到 3 岁，对智商的影响持续 4.5 年（Kippler，2012；Lin，2011；Shirai，2010；Tian，2009；Nishijo，2004）。

> **建议**：目前有限的人类研究表明，镉对生育能力、维持妊娠和胎儿生长有潜在的不利影响，但不导致畸形。如果孕妇有肾毒性的迹象（她们尿液中 β - 微球蛋白和镉增加），应密切监测孕妇，以确定消除任何进一步的镉接触，降低流产的危险。

## 铅

### 毒理学

铅的毒性已经被认识超过 1000 年。有机铅（四乙基铅）引起的中毒主要与中枢神经系统毒性有关，这一点与无机铅有区别。有机形式的整体毒性似乎是由于整个分子，而不是仅仅由于金属成分。

住在老房子的妇女由于不断恶化的含铅油漆可能会接触到更高水平的铅。如果油漆需要从家中去除（最好由专家去除），孕妇和儿童应保持远离。铅晶玻璃制品和部分陶瓷可能含有铅，孕妇和儿童应避免频繁使用这些物品。在家中，其他意想不到的铅来源可能包括香味蜡烛和五金工具的塑料（聚氯乙烯）把手。画家、冶炼厂和汽车修理店、电池制造工厂，以及某些类型的建筑等接触铅的工作会受到铅污染（Sallmén，1992）。

对于接触铅，特别值得关注的是在家里生产的特色食品，如用铅容器制作的民族风味食品。这些食物有铅（NYCDH，2004）提供的甜味。此外，妇女从非卫生检查点产的阿育吠陀式的药品和部分化妆品中可接触到高水平的铅。仔细监测所有炊具，知道所准备食物的来源和药物可以帮助减少铅接触。在纽约（USA），有强制性要求所有的孕妇要在她们第一次妊娠时筛选铅（Miller，2004）。有机铅比无机铅盐吸收更加迅速，可通过各种途径和高度脂溶性，从 12 周起，其可迅速地穿过胎盘屏障和胎儿血脑屏障（Rabinowitz，1988）。已经有许多未经证实的报道说，妇女从事高铅接触职业（白铅行业、陶器）具有较高的流产、死胎率和生长发育不良、畸形婴儿的现象，但目前还没有流行病学研究或有关有机铅的专门报道。铅是一种堕胎药，这也是一个普遍的信条。

由于铅是一个累积的毒素，并普遍存在于环境中，它可能是潜在影响男女生殖的危险因素（ACOG，2012；Schardein，2000；Miller，1993；Manton，1992；Bornschein，1985；Barlow，1982；Scanlon，1975）。没有确凿的证据表明，母体接触铅与胎儿主要结构畸形的风险增加有关。但是，未经证实的迹象表明妇女血液中含铅量高可能增加轻微异常的风险，在某些情况下，看上去似乎是剂量相关效应（Schardein，2000；Miller，1993；Rabinowitz，1988；

☆★☆☆

Bornschein，1985；Needleman，1984；Barlow，1982；Scanlon，1975）。

其他形式的胎儿铅中毒也有报道。一些研究表明长期接触高浓度的铅和早产之间有显著的关联，可引起胎儿成熟率下降、出生体重低，并减缓胎儿出生后生长（Kaul，2002）。在妊娠晚期一直接触高浓度的铅与畸形的风险增加相关联。

有一些病例报告指出，母亲孕期接触铅，孕妇血铅水平有中度升高（< 30μg/dl），其后代可存在神经功能缺损和智力低下，（见以下概述：Schardein，2000；Miller，1993；Bellinger，1991，1992；Davis，1990；Barlow，1982）。然而，从出生到 3 岁儿童的研究报告中得出，母体的含铅量对儿童语言发展并无不良影响（Dietrich，1991；Ernhart，1989）。另两项研究发现，产前接触铅的孕妇对其 4 周岁儿童的智力没有影响（Dietrich，1993；Davis，1990）。缺铁性贫血常发生在高铅接触人群，并且还与心理和精神运动指数得分较低有关（McCann，2007）。一项研究报告提出，产前接触铅（母体血液中的铅 > 15μg/dl）与之后的生活中发展为精神分裂症患者有关（Opler，2008）。最近一项涉及 33 项研究和 1 万多名儿童的研究分析表明，铅暴露与注意缺陷多动障碍（ADHD）症状之间存在显著相关性（Goodlad，2013）。

两个大型的关于皮里港（澳大利亚）和波士顿冶炼厂的前瞻性研究中发现，产前接触铅与学龄期孩子智力之间无显著关联（Bellinger，1991；McMichael，1988）。第三项关于铅暴露和产后早期发育的前瞻性研究是在两组孕妇中进行的，一组来自南斯拉夫的冶炼厂镇，另一组来自南斯拉夫的无铅暴露镇（Wasserman，1994）。儿童被随访直到他们 4 岁。作者认为，在学龄前的儿童，持续的接触铅与认知功能损伤有关，特别是那些涉及知觉动作整合的。总的来说，这些前瞻性研究结果表明接触铅最敏感的时期是在婴儿 18 个月之前。

之前，母体血液铅的浓度在正常范围内（即< 10μg/dl）未被认为与胎儿毒性风险增加相关联。然而，美国疾病控制中心已改进了他们考虑风险与儿童接触铅的声明，现在的新参考值是 5μg/dl（CDC，2014）。仍然需要考虑的问题是上调值 > 5μg/dl。在成人中，血液中铅浓度在 > 60μg/dl 的范围内被视为毒性并要求螯合疗法；然而，孕妇的症状应该是螯合的决定性因素。对于孕妇，血铅浓度 > 30μg/dl 应该引起注意。当浓度（> 100μg/dl）可引起严重的母体毒性时，流产风险增加。在这样的情况下，子宫肌肉放松，胎儿从子宫中娩出。目前尚不清楚这是否完全是由高浓度的铅导致，或者它是否是继发于母体毒性（ACOG，2012；见综述 Schardein，2000；Rabinowitz，1988；Barlow，1982；Scanlon，1975）。在子宫内接触铅（血浓度通常 > 35μg/dl）后，儿童的大脑功能障碍。在儿童血中铅浓度 > 40μg/L 被视为有毒的，需要螯合疗法；然而，对于妊娠期间的女性，必须监测母亲的症状，并对母亲的螯合治疗保持谨慎，以免由于母亲的骨骼释放额外的铅而使胎儿的水平恶化。

如果母亲发现有血铅水平升高，应消除铅的接触源。母亲应每月随访，以

☆ ☆ ☆ ☆

确定是否有与约 30d 的半衰期相一致血铅水平下降。如果水平升高，应考虑每天补钙 1～2g，特别是在孕晚期，以减少初期铅在胎儿骨中的积累。

> **建议**：低水平的铅接触已经显示可影响智力的发展。正常 pH 的水通过铅管运行不是一个大问题。然而，用铅密封的容器长期盛水可以导致密切接触。偶然的接触不是终止妊娠的征兆。然而，所有的（职业、环保、家居、医药、食品）铅的接触形式应尽可能避免。如果有已知的任何铅接触史，妇女正在计划妊娠或已经妊娠，作为最低限度，应当做血铅水平的检查。影响判断的一个因素是和铅的接触是偶然的还是长期的。如果孕妇在生活中长期接触铅，她的血铅含量即使在妊娠晚期也应监测。如果孕期或孕前发生过显著（持续）的接触，产妇血铅浓度必须确定。通过 K-X 射线荧光（K-XRF）测量骨铅含量可以提供铅的长期接触史（Miller，2006）。胫骨和髌骨铅含量可为慢性急性铅接触史提供线索。这种评估对于预测随着妊娠的继续是否大量的铅会从骨骼中转移和是否应予以考虑补充钙提供了帮助。

## 汞

### 毒理学

汞通过自然和人为途径进入环境（如燃煤和其他工业污染）。有两个主要类型的汞：无机汞（温度计使用金属汞，血压计和牙科用汞合金）和有机汞（如甲基汞、乙基汞、乙酸苯），有机汞可以由细菌从无机汞转化而来。甲基汞用作种子敷料抗真菌剂。甲基汞（MeHg）可在鱼类的脂肪组织蓄积。而微量甲基汞存在于多种鱼类中，大多数集中在食用类的大鱼上，如鲣鱼（金枪鱼）、剑鱼、鲨鱼，这些鱼可能含有超过 1mg/kg 的汞（EFSA，2012）。关于人类和动物的汞生殖毒理学有大量的文献研究（Clarkson，2006）。虽然有许多研究表明汞对胎儿是有用的，但关于胎盘是否能浓缩汞，却有相互矛盾的数据（Yoshida，2002；Barlow，1982）。孕妇急性吸入汞蒸气已导致母亲和新生儿血液样本中的汞含量相当（Lien，1983）。根据最近的一个 2000 年在欧洲人群中大量的研究审查，在成人中，血液总汞的平均浓度为 0.2～4.85μg/L（包括孕妇）；儿童为 0.12～0.94 μg/L；脐血为 0.86～13.9μg/L（EFSA，2012）。血液浓度似乎与鱼的食用量和补牙汞合金的数量有关。这些范围排除了法罗群岛的数据，在过去，由于鲸肉的消费，甲基汞浓度在成人和儿童中一直居高不下。

在孕前和产后，通过母亲食用受污染的鱼而接触大量的汞已被充分证明是水俣病，其主要特征是中枢神经系统的损害。在日本是食用受污染的鱼类接触有机汞，在伊拉克是通过由粮食制作的面粉或受污染的猪肉导致汞中毒。在日本，汞中毒事件中，自然流产率和死胎率（Itai，2004）均增加。

有关通过鱼类的消费接触低水平的甲基汞，产妇摄入正常至中度的鱼类后

☆☆☆☆

对胎儿生长和神经发育影响存在不一致的证据（EFSA，2012；Karagas，2012；Trasande，2006；Oken，2005；Myers，2003；Grandjean，1997）。大量的研究和评论表明从鱼类摄入低剂量甲基汞对神经发育影响评估的复杂性（EFSA，2012；Karagas，2012；Oken，2008）。他们强调了暴露时间、暴露评估的准确性、儿童接受评估的年龄、特定的神经行为结果、性别差异、不同的剂量-反应建模方法，特别是混杂因素的重要性，如鱼类中的有益成分（如 n-3 长链多不饱和脂肪酸）确定观测结果（Stokes-Rines，2011）。目前的共识是，孕妇应同时接受消费鱼类的利益和风险，且知道哪种鱼类含高甲基汞（参见，如，NHS，2011；FDA，2004，2009）。

关于硫柳汞（另见章节 2.7），它可代谢为甲基汞，对儿童的研究发现，没有证据表明儿童（直到 10 岁）接触硫柳汞有任何对神经或心理有害的结果（Thompson，2007；Heron，2004）。

低生育能力、自然流产、低出生体重或出生缺陷是否由金属汞引起，有相互矛盾的证据。大多数研究宣告职业中接触汞和妊娠的不良反应之间无关联（Hujoel，2005；Ratcliffe，1996；Rowland，1994；Matte，1993；Ericson，1989；Brodsky，1985；de Rosis，1985），但也有少数公布有一定的影响（Ratcliffe，1996；Rowland，1994）。

**建议**：妊娠时应避免职业性接触汞。但是，急性无意接触到无机／金属汞不是必须要终止妊娠的理由，作为一项规则，要求不必须做额外的产前诊断测试。

临床资料和研究的实验结果表明潜在致畸的风险与牙齿吸入汞蒸气相关，此结果不应限制孕妇使用汞合金。如果需要，孕妇可以使用银汞合金补齐牙齿。然而，如果可以，优选替代材料。汞合金牙齿填充绝不能成为用螯合剂排毒的理由。

母亲在妊娠期间食用海产品接触有机汞可能会影响孩子的智力发育。因含较高水平汞污染而出名的海鲜消费（鲨鱼、剑鱼、方头鱼、鲸脂、金枪鱼）应尽量避免。如果在孕前或孕期长期、显著地接触汞，那么应监测母体血汞水平。有几个国家有关部门已发布了关于孕妇对鱼类消费的意见。例如，美国 FDA 和 EPA 于 2004 年发表的意见。他们给可能妊娠的、已妊娠的女性和哺乳母亲（参见章节 4.18）三条建议，使她们能够在获得吃鱼益处的同时减少接触汞的有害影响。

1. 不要食用汞含量高的鱼类，如鲨鱼、剑鱼、鲭鱼或方头鱼。

2. 每周吃含汞更低的各种鱼或贝类不超过 12 盎司（1 盎司 =28.350g 平均 2 餐），如虾、罐装淡金枪鱼、鲑鱼、鳕鱼和鲶鱼。长鳍金枪鱼（白）比罐装淡金枪鱼含更高的汞。消耗长鳍金枪鱼每周不应超过 6 盎司（平均为 1 餐）。

☆ ☆ ☆ ☆

> 3. 查看关于家人和朋友在当地湖泊、河流和沿海地区捕鱼的安全警告。如果没有建议，每周吃 6 盎司（平均 1 餐）从当地水域捕捞的鱼，但在那一周不要吃任何其他的鱼。

## 2.23.9　危险废物填埋场和垃圾焚烧炉的危害

### 毒理学

危险废物填埋场可能是一个对健康的潜在危害。已经有一系列出版物评估危险化学品场址附近社区的生殖障碍和出生缺陷（Boyle，1997；Goldman，1997；Holmes，1997；Kimmel，1997；Savitz，1997；Scialli，1997；Wyrobek，1997）。这些研究调查了结构异常、遗传改变、诱变、死产及婴儿死亡、功能障碍和生长发育迟缓。对月经功能障碍、不孕不育、流产、妊娠并发症和哺乳的影响也进行了研究（Scialli，1997），还回顾了结合环境和遗传因素测量的先天性异常流行病学研究中涉及的问题（Shaw，1997；Kipen，1996）。由于众多的混杂因素，这些研究很难解释和进行。

一项欧洲的危险废物填埋场与居住在其 7km 以内患先天性畸形的风险关联性的多中心（21）对照病例研究（EUROHAZCON）表明，居住在危险废物填埋场 3km 范围内的儿童患先天性畸形的风险显著增加，而随着与危险废物填埋场距离的增加，儿童患先天性畸形的风险明显减小（Dolk，1998b）。

作者对生活在英国 9565 个危险废物填埋场 2km 范围内的人口的不良妊娠结局进行了调查（Elliott，2001）。超过 820 万名活产儿中有近 125 000 名先天性畸形儿（包括终止妊娠）和 4 万多个死胎。研究得出结论，生活在危险废物填埋场附近的人群中存在少量的先天性异常和低出生体重现象，而且出生体重非常低，没有合适的因果机制来解释这些发现。其他解释包括（除了其他事物之外）人工数据和残余混杂。因此没有初步的预防和干预措施作参考。在同一组中的两项进一步的研究中，居住在苏格兰 61 个特殊废弃物填埋场 2km 范围内的人口出生结果显示，从统计学上来讲没有显著增加先天性畸形、特定畸形、死胎或低出生体重等所有情况的风险（Morris，2003），生活在英格兰和威尔士 6289 个危险废物填埋场 2km 范围内与生下的孩子患有唐氏综合征的风险之间没有关联（Jarup，2007）。

Vrijheid（2002）丰富了关于生活在危险废物填埋场可能存在风险的争论，他提出染色体异常的风险增高，与孩子的母亲居住在欧洲 23 个危险废物填埋场附近 0 ～ 3km 的 245 个染色体异常案例中的染色体异常与发现的非染色体异常的风险相似。对居住在城市垃圾焚烧炉附近妇女的妊娠结局也进行了研究，重点是接触二噁英的妇女（另见章节 2.23.5），尽管焚烧炉的排放物可能包括其

☆ ☆ ☆ ☆

他有害物质。Vinceti（2008，2009）报道称，对于居住在城市固体垃圾焚烧炉附近接触二噁英的妇女，其流产或胎儿先天性缺陷的关联性没有增加。Cordier（2010）报道称，居住在 21 个垃圾焚烧炉附近接触了二噁英的妇女与新生儿发生尿路缺陷的风险显著增加。

> **建议**：没有研究显示危险废物填埋场或城市垃圾焚化炉的排放与妊娠不良结局有决定性关系或因果关系。因此，除了这条明确的建议：住宅不应该建立在危险废物填埋场附近，不能提出别的建议。

### 2.23.10　与核工业相关的辐射

#### 不利影响

资料中与核工业有关的电离辐射来自核事故和职业接触。虽然背景中的电离辐射是一种已知的诱变剂，但很少有研究它对人类的跨代影响。关于妊娠并且过多接触电离辐射环境与旅行乘坐航班或接触室内氡气（如建在岩石 / 泥土散发氡气的房子）的相关性，没有任何可利用的资料。

#### 核事故

乌克兰的切尔诺贝利是发生过最严重的核电站事故之一的地方（发生于 1986 年）。大量放射性物质释放到大气中，其中大部分传播到苏联、西欧和北欧。事故产生的放射性物质从天空中传播后进入食物链，特别是在降雨量多的地区。事故发生后，切尔诺贝利附近地区的人被疏散离开，不允许再返回。

事故发生 25 年后，在事故发生时还是儿童或青少年的人已被证实患甲状腺癌的风险明显增加（Cardis，2011），现在，这被认为是生活在事故地区人们的主要不良健康结局。据报道，在事故发生时或事故发生 2 个月后，经母体接触的胎儿患甲状腺癌的风险可能增加（Hatch，2009）。没有迹象表明产前接触会增加其他类型癌症的发生率。

很少有关于这次事故对先天畸形率可能产生的影响的研究。一项研究表明，乌克兰的一个地区有很高的畸形率，这是由于在事故发生后长期受到低剂量的辐射（Wertelecki，2010）。有限的证据表明，切尔诺贝利事故后辐射沉降增加，1987 ～ 1988 年，几个北欧国家的唐氏综合征也有所增加（Sperling，2012）。

2011 年 3 月，地震和海啸之后，日本福岛的 3 个核反应堆发生了熔毁。这是继切尔诺贝利事故来最严重的核灾难。据报道，到目前为止从该地区撤离或居住在撤离区周围的人口没有受到辐射对健康造成的不利影响，但是儿童患甲状腺癌的可能性令人关切，因此当地的人口受到密切监测（Unscear，2013）。

#### 英国核设施

一项关于英国坎布里亚塞拉菲尔德核后处理厂的研究被认为是西欧和北美

☆ ☆ ☆ ☆

辐射接触最多的男性劳动力的研究，调查了死胎风险与父亲接触电离辐射是否存在关联 (Parker, 1999)。研究分析了 1950 ~ 1989 年坎布里亚所有单胎活胎 (248 097 人) 和死胎 (3715 人) 的出生登记文件数据，在这个群体中，确定了在塞拉菲尔德工作的男性放射人员伴侣的 9078 例活产和 130 例死产。在婴儿死产的风险与受精前父亲完全暴露于外部电离辐射之间发现了显著的正相关关系。其中先天性畸形死胎的风险较高 (9 例有神经管缺陷的死胎)。相比之下，另一项相似的来自英国各地的核工业暴露的劳动力研究中 (英国原子能管理局、原子武器机构、英国核燃料)，核工业职工的胎儿死亡及先天性畸形没有表现出增加 (Doyle, 2000)。这项研究总共分析了关于男性工人的 23 676 例单胎妊娠和女工的 3585 例妊娠。在女职工的妊娠中，如果母亲在孕前被监控，前 13 周的早期流产风险较高，但这一发现并没有得到证实，而是基于少数病例，其中 29 例中有 13 例受到了感染。任何重大畸形或特定群体的畸形与母体监测无关联，而是与在孕期接受的剂量或在受孕前接受的剂量有关。没有任何证据表明在核工业工作的男性接触低水平的电离辐射与不良生殖结局的风险增加有关。产妇孕前监测的胎儿死亡风险增加的调查结果依然模棱两可，并需要继续调查 (Doyle, 2000)。在第二项研究中，不支持接触低级别电离辐射的男性与原发性不孕之间的有关假说 (Doyle, 2001)。

第一项研究评论指出，2% 的男性辐射工作者和 15% 的女性辐射工作者报告的结果是胎儿死亡。但是，女性工人的平均年龄在调查时比男性工人年轻 10 岁。此外，女工报告妊娠的时间比男工报告的更晚。这两个因素都导致女性工作者的预期胎儿死亡率比男性工作者低得多，尤其是像死产这样的晚期事件 (Parker, 2001)。

> **建议**：没有明确的证据表明在核工业工作对生育或妊娠结局有不利影响。核事故对健康的主要影响是对甲状腺的影响，儿童和青少年特别容易患甲状腺癌，这说明了在这类事故发生后立即碘化钾预防的重要性。从辐射科委的数据看，如果一个新的核事故发生，使民众暴露在低水平辐射下，联合国研究小组评估切尔诺贝利和福岛事故发生后所采取的措施和决定可能有助于做出正确的决策，如包括限制分布于暴露区域的食物摄入量。

### 2.23.11 手机 / 移动电话

#### 不利影响

移动电话是通过电话天线发射和接收射频 (RF) 辐射在 900 ~ 1800MHz 微波范围的低功率无线电设备 (Maier, 2000)。模拟系统已被数字模型取代。

人们表达了对微波辐射可能会诱发或促进癌症的担忧，如睡眠障碍、记忆力衰退的问题，以及头痛、恶心、头晕。也有报道称，血脑屏障的渗透性、血压、脑电图活动有改变。这些发现的有效性和潜在的作用机制存在不确定性。一系列关于出生前后接触手机的影响的研究已经发表，使用的是丹麦国家出生队列，该队列在 1996 ~ 2002 年招募了孕妇（Divan，2008，2011，2012），评估是基于母亲填写的问卷。在 6 个月和 18 个月时对儿童进行发育里程碑迟发性检查，发现只有不到 5% 的儿童存在认知/语言或运动迟发性，与产前使用手机没有显著的相关性或剂量-反应关系。研究人员对 1.3 万名 7 岁的儿童进行了调查，发现在入学年龄出现情绪和多动症等行为困难的儿童与出生前接触手机有关。2 年后，同样对 28 000 多名 7 岁儿童进行了研究，并对可能的混淆因素进行了更严格的控制，结果证实了行为问题与使用手机之间的联系。行为问题的最高优势比为 1.5（95% CI，1.4 ~ 1.7），这是指那些在产前和产后都接触过手机的儿童，与那些从未接触过手机的儿童相比。作者认为这种联系可能是由于不加控制的混淆。

另一方面，荷兰的一项出生队列研究调查了教师和母亲报告的 5 岁儿童行为问题与母亲在孕期使用手机和无线电话之间的关系（Guxens，2013）。总共对 2618 个儿童进行了研究，使用手机和无线电话与行为问题之间并无显著或剂量关联。

> **建议**：现有数据中有一些证据表明，在孕期使用手机的妇女的孩子可能有更高的行为问题风险，因此应建议妇女在孕期尽可能限制使用手机。

### 2.23.12　电磁辐射的其他来源

**不利影响**

接近电流涉及暴露于微弱的电磁场（EMF）。极低频磁场是由大量的家庭和办公室电器产生的（Breysse，1994）。磁共振成像的电磁场在其他地方讨论（见章节 2.20）。

无论是在家庭还是工厂，其中曝光率最高的来源是缝纫机（Sobel，1994）。存在儿童时期诊断为急性淋巴细胞白血病和产妇孕期在家工作之间的微弱关联的报告（Infante-Rivard，1995）。大多数孕妇使用过电动缝纫机，从而使胎儿暴露于磁场中。儿童在家中接触缝纫机或其他因素也被提及。

在对 372 对已婚夫妇的调查中发现，1953 ~ 1979 年在瑞典两家电力公司之一工作的男性，先天畸形的发生率有所增加，但没有异常的模式（Nordstrom，1983）。这些异常的机制是否通过父亲接触而传导还不清楚。然而，这一发现不能用混淆或报告偏差来解释（Coleman，1988）。

☆　☆　☆　☆

据报道，使用电热毯、加热水床的用户季节性自然流产率会增加（Wertheimer，1986）。作者的结论是这些可能涉及热效应或电磁场效应。同样的作者在接触天花板加热线圈后也报道了类似的结果（Wertheimer，1989）。在孕期和孕早期使用电热毯也会导致妊娠终止的风险增加（Belanger，1998）。然而，Lee（2000）没有发现使用电热毯和自然流产之间的联系。一个关于有生育能力低下史的孕妇的简要报告显示电热毯的使用和先天性尿路畸形之间有关联（Li，1995）。然而，在纽约进行的一项流行病学研究（Jansson，1993；Dlugosz，1992）的结果既没有证实与电动床加热有关的先天性畸形或胎儿死亡的风险增加，也没有证实与神经管缺陷或造口裂伤有关（Shaw，1999）。同样的，一项包括 2967 个孕妇的全面前瞻性研究，其中包括一些使用个人显示器设备来测量暴露在电磁场的孕妇，并没有发现使用电加热床与出生体重、胎儿发育迟缓有显著生物学危险增加的关联（Bracken，1995）。总体而言，多数的证据表示正常曝光条件下，电磁场对孕妇不易引起不良影响（Brent，1999）。

有人担心住在靠近高压电力线的区域可能对胎儿发育产生影响。然而，在法国和挪威的研究结果中并没有确定儿童的父母住在距高压电力线不到 500m 有过多的先天性畸形（Blaasaas，2004；Robert，1993，1996，1999）。它强调磁力会随着距离迅速下降，而且很少有人住在电线的正下方。因此，儿童在子宫内暴露于电磁场水平与未暴露于电磁场水平的儿童相比，大多数指标相差不大。在随后的一项研究中，在高压电力线 100m 或 50m 范围内的住宅并没有发现明显的相关性（Robert，1996）。同样，在一项伊朗的研究中，发现居住在高压电力塔和电缆附近对妊娠时间、出生体重、身长、头围、性别或先天性畸形没有影响（Mahram，2013）。在意大利的一项研究中没有发现电磁场与先天性畸形的联系（Malagoli，2012）。对于那些生活在加拿大魁北克输电线路 25m 内的人来说，已经有报道称死胎的风险可能增加，但与电源线的距离远些就没有关系，并与早产、低出生体重或小于胎龄儿无关联（Auger，2011，2012）。

> **建议**：大多数证据表明，在正常暴露条件下，电磁场不太可能对妇女的妊娠产生不利影响，因此这种暴露不需要任何额外的产前诊断来干预。

## 2.23.13　电击和雷击

### 不利影响

Goldman 已经写了有关孕期遇电击的论文（2003）。有关于 15 名妊娠妇女的公布数据，她们的胎儿在孕 12～40 周时受到电击（Mehl，1992；Leiberman，1986；Peppier，1974）。只有一个母亲被泰瑟枪击中（电武器），失去了知觉，受了伤并有烧伤（Mehl，1992）。胎儿死亡发生在 11 例（73%）妊娠中，

☆ ☆ ☆ ☆

可能是由胎儿心脏收缩的改变导致心搏骤停。不良结局也可能是由于子宫胎盘的病变。两个幸存胎儿羊水过少，临床迹象也与心脏功能受损一致（Leiberman，1986）。在意外触电的情况下，对胎儿最常见的不利影响是胎动立刻停止。这些病例可能存在报告偏差，因为只有那些出现最严重不良后果的病例才更有可能被报告。然而，这些报告确实表明，即使是明显无害的母体电击也可能导致胎儿死亡。

在 1997 年，一个关于孕期受电击的 31 名妇女与对照组的小病例对照研究结果发表（Einarson，1997）。在这些女性中，有 26 人接触过 110V 电压，2 人接触过 220V 电压，2 人接触过高压（来自通电的栅栏），1 人接触过 12V 电压（来自电话线）。暴露组 28 例正常，1 例室间隔缺损，2 例流产。在未暴露的对照组中，有 30 名正常婴儿和 1 例流产。作者报道，与此前公布的病例报告对比，在这项研究中的 31 名妇女中可能只有 3 条电流的通路通过了子宫。据报道，目前对胎儿的不良影响更有可能是发生在从手到脚，或有电烧痕提示的路线中。

共发现 11 例孕妇雷击病例报告（Flannery，1982；Chan，1979；Guha-Ray，1979；Weinstein，1979；Rees，1965）。有广泛的产妇症状报告称，从意识未丧失到短暂的意识丧失，还有在妊娠 6 个月时因电损伤导致母体心血管衰竭和子宫破裂的孕妇中，暴露的胎儿中有 5 例（45%）死亡。

> **建议**：任何可能使孕妇遭受电击危险的工作都必须避免在孕期进行。如果发生了电击，应立即评估胎儿的状态。

# 第3章

## 关于药物治疗和哺乳期药物风险的一般评论

### 3.1 母乳喂养的优点与孕妇用药的风险

如果不了解母乳喂养孩子的好处，就不能讨论产妇药物的风险。母乳喂养的优点已经被笼统确认了数十年。然而，经过几个月甚至几年的母乳喂养婴儿的新信息和证据为基础的研究，发现母乳喂养可在其过程中提供许多额外的好处。

营养优势可以被简单地认为"种属特异性"（表3-1）。人类婴儿的营养需求通过人乳的营养成分得到满足。与那些传统喂养方式的婴儿相比，这方面最引人注目的证据由大脑发育、视力、听觉敏锐度的比较性优势，以及母乳喂养婴儿的发育实验分数证明。这些数据由关于早产儿和足月婴儿的多个研究证实。随着理想营养素，如大脑的能量，$\omega$-3脂肪酸，乳清蛋白，以及高含量的乳糖，包括微量营养素，以有助营养素的消化吸收的酶和配体存在。

表 3-1 人乳和牛奶的成分

| | 牛奶 | 初乳（人） | 成熟乳（人） |
|---|---|---|---|
| 总蛋白（g/L） | 33 | 23 | 11 |
| 酪蛋白（g/L） | 25 | 12 | 3.7 |
| 乳清蛋白（g/L） | 2.4 | - | 3.6 |
| 乳球蛋白（g/L） | 1.7 | 35 | - |
| 分泌型 IgA（g/L） | 0.03 | 6 | 1 |
| 乳糖（g/L） | 47 | 57 | 71 |
| 脂肪（g/L） | 38 | 30 | 45 |
| 多不饱和脂肪酸（%） | 20 | 70 | 80 |
| 热量（kcal/L） | 701 | 671 | 747 |

其他证据充分证明人乳的优点在于其感染 - 保护的品质，保护母乳喂养的

☆☆☆☆

婴儿免受呼吸道感染、中耳炎、胃肠道感染，甚至尿路和脑膜的感染及坏死性小肠结肠炎（NEC）（Hanson，2004）。免疫学特性的研究已经表明，纯母乳喂养至少 4 个月的婴儿儿童期糖尿病、克罗恩病、乳糜泻及癌症的发病风险降低，特别是白血病。数百篇文章的人乳保护过敏测试表现出母乳喂养潜在过敏儿童的明显优势（Eidelman，2012）。

母乳喂养对母亲自己也有许多好处。该过程有利于产后迅速恢复，以减少血液损失，使子宫迅速恢复到孕前状态。而且母乳喂养可以防止产后抑郁症（Ip，2009），减少养育母亲肥胖和骨质疏松症的长期风险。特定疾病的研究表明，母乳喂养的妇女乳腺癌和卵巢癌的患病风险降低（Lawrence，2010）。最后，母乳喂养的首要原因是母亲和婴儿之间的特殊关系是在婴儿吮吸乳房的过程中发展的。

对婴儿来说，判断产妇用药的风险收益比需要考虑所有的巨大优势并理解药物的具体风险。例如，如果孩子是在发展中国家出生，对于那些食用婴儿配方食物的婴儿来说，第一年因传染病死亡的风险是 50%，相比之下，母体用药的危险是不显著的。

WHO 和《因诺琴蒂宣言》明确声明了母乳喂养婴儿的重要性。2006 年《因诺琴蒂宣言》在颁布第 15 周年之际再次敦促在前 6 个月纯母乳喂养，随后添加固体食物继续母乳喂养直至 12 月龄，并且随母亲和孩子意愿延期。

母乳喂养率在 20 世纪 70 ～ 80 年代显著下降，现在因为许多组织努力积极扭转奶瓶喂养的趋势，其慢慢地在世界范围内增加。最大规模的方案是由爱婴医院倡议（BFHI），由联合国儿童基金会（UNICEF）开展的。爱婴医院行动已传遍大多数发展中国家，但在西方文化中仍被接受地很慢。爱婴医院倡议所有医院都应有母乳喂养政策，对所有工作人员都要进行母乳喂养介绍和管理的全面培训。除了对工作人员进行充分的培训，还要求所有婴儿在其生命的第一个小时都被抱在胸前。此外，还要求母乳喂养婴幼儿时不提供假人或奶嘴，而爱婴医院支付使用的任何婴儿食品，不接受免费样品，而且不给他们的患者分发免费样品。

鼓励母亲和婴儿在医院母乳喂养的同时，应为在家的母亲提供支持，如内科医师、儿科医师、护士、助产士和办公人员，以及合格的通过委员会认证的泌乳顾问。然而对于药物，正确的信息是必不可少的。许多母亲因必须吃药被告知要断乳。其实这只在很少情况下需要。向医师提供的信息往往是不正确的。说明书和医师案头参考几乎总是不推荐哺乳期吃药，不是因为有负面信息，而是因为制造商尚未提供任何研究或信息允许他们说这是安全的，这也可能导致依从性差。也就是说，妈妈们不听从医师的建议。在一个辅导中心进行的关于203 位哺乳期妇女处方抗生素和母乳喂养兼容的前瞻性研究中，15% 的妇女没有服用处方药，7% 停止了母乳喂养（Ito，1993b）。因此，应运用相关医学文献，充分告知哺乳的母亲，并确定药物在相关的数量是否会进入乳汁中或对孩子造成任何问题成为医师的责任。美国儿科学会药物委员会（Sachs，2013）发布了一项新的声明，认为"母乳喂养的好处大于通过母乳接触治疗药物的风险"。

## 3.2　药物进入母乳的通道

药物本身的特性是很重要的，要了解母亲的吸收、代谢、排泄药物的能力，以及婴儿吸收、解毒及排泄药物的能力。婴幼儿的年龄影响后者能力，并且在不知道婴儿年龄的情况下不能给其用药。

药物的显著特征包括给药途径、吸收率、半衰期或血清峰时间、离解常数和分布容积。药物的通路受其分子的大小、电离、基底的 pH（血浆为 7.4，牛奶为 6.8）、在水和脂质中的溶解度、蛋白结合的影响。化合物的分布可以遵循若干途径之一（图 3-1）。

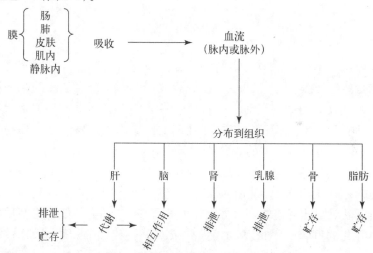

图 3-1　哺乳期的药物吸收分布途径

来源：Lawrence，2010. 见图 12-1，366 页

溶解度是重要的，因为肺泡和乳腺上皮细胞层为脂质屏障，在产生初乳的前几天是最可渗透的。在整个哺乳期，化合物在水和脂质中的溶解度是它传输的一个决定性因素（表 3-2）。

药物传递到人乳中的 5 种途径：①简单的扩散；②载体介导的扩散；③主动运输；④胞饮作用；⑤逆向胞饮。如果假设人体是一个单一的房室，血液在房室中分布均匀，药物的一个重要特征是分配容积（$V_d$）可用药物的总量除以药物在血浆 / 身体的浓度来计算。由此可以计算出人体内药物总量与血清中药物浓度的比值。由此，高容量分布的药物在任一剂量的情况下都不会直接进入

☆ ☆ ☆ ☆

乳汁中。相比之下，低容量分布的药物在大剂量用药时可通过血清进入母乳。

$$V_d = \frac{体内药物总量}{血清中药物浓度}$$

表 3-2　乳汁及血浆中药物浓度预测分布比

| 一般药物类型 | 母乳 / 血浆（M/P）浓度比 |
| --- | --- |
| 高脂溶性药物 | ～ 1 |
| 孕妇血清中高蛋白结合药物 | < 1 |
| 小分子水溶性药物 | ～ 1 |
| 弱酸 | = 1 |
| 弱碱 | = 1 |
| 主动运输药物 | > 1 |

来源：Lawrence，2010. 修正

## 3.3　婴儿的特点

除了药物、母体血清中药物剂量及乳汁中药量这几点限制因素之外，婴儿的特点也是非常重要的。婴儿对药物的吸收、代谢、排泄功能的强弱都取决于其年龄与成熟度。因此，相对 1 个月或 1 岁大的婴儿而言，出生 1 周的婴儿的母亲用药则更应引起重视。例如，哺乳期女性服用氨茶碱，这类药物虽很难被新生儿代谢，却可以被 1 岁的婴儿代谢且不在体内累积。

婴儿的胃肠道吸收功能取决于药物的生物利用度和胃内 pH 与酶的影响，并且食物的存在也会影响药物的吸收。显然，母乳中食物与药物并存，如果某一类药物可以对婴儿直接给药（如对乙酰氨基酚），那么孕妇也可使用。

初生婴儿的肝肾是不成熟的，因此依靠肝脏代谢的药物（如磺胺类药物）将抑制胆红素的代谢。在婴儿初生第一个月内，像阿司匹林这类药物会与胆红素竞争体内的白蛋白结合位点。然而，由于少量的药物可通过母乳传输，其临床实用性可能有待考查。就阿司匹林来说，通过母乳的是水杨酸，而不是乙酰水杨酸，因此它不会干扰婴儿体内的血小板。

婴儿早期的肾脏代谢是不成熟的，药物也依靠肾脏代谢，如咖啡因、茶碱或某些抗生素将会在婴儿初生早期及几个月的婴儿体内累积，但也会随着婴儿的代谢更为有效地被机体耐受。当这些药物对出生 1 周以内的婴儿直接给药时不要太频繁（每日 1 次代替每日 2 次）。

## 3.4 母乳血浆浓度比 (M/P)

大量药物的母乳血浆浓度比已被测算出来并被公布。母乳血浆比就是在测得乳汁中药物浓度的同时测算药物在母体血浆的浓度。这个比值是以假设两个浓度之间的关系保持不变为前提，但大多数情况下不可能保持不变。所以，在较长的一段时间内经常取血清和乳汁中的平均浓度来测算比值。这些平均浓度值在各自的浓度曲线范围内（曲线下面积，或简称 AUC），这个浓度曲线是根据报告中个别浓度的时间间隔构建的。较新的研究更倾向于后者的方法，因为它们建立的母乳血浆比的意义更具代表性。然而，在一定程度上，母乳血浆比的计算有相当大的差别，不仅在不同的研究和学科之间，而且在同一个母亲的情况下也是如此：初乳与几周后的乳汁浓度不同，第一次哺乳的乳汁与之后任一次哺乳时的乳汁也不同。因此，下节文章里引用的母乳血浆比应视为近似值。根据目前工作经验，研究者们提出的平均浓度值仅用于与其他药物做一个粗略的比较。

母乳血浆比对毒性反应的比较并不适用。如果母乳血浆比为 1，表示血浆和乳汁内药物浓度水平一致。然而，即使比值为 1，当血清浓度水平较低时乳汁中浓度水平也会低。母乳血浆比低表明母乳中无药物积累。在母体及血浆中药物浓度水平较高，而母乳血浆比低的情况下，母乳中也可达到标志性的药物浓度。从另一方面来讲，基于特殊药物的高容量分布，M/P 比值高的药物的相关剂量甚至是有毒剂量都不能假设，这些药物在母体血清中浓度非常有限。在这种情况下，即使 M/P 比值是 8，也只表明与母体血浆相比，乳汁中有相关药物的积累，意味着母乳中药物浓度有限，因此仅有有限的相对剂量（见下文）。

## 3.5 母乳中的药量和相对剂量

婴儿一天内通过乳汁消耗的药量可以通过母乳药物浓度 $(C_M)$ 与哺乳量 $(V_M)$ 的积来简单地计算。

每天产乳量在 $500 \sim 900ml$，这个量约在产后 4d 可达到。为了更好地比较不同的药物，采用婴儿平均每天每千克体重摄入量来作为计算的基础量，可以推测出一个婴儿每天可以摄入 150ml/kg[0.15L/（kg·d）]。

举个例子，如果一种药物在乳汁中浓度为 $50\,\mu g/L$，那么母乳喂养的婴儿所吸收的药量为

$$50\,\mu g/L \times 0.15L/(kg \cdot d) = 7.5\,\mu g/(kg \cdot d)$$

有时这也能了解一个孩子每餐摄入多少药量。对于半衰期短的药物，在单一剂量的情况下，这种计算方法可以使用。假设一天哺乳 5 次，每次孩子可以

☆ ☆ ☆ ☆

吮入 150/5=30ml/kg（0.03L/kg）。摄入的药量可以根据类似于上述公式来计算（Bennett，1996）。

$$\frac{50\,\mu g/L \times 0.15L/(kg \cdot d)}{5} = 1.5\,\mu g/kg（每次哺乳）$$

在第一个月里，婴儿每天至少需要哺乳 6 ～ 8 次。

相对剂量就是每千克母体剂量与宝宝每千克体重从乳汁中吸取的量的比值，即母体体重相关剂量的百分比。

$$相关剂量（\%）= \frac{乳汁中吸收的剂量}{母体剂量/kg} \times 100$$

利用以上例子，可以假设每天药物的母体（60kg）剂量是 150mg（150 000 μg），就可以计算出婴儿吸收量为 7.5 μg/kg，所以，相对剂量为

$$相对剂量 = \frac{7.5\,\mu g/(kg \cdot d)}{150\,000\,\mu g/d/60} \times 100 = 0.3\%$$

与 M/P 比值相比，"相对剂量"考虑了药物的分布容积，所以更适合用于评估孩子通过母乳喂养所暴露的风险（表 3-3）。

# 3.6　母乳中的药物毒性

大多数药物通过乳腺到达孩子体内的剂量有限，每千克体重吸收的剂量不到治疗剂量的 3%，因此毒性反应是不太可能发生的。然而，也应考虑到某些影响：首先，药物的代谢产物也有可能有药理作用。其次，特别是对于较小的或早产的新生儿来说，半衰期长的药物可以在体内积累。在这种情况下，相对剂量为 3% 的药物可能造成婴儿的药物血清浓度远远超过母体治疗性药物血清浓度的 3%。

母亲服药期间，当婴儿的喂养习惯改变，并不一定意味着已经存在毒性反应。就像母亲的饮食一样，药物可以改变乳汁的感官品质，进而导致"进食问题"。

大多数药物在母乳中所达到的浓度对婴儿来说远远低于治疗性水平。只有极少数能达到有毒剂量的程度。然而，由于在婴儿期药物的半衰期延长，长期服用低相对剂量的药物也可能累积并引起相应的症状。为此，用药时，对于重复给药的药物必须比单剂量给药的药物更认真地考虑。

一组研究纳入 838 名哺乳期接受药物治疗的母亲，其中约 11% 母亲的宝宝出现了可能由药物引起的相关症状。无论如何，这些都未涉及需要治疗性干预的严重症状。

通过观察母体情况，得出以下结论（Ito，1993a）。

（1）抗生素可使粪便减少。

☆ ☆ ☆ ☆

表 3-3 M/P 比值与相对药物剂量的比较

| 药　物 | M/P 比值 | 相对剂量（%） |
| --- | --- | --- |
| 阿替洛尔 | 3 | 8 ～ 19 |
| 氯噻酮 | 0.06 | 15.5 |
| 卡托普利 | 0.03 | 0.014 |
| 索他洛尔 | 4 | 42 |
| 碘剂 | 15 ～ 65 | 49 |
| 喷托维林 | 10 | 1.4 |
| 丙硫氧嘧啶 | 0.1 | 1.5 |
| 卡比马唑 | 1 | 27 |
| 丙戊酸 | 0.05 | 7 |
| 锂剂 | 1 | 80 |

（2）镇痛药、麻醉药、镇静药、抗抑郁药、抗癫痫药可产生镇静效果。

（3）抗组胺药物：可致过敏。

与 2 个月以上的甚至是每天仅哺乳 1 ～ 2 次的更大点的宝宝相比，对出生不久的婴儿更需要考虑药物的毒副反应。新生儿尤其是早产儿更有风险性，因为婴儿的清除能力和屏障功能（血脑屏障）均未发育完全（Hale，2003）。尤其是在长期治疗的情况下，必须密切观察婴儿的症状。

在观察了哺乳婴儿中毒症状的全部出版报道中，Anderson 对 100 个合格的案例处方做了评价。他把母亲接触的外界环境与婴儿的症状相关性界定为 53 个有可能，47 个极有可能。100 个案例中 3 名婴儿死亡，他们的母亲全部接触过精神药品，且有滥用药物的隐患。63 名婴儿小于 1 月龄，78 名婴儿小于 2 月龄，只有 4 名婴儿大于 6 月龄。

在一些案例中，药物对阻断哺乳有用。如果母亲坚持在每天哺乳之后的傍晚服药，这个方法更容易施行。该方法避过了血药浓度高峰而使药物达不到促使母体泌乳的浓度。通过不断喷出乳汁来断乳没有意义，因为母体的存储量非常大。有学者证实对乙酰氨基酚（醋氨酚）在频繁喷乳反射后有更高的药物浓度（Notarianni，1987）。

人们过于高估乳汁中药物对新生儿进行性黄疸的影响。举例来说，胆红素测定不能反映未结合胆红素的含量。最小的药量和已有的控制措施和光疗可使这一风险降低。在另一个健康的新生儿案例中，由于母亲乳汁内的药物浓度甚至新陈代谢紊乱引起的葡萄糖 -6- 磷酸脱氢酶缺乏症而导致的胆红素脑病风险降低，即使父母有溶血倾向。

关于婴儿通过乳汁受到药物长期影响这一问题，很少有记录，但是这在理论上是有可能的，如抗生素特异性致敏及不同药品的持续过敏反应。这些精神药物可能不利于婴儿后期的行为智力发展。潜在的致癌物质可能增加之后致癌

☆☆☆☆

的风险。然而目前并没有对乳汁中药物造成的伤害的明确质疑。但目前很少有长期的关于副作用的研究。

在哺乳期接触以下药物是有问题的，需要医师依患者个人实际情况做决定。

(1) 抗肿瘤药物；

(2) 放射性核素；

(3) 一些精神药物或抗癫痫药的结合治疗；

(4) 含碘造影剂、含碘祛痰药及广泛的含碘消毒剂；

(5) 阿片类活性肽用量超过单剂量时最多使用 2 天。

当个案中这种方案不可避免，那么我们要考虑是否要暂时或永久地停止哺乳，具体细节请查阅相关章节。

关于产后妇女疼痛缓解的规定已经受到质疑，可待因是目前较流行且较为安全的选择，然而有些女性将可待因代谢成吗啡的代谢速度快，有些女性的代谢速度慢（Etwel，2014）。遗传药理学可以鉴定代谢问题。可待因是通过高度多形性细胞色素酶 P450 转化为吗啡的前体药物。高代谢的个体吗啡和葡萄糖苷酸的血浆浓度比正常人高 50%。低代谢者通常不吸收可待因。在哺乳期，可待因的安全使用取决于母亲如何权衡用药。威胁生命的中枢神经系统抑郁可发生在哺乳期的婴儿。Koren 在 2006 年报道的一项案例中证实，当母亲出院后仍继续服用可待因，对婴儿会有致命的影响。新生儿在 2 ～ 6 月龄时对吗啡代谢十分缓慢。

对母亲的可待因使用建议在 4d 内，并且应该强制对哺乳期新生儿的 CNS 抑郁的体征密切监测（Kelly，2013）。同样的代谢案例也存在于对吗啡的高代谢患者中（Etwel，2014）。

## 3.7 影响哺乳的药物

有抗多巴胺作用的药物可以增加催乳素分泌，刺激乳汁合成，如吩噻嗪、氟哌啶醇及其他神经松弛药（如舒必利、利螺环酮，抗高血压的 α- 甲基多巴），以及用来刺激肠蠕动的多潘立酮和甲氧氯普胺。交感神经阻滞药利血平也有类似的作用，生长激素和促甲状腺激素释放激素同样可以使乳汁生成增加。多潘立酮（美国买不到）通过血脑屏障的能力差，因此会有潜在锥体外系症状出现的风险。它的分子量是 426，血浆蛋白结合率为 90%，口服生物利用率低，纯母乳儿童相对吸收量只有 0.4%（参见章节 4.3）。有学者也拿舒必利（一次服用 50mg，2 ～ 3 次 / 日）和氯丙嗪（一次服用 10mg，3 次 / 日）做过实验（Hallbauer，1997）。锥体外系症状及疲倦的出现使后两种药物的使用受到质疑。除此之外，已有多次报道证实，对母亲的个人心理、技术支持与催乳素激动药物在解决哺乳甚至在哺乳问题上一样成功（Seema，1997）。

　　后叶催产素可刺激喷乳反射，因为它也可以促进子宫恢复，所以是治疗子宫充血所引起疼痛的常用药物。安非他明、利尿药、雌激素及麦角胺衍生物类的多巴胺激动药可以减少乳汁生成，如麦角环肽、卡麦角林、利舒脲、甲基麦角新碱、培高利特、喹高利特，以上这些都有抗催乳素作用。人们观察到各种前列腺素既可以促进又可以抑制乳汁生成，乙醇和阿片制剂由于减少了后叶催乳素而降低了泌乳喷射。

　　溴隐亭特别应用于断乳。然而，这可能引起的母体风险导致它在美国被谨慎使用和 FDA 的限制。美国 FDA 因为可能的心血管副作用而撤销了其用于断乳的处方。穿着宽松的衣服、哺乳后保持乳头干爽、排空乳房直到满意是更合适的。对乳腺炎患者而言，建议卧床、及时排空乳房、哺乳之后保持乳头干燥，一些案例中的抗生素疗法也同样适用。因为有充血风险所以不再推荐束胸，然而妈妈们常被告知穿戴紧身的胸罩。

　　因为有血栓栓塞风险，所以高剂量的雌激素不再应用于断乳。现在可以买到的口服避孕药中低雌激素限制了乳汁合成，不过当哺乳期完全无法建立的时候可以使用。含单纯孕激素的避孕药对乳汁合成没有影响。如果产后 2 周应用孕酮复合物，会抑制乳汁合成。

# 3.8　哺乳支持

　　哺乳期妇女、区域哺乳顾问及自助小组咨询的关于某些哺乳的问题，可向以下列出的组织中提出。

　　以下组织是可以查到具体地址的网络中心。开处方需要医学博士或从业护士的执照。

　　医药组织如下。

　　1. 母乳喂养医学会（Academy of Breastfeeding Medicine，ABM）（仅限医师）.www.bfmed.org/

　　2. 国际母乳和哺乳研究学会（International Society for Research in Human Milk and Lactation，ISRHML）（博士研究人员）. General Enquiries，Secretary/Treasurer，Dr. Michelle（Shelley）McGuire，smcguire@wsu.edu

　　哺乳协会如下。

　　1. 国际哺乳顾问审查委员会（International Board of Lactation Consultant Examiners，IBLCE）. http：//iblce.org/

　　2. 国际哺乳咨询机构（International Lactation Consultant Organization，ILCA）. www.ilca.org

　　3. La Leche League International（LLLI）. www.lalecheleague.org/

# 第 4 章

# 哺乳期的特殊药物治疗

## 4.1 镇痛药、消炎药和麻醉药

对乙酰氨基酚和布洛芬是治疗疼痛的首选药物，并且哺乳期不需禁药。不建议使用阿司匹林进行连续治疗，同时因为在哺乳期间使用的经验有限，应避免使用选择性 COX-2 抑制剂。哺乳期间不可使用肌松药。

如果对乙酰氨基酚和布洛芬效果不佳的话，可以用几天阿片类药物。然而，对婴儿的密切观察是至关重要的，由于阿片类药物在很多情况下对母乳喂养的婴儿产生的毒性作用已被报道。如果宝宝是早产儿或小于 1 个月则应特别注意，因为此时他们对阿片类药物的代谢和排泄并不发达，而且药物的累积和毒性是可能存在的。

全身麻醉及局部麻醉时都应中断哺乳。

### 4.1.1 对乙酰氨基酚（扑热息痛）

在母体的血浆及乳汁中，对乙酰氨基酚的半衰期是 2.6h，并且母乳血浆比接近于 1 （Bitzén，1981；Berlin，1980）。对 12 位哺乳的母亲一次性给予 650mg 对乙酰氨基酚，用药 1～2h 后的记录显示母乳的最大浓度是 10～15mg/L。（孕期及哺乳期用药 http：//dx.doi.org/10.1016/B978-0-12-408078-2.00026-3 Copyright © 2015 Elsevier B.V. All rights reserved.）一个完全母乳喂养的婴儿的最大风险量是 0.45mg/kg，这相当于婴儿体重相关治疗剂量的 4%（Berlin，1980）。另一项包括 3 个哺乳母亲的研究显示，单剂量 500mg 对乙酰氨基酚给药后，乳汁中测得的最大浓度为 4.39mg/L，并且作者估测婴儿接触的药量不到母体剂量的 0.1%。关于婴儿接受母乳喂养时出现的不利影响的报告如下：以母体使用剂量为 1g 的对乙酰氨基酚后出现重复性斑丘疹为例，说明其中的因果关联（Matheson，1985）。母乳中的药物浓度是比较低的，而婴儿的摄入剂量每餐仅为 1mg。此外，一项研究中纳入了 43 名婴儿的母亲，使用对乙酰氨基酚进行治疗，之后的随访中发现任何一个婴儿都未产生不良反应（Ito，1993）。虽然

☆　☆　☆　☆

新生儿代谢药物的功能发育尚不完全，但理论上母乳喂养的婴儿体内可能会有对乙酰氨基酚的累积，目前还未有报道。对乙酰氨基酚用来治疗新生儿的疼痛和发热，甚至早产儿也可以给药（van Lingen，1999）。

## 4.1.2　阿司匹林

乳汁中仅有少量的阿司匹林分泌，ASA 的母乳血浆比不到 0.1。在 2 ～ 6h 后的剂量可达到母乳中的峰值，但可能会延迟很久（Bailey，1982；Jamali，1981）。在一项研究中，测得 5 个哺乳母亲母乳中的水杨酸浓度最高值分别如下：单剂量 500mg 给药时为 7.8mg/L、单剂量 1000mg 给药时为 21mg/L、单剂量 1500mg 给药时为 48mg/L。

一个病例报告描述了一个出生 16 天的婴儿患有呼吸急促、代谢性酸中毒和心动过速，其体内水杨酸的血清浓度为 240mg/L。这个孩子的母亲每天服用 3.9g 阿司匹林，她的孩子在 36 孕周时早产。由于孩子体内药物浓度出人意料的高，作者也开始考虑孩子可能被动地吸收了阿司匹林（Clark，1981）。另一个病例报告描述了一个女性在妊娠期间和产后每天服用 2.4g 阿司匹林用于治疗风湿性疾病。孩子 2 个月时接受部分母乳喂养，测得婴儿血清中水杨酸浓度接近产妇体内药物浓度的 30%（分别为 0.47mmol/L、1.63mmol/L），但孩子并未出现任何症状。作者得出的结论是，新生儿不成熟的肝脏代谢和肾脏排泄能力可能更倾向于高血清药物浓度(Unsworth,1987)。在一个以孕产妇访谈为基础的研究中，有 15 位母亲哺乳期时曾服用过阿司匹林，之后没有婴儿被报道出现任何症状。然而，也没有数据记录过这些母亲的治疗剂量及治疗时间（Ito，1993）。根据服药者情况可发现，阿司匹林镇痛剂量（＞ 500mg/d）与血小板功能障碍的风险有关系，也可能与儿童患瑞氏综合征有关。哺乳期间应避免反复使用镇痛剂。如果母亲仅使用低剂量治疗（100 ～ 300mg/d）或偶尔使用镇痛药，那么在母乳喂养的婴儿身上将不会出现副作用。

> **建议**：母乳喂养期间，布洛芬和对乙酰氨基酚是首选镇痛药 / 消炎药。允许偶尔使用阿司匹林，但应避免重复使用镇痛剂量。对于哺乳期女性来说，低剂量阿司匹林（50 ～ 300mg/d）是安全的。

## 4.1.3　吡唑啉酮和保泰松衍生物

关于哺乳期间药物的使用，从这一组记录得出的经验很少。

安乃近（诺瓦经）可经由乳汁分泌，包括其 4 种主要代谢产物，且 M/P 比值接近 1（Zylber-Katz，1986）。已研究了 8 名哺乳期女性在单剂量口服 1.0g 的

☆ ☆ ☆ ☆

安乃近之后的母乳与血浆水平，其中 2 名女性的浓度 - 时间曲线表明所有代谢物在 2 ~ 18h 后达到峰值，并且 48h 之后所有的乳汁样品中都无法检测出任意一种代谢物（Zylber-Katz，1986）。一个病例报告中提到，一位哺乳母亲服用了 3 次 500mg 的安乃近，导致孩子出现发绀。最后一次服药之后 24h 取母乳样本及孩子和母亲的血液样本，测得母乳中安乃近的浓度为 4.3μg/ml，母亲与孩子的血清药物浓度几乎相同（分别为 3.3μg/ml、3.2μg/ml）。由于存在潜在的血液系统方面的严重不良反应，安乃近不再是可供选择的安全的方法，也不会被广泛应用。

　　保泰松的半衰期为 30 ~ 170h。关于其是否能通过母乳并没有详细信息可用，也没有任何有关不良反应的报道，并且美国儿科学术药物委员会认为在哺乳期也可以偶尔使用保泰松。然而，由于保泰松的半衰期较长，并且存在潜在的严重副作用，包括血液学的干扰和肝肾毒性，所以在母乳喂养期间不能使用。一个报告中写道，母亲分娩后服用异丙安替比林，同时她哺乳的婴儿患溶血性贫血，在溶血的急性期，可以在婴儿的血清中检测到异丙安替比林，并且在治疗停止后 8d 依旧可以在乳汁中检测到（Frei，1985）。与保泰松相似，异丙安替比林很大程度上取代了新的非甾体抗炎药，因为它更安全有效。

　　没有相关资料介绍泛普法宗是否能在哺乳期使用。泛普法宗代谢后转化成甲基苯丙胺与苯丙胺。所以哺乳期禁止使用泛普法宗更为安全。

> **建议**：母乳喂养期间，布洛芬和对乙酰氨基酚是首选镇痛药 / 消炎药。应该避免使用吡唑啉酮和保泰松衍生物。偶然摄入其他以上药物时并不需要对哺乳有任何限制，但药物需要相应的改变。

## 4.1.4　非甾体抗炎药

　　非甾体抗炎药是酸性的，脂溶性差，可与血浆蛋白高度结合（高达 99%），所以 M/P 比值很低。据美国儿科医学会（AAP）评估，布洛芬、萘普生、双氯芬酸、吲哚美辛、酮咯酸、吡罗昔康、甲芬那酸、氟芬那酸都可与哺乳同时进行。

　　布洛芬的半衰期为 2h。其转移到母乳中的量最少，也未有报告显示出现过相关不良反应。接着对 13 位哺乳期女性每天给予 800 ~ 1600mg 布洛芬，在母乳中也未检测出布洛芬。检测出的边界值分别为 0.5μg/ml、1μg/ml（Townsend，1984；Weibert，1983）。在进一步的报告中，一位哺乳期女性在做过牙科手术后，每 6 ~ 8h 服用 400mg 布洛芬，已被确认这个剂量对婴儿风险最小（Walter，1997）。布洛芬也被广泛应用于儿科。

　　萘普生的半衰期是 10 ~ 18h，比其他非甾体抗炎药半衰期长。在哺乳母亲长期接受萘普生治疗的研究中 [（250 ~ 375）mg × 2]，计算出最大相对婴儿剂量为 3.6%（Jamali，1983）。另一项基于孕产妇采访的研究包括 20 名在哺乳期使用萘普生的母亲（Ito，1993）。其中 2 名母亲的孩子出现症状（轻微嗜睡）。然而，没有治疗剂量和治疗时间的相关数据报告，根据以上结果也无法得出其中有因果联系的结论。

双氯芬酸的半衰期较短（1 ～ 2h）。目前没有原始数据证明双氯芬酸向乳汁转运。然而，由于药动学特征，通过母乳的剂量甚微，并且没有副作用。

吲哚美辛的半衰期为 4h。一项研究中，16 名母亲产后连续几天服用吲哚美辛，每天 75 ～ 300mg，之后发现有少量的药物转运到乳汁中（M/P 比值为 0.37）。检测其中 7 个婴儿的血清浓度，只有一个婴儿的检测结果超过最大值，最高的体重相关剂量仅是婴儿剂量的 1%。虽然吲哚美辛在乳汁中的量极少，但其对肾功能的潜在副作用、在新生儿体内半衰期的延长，使得其在哺乳期间不再适合重复用药。

酮咯酸的半衰期为 3 ～ 9h，可以少量分泌到乳汁中。在每天 4 次每次 10mg 的剂量之后，乳汁浓度最大值为 7.9ng/ml，这相当于婴儿剂量的 0.2%。但 40% 的母亲乳汁中并未检测出酮咯酸。

吡罗昔康的半衰期相对较长，为 30 ～ 60h，可以少量分泌到乳汁中。在 4 个女性一天一次使用 20mg 吡罗昔康治疗关节炎后，分析 4 个女性的乳汁和血浆样本（Østensen，1988）。在稳定状态下，计算婴儿相对剂量的平均值是 3.5%，体重相关剂量最大值为 6.3%（Østensen，1988）。其中任一位婴儿的尿液样本都没有任何吡罗昔康或其代谢物的痕迹。吡罗昔康经未受损的皮肤吸收较差。

氟芬那酸和甲芬那酸的半衰期都较短，为 2 ～ 3h。乳汁和婴儿血清中均可以检测出微量药物，在两项研究包括 10 对母婴，但是使用了不敏感方法进行分析（Buchanan，1968，1969）。

依托芬那酯与哺乳的关系尚不明确，但通过未受损皮肤系统地吸收量是 20%。

氟比洛芬半衰期是 3h。在一个研究中，12 名女性每天摄入 100 ～ 200mg 氟比洛芬，其中只有 2 名女性的 3 份乳汁样本包含可检测的药物浓度，最高值为 0.08mg/ml。这对应于最大婴儿暴露量 0.012mg/（kg·d）或每千克母体剂量的 0.5%。没有检测到相关的毒性（Smith，1989；Cox，1987）。

酮洛芬半衰期较短，为 1.5 ～ 2.5h。一项研究显示，对 18 名母亲进行酮洛芬与纳布啡联合给药时，乳汁中酮洛芬的浓度水平较低。其中计算出酮洛芬的相关婴儿剂量为 0.31%。替诺西康的半衰期很长，为 42 ～ 100h，与其他非甾体抗炎药相比没有明显的优势。关于其在母乳喂养期间是否可用尚不明确。

给予 3 位母亲单剂量 300mg 噻洛芬的一项研究只是作为一个抽象的例子。转移到乳汁的极少并且相对婴儿量估算为 1.7%（Jones，1986）。在本报道的基础上，对于噻洛芬的安全使用无法得出进一步的结论。

☆ ☆ ☆ ☆

哺乳期间对于阿西美辛、右酮洛芬、氯诺昔康、美洛昔康、萘丁美酮、丙谷美辛等药物的使用并无经验可循。

> **建议**：在哺乳期间，非甾体抗炎药中的布洛芬是首选药物。双氯芬酸、吲哚美辛和酮洛芬既可进行系统治疗，也可用于短期治疗。应避免反复使用吡罗昔康和萘普生，因为它们有相对较长的半衰期，但单剂量用药是可以的。以上提到的其他非甾体抗炎药在单剂量用药时不需要限制哺乳。局部用药并不妨碍哺乳。

### 4.1.5 选择性 COX-2 抑制剂

塞来昔布是脂溶性物质，因此可以很容易地进入母乳。然而，它与血浆蛋白的结合率高达 97%，同时它是高容量分布药物，这两个因素限制其转移到乳汁中。

一个病例报告描述了哺乳母亲服用塞来昔布 2d，每天 2 次，每次 100mg。在最后一次剂量之后 5h 开始乳汁采样。最高的乳汁浓度从第一个样本中测得（133ng/ml），这个浓度将致使婴儿暴露达到 $20 \mu g/$（kg·d）（Knoppert，2003）。在 2 位母亲使用单剂量 200mg 塞来昔布、3 位母亲连续几周使用每日 200mg 塞来昔布之后，进一步研究了乳汁浓度。研究期间，两个接受哺乳的孩子都没出现任何症状。转移到婴儿体内的平均剂量是极少的，仅相当于根据体重调整的母体日常剂量的 0.3%。在另一项研究中，给予 6 名女性 200mg 的单剂量塞来昔布。类似于其他研究，平均相对婴儿剂量比较低，仅为 0.23%（Gardiner，2006）。

一项关于罗非昔布可以转移到乳汁的研究已经发表。研究显示，6 位已断乳的女性单剂量使用 25mg 罗非昔布，母乳血浆比为 0.25，相关婴儿剂量的中间值为 2.1%（Gardiner，2005）。

一项包括 24 名女性在内的研究发现了剖宫产术后罗非昔布的镇痛作用。虽然与对照组比较，母乳喂养的成功没有什么差别，但哺乳女性的确切数量并未提供。虽然没有测定罗非昔布在乳汁中的浓度，但其对于母乳喂养的婴儿无不良影响（Carvalho，2006）。

帕瑞昔布是一种前体药物，可以迅速转化为有活性基团的伐地考昔。在 40 名母亲接受帕瑞昔布单剂量 40mg 静脉给药后，研究帕瑞昔布和伐地考昔分泌到乳汁的情况（Paech，2012）。乳汁中帕瑞昔布的中位浓度为 $0.75 \mu g/L$，伐地考昔的中位浓度为 $31 \mu g/L$。两种药物的结合中值相对婴儿的剂量为 0.63%（Paech，2012）。

其他选择性 COX-2 抑制剂是否可以哺乳期用药尚不明确。

☆☆☆☆

> **建议**：由于对婴儿的肾功能有潜在的不利影响，并且对药物的认识经验有限，所以哺乳期间应避免使用选择性 COX-2 抑制剂。然而，如果婴儿是足月出生，则可以考虑短期使用塞来昔布。单剂量使用其他 COX-2 抑制剂不需要限制哺乳。

## 4.1.6　其他抗风湿药物

金的化合物分别以注射药剂形式（金硫苹果酸根）和口服药剂形式（金诺芬）存在。金硫苹果酸根在血浆中的半衰期为 120 ～ 160h，但是会在体内深处蓄积，停止治疗后 1 年其在尿液中仍可以被检测到。一位母亲每个月接受肌内注射 10mg 金硫苹果酸钠，5 ～ 21d 后在乳汁样本中可以发现金浓度为 15 ～ 30μg/L。如果婴儿按月摄入金元素，会使体内金元素累积到 130μg/kg，这相当于甚至高于母体体重相关的金元素剂量（Bennett，1990）。与之类似的研究已由其他组报告：每周 50mg 金硫苹果酸根肌内注射产生的乳汁金元素浓度为 22 ～ 40μg/L（Bell，1976），而每周 20mg 金硫苹果酸根肌内注射产生的乳汁金元素浓度为 10 ～ 185μg/L（Østensen，1986）。有一个案例与这些研究结果相反，在母亲接受了连续 20 周的金元素治疗后，母乳喂养的婴儿的血清及尿液中均未检测出金元素（Rooney，1987）。尽管这些数据互相矛盾，但很明显可以看出在某种程度上婴儿的身体存在系统性的吸收功能，延长了婴儿接触金元素的时间。

数据表明，母乳喂养期间使用羟氯喹是相对安全的。一位母亲连续 6 周每天使用 310mg 羟氯喹治疗系统性红斑狼疮。测得的乳汁浓度最大值为 1.46mg/L，平均浓度为 1.1mg/L。估测 9 月龄婴儿的相对婴儿剂量为 2%（Nation，1984）。类似的浓度在其他报告也已发现：在 4 名女性接受羟氯喹长期治疗，每日用药 200 ～ 400mg，产生的乳汁羟氯嗪浓度为 0.34 ～ 1.4mg/L，相对婴儿剂量为 3%（Costedoat-Chalumeau，2002；2004）。与一名女性开始一天 2 次使用 200mg 羟氯喹测得的乳汁浓度相比显著降低。测得的最大乳汁浓度为 10.6ng/ml（或 10.6μg/L）。48h 分泌到乳汁的羟氯喹总量为 3.2μg，相当于母体剂量的 0.000 3%（Østensen，1985）。在定期复查中已经发现由于羟氯喹潜在的视网膜毒性，哺乳期及婴儿在子宫内暴露会产生一些问题。6 名婴儿（母亲妊娠期使用过羟氯喹，年龄为 3 ～ 30 月龄）经过视网膜电图描记术显示结果正常，除了其中一个曾经由母乳接触过羟氯喹（Cimaz，2004）。此外，据报道 24 名婴儿在母亲妊娠期间曾接触过羟氯喹，其中 13 名婴儿也通过乳汁接触了羟氯喹，但出生的第一年内视觉功能和神经发育均正常。

来氟米特被认为是包含活性代谢物 M1 的前体药物，半衰期为 2 ～ 4 周。它与

☆★☆☆

血浆蛋白高度结合，这使得其不可能通过乳汁转运，对于其能否在哺乳期间使用尚不明确。但是由于它具有很强的免疫抑制活性，极少的剂量对婴儿来说都是危险的。

现如今青霉胺主要作为螯合剂用于金属中毒的解毒剂，并用于治疗威尔逊病。一个病例报告描述了一位母亲患有胱氨酸尿症，正使用 1.5g 青霉胺治疗。她母乳喂养的婴儿 3 个月大，发育正常（Gregory，1983）。另一个病例报告显示，一位患有威尔逊病的母亲 2 次孕期或哺乳期均接受青霉胺治疗，她母乳喂养的孩子 3 个月大，每天服用 750mg 青霉胺，没有观察到婴儿出现不良反应（Messner，1998）。

> **建议**：在风湿病的基本治疗中，柳氮磺吡啶、糖皮质激素和羟氯喹在哺乳期间更可取。应该避免使用黄金疗法。硫唑嘌呤和环孢素也可以使用。参考某些限制因素，生物制剂阿达木单抗、依那西普和英利西单抗显然是可以接受的。来氟米特是禁忌。布洛芬是抗风湿药的首选。

### 4.1.7　偏头痛的药物治疗

通过母乳接触舒马曲坦的可能似乎很小。5 名女性都被给予单剂量皮下注射 6mg 的舒马曲坦，相对婴儿剂量均值是母体剂量的 3.5%，但考虑到口服药物的生物利用度较低，其通过乳汁的暴露可能更低（Wojnar-Horton，1996）。依立曲坦也被认为可以与哺乳兼容，半衰期为 4h。一项研究报道，给予 8 名女性 80mg 依立曲坦，观察到婴儿并没有不良反应。据报道，在服用 24h 内乳汁中的依立曲坦药物浓度最小（Hutchinson，2013）。

哺乳期间，阿莫曲坦、夫罗曲坦、那拉曲坦、利扎曲普坦、佐米曲普坦能否用药尚不明确。

没有数据表明麦角胺进入母乳。麦角胺和酒石酸麦角胺比二氢麦角胺脂溶性更好，并且其成分更有可能泌进母乳。麦角胺的衍生品有抗催乳激素作用，可能会降低乳汁产量。母亲接受麦角胺治疗 6d 与没有接受治疗的对照组对于两组之间乳汁的产生并没有什么差异（Jolivet，1978）。

> **建议**：如果偏头痛发作时，布洛芬、双氯芬酸、萘普生、酮洛芬或对乙酰氨基酚（结合咖啡因或可待因）不够有效，阿司匹林也是可以使用的。当常规治疗失败时，哺乳期间单剂量的舒马曲坦或依立曲坦是相对安全的。可以用甲氧氯普胺治疗随之而来的恶心症状。虽不推荐使用麦角生物碱，但单剂量用药时不需要限制哺乳。不如去使用可用于预防偏头痛治疗的药物，包括三环类抗抑郁药（阿米替林、去甲替林）、β 受体阻滞剂（美托洛尔、普萘洛尔、比索洛尔）；而当其他治疗方案失败时，也可以使用丙戊酸。

### 4.1.8　阿片类药物和阿片衍生物

**吗啡和氢吗啡酮**

吗啡的口服生物利用度很低（26%），这限制了其婴儿接触量（Bar-Oz，2003）。研究了 5 名女性进行分娩手术后 1 个月时吗啡分泌到乳汁的情况，其中一名女性在用 15mg 吗啡 30min 后测得了最高乳汁浓度（10mg 静脉注射、5mg 肌内注射）。假设婴儿的口服药物利用度与成人一致，每次喂养剂量将增加到 10 ～ 20μg 吗啡。一个案例描述了当母亲每天 4 次摄入 5mg 吗啡，哺乳的婴儿明显接触的药量（Robieux，1990）。这位母亲为了治疗关节炎性背痛定期使用吗啡，在研究之前每天用药 40mg，在哺乳期间正逐渐减量。婴儿血清中吗啡浓度在镇痛的范围（4μg/L）。分别测量哺乳前和给药后 4h 的浓度，可得乳汁最高浓度为 100μg/L。根据最高乳汁浓度算得的婴儿血清浓度居然如此高，其中存在一些差异。作者得出的结论是，婴儿通过母亲乳汁接触的剂量可能是大量的（Robieux，1990）。7 位女性剖宫产手术后用吗啡治疗产后阵痛，发现初乳中有微量的吗啡及其活性代谢物吗啡 -6- 葡糖苷酸（Baka，2002）。虽然吗啡的口服药物利用度较低，婴儿接触到的剂量有限，但是新生儿还是有可能大量地吸收药物。此外，因为新生儿的药物代谢功能与尿液排泄功能尚未发育成熟，药物在体内清除较慢，所以反复用药可能导致药物在体内蓄积（Bouwmeester，2004）。将吗啡转化成活性代谢物吗啡 -6- 葡糖苷酸的能力有遗传性差异，这也可能会影响相应风险（Koren，2007）。由于吗啡对中枢神经系统和呼吸系统的抑制有严重的副作用，故而非常谨慎地用药是有道理的。

分别给予 8 个哺乳女性单剂量鼻内注入 2mg 氢吗啡酮。其相关婴儿剂量为 0.67%。根据这些结果可以计算出一个完全母乳喂养的婴儿将每天摄入 2.2μg/kg 氢吗啡酮，这小于婴儿剂量的 10%。研究期间这些婴儿并未接受哺乳（Edwards，2003）。

> **建议**：哺乳期间阿片类镇痛药仅用于短期治疗（1 ～ 2d）。由于此药对中枢神经系统与呼吸系统的潜在抑制作用，对先天条件较差的早产儿与婴儿用药时更需谨慎。禁止长期使用。

**可待因、羟考酮和氢可酮**

可待因是前体药物，可以在 CYP2D6 酶的作用下转化为吗啡，具有镇痛效果。CYP2D6 酶具有高度的多态性，超速代谢的基因复制拥有几个功能，可以迅速并广泛地将可待因转化为吗啡。可待因本身及其代谢物吗啡经过葡糖醛酸化后从身体排出。10% 的吗啡经酶 UGT2B7 催化为具有药物活性的吗啡 -6- 葡糖苷酸。因此在新生儿体内吗啡和可待因的消除半衰期被延长，并可能发生药物蓄

☆ ☆☆ ☆

积（Madadi，2009）。

在成人体内，可待因的半衰期为3h，蛋白结合率低（7%～25%）并且口服药物的生物利用度可达100%。对2位哺乳期女性用单剂量60mg可待因的研究表明，可待因能够轻易进入母乳，且母乳血浆比为1.3～2.5。乳汁浓度在1h达到峰值（Findlay，1981）。

由母乳喂养的婴儿一般可耐受母体使用可待因。有研究对7位母亲和她们的11位母乳喂养的新生儿进行药物剂量取样（用药20～240min后），发现其中可待因乳汁浓度在34～314μg/L范围内变化。每位母亲在取样之前已经分别用1～12剂量60mg的可待因，每4～6小时1次。哺乳后1～4h取样，可测样本中婴儿可待因血浆浓度在0.8～4.5μg/L。乳汁中吗啡浓度为1.9～20.5μg/L，而婴儿血浆中吗啡浓度在0.5～2.2μg/L（Meny，1993）。

然而，也有很多案例报告母亲哺乳期使用可待因导致婴儿出现不良反应。他们大多数出现的不良反应是呼吸暂停（Lam，2012a；Naumburg，1988；Davis，1985）和昏睡（Lam，2012a），心动过缓也曾被报道过（Davis，1985；Smith，1982）。据Smith报道，观察到的婴儿心动过缓与母体使用可待因可能是没有关联的。有报道在母亲口服单剂量30mg可待因后，1周龄的婴儿发生心动过缓6d。婴儿心动过缓可以在24h消除（Smith，1982）。

还有一个报告中提到哺乳期间母体接触可待因导致婴儿死亡。这位母亲在产后遵医嘱给予对乙酰氨基酚-可待因联合用药，由于副作用，她在第2天的治疗中将规定剂量减少为30mg每日2次用药。当婴儿出生第7天时开始表现出嗜睡和进食困难的迹象。第12天婴儿的皮肤颜色变灰并且母乳摄入量下降。第13天婴儿死亡。婴儿死后的吗啡血清浓度是70ng/ml。这位母亲在第10天时已将乳汁贮存，以备以后使用，贮存的乳汁中吗啡浓度为87ng/ml，远远高于此前报道。之后对这位母亲进行了*CYP2D6*基因型分析，结果发现她是超快速代谢型基因（Koren，2006）。在这个案例中，母体可待因的使用与婴儿死亡之间的因果关系已经被一些作者质疑（Bateman，2008；Ferner，2008）。婴儿死后的血清样本难以解释组织中的药物在死后如何重新分配到血清。也有报道称，婴儿接触乳汁中类似浓度的吗啡并没有显示任何症状（Bateman，2008；Ferner，2008）。

在一个回顾性的研究中采访了哺乳期间使用了可待因的72位母亲，其中17名婴儿出现中枢神经系统抑郁症的迹象。其中2个有症状的婴儿的母亲能超速代谢可待因（CYP2D6复制）。这二个母亲其中的一个属于先前描述的情况。12名出现症状的婴儿的母亲也有自己的症状（Madadi，2009）。Motherisk用药指南中提出母亲和婴儿发生中枢神经系统抑制是一致的。因此，如果母亲有中枢神经系统抑制症状，那么婴儿也应该接受检查（Kelly，2013）。

根据需要，对50名剖宫产后的女性给予10mg羟考酮（最多2h给药1次），并计算乳汁及婴儿血浆中的药物浓度水平。母乳血浆比为 3.2，乳汁中药物浓度最大值为 168μg/L。对 41 个新生儿的血清样本也进行分析，但只有一个样本中可检测出羟考酮（Seaton，2007）。

在一项回顾性研究中，总共联系到 533 对在哺乳期使用羟考酮、可待因或对乙酰氨基酚的母子，其中 139 位母亲使用羟考酮。据报道称，有 28 个孩子出现嗜睡和困倦的症状。与那些没有任何中枢神经系统抑郁迹象的孩子的母亲相比，有症状的孩子的母亲曾使用更大剂量的羟考酮。所有母亲的用药都在规定的范围内（不超过 40mg/d）（Lam，2012b）。也有病例报告称，母亲在之前服用 15mg 羟考酮，随后出生 4d 的婴儿出现嗜睡并食欲缺乏的症状。当给予婴儿纳洛酮后，症状消失，后续在医院 24h 内婴儿状态良好。

有学者研究了在 2 名哺乳妇女服用不同剂量的羟考酮（5～35mg/d）后，氢可酮分泌到乳汁中的情况。婴儿的绝对剂量为 3.07μg/（kg·d）、8.57μg/（kg·d），与相对婴儿剂量 3.1%、3.7% 相对应（Anderson，2007）。在 30 名产后女性中进一步研究乳汁中分泌的羟考酮，表明平均相对婴儿剂量为 1.6%（为 0.2%～9.0%）。

> **建议**：紧急情况下，可以临时采取可待因（不超过 2～3d）作为镇痛药组合或止咳药。用于长期治疗的药物（可待因、羟考酮和氢可酮）哺乳期间不可使用，尤其是在产后第一周，更应谨慎地对待。在任何情况下，必须注意母乳喂养的婴儿出现的任何不良症状，母亲的相关症状也需注意。镇痛药的首选是对乙酰氨基酚或布洛芬。

## 芬太尼、阿芬太尼、瑞芬太尼、苏芬太尼

静脉注射芬太尼的半衰期是 3～12h，透皮制剂芬太尼的半衰期是 20～27h。由于新生儿的药物代谢功能与肾脏排泄的功能发育不成熟，药物的半衰期被延长。在一项研究中，13 名女性在剖宫产或产后输卵管结扎术后接受镇痛剂量（2μg/kg，静脉注射）的芬太后，确定了乳汁及母体血清中的芬太尼浓度（Steer，1992）。实际上 10h 后乳汁中并未检测到芬太尼。婴儿 24h 内摄入的最大药量已确定为 16ng/kg（Steer，1992）。在另一项研究中，5 位女性需进行手术给予静脉注射 100μg 芬太尼并收集之后 24h 的乳汁。分泌到乳汁的芬太尼平均剂量是 24ng，对应于 100μg 母体剂量的 0.024% 和相对婴儿剂量的 0.6%（Nitsun，2006）。此外，还有一项 100 名女性接受剖宫产后接受硬膜外或静脉注射芬太尼的研究，其测定了初乳中芬太尼的浓度（Goma，2008），并发现乳汁中的药物剂量较低（给药 45min 后平均浓度为 0.4ng/ml）。一个较深层次的报告显示一名女性在整个妊娠期和哺乳期都在接受芬太尼 100μg/h 透皮给药。在其产后 1 个月乳汁中芬太尼的浓度为 6.4ng/ml，但在婴儿的血清中并未

☆☆☆☆

检测到芬太尼及其代谢物。在整个研究期间,婴儿已接受母乳喂养 2 周 (Cohen, 2009)。

几项研究表明了芬太尼的轴突镇痛作用在哺乳期间的负面影响,然而有关其负面影响却没有一个明确的结论 (Szabo, 2013)。

阿芬太尼的半衰期 (1h) 比芬太尼和苏芬太尼的半衰期短。阿芬太尼也是与蛋白高度结合的药物 (> 90%),因此有可能较难进入乳汁。9 位女性接受静脉注射阿芬太尼 50 μg,然后生产时麻醉期间需要静脉注射 10 μg。在最后一次以相同剂量用药 4h 后,阿芬太尼在初乳的平均浓度水平是 0.88 μg/L,最高剂量为 1.5 μg/L。根据这些仅有理论基础的结果,一个完全母乳喂养的婴儿每天会摄入阿芬太尼 0.2 μg/kg (Giesecke, 1985)。

婴儿接触苏芬太尼的剂量尚无数据支持。苏芬太尼的半衰期较短(2 ~ 3h),与蛋白结合率很高 (> 90%),因此进入乳汁的剂量可能非常有限。

没有数据表明瑞芬太尼能进入母乳。并且,它有很短的半衰期 (3 ~ 6min),减少了母乳喂养婴儿的潜在风险。

芬太尼和苏芬太尼是哺乳期间阿片类镇痛药的首要选择。短暂的治疗似乎不成问题,麻醉后中断哺乳一般来说不是必需的。不建议使用芬太尼贴片长期治疗,但可能在个别情况下需要使用,需严密观察婴儿的状态。

### 其他阿片类药物与中枢镇痛药

哌替啶仅有少量分泌到乳汁中。在手术期间维持麻醉静脉注射哌替啶后,相对婴儿剂量很低,在 1% ~ 3.5%。24h 后在乳汁中检测不到哌替啶 (Borgatta, 1997)。在另一项研究中 20 位母亲使用哌替啶通过患者自控镇痛 (硬膜外)。基于哌替啶管理停止后 2h 采集的样本计算相对婴儿剂量为 0.7%。婴儿的反应是由助产士评估并且没有观察到不良效果 (Al-Tamimi, 2011)。哌替啶在新生儿体内的半衰期为 7 ~ 40h,它的活性代谢物去甲哌替啶的半衰期是 48h,可在体内不断蓄积。因此,如果母乳喂养新生儿应该特别注意,尤其是早产儿 (Bar-Oz, 2003)。美国小儿科医学会认为哌替啶通常可以在哺乳期应用 (AAP, 2001)。

75 名母亲在剖宫产手术后连续 2 ~ 4d 每隔 6h 给予 100mg 曲马多。据报道,相对婴儿剂量为 2.24%。

关于哌腈米特是否能转移到乳汁中尚不明确。然而它经常被用于新生儿的镇痛。

对 14 名剖宫产术后的母亲每 4 小时静脉注射 0.2mg 纳布啡,在接受治疗的第 2 天收集乳汁样本。测量乳汁中纳布啡的最高浓度为 98ng/ml,平均相对婴儿剂量为 0.59% (Jacqz-Aigrain, 2007)。

氟吡啶、美他齐诺、替利定、他喷他多、齐考诺肽这几类药物在乳汁中的转运没有相关数据说明。

一个病例报告描述了纳曲酮转移至乳汁的情况，当时研究中的母亲已经使用纳曲酮 3 个月并且她的婴儿出生 1.5 个月。婴儿从出生就接受母乳喂养，也没有遭受任何不良影响，发育正常。这位母亲每日纳曲酮的口服剂量为 50mg，在 4h 之后开始乳汁取样。相对婴儿剂量为 0.86%，并且未在婴儿血清中发现纳曲酮。作者指出，解释结果应该谨慎一些，因为纳曲酮在仅有的两个牛奶样品中可以发生量化（Chan，2004）。

纳洛酮能否转移到乳汁，暂无数据支持。

> **建议**：当仅用对乙酰氨基酚和（或）非甾体抗炎药镇痛治疗效果不佳时，曲马多的短期用药是可以的。单剂量的哌替啶或哌腈米特不需要限制哺乳，但是不推荐重复使用。没有相关信息证明阿片类镇痛药是否可以进入乳汁，所以使用时应停止母乳喂养。然而，单剂量用药不需要断乳或中断母乳喂养。

### 4.1.9 局部麻醉药

利多卡因进入母乳中的剂量很少。有 7 名哺乳期妇女在做牙科手术的过程中使用利多卡因用于局部镇痛。在注射后 3h 时取得的第一个样本测得利多卡因浓度最高（平均 120.5μg/L）。假设每 3 小时摄入 90ml 乳汁，那么利多卡因的平均婴儿剂量可能为 73μg/d（Giuliani，2001）。

在一项研究中，27 名女性接受剖宫产时使用 0.5% 布比卡因和 2% 利多卡因硬膜外麻醉。平均起来这些女性总共使用了 82mg 布比卡因和 183mg 利多卡因。2h 时的样本的平均乳汁浓度为 0.86mg/L 利多卡因、0.09mg/L 布比卡因及 0.14mg/L 聚对二甲苯（布比卡因的主要代谢产物），而乳汁 / 血清平均比率分别为 0.85、0.36 和 1.32。所有婴儿都是母乳喂养，在分娩后 24h 没有观察到不良效果。利多卡因和布比卡因的口服生物利用度都比较低，分泌到乳汁的剂量预计不会对母乳喂养的婴儿造成任何不利影响（Ortega，1999）。一位母亲产后 10 个月行胆囊切除术时胸膜内给予布比卡因 25mg/h，从手术前开始用药一直持续 5d。输液开始 22h 之后重新开始母乳喂养，30h 后取婴儿的血液样本。婴儿体内未能检测到布比卡因。

女性接受剖宫产手术（$n = 25$）24h 内被给予罗哌卡因与芬太尼联合用药（患者自控硬膜外镇痛）。每小时罗哌卡因的基础率是 9mg，按需剂量为每 20 分钟 6mg。在 18h 的样本中，母乳中的罗哌卡因浓度为 246μg/L，24h 的样本中浓度 301μg/L。母乳血浆比分别为 0.25、0.23。所有的婴儿都由他们的母亲母乳喂养，也没发现有任何不良影响（Matsota，2009）。

阿替卡因、苯佐卡因、氯乙烷、二丁卡因、左旋布比卡因、甲哌卡因、奥布卡因、丙胺卡因、普鲁卡因和盐酸丁卡因的哺乳期用药并未数据说明。肾上腺素与局

☆☆☆☆

部麻醉剂联合使用会减少系统吸收。

> **建议**：在哺乳期间局部麻醉可用于牙科手术和其他小手术，还可与肾上腺素/肾上腺素联合使用。丙胺卡因和苯佐卡因应该首先避免应用，但使用时并不需要中断哺乳。

### 4.1.10　与麻醉有关的其他药物

对 9 名女性给予 120 ～ 150mg 的美索比妥进行麻醉诱导，麻醉诱导后 1h 母乳中药物的峰值浓度是 407ng/ml。10h 后在 50% 的样品中检测不到美索比妥，24h 后则在任何的样品都检测不到。为每一对母子确定相对婴儿剂量，变化范围为 1% ～ 2%（Borgatta，1997）。

在剖宫产手术前使用丙泊酚，乳汁中的药量有限。测得术后 5h 的样本中有最高的乳汁浓度（0.74μg/ml）。通过胎盘到达胎儿的药量更高（Dailland，1989）。丙泊酚作为诱导麻醉（2.5mg/kg）可维持麻醉长达 30min。4 ～ 8h 后丙泊酚浓度为 0.12 ～ 0.97μg/ml，婴儿将最多获得产妇体重相关剂量的 1.5%（1994 年由 Spigset 审查）。此外，5 名产后妇女接受用于全身麻醉的丙泊酚，在未来 24h 内母乳中的剂量不到母体剂量的 0.1%。丙泊酚通过乳汁的平均摄入量是 0.052mg/kg，不足母体平均体重相关剂量的 1%（2.5mg/kg）（Nitsun，2006）。在另一项研究中，50% 女性在接受丙泊酚诱导麻醉时测量了乳汁中丙泊酚浓度。90min 后拔管测得乳汁浓度最高值（2.78mg/L）。这 4 位母亲母乳喂养她们的婴儿（6 个月以下），其中没有人出现嗜睡或眩晕的迹象（Stuttmann，2010）。

已经有研究测量了 8 位女性接受小手术或剖宫产后硫喷妥钠分泌到乳汁和初乳中的情况。在 2h 的成熟乳汁测得的最大浓度为 0.9mg/L，麻醉诱导后 4h 测得的初乳浓度为 0.34mg/L。这将导致婴儿每日剂量为 0.135mg/kg，小于产妇体重相关剂量的 3%（Andersen，1987）。

关于吸入性麻醉药（地氟烷、恩氟烷、氟烷、异氟烷和七氟烷）是否可以转移到乳汁尚不明确，但预计风险很低并且对于母乳喂养的婴儿一般不会有问题（Chu，2013；Lee，1993）。

箭毒类型的肌肉松弛剂（琥珀胆碱，泮库溴铵，维库溴铵，罗库溴铵）是季铵化合物，由于在生理 pH 水平下被电离，预计不会大量通过乳汁。它们在胃肠道的吸收效果也不佳（1994 年由 Spigset 审查）。

> **建议**：只要母亲全身麻醉后能够把她的孩子再次放在胸前，她可能继续哺乳。现今，无论是麻醉药物的药代动力学性质还是临床经验都不能证明使用时应中断哺乳。这也适用于剖宫产的麻醉。

## 4.1.11　肌肉松弛药和其他镇痛药

在报告的一个案例中，给予一位产后 14d 的哺乳母亲单剂量 20mg 巴氯芬。4h 后测得巴氯芬乳汁浓度最高值（0.13mg/L）。收集了 26h 的乳汁，这段时间内分泌到乳汁中的巴氯芬的总量是 22μg（Eriksson，1981）。

一名女性被怀疑出现进行性恶性高热和全身麻醉紧急剖宫产有关。脐带夹紧时她被给予 160mg 丹曲洛林，并且治疗持续了 3d，直到她完全康复。丹曲洛林的乳汁浓度最高为 1.2μg/ml，第一剂后 36h 测量第一个样本，当时这位母亲用药总计 720mg 丹曲洛林（Fricker，1998）。作者得出结论，鉴于丹曲洛林 9h 的半衰期，持续治疗之后应在继续哺乳之前中断治疗 2d。

根据一个案例报告，肉毒杆菌毒素不能转移到乳汁中。一名女性曾感染过肉毒杆菌，可以在其血清中检测到毒素，但乳汁中并无毒素。其 8 个月大的孩子在母亲住院期间接受哺乳并没有显示任何肉毒毒素中毒的迹象。在孩子的血清检测不到肉毒毒素（Middaugh，1978）。

关于美索巴莫、邻甲苯海拉明、普力诺、四氢西泮、替扎尼定和托哌酮等药物在哺乳期的使用没有经验可循。然而，由于脂溶性，它们转移到乳汁中是可能的。

> **推荐**：除了丹曲洛林用于紧急治疗恶性高热，使用肌松药应谨慎考虑适应证。理疗措施、消炎或治疗风湿都是可取的。个别情况下，在短期内使用低剂量地西泮的松弛效果更好。以美容为目的使用肉毒杆菌毒素是禁止的。

## 4.1.12　痛风治疗

已经发表的一个案例报道了在母乳喂养期间关于别嘌醇的使用。经过 4 周治疗后，测定别嘌醇的浓度及其活性代谢物别嘌呤二醇在母体乳汁与血清和哺乳婴儿血清中的浓度。婴儿通过乳汁摄取 8mg/kg 别嘌呤二醇，接近儿童的治疗剂量 [10～20mg/（kg·d）]。婴儿血清中未发现别嘌醇，但别嘌呤二醇的浓度是 6.6μg/ml（Kamilli，1991）。没有不良效果报道。

哺乳期能否使用苯溴马隆没有经验可循。然而，由于使用此药物存在潜在的严重副作用，包括暴发性肝衰竭，在哺乳期禁忌使用。

一个病例报告描述了一名女性接受丙磺舒 500mg 每天 4 次与头孢氨苄联合治疗乳腺炎。在 16d 的治疗期间，乳汁中丙磺舒平均浓度为 964μg/ml。婴儿的绝对剂量为 145μg/（kg·d），相对婴儿剂量为 0.7%（Ilett，2006）。研究 4 名患有家族性地中海热病的哺乳妇女，调查秋水仙碱是否可通过乳汁，并给予每日 1～1.5mg 秋水仙碱连续治疗了几年。乳汁浓度最高值是 8.6ng/ml，计算

☆☆☆☆☆

婴儿绝对剂量为 1.29μg/（kg·d），对婴儿随访至少 10 个月都没有观察到影响。另外一个报告中，6 名婴儿的母亲哺乳期间使用秋水仙碱，跟进 2 年时间也没有观察到对婴儿有任何不利影响（Ben-Chetrit，1996）。还有其他两个案例报告，母亲每天使用秋水仙碱 1 ～ 1.2mg。测得最高的乳汁浓度是 2.5ng/ml（Milunsky，1991）和 31ng/ml（Guilloneau，1995）。直到婴儿 6 个月，也没有观察到不良情况（Milunsky，1991）。

> **建议**：丙磺舒是哺乳期间间隔治疗痛风的首选药物，其和布洛芬是急性痛风发作的首选药。关节内的或全身性脂醇也比较安全。别嘌醇、保泰松和秋水仙碱则应该避免在哺乳期使用。长期使用秋水仙碱治疗家族性地中海热的女性如果需要哺乳应该单独决定是否停药。通过观察婴儿潜在的血液与胃肠道的副作用，使用秋水仙碱治疗似乎是可以接受的。

# 4.2 抗过敏药，平喘药，镇咳药

在母乳喂养过程中，第二代抗组胺药几乎没有兼容镇静作用。在哺乳期的特殊情况下，有镇静作用的第一代抗组胺药应该被保留。不安或轻度镇静等不良反应的后果应单独考虑。局部使用的药物可以使用。过敏源提取物的脱敏对哺乳期的不良影响尚不清楚。对于哺乳期哮喘的控制，有效的 $\beta_2$- 拟交感神经药，如特布他林，是可以应用的，长效 $\beta_2$- 拟交感神经药福莫特罗或沙美特罗也可以使用。吸入治疗和充足的液体摄入不能充分地发挥作用，久经考验的祛痰药和黏液溶解剂可用于哺乳期。单剂量的右美沙芬或者可待因对剧烈的干咳是非常有用的，哺乳期针对个体的治疗是十分必要的。

## 4.2.1 抗组胺药（$H_1$ 受体拮抗剂）

抗组胺药，如止吐药（参见章节 4.3）和催眠药，常用来治疗过敏性疾病。

最新的抗组胺药几乎没有镇静作用，在哺乳期间被证实是有益的。按照单剂量 40mg 氯雷他定（目前治疗剂量的 4 倍），经计算得出相比于母体质量相关剂量，约有 1% 有效成分（包括代谢产物）转化到婴儿体内（Hilbert，1988）。51 例中仅有 2 例（约 3.9%）婴儿在哺乳期间应用氯雷他定表现出镇静效果（Merlob，2002）。没有资料说明西替利嗪可进入母乳，其半衰期为 9h，按以往综合经验来看，在哺乳期间，没有任何明显的不耐受现象。母乳血浆比为 0.2 的特非那定半衰期为 20h，一项关于 4 名哺乳期妇女的研究表明，婴儿体重相关剂量少于 0.5%，可以在乳汁中检测到有活性的代谢产物，但不是母体物质，

（Lucas，1995）。关于下列非镇静作用的 $H_1$ 受体拮抗剂的经验非常有限并且没有文献说明它们进入母乳的途径：氯雷他定、依巴斯汀、非索非那定和左西替利嗪。也根本没有关于卢帕他定和比拉斯汀的观察。

第一代有镇静作用的抗组胺药变得没有那么重要，但在哺乳的特殊情况下应保留。不需要治疗的轻度焦虑不安和易怒占10%，使用大量抗组胺药的孩子有1.6%出现镇静或吸吮无力（Moretti，1995；Ito，1993）。没有制造商有相关计量的数据。母体开始氯马斯汀治疗12h后，发现10周龄的婴儿出现颈部僵硬、过度兴奋和失眠；母乳中检测出 $5\sim10\mu g/L$ 该药物，婴儿的血清中没有发现氯马斯汀（Kok，1982），另外，该母亲长期使用苯妥英钠和卡马西平治疗。直到很多年以前，二甲茚定都是普遍的抗组胺药，它具有短半衰期（$5\sim7h$），被批准用于1岁以上的儿童，不具有镇静作用，但具有阿托品样作用，不应该被忽视。更不要说深入研究的赛庚啶、右氯苯那敏、盐酸羟嗪、咪唑斯汀、曲普利定，氮䓬斯汀可应用于全身和局部，后者被认为是没有问题的，但是其可以改变母乳的味道使婴儿拒绝哺乳。

专门的局部治疗药物不仅有巴米品、氯甲苯海拉明、左卡巴斯汀，还有新药依匹斯汀和奥洛他定。没有任何物质通过任何途径进入母乳。这些药物在哺乳期应用是没有问题的。

> **建议**：哺乳期抗过敏药选择氯雷他定和西替利嗪。如果明确需要镇静作用，哺乳期间继续使用二甲茚定是没有限制的。如果有躁动或轻度镇静发生，其结果（可能）需要作为个案考虑，首先需要改变治疗方案。经过长期市场测试，左卡巴斯汀和氮䓬斯汀更适合局部用药。过敏源提取物的脱敏是可以在哺乳期进行的。

## 4.2.2　选择有效的 $\beta_2$- 拟交感神经药

可吸入的支气管溶解剂，非诺特罗、沙丁胺醇、特布他林，还有茶丙喘宁（瑞普特罗），只能组合制备，在哺乳期是可以耐受的。

有相关数据表明，只有特布他林可以进入母乳，每日须口服药物2.5mg或5mg，可在母乳中检测出 $3.5\mu g/L$。母乳血浆比为 $1\sim2$。婴儿每天摄入的最大剂量为 $0.7\mu g/kg$，约占母体剂量每千克体重的0.7%，没有发现毒性反应（Boréus，1982；Lönnerholm，1982），吸入治疗没有口服治疗进入母体的途径多。然而，过量使用会引起婴儿躁动不安和心动过速。

拟交感神经药福莫特罗和沙莫特罗有效作用更长，但并没有很好的研究。从到目前为止的经验来看，这两种药物用于哺乳期的婴儿几乎没有问题。并没有找到关于茚达特罗的研究观察。

☆☆☆☆☆

口服或静脉使用 $\beta_2$ 拟交感神经药物，如特布他林、克仑特罗和妥洛特罗，在哺乳的特殊情况下应该被保留。

> **建议**：特布他林、沙丁胺醇和非诺特罗是哺乳期哮喘的首选药物。如果使用长效的 $\beta_2$ 拟交感神经药物，如特布他林、克仑特罗和妥洛特罗（连同吸入糖皮质激素），可以使用福莫特罗或沙莫特罗。口服 $\beta_2$ 拟交感神经药物治疗不是标准的哮喘治疗方式（参见章节 2.3）。

### 4.2.3 吸入性糖皮质激素（ICS）

ICS，如布地奈德和氟化的 ICS、倍氯米松、福替米松、莫米松和环索奈德，在哺乳期并没有任何限制要求，研究最好的是布地缩松，进入母乳和血清的浓度由对 8 对母子的研究确定得出的。母体每日 2 次口服 200μg 或 400μg，婴儿约吸收 0.3%，婴儿血浆中不能测到布地奈德（可检测极值为 9mg/L）。1/600 的母体血浆水平被认为是有计算价值的（Fält，2007）。

> **建议**：孕妇进行吸入糖皮质激素治疗时可继续哺乳，布地奈德是目前研究的最好的药物（能见章节 4.11）。

### 4.2.4 白三烯受体拮抗剂

孟鲁司特被批准用于 6 个月以上儿童，没有哺乳期用药的经验发表，但根据制造商对大鼠进行的实验，药物可进入母乳。

> **建议**：孟鲁司特对哮喘的控制必须按照指南，如果是母乳喂养的婴儿必须密切监测。

### 4.2.5 茶碱

哺乳期对适量的茶碱制剂（耐受性良好），释放时间短，因此可普遍使用。然而，高剂量给药后，婴儿可出现极度躁动不安，尤其是使用注射剂或直肠制剂。治疗期间应避免饮用大剂量的含咖啡因的饮品。

服用 300mg 茶碱后可以测出母乳中茶碱浓度为 6mg/L，母乳血浆比为 0.7。每天进入婴儿体内的药量最多为 0.9mg/kg。在每日 800mg 的长期治疗量下，与儿童体重相关剂量的 10% 会进入婴儿体内（Bennett，1996）。由于婴儿体内半衰期延长至 15 ~ 40h，所以会造成药物在幼儿体内蓄积。从现实来看，血浆浓度不可能超过 4mg/L。即使对新生儿来说也没有风险。因此，茶碱用于预防早产儿的呼吸暂停是可以忍受的。因此，目标就是使血药浓度达到 6 ～ 13mg/L。

> **建议**：必要时，可在指南的指导下应用茶碱来控制哮喘。茶碱治疗剂量的选择应尽可能低。治疗期间，应避免饮用含大剂量咖啡因的饮料。

### 4.2.6　肥大细胞抑制剂

口服色甘酸不到 1% 的剂量会被吸收，其半衰期约为 80min。实际上进入母乳的剂量可以排出体外。

> **建议**：色甘酸有效时，可以在哺乳期应用。

### 4.2.7　治疗哮喘的抗胆碱能药物

治疗哮喘的抗胆碱能药物异丙托溴铵和噻托溴铵可通过肺的迷走神经松解来扩张支气管。没有资料表明其可以进入母乳。然而，因为其只能达到低母体血药浓度，所以母乳中的部分可以忽略不计。

> **建议**：异丙托溴铵可以在指导下用于控制哮喘。

### 4.2.8　奥马佐单抗

单克隆抗体与 IgE 受体结合可用于治疗严重的没有其他治疗方法的哮喘。根据制造商的数据，其可以进入灵长类动物的乳汁，因为口服的生物利用度有限，通过母乳吸收似乎不大可能。到目前为止，还没有其在哺乳期使用的经验。

> **建议**：奥马佐单抗不能在哺乳期使用。

### 4.2.9　黏液溶解剂、祛痰剂

乙酰半胱氨酸、氨溴索和溴己新组成的黏液溶解剂在哺乳期使用可以耐受。乙酰半胱氨酸可以高剂量地应用于婴儿对乙酰氨基酚过量的解毒，并且有较好的耐受性。

☆☆☆☆

羧甲司坦（能影响支气管腺体的分泌）、愈创甘油醚和精油（如柠檬桉油、桃金娘、石灰或桉树），在哺乳期都有很好的耐受性。但是并没有系统地研究这些精油是否可以改变母乳性味，从而导致喂养问题。植物如常春藤叶干浸膏（常春藤）、百里香、羊舌（车前子杉木）和棉花糖（蜀葵）并没有哺乳期使用的研究，它们可能有很好的耐受性。

碘化钾中的碘常作为祛痰药，其可在乳汁中大量积累，以这种方式阻碍婴儿甲状腺发育（参见章节 4.1.16）。

抗组胺药马来酸氯苯那敏是治疗感冒的药，并不符合任何理性的治疗。伪麻黄碱和麻黄碱复合制剂也应避免使用。

> **建议**：吸入治疗和补充液体不足无效时，久经考验的祛痰药和黏痰溶解剂可用于哺乳期。乙酰半胱氨酸、盐酸氨溴索、溴己新是首选药物。碘化钾在哺乳期是禁用药。

### 4.2.10 镇咳药

可待因、右美沙芬和喷托维林是中枢性镇咳药。可待因相关内容参见章节 4.1。

没有关于右美沙芬进入母乳的资料。羟甲左吗喃是一种可待因类似物的异构体，并没有镇痛作用。它的镇静作用和潜在的依赖性是低于可待因的，短期使用时，并没有观察到母乳喂养的婴儿出现副作用。

关于喷托维林，已经发现幼儿使用会出现呼吸暂停持续达 15s（Stier，1988）。母亲每天摄入 90mg，婴儿血中药物浓度均高于母体血药浓度。母乳血浆比达到 10。儿童的半衰期为 5d。就数值来说，660ml 母乳（每日量）中只有 93μg 喷托维林。在喷托维林被批准用于治疗时就已经发现其可使婴儿出现呼吸暂停，有时伴有发绀。

150mg 诺司卡品的应用导致乳汁中药物最大浓度为 83μg/L（Olsson，1986）。婴儿每日 12.5μg/kg，是母亲体重相关剂量的 0.5%。根据实验结果，诺司卡品有致突变作用。

没有关于苯丙哌林和左羟丙哌嗪在哺乳期应用的经验。

> **建议**：剧烈的干咳，单剂量的右美沙芬或可待因被批准为哺乳期用药。喷托维林是禁忌。诺司卡品可以应用于哺乳期，但由于诱导突变特性，所以它并不是理想的镇咳药。

## 4.3　肠胃药

哺乳期使用药物治疗胃肠道症状经常被提出，然而很少有资料描述这些药物转移至母乳中。在哺乳期间一些胃肠道药物，如抗酸剂、硫糖铝、幽门螺杆菌治疗药、多潘立酮、甲氧氯普胺和排气药可以使用。其他胃肠道药物的选择如下：$H_2$ 受体拮抗剂、法莫替丁、质子泵抑制剂、奥美拉唑和泮托拉唑、轻泻剂、膨松剂和渗透缓泻药、止吐剂、美克洛嗪。脂质还原剂、食欲抑制剂和鹅去氧胆酸在哺乳期是忌用的。应适当监测婴儿在哺乳期间暴露于母体应用胃肠道药物的进展情况。

### 4.3.1　胃炎及溃疡药物

#### 抗酸药

传统抗酸药如碳酸氢钠、磷酸铝、碳酸钙和卡巴铝，它们的作用与氢氧化铝类似，只有母体能够吸收非常有限的药物水平。这也适用于镁铝组合制剂，如水滑石、镁加铝和铝硅酸镁。还没有相关涉及铝或其他抗酸药在哺乳期应用的试验资料。此外，还没有评估长期使用。

组合剂，如碳酸钙和镁盐、含铝物质（如水合氢氧化铝和镁盐、海藻酸的组合或者甘草的组合），在治疗剂量下使用是安全的。

> **建议**：哺乳期间可以使用抗酸药。铝和镁盐的混合剂及组合剂是很好的选择，值得注意的是要保持治疗剂量。

#### $H_2$ 受体拮抗剂

西咪替丁、雷尼替丁、法莫替丁可阻断胃黏膜皱襞内的 $H_2$ 受体，从而减少了胃酸的分泌。

西咪替丁和雷尼替丁在母乳中可以达到相当高的浓度。根据一项研究，12 名女性摄入单剂量 100mg、600mg 或 1200mg，雷尼替丁很快进入到乳汁中，母乳血浆比约为 5。婴儿摄入平均值占母亲体重相关剂量的 6% ～ 7%，最大量可达 20%（Oo，1995）。

尼扎替丁在乳汁中最大量占母亲体重相关剂量的 5%（Obermeyer，1990）。这个报道来源于 5 位每 12 小时摄入 150mg（共 5 剂）的母亲。

母亲接受雷尼替丁 150 ～ 300mg/d 的治疗，婴儿体内相关剂量达 20%。母乳血浆比为 1 ～ 20（Bennett，1996；Kearns，1985）。

☆ ☆ ☆ ☆

法莫替丁在母乳中的相关剂量低于 2%，数据来源于 8 位接受单剂量 40mg 治疗的母亲（Courtney，1988）。

> **建议**：法莫替丁是哺乳期 $H_2$ 受体拮抗剂的首选药。

### 质子泵抑制剂（PPI）

PPI，如奥美拉唑、埃索美拉唑、奥美拉唑异构体、兰索拉唑、泮托拉唑和雷贝拉唑，可抑制胃酸分泌。

一个关于奥美拉唑的报道称，对于一个完全母乳喂养的婴儿最大体重调整剂量测量值低于 7%（Marshall，1998）。一个案例报道称，泮托拉唑只有很小的量可以进入母乳（占母体血浆水平的 2.8%）。在母亲摄入 40mg 相关剂量后，婴儿相关剂量下降到 1%（Plante，2004）。在这些案例中，婴儿的临床表现不值一提。

> **建议**：泮托拉唑和奥美拉唑是哺乳期 PPI 的首选药。

### 促进溃疡药

硫糖铝是肠内吸收量最小的，没有关于其可以进入母乳的相关文献。这也适用于所谓的 $M_1$ 受体拮抗剂、哌仑西平、前列腺素衍生物、米索前列醇和硝酸铋。

> **建议**：硫糖铝可以在哺乳期应用。其他药物应避免使用。

### 幽门螺杆菌治疗

> **建议**：治疗幽门螺杆菌的 PPI 类、克拉霉素和甲硝唑或阿莫西林可以在哺乳期间应用（参见章节 4.4）。

### 4.3.2  蠕动刺激物

止吐药甲氧氯普胺通过它的中枢抗多巴胺作用缓解胃排空，增加乳汁产生。偶尔可使用甲氧氯普胺 3 倍剂量 10 ～ 15mg/d，1 ～ 4 周来提高乳汁量（Zuppa，2010）。

已经出版的很多研究都用甲氧氯普胺来提高母乳量。其中许多都评估一个小的样本容量或使用不恰当的临床设计。母亲连续多周每天 3 次摄入 10 ～ 15mg 的甲氧氯普胺，其最大量占婴儿体重相关剂量的 4.7%。超过 20 对母子中只有 1 对可以在婴儿血浆中检测到物质（Kauppila，1983）。在母乳喂养的儿童中观察到无症状或干扰垂体调节（Kauppila，1985）。在一个随机双盲试验中，Hansen（2005）研究了超过 60 位接受甲氧氯普胺或安慰剂的早产儿母亲，对泌乳量和哺乳期进行比较，两组之间没有明显的不同。近期更多的双盲随机试验关于在分娩 36h 内给予甲氧氯普胺(10mg，每天 3 次)和安慰剂使用 8d(Fife，2011)相对比，两组之间泌乳量没有明显不同。这两个研究设计很好，在分娩后早期使用甲氧氯普胺（分别为 96h 内和 36h 内），对应于高血浆催乳素水平时间。这意味着，当血浆处于高催乳素水平时，甲氧氯普胺不能被期待用作催乳药。相比之下，在其他情况下，甲氧氯普胺可以使用（Zuppa，2010）。一位子宫先天发育不全的母亲，其受精卵成功移植到代孕母亲体内，她希望可以母乳喂养分娩后的婴儿。她接受每天 3 次口服 10mg 甲氧氯普胺，从妊娠 8 周开始直到分娩。这种作用通过血浆中泌乳素和雌二醇浓度得到证实。作为补充，用吸奶器刺激乳头。母亲成功喂养婴儿至 3 月龄。然而，由于母乳不足，补充物（配方奶）是必需的（Biervliet，2001）。

外周多巴胺拮抗剂多潘立酮在乳汁中只存在极小的浓度，经计算，乳汁中存在的母亲体重相关剂量不超过 0.4%（Hofmeyr，1985）。中等的高分子量 426 和蛋白质结合大于 90% 是由儿童的低相对剂量决定的。与甲氧氯普胺相比，多潘立酮更不可能通过血脑屏障，因此对于中枢神经系统的风险很低，并且这些症状在母乳喂养的婴儿中没有观察到。在美国，反对多潘立酮应用于治疗，因为它可能导致心搏骤停，这些都是患者高剂量静脉注射治疗的经验，并不能与母亲口服治疗并喂养婴儿相比。为了增加泌乳量，推荐 10mg，每天 3 次，使用 1~2 周（没有被临床试验认可）（Zuppa，2010）。一项 7 位女性使用多潘立酮，9 位女性使用安慰剂的双盲试验中，乳汁中的药物每天可以增加 49.5ml（da Silva，2001）。一项更深入的研究比较了接受多潘立酮（$n = 21$）和安慰剂（$n = 24$）早产儿母亲乳汁的产生和成分的情况（Campbell-Yeo，2010）。使用多潘立酮乳汁量可以显著增加，只伴有牛奶成分的最小变化。然而，明显的不同在于多潘立酮的牛奶样本中钙和糖类比例稍有升高。两个随机对照试验的分析得出结论，多潘立酮作为催乳剂，相比于对照组确实可以增加母乳量（Osadchy，2012；Donovan，2012）。

两个实验研究了多潘立酮两种不同剂量（10mg，每天 3 次，与 20mg，每天 3 次），两种剂量都可以增加乳汁量，但是两组之间并没有明显的乳汁量的不同（Wan，2008；Knoppert，2013）。大于 30mg 的剂量应小心使用，因为其可以增加心律失常的风险。

> **建议**：多潘立酮和甲氧氯普胺可以在哺乳期使用（最好是在完成开始泌乳后测量血浆泌乳素水平）。催乳剂不能取代对影响牛奶生产的可变因素的评估和咨询。

☆☆☆☆

### 4.3.3　胆碱能药物

在新斯的明对肌无力的治疗中，观察到一个孩子出现餐后胃痉挛，其他的并没有发现（Fraser，1963）。

使用吡斯的明，半衰期4h，婴儿每天接受的最大母体体重相关剂量约为0.09%。在两名没有特殊临床意义的婴儿血清内没有发现活性成分（检测水平2μg/L）。母亲血清中的浓度分别为25μg/L和80μg/L。静脉内摄入5×60mg，乳汁中可以达到25μg/L（Hardell，1982）。

临床偶尔讨论的是重症肌无力患者是否有可能母乳喂养，或是否因母体自身免疫因子水平升高而导致婴儿出现症状。现在大多数研究者不认同中断母乳喂养。新生儿肌无力与妊娠相关，10%～20%的肌无力新生儿母亲也患病，并且与母亲患病的严重程度无关。其症状表现为多种，相同的是肌张力轻度减退，哭泣无力，吸吮无力，上睑下垂，呼吸减弱少见。症状常在出生后12～48h出现。绝大多数在出生后4周下降，但也存在持续至4个月的(Klehmet，2010)。

没有关于其他胆碱能药物如氯贝胆碱、卡巴胆碱、地斯的明和解药毒扁豆碱进入母乳的文献，胃肠的不适（绞痛、恶心、腹泻）出现在几位母亲服用氯贝胆碱的新生儿身上（Shore，1970）。

> **建议**：新斯的明和吡斯的明可以在哺乳期适当的情况下使用。不推荐使用其他胆碱能药物。

### 4.3.4　抗胆碱能解痉药

婴儿和小孩子对于阿托品制剂反应非常敏感，然而并没有出版物记载正在哺乳的母亲使用阿托品样药物造成婴儿的不良反应。丁基东莨菪碱对母乳喂养的婴儿有很好的耐受性，不论是单剂量肠外给药还是口服或直肠给药。

哺乳期服用其他抗胆碱能药物，如达非那新、弗斯特罗定、格隆溴铵、羟甲香豆素、美贝维林、甲胺太林、托特罗定、曲司氯铵和黄酮哌酯的经验都不充分。丙哌维林半衰期为20h，索利那新是这组药物中仅有的长半衰期药物，达55h，两者的哺乳期用药经验同样也不充分。

东莨菪碱常作为托品酰胺，正如环戊通和托吡卡胺。

> **建议**：丁基东莨菪碱应在适当的情况下应用，广泛使用的奥西布宁也是可以接受的（更适于哺乳结束后等待3～4h）。索利那新应避免使用，因为它有在母乳喂养的婴儿血清中积累的风险。在仔细检查适应证后，如果还需

要使用提到的其他药物，应在对婴儿进行充分地观察后，方可就是否继续母乳喂养给出个性化建议。扩瞳药也可在母乳喂养期间诊断性应用。

### 4.3.5 缓泻药

所有膨胀剂（参见章节 2.5）（如印度亚麻籽籽壳）、渗透性泻药（如聚乙二醇或乳果糖）还有盐类缓泻剂，实际上几乎不会被吸收，可以在哺乳期使用。根据制造商的信息，无论是比沙可啶还是芒硝和其代谢产物都不会进入母乳。8 组中两组可以健康泌乳的母亲在接受多倍剂量的比沙可啶或氧化镁后停止哺乳（Friedrich，2011）。它们共有的活性代谢产物双 -（4- 羟基苯基）- 吡啶基 -2- 甲烷（BHPM）可以在母亲血浆、尿、乳汁中测得。无论摄入单剂量或多剂量，BHPM 在母乳中始终保持在可检测剂量下。

各种关于番泻叶制剂（属于蒽醌类，过去被认为是禁忌）的研究表明，其造成哺乳期婴儿腹泻的风险显然很低（Bennett，1996）。然而，蒽醌类的毒性学研究还不充足。

脂溶性维生素的吸收抑制原理反对使用蓖麻油，而且大剂量使用可以造成婴儿腹泻、震颤和失眠（制造商数据，2009）。

> **建议**：膨松剂和渗透性缓泻药是哺乳期泻药的首选。比沙可啶和硫化钠可以接受。也可以短暂使用其他通便药。

### 4.3.6 慢性炎性肠道疾病药物

许多药物被用于治疗慢性肠道炎性疾病（参见章节 2.5）。5-氨基水杨酸类（5-ASA）药物和益生菌有待讨论。其他药物，读者可以参考章节 2.5（糖皮质激素类）或章节 2.12（免疫调节剂）。

磺胺类药物，柳氮磺吡啶母乳血浆比为 0.4。母体剂量为 3g/d 时，婴儿体内母亲体重相关剂量达到 10%。一个案例中，母乳喂养的婴儿出现血性腹泻，他的血浆浓度是 5.3mg/L（治疗为 20 ~ 50mg/L）。母体剂量 2g/d 时，婴儿的相关剂量明显降低（Bennett，1996）。

美沙拉嗪包含 5-ASA 类药物、抗炎药、柳氮磺吡啶。每日摄入 3g，可以计算得出口服剂量为 0.015mg/kg。这标志着母亲体重相关剂量少于 0.1%（Klotz 1993，Jenss 1990）。然而，考虑到代谢产物，乙酰基 -5- 氨基水杨酸（Ac-5-ASA）浓度约是 7.5%（乳汁中约 12mg/L）。一个更深入的报道称每升乳汁中存在 15mg Ac-5-ASA（Christensen，1994）。Silverman（2005）也发现 4 位母乳

☆★☆☆

喂养的母亲的乳汁中 5-ASA 水平非常低。然而，活性成分 N-Ac-5-ASA 的浓度高 1000 倍。没有观察到任何婴儿出现相关症状。另一个案例中，母亲反复直肠给予美沙拉嗪，婴儿出现持续腹泻。治疗结束后腹泻停止（Nelis，1989）。8 位母乳喂养的婴儿中有一个婴儿出现腹泻（Ito，1993）。

奥沙拉嗪由两个美沙拉嗪分子组成，肠道吸收速率约 2%，并且可以在母乳中检测到其乙酰化代谢产物（Miller，1993）。

益生菌包含大肠杆菌、乳酸杆菌、粪肠球菌，口服不会吸收，因此，母乳喂养婴儿不存在问题。

> **建议**：在此处提及的药物疗法允许母乳喂养，但是要进行长期治疗随访，尤其是腹泻。

## 4.3.7　治疗腹泻的止泻剂

洛哌丁胺通过与阿片受体的相互作用来降低小肠蠕动。一项关于洛哌丁胺的研究显示，在母体服用 2 剂洛哌丁胺以后，婴儿的体重相关剂量少于 0.1%，但没有发现中毒影响。

活性炭和苹果果胶中的鞣酸蛋白没有明显吸收，口服依沙吖啶在胃肠道中吸收很大一部分，在尿液中只有 0.1%。有效成分消旋卡多曲在口服后迅速被吸收。在文章中没有数据指向母乳和其安全性。

> **建议**：苹果果胶和活性炭也许会通过乳汁吸收，口服鞣酸或依沙吖啶同样不会伤害哺乳的婴儿。如果不按照规定食谱进食，洛哌丁胺在母乳中会暂时被婴儿吸收。不建议使用消旋卡多曲，因为其安全性未被证实。

## 4.3.8　消化剂和排气剂

二甲硅油和聚二甲硅氧烷在乳汁中几乎完全被吸收，就像香菜和茴香制剂一样。两者同样没有毒副作用。这同样适用于含有脂肪酶、淀粉酶、蛋白酶的胰酶，即胰蛋白酶、糜蛋白酶、半乳糖苷酶。目前没有数据指导关于抗气胀药在母乳喂养期间的服药。但聚二甲硅氧烷应用在许多例婴儿疝气治疗中而无副作用。

> **建议**：以上提到的药物可应用于哺乳期。

☆ ☆ ☆ ☆

### 4.3.9　脂剂

目前没有报道显示母亲摄取脂剂会通过乳汁影响婴儿，这些药物有苯扎贝特、依托贝特、吉非贝齐、阿托伐他汀、氟伐他汀、洛伐他汀、普伐他汀、瑞舒伐他汀、辛伐他汀、依泽替米贝。有文章数据显示只有普伐他汀在母亲乳汁中有可以忽略不计的含量，只占服药剂量的 0.4%（Pan，1988）。

考来烯胺是一种被用来将胆汁酸合成不吸收性的复合物的树脂。因此，它几乎不在母体的胃肠道中吸收并且因此被认为对婴儿哺乳是无害的。考来维仑是一种新的螯合剂，同样也不被吸收。

> **建议**：脂剂在母亲哺乳中不建议使用，因为它的安全性没被证实，而且当母亲停药后会有一些副作用。然而它在哺乳中的应用没有限制，继续使用必须严格审查。严正提示：考来维仑、考来烯胺和普伐他汀的使用应慎重考虑。

### 4.3.10　鹅去氧胆酸及熊去氧胆酸

鹅去氧胆酸在母乳喂养期间服用的最大剂量并没有文件说明。对于熊去氧胆酸，只有很少血液循环的剂量。清蛋白的使用应该被严格限制。在 10 个每日服用 300 ～ 1500mg 鹅去氧胆酸的母乳喂养的母亲中（用以治疗早期胆汁性肝硬化或肝内胆汁淤积症），在乳汁中平均浓度为 100 μg/L，最高浓度为 196 μg/L。母乳喂养的婴儿血内药物浓度会随月龄适当增加（Vitek，2010；Goh，2001；brites，1998）。

> **建议**：鹅去氧胆酸和熊去氧胆酸在哺乳期间可能会被用来治疗早期胆汁性肝硬化。妊娠期胆汁淤积症如果不继续服药的话，会加重产后症状。如果可能的话，要延迟鹅去氧胆酸治疗。

### 4.3.11　食欲抑制剂

很少有学者研究食欲抑制剂的拟交感神经的药理学影响，如苯丙胺、去甲伪麻黄碱或卡西酮、苯丙醇胺，连奥利司他在哺乳期间的使用也没有数据。尽管它的活性成分几乎不被吸收，在母体中最多会检测到微量成分。我们也不建议使用，因为由于母体体重减轻而从脂肪组织释放的污染物会加重母亲哺乳的负担。

> **建议**：在母乳喂养期间，禁用食欲抑制剂，意外摄入不需要限制母乳喂养。

☆★☆ ☆

### 4.3.12　止吐药

抗组胺药促动力剂，如甲氧氯普胺、5-羟色胺受体拮抗药被用作止吐药。服用经过时间考验的抗组胺药，如乘晕宁—苯海拉明的药用盐，出现偶尔而轻微的烦躁是不需要治疗的。在接受哺乳的婴儿中会出现镇静和吮乳无力（Moretti，1995；Ito，1993）。

许多止吐药都没有在哺乳期使用的明确说明，包括多拉司琼、格兰西龙、昂丹司琼、帕洛诺司琼。

因为半衰期短（只有 2～3h），药效长达 24h，盐酸美克罗嗪片在哺乳期十分适用，但在许多国家都买不到。多西拉敏（吡哆醇）用来治疗孕吐，但是没有技术支持。

> **建议**：哺乳期间推荐的止吐药为美可洛嗪。甲氧氯普胺和多潘立酮是安全的。乘晕宁可以短期服用。推荐使用单剂 5-羟色胺拮抗剂如昂丹司琼，可以服用直到婴儿出现不适症状。

## 4.4　抗感染药

对于很多抗生素，母亲正在接受治疗时，母乳喂养的孩子摄入量不足 1% 的母体体重相关剂量。因此，婴儿血浆中只有很小的浓度，并且在婴儿血清中无一例达到抑菌浓度。

下面重复讨论哺乳期抗感染治疗的风险。

（1）影响婴儿肠道菌群（连续稀便，但几乎没有腹泻）。

（2）影响细菌培养：如果婴儿生病必须要做。

（3）细菌耐药性增强。

（4）致敏。

这些副作用均未被临床证实或者需要治疗，最有可能的是偶发的对婴儿大便黏度的影响。

### 4.4.1　青霉素类、头孢菌素类和其他 β-内酰胺类抗生素

使用青霉素类衍生物的母乳血浆比通常在 1 以下。通常只有母乳喂养的婴儿接受的很少，低于治疗剂量的 1%。同样，这也适用于头孢菌素类，在一定程度上，其可在婴儿肠道中灭活。

Benyamin 询问了 67 位哺乳期使用阿莫西林与克拉维酸的母亲，有关哺乳

☆ ☆ ☆ ☆

孩子的副作用。关于单剂量使用阿莫西林治疗的副作用的报道越来越频繁，其症状与剂量相关但并不需要任何干预。另一组在哺乳期使用头孢呋辛，只有 3% 以下的案例发现了轻微的副作用。在头孢氨苄（静脉注射先锋霉素）对照组中并不常见。

舒巴坦的每日最大相对剂量转移率为 1%。母亲在服用单剂量氨曲南后哺乳，在孩子体内发现相对剂量为 0.2%。

日本学者关于亚胺培南联合酮他丁加的一项研究，平均每天母乳的药物浓度为静脉给药的体重相对剂量的 0.8%。母乳喂养的婴儿中没有检测到酮他丁。

每 8h 1000mg 美罗培南剂量时乳汁中最大浓度为 0.64μg/ml；按婴儿体重调整剂量后约占母体剂量的 0.18%（Sauberan，2012）。

β- 内酰胺酶抑制剂、他唑巴坦及新一代碳青霉烯类（多尼培南和厄他培南）在哺乳期使用的资料不充足。到目前为止，还没有关于母乳喂养孩子的毒副作用的报道。最后提到的药物几乎不被吸收，这与母乳喂养婴儿的生物利用度相反。

> **建议**：青霉素和头孢菌素衍生物是哺乳期可以选择的抗生素。头孢类抗生素，如头孢氨苄、头孢呋辛已经在临床使用很长时间，是首选药物。如果必须使用其他 β- 内酰胺类抗生素或 β- 内酰胺酶抑制剂，可以继续哺乳。

### 4.4.2　红霉素等大环内酯类

红霉素（母乳血浆比约 0.5），母亲每天服用 2g，婴儿每天摄入的最大剂量为 0.48mg/kg。只有婴儿体重相对治疗剂量的 2%（Matsuda，1984）。有报道称，幽门狭窄可以造成红霉素进入乳汁，但其中的因果关系尚未被证实（Sφrensen，2003；Stang，1986）。Godstein（2009）调查了 55 位使用红霉素的哺乳母亲关于药物对孩子的副作用，约 12% 观察到轻微症状，如大便稀薄和皮疹。与阿莫西林相比，并未出现更多的副作用，尤其是没有观察到幽门狭窄。

在关于阿奇霉素（500mg/d）的病例报告中，乳汁中含量的峰值为 2.8mg/L。这占了母亲体重相对剂量的 5%（Kelsey，1994）。

克拉霉素 500mg/d，常用于治疗产后感染，乳汁中测得活性物质最大量为 1.5mg/L（Sedlmayr，1993），占母亲每千克体重剂量的 2.7%。

罗红霉素，少于剂量的 0.05% 就会进入乳汁（Lassman，1988）。

没有关于哺乳期应用地红霉素、交沙霉素、麦迪霉素、螺旋霉素、醋竹桃霉素和酮内酯泰利霉素的数据。也没有关于哺乳期使用此处所讨论的大环内酯类药物不耐受的具体报道。

★ ☆ ☆ ☆

> **建议**：除了青霉素类衍生物、头孢类抗生素外，大环内酯类抗生素也可以作为哺乳期用药的选择。

### 4.4.3    四环素

老一代的四环素在乳汁中的浓度明显低于母亲血浆中的浓度。另外，母亲乳汁中的钙离子会减少药物的吸收。当母亲使用四环素时，没有关于母乳喂养的婴儿出现症状的报道。尤其是，这种母乳喂养的婴儿没有出现牙齿变色。

盐酸强力霉素首剂 200mg、24h 后 100mg 治疗后，乳汁中可检测的最大量为 1.4mg/L (Morganti，1968)。

有一个案例报道称，长期应用米诺环素会使乳汁变为棕黑色。在乳汁中发现含铁色素的巨噬细胞。作者认为这是米诺环素的铁螯合物或者代谢物 (Hunt，1996)。

没有在哺乳期使用甘氨酰环素、替加环素的相关文献。口服替加环素的生物活性有限，但是仍然反对母乳喂养的婴儿大量摄入。

> **建议**：如果抗生素的选择不合适，哺乳期也可以继续用四环素。局部使用抗生素是没有问题的。

### 4.4.4    磺酰胺类和甲氧苄啶（抗菌增效剂）

磺胺类药可以大量进入母体。依据比例规格，基于母亲体重的相关剂量为 1%～>50%（老一代磺胺类药物）。

甲氧苄啶和磺胺甲噁唑结合起来作为复方新诺明使用，在母乳中分泌量很少。每天使用甲氧苄啶 320mg 和磺胺甲噁唑 800mg 常用剂量母乳喂养的婴儿预计会摄入甲氧苄啶 0.3mg/（kg·d），磺胺甲噁唑 0.68mg/（kg·d），远远低于儿童推荐的剂量 (Miller，1974)。

由于磺胺类药物与胆红素竞争白蛋白结合位点，所以有使新生儿胆红素升高的风险。

> **建议**：早期推荐的抗生素作用很小或者不耐受，哺乳期可以继续使用磺胺甲噁唑或甲氧苄啶单一治疗。更严重的情况下，另一种磺胺类药物也可以使用。早产儿或新生儿伴有高胆红素血症或葡萄糖-磷酸脱氢酶缺乏，这种情况应尤其注意观察。哺乳期局部使用磺胺类药物不需要特别限制。

## 4.4.5　喹诺酮类

已经有研究表明，萘啶酸和新一代氟喹诺酮可以进入母乳中。

经计算，环丙沙星母亲体重相关剂量的 2%～7% 能够进入婴儿体内（Cover，1990；Giamarellou，1989）。母乳喂养的婴儿血清中没有检测出环丙沙星（母亲血清浓度 0.21mg/L，可检测的最小值为 0.03mg/L；Gardner，1992）。

母亲每日摄入左氧氟沙星 500mg，治疗时间超过 3 周，首次为肠外给药，后为口服，乳汁中最大浓度为 8.2mg/L（执行 5h 后），然而，纯母乳喂养的婴儿相对剂量为 15%（Cahill，2005）。

这里没有关于依诺沙星、洛美沙星、莫西沙星、那氟沙星、诺氟沙星、氧氟沙星和司帕沙星进入乳汁的资料。

在动物实验中，喹诺酮类可以造成未成年动物关节软骨不可逆的损伤。喹诺酮类可进入乳汁中，至今尚未观察到软骨损伤这一情况的出现。

> **建议**：喹诺酮类不是哺乳期抗生素的用药选择。通常可以使用风险较低的标准抗生素。当复杂的感染确实需要喹诺酮时，可以继续母乳喂养。最后，可以选择经过长久测试的环丙沙星。如果采用局部治疗，也可以继续母乳喂养。

## 4.4.6　硝基呋喃类和尿路感染药物

4 位母亲单剂量摄入 100mg 硝基呋喃类后，乳汁中测得平均浓度为 1.3mg/L，最大浓度为 3.2mg/L（用药 5h 后）。计算的母乳血浆比为 6（Gerk，2001）。基于这一数值，纯母乳喂养的婴儿相关剂量可以达到 10%。过去调查报道的只有 2.5%（Pons，1990）。呋喃妥因抑制谷胱甘肽还原酶，因此应慎重地应用于母乳喂养的伴有高胆红素血症或葡萄糖 - 磷酸脱氢酶缺乏的新生儿。

一项研究通过计算机模拟估算硝呋莫司进入乳汁的含量（Garcia-Bournissen，2010）。经药物代谢动力学的分析计算，母乳喂养的婴儿应该接受低于母亲体重相关调整剂量的 10%。这项研究中，33 名新生儿的母亲使用硝呋莫司，没有任何关于母乳喂养婴儿的不良事件报道（Schmid，2012）。

局部使用硝基呋喃、呋喃唑酮、呋喃西林还有硝呋太尔在哺乳期间还没有充足的研究，也不属于合理的药物治疗范围。用于治疗腹泻的硝呋齐特同样如此。同样的原因，治疗尿路感染的药物乌洛托品和硝羟喹啉也应避免在妊娠期使用。

有限的经验认为，磷霉素可在哺乳期使用，允许假设只有有限数量的活性成分可以进入母乳。

☆☆☆☆

> **建议**：如果必须使用呋喃妥因，可以在哺乳期继续使用。局部使用硝基呋喃类药物在哺乳期不受限制。如果不可避免，哺乳期可以继续使用硝呋莫司。硝呋齐特是治疗泌尿系统药物，乌洛托品和硝羟喹啉应避免在孕期使用。然而，如果只是短期应用，哺乳期是否使用一定要单独考虑。磷霉素只有在初期推荐用药不起效或不耐受时可以在哺乳期使用。在哺乳期临时一次口服药物的情况不应受限。

### 4.4.7　硝基咪唑类抗生素

甲硝唑可以进入母乳，也可以在婴儿体内检测出。对于滴虫病，单剂量2g口服2～4h后，乳汁中可检测的最大浓度为46mg/L。如果包括活性代谢产物，单独母乳喂养的婴儿体重相关剂量为15mg/（kg·d），平均比率12%，最大比率20%。甲硝唑和其代谢产物羟基甲硝唑，母乳喂养的婴儿体内检量为2mg/L。一个为期9d，剂量1200mg/d的实验也得到相似结果（Passmore，1988；Heisterberg，1983；Erickson，1981）。在新生儿体内，甲硝唑的半衰期明显延长。在成人体内达10h，在早产儿体内高达74h。

在公布的数据中，60对母子还没有出现具体的毒性物质进入母乳的表现。甲硝唑常用于治疗学，甚至用于新生儿的治疗（如用于坏死性小肠结肠炎），通常来说是可耐受的。

现在还没有明确的实验指出甲硝唑动物实验观察的致突变和致癌作用会出现在人身上。

静脉摄入替硝唑，其进入母乳中最高可以达到母亲体重相关剂量的10%（Mannisto，1983）。尼莫拉唑和奥硝唑在哺乳期的应用还没有相关文献。

> **建议**：必要时甲硝唑可以在哺乳期使用。一次口服2g比阴道给药扩散几天更好。这被认为是更有效的治疗，且能限制婴儿的接触。静脉治疗可以扩散数天，如果必须使用，应在夜间最后一次哺乳后，以减少夜间哺乳间期的接触。基于可取的经验，不用断乳或中断母乳喂养。硝基咪唑类药物中优先选择甲硝唑。

### 4.4.8　氨基糖苷类抗生素

肌内注射80mg，每日3次，乳汁中测得的最大浓度0.78mg/L（Celiloglu，1994）。约占母亲体重相关剂量的3%。一项针对10名新生儿的研究，其中5名血浆中测得庆大霉素的浓度相当于母亲浓度的10%。由此得出一个结论，新生儿不论是肠内吸收还是排便减少造成的积累在某种程度上都是不容忽视的。阿米卡星、卡那霉素、妥布霉素只有少量（约 1%）出现在母亲的乳汁中（Festini，2006；Matsuda，1984）。

其他氨基糖苷类抗生素，如新霉素 B、新霉素、奈替米星、巴龙霉素、核糖霉素、大观霉素、链霉素没有充足的文献研究。也许它们可以用类似的方案评估。除了新生儿时期，氨基糖苷类几乎不被吸收。

> **建议**：在紧急情况下，氨基糖苷类在哺乳期可以使用。应严格审查适应证，尤其是在新生儿时期，应估算婴儿吸收量和积累量，至少对于链霉素，不能排除其耳毒性作用。哺乳期口服或局部使用氨基糖苷类药物可以不被限制继续使用。

### 4.4.9　糖肽和多肽类抗生素

静脉注射 1g 糖肽类抗生素万古霉素，乳汁中可检测到 12.7mg/L（Reyes，1989）。从数据来说，这样的浓度相当于纯母乳喂养的婴儿母亲体重相关剂量的 5.8%。没有关于替考拉宁在哺乳期应用的文献。

一个哺乳期妇女每天摄入 50mg 达托霉素，乳汁中测得最大浓度为 0.045mg/L（Buitrago，2009）。转移和肠内吸收量有限，不会增加母乳喂养婴儿的任何风险。

没有关于多肽类抗生素，如杆菌肽、黏菌素、多黏菌素 B 和短杆菌素，在哺乳期局部使用的文献。

所有的糖肽和多肽吸收量少或无。由此可以推断，婴儿不会通过乳汁吸收相关的药物。

> **建议**：如果不可避免，哺乳期允许使用糖肽和多肽抗生素。哺乳期局部治疗可以不受限制继续使用。

### 4.4.10　其他抗生素

**氯霉素**

氯霉素可以造成剂量依赖的骨髓损害，然而并没有观察到进入母乳的量。母乳喂养的婴儿拒食和呕吐被认为与母亲治疗有关（Havelka，1972）。

> **建议**：由于它的毒性，氯霉素在哺乳期是禁用的。局部使用也应该尽可能地避免。

☆☆☆☆☆

### 克林霉素和林可霉素

母乳中可测的克林霉素最大剂量为 3.1mg/L。对婴儿来说，少于母亲体重相关剂量的 2%，或者仅有低于婴儿治疗剂量的 3% 的量（Steen，1982；Smith，1975）。一个案例报道称，母亲使用克林霉素和庆大霉素，婴儿可出现出血性肠炎。该症状出现后母乳喂养中断（Mann，1980）。

林可霉素，母乳中可以测得占母亲体重相关剂量的 1%（Medina，1963）。

> **建议**：如果不可避免，哺乳期允许使用克林霉素和林可霉素。克林霉素不应该是牙科处置后的常规用药。

### 利奈唑胺

一项研究表示有限的利奈唑胺可以进入母乳（Sagirli，2009）。摄入 600mg 后乳汁中最大浓度为 12.4mg/L。作者总结得出，专一母乳喂养的婴儿最大摄入量是 2mg/（kg·d）。这大约是婴儿推荐剂量 30mg/（kg·d）的 7%。

> **建议**：哺乳期间，利奈唑胺仅可以在主要推荐使用的抗生素无效或不耐受的情况下使用。这种情况下，应单独考虑是否继续哺乳。

## 4.4.11　抗结核药物

哺乳期使用乙胺丁醇的资料非常有限（Snider，1984）。母亲口服 15mg/kg 乙胺丁醇 3h 后，乳汁中测得浓度为 1.4mg/L。经计算，专一母乳喂养的婴儿约占母亲体重相关剂量的 1.5%。

异烟肼的母乳血浆比约是 1。乳汁中测得的最大浓度为 16.6mg/L（Singh，2008；Berlin，1979），很难导致任何对婴儿的毒性作用。不仅是母亲，还有没有接受治疗的纯母乳喂养的婴儿，应该预防性地使用吡哆醇（Blumberg，2003）。

口服 1g 吡嗪酰胺后，母乳血浆比是 0.04，乳汁中测得的最大浓度是 1.5mg/L。纯母乳喂养的婴儿接受母亲体重相关剂量的 1.4%（Holdiness，1984）。

利福平分泌到母乳中的水平很低。单剂量口服后，乳汁中测得的浓度为 3.4～4.9mg/L（Snider，1984）。

只有很少剂量的氨基糖苷类、链霉素可以进入母乳，除了新生儿时期，任何有效浓度都不会在肠内吸收（见章节 4.4.8）。

4- 氨基水杨酸似乎可以进入母乳但只能达到一个有限水平（Holdiness，1984）。

使用氨苯砜治疗时，体重相关剂量的 10% ～ 20% 可以进入乳汁（Edstein，1986；Sanders，1982）。一项案例显示，母亲接受氨苯砜治疗，母乳喂养的婴儿出现溶血性贫血。氨苯砜和初级代谢产物单乙酰氨苯砜在血浆中被发现（Sanders，1982）。

在哺乳期应用卷曲霉素、环丝氨酸、乙硫异烟胺、丙硫异烟胺、利福平、利福喷丁、苯环丝氨酸和氨硫脲的经验不足。

WHO（2010b）推荐哺乳期妇女需要依据指南接受 TBC 治疗。这不仅是母亲的最佳治疗选择，也可以预防孩子感染。依据 WTO 规定，所有抗结核药物都适用于哺乳期。这项建议基于面向高风险国家的风险利益评估。

> **建议**：结核病治疗的一线药物，异烟肼、利福平、乙胺丁醇（吡哆醇）和吡嗪酰胺，哺乳期间可以使用。由于药物的不耐受性和药物抵抗，哺乳期母亲是否接受药物治疗需要独立考虑。

## 4.4.12 局部抗生素

到目前为止，没有迹象表明母乳喂养婴儿局部使用抗感染药物有风险。大面积长期使用，可能会被吸收。在这种情况下个人应根据自身情况推荐系统性的治疗。

没有在哺乳期应用莫匹罗星的具体经验。吸收少于 1% 时，母乳喂养的婴儿的风险几乎没有。没有关于哺乳期使用夫西地酸、镰孢真菌素和瑞他帕林的相关文献。

氨基糖苷类的局部使用参考章节 4.4.8；氯霉素，见章节 4.4.10；促旋酶抑制剂，见章节 4.4.5；大环内酯类，见章节 4.4.2；硝基呋喃类，见章节 4.4.6；硝基咪唑类，见章节 4.4.7；多肽类抗生素，见章节 4.4.9；磺胺药物，见章节 4.4.4；四环素类，见章节 4.4.3。

> **建议**：基本上每种外用抗生素的治疗都应该严格审查。应该指出，普通的母乳喂养是允许的。大范围的长期治疗应该避免。理论上来说，包含氯霉素的治疗应尽可能避免。如果乳房需要外用治疗，哺乳前应把乳房清洁干净。

## 4.4.13 抗疟药物

在哺乳期，预防和治疗疟疾主要受地区感染的抵抗水平和疟疾的诊断类型影响。通常来说，疟疾治疗是短期的，大多数的活性成分也被批准用于新生儿治疗。因此使用治疟疾药物几乎不需要中断母乳喂养。作为预防的使用时间明

☆☆☆☆

显长于急性期使用时间，因此不推荐使用。

氯喹可以进入母乳中。多项研究表明，乳汁中平均浓度为 4mg/L，最大浓度为 7.5mg/L，测得相关剂量为 0.5% ～ 3%（Law，2008；Ettel，1987；Ogunbona，1987；Edstain，1986）。然而，主要代谢物去甲基氯喹，也需要考虑由于长半衰期，血浆和母乳中水平持续升高的情况，尽管只是预防性使用 1 周。氯喹可在婴儿尿中测出（Witte，1990），还没有相关症状的报道。氯喹治疗风湿性疾病见章节 4.1。

甲氟喹具有神经毒性，一项关于其哺乳期使用的研究（Edstein，1988）报道了单剂量使用甲氟喹 250mg 后，最大体重相关剂量为 4%，母乳血浆比为 0.15。

氯胍经过很好的试验，有较好的耐受性，母乳期间可使用，推荐用于儿童，没有关于进入乳汁的相关文献。

3 位女性口服乙胺嘧啶（息疟定）12.5mg/d 后，母乳血浆比为 0.4 ～ 0.6，相关剂量约 45%（Edstein，1986）。

由于耐药性增加，目前在疟疾治疗中广泛应用的奎宁在母乳喂养期间耐受良好。口服治疗后，母乳中的最高浓度为 3.6mg/L，静脉给药后，最大浓度为 8mg/L。作者估算母乳血浆比为 0.2 ～ 0.5（Phillips 1986）。

青蒿素及其衍生物蒿甲醚、蒿乙醚、青蒿琥酯和双氢青蒿素，在哺乳期使用的文献不足。也没有关于其他抗疟药，如阿莫地喹、阿托代醌、本芴醇、哌喹和伯氨喹在哺乳期使用的经验。对于普瑞马喹，应审查是否可以推迟治疗，特别是对于葡萄糖 -6- 磷酸脱氢酶缺乏症的新生儿（WHO，2010a）。氨苯砜，请参见章节 4.4.11，强力霉素请参见章节 4.4.3，克林霉素请参见章节 4.4.2，磺酰胺类请参见章节 4.4.4。

> **建议**：通常，较短的疟疾治疗中断母乳喂养没有医学依据。预防疟疾传播的治疗可以持续数周，对于母乳喂养的限制应单独考虑。抗疟药中氯喹、甲氟喹合成氯胍和奎宁应用广泛，未表明有潜在的母乳毒性。

（内容：章节 2.22 ～ 4.4.13    翻译：刘　丽）

## 4.4.14    全身性抗真菌药

单次口服量为 150mg 时，检测到母乳中的氟康唑的最高含量是 2.9mg/L。在此基础上，一名纯母乳喂养的婴儿可以接受的剂量范围为超过产妇体重相关剂量的 18%。氟康唑的半衰期为 30h（Force，1995）。新生儿静脉使用氟康唑后大多表现良好的耐受性，常被用于继续母乳喂养的参数。

系统的氟康唑治疗常用于乳房念珠菌感染。诊断并不容易，应谨慎进行。

据估计，20%的哺乳期妇女抱怨乳房疼痛是由念珠菌感染导致的。不幸的是，局部治疗通常是不够的，因此，建议口服氟康唑2～3周或至症状缓解后2周内。同时，婴儿也需要抗真菌治疗（如用咪康唑），因为通过母乳传递的剂量是不足以达到治疗效果的。

有关酮康唑的全身用药病例报告中指出，婴儿的平均剂量为产妇体重相关剂量的0.4%，最大为1.4%（Moretti，1995）。因为酮康唑的耐受性很差，所以它主要是由全身耐受性较好的药物替代，如氟康唑。

没有在哺乳期关于唑类衍生物，如伊曲康唑、泊沙康唑、伏立康唑的全身使用记录经验。

没有关于哺乳期间使用两性霉素B的相关书籍。高蛋白质结合、高分子量及这种制剂的口服吸收不良不会导致母乳喂养婴儿发生任何明显的转移。两性霉素B也被批准用于婴儿。

在哺乳期，没有足够的数据来评估氟胞嘧啶、灰黄霉素和特比萘芬。对于棘白菌素阿尼芬净、卡泊芬净和米卡芬，也是如此。

> **建议**：如果全身抗真菌治疗不可避免，应在病原体谱允许的情况下选择氟康唑，这是母乳喂养期间研究得最好的药物。中断母乳喂养是不合理的。哺乳期使用两性霉素B也是允许的。如果可能的话，在母乳喂养期间应避免使用其他全身性抗真菌剂。当使用这些药物中的一种进行紧急治疗时，应决定是否继续母乳喂养。

## 4.4.15　外用抗真菌药

克霉唑和咪康唑的吸收剂量不多。其在婴儿治疗中的广泛使用经验表明其无任何潜在的毒性。对于酮康唑，请参见章节4.4.14。其他唑衍生物联苯苄唑、布康唑、氯康唑、益康唑、芬替康唑、异康唑、酮康唑、奥莫康唑、奥昔康唑、丝他康唑、硫康唑、特康唑、噻康唑，它们和克霉唑的结构和作用相似，但对于它们的研究较少。

制霉菌素不被吸收，也不会在婴儿肠内吸收。虽然在哺乳期间对其使用没有相关公布的数据，但是一定剂量的制霉菌素被转移到母乳中也是不可能的。关于两性霉素B和特比萘芬的使用见章节4.4.14。

目前没有使用阿莫罗芬、布替萘芬、环吡酮、卤普罗、环吡酮、萘替芬、那他霉素、特比萘芬、托西拉酯和托萘酯的临床经验。这些局部使用的抗真菌药物被吸收的剂量有限，因此对于母乳喂养婴儿的风险不大。

☆☆☆☆

> **建议**：哺乳期选择的局部抗真菌药物是克霉唑、咪康唑和制霉菌素。两性霉素 B 也是可以接受的。如果需要使用其他药物中的一种，则仅在临时使用或仅在小范围内使用时，可以继续母乳喂养而不受限制。

### 4.4.16　驱虫药

大多数驱虫剂从胃肠道再吸收的能力很差，只能短暂使用，因此不会对母乳喂养婴儿有危险。

一名关于 33 位哺乳期妇女给药 400mg 阿苯达唑的研究方案中发现，只有平均浓度 0.35mg/L 驱虫作用的代谢物阿苯达唑亚砜能在乳汁中检测到（Abdel-Tawab，2009）。据此作者计算出相对剂量 < 1.5%。

一个案例报告记录了在使用甲苯咪唑治疗 3d 后，母乳量减少的情况（Rao，1983）。这个观察是基于一个病例报告，因果关系没有得到证实。考虑到肠道吸收较差的情况，因此，甲苯咪唑达到母乳喂养的婴儿相关的浓度是不可能的。

对于其他的苯并咪唑衍生物，如氟苯咪唑和三氯苯达唑，尚未发现在哺乳期有关于它们的使用的相关报道。

相比之下，伊维菌素在肠道的吸收较好。单次给药 150μg/kg 于母亲后，在母乳中能检测出的平均浓度为 10μg/L，最大值为 23μg/L（Ogbuokiri，1994）。只考虑最高值时，对于一个纯母乳喂养的婴儿来说，这只是产妇相关体重剂量的 2%。

使用吡喹酮时，发现在母乳中吡喹酮的最大剂量为 1.68mg/L，平均为 0.46mg/L（Pütter，1979）。这些浓度过低，所以对于一个母乳喂养的婴儿不能造成任何伤害。

没有关于氯硝柳胺、噻嘧啶、波吡维铵在哺乳期使用的相关数据。由于它们在肠道内吸收很差，因此它们不可能达到母乳相关的浓度。

由于数据不足，不能对母乳期间其他驱虫剂的耐受性发表任何声明。

> **建议**：恩波吡维铵（扑蛲灵）或甲苯咪唑应该被用来治疗蛲虫（蛲虫病）传染病，氯硝柳胺（灭绦灵）用于治疗绦虫类（绦虫）。其他的驱虫剂应该用于具体的适应证。如果只是短期用药，那么母乳喂养可以继续。

### 4.4.17　抗病毒药物

**疱疹药物**

阿昔洛韦能够通过血液循环进入母乳中。多项研究表明母乳中的浓度比血浆中的浓度高（Bork，1995；Taddio，1994；Meyer，1988）。Bork（2000）证明了最初的想法：即母乳中阿昔洛韦的积累归因于被动扩散，而并不是主动转运机制的结果。研究的结果为在静脉注射 800mg 阿昔洛韦之后，母乳中阿昔洛韦的最大浓度为 7.3mg/L。口服 800mg 时，母乳中检测到的最大浓度为 5.8mg/L。在这个浓度下，经过母乳的相对剂量最多为 7%。由于口服阿昔洛韦仅吸收约 20%，婴儿通过母乳将会接受约婴儿推荐剂量的 1%。新生儿使用阿昔洛韦表现良好的耐受性，因此还没有发现中毒症状，并且似乎不可能有中毒症状。

伐昔洛韦是阿昔洛韦的一种易于获得的口服前药。5 位母亲每天 2 次服用 500mg 伐昔洛韦，它迅速转化成了阿昔洛韦，因此，伐西洛韦既不会在产妇血清中检测到，也不会在母乳中检测到。给药后 4h 测得母乳中阿昔洛韦含量最高。M/P 比值为 3.4。即使以母乳中检测到的最高值为参考标准，对于纯母乳喂养的婴儿其相对剂量也仅为 5.7%。如果将新生儿的治疗剂量作为比较依据，并考虑到阿昔洛韦的口服剂量是有限的，对于通过母乳喂养的婴儿，最多可计算出 1% 的儿科剂量。在婴儿尿液的研究中，稳态条件下的平均值是 0.74mg/L（Sheffield，2002）。

没有有关哺乳期使用溴夫定、阿昔洛韦、泛昔洛韦、福米韦生、膦甲酸钠、更昔洛韦、碘苷、喷昔洛韦、三氟尿苷、醋胺金刚烷和缬更昔洛韦的相关数据。

使用局部疱疹药物后，由于吸收不良，对母乳喂养的婴儿似乎不太可能产生不良影响。使用二十二烷醇、硫酸锌或含有水胶体颗粒的贴剂进行局部治疗，对于母乳喂养的婴儿没有副作用。

> **建议**：阿昔洛韦或伐昔洛韦外部或全身给药时，允许母乳喂养。如果确实有其他疱疹药物的治疗，则需要就是否继续母乳喂养做出决定。如果只是短期用药，那么局部应用可以和母乳喂养同时进行。

## 治疗肝炎的抗病毒药物

没有关于哺乳期使用慢性传染性肝炎的药物，如阿德福韦、波普瑞韦、恩替卡韦、利巴韦林、西咪普韦、索非布韦、替拉瑞韦、替比夫定的经验记录。对于拉米夫定和替诺福韦，请参阅本节中的抗逆转录病毒药物。对于 α 干扰素类，请参考章节 4.10。

> **建议**：这里讨论的病毒需要个人决定是否继续母乳喂养。例如，有一个迫切需要治疗的慢性乙肝患者，哺乳期使用拉夫米定或者替诺福韦，在同时给婴儿接种乙肝疫苗之后（章节 4.5），这似乎是可以接受的。

☆☆☆☆

## 抗流感病毒药物

神经氨酸苷酶抑制剂奥司他韦传递到母乳中的量是有限的。一个母乳喂养的妇女的病例报告中，她的用药剂量为 75mg/ 次，2 次 / 日，持续 5d，确定相对剂量为 0.5%（Wentges-van Holthe，2008）。另一个出版物分析了 7 名产后妇女的乳汁。母乳中含有奥司他韦及其代谢物羧酸奥司他韦，但其浓度明显低于婴儿的治疗水平（Greer，2011）。

事实上，尚无关于扎那米韦吸入使用的确切信息。但是，由于全身摄入量有限，口服生物利用度最低，允许假设对母乳喂养的婴儿没有相关的转移。一部出版物估算一个 5kg 的婴儿能吸收的扎那米韦的最大量约为 0.075mg/d，这比推荐的 10mg/d 儿童的预防吸收剂量要低得多（Tanaka，2009）。

多巴胺受体激动剂金刚烷胺可抑制泌乳素的产生，因此减少了母乳的生成。没有关于哺乳期帕拉米韦的相关数据。

> **建议**：使用奥司他韦和扎那米韦，母乳喂养是允许的。如果紧急需要其他抗流感药，必须考虑是否可以继续母乳喂养。

## 抗逆转录病毒药物

在工业化国家，通常在母体感染艾滋病毒的情况下不鼓励母乳喂养，以避免产后传播。因此，在母乳喂养期间对于这些药物的使用是完全没有经验的。

一些出版物报道拉米夫定转移到母乳中的具有生物学意义的量为婴儿的最大相对剂量的 7%。然而，完全母乳喂养的婴儿的血清水平可能太低，以至于不会产生不良反应。

一项关于 20 对母婴用拉米夫定、奈韦拉平和齐多夫定进行的母体抗逆转录病毒疗法的研究计算出的 M/P 比值分别为 3.3、0.7 和 3.2。婴儿的血清中检测到拉米夫定的平均浓度为 28ng/ml，这约是治疗浓度的 5%。中位婴儿血清中奈韦拉平的浓度高达 971ng/ml，与单剂量 2mg/kg 奈韦拉平后的峰值浓度相似。因此，作者讨论了不仅预防作用可以通过母乳，而且潜在的毒性和耐药性发展也可以。转移到婴儿体内的齐多夫定不能估计，因为也会给婴儿使用齐多夫定治疗来预防再感染（Shapiro，2005）。Mirochnick（2009）通过对 67 对母婴的研究，也发现了拉米夫定和奈韦拉平在母乳喂养婴儿中转移明显。在这项研究中，拉米夫定和奈韦拉平是在亚治疗血浆浓度中检测到的。相比之下，齐多夫定在婴儿的血浆中是不能检测到的。

另一项研究涉及抗逆转录病毒治疗的 66 名女性（29 人接受齐多夫定、拉米夫定和奈韦拉平，28 人接受司他夫定、拉米夫定和奈韦拉平，9 人接受齐多夫定、拉米夫定和洛匹那韦 / 利托那韦），母乳喂养的婴儿中只有奈韦拉平达到显著水平，未观察到药物引起的不良反应（Palombi，2012）。

服用其他药物，如阿巴卡韦、洛匹那韦的母亲们，在母乳中阿巴卡韦的剂量为 0.057μg/ml。在母乳中能检测到非常低的洛匹那韦（< 0.25μg/ml）。9 名婴儿中有 8 名阿巴卡韦血浆水平未检测到（< 16μg/L），5 名婴儿中有 3 名未检测到洛匹那韦血浆水平（< 1mg/L；Shapiro，2013）。

在一项对 13 位每日服用 600mg 伊法韦仑的母亲的研究中，测定母乳和母乳喂养婴儿中药物的浓度。平均而言，婴儿的血浆浓度为 0.86mg/L(0.4 ~ 1.5mg/L)。这占母体值的 13%。母乳喂养 6 个月后，孩子们的发育正常（Schneider，2008）。

对在分娩时分别服用 200mg 恩曲他滨和 300mg 替诺福韦的 5 名母亲的研究中，在产后 7d 内确定母乳和母乳喂养儿童中药物的浓度。母乳中检出恩曲他滨的最大浓度为 743μg/L。这表示纯母乳喂养婴儿的每日剂量为 102μg/kg，约为婴儿治疗剂量的 2%。母乳中检出的替诺福韦的最高浓度为 16.25μg/L。据此，纯母乳喂养的婴儿每天摄入量为 2.44μg/kg。这占婴儿治疗剂量的 0.03%。与恩曲他滨相反，作者发现母乳喂养的婴儿的血浆浓度极低（Benaboud，2011）。

尼非那韦在母乳中的含量很低。一个出版物计算出奈非那韦的 M/P 比值为 0.12，活性代谢物的比为 0.03。在 28 名婴儿中的 20 名婴儿，奈非那韦及其代谢物的浓度低于定量限值（Weidle，2011）。

由于数据不足，没能做出关于哺乳期间抗逆转录病毒药物阿扎那韦、达芦那韦、地拉韦定、去羟肌苷、埃替拉韦、地拉夫定、依曲韦林、福沙那韦、茚地那韦、马拉韦罗、雷特格韦、利匹韦林、沙奎那韦和替拉那韦的使用限度的声明。

> **建议**：除了潜在的药物毒性，还应考虑到在工业化国家中，一般建议感染艾滋病病毒的妇女不要母乳喂养，以防止产后通过母乳传播艾滋病病毒。只有在水卫生差的地区，当用水配制婴儿配方奶粉时，会对婴儿造成比通过母乳感染更大的风险，特别推荐母乳喂养（章节 4.15）。如果慢性乙型肝炎需要拉米夫定或替诺福韦治疗，同时接种乙肝疫苗后母乳喂养婴儿似乎是可以接受的。

# 4.5　疫苗和免疫球蛋白

Ruth A. Lawrence，Mary Pans

## 4.5.1　母体免疫

孕前或孕期未接种免疫的妇女，即使正在哺乳，也可在产后期间接受免疫

☆★☆☆

接种。母乳中的病毒不会存在任何问题，因为病毒的毒性已经被减弱。根据美国儿科学会对传染性疾病的声明（Pickering，2012），正值哺乳期的妇女可以接种死疫苗和活疫苗。在哺乳期，所有用于母体的疫苗和免疫球蛋白对婴儿来说都是安全的。哺乳期妇女可以使用成人的标准推荐剂量接种麻疹、腮腺炎、风疹、破伤风、白喉、百日咳、流感、肺炎链球菌、脑膜炎奈瑟菌、甲型肝炎、乙型肝炎和水痘等疫苗。往往是需要前往疾病流行国家才引起这一问题。

　　如果需要的话，例如，可以给哺乳期的妇女接种灭活的脊髓灰质炎疫苗。不论喂养方式如何，婴儿的母亲（或父母）应推迟接种活疫苗（口服疫苗），直到婴儿接种了灭活病毒。

　　对于某些疫苗，即针对脑膜炎球菌或肺炎球菌疾病（Shahid，1995，2002）和霍乱，目前正在讨论母乳中是否出现了由于免疫而建立的母体抗体的相关量。

## 4.5.2　母乳喂养婴儿的免疫效果

　　许多关于在母乳喂养期婴儿的免疫疗效的杜撰已经流传开来。实际上，通过母乳喂养可以提高某些疫苗的免疫原性，但是长期的提高效果还没有研究。在任何情况下，母乳喂养期间对疫苗的反应都不会减少，应遵循常规的疫苗接种时间表。美国儿科学会建议，无论何种喂养方式，所有婴儿均应定期接种疫苗。

## 4.5.3　甲肝疫苗

**经验**

　　甲肝疫苗有两种制剂，它们是从适应细胞培养的甲型肝炎病毒制备的，该病毒又在人成纤维细胞中培养并灭活了。尚未在母乳喂养或 2 岁以下儿童中进行过研究。

---

　　**建议**：在哺乳期，甲肝疫苗不太可能存在问题，并且不是禁忌。

---

## 4.5.4　乙肝疫苗

**经验**

　　乙肝疫苗是一个靠 DNA 重组技术生产的高成效并且安全的疫苗。这种疫苗是灭活的非传染性的乙型肝炎表面抗原疫苗，并且每毫升含有 $10 \sim 40 \mu g$ 的表面抗原蛋白质，有很明显的相似的血清转化率。小儿疫苗不含硫柳汞。这种疫苗被用于新生儿。乙型肝炎疫苗也结合其他疫苗，并且可以和其他疫苗一起使用，但需通过单独的注射器在另一个部位注射。在出生后的前 6 个月，总共需要注射 3 次乙肝疫苗。

> **建议**：在哺乳期，乙肝疫苗被认为是安全的。

### 4.5.5　人乳头瘤病毒疫苗

**经验**

2009 年获得许可的二价人乳头瘤病毒疫苗（HPV2）Cervarix 适用于 16 ～ 25 岁的女性。根据疾病预防控制中心 2010 年的报告，四价 HPV 疫苗 Gardasil 在 2006 年就获得了类似组的许可。两种疫苗都是由病毒样颗粒组成的，但不是活疫苗。最好在三角肌给药 3 次，每次剂量为 0.5ml。第二剂在第一剂的 1 ～ 2 个月后给药，第三剂在第一剂后 6 个月给药。该疫苗在哺乳期是安全的。疾病预防控制中心 2010 年指出，该疫苗目标人群是 11 ～ 26 周岁的女性。

### 4.5.6　流感疫苗

**经验**

流感疫苗有两种形式。一种是传统的注射用灭活病毒疫苗，另一种是可鼻腔喷雾给药的减毒活疫苗。两者都包含 3 个病毒株，鉴于预期每年流行的病毒，通常有 1 ～ 2 个菌株是按照特定规律循环的。由于该疫苗都是用胚胎蛋制作的，因而不能用于鸡蛋过敏的人。灭活疫苗（TIV）用于 6 个月以上的个体。减毒活疫苗（LAIV）是在低温和超低温环境下组织培养的，因此病毒复制只能发生在上呼吸道。LAIV 只能用于 5 岁以上的个体。

TIV 和 HAIV 在哺乳期都是安全的。但是 HAIV 属于热敏感型，且在血浆和母乳中都不能生存。母乳喂养的婴儿是否可以通过母体免疫的 TIV 或 LAIV 保护尚未研究。

### 4.5.7　脊髓灰质炎疫苗

**经验**

口服脊髓灰质炎疫苗（Sabin）是由 3 种病毒株结合的减毒活疫苗。疫苗病毒通过未接种疫苗的人传播，如通过涂片感染，可致使正常的抗野生病毒的免疫反应。然而，也有可能因接种脊髓灰质炎疫苗而患病。这种并发症发生的概率很小，一般每 1550 万次中发生 1 次。据报道，有两次出现在婴儿身上（Mertens，1983；Heyne，1977）。当需要给母亲紧急注射疫苗时，可以肌内注射灭活病毒疫苗。已经免疫的母体血浆中的脊髓灰质炎抗体与母乳中的抗体存活数均等。

☆☆☆☆

理论上说，母乳中存活的脊髓灰质炎抗体浓度会影响母乳喂养婴儿的免疫反应，但目前还没有这样的报道。

> **建议**：婴儿6个月以上时，母亲才能使用口服型减毒活疫苗。

### 4.5.8 狂犬病疫苗

目前还没有关于母乳喂养的狂犬病疫苗的数据。因为狂犬病病毒是灭活性的，即使母乳中含有狂犬病病毒也不会对婴儿造成影响。

### 4.5.9 风疹疫苗

**经验**

风疹疫苗是 RA 27/3 菌株在人类二倍体细胞培养的减毒活病毒。它可以在联合疫苗（MMR）中给予。产后早期，妊娠的风险是最低的，是免疫的最佳时间，对母乳喂养婴儿的风险是最小的。最新的疫苗制备技术可使母乳喂养婴儿的风险降至最低。在20世纪70年代的原始制剂与几例风疹病例有关。在一些研究报道中（Isacson，1982；Losonsky，1971），病毒可能出现在母乳中，这些婴儿的症状罕见（Landes，1981）。在母乳中发现风疹病毒占女性风疹减毒活疫苗的69%（HPV-77 DES or RA 27/3 strains；Losonsky，1982）。

> **建议**：正常足月儿的母亲可以在哺乳期接受风疹疫苗，并且可以哺乳。

### 4.5.10 天花疫苗

母亲在照顾不到1岁的婴儿时，不应该接种天花疫苗；除非她可以与孩子分开，直到治愈（至少10d）。尚不清楚病毒是否会进入母乳中。

> **建议**：建议在哺乳期注射灭活病毒疫苗。

### 4.5.11 伤寒疫苗

前往疫区时应注意保护。伤寒疫苗既有杀灭性病毒，也有减毒活病毒。减毒活疫苗是口服的。虽然它几乎没有产生疾病的潜力，但是也没有关于进入母乳通道的资料。在哺乳期不建议使用。注射形式是在苯酚灭活制备中杀死干菌，在哺乳期的妇女更为可取。在哺乳期不建议使用。对于哺乳期的妇女来说，苯酚失活制剂杀死干制的细菌这种形式的注射更可取。

### 4.5.12　免疫球蛋白

**经验**

一般情况下，免疫球蛋白是大分子，不能进入母乳中。另外，婴儿直接获得免疫球蛋白。免疫球蛋白含有被动的保护性抗体，新生儿和哺乳的母亲是禁忌使用的。

免疫球蛋白可与高滴度的特异性免疫球蛋白一起使用，如乙型肝炎免疫球蛋白（HBIG），在乙型肝炎中使用这是众所周知的。如果母亲是乙肝阳性，建议在出生的 12h 内给新生儿注射免疫球蛋白，再加上第一次剂量的乙肝疫苗。如果一位母亲在哺乳期的时候暴露乙型肝炎症状，通过母乳的乙型肝炎免疫球蛋白不会给婴儿带来任何风险。与此同时如果婴儿需要乙型肝炎免疫球蛋白，它可能直接治疗需要治疗的婴儿。

从成人献血志愿者的血浆里提取水痘 - 带状疱疹免疫球蛋白（VZIG）。水痘 - 带状疱疹免疫球蛋白可以在妊娠期间注射，也可以直接给婴儿注射，所以对母乳喂养的婴儿没有风险。如上所述，如果有水痘的风险，婴儿应直接接受剂量。

> **建议**：免疫球蛋白可以直接用于婴儿，并且在哺乳期也不是禁忌。

### 4.5.13　中国疾病预防控制中心的建议

中国疾病预防控制中心对于哺乳期间疫苗的建议进行了总结：无论是灭活的还是活性病毒疫苗，哺乳期的妇女使用都会影响哺乳妇女或婴儿的安全。虽然疫苗中的活病毒可以在疫苗接受者中复制（如母亲），但是在人类母乳中，疫苗中的大多数活病毒不会被排除。水痘疫苗病毒还没有在人类母乳中发现。虽然风疹疫苗病毒可能在人类乳汁中分泌，但病毒通常不会感染婴儿。如果发生感染，它有很好的耐受性，因为病毒是在衰减的。灭活的、重组的、亚基、多糖和共轭疫苗，以及类毒素，对哺乳的母亲或她们的婴儿不构成风险（ACIP，2011）。

☆☆☆☆

# 4.6　心血管药物和利尿药

Paul Merlob，Corinna Weber-Schöndorfer

心血管药物和利尿药在孕期和哺乳期可以使用。在哺乳期，是否可以使用这些药物取决于诸多因素。其中的一些因素包括母亲的健康状况、血乳屏障、药物的药理活性，以及对婴儿的影响。

建议选择研究得最好的药物，并且无论是对母亲或孩子都没有副作用。如果没有足够的经验，药物应避免使用如沙坦类药物。如果没有足够的使用经验，那么应该使用最安全的心血管药或利尿药，治疗选择应改为首选药物。这可以在不中断母乳喂养的情况下进行。

## 4.6.1　β 受体阻滞剂

循环系统症状和低血糖症状与通过母乳摄入的 β 受体阻滞剂有关。然而，通过与产前接触相比，这种效应不太可能发生在母乳喂养期间，本质上是因为婴儿血液中这些药物的浓度相对较低。

心动过缓、低血压和呼吸急促与醋丁洛尔有关，醋丁洛尔的半衰期为 3～4h，血浆蛋白结合率（PPB）为 26%。因此，婴儿每千克体重接受了 5%～10% 的母体剂量（Boutroy，1986）。尤其是活性代谢物二醋洛尔（半衰期 8～13h），积累在母乳中，母乳/血浆（M/P）比值异常高，高达 24.7。

阿替洛尔的半衰期为 6～7h，PPB 最小，且具有亲水性。最近的一项研究结果显示阿替洛尔对母乳喂养婴儿在 2～4 周龄（$n = 32$）、3～4 月龄（$n = 22$）和 6～8 月龄（$n=17$）的影响，产妇使用剂量是 25～200mg/d，该 M/P 平均比率大于 4.9，据此来讲，婴儿的平均相对剂量小于 15%。婴儿剂量为 34.8%（2～4 周后）或 3～4 个月后为 17.8%。阿替洛尔没有在 3～4 个月的婴儿血清中检测到。此外，母体阿替洛尔是否对哭泣婴儿的心率产生抑制作用，并且这项研究没有发现任何影响。然而，Schimmel（1989）描述了一名母乳喂养的婴儿，已经从他母亲那里吸入了定量浓度的阿替洛尔（剂量为 50mg，每天 2 次）。这个足月婴儿在他刚刚出生 5d 时就因发绀和 2 次心动过缓（80 次 / 分）而转到新生儿重症监护室。停止母乳喂养 48h 后，阿替洛尔在婴儿血清中的浓度为 2010ng/ml，并且在 24h 之后变为 140ng/ml。在开处方前，应考虑到阿替洛尔在母乳和婴儿血清中的可能积聚，所以在母乳喂养期间可以使用更安全的 β 受体阻滞剂。

倍他洛尔的半衰期为 14～22h，PPB 为 50%。通过母乳传播的相对剂量在出生后不久达到了 4.3% 的最高值（Morselli，1990）。

在美国被广泛使用的拉贝洛尔作为 α 或 β 受体阻滞剂，半衰期为 6 ～ 8h，PPB 为 50%。长期治疗剂量为 300 ～ 1200mg/d，母乳的最大剂量浓度为 0.7mg/L，M/P 比为 0.2 ～ 1.5。因此，婴儿每天最多可摄入 0.1mg/kg。这相当于母体每千克体重剂量的 0.3%（Bennett，1996 年的调查）。

美托洛尔有丰富的使用经验（半衰期 3 ～ 4h，PPB 12%）。长期治疗用 100 ～ 200mg，在母乳中检测到的最大剂量为 0.7mg/L。M/P 值为 3。但是，婴儿的日剂量最多为 0.1mg/kg。约 10% 的北欧人认为美托洛尔代谢缓慢。这就是为什么一个婴儿（无症状）测得血浆浓度为 45μg/L。在其他母乳喂养的婴儿中，它是 0.5 ～ 3μg/L（Bennett，1996）。成人的治疗浓度为 93 ～ 881μg/L。

氧烯洛尔，多达母亲体重相关剂量的 1.5% 可传递到婴儿（Fidler，1983）。另外，另一项研究（Sioufi，1984）证实了氯丁诺尔通过母乳的转移率低（半衰期为 1 ～ 2h，PPB 为 80%）。

在 3 位每天服用 20mg 吲哚洛尔（半衰期 3 ～ 4h，PPB 40% ～ 60%）母亲的母乳中发现 3.1μg/L 的吲哚洛 S- 对映体及其 1.9μg/L R- 对映体。这占孕产妇体重相关剂量的 0.36%（Goncalves，2007）。甲吲洛尔的转移量可以是母体体重相关剂量的 5%（Bennett，1996 年的调查）。

在 β 受体阻滞剂中，普萘洛尔是研究和使用最频繁的。

普萘洛尔的 PPB 是 90%，半衰期为 3 ～ 6h。母乳中最大转移量为 0.4%，是相当低的。（Bennett，1996）。

口服噻吗洛尔，传输的量是产妇体重相关剂量的 3.3%（Fidler，1983）。噻吗洛尔是主要用于治疗青光眼的眼药水（见章节 4.12.8）。这导致母乳中的浓度是有限的。如果母亲每天使用 2 次眼药水，Madadi（2008）计算出相对剂量为 0.024%。

没有足够的关于比索洛尔（半衰期是 10 ～ 12h，PPB 为 30%），卡维地洛（6 ～ 10h 的半衰期，PPB ＞ 98%），头孢洛尔（半衰期 5 ～ 6h，PPB 为 25%），奈必洛尔（半衰期 10 ～ 24h，代谢缓慢，PPB 为 98%），喷布洛尔（半衰期 20h，PPB 为 80% ～ 98%）和他林洛尔的数据可供做出判断。这也适用于艾司洛尔（半衰期 9min，PPB 为 55%），其适用于静脉注射治疗室上心动过速。

索他洛尔在婴儿中积累的风险很高（另请参阅章节 4.6.10）。

> **建议**：在 β 受体阻滞剂治疗期间，母乳喂养是允许的。首选美托洛尔、氧烯洛尔、吲哚洛尔、普萘洛尔和拉贝洛尔。如果可能的话，应将其他 β 受体阻滞剂的治疗改为首选药物之一。

☆☆☆☆

### 4.6.2　肼屈嗪

母乳喂养的母亲服用肼屈嗪 150mg/d，能够在母乳中检测到的最大剂量为 130μg/L，这是每天 20μg/kg 的剂量，或婴儿治疗剂量的 1%（Liedholm，1982）。胃肠外给药 10～40mg，在母乳中检测到平均为浓度为 47μg/L，包括肼屈嗪的代谢产物。M/P 比值为 0.5。通过这种疗法，在母乳喂养的婴儿血浆中发现了高达 108μg/L 的肼屈嗪（Lamont，1986）。相比之下，接受 2mg/kg 治疗的婴儿的血浆浓度为 1700μg/L。母乳喂养期间未观察到毒性症状。可以评估双肼屈嗪，像评估肼屈嗪一样。

> **建议**：母乳喂养时允许使用肼屈嗪。

### 4.6.3　α–甲基多巴

每日服用 250～2000mg α-甲基多巴，在母乳中可检测到 1.14mg/L。M/P 比值为 0.2～0.5。对于婴儿，可计算出每日剂量为 0.17mg/kg，相当于母体每千克剂量的 3.2%（Bennett 1996 年的调查）。只有 1/3 的婴儿可以在血浆中检测到药物（90μg/L）。对于母亲来说，值是 4250μg/L。在婴儿中没有观察到中毒症状。由于催乳素分泌增加，α-甲基多巴可以促进母乳产生。

> **建议**：母乳喂养时允许使用 α-甲基多巴。

### 4.6.4　钙通道阻滞剂

没有关于氨氯地平转移到母乳中的信息。2 名病例报道描述了产妇剂量为 5mg/d 和 10mg/d 的适龄发育（Szucs，2010；Ahn，2007）。

在稳态条件下，11 位母亲的母乳中检测到有限的尼卡地平（Jarreau，2000）。在产后的几天中，7 位母亲被给予每小时剂量为 1～6.5mg 的尼卡地平来治疗先兆子痫。对于这些母子，我们计算出，母乳中每天的尼卡地平含量将小于 0.3μg，或婴儿治疗剂量将在 0.004%～0.015%（Bartels，2006）。

当母亲每天服用 30～90mg 的硝苯地平时，硝苯地平及其活性吡啶代谢物会以最大值 2～10μg/(kg·d) 的量传输给婴儿。这低于婴儿体重相关剂量的 5%（Ehrenkranz，1989）。2% 及以下的平均值可能更为现实（Manninen，1991；Penny，1989）。硝苯地平也可以成功地用于治疗乳头的雷诺现象。Anderson(2004) 报道了 12 名母乳喂养妇女抱怨乳头疼痛，最终被诊断为雷诺现象。那些选择用

☆ ☆ ☆ ☆

硝苯地平治疗的母亲，症状得到迅速缓解。有趣的是，12 位母亲中的 8 位及她们的孩子之前都用抗真菌药物治疗过疑似白念珠菌感染。另一个病例报道描述了硝苯地平对乳头的血管痉挛具有良好的耐受性。回顾 22 例母乳喂养的母亲患乳头雷诺现象，先前口服或外用抗真菌药治疗念珠菌乳腺炎有 20 例是无效的（91%）。在 12 例确诊并用硝苯地平治疗的患者中，10 例（83%）报告在哺乳期间减少或解决了乳头疼痛问题。因此，硝苯地平（而非抗真菌药物）似乎是治疗乳头雷诺现象的有效方法（Barrett，2013）。

据了解，当服用 6×60mg 的尼莫地平时，在母乳中检测到的最大浓度为 3.5 μg/L（Tonks，1995）。这只是孕产妇体重相关剂量的 0.01%。另一个案例证实了尼莫地平的转移量有限（CARCAS，1996）。

尼群地平包括其代谢物，可以达到婴儿体内的最大相对剂量为 0.6%（White，1989）。

在使用上述钙通道阻滞剂治疗期间，母乳喂养婴儿没有出现不耐受现象。相比之下，非洛地平、加洛帕米、伊拉地平、乐卡地平、马尼地平、尼伐地平和尼索地平的相关研究不够充足。

对于维拉帕米和地尔硫草，请参阅章节 4.6.10。美国儿科学会（2001 年）认为这两种方法在母乳喂养期间都是可取的。

维拉帕米的婴儿相对剂量为 0.2%，而地尔硫草为 0.9%，因此，这些药物转移到母乳喂养的婴儿体内的相对量是相当小的。在某些情况下，幼儿中血浆甚至检测不到维拉帕米。

> **建议**：在钙通道阻滞剂治疗期间允许母乳喂养。根据适应证，地尔硫草、尼卡地平、硝苯地平、尼群地平和维拉帕米是母乳喂养时可选择的钙通道阻滞剂。个别剂量的其他钙通道阻滞剂不需要限制母乳喂养，但治疗应该改变。

## 4.6.5　ACE 抑制剂

日常剂量为 20mg 贝那普利的 9 对母子中，每升母乳中最多测量到 0.003 μg 贝那普利，包括其活性代谢产物贝那普利拉。对于完全母乳喂养的婴儿来说，这相当于母亲体重相关剂量的 0.000 14%（Kaiser，1989）。

据报道，每天服用 300mg 卡托普利，在母乳中检测到的含量为 4.7 μg/L。M/P 比值是 0.03。婴儿每天最多接受 0.7 μg/kg。这约占产妇体重相关剂量的 0.014%（Devlin，1981）。

依那普利也可以用相似的方法进行评估。婴儿的相对剂量约 0.1%（Rush，1991；Redman，1990；Huttunen，1989）。通过对比孕产妇血清，母乳样本中并没有发现血管紧张素转化酶的降低（Huttunen，1989）。对婴儿没有不良影响。

☆ ☆ ☆ ☆

在 6 对母子中测得喹那普利浓度。在任何母乳样品中均检测不到药物。基于检测的局限性，估计相对婴儿剂量最高为 1.6%（Begg，2001）。

没有充分的数据来评估西拉普利、福辛普利、赖诺普利、莫昔普利、培哚普利、雷米普利、螺普利、群多普利和佐芬普利。

在孕晚期使用 ACE 抑制剂后，我们注意到新生儿的肾功能会受到干扰，极端情况时无尿，需要透析（见章节 2.8），但在母乳喂养期间没有。基于这个原因，美国儿科学会（2001）认为，在母乳喂养期间使用那些经过广泛测试的 ACE 抑制剂是可以接受的。

> 建议：在母乳喂养期间，如果 β 受体阻滞剂、钙通道阻滞剂或甲基多巴没有效果，则可以使用贝那普利、卡托普利、依那普利及喹那普利，或遵指示。作为一种安全措施，至少对早产儿和 2 个月以下的小婴儿，应注意水肿和体重增长，这是由于水肿和体重增长可作为肾功能失常的指标。另一种 ACE 抑制剂的处方没有任何母乳喂养的限制，但改变治疗是明智的做法。

## 4.6.6　血管紧张素 II 受体拮抗剂（沙坦类）

目前，在母乳喂养期间使用依普罗沙坦、坎地沙坦、厄贝沙坦、氯沙坦、奥美沙坦、替米沙坦和缬沙坦没有足够的经验。

因为在孕晚期（章节 2.8.6）使用沙坦类药物后，新生儿会发生很严重的肾功能紊乱。而且并没有数据表明其可转移到母乳中，这组药物应该避免在母乳喂养期间使用。这一点尤其适用于早产儿和小婴儿。

> 建议：沙坦类药物应避免在母乳喂养期间使用。偶尔允许的单剂量也不需要断乳。然而，应改变治疗。

## 4.6.7　其他抗高血压药物

### 外周作用的抗肾上腺素药

使用哌唑嗪时，在一对母婴研究中，相对剂量最大为 3%（制造商的报告）。

没有关于使用布那唑嗪、多沙唑嗪和特拉唑嗪的经验。

单病例报告（Jensen，2013）提供了关于多沙唑嗪转移到人类母乳的第一个定量数据。一名 37 岁的妇女接受 2 次口服剂量为 4mg 多沙唑嗪每隔 24h 一次，用于治疗尿路结石。这两剂药用过之后，在不同的时间间隔分别采集静脉血和母乳。母乳的平均浓度为 2.9 μg/L，最大的浓度为 4.2 μg/L。这些值对应的估计相对婴儿剂量分别为 0.06% 和 0.09%。这些极低的结果为可能受益于多沙唑嗪治疗的母乳喂养妇女提供了一定的保证。

乌拉地尔口服吸收良好，PPB 为 80%，半衰期为口服 5h 或静脉注射 3h。2 名新生儿，他们的母亲在母乳喂养期间服用乌拉地尔，而对他们没有任何副作用（作者的未发表的意见）。

### 中枢作用的抗肾上腺素药

长期服用可乐定，每日 240 ~ 290 $\mu$g，母乳中的可乐定浓度为 2.8 $\mu$g/L。对于婴儿来说，这意味着最多占孕妇体重相关剂量的 8%。婴儿血浆中的浓度为 0.3 ~ 0.6 $\mu$g/L，可以达到接近治疗的浓度（Hartikainen-Sorri，1987）。在另一项研究中，涉及持续服用 75 $\mu$g/d 的治疗方案，在纯母乳喂养的婴儿中测得最大值 7%，纯母乳喂养的婴儿的血浆中检测不到活性成分（< 0.096ng/ml）。母乳中为 0.6 $\mu$g/L，母体血浆中为 0.3 $\mu$g/L（Bunjes，1993）。在婴儿中未观察到血压降低等不良反应。

在产后前几天依据每天 200 $\mu$g 莫索尼定的给药方案于 5 位母亲，在母乳中检测到的最大剂量为 2.7 $\mu$g/L。毫无疑问，这是孕产妇体重相关剂量的 12%。据估计，M/P 比值为 1 ~ 2（Schaefer，1998）。

没有数据显示利血平能够通过母乳。几天的半衰期可能表明利血平在婴儿体内蓄积。

### 其他抗高血压药物

进入母乳中的米诺地尔为体重相关剂量的 5%。接触的婴儿显示没有任何症状（Valdivieso，1985）。

阿利吉仑是一种应该在母乳喂养期间避免使用的肾素抑制剂。

二氮嗪仅被批准用于治疗低血糖。不存在关于这些药物或者硝普钠进入母乳通道的文献，这适用于重症医学科。苯氧苄胺用于嗜铬细胞瘤的治疗，然而，没有关于在母乳喂养期间使用它的经验。

> **建议**：在这一节中提到的降压药，在哺乳期不应该予以处方。如果治疗已经开始，就不需要断乳；然而，应该改变治疗方案。

## 4.6.8　抗低血压药物

麦角胺衍生物，如二氢麦角胺作为催乳素抑制剂能够减少乳汁的产生。没有足够的关于依替福林、阿美铵甲硫酸盐和米多君的使用经验。

☆ ☆ ☆ ☆

> **建议**：低血压的治疗不以药物为主。在哺乳期间个人剂量的二氢麦角胺是可以接受的。意外摄入其他药物时不需要中断喂养。

### 4.6.9　洋地黄

据报道，持续地高辛治疗 250 ～ 750μg/d（半衰期约 36h），母乳中的浓度为 0.4 ～ 1.9μg/L。M/P 值约为 0.8，转移至婴儿的最多剂量为 0.3μg/（kg·d）。这大大低于儿童 10μg/（kg·d）的常规维持剂量。当母亲每天服用 250μg 时，在婴儿血清内检测不到洋地黄，服用 750μg 时，检测到的浓度为 0.2μg/L（治疗水平 0.5 ～ 2μg/L）（Bennett，1996）。

没有洋地黄毒苷及其衍生物的相关研究报道。

> **建议**：母乳喂养期间使用地高辛不必担心。

### 4.6.10　抗心律失常药

抗心律失常药物将根据其分类在下面进行讨论（章节 2.8.15）。

#### I 级 A

每日服用 1800mg 奎尼丁（盐酸），在母乳中检测到的最大浓度为 9mg/L。对于一个纯母乳喂养的婴儿，这是每天 1.3mg/kg 或约产妇体重相关剂量的 4%。M/P 比值是 0.9（Hill，1979）。关于婴儿的代谢迟缓导致的积累，美国儿科学会（2001）表示，在母乳喂养期间使用奎尼丁不必担心。没有关于母乳喂养儿童症状的病例报告。

二吡酰胺，高达产妇体重相关剂量的 15% 可以被婴儿吸收。据报道，一些儿童的血浆中含有 0.1 ～ 0.5mg/L。成人的治疗水平在 3mg/L 以上。母乳喂养的儿童没有任何症状（Bennett，1996 年的调查）。单次服用 100mg 后，相对剂量为母体体重相关剂量的 3%。在母乳喂养期间，没有关于阿马林和重酒石酸普拉马林的使用经验。

#### I 级 B

静脉注射约 1000mg 利多卡因，结果母亲的治疗血浆浓度为 5μg/ml，观察到与体重相关量的 1.8% 被转移（Zeisler，1986）。类似的比例在给药后计算为局部麻醉的用量（Lebedevs，1993）。

据报道，每天 600mg 的美西律长期治疗，一位母亲母乳浓度达到 0.96mg/L。

对于婴儿来说，这代表了 0.14mg/（kg·d）的剂量，或产妇对婴儿体重相关剂量的 1.4%，在血浆中检测不到美西津（Lewis，1981）。对于另一个在出生前已经接触美西律的婴儿，断乳后 5 个月，生长障碍、可疑癫痫发作被报道。据报道，随后的发展不明显（Lownes，1987）。不太可能与母乳暴露相关。

### I 级 C

据报道，几位长期每日服用 2×100mg 氟卡胺的母亲的母乳中含有氟卡尼，浓度为 0.27 ～ 1.53μg/ml（McQuinn，1990；Wagner，1990）。根据最高值，婴儿可以获得约母亲体重相关剂量的 7%。美国儿科学会（2001 年）不反对在母乳喂养期间使用这种药物，因为该药物还用于新生儿治疗。普罗帕酮的 PPB 为 83%。单次剂量 150mg 的普罗帕酮后，计算出 M/P 值小于 1，应为体重相关计量的 0.1%。

### II 级

对于 β 受体阻滞剂，请参阅章节 4.6.1。

### III 级

胺碘酮的半衰期非常长，为 2 ～ 4 周。它仅包含约 40% 的碘化物（请参阅章节 4.11.6）。在一位妇女的母乳中，她在妊娠结束时服用了胺碘酮，原因有很多，包括胎儿的适应证，25d 后，活性成分才不再被检测到。她的母乳喂养显示婴儿没有副作用，甲状腺功能也正常（Hall，2003）。据报道，每天 400mg 的长期治疗中，母乳中的最大浓度为 16.4mg/L，代谢物去乙基胺碘酮（DA）为 6.5mg/L（Bennett，1996）。基于此，婴儿可以接受的包括代谢产物在内的活性物质的总量最高为 3.5mg/（kg·d），占母体体重相关剂量的 51.5%。婴儿血浆中的最高浓度为 0.4mg/L（治疗水平 1.0 ～ 2.7mg/L）。据报道，在以后的研究中，母乳（高达 5mg/L）和婴儿（高达 0.15mg/L）血浆中胺碘酮和多巴胺的浓度较低（Moretti，1995；Plomp，1992）。

索他洛尔的 M/P 比为 3 ～ 5，婴儿可以接受产妇体重相关剂量的 20% ～ 40%，即每天最高 3mg/kg（Hackett，1990；Wagner，1990）。由于半衰期适中，口服生物利用度高，蛋白质结合率非常低（0%），肾脏排泄率高达 80% ～ 90%，索他洛尔在婴儿中积累的风险很高。没有关于可获得的决奈达隆的经验。

### IV 级

据报道，每天使用 240 ～ 360mg 的维拉帕米进行治疗，母乳中可检测到多达 0.3mg/L。M/P 比为 0.2 ～ 0.9。婴儿的每日摄入量最高为 0.05mg/kg。这代表着为母体每千克体重吸收量的约 1%。在母乳喂养婴儿的血浆中，可检测到

☆ ☆ ☆ ☆

2.1µg/L。没有发现不良反应（Bennett，1996）。

对于地尔硫䓬，只有一名患者的结果与包括药物测量在内的维拉帕米相似（Okada，1985）。没有关于加洛帕尔的使用经验。

腺苷不能归类于任何抗心律失常药物组。因为它极短的半衰期和很短的使用时间，它不应该成为母乳喂养期担心的原因。抗胆碱能的异丙托溴铵可通过口服和静脉注射获得，注射可治疗心动过缓。后者的消除半衰期为 1.6h。对于白藜芦醇，关于它转移到母乳中的数据还不够。

> **建议**：在ⅠA类抗心律失常药物中，母乳喂养时奎尼丁可以被使用。长期的使用需要仔细的监测，尤其是肝酶。
>
> 利多卡因是ⅠB类的首选药物，美西律可能作为其替代药物。
>
> 氟卡尼是首选的ⅠC级药物。
>
> 在Ⅱ类抗心律失常药（β受体阻滞剂）中，普萘洛尔和美托洛尔是优选的（章节 4.6.1）。
>
> 如果绝对需要第三类代表，索他洛尔优于含碘化物的胺碘酮，但婴儿对于β受体阻滞征象的随访是必要的。
>
> 维拉帕米、地尔硫䓬，作为Ⅳ类药物的代表，在母乳喂养期间耐受良好。腺苷也是如此。
>
> 如果已经开始使用不推荐使用的抗心律失常药物治疗，则不一定需要断乳。我们建议改变治疗方法，可以继续母乳喂养。

## 4.6.11    血管扩张药和循环系统药物

母乳喂养期间对硝酸盐、单硝酸异山梨酯、硝酸异山梨酯、硝酸甘油或（三硝酸甘油酯）和戊四硝酯的研究不足。短暂的半衰期和暂时的使用证明母乳喂养的婴儿不会有中毒的风险。

其他心脏/冠状动脉治疗药物，如吗多明、雷诺嗪、伊伐布雷定和曲匹地尔，在母乳喂养期间其耐受性研究不足。

萘呋胺及其主要代谢产物 LS74 仅有极少的量出现在母乳中。在 72h 内，在给药的 3500mg 中，只有约 300µg 被排泄到母乳中。因此，婴儿每天将接受产妇每千克体重相关剂量的 0.1%（制造商 Lipha 报告）。对婴儿没有任何有毒的影响。

一次口服 400mg 己酮可可碱，包括活性代谢物，在母乳中的最大浓度为 1mg/L。基于此结果，婴儿每次喂食的剂量为成人体重相关剂量的 0.5%。迄今为止尚未描述毒性作用。

关于银杏叶的信息很少，因此，它在孕期和哺乳期应尽量避免（Dugoua，

2006)。

　　没有可获得的药物批准用于提高外周动脉循环的临床经验上，前列地尔环糊精是一种前列腺素，可以抑制血小板聚集并且作为血管舒张药或戊聚糖钠，其是一种有抗凝和纤溶特性的类肝素。该物质进入大鼠乳汁的量可以忽略不计。

　　也没有关于用于头晕的药物倍他司汀、桂利嗪、氟桂利嗪的数据。氟桂利嗪的半衰期很长，为 18d，因此规定不应在母乳喂养期间使用，因为其在儿童体内的积聚是无法消除的。

> **建议**：短期使用硝酸盐对相关适应证是合理的。使用此处提到的其他药物并不需要中断母乳喂养，但是应该改变治疗方法。

## 4.6.12　利尿药

　　通过利尿疗法，母乳的产量会降低，特别是如果有一些婴儿已经出现哺乳不足的现象。本文讨论了呋塞米和噻嗪类药物替代新生儿 PPB 中胆红素的问题。核黄疸（胆红素脑病）风险被认为不是现实的可能性。

　　氯噻酮的半衰期为 44h 或更长。每天 50mg 的长期治疗导致母乳中的浓度相对较高，达到 0.86mg/L。孕妇血浆浓度非常高，导致 M/P 比仅为约 0.06。婴儿能够接受的最大剂量为 0.13mg/（kg·d）。这占孕产妇体重相关剂量的 15.5%。在母乳喂养的婴儿中没有观察到不耐受的症状（Mulley，1982）。

　　呋塞米的 M/P 比值为 0.5 ～ 0.8（Wilson，1980）。母乳喂养的婴儿没有任何特别的不耐受的迹象。

　　如果每天使用 50mg 氢氯噻嗪长期治疗，母乳中的最高含量为 0.12mg/L。婴儿每日接受的剂量是 0.02mg/kg，这是产妇体重相关剂量的 2.2%。

　　螺内酯是保钾利尿药。一旦被吸收，它就会转变成活性代谢产物，即坎利酮，与血浆蛋白的结合率高达 98%。在动物研究中，烯睾丙内酯在很高剂量下会致癌。还没有关于人类在这方面的致癌报道。M/P 值为 0.5 ～ 0.7。每天用 100mg 的剂量不间断地治疗，在母乳中能检测到的最大剂量为 0.1mg/L。对婴儿来说，这将意味着每天的摄入量为 0.016mg/kg，也就是说只有母亲体重相关剂量的 1.2%（Phelps，1977）。

　　对于阿米洛利、苯并噻嗪、布美他尼、氯吡胺、依普利酮、吲哒帕胺、美夫西特、哌醋胺、托拉塞米、曲安奈德和希帕胺，缺乏足够的资料。

☆ ☆ ☆ ☆

> **建议**：在母乳喂养期间，利尿药不应主要用于治疗高血压。然而，当急需一种利尿药时，可以考虑用适度的氢氯噻嗪治疗。呋塞米应该也可以被用作处方药。螺内酯应用于特殊适应证，如原发性醛固酮增多症、腹水、肾病综合征等。氯噻酮因其相对剂量高而被禁用。由于使用经验不足，应避免使用上述其他药物。然而，单一剂量不需要限制母乳喂养，但治疗应该改变。

# 4.7  抗凝血药、血小板聚集抑制剂和纤维蛋白溶解剂

Paul Merlob，Juliane Habermann

在哺乳期使用抗凝血剂（肝素及其衍生物），以及凝血酶和Ⅹa因子抑制剂治疗是可以接受的。除小剂量阿司匹林外，只有在缺乏其他替代品的情况下，才应在哺乳期间使用其他血小板聚集抑制剂。目前还没有学者研究哺乳期间使用纤溶酶和止血药的情况。

## 4.7.1  肝素和达那肝素

肝素不会进入母乳中，也不会在胃肠道中被吸收。这也适用于低分子量制剂的舍托肝素、达那肝素、依诺肝素、那屈肝素、瑞维肝素和亭扎肝素。研究15名女性在剖宫产术后每天接受2500IU达那肝素，将母体血浆和母乳中的抗Ⅹa因子活性的测定作为肝素效果的指标。在血浆中测得的最大值是0.308IE/ml，在母乳中的最大值是0.037IE/ml。M/P比值为0.025～0.224。假如出生第5天的新生儿每天摄入250ml的乳汁，以乳汁中最高活性值为基础，作者计算出其为24h内产妇体重相关剂量的5.4%。如果有学者还认为肝素实际上是不能口服吸收的，那么通过母乳就不会有任何风险（Richter，2001）。在母乳喂养期间使用肝素解毒剂鱼精蛋白是不可以的。由于其分子结构和原蛋白-肝素复合物的半衰期为24min，通过母乳获得大量口服的可能性似乎很小。

达那肝素进入母乳的量显然不会达到临床相关量。在5名患者的母乳样品中，尽管在产妇血浆中的值达到0.15～0.45IE/ml，但是抗Ⅹa因子活性仅为0～0.07IE/ml（Magnani，2010）。其他病例报告也只描述了进入初乳的最小通道（Myers，2003）。即使转移到母乳的药物不能被完全排出，达那肝素也可以通过婴儿的消化酶分解。

> **建议**：在用普通肝素、低分子量肝素或者达那肝素治疗期间，母乳喂养可以继续不受限制。如有指示，可以在母乳喂养期间使用鱼精蛋白，限制母乳喂养似乎是不合理的。

### 4.7.2 凝血酶和 X a 因子抑制剂

一位母亲在哺乳期接受每天皮下注射 2×50mg 重组水蛭素 3 个月治疗肝素诱导的血小板减少症。注射重组水蛭素 3h 后，在母亲血浆中发现水蛭素的治疗浓度为 0.73mg/L。与此同时，母乳中没有检测到水蛭素（< 0.1mg/L）。母乳喂养的婴儿没有出现任何症状（Lindhoff-Last，2000）。没有关于地西卢定任何可用的临床资料。但是，由于相似的分子结构（具有高分子量的多肽），母乳喂养的婴儿几乎不会出现问题。到目前为止，还没有关于母乳喂养期间水蛭素类似物比伐卢定耐受性的数据。由于它的高分子量和短暂的半衰期，通过母乳摄入似乎不太可能。到目前为止，也没有在哺乳期使用阿加曲班的经验。制造商指的是将药物转移到啮齿动物的乳汁中。目前尚不清楚阿加托班是否具有口服生物利用度。然而由于其分子结构，这似乎不太可能。到目前为止，还没有关于口服凝血酶抑制剂达比加群的数据。它的口服生物利用度为 6.5%。

到目前为止，对于母乳喂养的婴儿在使用 X a 因子抑制剂磺达肝素后的不良反应尚未被描述，并且看起来不可能是由分子结构导致的（戊多糖）。对利伐沙班和阿哌沙班的研究不足。从动物实验数据指出了物质进入母乳的通路。由于口服生物利用度高（利伐沙班 80% ~ 100%，阿哌沙班约 50%），不能排除婴儿的不耐受。

> **建议**：对于重组水蛭素、地西卢定、比伐卢定和磺达肝素，限制母乳喂养似乎是不合理的。阿加托班和口服生物可利用药物达比加群、利伐沙班和阿哌沙班只能在缺乏替代品的情况下使用。在个别情况下，应做出限制母乳喂养。

### 4.7.3 血小板聚集抑制剂

在母乳喂养期间，低剂量的阿司匹林（ASS；80 ~ 300mg/d）抑制血小板聚集具有良好的耐受性（章节 4.1）。

没有关于使用腺苷二磷酸（ADP）受体拮抗剂氯吡格雷、噻氯匹定、普拉格雷和替卡格雷的临床报告。动物研究表明这些物质会转移到动物乳

☆ ☆ ☆ ☆

汁中。

关于 GP Ⅱ b/ Ⅲ a 拮抗剂阿昔单抗、依替巴肽和替罗非班在哺乳期的使用方面的研究不足。从分子结构的基础上看，至少阿昔单抗作为一个 Fab 片段抗体和对于七肽依替巴肽，不太可能转移到母亲的乳汁中。还可以假设两种物质的口服生物利用度均受到限制。替罗非班分泌到大鼠的乳汁中已经是确定的了（FDA，2001）。

根据制造商的信息，双嘧达莫进入母乳的数量有限。

> **建议**：低剂量阿司匹林抑制血小板聚集是不容置疑的。最好在母乳喂养结束时使用，而不是在婴儿患有病毒性疾病时使用。雷氏综合征可能与给病毒感染婴儿服用阿司匹林有关，但母乳中水杨酸引起雷氏综合征的风险尚不清楚（Schror，2007）。其他血小板聚集抑制剂的使用应该严格审查，并且只能是在没有其他选择的时候才可以使用。对于紧急情况，必须根据具体情况做出是否母乳喂养的决定。

### 4.7.4　维生素 K 拮抗剂

香豆素衍生物阿西诺香豆素、苯丙香豆素和华法林，以及吲哚酮、氟吲哚酮和苯吲哚酮，都是维生素 K 拮抗剂，可用作口服抗凝剂。特别是，最广泛使用的物质，华法林、苯丙香豆素和苉香豆醇，具有很高的蛋白质结合率（＞ 95%）。因此，预计母乳中的含量很少。

母乳中未检测到华法林（Bennett 综述，1996）。一项针对 11 名母乳喂养母亲的小型研究表明，乙酰香豆酚在母乳中的转移是非常有限。母乳的转移剂量比治疗婴儿剂量的 500 倍还低（Nava，2004）。

在产后 19d 开始服用苯丙香豆素的妇女中，24h 的母乳混合样本中测量药物浓度为 33μg/L（von Kries，1993）。一名摄入母乳量为 200ml/（kg·d）的婴儿，估计每天苯丙香豆素的摄入量为 6 ～ 8μg/（kg·d）。这仅相当于产妇血浆浓度的 1/50，比平均孩子要求的维持剂量少得多 [ 约 50μg/（kg·d）]。

到目前为止，在母亲接受苉香豆醇 / 苯丙香豆素或华法林治疗期间，没有检测到婴儿凝固参数的改变（Bennett，1996；Fondevila，1989；笔者自己的观察），并且很难预计。相比之下，约 70% 的苯茚二酮与蛋白结合，表明婴儿的治疗剂量转移更高。一个案例描述提到在母亲治疗期间母乳喂养婴儿的病理凝血参数和血肿（Bennett 综述，1996）。

> **建议**：在口服抗凝药苊香豆醇、苯丙香豆素和华法林治疗期间，母乳喂养可以继续。在第一周期间应该保证可靠的维生素 K 预防。肌内注射维生素 K 是最有效和最划算的做法，对于拒绝肌内注射父母的婴儿，应采取大剂量口服预防（Busfield，2013）。对于早产儿，至少应该在几天后确定他们的血凝状态。在哺乳期，维生素 K 拮抗剂氟茚二酮和苯茚二酮是禁忌。

### 4.7.5　纤维蛋白溶解剂

没有关于母乳喂养期间使用纤维蛋白溶解剂尿激酶、阿替普酶、替奈普酶、瑞替普酶、茴香三肽酶和链激酶的临床报告。由于其分子结构和很短的半衰期，任何通过婴儿的明显摄入量都不能预期。

> **建议**：在使用纤维蛋白溶解剂后限制母乳喂养似乎不合理。

### 4.7.6　抗出血药

抗纤维蛋白溶解剂氨甲环酸分泌到母乳中的数量是有限的。根据制造商的信息，服用最后一次药物 1h 后测量，母乳的浓度是患者接受治疗 2d 后最大血清浓度的 1%。口服生物利用度约为 35%，半衰期约为 2h。

口服给药后，氨甲苯酸吸收良好。没有关于在哺乳期使用它的可用性研究。

直到现在，还没有关于婴儿对血栓素受体激动剂罗米司亭和艾曲波帕耐受性的信息。根据制造商的研究，罗米司亭进入母乳是可能的。由于分子结构（Fc-肽融合蛋白），不能假定口服生物利用度。动物实验数据表明口服生物可利用的艾曲波帕通过母乳到达新生大鼠。关于硫酸鱼精蛋白的使用，见章节 4.7.1。

> **建议**：氨甲环酸药物治疗后，限制母乳喂养是不合理的。最好在母乳喂养结束后使用这个药物。氨甲苯酸应当仅适用于紧急适应证。使用罗米司亭或艾曲波帕治疗期间，关于母乳喂养的决定应因人而异。

### 4.7.7　扩容剂

右旋糖酐和凝胶在哺乳期的使用还没有得到系统的研究。由于这些物质的结构特性，通过婴儿可检测的摄入量是不能预计的。关于羟乙基淀粉的使用见章节 4.6。

☆ ☆ ☆ ☆

> **建议**：在紧急情况下，甚至在哺乳期使用右旋糖酐和凝胶也是可以接受的。限制母乳喂养是不合理的。

# 4.8 抗癫痫药

Paul Merlob，Christof Schaefer

## 4.8.1 简介

尽管在剂量上有所不同，但所有的抗癫痫药物都可进入母乳中。产妇抗癫痫药物治疗期间母乳喂养的婴儿和那些非母乳喂养的婴儿发育一样。在一项包括 82 对母婴的研究中，将在母乳喂养期间进行了拉莫三嗪、卡马西平、苯妥英或丙戊酸钠单药治疗的母亲与 112 例接受抗癫痫药物治疗非母乳喂养婴儿的母亲相比较。两组均已在子宫内暴露，比这些孩子在 3 岁时的智商。作者讨论了为何通过实验观察到的某些抗癫痫药的凋亡作用通过母乳暴露后没有导致未成熟大脑中可测量的异常，并提出宫内影响胜过产后影响（虽然在动物实验中对于这种伤害的产后敏感性并未降低），母乳喂养会产生反作用，或者通过母乳的浓度明显降低，不足以产生这种副作用（Meador，2010）。

在单药治疗中，大多数抗癫痫药不反对纯母乳喂养。然而，在个别病例中，不能排除不耐受的情况（见 4.8.2）。如果需要一种以上抗癫痫药来联合治疗，必须依据个体的情况决定婴儿是否应该继续母乳喂养或者断乳来减少风险。有关新生儿期维生素 K 缺乏的预防，请参阅章节 2.9。对于个别抗癫痫药，请参见章节 4.8.2。有关抗癫痫药的更多信息，请参见章节 2.10。

> **建议**：1. 在母乳喂养期间，抗癫痫药物的选择主要取决于疗效，即应根据癫痫的类型选择。
> 2. 在可能的情况下，母乳喂养期间抗癫痫药的重新调整也应考虑可能的新妊娠期间的耐受性。此时尤其反对丙戊酸治疗。
> 3. 孕期服用任何抗癫痫药物的稳定用药方案不应在产后不加评估地改变或终止。
> 4. 在对婴儿进行良好观察的情况下，单药进行抗癫痫治疗并反对纯母乳喂养。然而，用巴比妥酸盐、氯硝西泮、乙氧西胺或拉莫三嗪进行癫痫时，母乳喂养治疗应在个别病例中进行严格评估。尤其是抗癫痫的联合用药治疗中不应该鼓励母乳喂养。

☆ ☆ ☆ ☆

5. 如果婴儿出现其他无法解释的症状，如镇静、吮吸无力和躁动不安，应确定婴儿血清中药物的浓度，并咨询胚胎毒理学中心，以便做出断乳或补充婴儿配方奶粉的决定。在出生后的前 2 个月，尤其是早产儿和患病婴儿，应特别小心照顾。生命初期的症状很可能归因于产前暴露引起的调节障碍，而不是母乳中的药物。

6. 与所有中枢神经系统作用药物一样，没有充足有效证据说明母亲维持治疗会对哺乳期婴儿造成长期影响。然而，目前还没有客观证据表明，在抗癫痫治疗期间母乳喂养会导致儿童发育障碍。

## 4.8.2　个别抗癫痫药介绍

### 卡马西平

卡马西平在成人和新生儿体内的半衰期为 15 ～ 35h，与蛋白结合率为 75%。对 50 多位母乳样品的研究表明 M/P 比约为 0.5。包括代谢产物卡马西平过氧化物在内，婴儿的相对剂量应不超过 3% ～ 8%。然而，在一个案例中，母体剂量仅为每天 250mg，但相对婴儿剂量约为 15%（Shimoyama，2000）。在母乳喂养的儿童中，测量了血清中药物浓度为 0.5 ～ 1.5 μg/ml，但也有一例为 4.7 μg/ml（治疗范围为 5 ～ 10 μg/ml）（Hägg，2000；Shimoyama，2000；Brent，1998；Wisner，1998 年进行的调查）。个别报告描述了婴儿产前接触药物和通过母亲乳汁接触药物引起的短暂性肝脏毒性改变。（FRY，2002；MelLoB，1992）一个病例报告描述了有一个母亲在卡马西平之外服用氟西汀和丁螺环酮。婴儿出现了可疑的癫痫发作和发绀发作。出生 1 年里，婴儿的进一步发育是正常的。完全正确的是，作者认为药物和症状之间联系还有待商榷（Brent，1998）。还有一名婴儿喂养困难，并在用卡马西平、苯妥英钠和巴比妥类药物进行母亲抗惊厥联合治疗期间出现镇静表现（Hägg，2000 的调查）。进一步的症状尚未公布。当母亲服用卡马西平时，母乳喂养孩子的智商不低于因母亲卡马西平治疗而接受婴儿配方奶粉的孩子的智商（在 3 岁时）（Meador，章节 4.8.1）。母亲在用卡马西平单药治疗时可对婴儿进行母乳喂养，并观察其可能产生的副作用。

### 氯硝西泮

氯硝西泮的半衰期是 20 ～ 40h。蛋白结合率只有 60%。在一个孩子的血清中，测得其浓度为 4.7 μg/L。在母体中其浓度为 15 ～ 30 μg/L（Soederman，1988）。一位接受长期治疗的母亲生的早产儿体内血清浓度为 13 μg/L。在另一

☆ ☆ ☆ ☆

项研究中，早产儿反复出现呼吸暂停。母亲认为这与之前在子宫内的药物接触有关（Hägg，2000 年的调查）。在另一种情况下，一位母亲每天服用 6mg 氯硝西泮（加上 1400mg 卡马西平），该婴儿的血清浓度为 20μg/L，在母亲血清中的浓度为 50μg/L，在母乳中的浓度为 12μg/L。婴儿被描述"在吃奶的时候有点懒惰"和疲惫（个人观察）。由于其对婴儿可能产生副作用，哺乳期使用氯硝西泮治疗要根据情况采用。

### 艾司利卡西平

没有在哺乳期使用艾司利卡西的经验，因此哺乳期使用艾司利卡西平治疗只是有条件地采用。

### 乙琥胺和甲琥胺

乙琥胺的半衰期为 55h。对于新生儿来说，它的半衰期为 32～38h。其与蛋白结合的数量有限。M/P 比值为 1。对 10 多位母亲的研究表明，婴儿可以吸收远超过儿童剂量或与母亲体重有关剂量的 50%。儿童血清中的浓度可以达到 10～40mg/L（治疗范围为 40～100mg/L）。个别病例有易怒、吸吮无力和镇静等症状（Hägg，2000；Bennett，1996 年的调查）。

没有关于甲琥胺的数据。由于可能对婴儿造成不良反应，接受乙琥胺 / 甲琥胺治疗时要有条件地考虑是否哺乳。

### 非尔氨酯

在哺乳期使用非尔氨酯的经验不足。由于其可能引起血液学方面的副作用和肝毒性作用，不建议在母乳喂养时使用（Bar-Oz，2000；Hägg，2000）。

### 加巴喷丁

对于加巴喷丁使用经验，有一篇文献介绍了对 19 名母亲的研究情况。(Ohman，2005，2009；Kristensen，2006；Hägg，2000)。M/P 比值为 1。在婴儿期其半衰期是 14h。

在 Kristensen（2006）的一项调查中，一个纯母乳喂养的婴儿通过母乳吸收治疗剂量的 3%。根据总共 8 对母婴的数据，计算出纯母乳喂养儿童的相对婴儿剂量为 1.3%～3.8%（Ohman，2005，2009）。服用药物之前要采集母乳，以使婴儿的相对剂量不代表最大值。临床症状不明显的婴儿血清中药物浓度为母体值的 6%～12%。有 3 名婴儿（Ohman，2009）没有在血清中检测到药物（检测极限 0.68μg/ml）。用加巴喷丁单药治疗同时观察可能出现的副作用，母乳喂养是可以接受的。

### 拉科酰胺

没有在哺乳期使用拉科酰胺的足够经验，因此哺乳期使用拉科酰胺只是有条件地接受。

### 拉莫三嗪

拉莫三嗪的 M/P 比值只有 0.4 ～ 0.8(Fotopoulou，2009；Ohman，2000)。然而，还是有大量的拉莫三嗪通过乳汁进入的婴儿体内。在一名每天服用 800mg 的女性母乳中发现其最大值超过 18mg/L。

迄今为止，一个最大的研究对 30 对母婴和 210 个乳汁样品分析结果 (Newport，2008) 表明 M/P 比值是高度可变的。用每位患者的平均母乳浓度计算相对平均婴儿剂量为 9.2%。8 名婴儿中有 7 名在采集血清样本时（平均分娩后 3.8 周）出现轻度血小板增多。在母亲或其哺乳婴儿中未发现其他不良事件。

另一项研究包括 4 对母婴，婴儿出生后 10d，在每天服用 200 ～ 800mg 剂量的母亲血清中测定值为 4.6 ～ 9.2μg/ml，孩子血清中的值为 < 1 ～ 2.0μg/ml。对其中 3 名孩子来说，这占母体值的 20% ～ 43%，2 个月后其平均值仍为母体值的 23% (Liporace，2004)。在其他一些病例报告和病例系列中，在出生后 7 ～ 18d 的新生儿中测得的浓度为 2.6 ～ 3.3μg/ml (Fotopoulou，2009；Ohman，2000)。在一个对 6 名母乳喂养的 2 周至 5 个月的儿童的研究中，婴儿血浆中的最大含量稍低于 1μg/ml，平均婴儿相对剂量为 7.6%。目前还没有关于儿童副作用的报道 (Page-Sharp，2006)。

一位母亲服用了 400mg 拉莫三嗪，测得母乳中拉莫三嗪的含量为 7.8 ～ 11.5mg/L，产后较高值下降后，测得儿童血清中拉莫三嗪的含量约为 7mg/L。这占母体值的 44% ～ 49% (Kacirova，2010)。在每日剂量为 200mg 的模拟模型中，对于一个完全母乳喂养的孩子，推算出其每天摄入剂量为 2mg，平均血清浓度为 1mg/L (Cibert，2010)。

一个病例报告描述了一个 16d 大的健康的纯母乳喂养的孩子，在几次轻微的呼吸暂停发作后明显发绀，必须进行复苏治疗。此时，儿童血清中的药物浓度值为 4.9μg/ml（小儿接受范围：1 ～ 5μg/ml）。他的母亲此时每天服用 850mg，体内血清药物浓度为 7.2μg/ml（第 9 天）～ 14.9μg/ml（第 17 天）(Nordmo，2009)。出生后 12h 或者母亲产前最后一次摄入后 20.5h，在孩子体内的测量值为 7.7μg/ml。在出现这些症状而断乳约 1 周后，作者根据当时在儿童体内测得的浓度确定了药物半衰期是成人的 2 倍 (56h)。在后续研究中，这名儿童在 7.5 个月内发育迟缓，而进一步的呼吸暂停也没有发作。

Padberg (2008) 对 61 名通过母乳喂养接触拉莫三嗪的婴儿进行了评估。在前瞻组 (n=46) 中，有 7 名婴儿 (15.2%) 出现症状。在稳态条件下测量 29

☆☆☆☆

名婴儿的血清水平（出生后 10d 以上）。18 名婴儿（62%）的血清水平在治疗范围内。

有时，也会测量到母乳喂养婴儿的氨基转移酶升高（Caroline，2011；Padberg，2008）。

有报道研究 3 名孩子的母亲服用 200mg 或 250mg 拉莫三嗪治疗双相情感障碍。除了一个孩子间歇性出现皮疹，这些孩子在 15 或 18 个月龄均发育正常（Wakil，2009）。3 岁时，母亲服用拉莫三嗪母乳喂养孩子的智商并不比由于母亲拉莫三嗪治疗而接受婴儿配方奶粉孩子的智商低（章节 4.8.1，Meador，2010）。

虽然大多数母乳喂养的孩子没有出现症状，但考虑到药物可大量转移到孩子体内，哺乳期使用拉莫三嗪只是在有条件的情况下接受。足月儿和产妇使用超过 200ng/d 的剂量似乎是安全的，但更重要的是应控制孩子血清中的浓度并应适当地密切监测孩子可产生的任何副作用。

## 左乙拉西坦

在对使用左乙拉西坦治疗（剂量未说明）的母子组合研究中，发现了相对明显的药物转移到母乳中，造成在母乳中的浓度是 99 μmol/L（16.9mg/L），M/P 比大于 3（Kramer，2002）。这位母亲同时接受苯妥英钠和丙戊酸治疗。开始服用左乙拉西坦后，该婴儿出现低渗反应和护理不良。停止母乳喂养，婴儿健康出院。新生儿断乳 4d 后血清浓度为 6 μmol/L。Greenhill（2004）在产后 4d 和 2 ～ 3 个月（12 名）的妇女测量了左乙拉西坦在母乳中的含量。母乳水平明显低于母亲的血液水平。对另外 7 对母子研究发现，直到孩子 10 个月大，M/P 比率基本稳定为 1，相对婴儿剂量最大为 7.8%。这些母亲每天服用药物 1500 ～ 3500mg。只有在一名临床上无显著症状的婴儿体内检测出母乳喂养期间其血清中存在极低浓度的药物（Johannessen，2005）。在对 11 对母婴的案例研究中发现没有明显临床症状的孩子的血浆中浓度约为母体值的 13%，M/P 比值和相对剂量与上述类似（Tomson，2007）。新生儿的半衰期为 18h，比成年人（6 ～ 8h）要长得多。Lopez-Fraile（2009）前瞻性分析了 5 名患有癫痫的妇女在妊娠期间及分娩后 2 个月和 12 个月时左乙拉西坦水平的变化。平均脐带 / 母体血浆比值是 1.21（范围 0.92 ～ 1.62）。然而，这 5 名患者都拒绝母乳喂养。

在另一个案例中，一位母亲被建议在孩子出生后断乳 3 天。妊娠期间她不仅服用了左乙拉西坦而且服用了扑米酮。第二天，婴儿开始出现抽搐。抽搐被认为是戒断症状，恢复母乳喂养后停止。然而 6 个月时，婴儿未见明显异常（Rauchenzauner，2011）。

左乙拉西坦单药治疗并密切观察可能出现的副作用，可以母乳喂养。

### 奥卡西平

奥卡西平以及其在婴儿期（包括活性代谢物 10- 羟基 - 卡巴西平）的半衰期长达 20h。一个 5 天大的婴儿，尽管母乳喂养，与出生第一天测量胎盘传播奥卡西平和代谢物的浓度相比，发现仅有 12% 的药物和 7% 的代谢物浓度。（引用 Pennell，2003）。有两个婴儿在 3 ～ 4 周大时测量显示体内药物代谢物的浓度只有母体的 5%（Ohman，2009）。一个深入研究的案例报告描述了一位母乳喂养 18 周的婴儿，到 5 岁完全发育正常。有精神疾病的母亲服用 2×300mg 的奥卡西平（9mg/kg）。产后 8 天，在母乳喂养的婴儿的血液中测得 0.1μg/ml 的奥卡西平和 < 0.1μg/ml 的活性代谢物 10- 羟基 - 卡巴西平。产后 23 天，母乳喂养的婴儿的血液中测得 < 0.1μg/ml 的奥卡西平和 0.2μg/ml 的代谢物。婴儿相对剂量在 8 天时为 1.5%，在 23 天时为 1.7%。8 天时 M/P 比值为 9，23 天时为 5。婴儿的氨基转移酶未见明显异常（Lutz，2007）。一名不完全母乳喂养 6 个月的婴儿，母亲每天服用 1800mg，婴儿在 3 岁时适龄生长（Eisenschenk，2006）。

奥卡西平单药治疗时密切观察可能出现的副作用，母亲可以母乳喂养。

### 苯巴比妥、扑米酮和巴比沙隆

扑米酮和巴比沙隆代谢合成苯巴比妥并应被评估。在成年人和足月新生儿中，苯巴比妥的半衰期可长达 100h 以上。只有 50% 的药物与蛋白结合。在新生儿中甚至更少。超过 160 例母乳样品的分析显示苯巴比妥和扑米酮的 M/P 比分别约为 0.5 和 0.8。一个完全母乳喂养的婴儿可以吸收相当大比例的药物。对于苯巴比妥，计算出了可吸收母亲体重相关剂量为 50% 以上甚至超过相对母亲体重剂量的 100%。扑米酮超过 38%（Pote，2004；Sugawara，1999；Hägg，2000；Bennett，1996 的调查）。婴儿的血清中浓度可达到母体浓度的 50%。镇静和由此引起的进食问题已被反复提及。这些症状已在一些讲述母乳中毒症状的最古老的出版物中被提及。（Frensdorf，1926）。在有关一位母亲每天接受 90mg 苯巴比妥治疗的报告中，在产后 6 天和 19 天母亲乳汁中的浓度或多或少稳定在 5μg/ml（服用药物前和 2.5h 以后测得）（Pote，2004）。产妇血清值也很稳定。孩子出现暂时昏昏欲睡现象并需要静脉输液治疗。在婴儿血清中，苯巴比妥含量达到 55μg/ml，是母亲的 2 倍。还讨论了母亲苯巴比妥加扑米酮治疗引起的儿童死亡，这时在婴儿的血清中发现苯巴比妥的治疗浓度是 8.3mg/L（Hägg，2000）。

在另一个案例中，一位母亲被建议在孩子出生后 3 天断乳。妊娠期间她不仅服用了左乙拉西坦，而且服用了扑米酮。第二天，婴儿开始出现抽搐。抽搐被认为是戒断症状，恢复母乳喂养后停止。然而，6 个月时，婴儿未见明显异

☆☆☆☆

常（Rauchenzauner，2011）。

　　其他巴比妥类药物应该做类似的评估。根据半衰期和服用的剂量，应该预计婴儿出现的症状，特别是多于单一的剂量和联合使用其他抗惊厥药物时。

　　由于药物可明显转移给婴儿，哺乳期使用巴比妥类药物只是在有条件的情况下接受。监测婴儿的血液药物水平是必不可少的。

### 苯妥英钠

　　苯妥英钠的 M/P 比约为 0.3。对 80 多个母乳样品的研究表明，一个全母乳喂养的婴儿通过母乳可以得到 0.5% ～ 5% 相对母亲体重相对剂量的，最多可达 10%。这通常不到小儿苯妥英钠剂量的 5%（10mg/kg）（Hägg，2000 年的调查）。在血清中，苯妥英钠释放到儿童中的量最多达到产妇值的 1.5%。

　　苯妥英钠半衰期为 10 ～ 40h，当婴儿在母体子宫内接触药物后，半衰期也并未延长。（Shimoyama，1998；Bennett，1996 年的调查）。除了 2 名案例的观察外，母乳喂养婴儿的副作用尚未见报道。这两个发现描述了吞咽困难和高铁血红蛋白血症，以及进食问题和镇静作用，采用苯妥英钠联合巴比妥类药物或加卡马西平的抗惊厥联合疗法（调查结果见 Shimoyama，1998；1996，Bennett）。在 3 岁时，接触苯妥英钠的母乳喂养儿童的智商不低于因母体苯妥英钠治疗而接受婴儿配方奶粉的儿童的智商（章节 4.8.1；Meador，2010）。

　　苯妥英钠单药治疗，婴儿母乳喂养的同时密切观察可能出现的副作用。

### 普瑞巴林

　　母乳喂养期间使用普瑞巴林的经验不足。因此，在用普瑞巴林治疗期间根据情况接受母乳喂养。

### 卢非酰胺

　　母乳喂养期间使用卢非酰胺的经验不足。因此，用卢非酰胺治疗时根据情况接受母乳喂养。

### 舒噻美

　　母乳喂养期间使用舒噻美的经验不足。因此，用舒噻美治疗时根据情况接受母乳喂养。

### 噻加宾

　　母乳喂养期间使用噻加宾的经验不足。因此，用噻加宾治疗时根据情况接受母乳喂养。

☆ ☆ ☆ ☆

## 托吡酯

据报道，在 6 名母乳喂养的婴儿的血清中进行了测量，托吡酯的含量极少甚至没有（Ohman，2002，2007）。只要它们超过检测极限，就代表了它们为母亲血清值的 10%～20%。M/P 比值为 0.7～0.9，计算为相对婴儿剂量的 3%～23%。产妇每天摄入 300mg 托吡酯，一名纯母乳喂养的婴儿直到 8 个月发育完全正常（Gentile，2009）。婴儿的半衰期为 24h。一名每天持续服用 150mg 的女性，摄入 4h 后在乳汁中的测定值为 3.1mg/L。6 个月大时，在剂量增加到 175mg 后 3h，婴儿的血清浓度为 0.8mg/L。同一时间测量为母体值的 15%。将托吡酯剂量增加到 200mg，婴儿母乳喂养直到 1 岁，发育正常且没有副作用（Fröscher，2006）。每天 100mg，另一名母乳喂养的婴儿在 6 周时出现水肿、痰多咳嗽、腹泻。2 周后，婴儿已经断乳，服用婴儿配方奶粉。大便在 24h 内恢复正常。母乳中有 5.5mg/L 的托吡酯（Westergren，2009）。

托吡酯单药治疗，产妇剂量超过 200mg/d，需密切观察可能出现的副作用（腹泻、镇静作用），可以用母乳喂养婴儿。

## 戊诺酰胺

母乳喂养期间使用戊诺酰胺的经验不足。因此，用戊诺酰胺治疗时根据情况接受母乳喂养。

## 丙戊酸

丙戊酸进入母乳中，M/P 比值约为 0.05，平均相对浓度约 1%（最高 7%）是相当有限的。研究的 40 多位母亲已经证明了这一点（Hägg，2000 年的调查）。即便如此，由于更长的半衰期约为 47h，"稳态"可以表现为母乳喂养的新生儿的血液中浓度为 7% 或更多于母体的浓度。相比之下，一项深入的研究描述了 6 名血清浓度为 0.7～1.5μg/ml 的儿童，仅占母体浓度（39～79μg/ml）的 0.9%～2.3%（Piontek，2000）。一个病例报告描述了母乳喂养婴儿的血小板减少性紫癜，以及贫血和网织红细胞增多，其症状在断乳后改善。作者以成人血液副作用为背景讨论了这些异常（Stahl，1997）。这些症状和其他症状在其他出版物中都没有描述。在 3 岁的时候，服用丙戊酸母乳喂养的孩子的智商并不比因为母亲丙戊酸治疗而饮用婴儿配方奶粉的孩子的智商低（参见章节 4.8.1；Meador，2010）。

丙戊酸单药治疗需密切观察可能的副作用（包括血小板计数、肝细胞酶），婴儿可以母乳喂养。

## 氨己烯酸

氨己烯酸的 M/P 比值约为 0.3，几乎不与血浆蛋白结合，由于其有限的体

☆ ☆ ☆ ☆

积分布，可以预测它会大量转移到母乳中。然而，在对每天接受 2000mg 的妇女的研究中，只有约 1% 的母体剂量的药理活性物质（*s*- 异构体），该剂量被估计为婴儿的最大剂量（Tran，1998）。

由于经验不足。因此，仅在有条件的情况下接受氨己烯酸母乳喂养。使用的时候要仔细观察婴儿的副作用（弱吸吮、镇静作用 / 嗜睡，甚至呼吸暂停）。

### 唑尼沙胺

每天 300mg 唑尼沙胺，在产妇血浆中测得平均值是 10.1mg/L，在母乳中是 9.4mg/L。这表示 M/P 的比值略低于 1。由此，计算平均相对婴儿剂量的 28%（Sugawara，1999）。在以后的随访研究中，3 名母乳喂养的孩子发育正常（Kawada，2002；Shimoyama，1999）。婴儿期的半衰期是 60 ～ 109h。

由于经验不足和大量转移到母乳，哺乳期使用唑尼沙胺只是有条件的接受。

# 4.9　精神药品

Paul Merlob，Christof Schaefer

## 4.9.1　简介

精神疾病经常影响育龄妇女，尤其是产后妇女。在单药治疗的情况下，大多数精神药物在哺乳期是可以接受的。但是，某些药物比其他药物具有更令人放心的数据。因此，开始治疗时应仔细选择。孕期进行长期治疗的情况下，母乳喂养期间很少需要在出生后更换药物。然而，有些药物向母乳喂养婴儿的转移率高和（或）新生儿清除率差，确实需要对每个人进行仔细评估。特别是那些使用锂、拉莫三嗪、苯二氮䓬类药物的患者。本章回顾所有的精神药品关于在哺乳期间的安全性，对临床实践提供建议。

## 4.9.2　抗抑郁药

抑郁症的发生概率为 10% ～ 15%，是分娩后的重要问题。产后抑郁症的症状范围可以从轻微情绪抑郁（例如，对生活变化的反应情况和与此带来的压力）到深度抑郁，甚至有精神抑郁的抑郁症特点。由于机制尚不完全清楚，大多数抗抑郁药导致催乳素升高（Coker，2010），这不一定会导致临床症状，并且原则上在母乳喂养期间也不构成问题。在抗抑郁药中，当今主要使用选择性 5- 羟色胺再摄取抑制剂（SSRI）。三环类的使用较少。大多数母乳喂养的婴儿的血

☆ ☆ ☆ ☆

清中都有抗抑郁药。有关抗抑郁治疗，请参阅以下建议。个人抗抑郁药参见章节 4.9.3。关于抗抑郁药的更多信息，见章节 2.11。

> **建议**：1. 一个未经治疗的明显抑郁症可以像其他严重的精神疾病一样干扰早期的母子关系。应该从这个角度认真考虑治疗的必要性。
>
> 2. 非药物治疗方法，如心理治疗、光疗和针灸，都是有效抗抑郁治疗方案的一部分（章节 2.11，简介）。
>
> 3. 哺乳期抗抑郁药物的调整还应该包括再次妊娠的耐受性。
>
> 4. 经过调整，舍曲林是首选的抗抑郁药。帕罗西汀和西酞普兰也是可以的。然而，帕罗西汀不适合于一个再次新的妊娠。三环抗抑郁药中，阿米替林和去甲替林是首选药物。
>
> 5. 应避免服用多塞平，因为在母乳喂养的婴儿中反复观察到症状。应避免使用氟西汀，由于其半衰期长，可在胎儿和新生儿中积累。
>
> 6. 在孕期稳定地调整任何抗抑郁药，出生后不应不加鉴别地改变或停止。没有哪个抗抑郁药是母亲在孕期非常适合的，从根本上需要断乳或限制母乳喂养。哺乳期的调整也十分艰难。
>
> 7. 母乳喂养的婴儿出现不能解释的症状，如镇静、弱吸吮或坐立不安，除了儿科医师外，还应该咨询畸形科。刚出生前几天的症状更可能是由产前药物而不是母乳中药物引起的调节障碍。
>
> 8. 对于一些抗抑郁药，特别是 SSRI，母乳中的药物浓度峰值可能在服药后 8h 内出现。因此，中断母乳喂养几个小时几乎不能限制婴儿接触药物。然而，对于大多数药物，在哺乳期服用后的夜间休息很重要。
>
> 9. 单药治疗是可取的。使用最低有效剂量，最好是睡前剂量（如果可能的话）。母乳喂养之前和期间，应严格审查几种精神药物的联合治疗。在此，如果不可避免，则必须根据具体情况做出限制母乳喂养的决定。
>
> 10. 确保母乳喂养婴儿的密切医疗随访。
>
> 11. 与所有精神药品一样，遗憾的是没有关于母乳喂养婴儿连续治疗的长期影响的相关材料。

## 4.9.3　个别的抗抑郁药

### 阿戈美拉汀

阿戈美拉汀是一种褪黑素制剂 $MT_1/MT_2$ 激动剂和 5-HT2C 拮抗剂，其有效性存在争议。由于缺乏足够的数据进行判断，更好地研究抗抑郁药物是更可取的。

☆☆☆☆

## 阿米替林

阿米替林是一个三环抗抑郁药，半衰期为 20h。它的血浆蛋白结合率高达 95%，并迅速代谢成药理学上同样强效的去甲替林。对 6 名哺乳期每天服用 75 ~ 175mg 阿米替林的女性进行研究（Weissman，2004 年的调查）。M/P 比值为 1。根据目前的经验，对于纯母乳喂养的婴儿的相对剂量，包括活性代谢物，不应该超过 2.5%。阿米替林和去甲替林不可能在婴儿的血清中检测到，而且婴儿没有任何临床症状。

其母亲服用三环类抗抑郁药的 10 名母乳喂养婴儿的第一年成长，与对照组的人工喂养婴儿没有什么不同（1997a，Yoshida）。哺乳期，阿米替林是三环类抗抑郁药的首选药物。

## 阿托西汀

关于阿托莫西汀（一种 SNRI），母乳喂养的数据不足。更好地研究抗抑郁药物是更可取的。

## 安非他酮

案例研究描述了安非他酮，它也可用于戒烟。它既可充当血清素，也可充当去甲肾上腺素和多巴胺的阻滞剂。半衰期是 21h。M/P 比为 8。只有 50% 有效的代谢物、赤氢 - 安非他酮、羟基安非他酮和苏氢安非他酮，剂量上应为 1% ~ 3%（最大）（Weissman，2004 年的调查）。这名儿童和另外 3 名儿童（Baab，2002）的血清中均未检测到药物。对 10 位母亲进行的进一步研究中，分别接受 3d 150mg 和 4d 300mg 的补充，平均每天安非他酮为 6.75 μg/kg，另加上述代谢产物每天的平均值为 10.8 μg/kg、15.75 μg/kg 和 68.9 μg/kg。仅考虑安非他酮，婴儿的相对剂量为 0.14%。包括所有代谢物在内，作者计算的转移量约为 2%（Haas，2004）。一个 6 个月大的婴儿，不完全母乳喂养，其母亲在 3d 前开始服用 150mg 安非他酮，观察到可疑的癫痫发作（Chaudron，2004）。在另一篇印刷错误的文章中，4 名母乳喂养婴儿的母亲每天服用 150mg 或 300mg 安非他酮，在不考虑代谢物的情况下，重新计算的体重调整相对婴儿剂量 < 1%。只有一名婴儿的尿液中发现安非他酮（41 μg/L）（Davis，2009）。

经过重新调整，更好地研究抗抑郁药是可取的。

## 西酞普兰

选择性 5- 羟色胺再摄取抑制剂西酞普兰半衰期约为 35h。代谢产物去甲西酞普兰和去甲西酞普兰的活性均为西酞普兰的 13%。对超过 65 对母婴的研究

（Lee，2004b；Weissman，2004；Heikkinen，2002），可以得出以下结论：西酞普兰加上纯母乳喂养婴儿的有效代谢产物的相对剂量平均为3%～5%，最多为10%。药物要么在血清中检测不到，要么只有微量（Berle，2004）。最高值约为治疗母体浓度的1/15。一名6周大的婴儿出现睡眠不安，其母亲每天摄入40mg。西酞普兰（205μg/L）在母乳中被发现，在婴儿血清中的值为12.7μg/L。婴儿相对剂量为5.4%。将母体剂量减半并引入两种婴儿配方奶粉后，婴儿的睡眠方式恢复正常（Schmidt，2000）。在研究的31名儿童中，有3名（Lee，2004b）出现了不明显的非特异性的症状。例如，一名2个月大的婴儿在母亲开始治疗后出现躁动。作为预防措施，这位母亲在2周后断乳，婴儿躁动得到改善。在个别情况下，据报道母乳喂养的孩子有嗜睡现象。对于文献中描述的其他儿童，未提及中毒症状。此外，孩子接下来1岁以内的发育不明显（Weissman，2004；Heikkinen，2002；Rampono，2000）。

一位母亲在晚上服用40mg西酞普兰，母乳中的含量高达320μg/L。对于纯母乳喂养的婴儿，相对剂量高达6.6%（Franssen，2006）。儿童的血清浓度相当于母体值的1.8%。婴儿出生后出现的异常，如不规则的呼吸，归因于在子宫妊娠适应困难。在另一例中，对西酞普兰进行了调整，仅对婴儿进行了6个月的母乳喂养。儿科医师判断其在一年半内神经心理发育正常（Gentile，2007）。另外，每天60mg的西酞普兰，婴儿在主要靠母乳喂养的情况下，发育正常到6个月大（Werremeyer，2009）。西酞普兰为哺乳期适应证的处方药。

### 氯米帕明

氯米帕明是一种三环类抗抑郁药，半衰期为32h。药理活性代谢物为 N- 去甲基氯丙米帕明和2种羟基代谢物8-OH- 氯米帕明和8-OH- 去甲基氯米帕明。根据7份已发表的母婴报告，婴儿的平均相对剂量为1.3%（Weissman，2004年的调查）。

在妊娠期间已经接触过此药的婴儿，母亲一天服用125mg，婴儿出生后血浆中的含量为267μg/L。从产后第7天开始，剂量增加至150mg/d。产妇血浆浓度从10d时的355μg/L上升到35d时的510μg/L。母乳中的浓度为270～624μg/L。在同一时间，婴儿的血清浓度从45μg/L下降到9.8μg/L（这是由于药物产前转移的分解）。假设母乳中的药物是最高浓度值，一个专门母乳喂养的婴儿（不考虑代谢物）的剂量约是母亲体重相关剂量的4%（chimmell，1991）。另一项研究报道了4对母子，这些母亲每天服用75～125mg氯米帕明。母乳样品没有测量出药物浓度。氯米帕明和其代谢物都不能在婴儿的血清中被检测到（＜10μg/L；Wisner，1995）。

另一项研究（Yoshida，1997a）报道2名产妇母乳中的浓度和Schimmell的报道相似（1991）。婴儿没有因药物显示出任何不良迹象。氯米帕明为哺乳期

☆☆☆☆

适应证的处方药。

### 地昔帕明

地昔帕明是一种三环类抗抑郁药，其半衰期为 12 ～ 54h。它是丙米嗪的药理活性代谢物。这两种物质与血浆蛋白的结合率高达 95%。根据 5 份已发表的母婴报告，婴儿的平均相对剂量为 1.6%（Weissman，2004 年的调查）。

在每日剂量为 300mg 的病例报告中，母乳中测得的地昔帕明含量为 381μg/L。在数学上，如果包含代谢物 2- 羟基去甲丙嗪，婴儿将获得母体体重相关剂量最多 2.4%（Sistor，1986）。在另外包括 4 个孩子的研究中，仅在血清中检测到微量的药物。婴儿没有表现出不良症状。地昔帕明为哺乳期适应证的处方药。

### 多舒平

多舒平（度硫平）为三环抗抑郁药，半衰期为 9h，代谢出 3 种药物活性代谢物，去甲硫蛋白、多硫蛋白磺氧化物和去甲硫蛋白磺氧化物。在两项研究中，分别有 8 名和 20 名母乳喂养的母亲接受了多舒平治疗（Buist，1993a；Ilett，1993）。M/P 比值约为 1。每日剂量 225mg 以上时，报道最多 475μg/L 多舒平和 1200μg/L 代谢物。在另一项对 2 名妇女进行的研究中报告了相同的最高值（Yoshida，1997a）。根据这些数据，当包含代谢物时，该婴儿最多可计算出母亲体重相关剂量的 7%。然而，平均来说，这个数字还不足 1%（Weissman，2004 年的调查）。有一个孩子，血清中仅检测到微量的活性成分（4μg/L）（母亲：2.623μg/L；Yoshida 1997a），没有任何症状。在进一步的研究中，对 3 岁和 5 岁的产前接触儿童进行了随访。与未接触的对照组相比，他们没有表现出异常（Buist，1995）。多舒平为哺乳期适应证的处方药。

### 多塞平

多塞平（doxepin）是一种三环类抗抑郁药，其活性相当强的代谢物 N- 去甲基多塞平（N-desmethyldoxepin）与血浆蛋白结合率高达 80%。多塞平的半衰期为 8 ～ 25h；N- 去甲基多塞平半衰期是 33 ～ 81h。在一项对 2 位哺乳期的母亲的研究中，其中一位每天服用 150mg 的多塞平，另一位每天服用 75mg 的多塞平，据报道，婴儿的平均剂量为母体体重相关剂量的 0.3% ～ 1%，包括代谢物 N- 去甲氧西平（Kemp，1985）。另一名母乳喂养的婴儿因呼吸困难和镇静而接受治疗。在血浆中测出多塞平为 2.2μg/L，在血清中测量到 66μg/L N- 去甲基多塞平（Matheson，1985）。改为人工喂养后症状会改善。可以预测在婴儿体内药物有蓄积倾向。另一个病例报告描述了一个 9 天大的男孩，吮吸无力、肌肉张力下降、呕吐。他的母亲每天服用 35mg 的多塞平。包括代谢物在内的婴儿相对剂量仅为 2.5%。多塞平仅在婴儿血清中检测到（10μg/L），代谢物无法检测到。改为人工喂养 48h 后该男孩症状消失（Frey，1999）。在母乳喂养期间，应该优先使用研究得更好的抗抑郁药。

## 度洛西汀

有 8 名妇女服用度洛西汀的病例报告：服用度洛西汀（40mg/d）3.5d 后，6 名在断乳的过程中女性的乳汁样品被报道在最后一次摄入后约 6h 后测得最高值。每天所有母乳中检测到度洛西丁的最大量为 15μg。由此，作者计算最大相对婴儿剂量为 0.25%。M/P 比值为 0.26。未报告非活性代谢物（Lobo，2008）。在另一份关于一名妇女每天服用 60mg 度洛西汀的报告中，在摄入 6h 后，母乳测量的浓度为 64μg/L。据此，作者计算出最后一次母乳喂养后 4h 母乳喂养婴儿的相对剂量为 0.8%。在最后一次给药后的 8h 内，在血清中未检测到度洛西汀（检出限 1μg/L；Briggs，2009）。在另一例病例报告中（Boyce，2011）发现婴儿相对剂量为 0.8%，母乳喂养婴儿的浓度也相当于母体浓度的 0.8%。哺乳期，有更好研究的抗抑郁药物应优先考虑。

## 艾司西酞普兰

选择性 5- 羟色胺再摄取抑制剂艾司西酞普兰是西酞普兰的活性异构体，分子量为 414。蛋白质结合率（56%）低于西酞普兰（80%），理论上可以促进药物向母乳的转移。一个病例报告描述了一名 3 周龄的婴儿，从母体治疗开始到 4 个月大，体重增长不足，氨基转移酶（肝酶）轻微升高，上肢肌肉张力（高张力）增加，经常哭闹和激惹状态。在出生的第 5 个月补充营养后，症状有所改善（Merlob，2005）。我们收到了一份关于新生儿的报告，该新生儿在母乳喂养后 2h 或母亲每天下午服用艾司西酞普兰 5 ～ 6h 后开始高声哭泣。当改为早晨服药时，症状也出现在早晨。这种行为在给予其他营养支持后得到改善，在断乳后消失。

8 位每天服用 10 ～ 20mg 的女性中，测得平均药物浓度为 7.6μg/kg 及 3μg/kg 的代谢物去甲基艾司西酞普兰，在稳态条件下计算了婴儿的去甲基艾司西酞普兰含量。这代表婴儿的总相对剂量约为 5%。在 3 名母乳喂养婴儿的血液中未发现药物（检出限＜ 1μg/L）。对于其他 5 名婴儿，该值低于 5μg/L。艾司西酞普兰及其代谢物的产妇平均值是 24μg/L 或 20μg/L。与 Denver 发育测验相比，这些儿童发育正常（Rampono，2006）。另外，一名妇女的婴儿先服用了 5mg，然后每天服用 10mg，在 8 周时孩子发育正常。作者计算出的相对剂量高达 7.7%（Castberg，2006）。另一名妇女的婴儿相对剂量为 4.6%，其中包括去甲基艾司西酞普兰（Hackett，2006a）。另一个婴儿的母亲每天接受 20mg 的治疗（Gentile，2006a），根据 Denver 实验，9 个月时这个孩子似乎也正常发育。

☆☆☆☆

一个 5d 大的婴儿，其母亲在妊娠和母乳喂养期间服用了 20mg 依他普仑，他在出生的前 2 天就因呼吸窘迫综合征接受过治疗，进而发展为坏死性结肠炎（Potts，2007）。作者讨论了这种药物对血小板功能的影响，但应谨慎对待通过母乳产生的影响。经过重新调整，应优先选择测试较好的抗抑郁药。

### 氟西汀

最老的选择性 5- 羟色胺再摄取抑制剂（SSRI）氟西汀及其活性代谢物去甲氟西汀，与血浆蛋白结合率高达 94%。氟西汀的半衰期为 4d，去氟西汀的半衰期为 7d。因此，它具有最长的抗抑郁药半衰期。M/P 比为 0.25。对 16 对母婴的两项研究表明，母乳喂养的婴儿服用的氟西汀和去甲氟西汀的相对剂量平均为 6.5%，最高为 17%。婴儿症状表现不明显（Yoshida，1998a；Taddio，1996；Burch，1992）。另一个病例报告描述了一个婴儿的尖叫、水样大便和呕吐，断乳后服用婴儿配方奶粉，其症状消失。当他再次母乳喂养时，症状再次出现（Lester，1993）。母亲每天服用 20mg 氟西汀，计算出包括去甲氟西汀在内的约 8% 的相对剂量。据报道，10 周龄婴儿的血清中含有氟西汀（340μg/L）和去甲氟西汀（208μg/L），而成人每天服用 20mg 氟西汀时，会出现这种情况。另一例婴儿易激惹的病例中（母体剂量为 20mg/d），母乳中发现氟西汀（28.8μg/L）和去甲氟西汀（41.6μg/L）（Isenberg，1990）。由此计算出婴儿的剂量约为 11μg/（kg·d），相当于母亲体重相关剂量的 3.2%。另一个病例报告描述了一个有可疑抽搐样症状和发绀的婴儿，其母亲除了服用氟西汀外，还服用了卡马西平和丁螺环酮。据报道，截至出生后 1 年，孩子的进一步发育都是正常的。作者们有充分的理由相信药物和症状之间的联系（Brent，1998）。另外 4 名孩子在 1 岁之前接受了神经学的随访，他们的发育都是正常的（Yoshida，1998a）。

Chambers（1998 年）报道说，与对照组的 34 名未使用精神药物的母乳喂养婴儿相比，一组 28 名母亲正在服用氟西汀的母乳喂养婴儿的体重增加显著降低了约 9%。没有其他症状的报道。

在 5- 羟色胺代谢的研究中，通过全血中（血小板）5- 羟色胺转运蛋白的减少间接地测定氟西汀在特定的母乳中，只对被研究的 5 名新生儿中的 1 名有效果。受影响的婴儿没有任何症状（Epperson，2003）。存在理论上的担忧，因为 SSRI 引起的 5- 羟色胺转运障碍也可能对中枢神经系统产生影响，从而影响大脑发育。

总之，在研究的 80 对母子中，有 5 对婴儿出现了与氟西汀有关的症状。绝大多数婴儿未见明显异常（Lanzadi Scalea，2009；Weissman，2004）。另一方面，有症状的儿童在其他 SSRI 中更为罕见。氟西汀对婴儿的相对剂量最高，半衰期最长。两者都可能导致婴儿的耐受性相对较差。在母乳喂养期间，耐受性较好的抗抑郁药是优选的。

### 氟伏沙明

选择性 5- 羟色胺再摄取抑制剂氟伏沙明的半衰期是 16h。哺乳期的母亲每天服用 200mg 的氟伏沙明，据报道检测出血清中浓度为 310μg/L，母乳中为 90μg/L。在此基础上，可以计算 M/P 比值为 0.3。因此，婴儿每天将收到氟伏沙明 13.5μg/（kg·d），这相当于产妇体重相关剂量的 0.5%（Wright，1991）。另一个病例报告观察到当每天剂量为 100mg 时，浓度成比例地降低。在数学上，这也相当于相对剂量的 0.5%。母乳喂养 5 个月，然后在 4 ~ 21 个月测试，婴儿的认知和运动发育未见明显异常（Yoshida，1997b）。

3 对母婴，产妇每日剂量为 200mg 的氟伏沙明，计算出 48μg/（kg·d）相当于临床未见明显异常婴儿相对剂量的 1.6%（hägg，2000a）。另一组作者报告了确定 10 周龄母乳喂养婴儿血清中氟伏沙明的水平，基于母乳中最大活性成分的浓度，其相对剂量仅为 0.6%。然而，在他的血清中测得浓度为母亲血清的 45%。在观察期间，直到 4 个月大时，婴儿的发育不显著（Arnold，2000）。有 5 名其他无症状的孩子，在血液中没有检测到药物（Weissman，2004；Hendrick，2001b）。氟伏沙明为哺乳期适应证的处方药。

### 丙米嗪

丙米嗪是一种三环类抗抑郁药，半衰期为 6 ~ 20h。它被代谢成药理学上作用相同的地昔帕明。每天口服 200mg，在母乳中测得丙米嗪最大值是 29μg/L，去甲丙米嗪是 35μg/L（Sovner，1979）。相比之下，其他 4 位母亲每天口服 75 ~ 150mg，活性成分浓度高达约 600μg/L。但是，大多数值都明显低于 300μg/L（Yoshida，1997a）。计算得婴儿每天 90μg/L 的最大值或母体体重相关剂量的 7%。然而，平均而言，它明显低于母亲体重相关剂量的 2%（Weissman，2004 年的调查）。丙米嗪为哺乳期适应证的处方药。

### 马普替林

每天口服 100 ~ 150mg 的四环抗抑郁药物马普替林后，不考虑活性代谢物，为相对剂量的 1.6%（Bennett，1996 年的调查）。经过重新调整，应优先选择经过更好测试的抗抑郁药。

### 米安色林

米安色林是四环抗抑郁药之一。它与血浆蛋白结合率高达 90%，半衰期约为 22h。主要活性代谢物是去甲基米安色林。研究了 2 位母乳喂养的妇女，她们每天分别服用 40mg 和 60mg 米安色林。报道中显示，在母乳中分别有 20μg/L 和

☆☆☆☆

80μg/L 的米安色林和 20μg/L 或 10μg/L 去甲基米安色林。在数学上（包括代谢物）是婴儿最大的体重相关剂量的 1.5%。在第一个孩子的血清中没有检测到药物，在第二个孩子的尿液中检测到 12μg/L 的米安色林和 14μg/L 的去甲基米安色林（Buist，1993b）。经过重新调整，应优先选择经过更好测试的抗抑郁药。

### 米塔扎平

米塔扎平、去甲肾上腺素和选择性 5- 羟色胺抑制剂（类似于四环抗抑郁药或米安色林）的血浆蛋白结合率高达 85%。半衰期是 20～40h。孩子出生 3 周后，一位母亲从舍曲林改为每天服用 30mg 米塔扎平。达到稳定状态后，在孕妇血浆中水平测得的水平为 25μg/L。母乳中最大浓度为 34μg/L，在婴儿血清中测定值为 0.2μg/L。因此，相对婴儿剂量最大为 1%。用这种疗法母乳喂养 6 周后，婴儿功能发育正常，体重增长正常（Aichhorn 2004）。8 名母亲服用米氮平 30～120mg/d，可推算出哺乳期婴儿摄取量为平均 8μg/（kg·d）加上 3μg/kg 的代谢物去甲基米塔扎平适合于母乳喂养的婴儿。由此看来，包括代谢物，婴儿相对剂量为 1%～3%。有 4 名婴儿的血清中没有发现药物（检测极限 1ng/ml）。一名婴儿的母亲服用非常高剂量的米氮平（2mg/kg），在血清中测定浓度为 1.5ng/ml。相比之下，没有检测到代谢物。Denver 试验，研究了 7 名 1.5～13 个月的孩子，未见明显的发育异常（Kristensen，2007）。一名患者每天服用 22.5mg，在乳汁中测量最大值为 145μg/L（Klier，2007）。在这个最大值的基础上，计算出 6% 的相对剂量。在婴儿的血清中没有检测到活性成分。相比之下，早上喂养 2h 后或母亲服用药物 14h 后，10μg/L 存在于一名 2 个月大婴儿的血清中，他的母亲服用 15mg/d。这相当于产妇血清浓度的 37%（Tonn，2009）。在这些孩子中没有观察到特别的异常情况。

在哺乳期，米塔扎平是可以接受的，但是密切监测婴儿是必要的。

### 吗氯贝胺

在 6 对母婴中研究了可逆的单胺氧化酶抑制剂吗氯贝胺。据报道，M/P 比为 0.7，婴儿相对剂量为 1.2%（Pons，1990）。在另一项研究中，8 名母亲每日服用 300～900mg 吗氯贝胺，在乳汁中测得浓度高达 5.3mg/L（每日剂量为 900mg）（Buist，1998），由此计算出相对婴儿最大剂量为 2%～6%。母乳喂养的婴儿未见明显异常。另外，在一个关于 4 名母亲的出版物中，报道了孩子正常发育到 1 岁。然而，一位母亲因为她的宝宝胃食管反流，在 2 个月大时就断乳了（Taylor，2008）。经过重新调整，应优先选择经过更好测试的抗抑郁药。

### 萘法唑酮

萘法唑酮是一种 5-HT$_2$ 受体拮抗剂，半衰期为 17h，已在 3 个有 2 名患者的样品中进行了研究。每日剂量为 100 ~ 400mg，母乳中发现的活性成分浓度为 50 ~ 700 μ g/L，包括活性代谢产物羟基萘法唑酮。但是，采样是在患者服用片剂之前进行的（每天 2 次单剂）。在研究时，患者已经接受了至少 3 周的治疗 (Dodd, 1999)。从这些测量值中，计算出纯母乳喂养婴儿的相对剂量为 < 1% ~ 7%。进一步的病例报告描述了一个早产儿，他只接受了与母亲体重有关的剂量的 0.5% (300mg)，由于嗜睡、吸吮力弱和体温调节障碍而被送进医院。断乳后 72h 内症状改善 (Yapp, 2000)。萘法唑酮在 2003 年因为出现肝衰竭病例而不再在母乳喂养期间使用。

### 去甲替林

去甲替林是一种三环抗抑郁药，半衰期为 37h，是阿米替林的活性代谢物。总共有 27 对母婴参与研究，其中母亲每天服用 50 ~ 175mg 的去甲替林，显示母乳喂养婴儿的急性中毒症状是难以预料的。M/P 比（约为 1）和婴儿相对剂量（不超过 2% ~ 3%）与阿米替林的值相对应 (Weissman, 2004 年的调查；Spigset, 1998)。一名 4 周龄的婴儿，其母亲每天服用 60mg 去甲替林，血清浓度仅为 42 μ g/L，其血清中的去甲替林的含量为 10 μ g/L。对于其他婴儿，仅发现极少量的 10- 羟基代谢物。去甲替林为哺乳期适应证的处方药。

### 奥匹哌醇

奥匹哌醇是一种三环抗抑郁药，一项对 10 名女性的既往研究报告显示，M/P 比值为 0.1，相对婴儿剂量仅为 0.3% (Herrmann, 1970)。经过重新调整，应优先选择经过更好测试的抗抑郁药。

### 帕罗西汀

选择性 5- 羟色胺再摄取抑制剂帕罗西汀的半衰期为 22h。根据对 110 对母婴的研究，纯母乳喂养婴儿的相对剂量约为 1%。几乎所有的婴儿血清都没有发现帕罗西汀。没有观察到临床异常 (Berle, 2004；Merlob, 2004；Weissman, 2004；Hendrick, 2001b)。乳汁中的峰值与剂量相关。产妇每日剂量为 50mg，最大值是 101 μ g/L。这代表了相对婴儿剂量不足 2% (Stowe, 2000)。每天 20mg 剂量的帕罗西汀，7.6 μ g/L 存在于母乳中。对于婴儿来说，值为 1.14 μ g/ (kg·d)，这代表了约 0.4% 的产妇体重相关剂量 (Spigset, 1996)。16 名婴儿的母亲每天服用 10 ~ 50mg，其血清浓度低于检测水平 (< 2 μ g/L)。在一项对 40 对母婴进行的进一步研究中，母亲每天的剂量为 10 ~ 40mg，只能检测到微量，而且婴儿血清中只能检测到微量（如果有的话）。然而，母乳中 153 μ g/L 的浓度比平均值高出 5 倍多（引用自 Weissman, 2004；Nordeng, 2001）。

Merlob（2004）发现，与对照组相比，随访 1 岁的 27 名婴儿在发育和体重增加方面没有统计学上的显著差异。帕罗西汀可在母乳喂养期间用于适当的适应证。然而，对于一个可能的再次妊娠，这是不合适的。

### 瑞波西汀

有 4 名女性每天服用 4 ～ 10mg 的去甲肾上腺素再摄取抑制剂瑞波西汀，平均服用这种药物 4h 后，在乳汁中测得的最高浓度是 10 ～ 21μg/L。相应地，在母亲的血清中发现 7 ～ 16μg/L。经计算，婴儿的相对剂量为 1.4% ～ 2.5%。在这 4 名婴儿中，血清中的最高含量为 5μg/L，以至于完全可以检测到（Hackett，2006a）。对照 Denver 测试，3/4 的孩子发育正常。第 4 个婴儿发育迟缓；然而，在母亲开始药物治疗前这已经注意到。经过重新调整，应优先选择经过更好测试的抗抑郁药。

### 圣约翰草（金丝桃素）

这种物质在章节 4.13 讨论。

### 舍曲林

选择性 5- 羟色胺再摄取抑制剂舍曲林的半衰期是 26h。根据对约 110 对母婴的研究，母乳喂养婴儿的相对剂量略低于母亲体重相关剂量的 2%。在一些儿童的血清中测定出了微量的舍曲林，其中 3 名儿童体内有约 10μg/L 效果不明显的代谢产物，即去甲基舍曲林（Weissman，2004；Hendrick，2001b）。在其他婴儿体内，代谢物无法检测到（Berle，2004）。在一名婴儿体内，其血清浓度是母体值的 50%。（Wisner 1998）。作者不排除出现这种情况的原因之一是对婴儿用药的管理。没有婴儿出现明显临床症状的。也缺乏关于服用这种药物后儿童发育情况的长期研究。

Stowe（1997）分析了 12 位母亲的 148 份母乳样本。其中舍曲林的最高浓度约为 173μg/L，去甲基舍曲林的最高浓度为 294μg/L。母体剂量为 25 ～ 200mg/d。Hendrick（2001b）对 30 名婴儿研究发现：随着他们年龄的增长，其血清中去甲舍曲林的浓度下降。孕产妇每天服用至少 100mg 的剂量与孩子血清中药物浓度相关性很高。

有 13 名婴儿参加了舍曲林的对照研究，他们血清中没有发现舍曲林（检测限度为 2μg/L），但一些孩子血清中检测出去甲舍曲林，最大浓度为 6μg/L。(Lanza di Scalea，2009；Wisner，2006)。

在一项对 14 对母婴的 5- 羟色胺代谢的研究中，根据婴儿血小板中 5- 羟色胺（5-HT）转运体的减少来评估发现，通过母乳接触舍曲林不会导致婴儿有显著症状（Epperson，2001）。理论上，选择性 5- 羟色胺再摄取抑制剂诱导的 5-

羟色胺转运障碍也可能导致中枢神经系统发育障碍。舍曲林是母乳喂养和妊娠期间首选的抗抑郁药之一。

### 反苯环丙胺

在母乳喂养期间使用不可逆单胺氯化酶抑制剂反苯环丙胺的经验不足。更好的抗抑郁药应该优先考虑。

### 曲唑酮

6 名女性单次服用了 50mg 曲唑酮，这一剂量只有镇静效果，不同于其他抗抑郁组，计算出 M/P 的比值为 0.14，孩子的剂量为 15μg/（kg·d）。这仅占体重相关剂量的 2% 以下。但是没有提及具有药理活性的代谢物 1- 间氯苯哌嗪（Verbeek，1986）。另一个病例中，在摄入少于 75mg 曲唑酮的母乳中测的浓度为 40μg/L。进一步的研究中，在摄入少于 75mg 曲唑酮妇女的乳汁中检测出 40μg/L 曲唑酮。母乳喂养的婴儿在 12 个月大时发育正常（Misri，2006），另一位母亲每天服用 100mg，婴儿也发育正常。（Newport，2009）。经过重新调整，应优先选择经过更好测试的抗抑郁药。

### 三甲丙米嗪

丙米嗪在哺乳期的使用经验不足。如果可能的话，它应该像其他三环类抗抑郁药物那样被评估。三甲丙米嗪在哺乳期间被规定作用于适当的适应证。然而，应优先选择经过更好测试的抗抑郁药。

### 文拉法辛和去甲文拉法辛

羟色胺和去甲肾上腺素再摄取抑制剂文拉法辛的半衰期是 5h，其活性代谢产物是 11h。基于 8 对母婴的研究可以得出以下结论：M/P 值约为 4。包括 100% 活性代谢物 O 型去甲基文拉法辛，纯母乳喂养婴儿获取的药物剂量为母亲体重相对剂量的平均值为 6%，最大值为 9%。在无症状婴儿的血清中检测到的代谢物（不是文拉法辛本身）为 3.38μg/L，或平均为产妇体内浓度值的 10%（Berle，2004；Weissman，2004；Ilett，2002；Hendrick，2001a）。有 13 名婴儿的母亲每天服用 37.5～300mg，婴儿发育未见异常。M/P 比约为 3。服用药物 8h 后，母乳中的文拉法辛及其代谢产物的含量最高。婴儿中有效成分的浓度是母亲中有效成分的 57%。计算出所有物质的相对婴儿剂量为 8%（Newport，2009）。通过服用德文拉法辛（O- 去甲基文拉法辛）的 10 名妇女计算出相对婴儿剂量为 7%。在无明显临床症状婴儿的血清中测得浓度为母体值的 5%（Rampono，2011）。经过重新调整，应将经过更好测试的抗抑郁药放在首位。

☆ ★ ☆ ☆ ☆

### 4.9.4　抗精神病药

尽管经典的抗精神病药（如吩噻嗪和氟哌啶醇）已经使用了很长时间，但关于母乳喂养治疗的出版物很少。在一份出版物中，人们猜测吩噻嗪是否会增加婴儿猝死和睡眠呼吸暂停的风险，以及非典型抗精神病药在母乳喂养期间是否应优先考虑（Hale，2004）。相比而言，氯氮平与有导致粒细胞缺乏症的风险而奥氮平与锥体外系症状相关。（Gentile，2008）。然而，在服用经典的第一代抗精神病药或较新的第二代非典型抗精神病药时，母乳喂养产生的这种副作用或其他严重副作用都没有得到明确证实。母乳中仅含有极少量的大多数活性成分。而吩噻嗪类药物可用其他原因解释，是由于血浆蛋白结合度高。抗精神病药物治疗见以下建议。个别抗精神病药物见章节4.9.5。有关抗精神病药物的更多信息，请参阅章节2.11。

> **建议**：1. 未经治疗的严重精神疾病，可能会导致影响早期母婴关系的形成。从这个角度看，也应考虑治疗的必要性。
>
> 2. 典型的和非典型的抗精神病药物都可以在母乳喂养期间用于治疗相应的适应证。
>
> 3. 在哺乳期抗精神病药物应选择典型抗精神病药物氟哌噻吨、氟奋乃静、氟哌啶醇，以及非典型抗精神病药奥氮平和喹硫平。
>
> 4. 母亲在孕期没有适应良好的抗精神病药，重新调整方案时，应优先考虑这些药物。应尽早断乳或限制母乳喂养。这也适用于母乳喂养时用药方案较难调整的情况。
>
> 5. 一般而言，目标应该是单一疗法。在母乳喂养期间，应慎重应用多种精神药物的联合治疗。如果联合治疗不可避免，应该在个体的情况下考虑限制母乳喂养。
>
> 6. 如果症状复发，且不能以其他原因解释，如镇静、吸吮无力或烦躁不安，除了联系儿科医师，还要联系畸胎信息中心。出生前几天出现的症状更可能是产前用药导致的婴儿适应障碍，而不是母乳中的药物导致的。
>
> 7. 如同所有精神药物一样，这里对儿童长期发育状况没有足够的数据。但是，母乳喂养期间药物的影响应以孕期药物的接触为背景进行评估。

### 4.9.5　个别的抗精神病药

**氨磺必利**

氨磺必利是非典型抗精神病药。每天服用剂量为100mg，母乳中测得的平

☆ ☆ ☆ ☆

均浓度为 1.2mg/L，相对婴儿的剂量为 6.1%。对于不全母乳喂养的 5 个月大婴儿，
在最后一次给药后 3h，血清药物浓度为 4μg/L。这相当于母亲体内浓度的 3.9%
（Ilett，2010）。在另一个连续 9d 每天服用 400mg 氨磺必利的病例中，母乳中的
平均浓度为 3.6mg/L，由此计算出婴儿的相对剂量为 10.7%。13 个月大的婴儿
发育是正常的（Teoh，2011）。由于相当一部分药物可转移到母乳中，因此应优
先考虑其他抗精神病药物。

### 阿立哌唑

阿立哌唑是一种非典型抗精神病药。在每天分别服用 15mg 或 18mg 的
2 名妇女的母乳中发现 13μg/L 和 39μg/L 的阿立哌唑（Watanabe，2011；
Schlotterbeck，2007）。在服用剂量为 18mg/d 的妇女的 6 日龄的婴儿中，测量
出 7.6μg/L 的药物，然而，这可能是由于产前接触造成的（Watanabe，2011 年）。
另一个用量为 15mg/d 的母亲的母乳中的浓度低于检测范围（< 10μg/L；Lutz，
2010）。从这些病例报告中计算出的相对婴儿剂量为 0.7% ～ 3%。重新调整方
案时，应优先使用经过更好测试的抗精神病药。

### 氯丙嗪

氯丙嗪属于吩噻嗪类，半衰期为 30h，其有独特的吸收率。一项既往研
究显示，单次剂量为 1200mg（20mg/kg），服用 2h 后，母亲血清中测得值为
750μg/L，母乳中测得值为 290μg/L。计算得 M/P 小于 0.5。剂量为 600mg 时，
在母乳中无法检测到任何药物（Blacker，1962）。在另一项对 4 名妇女的研究
发现母乳中药物浓度值为 7 ～ 98μg/L（母体血清中为 16 ～ 52μg/L），但药
物剂量不知道。其中 2 名孩子是母乳喂养的。第一个母乳浓度为 7μg/L，孩子
没有症状。第二个婴儿，其母乳浓度为 92μg/L，在母乳喂养后处于嗜睡状态，
然而根据作者的说法，这么低的浓度可能没有任何意义（Wiles，1978）。其他
出版物证实了转移量非常有限（Sugawara，1999；Yoshida，1998b）。在一项包
含 5 名妇女的研究中，在婴儿的血清中最多发现了 0.7μg/ml 的活性成分。未观
察到急性症状。然而，在婴儿出生后的第二年，3 个同时接受氟哌啶醇治疗的
母亲的孩子出现了精神或心理发育迟缓（Yoshida，1998b）。重新调整治疗方案
时应首先选择经过更好测试的抗精神病药放在首位。

### 氯普噻吨

氯普噻吨是硫黄嘌呤类化合物之一。它的主要代谢产物是氯普噻吨亚砜，
没有抗精神病药作用但可能具有抗胆碱能作用。对 2 名妇女进行研究，一名妇
女服用氯普噻吨 200mg/d，另一名妇女 200 ～ 400mg/d。通过母乳血清浓度数据，
计算出每天氯普噻吨的平均剂量为 2.4μg/kg，最大剂量是 4.7μg/kg，氯普噻

☆ ☆ ☆ ☆

吨亚砜每天的剂量是 3.5 ～ 4.5 μg/kg。因此，纯母乳喂养的婴儿摄入活性成分占母亲体重相关剂量的 0.2%。没有观察到异常临床表现（Matheson，1984）。在哺乳期，氯普噻吨只有在有指征的情况下才服用。

### 氯氮平

氯氮平是一种非典型抗精神病药。每日服用剂量为 50mg，在出生后初乳中的浓度为 63.5 μg/L。母体血清值是 14.7 μg/L。1 周后，每天摄入剂量为 100mg，母乳中的药物浓度上升到 115.6 μg/L，血清中的药物浓度上升到 41.4 μg/L（Barnas，1994）。M/P 比值为 2.8。据此，婴儿每天摄入量高达 17.3 μg/kg，约占母体体重相关剂量的 1%。厂家收集的 2 个案例报告中，报道了使用氯氮平的母亲母乳喂养婴儿的嗜睡情况。其中一位母亲服用氯氮平 150mg/ 天，而另一位母亲每天服用 12.5mg 氯氮平加 3mg 的氟哌噻吨。同时还讨论了服用药物与患粒细胞缺乏症的风险的关系（Gentile，2008），并认为与母乳传递药物关系不大。据报道，一名儿童在 5 岁时出现语言障碍。他的母亲还是由于通过服用氯氮平哺乳 1 年。无论是通过母乳传递的氯氮平还是因为在孕期服用药物还是由于其他因素导致疾病，目前尚不明确（Mendhekar，2007）。重新调整方案时，应优先考虑经过更好测试的抗精神病药。

### 氟哌噻吨

噻吨类药物氟哌噻吨作为长效药的给药方式是口服或肌内注射。在 3 位母亲中，她们每天服用 2mg 氟哌噻吨或每 2 周服用 40mg 氟哌噻吨，或每 3 周服用 60mg 氟哌噻吨，她们乳汁中的药物浓度相同——1.8 μg/L（母亲血清中浓度为 1.3 ～ 1.5 μg/L）。在此基础上，计算婴儿每日剂量为 0.27 μg/kg。这最多占与母亲体重有关的氟哌噻吨剂量的 0.8%（Kirk，1980）。另一个长期治疗的病例是每天口服 4mg，也得出了相同的结论（Matheson，1988）。对暴露下儿童的临床实验没有任何显著的变化，他们的发育正常。氟哌噻吨是母乳喂养期间选择的经典抗精神病药物之一，每日剂量高达 4mg。

### 氟奋乃静

氟奋乃静是一种吩噻嗪类药。这种药在哺乳期的应用没有相关研究。类似于其他吩噻嗪类药物，预计不会有显著的量转移至婴儿。基于这一假设并在临床实践中广泛使用，氟奋乃静也可在母乳喂养期间用于相应的适应证并对婴儿密切随访。

### 氟哌啶醇，其他的丁酰苯类及相关药物

在每天接受 1 ～ 40mg 氟哌啶醇的 16 名妇女中，婴儿的相对剂量平均

为 0.2%～2.1%，但在极端情况下，约为 10%（Yoshida，1998b；Bennett，1996 年的调查）。在至今为止的研究中，单药治疗下母乳喂养的婴儿可以正常发育。然而，Yoshida（1998b）通过观察母亲额外一般用氯丙嗪治疗的 3 名婴儿，在婴儿出生的第二年出现心理或精神运动的发育迟缓。作者没有排除与这些药物之间有联系的可能性。一位 3 个小孩的母亲用氟哌啶醇 7.5mg 和 15mg 治疗精神分裂症，小孩发育正常。他们被母乳喂养 6～8 个月（Mendhekar，2011）。

这里没有关于其他的丁酰苯类的数据，如哌唑酮、溴哌利多、氟哌利多、美哌隆、酰胺哌啶酮、三氟哌啶醇，或在结构上相关的抗精神病药如匹莫齐特、氟司必林。

氟哌啶醇是哺乳期间可选择的经典抗精神病药之一，应尽可能使用低剂量。由于证据不足，调整用药时应避免使用其他丁苯酮。尤其是经常观察到关于氟司必林（一种长效注射剂）的不严格的使用，对于没有精神病迹象的患者，应该避免使用。

## 左美丙嗪

左美丙嗪是一种吩噻嗪类药物。一个案例描述婴儿相对剂量为 0.8%（Ohkubo，1993）。在哺乳期，左美丙嗪只有在症状适应的情况下才服用，但同时婴儿的密切随访是必要的。

## 奥氮平

奥氮平是一种非典型抗精神病药，来自 7 对母婴的研究表示，婴儿剂量约为母亲体重相关剂量的 1%。M/P 比值是 0.4。在无明显临床表现的小孩，血清浓度低于探测范围（Gardiner，2003）。在其他 2 个案例报告中也报告相对婴儿剂量低于 1%（Lutz，2008；Whitworth，2010）。进一步的病例报告描述了无明显临床表现的婴儿的母亲在哺乳期继续以每天 10mg 服用奥氮平，婴儿出生后 2～6 周的血清中没有检测到活性物质（< 2ng/ml；Kirchheiner，2000）。在一项有 5 对母婴的研究报告中，平均 M/P 比值为 0.5。婴儿相对剂量的平均值是 1.6%，最大值为 2.5%（Croke，2002）。婴儿无明显临床表现。其中 2 个孩子观察到有症状（镇静、黄疸），但是认为是其他因素引起的（Goldstein，2000）。发送给制造商的 26 例报告中，4 例婴儿有除嗜睡和弱吸乳以外的其他症状描述。因为在某种程度上，也服用其他药物，所以直接联系还没有证明。然而，由于长达 54h 的半衰期，特别是对于非常年幼的婴儿，其副作用不能被排除。嗜睡和弱吸乳发生在婴儿出生前几天，更可能是药物通过胎盘传递的结果。

我们观察到一位母亲日常剂量为 7.5mg，在一个出生 3d 的有症状的婴儿体内产生治疗量的血清药物水平（0.02μg/ml）。计算出通过母乳（0.01μg/ml）

☆ ☆ ☆ ☆

传递给的婴儿相对剂量为 1.5%。6 周大的婴儿持续母乳喂养，完全没有症状。在另一个病例报告（Whitworth，2010）中，在 5 个月内测量了母乳喂养婴儿血浆奥氮平浓度的变化。结果显示，4 个月大的婴儿血浆水平相对较高（11ng/ml）。在接下来的 4 个月里，奥氮平的血浆浓度下降到非常低，甚至在婴儿体内无法检测到。这种情况可能反映了 CYP1A2 酶新陈代谢的诱导。婴儿正常发育，未观察到副作用。在一项包含 22 对母婴的研究中，通过与母亲未接受奥氮平治疗的非母乳喂养的婴儿组成的对照组相比较，在婴儿 1 ～ 2 岁时，发育异常的概率没有明显增加。作者指出，这些不良后果与通过母乳的极其有限量转移的药物有关（Gilad，2011）。奥氮平是非典型抗精神病药在哺乳期间的选择药物之一。

### 帕潘立酮

帕潘立酮是一种非典型抗精神病药，也是利培酮的活性代谢产物（9-hydroxyrisperidon）。母乳喂养期间帕潘立酮的用药数据不足。重新调整用药时，应将经过更好测试的抗精神病药放在首位。

### 10- 吩噻嗪

10- 吩噻嗪是一种吩噻嗪类药物。一个每天服用 25mg 母亲的报告显示，24h 内母乳中的浓度恒定为 30 ～ 34μg/L。这符合无明显症状的婴儿相关剂量为 1% 左右。在母乳喂养期间，可以为相应的适应证开具处方。

### 奋乃静

奋乃静是一种吩噻嗪类药物。在一项研究中，母亲首先接受剂量为 24mg/d 进行治疗，然后改为 16mg/d，母乳中含有 3.2μg/L，较低剂量时为 2.1μg/L。母体血清中浓度为 4.9μg/L 和 2.0μg/L。从理论上说，婴儿会获得 0.48μg/(kg•d) 或 0.32μg/（kg•d）。在这两种情况下，都是母亲体重相关剂量的 0.1%。母亲服药期间母乳喂养 3 个月，婴儿没有表现出症状。奋乃静在哺乳期有适应证时可以作为处方药。

### 异丙嗪

异丙嗪是一种吩噻嗪类药，是具有镇静作用的低效价的抗精神病药。通常，它是对高效抗精神病药物的补充，或作为必需药或作为镇静剂的替代品。通过口服避孕药可加快代谢削弱异丙嗪作用（Kuhl，2002）。与其他吩噻嗪类药类似，预期它向婴儿转移并不明显。由于这个假设和异丙嗪在临床实践的广泛使用，在哺乳期有适应证时，异丙嗪也可以作为低效价的抗精神病药使用。

## 氮丙嗪

氮丙嗪在结构上与吩噻嗪类相似。氮丙嗪在哺乳期的使用经验不足。重新调整，用药时应将经过更好测试的抗精神病药放在首位。

## 喹硫平

喹硫平是一种非典型抗精神病药，一例关于母亲在服用喹硫平 200mg 后 1h 的报告中，测得母乳中最高浓度为 62 μg/L。2h 后，浓度下降到服用前的测量水平。平均而言，计算出纯母乳喂养的婴儿相对剂量为略低于 0.1%。从出生后 8 周开始纯母乳喂养的婴儿，随访至 4.5 个月大，其发育正常（Lee，2004b）。

6 位母亲每天服用喹硫平 25～400mg，这之中服用最大量到 75mg 的母乳中，没有检测到喹硫平（检测限小于 11.5 μg/L）。服用 100mg 喹硫平的母亲，母乳中检测到 12.3 μg/L，服用 400mg 喹硫平的母亲，母乳中检测到 101 μg/L。因此，婴儿相对剂量明显低于 1%（Misri，2006）。通过 Bayley 测试测量观察到 2 个孩子的心理和精神发育轻度迟缓，作者认为这不大可能与药物有关。在另一个每天给予 400mg 喹硫平的案例中，母乳中的最高浓度（170 μg/L）在服药后 1h 被测出。12h 后，喹硫平没有被测出。计算出的相关剂量是 0.09%（Rampono，2007）；婴儿血清中测得 1.4 μg/L。这个值相当于母体血清浓度的 6%。在 3 个月时，通过 Denver 发展测试检测出婴儿发育是正常的。在另一项 9 位母亲服用喹硫平 6～100mg 的研究中，模拟计算，得出相对婴儿剂量 < 0.5%，血清浓度小于母体值的 0.6%（Yazdani-Brojeni，2010）。其他案例描述了母乳喂养剂量高达 400mg/d 时婴儿发育正常（Ritz，2005；Newport，2009；Gentile，2006b）。喹硫平是非典型抗精神病药在哺乳期间的选择药物之一。

## 利培酮

对于非典型抗精神病药物利培酮，据一对母婴的研究报告，包括其活性代谢产物在内的婴儿相关剂量为 4%。没有在哺乳期婴儿中观察到症状（Hill，2000）。在另外 2 名随访至 9 个月（Ratnayake，2002）大的婴儿中，没有观察到异常表现。在另外 2 名包括 3 名婴儿的出版刊物中，没有或仅有极微量的药物在血液中被检测出。通过研究其他母亲，计算出纯母乳喂养的婴儿相关剂量为 2%～6%（最大剂量）（Aichhorn，2005；Ilett，2004）。没有关于婴儿症状的报道。每天服用利培酮 1mg 的母亲，在母乳中检测出代谢物 9-羟利培酮增长至 4 μg/L。利培酮本身没有被检测到。作者计算了相对婴儿剂量为 4.7%。婴儿血清中没有检测到利培酮。经过 3 个月的全母乳喂养，婴儿无明显症状（Weggelaar，2011）。在哺乳期间，利培酮在有适应证时可作为处方药。

### 舍吲哚

舍吲哚是一种非典型抗精神病药。母乳喂养期没有足够的数据。调整用药时，较好测试过的抗精神病药应该被优先考虑。

### 舒必利

舒必利是多巴胺拮抗剂，可刺激催乳素的分泌，因此可以增加母乳量。在2项母亲每天接受100mg舒必利治疗的研究中，母乳中浓度的平均值分别为0.97mg/L和0.83mg/L，最高浓度分别为1.97mg/L和1.46mg/L。在此基础上，一名婴儿每天会吸收平均剂量为0.135mg/kg，相当于母亲体重相关剂量的8.7%，最大值可达17.7%。关于孩子的信息没有发表（Bennett，1996年的调查）。用药调整时更好测试过的抗精神病药应该优先考虑。舒必利已被尝试作为刺激乳汁产生的药物，但是应辩证看待它的这种运用和它的有效性（ABM Clinical Protocol，2011；章节3.7）。

### 硫利达嗪

吩噻嗪类的硫利达嗪是中效抗精神病药。低剂量时被用于镇静。用药调整时，较好测试过的抗精神病药应该被优先考虑。

### 三氟拉嗪

三氟拉嗪是一种吩噻嗪类药物。2位母亲分别每天服用5mg和10mg的三氟拉嗪，母乳中免疫测定的浓度为359μg/L。在一个色谱对照研究中，该值低于检测水平。用任何一种方法，在无症状婴儿的血清中都没有发现活性成分（Yoshida，1998a）。随着调整，较好测试过的抗精神病药应该被优先考虑。

### 齐拉西酮

齐拉西酮是一种非典型抗精神病药。婴儿出生9d后，母亲开始以160mg/d的剂量服用齐拉西酮，在一天早晨服药之前，齐拉西酮仅检测到11μg/L（Schlotterbeck，2009）。从中推算出相对婴儿剂量为小于0.1%。另一个案例报道了母亲在服用40mg齐拉西酮期间哺乳6个月大婴儿并无异常表现（Werremeyer，2009）。当启动抗精神病药物治疗时，更好的测试药物应该被优先考虑。

### 佐替平

佐替平是吩噻嗪类药物，但具有非典型抗精神病药的特性。当启动抗精神病药物治疗时，应该优先考虑被更好测试的抗精神病药。

**氯哌噻吨**

氯哌噻吨是噻吨药的一种。每天接受 4 ～ 50mg 氯哌噻吨治疗的 8 位母亲中，平均 M/P 比值为 0.5。通过母乳传递的药物剂量低于母亲体重相关剂量的 1%（Matheson，1988；Aaes-Jørgensen，1986）。没有一个暴露的婴儿是异常的在严密监测婴儿的情况下，氯哌噻吨在哺乳期可以作为处方药。

## 4.9.6　锂和其他抗躁狂药

锂是治疗双相情感障碍的标准疗法。在成人中的半衰期是 8 ～ 45h（新生儿的半衰期是 68 ～ 96h）。在血清中治疗范围相对狭窄为 0.8 ～ 1.5mmol/L。服用 2mmol/L 时可能已经出现了毒性症状。M/P 比值随剂量变化在 0.3 ～ 1.7（孕妇的剂量很高）。在既往案例报告中，相对婴儿剂量高达 80%。根据一项包含 11 对母子的研究，相对剂量是母亲体重相关剂量的 0% ～ 30%。然而，这项研究中，50% 案例的剂量都低于 10%（Moretti，2003）。产后婴儿血清中的高浓度锂浓度下降后，锂浓度最多相当于母体浓度的 30%，而且常常大大降低。在上述 11 名婴儿中，没有一名出现由锂治疗引起的症状。然而，一份出版物报道了一名 2 个月大的婴儿，他有震颤和运动异常。他的血清锂含量是母亲的两倍（Llewellyn，1998；Spigset，1998；Bennett，1996 年的调查）。在一个包括 10 位母亲的病例系列中，她们每天服用 600 ～ 1200mg 锂，在母乳中测得浓度为 0.19 ～ 0.48mEg/L。婴儿血清中的平均浓度为 0.16mEq/L 或母亲血清浓度的 24%，最大值为 56%。目前，儿童发育正常（Viguera，2007）

在孕期和哺乳期，3 名妇女用锂(900mg/d)治疗双相情感障碍，在产后 1 个月，在她们的 4 名婴儿体内检测到锂。婴儿的锂含量是母亲的 10% ～ 17%。2 名婴儿有早期喂养问题，通过母乳喂养教育和支持得以解决。然而，4 位母亲中有 3 位除了锂之外还服用了安非他酮或依西酞普兰（Bogen，2012）。

在其他每天服用 800mg 锂的母婴组合中观察到，母乳喂养的婴儿长到 6 个月大，血清中锂浓度下降。尽管坚持母乳喂养，最初增加促甲状腺激素的值，在婴儿 2 个月大时正常化，（Marin，2011）。一个案例中，因为婴儿产前暴露导致了促甲状腺激素增加，停止服用锂后情况改善。另一个案例中，明显的中毒症状与体内极低的锂浓度相关。这个结果似乎是由于采血管内涂抹了肝素锂（Tanaka，2008）。

抗癫痫药物如卡马西平、加巴喷丁、拉莫三嗪、左乙拉西坦、托吡酯、丙戊酸也被规定为预防躁郁（躁狂抑郁症）疾病的处方药。哺乳期用药经验见章节 4.8。奥氮平、喹硫平的用法指示见章节 4.9.5）。对于阿塞那平及其新药，在哺乳期没有使用经验。

☆☆☆☆

> **建议**：仔细观察幼儿（肌张力、震颤、不自主运动、发绀、脱水），当母亲锂剂量保持尽可能低，可以允许锂母乳喂养。应密切监测每一名暴露的婴儿（脱水、嗜睡、喂养障碍、体重增加的信号），TSH 水平应定期测量。在新发生可疑症状时，至少应该求教于除儿科医学外的信息服务，应该测量婴儿的血清浓度，并且在某些情况下应限制母乳喂养。奥氮平、喹硫平也可以接受。在孕期，由于可能有致畸性禁止将抗癫痫药物在哺乳期用于精神疾病。这尤其适用于丙戊酸。由于拉莫三嗪大剂量转移到婴儿体内，应禁止使用，尽管没有提及它任何致畸性。阿塞那平没有经过充分临床测试，不建议使用。

### 4.9.7  抗焦虑药、催眠药和镇静药

这些药物可用作镇静药（安眠药）。根据不同的剂量，可能导致镇静或催眠的效果。睡眠障碍有多种原因，只有在用尽所有其他的方法后，才应该用药物治疗。在哺乳期，由于有成瘾性，应避免长期服用安眠药。

### 4.9.8  苯二氮䓬类

各种苯二氮䓬类的结构彼此相似。中长效苯二氮䓬类药物主要用于抗焦虑和镇静。短效的可用于诱导麻醉或作为安眠药。新生儿在出生 1 周时已经生成消除苯二氮䓬类的能力。中长效苯二氮䓬类见章节 2.11。近期，Kelly（2012）研究婴儿接触苯二氮䓬类的安全性问题。仅有 1.6% 的婴儿（124 例中有 2 例）有不良反应，尤其是镇静，并且不与苯二氮䓬类剂量、哺乳小时数、统计学特性有关。

接下来，将按字母排列顺序讨论苯二氮䓬类在哺乳期的使用可及经验。

#### 阿普唑仑

阿普唑仑的半衰期为 12.15h，M／P 比值为 0.4。在包含 8 名妇女的研究中，完全母乳喂养的婴儿将摄取平均 3% 和最高 6.7% 的孕妇体重相关剂量（Oo，1995）。服用 0.5mg 剂量后，在母乳中的最高含量为 3.7μg/L。母乳中未检测到其代谢产物。另一篇有关孕产妇治疗的出版物讨论了婴儿的嗜睡问题。尽管继续母乳喂养，但是症状却消失了（Anderson，1989）。

#### 氯巴占

氯巴占半衰期为 20h，M/P 比是 0.3。通过对 6 名接受剂量为 30mg/d 氯

☆ ☆ ☆ ☆

巴占治疗妇女的母乳中研究，母乳中的最大浓度为 330 μg/L（引自 Bennett，1996）。这将导致相对婴儿剂量为 10%。

### 氯硝西泮

氯硝西泮相关内容见章节 4.8。

### 地西泮

地西泮血浆蛋白结合率为 97%。它的半衰期是 24 ～ 48h，其活性代谢物地西泮的半衰期为 30 ～ 90h。在每天服用 10 ～ 40mg 的 11 名妇女中，计算了纯母乳喂养婴儿可吸收剂量为孕妇体重相关剂量（包括代谢物）为 3% ～ 13%（最大值）。（Hägg 2000b；Bennett，1996 年的调查）。这仅占婴儿 0.5mg/（kg·d）治疗剂量的 4%。对于地西泮和去甲地西泮，M/P 比值为 0.1 ～ 0.3。在母乳喂养的婴儿血清中，只有微量的地西泮被检测出；然而，已检测到高达 46 μg/L 的去甲地西泮。如果母亲在分娩前多次服用地西泮，并且药物通过胎盘传输，出生的前几天由于还没被婴儿排出体外，这些值明显更高。几份对儿童症状如昏睡、吸允淡漠、嗜睡、脑电图异常的研究发现，仅在剂量至少为 30mg/d 或在出生前已开始治疗情况下可导致临床症状。正常单次母体剂量不会对婴儿产生任何影响。

### 氟硝西泮

对 10 名仅口服或静脉注射给药妇女的研究得出，氟硝西泮的半衰期为 29h，比值为 0.5（Bennett，1996 年的调查）。由于不包括活性代谢物，也不是已知稳态条件下的浓度，相对剂量的最大值为 2.5%，这个报告在这里应该谨慎看待。

### 劳拉西泮

劳拉西泮是当今首选的苯二氮䓬类药物之一。其半衰期为 15h，M/P 比为 0.2。给予剂量小于 2.5 ～ 3.5mg/d 的劳拉西泮，母乳中为 8 ～ 14 μg/L。测得婴儿相对剂量高达 5%（Bennett，1996 年的调查）。婴儿未发现任何症状。一名妇女给予劳拉西泮日常剂量高达 2.5mg，此外，每天服用一次 2mg 劳拉西泮的代谢产物，氯甲西泮，母乳中测得最大值为 123 μg/L（Lemmer，2007）。计算出相对计量超过 10%。

### 氯甲西泮

氯甲西泮的血浆蛋白结合率高达 88%，可与无药理活性的葡萄糖醛酸结合。它的半衰期是 10h。M/P 比值为 0.05。在一项研究中，给予 5 名母亲每日氯甲西泮 2mg，计算出婴儿相对剂量是母亲体重相关剂量的 0.4%。这项婴儿

☆☆☆☆☆

血清研究计算出的只是无活性的氯甲西泮葡萄糖醛酸。婴儿的临床症状不显著（Hümpel，1982）。

### 美他西泮

10 位单次服用 20mg 美他西泮或其代谢物去甲基美他西泮（半衰期为 11h，M/P 比约为 0.3）的女性的婴儿体内相对最大剂量为 5.5%。（Schotter 1989）。

### 咪达唑仑

咪达唑仑是一种广泛使用的短效催眠药，用于诱导诊断和外科手术。其活性代谢物羟咪达唑仑半衰期短，为 $1.5 \sim 5h$。M/P 比值明显低于 0.5。在 12 名连续 5d 服用 15mg 或单次 15mg 服用的妇女中，母乳中检测出最大浓度为 $12\mu g/L$（Matheson，1990a）。据此，计算出最大为体重相关母体剂量的 0.7%。在另一例静脉注射 6mg 的病例报告中，据报道 30min 后最高浓度为 $25\mu g/L$，在 4h 后迅速降至检测限以下（Koitabashi，1997），如预期的那样；在母乳喂养的婴儿中未观察到症状。在接受 2mg 咪达唑仑作为全身麻醉处方的 5 名妇女中，婴儿的相对剂量为 0.06%，即 $0.016\mu g/kg$（Nitsun，2006）。

### 硝西泮

硝西泮的半衰期略低于 30h，M/P 比为 0.3。在 9 名妇女中，计算出最大转移量为 2.5%。在 5d 中用 5mg 治疗，据报道母乳中浓度从 $8.4\mu g/L$ 增加到 $13.5\mu g/L$（Matheson，1990a）。

### 奥沙西泮

奥沙西泮分解成的非活性代谢物半衰期为 9h（成人）或 20h（新生儿）。根据 3 位母亲的用药经验，M/P 比值为 0.2，相对婴儿剂量最大为 0.9%（Bennett，1996 年的调查）。

### 普拉西泮

普拉西泮是地西泮的前药，因此预计其半衰期为 90h。可用的数据支持类似地西泮的评价。这同样适用于吡那西泮。

### 夸西泮

夸西泮，其代谢产物的半衰期为 72h，有 4 名妇女服用单次剂量 15mg 夸西泮的经验。M/P 比值约为 6。包括活性代谢物，在母乳中发现最大值为 $263\mu g/L$。这意味着，在极端的情况下，纯母乳喂养的婴儿可以获得的活性成分超过孕妇体重相关剂量的 10%。由于对研究的母亲并没有进行母乳喂养,婴儿的情况没有研究数据。

### 替马西泮

在一项 10 位母亲服用替马西泮日常剂量 10 ～ 20mg 至少 2d 的研究中（半衰期 5 ～ 13h),只有 1 位母亲的母乳中检测到替马西泮 28μg/L（检测限 5μg/L)。没有在任何样品中检测到活性代谢产物去甲替马西泮。基于这一点可以计算出,相对婴儿剂量接近 2%。在 2 名婴儿血清的研究中, 没有发现活性成分。母乳喂养的婴儿是正常的（Lebedevs, 1992)。

> **建议**：对于睡眠障碍, 抗组胺药苯海拉明是首选药物。苯二氮草类药物是必要的, 应选择氯甲西泮或替马西泮。羟苯二氮草、地西泮可作为镇静剂。这些物质也应尽可能低剂量处方, 仅为短时间服用。单剂量的苯二氮草类药物, 如诱导麻醉剂咪达唑仑, 不需要任何母乳喂养限制。一般而言, 单药治疗应该是目标。不明原因的症状, 如镇静、弱吸吮或不安的再次发生, 应求教于儿科医师和畸胎信息中心。正如所有的精神药物一样, 母亲进行持续治疗时, 对于哺乳期婴儿的长期影响经验不足。

## 4.9.9　扎来普隆、唑吡坦和佐匹克隆

只有微量的扎来普隆进入母乳中（Darwish 1999)。

唑吡坦的半衰期很短, 约为 2h。代谢产物不显示活性。关于 5 名妇女的报告显示, M/P 比值为 0.1 (Pons, 1989)。纯母乳喂养的婴儿的相关剂量不应超过 1.5%。

佐匹克隆的半衰期约为 5h。在一项关于 12 名哺乳期女性的研究中, 她们接受单剂量 7.5mg 的佐匹克隆, 发现血清中含 80μg/L, 母乳中含 34μg/L。对于婴儿, 计算出母亲体重相关剂量最大为 4% (Matheson, 1990b)。另一项对 3 名母亲的研究得出了类似的结论 (Gaillot, 1983)。一名妇女日常服用 3.75mg 佐匹克隆, 母乳中含有 24 ～ 47.3μg/L 佐匹克隆。计算出婴儿相关剂量约为 3%。一对早产双胞胎主要是靠母乳喂养, 6 周龄时结果不明显 (Mathieu, 2010)。

佐匹克隆的立体异构体艾司佐匹克隆, 在哺乳期没有服用经验。

> **建议**：对于睡眠障碍, 抗组胺药苯海拉明是首选药物。在哺乳期, 佐匹克隆个体剂量是耐受的。不明原因的症状, 如镇静、弱吸吮和不安的再次发生, 应该求教于儿科医师和畸胎信息中心。正如所有的精神药物一样, 对于产妇进行持续治疗时母乳喂养的婴儿, 其长效影响的经验不足。

☆ ☆ ☆ ☆

### 4.9.10 其他抗焦虑药、催眠药和镇静药

老一代的镇静抗组胺药在一定程度上作为安眠药物使用。其中有苯海拉明、多西拉敏和羟嗪。在个别情况下，这些药物导致婴儿镇静或烦躁不安。多数情况下，母乳喂养的婴儿耐受良好。对此，母乳喂养期间没有系统的研究。

目前没有迹象表明缬草产品可对母乳喂养的婴儿产生副作用。然而，对缬草是否转移到母乳，也没有有效的数据。

在引进苯二氮䓬类之前，巴比妥类才是最重要的镇静药。此后，巴比妥类药物几乎完全失去了作为镇静药的重要地位。今天，只有苯巴比妥还用来治疗癫痫（章节4.8）。

氯美噻唑具有较短的半衰期，约5h。据报道，M/P比值为0.9。相对婴儿剂量的平均值为0.1%，最大值为1.6%，由5对母婴报道得出，其中母亲每天服用4000mg的氯美噻唑。只有少数婴儿血清样本检测出含有0.018mg/L（18μg/L）氯美噻唑（Tunstall，1979）。

根据以上研究，单次剂量给药后，格鲁米特（导眠能）传递给婴儿的相对剂量小于1%（引自Bennett，1996）。

褪黑激素药物在哺乳期的使用没有经验。然而，一个小的研究已经在母乳中检测到人体自身褪黑激素，与婴儿过敏性湿疹有密切关系。由本组儿童症状的改善可知，母乳中褪黑激素的含量可以通过笑增加。其中24名妇女的研究组在晚上看了查利·卓别林的电影，包含相同数量妇女的对照组观看的是天气预报信息（Kimata，2007）。

母乳中测得的甲丙氨酯浓度是产妇血清中的2～4倍（Wilson，1980）。当他们的母亲服用甲丙氨酯时，没有母乳喂养儿童的临床观察。

在哺乳期，关于丁螺环酮、水合氯醛、醉椒素（由于肝毒性的情况，已被取消）和L-色氨酸，没有足够的信息。

> **建议**：在哺乳期，治疗睡眠障碍要求将缬草（如果可能的话，在制备时不含乙醇）和苯海拉明作为首选药物。应避免长期治疗。在哺乳期，可接受用多西拉敏或羟嗪做短期治疗。用氯美噻唑治疗酒精中毒，对于幼儿，酒精中毒是个实际问题。应避免其他药物。不明原因的症状，如镇静、弱哺乳和躁动发生，应求教于儿科医师和畸胎信息中心。正如所有的精神药物，目前对产妇进行持续治疗的母乳喂养婴儿长期影响经验不足。

### 4.9.11 精神兴奋药

3位每天服用35mg和80mg哌甲酯治疗注意缺陷多动障碍（ADHS）的母亲，

其母乳中的平均浓度为 19 μ g/L，母乳喂养婴儿的平均浓度为 2.9 μ g/kg。相对婴儿剂量为 0.7%（Hackett，2005，2006 b）。2 名婴儿的血清研究中没有发现哌甲酯（检测限 1 μ g/L）。在出生的最初几个月，婴儿发育不明显。在另一例产妇使用剂量 15mg 哌甲酯的报道中，计算出只有相关剂量的 0.16%（Spigset，2007）。一个近期案例报道，样品服用不同剂量药物后显露，没有在婴儿血液中检测出哌甲酯。

在哺乳期使用安非他尼、芬乃他林匹莫林和莫达非尼没有经验。

> **建议**：哺乳期应避免反复使用兴奋剂。在迫切需要治疗的情况下，母乳喂养的决定应以个案为基础决定。对母乳喂养的婴儿没有长期效应的信息，这也显示哌甲酯是可用的。

### 4.9.12　抗帕金森病药

对婴儿来说，偶尔将镇痛药或氟哌啶醇与比哌立登联用，没有值得注意的毒性风险。

据报道，母亲由于巨泌乳素瘤服用溴隐亭，母乳喂养婴儿的发育不良（Verma，2006）。

一位母亲在她的 3 次孕期和哺乳期服用苯海索每日 4mg，并且母乳喂养孩子至 6～8 个月，婴儿发育无显著变化（Mendhekar，2011）。

以下药物在应用上没有用药经验：金刚烷胺、苄丝肼、苯扎托品碱、萘普林、布比丁、卡麦角林、卡比多巴、α - 二氢麦角隐亭、恩他卡朋、左旋多巴、利舒脲、甲氨蝶呤、培高利特、普拉克索、普里地诺、环己啶、罗替尼洛、硫唑嘌呤和单胺氧化酶 -B（MAO-B）抑制剂，硒代硒素和雷沙吉林。

> **建议**：当需要紧急治疗时，母乳喂养要视情况而定。在哺乳期，比哌立登治疗可能是耐受的，如果用溴隐亭或卡麦角林治疗，宝宝可能还可以喝母乳。

# 4.10　免疫调节和抗肿瘤药

Paul Merlob，Corinna Weber-Schöndorfer

系统性自身免疫疾病通常影响育龄妇女。对母亲孕期和哺乳期疾病发展进行控制势在必行。因为硫唑嘌呤、选择性免疫抑制剂、部分单克隆抗体和干扰素的保护，很多哺乳期母亲疾病发展处于静止期并预防了许多身体缺陷的出现。

☆☆☆☆

这些药物对哺乳期母亲的安全性证据已经得到评估。当母亲服用抗肿瘤药物时，宝宝应该断乳。

### 4.10.1　硫唑嘌呤和 6- 巯基嘌呤

硫唑嘌呤（AZA）迅速代谢为 6- 巯基嘌呤（6-MP），而 6- 巯基嘌呤的口服生物利用率较低。6- 巯基嘌呤进而转化为活性代谢产物 6- 硫代鸟嘌呤核苷酸和 6- 甲基巯基嘌呤核苷酸。

由于硫唑嘌呤和 6- 巯基嘌呤具有细胞毒性，经常有人对哺乳期母亲使用这些药物表示担忧。同时，有许多有价值的报道在以下方面进行研究：婴儿的生长发育，母乳中 6-MP 及其活性代谢产物在婴儿和母亲的血清中浓度，甚至母体中巯基嘌呤甲基转移酶基因型（TPMT）。基因突变会减弱 TPMT 活性，从而导致有毒代谢产物和副作用的增加，如骨髓抑制。

对超过 50 位母乳喂养的婴儿观察，没有发现任何毒性作用（Angelberger，2011；Zelinkova，2009；Christensen，2008；Gardiner，2007；Sau，2007；Moretti，2006）。仅 1/6 的儿童表现出暂时的骨髓功能障碍（Khare，2003）。遗憾的是，母亲的 *TPMT* 基因型和更多的细节没有被报道。

一个出版物中写道，母体 AZA 剂量为 50 ～ 200mg/d 时，母乳中没有检测出代谢物 6-MP，并由此计算出婴儿剂量为 0.09%（Moretti，2006）。Gardiner（2006）认为在 4 对母子血清中确定 6-MP 和 6-TGN 的浓度得出的结果是不充分的。在治疗期间对母亲治疗水平有所报道，但儿童体内水平检测没有实现。所有母亲的 *TPMT* 基因型都是正常的。Sau（2007）在母乳中也找到极低浓度的 6-MP，在儿童血清中没有检测到 6-MP 和 6-TGN。基于 8 对母子（母体剂量每天为 75 ～ 200mg，正常 *TPMT* 基因型），计算出儿童通过母乳最大摄入量为每 24 小时 < 0.008mg/kg（Christensen，2008）。同时在母亲和孩子的血清中也发现了代谢产物 6-MMPN。而在母亲的血清中测出治疗后的浓度，而儿童的血清水平低于检测范围（Zelinkova，2009）。对比母亲每天服用乙酰唑胺平均剂量为 150mg 所生的 15 名儿童与同样样本量的生于健康母亲的儿童，观察他们的生长发育状况。母乳喂养的时间为 6 ～ 8 个月，并且随访 3.6 ～ 4.7 年。无论在住院频率、严重感染频率方面，还是在运动和智力发育方面，都没有发现差异。母亲用 AZA 治疗，观察到儿童每年容易频繁受到多于 2 次的普通感染，并且患有结膜炎（Angelberger，2011）。

迄今为止的积极因素主要包括母亲没有 *TPMT* 基因突变。因此，安全性中不包括 TPMT 活性降低的多态性载体。因为基因型常规评估过于昂贵，一些专家建议，所有儿童都应做一个全血细胞计数和肝酶检测。

☆ ☆ ☆ ☆

**建议**：母乳喂养时允许使用硫唑嘌呤和 6- 巯基嘌呤治疗。儿童在 4 周龄时，可以考虑血液计数监测免疫抑制的情况。

## 4.10.2 选择性免疫抑制剂

没有关于致畸性的吗替麦考酚酯和麦考酚酸在哺乳期的使用信息。

在成人体内，环孢素代谢物的半衰期为 19h。所有关于在哺乳期间使用环孢素或环孢素 A（CyA）的报告显示婴儿发育正常（见文献中的例子；Armenti，2003）。3 个系列案例（Moretti，2003；Merlob，2000；Nyberg，1998）和个案报告（如 Osadchy，2011；Grimer，2007）中约有 20 对母婴，显示母乳中环孢素药物浓度差异很大，范围为 14 ～ 1016μg/L。母亲血清中药物浓度变化为 49 ～ 903μg/L。在多数情况下，儿童血液中的浓度低于检测范围。然而，有一个案例报道称，儿童血液中环孢素浓度为 131μg/L，约为母亲的浓度的 70%。这个临床症状不明显而血清中含有治疗药物浓度（131μg/L）的儿童母亲的血液中显示一个范围广泛的环孢素 A 水平，并且某些时候达到很高。然而，在她的乳汁中，药物浓度相对较低。总结所有的母乳中有价值的数值，可以预测婴儿相对剂量约为 2%。后来计算发现，剂量为母亲体重的 0.33% 更合适（Osadchy，2011）。在这名儿童或其他儿童的血清中，都没有检测到环孢素 A（Morton，2011；Lahiff，2011）。

在一组给予免疫抑制剂他克莫司（肝移植后）治疗的 25 例妊娠妇女中，分娩后的初乳中，测量出平均含量为 0.6μg/L。因此，纯母乳喂养的幼儿摄入量小于 0.1μg/（kg·d）。这代表约为相应剂量的 0.1%（Jain，1997），French（2003）的计算结果甚至仅为 0.02%。相比之下，Gardiner（2006）估算为相关剂量的 0.5%。3 名纯母乳喂养的儿童，其母亲接受他克莫司治疗，儿童的血清中没有检测出他克莫司。随访直到 2.5 岁儿童适龄发育，（Gouraud，2011）。1 年后，Gouraud（2012）提供了一个关于 6 名儿童通过母乳喂养接受他克莫司的更长的随访。随访的平均时间是 8.5 个月（2 ～ 30 个月）。没有关于他克莫司的副作用被提到，并且发展的重要里程碑是药物浓度在人们的预测范围内。在 4 名新生儿（出生后 15 ～ 27d）体内没检测到他克莫司。另外 7 名在哺乳期接触过他克莫司的孩子发育正常（Armenti，2003）。最近，Bramham（2013）对在孕期和哺乳期服用他克莫司的 14 位妇女和她们的 15 位婴儿进行评估。其中 11 名孩童是纯母乳喂养。估计孩子从母乳中吸收的最大剂量为适应母亲体重剂量的 0.23%。笔者推断通过母乳吸收他克莫司的量是微不足道的。

12h 稳态给药间隔后，母乳中他克莫司排出含量是由一位患者每日口服 2 次 1.5mg 药物确定下来的（Zheng，2013）。婴儿通过母乳接触到的他克莫司含

☆ ☆ ☆ ☆

量小于经母亲体重调整剂量的 0.3%。因此，新生儿暴露他克莫司通过母乳的量是非常低的，代表母乳喂养婴儿没有健康风险。

他克莫司的半衰期为 4 ～ 57h。他克莫司的皮肤给药是没有问题的，因为很少被吸收并且血清中浓度很低。吡美莫司也是这样，3 ～ 23 个月大的婴儿耐受性良好（Kapp，2002）。

没有关于西罗莫司和依维莫司在哺乳期的用药数据。

> **建议**：给予吗替麦考酚酸（MMF）或霉酚酸（MPA）时，母亲不应哺乳。如果儿科医师了解孕妇的用药情况，妇女稳定适应环孢素 A（CyA），可以母乳喂养。在哺乳期，他克莫司的全身用药是可以接受的；皮肤给药是不成问题的。这也适用于吡美莫司。在哺乳期不能使用西罗莫司和依维莫司。

### 4.10.3　单克隆抗体（mAb）和其他生物制品

下文只讨论在哺乳期有可用经验的一些生物制品。

阿达木单抗因为大分子量和其有限的口服生物利用度，因此不太可能通过母乳摄入。这一理论已经得到证实。一个病例报告显示，母亲的血清药物浓度比母乳中的含量高 100 倍（Ben-Horin，2010）。在另一个母乳样本中，测量出低 1000 倍的值，在 2 月龄的母乳喂养的婴儿血清中没有发现阿达木单抗。有 8 名母乳喂养的婴儿的系列案例，没有观察到什么值得注意的（Fritzsche，2011）。进一步的案例报告描述了无论在母亲治疗期间和治疗后，母乳喂养的孩子发育均正常（见文献中的例子；Mishkin，2006；Vesga，2005）。

英利西单抗也有大的分子量和有限的口服生物利用度。Förger（2004）仅能在母乳中检测出微量英利西单抗（473 ng/ml）。在此基础上计算出婴儿相对剂量的最大值是 0.004%。其他研究团队不能在母乳中检测出英利西单抗（检测范围 < 0.10μg/ml）。因此，Vasiliauskas（2006）在 6 月龄纯母乳喂养婴儿的母乳中没有发现英利西单抗。尽管母亲的治疗在短暂停歇后持续进行，婴儿血清中通过胎盘吸收的高浓度单抗在哺乳期浓度逐渐下降。在另一名用英利西单抗治疗的妇女的母乳样本中，也没有检验出活性成分。母乳喂养的婴儿适龄发育（Stengel，2008）。对 3 名母乳喂养的婴儿进行观察，没有在他们的血清中发现英利西单抗，也没有在母乳中发现，但在母亲体内有治疗浓度。然而，Ben-Horin（2011）发现英利西单抗在母乳中分泌，并在输液 2 ～ 3d 水平上升至 101ng/ml。在母乳中，英利西单抗的水平很低（约为血液中水平的 1/200）。Fritzsche（2012）第一次描述了在母亲接受英利西单抗治疗方案后，在血清中可检测到单抗的母乳喂养婴儿，并且仅在哺乳期如此。更多案例报告描述了在母亲治疗期间和治疗后，孩子均发育正常。

由于依那西普的高分子量和有限的口服生物利用度，由母乳喂养的孩子摄入量不可检测到。有案例报告证实这点。依那西普 1 周 2 次 25mg 的常规注射量，在非母乳喂养母亲的母乳中检测到最大值为 75μg/ml（Ostensen，2004）。在这个基础上计算出相对剂量的 3%。其他研究团队在母乳中发现极低值，为 < 5ng/ml（见文献中的例子；Berthelsen，2010）。另一对母子，在母亲孕期和分娩后的血清、脐带血、母乳、纯母乳喂养婴儿的血清中检测到依那西普。依那西普可通过母乳传递给婴儿这一想法能够被排除（Murashima，2009）。更多的研究也发现在母乳和婴儿血清中存在极少或没有药物（Berthelsen，2010；Keeling，2010）。

> **建议**：如果用单克隆抗体或其他生物制剂治疗是受到指导的，母亲也许能在接受阿达木单抗、英利西单抗和依那西普治疗时进行哺乳。儿科医师应该明确母亲的用药情况。

## 4.10.4　干扰素

干扰素几乎不可口服用药。如果给母亲注射干扰素后，它们进入乳汁后达到可测量程度——由于其分子量这一过程有争议——对母乳喂养的婴儿的毒性作用不能预测。没有关于干扰素在哺乳期治疗可行性的系统研究。

已经证实 α 干扰素只有有限的数量可进入母乳（Haggstrom，1996）。这也适用于母体注入 α 干扰素 - 2b 剂量为 3000 万单位时（Kumar，2000）。通过对 6 名妇女研究发现肌内注射 β 干扰素 -1a 可转移进入人体乳汁（Hale，2012）。使用最高测量值（179pg/ml），估计相对婴儿剂量将达到母体剂量的 0.006%。这些母乳喂养的婴儿均没表现出副作用。由此可猜测其他干扰素通过率也很低，如 α 干扰素 -2a、聚乙二醇干扰素、β 干扰素 -1a 及 β 干扰素 1b。

> **建议**：干扰素治疗期间允许母乳喂养。

## 4.10.5　其他免疫刺激剂

### 粒细胞集落刺激因子（G-CSF）

粒细胞集落刺激因子是母乳中的正常组成成分。非格司亭分子质量为 18 800Da，半衰期仅为 3.5h，并且几乎没有口服生物效应，因此几乎不可能从乳汁中摄取。Calhoun（2003）从一份小型研究中得出结论：受管制的口服重组粒细胞集落刺激因子不会被新生儿或早产儿吸收。众所周知非格司亭对于治疗

☆ ☆ ☆ ☆

早产儿有良好的耐受性（Canpolat，2006）。对于一个母乳喂养的婴儿来说，非格司亭的相对最大剂量低于 0.3%（Kaida，2007），而来格司亭的相对最大剂量低于 0.1%（Shibata，2003）。对吡非司亭也应做出类似的判断。

### 格拉替雷

迄今为止，没有关于醋酸格拉替雷在哺乳期耐受性的出版物。醋酸格拉替雷由 4 个氨基酸组成（章节 2.12.6）。注射后不久，绝大多数注射量已经在皮下组织降解成较小的片段。即使活性成分最终会出现在母亲的乳汁中，也不会被孩子的胃肠道吸收。

> **建议**：用粒细胞集落刺激因子治疗期间，允许哺乳。醋酸格拉替雷也可以使用。

### 4.10.6　抗肿瘤药

这有少量关于抗肿瘤药物进入母乳的途径的数据。3 例关于顺铂的报告结果显示了相反的结果：Egan（1985）没有在乳汁中发现顺铂，然而，Vries（1989）在母亲的血清和乳汁中发现相同的浓度。第 3 个案例（Ben-Baruch，1992）中发现，母亲血清中浓度比乳汁中浓度高 10 倍。最近，Lanowska（2011）描述了 3 名患有子宫颈癌的妇女，在孕期服用顺铂 20mg/sq。在孕 31 ～ 35 周行剖宫产和子宫切除术后，这些母亲接受了另一个疗程的化疗。母乳中的顺铂水平分别为 0.2mg/L、1.4mg/L 和 5.5mg/L，分别代表手术时母亲血液浓度的 0.9%、2.3% 和 9%。

环磷酰胺进入乳汁的浓度可达毒性浓度。在 2 名母乳喂养的婴儿中可见临时血细胞计数改变（Bennett，1996）。

计算出羟基尿素相对剂量 < 5%（羟基脲、多柔比星、甲氨蝶呤；Bennett，1996 年的概述）。然而，这些抗肿瘤药物是有毒的，有些可能在婴儿体内残留很长一段时间。

4 个案例报告描述了伊马替尼进入母乳的通道。由此检测出相似浓度。分别测出最高值 2623ng/ml（Ali，2009）、1400ng/ml（Gambacorti- Passerini，2007）、596ng/ml（Russell，2007）和 1153ng/ml（Kronenberger，2009）。伊马替尼的代谢物通过类似途径进入乳汁。在这种情况下，一个纯母乳喂养的小婴儿会接受最大剂量为 3mg/d 的药物。这小于治疗剂量的 10%。这 4 个案例中只有一个孩子是母乳喂养。没有症状报告（Gambacorti- Passerini，2007）。

一个关于早幼粒细胞白血病缓解期治疗的报告，最初依托泊苷在乳汁中显示高浓度，但是 24h 后，就不再能够被检测到（Azuno，1995）。同时米托蒽醌以 129μg/L 的浓度被检测到，并且在治疗后维持 28d 的高浓度（Azuno，1995）。

没有其他抗肿瘤药物的可用数据。这也适用于槲寄生制剂和白果槲寄生。

> **建议**：母亲使用抗肿瘤治疗时，婴儿应该断乳。低剂量甲氨蝶呤治疗风湿是否影响哺乳是有争议的。在这种情况下，大多数人更偏向于断乳。还有在哺乳期是否可用槲寄生制剂（槲寄生）治疗的问题。

（内容：章节 4.4.14 ～ 4.10　　翻译：张跃辉）

# 4.11　激素和激素拮抗剂

Gerard H.A. Visser，Corinna Weber-Schöndorfer

哺乳期间处方的激素和激素拮抗剂包含多种多样的药物，但这份总结不会涉及各种各样的问题处理。

## 4.11.1　垂体和下丘脑激素

### 经验

在一系列关于 600 μg 布舍瑞林避孕的效果研究中，促黄体激素释放激素（LH）拮抗剂经鼻给药，完全母乳喂养的婴儿剂量为 1 ～ 2 μg。口服生物利用度差，因此不会对母乳喂养的儿童产生预期的毒性作用（Fraser，1989）。

促甲状腺激素释放激素（TRH）普罗瑞林释放催乳素。已经讨论了其促进泌乳的用途（Peters，1991）。对母乳喂养婴儿的毒性影响是不可预期的；然而研究缺乏。

在限定的母乳中可以发现去氨加压素的存在。一直被认为产后子宫变化的催乳素可以激发对母乳摄入的影响，并且没有发现对新生儿有损害。

卡贝缩宫素是一种人工合成的长效类催乳素，这种催乳素是通过静脉注射或肌内注射吸收的。卡贝缩宫素在母乳中占有极小的比例（占原料比重的 0.000 05%）（Silox，1993）。在母乳喂养期间，这方面并没有别的资料可供参考。母乳喂养与下丘脑、垂体激素或者其他人工合成的药物(如可的瑞林、舍莫瑞林、生长瑞林、西曲瑞克、绒毛膜促性腺激素、促性腺激素释放素、戈舍瑞林、醋酸亮丙瑞林、喜美康、那法瑞林、曲普瑞林、尿促性腺激素、奥曲肽、生长抑素、二十四肽促皮质素、促生长激素、促卵泡素 -α、促卵泡素 -β、尿促卵泡素、精氨加压素、赖氨加压素、鸟氨加压素、兰瑞肽、利特加压素）等有关。这也与催产素拮抗剂阿托西班和促生长激素感受器培维索孟有关。

☆☆☆☆

> **建议**：除催产素以外，下丘脑激素和垂体激素在母乳喂养时期几乎没有什么变化。在婴幼儿身上有害的影响并没有完全显露出来，由于主观药物生物利用度的限制，这项实验很令人期待。在母乳喂养期间，适当指标的使用是被允许的。

## 4.11.2　甲麦角新碱

### 经验

将 $2 \times 0.125mg$ 的甲麦角新碱增加到 $1.1\,\mu g/L$ 以后的原料在母乳中。其婴儿中的最大值是 $0.16\,\mu g/kg$，或者原材料相关剂量的 3.1%。在最近一项对 20 名产后子宫张力缺乏女性的研究表明，$250\,\mu g$ 甲麦角新碱或者 $200\,\mu g$ 米索前列腺醇被非正式地应用（也可以在章节 4.11.3 查看）。在母乳中，最大剂量的甲麦角新碱聚集可达到 2h。1.9h 为其半衰期。试想在母乳中的最大聚集，其相关剂量可以达到 2.4%。药物 M/P 比值可以达到 0.2（Vogel，2004）。

母乳中潜在消极影响的产生是由催乳素对抗引起的，这一点是众所皆知的。对于母乳喂养的婴儿本身，在大多数案例中是耐受的。然而，TIS-Berlin 已经收到母乳喂养的孩子（特别是烦躁不安的、呕吐的和腹泻的）（Schaefer，私人沟通）与相关描述相似的 15 个案例，这应该引起重视。由于相关限制条件的转变，这些不能被清楚解释。对新生儿甲麦角新碱直接管理的实验是由于在产房混合了治疗药物，这项实验也不支持一些有害风险通过母乳传播。在这些案例中，类似麦角中毒样症状是通过母乳喂养 $100 \sim 200$ 次以后累积一定剂量以后被首次发现的。然而，过分敏感或者通过母乳获得更高的剂量都不能被排除。在这方面，20 世纪 30 年代的母乳代替品中麦角胺残余物的相关重要影响的研究引起了学者们的兴趣（Fomina，1933）。

> **建议**：在产房中单次胃肠外注射甲麦角新碱对于母乳喂养的婴儿而言显然并不成问题，并且如果确实没有明显的临床表现的话，是可以被使用的。现代产科很少使用超过几天甚至几周的带有甲麦角新碱口服治疗。这应该被称为通常发生在母乳喂养期间通过催乳素分泌的代理对抗自然子宫的改变。可以激发对母乳摄入影响的催乳素适合作为产后子宫复旧的一种药物支持。然而，如果在合适的时间使用甲麦角新碱，那么母乳喂养就不需要被限定。

## 4.11.3　溴隐亭和其他催乳素抑制剂

### 经验

溴隐亭是一种麦角胺衍生物。作为一种催乳素抑制物，它抑制母乳的产生并且用于治疗泌乳素瘤。因为在母亲身体中可能产生心血管方面的影响，特别是治疗大脑的血管修复术和心肌梗死方面（Hopp，1996；Iffy，1996），其用于产后乳汁分泌受抑制的作用已被从市场中移除（Herings，1995；也可见章节3.7）。在母乳喂养的婴儿中不耐受，甚至在产后治疗中不耐受，都不能被观察到（Canales，1981）。即使之后每天 5ml 或 10ml 摄入，并且通过母乳喂养，也对婴儿没有任何影响。

泌乳素瘤的增长对母乳喂养时期的影响显示比孕期更有限制，所以一种在母乳喂养期间带有溴隐亭的多巴胺兴奋剂中断治疗是可以被考虑的（Rau，1996）。

卡麦角林获得的频率更低（如 1 周 1 次），因为其半衰期和作用时间更长。此外，这似乎影响更小。涉及其他种类的催乳素分泌物（如利舒脲、甲麦角林和喹高利特）时，在母乳喂养时期的实验是没有意义的。

> **建议**：因产妇存在风险，不建议用溴隐亭停止乳汁分泌。如果物理措施（在乳腺炎时、抗菌治疗）都不起作用，卡麦角林就应该被选择（也可查看章节3.7）。如果对乳腺炎泌乳刺激素抑制物的治疗不能实现，最精简的最低剂量就应该被临床应用，以使得母乳的产生不会减少。只要母乳继续产生，母乳喂养就可以继续，甚至卡麦角林也可以被给予。只要其他的实验可以实现，这也可以应用到其他的催乳素抑制物中。如果在抗菌治疗过程中，母乳供给减少，关联性就可以有保证。

### 4.11.4　甲状腺激素和甲状腺受体抗体（TRAb）

**经验**

L- 甲状腺素被用作一种甲状腺功能减退案例的替代品（对于成人来说，至少每天 1μg/kg）并且就是因为这个原因，通常在母乳中的甲状腺素约为 1μg/L。一个婴儿每 24h 摄入 0.15μg/kg；这代表在这个年纪有约 1% 的代替剂量（每天 10μg/kg）。这一数值并不会影响健康婴儿的甲状腺功能。这一剂量同样应用于治疗母亲的甲状腺功能减退。

这也表明 L- 甲状腺素代替品在新生儿先天的抑郁症或甲状腺功能缺失方面没有治疗作用。在较高风险的甲状腺功能减退及早产的新生儿案例中，这也是占有一定数量的。既没有母乳喂养也没有通常包含足够的用于替代的甲状腺素（van Wassenaer，2002）。

临床使用的 TRAb 用来诊断和追踪自身免疫的甲状腺疾病，并且提示一种不同的作用机制。TRAb 可以通过甲状腺激素亢进的母亲母乳导致暂时性新生儿的甲状腺疾病。乳浆 TRAb 在婴儿出生之后会在一定的时间内集中起来。母

☆☆☆☆

乳中的 TRAb 可能会导致暂时性先天性甲状腺疾病在母乳喂养期间更糟糕并且存留更长时间（Tornhage，2006）。

> **建议**：甲状腺和甲状旁腺激素的代替品要建立在一种生理状态上，如果有必要，在母乳喂养期间应该继续。甲状腺激素不应该与甲状腺激素抑制剂放在一起，因为高剂量的甲状腺激素抑制剂将是必需的。

## 4.11.5　甲状腺拮抗剂

**经验**

甲状腺拮抗剂包括卡比马唑、丙硫氧嘧啶、甲巯咪唑（＝甲巯基咪唑）和硫喷妥钠。卡比马唑经代谢成为与甲巯咪唑，后者是一种活性代谢产物。

卡比马唑和甲巯咪唑的 M/P 比值都是 1。随着每天 40mg 卡比马唑的摄入，母乳中甲巯咪唑的峰值可达到 0.72mg/L，这被看作有可实施性（Cooper，1984）。卡比马唑的最大相关数值可达到 27%，并且母乳喂养的婴儿会逐渐积累。然而，从平均值来看，2% ～ 10% 的相关过量剂量也是非常相似的（Bennett，1996 年的调查）。

随着每天 5mg 甲巯咪唑的摄入，母乳中最多可测得 65μg/L。通常一个婴儿将每天吸收 9.8μg/kg。这就代表要达到母亲每千克体重的 12%。在母乳喂养的双胞胎血浆中，45μg/L 和 53μg/L 的甲巯咪唑被发现。儿童没有症状表现，他们的甲状腺表现也不明显（Rylance，1987）。

包含 1 个月每天吸收 20mg 甲巯咪唑的母亲们生育的 46 名孩子和起初每天吸收 30mg 继而每天减少到 5 ～ 10mg 的母亲们生育的 42 名孩子的研究报告指出，通常情况下的 $T_3$、$T_4$ 和 TSH 水平（Azizi，2002）。精神性运动的发展通常在 49 ～ 86 个月（Azizi，2003）。在使用 400mg 丙硫氧嘧啶的治疗中，母乳中可以发现 0.7mg/L。对于婴儿来说，这最多为 0.1mg/kg，即为孕妇产后 24h 体重计量的 1.5%。M/P 的比值是 0.1（Kammpamnn，1980）。在方法学没有意义的研究中，12% 的 M/P 值是可以被计算的。在一项母亲们每天摄入 300 ～ 750mg 的 11 名孩子的较新调查中，提高的 TSH 值被发现在出生 7d 的 2 名孩子身上。然而，尽管稳定或者增加母亲的剂量，这些值仍会随时间正常化。并没有一致的观点表明母亲的剂量或者母亲甲状腺激素 $FT_4$ 水平和婴儿 TSH 水平的关系。甚至即使是每日最高剂量，对于母乳喂养的婴儿也没有风险（Momotani，2000）。

总之，通过母乳喂养婴儿所暴露的甲巯咪唑或丙硫氧嘧啶是在减少的，而不具有临床意义。使用甲巯咪唑或者丙硫氧嘧啶的甲状腺功能亢进的女性不应该被禁止母乳喂养，因为母乳喂养的意义大大减少了理论上的风险（Glatstein，

2009)。然而，数据资料显示丙硫氧嘧啶在约 0.1% 暴露的成年人中可能引起严重的肝脏损害（Cassina，2012；Azizi，2011；Karras，2010）。进一步讲，有甲状腺功能亢进的 2830 位妊娠妇女所在国家范围的调查表明，丙硫氧嘧啶（不是甲巯咪唑）与偶然的低出生率有关（Chen，2011）。因此，尽管在母乳中的含量轻微高，甲巯咪唑在妊娠过半及产后乳汁分泌过程中似乎主要治疗甲状腺功能亢进（Cassina，2012；Azizi，2011；Karras，2010）。美国甲状腺协会建议丙硫氧嘧啶不应该被描述为儿童和青少年中的一线药物（Karras，2010）。

钠高氯酸盐是一种保留性的甲状腺拮抗剂。其常通过代替碘来拮抗甲状腺素，并且通常被用于带有放射碘的其他组织器官的闪烁扫描研究。钠高氯酸盐也用来阻碍含有碘积累乳汁的传递（Janssen，2001）。在母乳喂养期间，没有可供参考的实验。

> **建议**：甲巯咪唑是一种在母乳喂养期间的甲状腺拮抗剂的选择，因为丙硫氧嘧啶与成人严重肝脏损害有关（特别是产后女性）。甲巯咪唑和丙硫氧嘧啶都可以导致新生儿的无临床意义的暴露。如果母乳喂养的母亲曾经或者仍然在治疗上限范围内进行治疗，则应在约 3 周后检测婴儿的甲状腺素水平，以确保安全。钠高氯酸盐不应该在母乳喂养时被使用。甲状腺激素不应该跟甲状腺激素抑制剂一同使用，因为需要更高剂量的甲状腺激素抑制剂。

## 4.11.6　碘

### 经验

母乳喂养期间，母亲对碘的需求维持在约每天 260μg。对于快到 4 个月的婴儿而言，一天的摄入碘量为 50μg 是合理的；对于早产儿而言，应该是 30μg 为宜。碘的供应在一些碘缺乏的地区母乳喂养期间必须保证。通过每周使用碘盐和海产品是很难实现的，因为在一些碘盐中，碘的含量为 15～25μg/g，低于人们所需要的数量；仍然需要增加一些含碘的食物，而且平常食用的咸水鱼并不提倡应用。在这些案例中，补充的碘目录必须覆盖上述提及的条件。尽管并不总能达到充足的水平，但更多近期的研究都支持这种在母乳中补充有意义的碘的补充剂。在早产儿案例中，每天通过母乳摄入的一定数量的碘可以达到 12μg/kg（Sukkhojaiwwewtkul，2014；Seibold-Weiger，1999）。

母乳中碘的累积比其他的药物研究更有意义。不同的作者调查的 M/P 带碘产品的份额都为 15～65，如聚乙烯吡啶酮碘或放射性核素碘-131。增加到碘-131 总剂量的 49% 在母乳中 24h 内是处在分泌中的。

如果孩子每天摄入 100μg/kg 或 250μg/L 血浆聚集物，那么由高剂量的甲状腺素引起的婴儿甲状腺功能抑制（Wolff-Chaikoff 效应）是可能的。

☆ ☆ ☆ ☆

(Schonberger，1982)。例如，聚乙烯吡啶酮碘高于正常水平的含碘消毒剂的使
用可能会引起在母乳中自由碘的剂量升高，并且导致婴儿甲状腺功能的抑制。
在完全母乳喂养的健康新生儿中，甲状腺功能减退的参数可在第 17 天被诊断出
来。因为直肠脓肿，母亲需要用三碘甲烷纱布缠绕治疗。临床正常婴儿会接受
暂时性的甲状腺素增加的治疗（1'Italien，2004）。

> **建议**：碘补充物（约每天 260μg）应该被供应，以利于母亲和孩子。通
> 过母乳，婴儿碘过量的风险在这个水平应该不会出现。
>
> 含碘消毒剂仅仅被用在小的伤口上。

### 4.11.7　皮质激素类

**经验**

皮质激素类在母乳喂养期间有实际意义。起着治疗作用的皮质激素类通常
包括非氟化的泼尼松、泼尼松龙、甲泼尼龙和地夫可特、氢化可的松、泼尼立定；
向代替品中加氯化物如安西奈德、倍氯米松、倍地米松、布地奈德、氟尼缩松、
地塞米松、氯泼尼醇、氟可龙、氟替卡松、莫米松和曲安西龙。其他预备材料
被广泛用于呼吸障碍性疾病的吸入器中。

泼尼松和泼尼松龙的 M/L 比值为 0.05 ～ 0.25。

在单次 110mg 泼尼松龙剂量的产后管理的 1h，可在母乳中检测到 760μg/L。
4h 以后就会达到 260μg/L，约 9h 以后仍然会达到 60μg/L。随着静脉注射
1g 泼尼松龙，9 倍高的值在母乳中可以检测到，反映出 9 倍的剂量。在管理
的 24h 以后，在母乳中将不会检测到（TIS-Berlin 的未发表的研究）。其他的
作者也发表相似或低于 10 ～ 80mg 的每日最低值（观察源于 Bennett，1996；
Greenberger，1993）。总之，产后相关剂量的 1% ～ 2% 可以用于婴儿。在如上
描述为 1g 的案例中，婴儿每千克体重在第一次母乳后可以摄入 0.2mg 的泼尼松
龙。24h 以后，就会到达 0.32mg/kg。甚至更高的产后剂量提供只有约 1/6 的儿
童剂量，这一剂量通常认为是耐受值（每天 2mg/kg）。短期内高剂量治疗对婴
儿没有影响，即使是在注射后的正常喂养也一样。

即使每天使用 80mg 的长期治疗，也只有一小部分的不到人体自身皮质醇
产物的 10% 的泼尼松龙进入母乳中。在其他肾上腺皮质类固醇方面的资料数据
是无意义的。

> **建议**：泼尼松龙、泼尼松、甲泼尼龙都是在母乳喂养期间系统治疗的肾上腺皮质激素类固醇。即使在每次高达 1g 且连续 2 周的高剂量，也不能限制母乳喂养，如哮喘发作或者多发性硬化症时。当重复给予高剂量，如果可以被安排，那么可等待 3～4h 再母乳喂养。其他的肾上腺皮质激素类固醇也被耐受。通常用于治疗哮喘的肾上腺皮质激素类固醇吸入剂是没有副作用的。

### 4.11.8 肾上腺素

#### 经验

当在某种情况下不允许母乳喂养时，肾上腺素和非肾上腺素都被用于紧急的情况。有限的肾上腺素可以增加对局部麻醉的作用，因此对婴儿没有有害影响。

> **建议**：如果在母乳喂养期间必须使用肾上腺素去甲肾上腺素或者类儿茶酚胺，则无须断乳。

### 4.11.9 胰岛素和口服抗糖尿病药

#### 经验

蛋白激素的胰岛素在母乳中并不是秘密的，并不能被肠道完全吸收。在婴儿身上的任何影响都可以被排除。

母乳喂养时期的 3 名母亲既没有检查出格列本脲，也没有检查出格列甲嗪。在任何一个孩子身上没有发现低血糖症。在其他接受单一格列本脲的 8 名女性的母乳中，并没有发现实质性东西，98% 的高蛋白结合率可以解释这一结果（Feig，2005）。

很少数量的二甲双胍在母乳中可以被检测到；对于完全母乳喂养的孩子而言，正常剂量为 0.1%～0.7%（Briggs，2005；Gardiner，2003；Hale，2002）。在母乳喂养的婴儿时期，低血糖症没有被报道。在观察期间，母乳中的二甲双胍含量保持稳定。在 92 位患有 PCOS 的母亲中，对 61 名哺乳婴儿（21 名男婴，40 名女婴）和 50 名配方奶喂养的婴儿（19 名男婴，31 名女婴）进行了评估，内容包括儿科医师就诊的生长、运动发展状况和疾病。母亲在孕期和产后每天摄入 2.55g 二甲双胍。在婴儿 3～6 个月大的时候，母乳喂养和喝代乳品的婴儿在体重、身高和社会进步方面没有什么差别。总而言之，在产后与规定喂养期，二甲双胍显示出没有对抗的影响，不管是在成长期还是婴儿期，在生命之初的 6 个月，既不是社会进步和也不是内在疾病的影响（Glkueck，2006）。

☆ ☆ ☆ ☆

与体重相关剂量的 16.2% 的甲苯磺丁脲可以通过母乳（Moiel，1967）。

其他口服的抗糖尿病药，如阿卡波糖、格列波脲、格列齐特、格列美脲、格列喹酮、格列派特、米格列酮、匹格列酮、罗格列酮，没有相关资料。在抗高血糖药中二氮嗪和胰高血糖素也没有足够的经验。

> **建议**：胰岛素和二甲双胍在母乳喂养期间不会引起问题。格列本脲也可服用；然而，应该在开始治疗之后对婴儿的低血糖症状进行观察。其他口服降糖药不应该被使用，但是单一剂量不要求限制母乳喂养。

## 4.11.10　雌激素、孕激素和激素避孕药

### 对母乳产生的影响

母亲服用雌激素可减少母乳的产量。更老的高剂量的口服避孕药可以降低到原来描述的 40%。还观察到了热量、蛋白质、氮和脂质等含量的变化，这些变化显然取决于起点。通常情况下，在正常营养的妇女中，改变保持在生理范围内。然而，在母乳供给出现问题以后，对母乳的影响是不被需要的。如果母亲营养不良，那么这种影响可能非常明显。在随后的研究中，包括那些新的低剂量的准备，在母乳喂养时期和母乳产生时期的水平的轻微降低，也会在短期之内轻微降低婴儿的体重，但不会对孩子身体和认知能力有任何影响（调查来自 Bennett，1996）。

### 通过母乳将激素传播给婴儿

孕激素类（炔诺酮、左炔诺孕酮、甲羟孕酮）作为一种微型或者组合的药丸或者 3 个月见效的成分，在母乳供给上面几乎没有或者没有影响，并且在它组成成分中只有非常小的影响。实际上，调查者们发现那些与没有使用激素避孕药的母亲相比，使用储藏甲羟孕酮的母亲有比较长期的母乳喂养（调查来自 Bennett，1996）。

摄入 50μg 炔雌醇，不能在母乳中被检测到。只有口服 500μg 后，一名婴儿才能够被计算为每天 0.026μg/kg。这约是母亲每千克体重剂量的 0.2%。

其中，50mg 或者 100mg 的雌二醇也能导致母乳中微不足道的数量变化——少于与母亲体重相关的剂量的 0.1%（实验来自 Bennett，1996）。

其他的雌激素、氯烯雌醚、表甲雌三醇、雌三醇、炔雌醇甲醚和聚雌二醇，在哺乳期间没有被研究。它们当中的大多数，没有迹象表明可在哺乳期间使用。在避孕准备过程中，促孕激素摄入到婴儿中的量为母亲体重相关剂量的 1%～2%。这已在去氧孕烯、甲地孕酮、诺塞淄酮醋酸盐、异炔诺酮 - 炔雌醇

☆ ☆ ☆ ☆

甲醚片、甲基炔诺酮"药片"中显示出来（实验来自 Bennett，1996；Shaaban，1991）。

每天服用 3mg 屈螺酮，联合炔雌醇，6 名哺乳期产妇的母乳中平均含量约为 3.7ng/ml。完全母乳喂养的婴儿因此吸收到 0.6μg/（kg·d），即根据体重调整母亲剂量的 1%。没有任何症状在任何一个儿童中被观察到（Blode，2001）。

膜厚度测定仪（6 个月的有效性）经皮下胶囊用药。最大值为 674pmol 的活性成分在孕产妇血清中被发现。在母乳中高达 640pmol，在个别儿童的血清中达 55pmol，而在其他人中，血清浓度低于检测限度（13pmol）。样本是在植入后 75d 后采集的。直到生命结束的第一年，这 66 名参与的儿童与那些受控制组的儿童并没有什么区别（Coutinho，1999）。

西替考马，一个最新的非甾类体口服避孕药，最初每周 2 次，以后每周 1 次，已经在 13 名女性身上进行研究。剂量是 30mg，最高可在母乳中检测到 122μg/L。然而，平均而言，它的价值更有可能的值是 50μg/L 或更少。精确地说，一个完全母乳喂养婴儿获得高达 11% 的产妇体重相关剂量。M/P 的比值为 1～2（Gupta，1995）。

关于母乳转移和氯化孕酮、孕诺酮、孕二烯酮、羟孕酮、左炔诺孕酮、美罗孕酮和肟炔诺酮没有明确的信息。

当在准备口服避孕药、促孕激素抑制子宫内的子宫套和"事后丸"（避孕药）中运用时，这些物质可能与上面提到的避孕药评价相似。更大剂量的促孕激素配制剂应用于其他方面还没有被研究出来，但是在哺乳期内应用它们不可能有许多指示。

**激素避孕的长期影响**

由避孕促孕激素配制转移而来的激素（迷你药片或者储藏注射），结合低剂量的药片到母乳中并不影响婴儿性器官的发展。在文学回顾中，Truitt（2003）并没有发现促孕激素单一疗法和关于结合药片数量与母乳分泌质量两者之间的任何不同。然而，在许多评估研究中的方法问题限制了他的结论。另一个研究中，对比 220 名母乳喂养婴儿的母亲长期经左炔诺孕酮治疗和 222 名婴儿母亲使用铜制宫内节育器避孕，应用左炔诺孕酮儿童在出生后的第一年有轻微的呼吸道感染、眼部感染和皮肤问题。那些使用铜制宫内节育器的母亲的孩子更频繁地显示有轻微的精神性运动发育迟缓（Schiappacasse，2002）。这些观察结果还应特别谨慎地解释。

在产后 6 个月和持续闭经的情况下，由纯母乳喂养的避孕保护应该与子宫内的子宫套（IUP）或者激素避孕（kennedy，1992）相似。在所谓的发展中国家，相比其他家庭规划措施（Hanson，1994），更多的"避孕"是由于母乳喂养。

☆★☆ ☆

> **建议**：纯促孕激素制剂（迷你药片）是母乳喂养期间口服避孕药的选择。如果母亲不能忍受，低剂量的复方"药片"（炔雌醇加促孕激素）或者促孕激素长效可以接受。如果有必要，他们可以在出分娩 6～8 周开始。没有公认的避孕激素是必须停止哺乳的。

## 4.11.11　雄激素和合成代谢物

### 经验

没有可利用的雄激素、甲二氢睾酮、睾内酯和睾酮的相关经验。这同样适用于合成代谢氯司替勃、美替诺龙和诺龙。

> **建议**：哺乳期内禁用雄激素和合成代谢的产物。意外的单一摄入不需要中断哺乳。

## 4.11.12　醋酸环丙孕酮和其他性激素抑制剂

### 经验

用 50mg 剂量的醋酸环丙孕酮，在母乳中可以检测到高峰值为 260 μ g/L。婴儿显示值为 39 μ g/（kg·d）。这正好约是母亲体重相关剂量的 5%（Stoppeli，1980）。更普通的每日摄入 2mg 的醋酸环丙孕酮治疗粉刺还没有被研究。

其他的抗雄激素，如比卡鲁胺和氟他米特，临时抗雌激素药，如氨鲁米特、阿那曲唑、福美坦、雷洛昔芬和他莫昔芬，以及性激素抗氧化剂达那唑和替勃龙，实际上在哺乳期没有作用，并且没有被研究。

克罗米酚和孕酮拮抗剂米非司酮也没有数据。到目前为止，在哺乳期内的偶然使用，由于短期的暴露，应预测在婴儿身上的有毒影响。

> **建议**：抗雄激素和抗雌激素在哺乳期内禁用。意外的单一摄入不要求中断哺乳。然而，不应继续服用。

## 4.11.13　前列腺素

### 经验

前列腺素主要用于助产术启动和诱导分娩。出生后，其他的药品被用于复杂的子宫内，以至于在哺乳期内的产科指征治疗是不一样的。拉坦前列素是青光眼患者使用的眼药水。

前列腺素衍生品有短半衰期，从几秒钟到 20～40min（最大）。乳汁促进和乳汁抑制效果都在各种前列腺素使用中被注意。在一个由 20 名女性组成的有产后子宫松弛的研究中，200μg 的米索前列醇或者 250μg 甲麦角新碱都可以口服用药。米索前列醇在母乳中 1h 达最大浓度，半衰期为 0.6h，然而甲麦角新碱可在 2h 内达到最大值并且半衰期为 1.9h，考虑到母乳中的最大浓度，米索前列醇的相对剂量为 0.04%，甲麦角新碱的相对剂量为 2.4%，M/P 比值分别为 0.04 和 0.2（Vogel，2004）。

在母乳喂养的婴儿身上前列腺素没有任何副作用。然而，成文的实验仍然是不充分的。

> **建议**：前列腺素在哺乳期内只有在非常强的治疗指征下使用。如果严重的青光眼要求用拉坦前列素局部治疗，若是经过对婴儿的仔细观察，哺乳期内可以继续应用。单一剂量的其他前列腺素，如用于治疗子宫松弛的米索前列醇，在哺乳期内没有任何限制性要求。

# 4.12　皮肤科药物和局部疗法

Christof Schaefer and Gudula Kirtschig

最常用的一些皮肤病治疗药物可以在哺乳期安全地使用。然而，应避免使用类维生素 A( 维生素 A 衍生物 )（如用于治疗痤疮的异维 A 酸或用于治疗银屑病的阿维 A）及焦油制剂，因为它们具有潜在的毒性。在母乳喂养前，应去除用于乳房皮肤的外用制剂。

## 4.12.1　局部应用化妆品

原则上，母乳喂养期间是可以局部用药的，只要将其应用在皮肤的有限区域和有限的时间段内即可。这适用于所有局部治疗，以及防腐剂和消毒剂（碘相关内容请参见第 4.11 章）、驱虫剂、抗感染剂（局部抗生素、抗真菌药和病毒抑制剂）、皮质类固醇和局部消炎药、收敛剂、止痒药和角质溶解剂的应用。

对于本章未提及的内容，章节 2.17 中的建议可以作为参考。

如果大面积的皮肤长时间用药治疗，则必须考虑个别物质的吸收及对机体的影响，建议在指导下系统用药（如碘和阿司匹林）。

如果乳房的皮肤需要局部治疗，则应在婴儿喂养之前进行清洁。如果化妆品和染发烫发制剂能改善母亲的心情，则可以使用它们。然而，不能排除其化合物通过母乳的吸收和传播（即麝香衍生物和铅；见章节 4.18），并且需要特别注意如染发剂的成分，这些成分可能含有铅等有毒物质。尽管从理论上讲，母亲使用的外用（化妆品）化合物的潜在过敏性可能导致婴儿对母乳过敏，但这似乎很难证明。

此外，避免潜在的过敏原似乎不能阻止特应性湿疹的发展。一项关于在孕期和哺乳期孕产妇的饮食限制的研究使研究者认为，避免抗原在预防特应性疾病或食物过敏中并未起到重要作用（Gamboni 2013）。

### 4.12.2　精油

原则上，没有理由反对使用精油。然而，应避免母乳喂养的婴儿直接接触处于治疗范围的皮肤。如果将含有精油的溶液或乳液涂在乳房上，则在哺乳前应彻底清洁皮肤的相关部位（见章节 2.19）。

> **建议**：只要避免婴儿直接接触处于治疗中的皮肤，则可在母乳喂养期间使用精油。

### 4.12.3　类维生素 A 对银屑病、皮炎和痤疮的局部治疗

与母体体重相关剂量的阿维 A 被代谢为维 A 酸后，约有 1% 被传递给全母乳喂养的婴儿。据报道，一位患者每日口服 40 mg（Rollman，1990），但并未有关于儿童中毒症状的报道。

并没有外部使用异维 A 酸、阿达帕林、维 A 酸凝胶、他扎罗汀和维 A 酸、或卡泊三醇、二乙醇的经验。有时与水杨酸、尿素、煤焦油和壬二酸制剂结合使用。然而，关于类维 A 酸及其异构体异维 A 酸，局部给药后，预计母乳喂养的婴儿无明显暴露（Kong，2013；Leachman，2006；Akhavan，2003）。

尚无母乳喂养期间局部使用锂治疗脂溢性皮炎的经验。然而，经皮摄入是有限的（Sparsa，2004）；因此，进入母乳的可能性很小。

他克莫司和吡美莫司用于特应性皮炎的局部治疗（见章节 4.10）。

对于页岩油提取物，如沥青磺酸铵和沥青磺酸钠的使用，也没有系统的研究；母体喂养后，母乳喂养的婴儿也没有任何毒性症状的表现。

> **建议**：母乳喂养期间不应进行类维生素 A 的全身治疗（口服），因为它们具有潜在的毒性和较长的半衰期。这同样也适用于煤焦油制品的外部使用，因为它们具有潜在的致畸性和致癌性。单一的应用不对母乳喂养有任何限制。如果未有报道指出有明显的吸收，则提及的所有其他局部用制剂都是可以接受的，如在常规应用中或在闭塞环境下使用时，这是可以预期的。

## 4.12.4　光化学疗法和富马酸制剂

目前尚无关于使用光化学疗法（PUVA 疗法）治疗银屑病的系统研究，既没有口服光敏剂，也没有在长期照射 UV-A 的局部应用甲氧沙林，且病例报道中没有提出母乳喂养婴儿有中毒的症状。这也适用于富马酸制剂、富马酸二甲酯、富马酸氢乙酯。

> **建议**：如果治疗疾病需要，可以在母乳喂养期间接受甲氧沙林和 UV-A 辐射的光化学疗法。但应避免使用富马酸制剂。

## 4.12.5　除疣药物

出于毒理学考虑，应使用冷冻疗法、激光疗法、电灼或三氯乙酸对尖锐湿疣（生殖器疣）进行局部治疗。然而，如果使用植物性有丝分裂抑制剂鬼臼毒素或更新的免疫调节剂及抑菌的咪喹莫特，鉴于通常的应用领域有限，则不会对母乳喂养的婴儿产生不良影响。但是，尚无在母乳喂养期间关于此的任何研究。

寻常疣（普通疣）和其他疣应通过冷冻疗法、外科消融术或水杨酸、乳酸等角质层分离剂进行治疗。目前尚无关于细胞毒素氟尿嘧啶的研究，但通常只对小面积进行治疗，并且由于吸收受限，预计对母乳喂养的婴儿不会产生不良影响。

> **建议**：疣的治疗选择包括冷冻疗法、激光消融、电灼或三氯醋酸。但是，如果急需其他物质，可以继续母乳喂养而不受限制。

## 4.12.6　虱子和疥疮的药物治疗

为了局部治疗足癣（虱子侵扰），可使用二甲双胍、椰子油、除虫菊、氯菊酯、马拉硫磷和丙烯菊酯。针对疥疮的局部治疗，可以使用苯甲酸苄酯、克罗米通和苄氯菊酯。疥疮可以用伊维菌素进行系统治疗，但在所有国家 / 地区均未获许可使用伊维菌素治疗此病。在许多国家，含有林丹的局部用药已从市场上撤出。

关于治疗寄生虫的药物通过母乳传播的知识很少，而且实际上仅适用于现已过时的林丹（一种在环境中广泛使用的杀虫剂）。我们的环境被林丹严重污染；由于食物被污染，可以在母乳中检测到，而无须治疗（章节 4.18）。用 0.25% 的林丹溶液进行的研究结果表明，皮肤吸收仅为 10%。在一种情况下，疥疮经过 3d 的治疗，乳脂中测得的林丹含量为 0.9 mg/kg（ppm）（1L 乳汁平均含 30 ～ 35g 乳脂）。在另一种情况下，用药一次后测得的林丹含量为 2.0 mg/kg。

☆☆☆☆☆

与母乳的平均环境污染负荷相比，这一数字增加了 60 倍以上（Senger，1989）。林丹具有神经毒性；据报道，儿童反复局部应用会导致脑癫痫发作（Daud，2010）。但是，关于母乳暴露后所造成的临床影响，没有任何报道。

对于上述其他物质，预计不会因母乳暴露而产生毒性作用。除虫菊酯的半衰期比合成除虫菊酯的半衰期短。在美国，苄氯菊酯被批准使用于 3 个月大的婴儿。迄今为止，婴儿治疗的经验并未表明母乳喂养后有任何明显的副作用（Fölster-Holst，2000）。

> **建议**：母乳喂养期间，应使用二甲双胍治疗足癣。母乳喂养期间疥疮的首选药物是氯菊酯。

### 4.12.7　眼、鼻、耳滴剂

母乳喂养期间也可使用眼、鼻和耳滴剂。从理论上讲，应避免使用含有氯霉素，回旋酶抑制剂或链霉素的制剂。不然的话，章节 2.17 中为妊娠制订的建议也适用于母乳喂养。

与噻嗪类有关的碳酸酐酶抑制剂乙酰唑胺被规定为青光眼治疗药。治疗剂量 1g 时，乳汁中的药物浓度为 2.1mg/L。使用与母亲体重相关剂量的 1.9% 的用量婴儿是无症状的，在婴儿的血清中测得的药物浓度为 0.2 ～ 0.6mg/L（母亲血清：5.8mg/L）（Södermann，1984）。含溴苯甲酰胺或多佐胺的滴眼液不会对母乳喂养的婴儿造成不良影响。

孕产妇治疗青光眼联合噻吗洛尔、地匹福林和多佐胺，以及乙酰唑胺的全身性给药后，在密切监测的婴儿中没有不良反应的报道（Johnson，2001）。

美国儿科学会（2001）对乙酰唑胺或 β 受体阻滞剂进行了分类。母乳喂养期间可用噻吗洛尔、美替洛尔或左布诺洛尔。

在母乳喂养期间使用其他青光眼疗法（如，拉坦前列素和其他前列腺素以及其他眼科药物）方面暂无经验。出于药代动力学的考虑，通过眼部局部给药，几乎无法预期母乳喂养婴儿的毒性作用。这也同样适用于玻璃体内注射培加他尼。由于经验不足，使用维替泊芬治疗时的母乳喂养应谨慎对待。

### 4.12.8　静脉疗法和其他局部疗法

七叶皂苷制剂，尚不了解用于治疗静脉问题的七叶树提取物是否会对母乳喂养的婴儿产生不良影响。但是，它们尚未经过充分研究，几乎没有提示可在母乳喂养期间使用。静脉曲张硬化疗法，即用多酚，如果是紧急需要的话，也可以在母乳喂养时使用。

普通的局部治疗痔疮的药物也是可以被接受的。

母乳喂养期间，可以将苯达明应用到口腔、咽喉和阴道。尚无关于在母乳喂养期间局部使用甲基苯丙胺治疗乳汁过多的系统研究。局部应用后，预计不会全身吸收。

根据美国儿科学会（2001）的报道，母体使用米诺地尔后并未对母乳喂养的孩子产生不良影响，尽管没有关于给药种类和持续时间的详细信息。由于有关母乳喂养期间应用此药的经验不足，应避免长期使用米诺地尔以防止脱发（对比章节 2.17，产后乳汁过多）。

同样，没有关于非那雄胺和依氟鸟氨酸局部治疗多毛症的经验。尚未有研究表明非那雄胺导致女性脱发；母乳喂养期间应避免使用。

### 4.12.9 阴道疗法

聚维酮碘化物作为阴道栓剂和阴道碘冲洗剂是有问题的，因为母乳中的游离碘化物含量丰富，可能对儿童的甲状腺功能产生影响（见章节 4.11）。

在断乳时使用其他阴道疗法治疗，如非氯铵盐、己汀、多聚磺脲或雌激素，这些药物其中含有消毒剂，这是不合理的。然而，需要一种用特定药物进行治疗的原理，避免使用在有效性方面引起争议的药物。抗感染治疗，即滴虫的治疗，可用甲硝唑或呋喃妥因、硝呋太尔等抗真菌药，氯霉素应慎重选用。如果证实有细菌感染，应该考虑全身（口服）治疗，一般来说，还可以与母乳喂养兼容，这样更有效。

对于母乳喂养的孩子来说，像壬苯醇醚这样的阴道杀精剂避孕药没有问题，同样，使用不同的宫内节育器也没有问题。

# 4.13 替代疗法，维生素和矿物质

Ruth A. Lawrence and Eleanor Hüttel

### 4.13.1 替代疗法和植物疗法

**经验**

文献中的大量调查报道称，在不了解风险的情况下广泛使用了替代疗法。在过去的几十年中，人们对替代疗法的兴趣和试验不断增加。与在孕期一样，关于在哺乳期使用替代疗法和草药的安全性数据极少；然而与孕期一样，病史和传统数据也普遍支持它们的安全使用。但是，也有一些不幸结果的病例报道。

☆☆☆☆

在美国，如果材料带有以下声明，则美国食品药品监督管理局（FDA，2002）没有管辖权："该产品无意于诊断、治疗、治愈或预防任何疾病"。

植物制剂（高剂量）并非总是无害的；已观察到农药和重金属（如印度草药或传统中草药中的铅）的污染（见章节4.18）。有的母亲可能会使用许多草药来治疗各种疾病，并且关于其功效的研究很少。最严重的问题（除了明显的纯度、毒性和功效外）是自我诊断和无法获得适当医学诊断和治疗的问题。最常用的草药包括缬草、蛇麻草和胡椒（从卡瓦根中提取的卡瓦吡喃酮），以缓解神经和睡眠障碍。紫锥菊可作为免疫刺激剂；银杏可改善血液循环；人参可提升人体功能；七叶皂素制剂（七叶树提取物）可用于治疗静脉问题；圣洁莓、金丝桃素（圣约翰草）可治疗抑郁症。由于雌激素作用，不建议在哺乳期使用黑升麻（芸苔）（Dugoua，2008a；2006b；2006c）。缺乏对这些药物在母乳喂养期间的系统研究，但是除卡瓦（胡椒）外，没有通过母乳对婴儿造成伤害的研究。FDA（2002）已发布警告，指出胡椒与严重肝损害有关。

马尾草是目前在许多国家／地区禁止使用的一种制剂，既有叶型也有根型。根制剂通常效能更大。它有可能引起静脉阻塞性疾病，肝衰竭和死亡。据报道，在加拿大，母亲使用马尾草制作的乳膏涂在乳头后，有2例新生儿死亡的病例。此后，它在加拿大被禁止。

尽管民族植物学家深入研究了特定的植物物种，并注意到了它们的某些药理特性，但对于哺乳期间使用的符合草药标准的草药尚无研究。大多数信息来自没有依据的传闻和经验。这些植物和草药正在使用中，重要的是要注意可能的副作用甚至毒性。美国政府责任办公室（2010）报道称，在40种草药中，有26种残留农药。

银杏、紫锥菊和人参都在双盲安慰剂对照研究中进行了研究，但未能显示出治疗效果。哺乳期尚无已知研究。容器上有免责声明，因此不能保证所含物品是真实的植物。它们可能不是真正的植物而是混合物，或者可能已被污染。因此，在哺乳期间对这些产品进行实验是不明智的。一株植物中含有许多化学品（Seely，2008；Perri，2006）。

事实证明，圣约翰草（贯叶连翘）对轻度抑郁症有效。它包含26种可识别的化学物质，其中一种是10%的金丝桃素，另一种最初被认为具有治疗效果的红色染料。有关其在哺乳期的用法，请参见章节4.9，Budzynska（2012），Dugoua（2006a）和Klier（2006）。

不建议在哺乳期使用贞洁树（牡荆），因为它可能增加或减少哺乳期的乳汁分泌（Dugoua，2008b；Seely，2008）。

蒲公英已用于急性乳腺炎和无乳症。没有研究或报道证明其有效性。蒲公英含有内酯、固醇、类黄酮和黏液。它已被用于治疗烦躁不安的症状、肝胆疾病和食欲缺乏等疾病。副作用是由于其分泌刺激作用引起的胃酸过多，并且据报道其具有通便作用，尽管有泌乳问题，但没有关于哺乳期服用导致婴儿出现症状的报道（Thomson Healthcare，2007；Cuzzolin，2006）。茴香属于菊科，据报道其作用相似。

瓜拉那（泡桐属）商业上以种子、花朵和根的形式出售，制成涩味和巧克力味的糊状物。它用于缓解疲劳、头痛和痛经，也可作为利尿剂。它像咖啡因一样是一种兴奋剂。哺乳期妇女使用它时，据观察会刺激婴儿，引起烦躁和清醒的表现。当添加到其他咖啡因来源中（例如咖啡、茶、可乐和巧克力）时，可能会服用过量（Thomson Healthcare，2007；Cuzzolin，2006；Frohne，1993）。

据报道，人参（Panas ginseng）会导致心脏节律和节奏的改变（Barnes，1998）及其他心脏疾病。人参皂苷也有引起轻度雌激素样作用的迹象，并且在哺乳期显然是禁忌的（Tesch，2003）。在孕期和哺乳期也有胎儿和新生儿雄激素化的报道（Awang，1991）。据报道，人参的使用可导致乳腺弥漫性结节性痛（Palmer，1978），这是需要注意的重要作用。

甘草众所周知与高血压、高钾血症和横纹肌溶解有关。它作为茶很受欢迎，尤其是在哺乳期，作为草药也是如此。建议不要超过 6 周。据报道，母亲服用甘草茶对母乳喂养的婴儿有不良反应。根据《草药药典》（*Thomson Healthcare*，2007），不建议将其用于哺乳期。

顺势疗法与泌乳有关，因此尚无系统的研究。然而，顺势疗法中有效成分的剂量很小。

> **建议**：包含众所周知的植物治疗药（例如，用于轻度抑郁症的圣约翰草）的最常见的标准化制剂在哺乳期间可能是可以接受的。草药和草药产品，至少是剂量和污染未知的草药和草药产品，应谨慎使用并从可靠来源获得。许多植物，尤其是根，似乎很相似。只能在草药专家的指导下使用草药。通常，应遵守治疗剂量，并且不应过度使用药茶。如果可以选择，则最好使用不含酒精的制剂。乳汁味道的变化会导致喂养问题（Sachs，2013；American Pediatrics，2012）。

### 4.13.2　草药半乳糖和抗半乳糖

**经验**

数十种草药被用作催乳剂，它们是哺乳期间最常用的草药，以改善乳汁供应。它们通常以茶的形式摄取，将几粒种子、树叶、花朵或根浸泡在沸水中。大量服用的一些药物为抗凝剂，而其他一些药物则可能引起静脉闭塞性疾病，例如紫草科植物。

☆☆☆☆

半乳糖草药最著名的是胡芦巴，也被称为希腊干草种子。它是豆科植物家族的成员，其中包括花生、大豆和鹰嘴豆。它具有枫糖浆的气味，并用作人造枫调味剂。当母亲服用常规剂量（1～4粒580～610mg，每天3～4次）时，她的乳汁、汗水、眼泪和尿液，甚至是婴儿，都闻到枫糖浆的味道。胡芦巴已有数百年的历史，可以帮助一些妇女。它可能导致婴儿绞痛，这被认为是过敏反应。它可以加重哮喘症状。它也已被证明可以降低血糖，并可用于糖尿病患者的自然疗法。在孕期，它可能引起子宫痉挛。它以胶囊形式或茶和汤的形式提供。它可能出现在乳汁中，因为它通常散发出枫糖浆的味道。草药专家将它的毒性定为与剂量相关的B级（毒性最小潜力）（Humphrey，2003）。

Zapantis（2012）报道了涉及胡芦巴的几种临床趋势的报道，以增加乳汁分泌。土耳其进行了一项随机双盲安慰剂对照试验。在这项研究中，胡芦巴组明显增加了奶量，婴儿的体重也高于安慰剂（苹果汁）组和对照组。没有副作用的报道（Turkyılmaz，2011）。

山羊芸香是另一种被认为是半乳糖凝乳的植物，但很少单独使用。仅有的研究是1900年将其添加到牛的饲料中之后进行的。覆盆子叶（悬钩子）在几种混合物中都有提及，但它很涩，随着应用时间的延长，乳汁会减少。也使用红三叶草（三叶草属），但通常含有香豆素，可引起出血。茴香是半乳糖茶的常见成分，并可出现在乳汁中。干燥的成熟果实或种子具有某些雌激素作用，通过增加月经和增加性欲已得到证实，实际上可以减少乳汁量。它的油是有毒的。

片剂形式的苜蓿（豌豆家族的成员）也被认为是催乳剂。

它可能引起母亲和婴儿的腹泻，尽管它是无毒的并且会增加产乳量。该植物是良性的，但种子具有潜在的毒性（Humphrey，2003）。

视福蓟与水飞蓟不同。它作为催乳剂效果并不很好，但除了一些已报道的胃肠道症状和过敏反应外，尚无毒性。它包含多种化学物质和挥发油。它具有许多"用途"，包括抑菌、防腐及治疗消化不良。实验表明其对多种细菌具有抗菌作用。

乳蓟（水飞蓟）作为催乳剂再次流行，尽管其致乳作用机制尚不明确（Zapantis，2012）。它可以水飞蓟素的形式从市场上买到，该水飞蓟素由黄酮B组成（Barrette，2014；Thomson Healthcare，2007）。水飞蓟有保护肝脏的作用。在治疗上，种子还具有抗炎作用和肝脏再生作用。众所周知，在鹅膏菌导致的毒蕈碱中毒中，它具有预防肝硬化的作用，并具有促进肝脏再生的能力。

每天喝茶2～3次，没有已知的毒性作用。在给予63d的治疗后，对50例健康女性进行了以BIO-C1形式（420mg/d的微粉化水飞蓟素）乳蓟的安慰剂对照试验。在第0天、第30天和第63天测量乳量。与安慰剂组相比，从第0天到第30天的奶量增加了22%，到第30天，乳量增加了64%。在第63天，水飞蓟素组增加了86%，对照组增加了32%。乳中没有发现水飞蓟素，乳的成分

☆ ☆ ★ ✩

也没有改变。历史证据表明水飞蓟素几乎没有副作用，恶心、肠胃胀气和腹泻的发生率低。据报道，当个体对菊科或菊科的其他植物过敏时，会产生原始的过敏反应。

琉璃苣是一种功能强大的植物，已用于治疗疼痛。它含有氨苯林，这是一种会引起静脉阻塞性疾病的具有肝毒性的吡咯烷嗪生物碱。它不应用于妊娠期和哺乳期或作为催乳剂。

建议使用几种草药，以在过量或需要断乳的情况下减少乳量。有时，由于其他原因而无意中使用它们，可导致乳量减少。这些药物包括薄荷、鼠尾草、欧芹和黑胡椒（Conover，2004）。薄荷油含有薄荷醇，薄荷醇是活性成分。请勿在婴儿身上使用薄荷油。鼠尾草（丹参）不宜用作精油，因为它是浓缩的丁香，可能引起癫痫发作。安全地使用切成薄片或粉末状的叶子作为烹饪用草药是安全的，并且确实减少了乳量。大量使用会导致心动过速、头晕和潮热。

当以叶子或果汁的形式大量摄取欧芹时，也会降低乳量。它的油和种子一样有毒。流行的塔博勒沙拉是半欧芹，会影响母亲的乳量。

贞洁树中的圣洁莓（牡荆）是一种已知的多巴胺能和 FSH 抑制剂。已知由于含抑制泌乳素的活性成分桃叶珊瑚苷和穗花牡荆苷而具有抑制泌乳的作用。因此，它被用于治疗 PMS，但不建议在妊娠期间使用，并且仅以小剂量服用以减少产后泌乳。它已被用于治疗高泌乳素血症。

茉莉花瓣（茉莉）非常香，可用来清新房间。它们已经被使用了多个世纪，用来治疗产后出血，尤其是在母亲不打算母乳喂养的时候。花瓣和精油可降低催乳素水平，并可有效减少乳量。

菠萝蛋白酶 / 胰蛋白酶复合物可显著改善哺乳期乳房胀痛的症状（Snowden，2001）。

> **建议**：半乳糖胡芦巴、山羊芸香、苜蓿和水飞蓟在哺乳期适量服用是安全的。鼠尾草、薄荷油、欧芹、圣洁莓、茉莉花瓣和菠萝蛋白酶可用于适量减少乳量。通常应遵守治疗剂量，不应过度使用草药茶。如果可以选择，最好使用不含的制剂。乳汁味道的变化可能导致婴儿进食问题（ABM 2011，http://www.bfmed.org/Resources/Protocols.aspx）。可以在 www.earthmamaangelbaby.com 上找到泌乳期间避免使用的草药公共资源。

### 4.13.3　乳房问题的局部治疗

**经验**

有一些草药已被安全地局部应用于哺乳期妇女的乳房问题。这些证据是被证明过的。其中包括：

☆☆☆☆

- 绿茶：每天将茶袋浸入热水中并冷却，每天 4 次，用于乳头疼痛或破裂。
- 金盏花软膏：局部使用可促进伤口愈合并保持湿润的乳头中的水分。
- 卷心菜叶：护理后 3 ~ 4h，将新鲜、凉爽、干燥的卷心菜叶涂抹在乳房上，以减少乳房肿胀。
- 茉莉花：局部使用茉莉花抑制泌乳（见章节 4.13.2）。

> **建议**：在任何局部治疗的情况下，建议在应用后和母乳喂养之前清洗乳房。

## 4.13.4　维生素、矿物质和微量元素

**经验**

　　除非母亲患有吸收不良综合征或其他营养不良的疾病，否则均衡的营养饮食通常可以提供充足的维生素、矿物质和微量元素（Denham，2011）。但是还有其他情况需要注意。希望节食的母亲每天至少要消耗 1500 卡路里。素食者可能仅少量摄入 B 族维生素，而 B 族维生素在动物蛋白中的含量较高。排除牛奶、鸡蛋和奶制品的严格的素食主义者或长寿素食主义者有大量缺乏维生素 B（尤其是维生素 $B_{12}$）的风险。文献中报道了由于维生素 $B_{12}$ 缺乏而母亲为素食主义者的母乳喂养婴儿出现了巨幼细胞性贫血。素食者还面临着矿物质摄入不足的风险，特别是铁和锌（O'Connor，1994；Higginbottom，1978）。

　　由于已经注意到孕妇和哺乳期妇女的血清中维生素 D 含量降低，维生素 D 的问题变得非常重要。使用防晒霜和避免阳光照射，缺乏阳光的刺激，所有女性都将较少的基质转化为维生素 D。即使是在阳光明媚的天气时，美国儿科学会（2001 年）也建议给予孕妇 400IU 的维生素 D。母乳喂养的婴儿每天都要摄取维生素 D（Collier，2004；Hollis，2004）。即使给母亲服用大剂量的维生素 D（每天 4000IU）持续 3 个月，婴儿中也没有观察到不良反应（Hollis，2004）。Wagner（2006）讨论了补充母体而不是给婴儿服用维生素 D 的选择，因为许多妇女的维生素 D 水平较低，在妊娠和哺乳期间每天应服用 1000IU。母乳喂养的婴儿也很好地摄入了维生素 $B_1$，维生素 $B_6$ 和维生素 $B_{12}$（美国儿科学会，2001）。

> **建议**：母亲真正缺乏营养时，可以并且应该使用维生素、矿物质和微量元素。同时也需要补充铁。这种作法 [ 也适用于预防龋齿的氟化物（Koparal，2000）] 在婴儿也被直接治疗的情况下，无须降低婴儿剂量。但是，如果营养均衡，则在母乳喂养期间无须常规处方维生素和矿物质制剂。为了母乳喂养的孩子将来的饮食健康，应让母亲意识到健康营养的特殊重要性，从长远来看，这可以使她和她的孩子不吃替代品及治疗性片剂。有关碘的内容，请参阅章节 4.11。

产后脱发是生理性的，这种脱发经常会令人困扰，并且可以观察几个月，几乎总是自行改善。使用矿物质营养素（在这种情况下）的有效性不比使用雌激素更好（Denham，2011）。在 Budzynska（2012）中可以看到广泛的论述。

### 4.13.5 双膦酸盐

**经验**

双膦酸盐（阿仑膦酸盐、氯膦酸盐、依替膦酸盐、伊班膦酸盐、帕米膦酸盐和替洛膦酸盐）是一组可改变骨转换的化学物质，可用于各种形式的骨质疏松症。

每个人的情况略有不同。双膦酸盐被钙离子灭活，口服吸收率低（0.1%～0.5%），不会从乳汁中吸收。此外，在进行的少量研究中，乳汁中几乎找不到这种化学物质（Siminoski，2000）。双膦酸盐在哺乳期间被认为是安全的（Lawrence，2010）。

**建议**：即使不会对母乳喂养的孩子产生直接的有害影响，但如果可能的话，在母乳喂养期间也不应使用这些药物。如果哺乳期间需要阿仑膦酸钠，则婴儿在给药后 2h 内不应进行母乳喂养。当前形式的药物每周仅需给药 1 次。如果在哺乳期间必须使用依替膦酸盐，则应将母乳喂养推迟 2h 以上，以免达到高峰血浆时间。帕米膦酸口服吸收差，因此对于母乳喂养的婴儿来说，这不是问题。

### 4.13.6 运动

**经验**

许多研究者对运动进行了研究，认真研究了由于剧烈运动而产生的乳酸。乳酸味苦或发酸，因此，在某些情况下可能会导致暂时排斥母乳（Wallace，1992）。在这些女性中，乳汁中的乳酸水平从运动前的基线（0.61×0.14 mM）上升到典型的中等运动后的 1.06×33mol，在最大运动后上升到 2.88×0.80mol。这高于成人水平 1.6mol。影响持续了 90min。研究了定期运动对母乳的体积和成分及催乳素水平的影响。在锻炼的女性和久坐的女性之间没有发现差异（Dewey，1994）。适度的运动足以改善心血管健康，而能量消耗、饮食摄入及体重和组成没有明显变化，不会危害泌乳功能（美国学会实践，2001；Prentice，1994）。

☆☆☆☆

> **建议**：哺乳期间没有适度运动的禁忌证。

### 4.13.7　葡萄糖 –6– 磷酸脱氢酶缺乏症

**经验**

葡萄糖 -6- 磷酸脱氢酶缺乏症（G-6-PD 缺乏症）的婴儿暴露于伯氨喹、水杨酸酯、磺酰胺、硝基呋喃、非那西汀、萘，某些维生素 K 衍生物和某些食品（如蚕豆）时，可能会发生溶血危机（尽管通常新生儿维生素 K 预防似乎耐受很好）。在 10% 的黑种人及来自地中海盆地的人口中（意大利人、希腊人、阿拉伯人和犹太人）发现 G-6-PD 缺乏症。母乳中没有这些药物反应的数据。显然，所涉及的药物剂量和乳汁中的营养成分过低有关。

# 4.14　造影剂、放射性核素与诊断学

Stefanie Hultzsch

X 线研究、超声、磁共振不需要中断哺乳，钼靶和无造影剂的计算机断层扫描也是如此。含碘和含钆造影剂及放射性核素的使用具有一定的局限性。在应用造影剂和放射线之前，所有能替换的可能性都应该考虑到。对于含碘造影剂来说，母乳喂养应尽可能中断 24 ~ 48h。应用含钆造影剂时，应选择低风险的肾源性全身性纤维化的化合物，以将母乳喂养婴儿的任何可能风险降至最低。避免将放射性核素，特别是将碘应用于母乳喂养的母亲。

### 4.14.1　X 线、超声和磁共振成像

X 线、超声和磁共振成像是独立于被研究器官的，所以不需要中断哺乳。钼靶和无造影剂的计算机断层扫描也是如此。对于含碘和含钆造影剂及放射性核素的应用则有局限性（见下文）。

### 4.14.2　含碘造影剂

婴儿的问题是造影剂中的游离碘量，通常低于造影剂总量的 1%。这个数量由产品决定，并可在存储过程中增加。一旦给药，母亲或婴儿体内的去碘酶可能会释放更多的游离碘。游离碘对婴儿甲状腺的影响取决于造影剂应用前的碘饱和度。处于潜在缺陷状态时，与平衡良好的碘状态相比，碘泛滥（如来自造

影剂的碘）更有可能对功能产生影响。

在给哺乳母亲服用含碘造影剂后，碘转移对婴儿的意义不能通过简单地测量婴儿尿液中的碘化物或造影剂碘来充分确定。只有评估婴儿的碘摄取和甲状腺功能，才能准确地描述个体情况。

在母亲进行造影剂注射后，继续母乳喂养对婴儿的总损害是未知的。随着直接诊断的应用，特别是在 3 个月以下的婴儿中，一过性甲状腺功能减退已经被报道（Parravicini，1996）。这种影响可能是由于婴儿时期对大脑敏感发育的离散作用所致，应避免使用。然而，由于母乳喂养的儿童只能通过母乳获得婴儿治疗性剂量的 0.01% 的含碘造影剂，因此不会出现严重的后果。在一篇审查新生儿应用含碘造影剂对甲状腺功能影响的综述中，作者得出结论，存在甲状腺功能减退的相关风险，特别是对于早产儿（Ahmet，2009）。产后 8d 给母亲口服洛西他胺酸后，全母乳喂养的婴儿 TSH（略高于正常参考值）增加。10d 后水平恢复正常，儿童中没有发现临床异常（Berlin TIS 未发表的数据）。

静脉注射含碘的水溶性造影剂泛影葡胺、泛影酸钠、碘达胺、碘海醇和甲泛葡胺，出现在全母乳喂养婴儿可获得的乳汁中，相对剂量远低于 1%（Nielsen，1987；Texier，1983；Fitzjohn，1982；Ilett，1981）。

对于碘海醇和甲泛影酸，Nielsen（1987）没有预料到一种可察觉的暴露，那就是在母乳喂养的婴儿中需要限制母乳喂养。这一全球评估似乎值得怀疑，因为他们研究中的 4 名受试者中的一名母乳中持续高碘浓度，高达 141mg/L，没有在研究实验经历中考虑。作者计算了碘海醇和甲泛影酸在母乳中 15 ～ 108h 的半衰期。水溶性造影剂的血清半衰期约 2h，是相当短的。甲硝唑不再被批准静脉给药。

对于用于胆道成像的脂溶性碘苯甲酸，在一项较早的研究（Holmdahl，1956）中，母亲体重相关剂量的 7% 为母乳喂养的婴儿剂量。碘苯甲酸也不再经常使用。

没有关于其他含碘造影剂的数据，如碘比醇、碘克沙醇、碘美普尔、碘帕醇、碘喷托、胺碘苯丙酸、碘普罗胺、油酸、碘曲仑、碘曲西酸、碘佛醇、赖氨酸氨基。

欧洲泌尿生殖放射学学会（ESUR，2013）建议母亲在应用含碘造影剂后可以继续母乳喂养。美国放射学会（ACR，2013）也有相同的观点；尽管它警告说，暂时停止母乳喂养 24h 的知情权决定应该留给母亲。该指南特别指出，关于停止母乳喂养超过 24h，尚没有确定的值。

☆☆☆☆

> **建议**：当母亲服用含碘造影剂时，婴儿吸收的游离碘量明显高于补充所需，且这种可能性无法消除（章节 4.11.6）。因此，必须认真考虑含碘造影剂和所有替代诊断方法的检查的必要性。随着对其他检查设备的广泛选择，特别是超声，通常是更安全的选择。如果使用含碘造影剂是不可避免的，并且检查不能推迟，则应中断母乳喂养 24 ～ 48h，至少对于 2 个月以下的全母乳喂养的婴儿，可以避免所有风险的可能。这个时期可以用提前抽出的母乳来弥补。如果由于检查的紧迫性而不能提前抽乳，可以继续母乳喂养，特别是对于年龄较大的婴儿。然后，应该观察孩子是否有甲状腺功能减退的迹象。

### 4.14.3　磁共振造影剂

在磁共振成像中，经常使用含有钆的造影剂。在单个患者 33h 的观察时间内，测量了吉哌替酸排入乳汁中的量，发现是 Gd 总剂量的 0.01%（Schmiedl，1990）。在一项对 18 名妇女的研究中，计算了母乳喂养婴儿的剂量，该剂量不足每千克体重推荐的诊断性静脉注射剂量的 1%（Kubik-Huch，2000）。

对于钆双胺，对老鼠的研究表明，进入母乳的转移非常有限（Okazaki，1996）。没有关于其他含钆造影剂的数据。然而，应该注意的是，钆螯合物可以在体内降解为钆（III），这是有毒的，并储存在骨骼中（Darrah，2009）。

2006 年，讨论了肾源性全身性纤维化（NSF）（一种主要发生在皮肤和皮下组织的纤维化疾病）与钆为基础的造影剂之间的因果关系（Grobner，2006）。因此，欧洲泌尿生殖放射学会（Thomsen，2013）建议，如果母亲服用具有 NSF 高风险的钆造影剂，则母乳喂养应中断 24h，以避免对婴儿造成任何风险。其他出版物建议优先使用更稳定的大环制剂，它们被认为对哺乳妇女的 NSF 风险较低（Fröhlich，2013）。美国放射学会（ACR）建议，在使用基于钆的造影剂后，不需要中断母乳喂养；尽管暂时停止母乳喂养 24h 的知情决定权应该留给母亲。

从理论毒理学的观点来看，铁蛋白对母乳喂养的婴儿是无害的。没有关于铁羧葡胺（仅在日本可用）的人体数据，但在老鼠实验中 24h 内没有观察到其转移到母乳中。对于 Ferumoxsil，没有注意到其转移到母乳中。

由于经验不足，不能对含锰的 mangafodipir 进行风险评估。另一方面，制造商建议中断母乳喂养 14d 似乎是不合理的。

> **建议**：如果不能推迟使用，即使经验不足，但如果使用含钆造影剂的 NSF 风险较低，则可以继续母乳喂养，但剂量尽可能低。如果必须使用具有较高 NSF 风险的含钆造影剂，则应尽可能中断母乳喂养 24h。这个时期可以用提前吸出的母乳来弥补。应该避免使用 Mangafodipir。

### 4.14.4　超声造影剂

D- 半乳糖在超声诊断中用作造影剂。半乳糖也自然存在于母乳中。对于另一种超声造影剂 perflutren，没有关于母乳喂养期间使用的数据。Perflutren 被指出，脂质微球中自然产生的磷脂被分散到身体自身的脂肪库中，它的合成成分 MPEG5000 被肾排泄，没有关于其转移到母乳中的研究。然而，可以想象，这种转移将与亲脂性物质一起发生。微球中的六氟化硫被用作超声检查的造影剂。也没有关于母乳喂养期间使用的数据。对于临床使用，仅使用非常小的剂量（16μl SF6），半衰期约为 12min（Fröhlich，2013）。

> **建议**：D- 半乳糖可用于母乳喂养。没有关于 perflutren 的数据；因此，应谨慎使用。关于六氟化硫也没有可用的数据，但由于使用的剂量较小，风险应该可以忽略不计。

### 4.14.5　放射性核素

$^{131}$I 在母乳中的积累就像"正常"碘一样（见章节 2.20）。在 31 种放射性核素（可由母亲口服，或在工作时吸入或从环境中吸入）的比较中，$^{131}$I 在母乳中积累最多，占母体剂量的 30%，其次是 $^{45}$Ca 和 $^{137}$Cs（各为 20%）及 $^{90}$Sr（10%）（Harrison，2003）。在包括 16 个评估出版物的综合概述中，报道了关于 $^{131}$I 的动力学数据的广泛实验经历（Simon，2002）。笔者给出了母乳中浓度的中位半衰期约为 12h。如果在母亲暴露之前给予稳定碘作为甲状腺阻滞剂，$^{131}$I 的半衰期平均为 8.5h。在这两种情况下，暴露后的最大值在约 9h 后达到。稳定的碘阻止乳腺和婴儿甲状腺对 $^{131}$I 的吸收，从而使婴儿对放射性核素的摄入量降至最低。

美国甲状腺协会关于辐射安全的全面综述建议，正在泌乳或最近停止母乳喂养的妇女不应接受 $^{131}$I 治疗，因为哺乳期的乳房浓缩碘化物（Sisson，2011）。因此，母乳喂养应在使用 $^{131}$I 前至少 6 周停止，以限制对乳房组织的辐射。

Bennett（1996）实验经历了母乳喂养过程中许多放射性药物的动力学。很难确定母乳中这些放射性药物的残留活性达到什么水平，才能再次允许母乳喂养。一般来说，婴儿的剂量为 1mSv 被认为是可以接受的。

在切尔诺贝利核灾难及随之而来的放射性碘污染的背景下，为婴儿营养或母乳设定了 500Bq/L 的阈值。2011 年春季日本福岛地区发生反应堆事故后，在一些妇女身上检测到母乳中的浓度为 2.2 ~ 8Bq/L。这些值明显低于日本适用的儿童饮用水中放射性碘的最高值 100Bq/L（Foodwatch，2011）。

☆ ☆ ☆ ☆

今天进行的闪烁扫描，主要是用锝进行的扫描，与碘同位素相比，被认为问题要小得多。1mSv的可接受残留量通常是通过中断母乳喂养10～12h抽吸（和丢弃）一次喂养来实现的（Prince，2004；Bennett，1996）。

在各种研究中，用于正电子发射断层扫描（PET）的 $^{18}$FDG[2- 脱氧 -2- （18F）氟 -D- 葡萄糖 ] 已在哺乳期乳腺中被证实（Shor，2002）。在这里，初级辐射负荷是由放射性药物被乳房腺体组织吸收增加所致。然后，$^{18}$FDG 几乎不会排泄到母亲的乳汁中，因此，由第三人喂养抽吸的乳汁可能会使婴儿的辐射剂量保持在尽可能低的水平（Devine，2010）。

> **建议**：诊断或治疗使用放射性药物，主要是锝或碘同位素，应推迟到母乳喂养期结束。对于不能推迟的诊断研究，应根据所使用的同位素及其剂量中断母乳喂养，直到儿童的有效剂量降至 1mSv 以下。131 I 的治疗性使用需要提前断奶，以最大限度地减少婴儿和乳房组织的辐射暴露。

### 4.14.6  染料

荧光素口服和静脉注射（血管造影术）可作为眼的诊断剂。即使在眼中使用荧光素后，在乳汁中也能检测到（Mattern，1990）。通过静脉使用，预计乳汁中的消除半衰期为 62h。婴儿最多摄入与体重相关的母亲剂量的 0.5% 的相对剂量（Maguire，1988）。通过母乳产生的毒性作用是不太可能的。吲哚菁绿（有时加碘化钠）用于视网膜血管造影，也用于测量微循环和肝脏血流量。没有关于它在母乳喂养期间使用的数据。如果包括碘化钠，建议谨慎使用。

> **建议**：诊断给药荧光素后，可以继续母乳喂养。没有关于母乳喂养期间使用其他染料的数据。

### 4.14.7  其他诊断

结核菌素试验、多项试验或过敏试验等皮肤试验在母乳喂养期间被认为是无害的（Bloch，1995）。这也适用于分泌素等酶测试。

> **建议**：上述诊断可用于母乳喂养期间。

## 4.15 孕期感染

Bernke te Winkel，Christof Schaefer

即使在母亲有感染的情况下允许母乳喂养，也必须考虑各方面因素，即是否可以从处方的药物中预期婴儿的症状及疾病通过母乳传播的可能性。在最终分析中，只有非常少的传染病通过母乳传播。出生后的感染主要通过母子之间的密切接触来实现。那些可以通过母乳传播的病原体包括人类免疫缺陷病（HIV）、人类巨细胞病毒（HCMV）和人类 T 细胞嗜淋巴细胞病毒（HTLV）(Lawrence，2004)。

### 4.15.1 常见感染

> **建议**：从病毒学和细菌学的角度来看，感冒、流感样感染和简单的胃肠道感染对母乳喂养没有影响。由于母亲的一般情况，可能会有一些限制。应遵守一般卫生措施。除此之外，母亲应该喝足够的水。这特别适用于有发热和腹泻症状的感染。

### 4.15.2 巨细胞病毒病

巨细胞病毒（CMV）是一种普遍存在的 DNA 疱疹病毒，临床表现多样。人类巨细胞病毒病是一种广泛存在的疾病，它的流行在不同人群中为 40%～100%。孕期的新鲜 HCMV 感染，可能有 40%～50% 的病例发生宫内感染，1%～3% 为先天性感染。7%～10% 先天感染的儿童出现血液、神经或感觉异常等。围生期感染并不显著。90% 的母乳感染已被证实与 HCMV 的重新激活有关。在母乳中检测到 HCMV-DNA 就证明是有感染的，同时症状也很明显。在足月婴儿中通常是无症状的，可能是由于母亲已经感染，被动的子宫内膜通过胎盘免疫与免疫球蛋白抗体发挥作用。由于这个原因，没有对妊娠 32 周后出生的哺乳期婴儿产生影响。更让大家关心的是母乳喂养或母乳喂养的极早产儿（< 32 SSW，< 1500g）。因为他们还没有足够的免疫能力，也没有被动免疫。巴氏杀菌灭活（30min，62℃）和温和简短的巴氏灭菌（10s，72℃）相比得出结论，62℃、5s 的短暂巴氏灭菌比较有优势，这是最近在德国进行的一项研究测试。这使得可能是 HCMV 的某些病毒失活，同时还有母乳中免疫因子的保护（Goelz，2009）。所有的这些婴儿恢复得很好，没有持久的影响。在最近的一项荟萃分析中，在 299 名未经处理的母乳喂养婴儿中，19% 获得巨细胞病毒和 4%

☆ ☆ ☆ ☆

出现了 CMV 相关性败血症样综合征（Lanzieri，2013）。在 212 名母乳喂养的婴儿中，只有轻微的巨细胞病毒感染率较低，但与脓毒症相似。

在 2 ～ 4 年的长期研究中，在听力测试、电机或语言能力的发展方面没有发现任何差异（Capretti，2009；Doctor，2005；Miron，2005；Vollmer，2004）。

到目前为止，还没有明确的指导方针和统一的程序指导 HCMV 阳性早产儿母乳喂养方式。儿科协会关于避免母乳喂养到巴氏灭菌或冻结新鲜母乳的建议各不相同。

### 4.15.3　登革热病毒

登革热病毒是含有正极性单链 RNA 基因组的小包膜病毒。登革热是通过蚊子传播的。登革热病毒可以垂直传播到胎儿体内，通过母体的子宫或在婴儿分娩的过程中传染给婴儿（Pouliot，2010）。

病例报告描述了母乳的可能路线（Barthel，2013）。这位母亲因早产住院，在妊娠期间似乎感染了登革热病毒。从第 2 天开始，早产儿用母乳喂养。在母乳中检测到登革热病毒(RT-PCR 阳性)后停止母乳喂养。第 4 天，婴儿开始发热，母亲也开始发热，婴儿的登革热病毒血清检测呈阳性。脐带血检测结果为阴性。登革热病毒和婴儿的血样都是从白天采集的。虽然不能排除其他传播途径，但是通过母乳喂养传播登革热病毒是可能的。对于其他细小病毒，已经描述了显著的母乳病毒载量和母乳传播途径。

> **建议**：当母亲患有急性登革热感染，是否应避免母乳喂养，必须在个别病例中确定。

### 4.15.4　甲型肝炎

甲型肝炎病毒（HAV）是非包膜的二十面体的正链 RNA 病毒，属于小核糖核酸病毒科的肝病毒属家庭遗传病毒系列。甲型肝炎主要通过粪 - 口途径传播。尽管甲型肝炎在哺乳期患急性甲状旁腺病毒的产妇的母乳中可检测到 RNA 感染，然而没有迹象表明母乳喂养使甲肝病毒从受感染的母亲传染给她的孩子（Daudi，2012）。

> **建议**：如果母亲患有甲型肝炎，新生儿可能患有甲型肝炎，在母乳喂养方面取决于国家建议。婴儿应在 7d 内接种免疫甲型肝炎病毒疫苗。当母亲生病，由于亲密的身体接触有感染的风险，其他家庭成员也应小心。

### 4.15.5　乙型肝炎

乙型肝炎病毒（HBV）是一种包膜 DNA 病毒，它是 Hepadnaviridae 嗜肝病病毒家族的成员。垂直传播是其中的一种传播形式，也是慢性乙肝感染的重要原因，也是最常见的一种病毒感染，为全球传播模式（Petrova，2010）。乙肝只通过胎盘传播。母乳喂养似乎不会增加传播的风险，因此，母亲分娩后立即同时免疫 HBsAg、HBeAg 阳性的新生儿。HBeAg 阳性母亲的孩子风险更高，生病概率更大。已在母乳中检测到 HBsAg、HBeAg、HBV-DNA，其病毒载量与母体血清中的病毒载量相关。没有研究显示这一比例有所上升，婴儿患病的原因是由 HBsAg 阳性母亲母乳喂养（Gonzalez，1995；Tseng，1988）。在 100 名患有慢性感染的母乳喂养的母亲中，其中 22%（11/51）HBeAg 阳性，无感染迹象。作者们提出了安全的建议，参照的是母乳喂养相对较少的研究，HBeAg 阳性母亲传染性传播的不确定性越大。

> **建议**：如果母亲患有乙型肝炎，新生儿可能患有乙型肝炎，同时接种活性免疫球蛋白和免疫球蛋白后进行母乳喂养。

### 4.15.6　丙型肝炎

丙型肝炎病毒（HCV）是一种正链 RNA 病毒。大多数丙肝病毒通过皮肤接触继而感染到血液。丙肝病毒的性传播和家庭传播确实存在（Ackerman，2000）。母婴（垂直）传播现在是主要的传播途径（Tovo，2005）。关于儿童感染的共 14 项队列研究中，在近 3000 对母婴之间没有发现由女性乳房喂养导致 HVC 感染和传播给婴儿的风险（Cottrell，2013）。

欧洲儿科丙型肝炎病毒网络的指南、美国儿科学会、疾病控制中心、美国预防服务特别工作组没有发现任何证据证明丙型肝炎可通过母乳喂养传播，尽管风险很小，但也不能排除（Cottrell，2013；Pembrey，2005）。他们建议尽量不要母乳喂养。

> **建议**：丙型肝炎感染时可以母乳喂养。如果乳头破裂，女性应该避免母乳喂养。

### 4.15.7　戊型肝炎

戊型肝炎病毒（HEV）是一种非包膜单链 RNA 病毒。它被归类为肝炎病毒属成员。其主要是垂直传播即戊肝病毒从被感染的妊娠女性到新生儿(Aggarwal，

☆☆☆☆

2011）。一项研究显示了初乳中抗 HEV 和 HEV-RNA 的含量及母婴传播的可能性是通过母乳喂养。在母乳中发现存在 HEV，但在 86 名母乳喂养的婴儿中，直到婴儿 9 个月大都没有发现婴儿 HEV 感染。配方奶喂养是给有症状的母亲的建议，其中 HEV 感染，特别是病毒载量高的病毒血症，不建议母乳喂养，因为受感染的母乳或哺乳造成乳头微小的皮肤擦伤有传染的潜在危险（Chibber，2004）。现有数据不足以对风险进行最终评估。

> **建议**：婴儿出生时，不应鼓励无症状抗 HEV 阳性母亲母乳喂养。有 HEV 症状的女性感染，特别是病毒载量高的病毒血症不应该母乳喂养。

### 4.15.8　单纯疱疹

单纯疱疹病毒 1 型或 2 型（HSV）是包裹有双链 DNA 的病毒。HSV 是疱疹病毒家族的一员。大多数新生儿感染是由产时传播引起的（Read，2008）。

在母乳中检测到 HSV-DNA（Kotronias，1999）。除了可能通过母乳感染以外，产后 6d，未出现任何疾病（Dunkle，1979）。在 4 个病例报告中，描述了儿童疱疹性牙龈口炎引起母亲的乳房感染（Gupta，2008）。

> **建议**：对于当地单纯疱疹感染，应采取一般卫生措施求，如严格洗手，并避免感染疱疹的部位直接接触皮肤，若有感染应及时进行消毒。如果乳头本身受影响，婴儿不应吸吮受影响的一侧乳房，直到病灶痊愈，才可以母乳喂养。

### 4.15.9　带状疱疹，水痘

水痘带状疱疹病毒（VZV）是疱疹病毒家族的成员，可导致两个临床不同形式的疾病：水痘、带状疱疹。原发性 VZV 感染导致弥漫性水痘或水痘的水疱性皮疹。在母乳中发现了水痘带状疱疹的 DNA 病毒（Yoshida，1992）。在一个病例报告中，水痘感染的母亲母乳喂养儿童可以让儿童感染水痘。讨论了一位患有带状疱疹的妇女的母乳。母亲右乳房 4 ～ 5 肋皮肤节部发生带状疱疹。从双乳中分离出母乳样本。只在右侧乳房发现带状疱疹 DNA。因此是乳腺内的病毒 DNA 脱落引起感染，而不是通过造血扩散。这意味着受影响的一侧的母乳必须丢弃。然而，不能排除通过直接接触而感染该儿童的可能性。皮肤上的疱疹水疱（Yoshida，1995）、水痘带状疱疹病毒，也可能感染婴儿，然而，在含有母亲带状疱疹还有水痘的母乳中没有发现带状疱疹 DNA（Frederick，1986）。

> **建议**：若母亲在 1 周内感染了水痘，在婴儿出生前后，婴儿接受水痘免疫球蛋白治疗。母亲的母乳可以泵出并喂给婴儿。如果后来母亲生病，预防措施是不必要的，婴儿可以母乳喂养。如果婴儿随后生病，水痘感染通常没有并发症。有了带状疱疹，婴儿可以继续母乳喂养，但应避免直接接触受影响的皮肤区域。

## 4.15.10 艾滋病病毒（HIV）感染

HIV 是一种逆转录病毒，属于慢病毒科。垂直传播也可能发生于妊娠、分娩和哺乳期间。作为产后母乳喂养，传播过程中的风险更大，母乳喂养取决于许多因素，包括母体感染的时间、母体病毒载量、免疫功能、营养状况等，以及抗逆转录病毒的使用、乳房健康（乳头病理学，乳腺炎）、母乳喂养的类型（排他型、混合型或替换喂养）、母乳喂养持续时间、婴儿口腔病变的存在（Young，2011）。

2011 年、330 000 个（280 000 ～ 390 000）儿童获得 HIV（联合国艾滋病规划署，2012）。这代表着自 2003 年 [56 万(51 万～ 65 万)] 以来下降了 43%（联合国艾滋病规划署，2012）。

在资源匮乏的情况下，母乳喂养可为防止出生后第一年因腹泻、肺炎和营养不良造成的死亡提供重要保护。

观察和对照研究的报告证实联合使用抗逆转录病毒药物治疗 HIV 感染母亲可有效防止产后传播（Rollins，2012）。最近报告界定，全球建议母乳喂养和抗逆转录病毒药物描述了在控制和程序设置中改进的结果。例如，在赞比亚，12 个月的传播率为 1%，联合使用母体抗逆转录病毒药物直到母乳喂养结束。相比之下，接受母乳喂养的婴儿中，仅 12% 产前及产后使用抗逆转录病毒药物（Gartland，2013）。

预防母乳喂养期间 HIV 传播的另一种方法是对已表达的母乳进行热处理，能有效灭活病毒（Hoque，2013）。母乳喂养提高了已经感染 HIV 的婴儿的存活率（Becquet，2012）。

目前 WHO 2013 年指南建议，所有孕妇和哺乳期妇女服用抗逆转录病毒药物，以降低感染 HIV 的风险及母亲与儿童传播，并持续终身性预防传播疾病。每日固定剂量替诺福韦、拉米夫定（或依维韦林）一次联合使用，依法韦伦是母亲首选的一线养生法。婴儿接受抗逆转录病毒治疗和母乳喂养的母亲应该接受。6 周的婴儿预防为每日一次奈韦拉平。如果婴儿替代喂养，则应该给予 4 ～ 6 周的婴儿进行预防，每日 1 次奈韦拉平（或每日 2 次齐多夫定）（WHO，2013）。

☆☆☆☆

> **建议**：如果母亲被诊断为 HIV 感染，那么母乳喂养不应在不良好的资源环境下进行；如果安全的话，家庭和社区都应有饮用水和卫生设施，那里有足够的婴儿配方奶粉供婴儿充分发育，而且母亲或看护人可以经常干净和频繁地准备喂养。在不具备这些先决条件的较差资源设置中，不建议母乳喂养，在当地，已知感染 HIV 的母亲应该完全用母乳喂养她们的孩子至婴儿 6 个月，引入适当的补充食物后，在婴儿 12 个月之前继续母乳喂养。母乳喂养仅可在母乳喂养和抗逆转录病毒疗法相结合时进行，在不提供母乳的情况下提供营养充足且安全的饮食后停止。如果母亲没有接受抗逆转录病毒治疗，婴儿的预防应延长至产妇抗逆转录病毒治疗重启后 6 周或母乳喂养结束后 1 周。

### 4.15.11　人 T 淋巴细胞病毒（HTLV）

HTLV-1 是逆转录病毒科的包膜单链 RNA 病毒，是癌亚科病毒的唯一人类病原体。这种病毒是两种典型的致命疾病的病原体：成人 T 细胞白血病 - 淋巴瘤（ATL）和 HTLV-1 相关脊髓病（HAM）。延长潜伏期后，HLTV-1 有 3% ～ 5% 受感染的个体将发展为 ATL 或 HAM（Lairmore，2011）。HTLV-1 感染约全世界几百万人，主要在日本南部和东南部、加勒比海、南美高原、美拉尼西亚和赤道非洲（Yoshimitsu，2014）。HTLV-1 通过母乳喂养传播给婴儿，报道的发病率为 15% ～ 25%（Ribeiro，2012）。

母亲的 HTLV-1 病毒负荷和母乳喂养的持续时间被描述为与垂直传播相关的危险因素（Ribeiro，2012）。

日本调查人员已报道，冻融处理母乳，母乳似乎消除了 HTLV-I 的传染性，并起到了预防垂直传输的预防作用（Ando，2004）。

> **建议**：在良好的资源环境下，母乳喂养的禁忌是 HTLV 感染。在较差的资源环境中，如果可能的话，母乳喂养的持续时间应该限制在 6 个月以内，以降低传播的风险。

### 4.15.12　流感

还不知道是 H1N1 病毒还是其他流感病毒可进入母乳。感染的主要途径当然是液体感染。

> **建议**：在流感感染期间，母乳喂养可以继续进行。

### 4.15.13　莱姆病

莱姆病是一种由 Borrelia 引起的螺旋体感染的疾病。由受感染的蜱虫叮咬传播。在 2 名哺乳期母亲的乳汁中发现了 Borrelia-DNA，，其中一名患有红斑性偏头痛。2 名母乳喂养的儿童中有短暂发热和呕吐症状，没有对 Borrelia 感染进行检测（Schmidt，1995 年）。到目前为止，还没有描述过母乳喂养感染的病例（Smith，2012）。

> 建议：莱姆病可以母乳喂养。这是否会在新生儿中引起感染还不清楚。

### 4.15.14　耐甲氧西林金黄色葡萄球菌（MRSA）

在母乳中可以检测到 MRSA。其中的浓度类似于在巴西的冰冻牛奶样品。根据巴西人的说法，没有禁忌证。美国指南（Novak，2000）。MRSA 增加也是新生儿的危险，可以引起早产儿感染、肺炎、坏死性小肠结肠炎、皮肤损伤和脑膜炎。母婴传播可能通过皮肤接触发生，通过 8 对健康的母子（无乳腺炎）中的 2 对确定（Kawada，2003）。由 MRSA 引起的乳腺炎也有描述（Schoenfeld，2010）。双氯西林、头孢氨苄、青霉素治疗没有成功，只有克林霉素可治愈。MRSA 也存在于乳腺脓肿中（Montalto，2009；Wilson-Clay，2008）。医院工作人员的感染可能导致主要危险，因此在与母亲和孩子接触之前，应严格消毒。一些学者强调了消毒和防止医院细菌感染的重要性（Kitajima，2003）。新生儿无 MRSA 感染。到目前为止，还没有人描述过这种母乳。母乳喂养被证明可预防儿童 MRSA（Chen，2011）。

> 建议：MRSA 允许母乳喂养。对于感染期或脓肿，应该使用一种适当的抗生素。

### 4.15.15　轮状病毒

轮状病毒最早被确认为重要的病毒之一，可以引起病毒性肠胃炎，并通过粪 - 口传播。母乳喂养可以降低婴儿患腹泻疾病的风险。虽然研究结果是矛盾的。在一些研究中，发现母乳喂养和非母乳喂养的婴儿轮状病毒感染相似，但母乳喂养的儿童症状较轻即呕吐较少（Weinberg，1984）且病程较短（Duffy，1986）。在其他研究中，母乳喂养具有保护作用，特别是在婴儿前 6 个月（Gimenez-Sanchez，2010；Plenge-Bonig，2010；Dennehy，2006；Mastretta，2002）。轮状病毒是否通过母体传播没有被研究；然而，各种免疫因素表明了

☆☆☆☆

效果——例如，乳铁蛋白和特定的 IgA（Newburg，1998）已被记录在母乳中。另一方面，特别是乳铁蛋白，可能会降低免疫原性及轮状病毒疫苗的功效。这些对轮状病毒有抑制作用。在印度和南非人群，疫苗的抑制作用比对美国人群的作用更强（Moon，2013），并可能解释在接种疫苗的婴儿中的突破性感染（Adlhoch，2013）。

> **建议**：母乳喂养具有积极的保护作用，对于轮状病毒感染，母乳喂养应该继续下去。

### 4.15.16　结核病

结核分枝杆菌是一种有氧杆菌，无孢子形成，是非动杆菌家族的成员。母婴传播结核病是通过吸入飞沫。咳嗽和歌唱有助于液滴核的形成。结核病患者所生育的婴儿，不可以通过母乳喂养。

如果母亲在婴儿出生时就被诊断出感染，则婴儿患病的风险最高。如果孕妇在分娩前不久被发现患肺结核病，则应调查婴儿是否通过胎盘感染，以发现先天性结核病感染的证据，如果发现，婴儿必须治疗（遏制结核病伙伴关系儿童结核病小组，2007）。

母乳喂养的婴儿很容易受到母亲的感染，如果痰涂片阳性，有很高的发展为肺结核的风险。这样的母亲所生育的婴儿，应接受 6 个月的异烟肼预防治疗、卡介苗免疫。在此期间，母乳喂养可以安全地继续，直到停止母乳喂养。另一种政策是给予 3 个月的异烟肼，然后执行结核菌素试验。如果测试是阴性，异烟肼应该停止，并接种卡介苗；如果检测结果为阳性，则应继续使用异烟肼 3 个月后，停止后再服用卡介苗。

美国儿科学会及疾病控制和预防中心规定，如果母亲患有活动性（传染性）未经治疗的结核病，不应该母乳喂养；然而，可以母乳是因为它与母乳喂养传播无关。结核病母亲接受治疗后，至少 2 周可以恢复母乳喂养，此时她已经不再具有传染性。肺结核的乳腺炎女性应该用不受影响的乳房哺乳（Mathad，2012）。通过母乳感染结核性乳腺炎被认为是一种极为罕见的疾病，可导致扁桃体大部分感染。HIV 和 TBC 阳性的患者死亡率更高（Gupta，2007）。

> **建议**：肺结核患者可以用母乳喂养。母亲必须治疗，婴儿应该接受 6 个月的异烟肼预防治疗，然后是卡介苗免疫。患有结核性乳腺炎的妇女应该用未受影响的乳房哺乳。

### 4.15.17　西尼罗河病毒（WNV）

WNV 是黄病毒科黄病毒属之一。蚊虫叮咬是 WNV 的主要传播途径。

2002 年 9 月，第一例可能通过母乳传播的 WNV 被报告给美国疾病控制和预防中心（2002）。在这个病例中，一个 40 岁的女性产后立即输血，后来被发现血中含有 WNV 核酸。她在分娩当天开始进行母乳喂养至婴儿出生后的第 16 天，她住院的第 2 天患西尼罗河病毒脑炎。产后第 16 天的未稀释的母乳样品 WNV 核酸检测呈阳性和 WNV 特异性免疫球蛋白 M（IgM）和 IgG 抗体。母乳的病毒培养为阴性 WNV。分娩后 24d 收集第二份未经稀释的母乳，其 WNV 核酸呈阴性。在 1：400 稀释下测试，该样品的 WNV 特异性 IgM 抗体呈阳性。在分娩后 25d 时，来自母乳喂养的婴儿的血清检测了 WNV 特异性 IgM 抗体呈阳性。母亲说婴儿主要被关在室内，没有明确接触蚊子。

从 2003 年开始，美国疾病控制与预防中心已经收集了；另外，10 个哺乳期间感染 WNV 的母婴病例（Hinckley，2007）。因为已经确立母乳喂养对健康有害，现有的报告不建议母乳喂养。

### 4.15.18　其他传染病

对于下列疾病，没有证据表明牛奶中有致病因素或通过母乳喂养感染，但是建议采取预防措施（Lawrence，2004）。对于嗜血杆菌感染，建议在母乳喂养之前进行 24h 治疗。如果母亲接受有效治疗，可以不停止母乳喂养。与 B-streptococcus-B 新生儿期感染，即伴子宫内膜炎，母亲和孩子分离 24h 建议用婴儿奶粉。如果是梅毒，母亲应该治疗 24h 后给婴儿哺乳。

## 4.16　娱乐性药物

Mark Anderson，Marc Oppermann

母乳喂养的母亲应尽可能避免使用娱乐性药物。然而，母乳喂养对母婴的价值可能超过大多数孕产妇娱乐用药的风险。应根据具体情况与母亲一起讨论风险，给予她特定的个人实用情况建议。虽然有证据表明关于母乳喂养婴儿的一些物质存在短期的有害影响，但很少有证据表明其存在长期影响和可能更显著的接触子宫内的婴儿，以及经常处于不利地位的社会背景。使用娱乐性药物的女性会混淆这些。一般而言，母亲在持续使用海洛因或兴奋剂（如苯丙胺、可卡因和乙醇）的情况下禁止母乳喂养。

☆☆☆☆

### 4.16.1 酒精（乙醇）

酒精很容易转移到母乳中，导致浓度升高，这与母体血液中发现的相同。导致婴儿接受约 10% 的与母亲体重相关的酒精（Bennett，1996 年的调查）。酒精解毒途径以乙醇脱氢酶为主，在新生儿期减少，导致清除率约为成年人的50%。母亲饮酒的婴儿伴随更大的照顾风险。

尽管长期以来宣称酒精是催乳的，但没有全面证据来支持这一观点。事实上，相反，即使母亲温和地饮酒可降低母乳的产生和排乳量（Mennella，2008）。酒精还可以改变母乳的味道，可能会导致喂养困难（Mennella，1991）。每人饮用2 杯以上的酒，每天的母乳喂养时间明显缩短（Giglia，2008）。

酒精对婴儿的其他副作用报道指出：导致睡眠行为的变化（Mennella，1997），潜在的酒精引起的低血糖（Lamminpaa，1995），轻度昏迷（美国儿科学会药物委员会，2001），在 1 岁时可能有轻微的精神运动发育迟缓年龄（Little，1989），虽然同一组在 18 个月内无法在相似的队列研究中复制这些发现。

可想而知，母乳喂养的母亲经常过量饮酒可能会对婴儿造成重大伤害。一个案例报告详细介绍了一例儿童可逆性假库欣综合征，归因于母亲大量饮酒（Bennett，1996 年的调查）。

> **建议**：母乳喂养时应避免饮酒，尽管没有确凿的证据表明，偶尔少量饮酒（即 1 单位酒精）或者 8 盎司（相当于 100ml 香槟，每周 1～2 次）会伤害婴儿。此外，一杯饮料应该在一段时间内饮用（超过 30min），且母亲应尽可能避免在 2h 内哺乳，避免任何酒精进入婴儿。慢性或间歇性过度饮酒（酗酒），应该停止母乳喂养。母乳喂养期间饮酒也会对孩子产生不良影响。婴儿研究发现，3 岁以下的孩子喝的牛奶较少，而且睡眠 - 觉醒模式紊乱哺乳期后几小时内，母亲们会喝一到两杯标准饮料。

### 4.16.2 苯丙胺

苯丙胺被转移到母乳中。在每天 20mg 正常摄入后，M/P 的比值为 2.8～7.5。苯丙胺在婴儿尿液中被发现（Steiner，1984）。临床 103 名服用不同药物母亲的婴儿没有出现苯丙胺症状（Ayd，1973）。然而，使用苯丙胺的母亲母乳喂养的婴儿出现易怒、睡眠不好（美国儿科学会药物委员会，2001）。4 名使用右旋苯丙胺治疗注意缺陷的哺乳期母亲婴儿出现多动障碍（ADHD），M/P 比值最大为5.3，相对婴儿剂量小于 10。(Ilett，2007)。甲基苯丙胺也被排出体外（Bartu，2009）。

建议：母乳喂养期间应禁止大量使用苯丙胺。在单独剂量后，至少观察24h，中断母乳喂养一段时间。在常规使用苯丙胺时，应该停止母乳喂养。

### 4.16.3　咖啡因

甲基黄嘌呤，包括茶碱、咖啡因、可可碱和代谢物，被认为是"正常"母乳的一部分，可来自饮食、处方及非处方药物（Blanchard，1992）。母体摄入后母乳中的浓度变化很大。咖啡因是由新生儿时期的肝细胞色素 P450 氧化酶系统代谢的。这导致了其在新生儿的半衰期可达 90h，而不是成人的 5h 左右。一般社交咖啡中产生的咖啡因含量与血浆的比值约为 0.6 时，就出现了这种婴儿能很好地耐受的情况。即使在控制条件下，心率、睡眠时间的变化及其他症状也无法被检测出来。每天适量摄入 4 杯以上的咖啡、8 杯以上的茶或相应量的其他含咖啡因饮料，可能导致婴儿短暂的易怒和烦躁不安，尤其是非常年幼的婴儿（Martin，2007）。

### 4.16.4　大麻

大麻中的活性成分 THC 被转移进入母乳，并在母乳中积累，哺乳 1 次，婴儿会摄入母体体重相关 THC 的约 0.8%。定期食用大麻相比，由于其亲脂性高，母乳中的浓度比母体中高 8 倍（Bennett，1996）。短期效果数据表明，在母乳中接触 THC 后婴儿昏睡（Liston，1998）。对照组相比，68 名经母乳接触四氢大麻酚的婴儿 1 岁时运动发育迟缓与（Astley，1990）。

建议：服用"正常"的咖啡因，即最多 3 杯咖啡或 6 杯茶或 300mg 咖啡因，24h 后再母乳喂养婴儿是不被认为有害的。如果这个量是正常，易怒的症状应该减少。

### 4.16.5　可卡因

可卡因在母体使用后很容易进入母乳，虽然浓度的变异性被报告（Marchei，2011；Winecker，2001）。可卡因和其代谢产物在母乳喂养婴儿长达 60h 喂养后的尿液中已被检测到，在通过母乳摄入可卡因的婴儿中可有癫痫、心动过速、易怒和躁动（Dickson，2001；Wiggins，1989；Chasnoff，1987）。

☆☆☆☆

> **建议**：应避免在母乳喂养期间使用大麻。此外，婴儿不应接触大麻烟雾。可卡因使用期间应该强烈反对母乳喂养。单独服药后，母乳喂养服药后至少需要观察24h。如果经常使用可卡因，应停止母乳喂养。

### 4.16.6　尼古丁

尼古丁及其主要代谢物能够迅速进入母乳中，浓度可比孕妇血浆中的浓度高3倍，并且半衰期稍长（Luck，1987）。可替丁，尼古丁的主要代谢产物，与产妇血清相比，乳汁中浓度不那么高，但与尼古丁相比有一个显著较长的半衰期（Bennett，1996年的调查）。母乳中尼古丁和可替丁增加与每日母亲吸烟的香烟数量比例（Schwartz-Bickenbach，1987）。在以母乳喂养的吸烟母亲的婴儿血清中发现尼古丁浓度高达1.6μg/L，可替丁的浓度高达20μg/L。在吸烟母亲以母乳喂养的婴儿尿液中，可替丁的浓度比吸烟母亲非母乳喂养的婴儿尿液中尿可替丁的浓度高5～10倍。（Becker，1999）。此外，如果一位母亲在吸烟1h后给她的孩子喂母乳，尼古丁转移会特别高。计算得出，平均而言，吸烟母亲完全母乳喂养的婴儿每日从母乳中摄入的尼古丁量为7μg/kg（Dahlström，2004）。

二手烟也是母乳喂养和非母乳喂养的婴儿接触尼古丁的主要来源。3岁以下的儿童与他们的母亲（吸烟）相比，头发中尼古丁的含量没有明显的差别（Groner，2004）。二手烟造成的污染物浓度对于孩子的影响比对母亲的影响大，甚至即使这个母亲自己并不吸烟，暴露在二手烟环境中的母亲母乳中的尼古丁含量是13μg/L，是活跃的吸烟女性母乳中尼古丁含量（28μg/L）的50%。

研究发现，吸烟对人类母乳的成分还有一些其他的影响。在吸烟妇女的母乳中发现了有毒物质和致癌物质。例如，与不吸烟者相比，吸烟妇女的母乳中镉的含量明显升高（Radisch，1987）。相反，把50名吸烟妇女和90名不吸烟妇女相比较，母乳中碘的含量低，其中，根据笔者的观点，可能会引起吸烟妇女婴儿的碘缺乏，需要补碘（Laurberg，2004）。

#### 母亲吸烟对于婴儿的影响

吸烟母亲的婴儿更容易患婴儿腹痛、呼吸道感染、呕吐和体重减轻，但是这可能是暴露在二手烟环境中结果，而不是通过母乳中尼古丁和相关物质的结果。婴儿猝死（SUDI）在吸烟母亲的婴儿中更常见（Bajanowski，2008）。

母乳中的尼古丁可能会影响婴儿心血管自主神经控制。在一项研究中发现，男性婴儿的心率随着母乳中尼古丁浓度的升高而下降（Dahlström，2008）。另一项研究表明，母乳喂养结束后20min，吸烟母亲的婴儿与不吸烟母亲的婴儿

☆ ☆ ☆ ☆

相比，他们在呼吸速率和氧饱和度方面有着显著变化（Stepans，1993）。

在一个涉及 15 名母乳喂养母亲的前瞻性研究中，当母乳喂养的母亲烟瘾发作时，对婴儿的睡眠模式也有不利的影响。这些婴儿的安静睡眠时间明显减少，他们会从午睡中早早醒来（Mennella，2007）。

许多研究表明，吸烟母亲哺乳期的持续时间明显短于非吸烟母亲的哺乳期。社会因素很可能是一个主要的问题，虽然有一个假设——尼古丁的减少和催乳素的产生有关——可能也发挥了作用（Amir，2002；Letson，2002）。一些母亲在生产后规律吸烟，过早地放弃了母乳喂养，其频率是偶尔吸烟或者不吸烟者的 4 倍以上。（Ratner，1999；Edwards，1998）。父亲吸烟也与母乳喂养持续时间呈负相关（Haug，1998）。

没有研究记录妇女吸烟的数量，母乳喂养的优势在重要性或价值方面超过劣势。因此，没有一个毒理学基础定义"毒性剂量阈值"表明母乳喂养应该被禁止。

### 尼古丁的替代疗法

尼古丁替代戒烟产品也导致孩子暴露在二手烟的环境中（Schatz，1998），原则上具有相同的风险。当吸烟的母亲使用 7mg 或 14mg 的尼古丁贴片，母乳中尼古丁的浓度会降低（Ilett，2003）。与一组 18 名的吸烟妇女相比，在 2 名吸鼻烟母亲的母乳中检测到了更高含量的尼古丁（Dahlström，2004）。这里没有使用安非他酮的有效数据，脱离吸烟（见章节 4.9）或伐尼克兰也是被许可认同的。

> **建议**：应强烈劝阻母乳喂养的母亲吸烟，或至少呼吁其减少吸烟的数量，减少到最低限度。婴儿应受到保护，免受被动吸烟的危害。而尼古丁替代疗法确实对母乳喂养的婴儿有优势，由于在母乳中缺乏香烟的毒素，然而高尼古丁的传输不能被看作是无害的。吸烟女性应在被鼓励母乳喂养后制订一个计划，并且母乳喂养尽可能长的时间。对于不能停止吸烟的母亲，应该鼓励其哺乳后立即吸烟，以使吸烟和下一次母乳喂养之间可能有一段很长的时间。

## 4.16.7　阿片类药物，包括美沙酮

### 海洛因（二吗啡）

所有的阿片类药物可通过乳汁传递给婴儿。在治疗剂量，大部分被转移到母乳中，只在低浓度时不太可能影响婴儿（Sagraves，1997）。然而，停止母乳喂养后，海洛因大量排出体外，会引起一些药物撤退的症状（Briggs，2011）。

☆☆☆☆

使用海洛因有一些其他的危险，因为它通常是"削减"与其他未知物质一起使用，可能对婴儿会出现额外的风险。

有一些报道称，母亲在哺乳期间使用海洛因会引起婴儿不安、呕吐和营养不良（Cobrinik，1959）。

## 替代疗法

美沙酮和左美沙酮具有的药理性质类似于吗啡，并经常被用于阿片类药物替代疗法，由于与其他阿片类药物比较，其具有相对较长的半衰期。美沙酮以 $10 \sim 80$ mg/d 的量被转移到母乳中，婴儿的相对剂量为 1% ～ 6%（平均 2.8%；Begg，2001）。M/P 比值为 0.2 ～ 0.9（Jansson，2008）。具有活性的对映体（左美沙酮）比不具有活性的对映体（左美沙酮）在母乳中的含量高 3 倍。

孕妇服用美沙酮一般被认为具有良好的耐受性，对婴儿也有安全性，为母亲提供了其他药物的代替。一个单独的病例报告描述了一名婴儿的死亡，据称是由母乳中的美沙酮引起的（Smialek，1977）。然而，婴儿的血清药物浓度是 400μg/L，这表明美沙酮可能已经存在于婴儿血清中。

母亲的每日用药剂量和她血液和母乳中的活性成分之间有明显的相关性。然而，即使母亲的每日用药剂量高达 130mg（Jansson，2008；McCarthy，2000；Malpas，1999；Geraghty，1997；Wojnar-Horton，1997），似乎对婴儿的影响也不大。因此，母亲应在一个稳定的美沙酮剂量下，特别是想要母乳喂养的母亲们，应该被鼓励去这样做，这与剂量的大小无关（Jansson，2009）。

由于妇女在孕期服用美沙酮使得新生儿患有戒断症状的情况并不少见。母乳喂养可以防止这种情况的发生。437 名新生儿的母亲正在接受美沙酮替代治疗的回顾性分析表明，那些母乳喂养至少 72h 的婴儿有 48% 的降低戒断综合征的风险（Dryden，2009）。另一项回顾性评价包括 62 名接受美沙酮替代疗法的母亲母乳喂养的婴儿，与用 87 奶瓶喂养的接受美沙酮治疗的母亲的婴儿做比较。与奶瓶喂养的婴儿相比，母乳喂养的婴儿表现出轻微的戒断症状，Finnegan 评分较低、所需药物治疗少（Abdel-Latif，2006）。有报道称，2 名接受美沙酮治疗的母亲的母乳喂养婴儿，以前不需要药物治疗，在停止母乳喂养后出现戒断症状（Malpas，1999）。其他作者怀疑，通过母乳中预防戒断的有效性，担心母乳中排泄的美沙酮不足以防止戒断（如 Begg，2001）。

在一项对 6 名 5 ～ 8 日龄母乳喂养的婴儿调查中，这些母亲每日摄取丁丙诺啡 30mg。M/P 比值为 1.1 ～ 2.8，计算相对剂量为 0.03% ～ 0.31%（中位数是 1.7% 和 0.2%）。对于代谢物去甲丁丙诺啡，M/P 比值为 0.7，相对剂量为 0.12%（中位数）。婴儿仅显示轻度戒断症状，病情的发展在第一个月是不明显的（Lindemalm，2009）。报道记录了正常发育的 1 岁婴儿，他的母亲用丁丙诺啡治疗，并且母乳喂养了 6 个月（Schindler，2003）。

☆ ☆ ☆ ☆

> **建议**：哺乳期的母亲继续使用海洛因时，应该鼓励其开始安眠替代疗法。身份不明的街头海洛因对于婴儿的风险可能是重大的。婴儿子宫内暴露于的阿片类药物，全程哺乳或者母亲继续用阿片类的替代疗法比不哺乳的婴儿能发展成更轻的戒断症状。因此，母亲用阿片类药物替代疗法时应该鼓励母乳喂养，只要她们不使用其他药物，并且没有其他禁忌证（如 HIV 阳性）。最大的每日替代剂量的美沙酮或者丁丙诺啡应该根据具体情况决定，要考虑在妊娠期间的剂量和婴儿期出现的任何症状。

### 4.16.8　其他药物

20 世纪 80 年代的两个出版物报道了母乳中的苯环利定的（Kaufman，1983；Nicholas，1982）。地西泮及其代谢物也能转移到母乳中（Cole，1975）。很有可能引起迷幻的苯丙胺和麦角酸二乙胺（LSD）在孕产妇使用后也存在于母乳中，但没有相关研究。没有报告说明这些物质对母乳喂养的婴儿有影响。

> **建议**：基于环境基础上的和其他的娱乐性药物风险评价，还没有十分充足的证据。个人剂量后，应避免母乳喂养至少 24h。重复使用，继续母乳喂养的决定必须要在具体情况下与母亲讨论潜在的风险。

## 4.17　植物毒素

Ruth A. Lawrence，Christof Schaefer

并没有多少人知道孕产妇暴露于有毒的动物或通过植物的"生理"部分接触有毒的植物或毒素，由此通过母乳喂养对一个孩子产生的影响。有一个报道（Hallebach，1985）是关于一个婴儿的妈妈在毒草中毒后通过母乳使婴儿受到伤害。在另一个病例报告（Kautek，1988）中，假定母亲进食蚕豆可能导致一个先天性葡萄糖 -6- 磷酸脱氢酶缺乏症的婴儿发生溶血风险。然而，这种假设不太现实，还没有被其他出版物证实。

目前，还只能猜测在许多母乳样品检测到的相对大量的黄曲霉毒素的含义。黄曲霉毒素被发现在玉米、花生、棉花种子、黑麦、大麦中（Ellenhorn，1997）。苏丹或泰国等国家的食物受到黄曲霉毒素的污染程度更高、浓度更显著，这将超过我们的食物允许水平，有时在母乳中发现（Coulter，1984）。然而，一项在西非的研究发现，在断乳之后，婴儿营养物污染更大。他们发现孩子们母乳喂养的时间越长，发育越好，这是由于有毒物质对儿童人工营养的影响（Gong，

☆☆☆☆

2003）。另一项研究还发现，在澳大利亚的人口中，黄曲霉毒素 M1 在母乳中应该是最少接触受污染的食物（El-Nezami，1995）。在母乳喂养中的孩子母乳中高浓度的黄曲霉毒素 $B_1$ 也被讨论是与夸希奥科病的发展相关的（Hendrickse，1997）。

关于草药的更多内容，见章节 4.13。

---
**建议**：如果哺乳期的母亲有任何由中毒或毒物引起的症状，哺乳期应该被中断，直到症状改善。

---

# 4.18　工业化学品和环境污染物

Ruth A.Lawrence 和 Christof Schaefer

## 4.18.1　持久性有机氯化合物（农药、多氯联苯和二噁英）

### 经验

在这一组中有经典的农药二氯二苯基三氯甲烷（DDT）、六氯苯（HCB）、狄氏剂、六氯环己烷（HCH）和由多氯联苯（PCB）及多氯二噁英和呋喃制成的"合成油"。

二噁英被认为是一组具有相似化学结构和生物学特性的有毒化学物质。暴露来自于森林火灾、后院焚烧垃圾、工业活动和以前的工业焚烧废物造成的环境污染。二噁英的降解是缓慢的，从过去的人为和自然事件中残留下来。

几乎所有的生物都接触过二噁英。有害的健康影响取决于暴露水平，以及个人暴露的时间、持续时间和频率。

在有机氯农药中，只有半衰期短的 x - 六氯环己烷（林丹）至今仍在生产（见第 4.12 章）。其他有机氯农药，如 DDT，自 20 世纪 70 年代以来一直只出口到发展中国家。目前，非洲的疟疾预防正在出现 DDT "复兴"。然而，在大多数情况下，有机氯农药已经被氨基甲酸酯、有机磷和拟除虫菊酯取代。在某种程度上，这些物质的毒性要大得多，但它们在自然界中的持久性和积累性较小。

多氯联苯用作柔软剂和着色剂。自 20 世纪 70 年代以来，它们只能用于封闭系统，如液压油和变压器或冷凝器灌装。自 1980 年以来，大多数国家已禁止使用多氯联苯，但较早安装的机器仍含有大量此类同系物。

多氯二苯并二噁英和呋喃，其中一族是四氯 "Seveso 毒素" 2,3,7,8-TCDD，在合成有机氯化合物的过程中作为副产品或杂质出现。汽车燃料燃烧时和氯化添加剂是我们环境中最重要的二噁英来源。

婴儿由于母乳中的有机氯化合物引起的中毒症状只有在极端暴露后才可被描述。土耳其卟啉症（Pemba-Yarda 综合征）是在食用了用六氯苯处理过的种子谷物后发生的。除了皮疹和体重减轻，母乳喂养的婴儿也有致命的后果（Peters, 1982）。玉树病是由受污染的食用油中的多氯联苯引起的。它导致婴儿肌肉张力降低、过度兴奋和冷漠。这种疾病持续了很多年（Miller, 1977）。

### 母乳浓度

母乳中有机氯化合物的安全水平与动物研究中确定的"无不良影响水平"（NOAEL）相一致。据了解，这是每天每千克体重摄入的污染物的量，不引起任何毒性效应（例如，随着大鼠肝脏酶活性的增加，肝脏重量增加）。根据 NOAEL，并考虑安全系数（SF），计算人类（成人或婴儿）所涉及的污染物的可接受日摄入量(ADI)。安全系数实际上应该是 100～1000 个数量级，但实际上，对于母乳中的多氯联苯，偶尔只计算出 10 个系数。这意味着，超过母乳喂养婴儿每天每千克体重摄入量的 10 倍以上，在动物研究中可以预期毒性效应。母乳中多氯联苯的污染明显大于母乳中的污染。术语多氯联苯（PCB）涵盖约 200 个同系物，其中同系物 138、153 和 180 占主导地位，并且经常作为整个 PCB 污染的代理出现。

母乳中的平均二噁英负荷通常以 I-TEQ（国际 TCDD 当量）表示，即等量的 Seveso 毒素 3，4，7，8- 四氯二苯二噁英，相当于分析样品中所有二噁英和呋喃同系物的总量。根据世界卫生组织（1989）的规定，每天可接受的摄入量为 1～4pgI-TEQ/kg；美国环境保护署（EPA）允许值为每天 0.1pg/kg。哺乳婴儿超过这些值高达 100 倍或更多。例如，在德国，一个全母乳喂养的婴儿平均每天摄入 55pg I-TEQ/kg。然而，可接受的剂量定义为终身摄入，而不限于哺乳期。

### 母乳污染的地区差异

在比较母乳中的污染时，必须考虑不同国家使用的不同分析方法。一般来说，在许多所谓的"发展中国家"中可以观察到 DDT 和 DDE 的污染明显更高（Kunisue, 2004；Minh, 2004），而在工业化国家发现多氯联苯和二噁英的含量较高。在东欧和西欧之间发现了相应的差异，西部的多氯联苯较多（Mehler, 1994；Hesse, 1981）。区域差异也可以通过研究队列的营养差异来解释（Nadal, 2004）。

在 1980 年，印度尼西亚报道的 DDT/DDE 乳汁浓度平均为 45mg/kg。南非、肯尼亚、中国香港和印度的水平为 10～20mg/kg；在欧洲、美国和澳大利亚，水平在 1～2mg/kg。根据分析方法，欧洲、以色列和美国的多氯联苯的平均结果在 0.5～2.5mg/kg（Bennett, 1996 年的调查）。在工业化国家，人类乳脂中的二噁英含量在 15～25ng I-TEQ/kg 乳脂。直到 1991 年，一些学者仍然观察到母乳平均污染的上升（Mehler, 1994）。

☆ ☆ ☆ ☆

　　自20世纪90年代初以来，牛奶中持久性有机氯化合物的含量有下降的趋势。今天，多氯联苯污染已经减少到20世纪80年代欧洲测量值的1/3。例如在德国，超过30 000名母乳样本被分析（BgVV，2000），得出这一结论。目前关于母乳中二噁英污染的数据显示，这里也出现了下降，从1988年的37 pg/g脂肪下降到2002年的12pg/g脂肪。尽管如此，荷兰（18pg/g脂肪）和德国的污染水平仍然是欧洲最高的。克罗地亚、西班牙及中国台湾也报道了较低的水平（Chao，2004；Schuhmacher，2004）。

　　在另一份关于巴登-符腾堡州母乳污染发展的德国出版物中，据报道，1988年总共有14%的乳样含有至少一种所研究的物质，含量超过了NOAEL的10%（主要是多氯联苯）。根据1996年之前有效的建议，建议具有这种水平的母亲不要母乳喂养超过4个月。到1996年，只有2%的牛奶样本超过了这个所谓的SF-10值。每年研究的牛奶样品数量最初超过1000个；到1990年达到顶峰，有1983个样品被研究。到1996年，这一数字下降到280个（Seidel，1998）。

　　在法罗群岛发现母乳中的多氯联苯水平持续偏高，1987年的水平为2300ng/g脂肪，到1999年仍为1800 ng/g（Fängström，2005）。

### 多溴联苯醚

　　在法罗群岛观察到母乳中多溴联苯醚（PBDE）的含量增加（从1987年的2 ng/g脂肪上升到1999年的8 ng/g脂肪）（Fängström，2005）。在其他国家也发现了母乳的多溴联苯醚污染。多溴联苯醚是一组结构相似的200多种同系物，用作电器（如电视机和电脑），以及地毯和家具装潢的阻燃剂。由于这些化合物可在人体组织中积累，并在适当浓度下改变代谢和生理功能，欧盟（EU）于2004年禁止生产、使用和进口五溴联苯醚和八溴联苯醚产品。十溴联苯醚仍在使用，其主要同系物十溴联苯醚209可在母乳中检测到。德国一项对89名哺乳期妇女的研究发现，素食主义者的乳脂多溴联苯醚水平为平均为1.65 ng/g，而饮食多样化（包括肉类）的妇女的乳脂多溴联苯醚水平则明显更高（2.47ng/g）。与有机氯一样，母乳喂养过多女性婴儿的体内有机氯含量较低。然而，在新生期至出生后3个月没有观察到明显的下降。全母乳喂养的儿童平均摄入量为10ng/kg，最大摄入量为50ng/kg。考虑到多溴联苯醚的NOAEL，安全限度(MOS)的值应$> 10^4$。因此，健康问题是不可预期的（Vieth，2005）。北美的多溴联苯醚污染比在德国测得的高一个数量级。

### 母乳喂养婴儿的水平测量

　　据估计，母乳喂养的婴儿比成年人多摄入1～2个数量级的二噁英。Teufel(1990)发现出生后血浆浓度最高。在6个月时，不管喂食的类型，最低值被测量。虽然在孕期，随母乳转移的多氯联苯和二噁英的绝对量，比通过胎盘转移的多氯联苯和二噁英的绝对量大，但由于婴儿脂肪组织迅速增加而产生的"稀释效应"似乎降低了婴儿血浆中的浓度。

☆ ☆ ☆ ☆

对于二噁英，新生儿的消除半衰期为 4 个月，明显短于成人的消除半衰期（5 年）。这导致了这样一个事实：尽管全母乳喂养的儿童血液和脂肪组织中的 TCDD 浓度明显高于非母乳喂养的婴儿，但这种差异在几年后已经完全趋于稳定（Kreuzer，1997）。Lorber（2002）提出了一个详细的模型来预测婴儿体内脂肪中的二噁英水平，这取决于母乳喂养的持续时间（非母乳喂养；以及在 6 周、6 个月、1 年和 2 年后）。根据这个用亚伯拉罕研究队列（1998）的数据验证的模型，母乳喂养的婴儿在他们生命的最初几个月达到峰值。然而，直到 7 ～ 10 岁，这些水平接近于那些没有母乳喂养的儿童。对于多氯联苯，Heudorf（2002）观察到母乳喂养和配方奶喂养的儿童在 12 岁时没有差异。

**普通污染对婴儿发育的影响**

在众多关于"正常"环境中持久性有机氯的研究中表明，母体和婴儿血液及母乳中的有机氯含量（Fängström，2005；Lackmann，2005，Chao，2004；Kunisue，2004；Minh，2004；Nadal，2004；Schuhmacher，2004；Heudorf，2002）。其他研究则关注躯体和精神发展（2004 年 Lakind 的调查）。主要有 4 个较大的研究项目，发表了几篇论文，即北卡罗来纳州，密歇根州，荷兰和德国的研究。在北卡罗来纳州，865 名婴儿在 1980 年左右登记，调查他们的发育情况，直到 5 岁和青春期（Gladen，2000；1991；1988）。儿童时期的疾病与通过母乳接触多氯联苯和 DDE 无关。此外，它与心理和精神运动发育，或与躯体和青春期发育没有显著的相关性。

这项所谓的密歇根州研究涵盖了 240 名儿童，他们的母亲经常食用来自五大湖的受 PCB 污染的鱼（6 年内超过 11.8kg）。对照组由 71 名不吃这种鱼的母亲的孩子组成。7 个月大时的视觉识别没有受到影响。然而，在 4 岁时观察到了发育的细微差异。这些在母乳喂养至少 1 年的儿童中更加明显。智力没有受到影响，至少在 11 岁之前没有受到影响（Jacobson，1990；1996；2002）。

荷兰的一项研究对 100 名母乳喂养和 100 名配方奶喂养的儿童进行了研究，重点是多氯联苯和二噁英（Koopman-Essebom，1996）。奶中的较高水平与出生时和 3 个月时升高的 TSH 值相关，表明甲状腺功能紊乱。对 400 名新生儿进行的神经学检查及 4 岁以下的精神运动和认知测试显示，多氯联苯或二噁英没有持久性影响（2004 年，Lakind 调查）。

德国一项关于智力和运动发育的研究发现，牛奶中的多氯联苯水平与 42 个月大时 Kaufman 评分的表现之间存在负相关。其他结果参数在这项研究中没有什么大问题，总共覆盖了 171 对母子（Walkowiak，2001）。

其他具有较小队列的研究观察到母乳中的二噁英、呋喃和多氯联苯与较低水平的甲状腺激素、增加的 CD4[+] 淋巴细胞、减少的 CD8[+] 淋巴细胞（T 抑制细胞）、轻微升高的肝酶和较低的血小板计数之间的关系。一般说来，6 个月大之前的发育是正常的(2004 年在 Lakind 进行的调查)。即使考虑到母乳的中度污染，

☆☆☆☆

一些学者也提出，母乳喂养对精神运动和认知发展的总体积极影响，可以补偿有毒污染物造成的潜在损害（Vreugdenhil，2004；Ribas-Fito，2003；Boersma，2000）。

州政府、工业界和环境保护机构（EPA）一直在努力减少已知和可测量的工业排放二噁英。空气中二噁英的排放量已经减少了90%，大多数美国人暴露在低水平。文件"重新分析与二噁英毒性相关的关键问题"于2012年2月发布（EPA，2012）。它包含对相关数据和分析的详细、透明的描述。口服参考剂量2，3，7，8-四氯苯并对二噁英（TCDD）经口吸入量参考值（R+D）为$7 \times 10^{-10}$mg/（kg·d），基于两项流行病学研究（EPA，2012）。

> **建议**：母乳受到持久性有机氯的平均污染似乎不会对儿童的发育产生不利影响。如果假设有机氯的任何毒性作用与其血浆水平有关，产前暴露将比通过母乳摄入更相关。总而言之，母乳喂养对精神运动和认知发展有积极的，可能是补偿的影响，超过了出生前和通过母乳的潜在毒性影响。

### 4.18.2 水银

**经验**

元素汞或金属汞用于汞温度计和（与银和其他金属结合）在牙科汞合金中。在中国，早在1000多年前，牙科汞合金就被用来填充牙齿（Drexler，1998）。无机汞，例如氯化汞，已被用作消毒剂。有机汞（乙基汞）用于保存疫苗，并在受污染的海鲜（甲基汞）中积累。除高剂量外，元素汞很难通过肠道吸收（< 0.01%），但80%可通过吸入进入循环。无机汞（< 10%）和更多的有机汞（高达95%）可口服使用。肝脏、肾脏和中枢神经系统是汞中毒的靶器官。元素汞和无机汞通过肾脏排泄，而有机汞通过结肠排泄。汞积累：它的半衰期从6个月到几年不等。母乳中的汞含量在正常营养条件下不会达到毒性水平，甚至存在大量汞合金填充物的情况下也不会达到毒性水平。不过，其他情况也占了上风。例如，由于日本的一起环境丑闻，含汞的工业废水严重污染了鱼，并导致吃了鱼的人暴发了水田病，通过母乳，也导致了孩子们的疾病暴发。结果产生一连串的神经发育障碍，包括一些严重的脑损伤和痉挛。在其他情况下，是被汞污染的种子谷物，用于食品（在伊朗和苏联），造成有毒损害（Wolff 1983）。在这种情况下，在母乳中测得的浓度高达540μg/L。

欧洲的平均汞浓度是血液中的1μg/L或尿液中的1μg/g肌酐。在斯堪的纳维亚和日本（Sakamoto，2002），报道的"正常"水平明显更高。由于经常食用受污染的海鲜，在因纽特人中测得的水平在16～40μg/L。被污染的海产品中的甲基汞是在红细胞中测量的。一般来说，产前汞暴露比通过母乳暴露更相关。

脐带血水平超过母亲血液中的水平 50% ～ 100%（Björnberg，2005；Sakamoto，2002）。

2012 年报道了婴儿早期哺乳期间与胎盘移植相比体内汞负荷的变化（Sakamoto，2012）。经证实，胎儿暴露于汞强烈反映了母亲接触汞的水平。胎盘转移率非常高。然而，在 3 个月大时，尽管婴儿是母乳喂养的，但与脐带血红细胞（RBCs）相比，汞下降了约 60%。

**在母乳中的浓度**

在德国一项对 116 名妇女的研究中，报告的产后乳汁平均含量为 0.9 μg/L（范围从 < 0.25 μg/L 到 20.3 μg/L）。母乳喂养 2 个月后，平均低于 0.2 5 μg/L（范围 < 0.2 5 ～ 11.7 μg/L）。在第一个样本中，个体值与牙齿中的填充物数量和食用鱼肉制品的频率相关（淡水鱼和咸水鱼之间没有区别，也没有关于污染的具体信息）。在第二个样本中，研究涉及 116 名妇女中的 84 名，只与鱼类消费有正相关（Drexler，1998）。

根据对东德母亲乳样的研究，发现 80% 以上的水银值低于 0.5 μg/L 的检测限值（Henke，1994）。在其他欧洲国家也发现了类似的结果。例如，在最近对瑞典 20 对母子对的研究中，总汞在分娩后 4d、6 周和 13 周时为 0.2 ～ 0.3 μg/L（Björnberg，2005）。

10 年前，瑞典对 30 名妇女进行的一项研究发现，在出生后约 6 周，银汞合金填充物的数量与血液（平均值 2.3 μg/L）和母乳（平均值 0.6 μg/L）中的汞浓度（总值和无机部分）之间存在相关性。根据作者的说法，每次填充都会使母亲血液中的总浓度增加约 0.1 μg/kg，母乳中的总浓度增加约 0.05 μg/kg。鱼类消费水平（甲基汞）仅在母亲血液的污染中有显著反映，而在母乳中没有反映（Oskarsson，1996）。中国台湾最近的一项研究调查了 68 名健康的城市母亲和与渔民结婚的母亲与鱼类摄入量的关系（Chien，2006a）。城市组母乳汞平均浓度为 2.02 μg/L（0.24 ～ 9.45 μg/L），渔民组母乳汞的浓度值也是如此。

根据上述母乳水平，全母乳喂养的婴儿每天每千克可摄取高达 0.3 μg 的汞。世界卫生组织规定的 ADI 值为 0.715 μg/kg。

根据对法罗群岛 583 名儿童的研究，1 岁婴儿头发样本中的汞浓度与母乳喂养的时间长短相关（Grandjean，1994）。

Ramirez（2000）报道了用原子吸收分光光度法分析和比较母亲血、脐带血、母乳、胎粪和婴儿头发中的汞水平。对脐带血水平的回归分析表明，母亲的血液、婴儿头发中的患病率、胎龄和头围有显著关系。在出生时体重约 3000g 的 66 名足月婴儿中，那些头围较低的婴儿胎粪中也含有汞。

虽然汞转移到母乳中是有影响的，但水平取决于母亲的水平。牙科汞合金已经被广泛的研究了，但并不是一个重要的来源。乳汁中的汞水平在泌乳的前 3 个月下降（Hale，2012；Marques，2007）。

☆ ☆ ☆ ☆

> **建议**：来自牙科汞合金的汞污染不会导致重金属浓度的急剧增加，引起断奶等后果。不需要进行解毒治疗。此外，螯合剂可能会转移重金属，从而增加对母乳的污染。另一方面，银汞合金填充物应该只在牙齿出现问题的情况下移除。恢复期应该推迟到母乳喂养期之后。在可能的情况下，应避免使用汞合金。然而，在个人层面上，汞合金问题不应成为"毒理危机"，给母子关系带来不合理的压力。
>
> 在孕期和哺乳期，不建议食用高度受汞污染的鱼。在这些鱼类中有：鲨鱼、真鳗鱼、鲟鱼、海洋鲈鱼、箭鱼、鲈鱼、大比目鱼、梭子鱼、雷鱼、康康鱼和金枪鱼。

## 4.18.3　铅

**经验**

无机铅（如氧化铅）区别于有机铅（如四乙基铅）。铅盐通过肠道被吸收。来源是釉料、油漆、含铅燃料中的添加剂、铅管和职业暴露。在过去 20 年中，主要是由于禁止使用含铅燃料，血液中的平均铅含量已大幅下降至低于 10 μg/dl 甚至 5 μg/dl 的浓度。成年人的半衰期约为 30 年，超过 90% 的铅储存在骨骼中。

本文作者观察到一例由酸性泉水(pH5.5)通过300m铅管输送引起的铅中毒，导致自来水被 4000 μg/L 的铅污染。在 3 个月大时，全母乳喂养的婴儿发展为严重的脑瘫。母乳中的铅含量为 80 μg/L，尚不能确定产前宫内暴露和产后通过母乳暴露导致铅中毒的程度。

**母乳浓度**

根据 20 世纪 80 年代德国的一项研究，母乳中的平均铅浓度在 9 ～ 13 μg/L（Sternowsky，1985）。东德的另一项研究得出了类似的结果。有趣的是，母乳中的含量并不一定与各自地区的工业污染物负荷相关（Henke，1994）。世界卫生组织建议的水平为 5 μg/kg，ADI 值的 20% ～ 50%。20 世纪 80 年代，在蒂罗尔（29 μg/L）和新加坡（46 μg/L）的母乳中发现明显更高的铅浓度（引用于 Henke，1994），而在一家生产蓄电池的工厂的一名工人中检测到 62 μg/L 的母乳（Wolff，1983）。

与血液中的铅水平相对应，对母乳的污染影响也减少了。今天测量的平均水平低于 5 μg/L。即使是厄瓜多尔一个生产铅釉的贫困地区最近的一份报道也发现，由于工作条件的改善，铅的平均水平为 4.6 μg/L（范围为 0.4 ～ 20.5 μg/L）（Counter，2004）。2006 年再次报道了同样的母亲和儿童群体（计数器 2007）。在随访中，母亲的 PBB 和 PBM 水平升高但稳定。儿童中的水平也升高但稳定。

☆ ☆ ☆ ☆

所有这些都与 2003 年在这些安第斯村庄报告的水平一致。在墨西哥城的 310 名妇女中，在分娩后 1 个月测量乳汁浓度为 1.1μg/L（Ettinger，2004）。希腊的一项研究分析了 180 份初乳样本中的铅，发现平均为 0.5μg/L（Leotsinidis，2005）。在克罗地亚，158 名妇女在出生后 4d 的平均污染水平为 4.7μg/L（Ursinyova，2005）。

在一项中国的研究中，将服用中药的母亲组与不服用中药的母亲对照组进行了比较（Chien，2006b）。所有初乳样品（n=72）的铅浓度几何均数为（7.68±8.24）μg/L，中药组母乳中铅浓度为（8.59±10.95）μg/L，明显高于对照组的（6.84±2.68）μg/L。16 位母亲在产后 1～60d 每周提供乳汁。在服用中草药组（n=9）中，母乳中铅的平均浓度在产后几天内从初乳的 9.94μg/L 下降到成熟乳中的 2.34μg/L。

Lozoff（2009）对哥斯达黎加（1981～1984 年）、智利（1991～1996）和底特律（2002～2003）的数据分析表明，在 3 个国家和 30 个不同的年代，母乳喂养时间长度与婴儿铅浓度含量呈正相关。环境在母乳喂养模式、环境铅源和婴儿铅水平方面有所不同。作者建议考虑监测母乳喂养中的铅水平。

当使用电感耦合等离子体质谱（ICPM）测量瑞典健康母亲及其乳汁中的金属水平时，与鱼类消费存在相关性，铅可能由于环境中的水平降低，随着时间的推移它的浓度也有所下降（Björklund，2012）。

将包括铅在内的几种元素在母乳喂养 3 个月期间的身体负荷变化与分娩时使用母体和脐带血（胎儿）红细胞的胎盘移植及 3 个月时使用婴儿红细胞的胎盘移植进行比较。脐带血红细胞中的铅水平约为母体水平的 60%，并且在 3 个月期间保持一致。

所有这些数据都远低于世界卫生组织推荐的婴儿 ADI。然而，一些研究表明，对于神经发育（如反应时间、运动技能、注意力和智力）而言，婴儿血液中的铅没有安全阈值。即使血液中的铅浓度非常低（< 3μg/L），也可以发现铅浓度与神经学测试表现之间存在微妙的相关性（Chiodo，2004）。

> **建议**：除了上述的极端暴露外，母乳中的铅预计不会对其婴儿构成重大风险。然而，应避免任何不必要的高水平铅暴露（例如，带有铅釉的陶瓷容器、传统草药；另见章节 2.23），以防止对中枢神经系统的发育产生离散影响。

### 4.18.4　镉

**经验**

在德国的一项研究（Henke，1994）中，在母乳中测得中等浓度的镉（Cd）为 6～12μg/L，但也有 2～3 倍高的浓度，以及低于 1μg/L 的浓度。在

☆☆☆☆

最近的一项奥地利关于 124 名妇女的研究中，测量了低浓度（平均 0.09μg/L，为 0.02～0.73μg/L）。希腊对 180 份初乳样本的浓度研究发现为 0.19μg/L（Leotsinidis，2005），克罗地亚对 158 名妇女在产后第 4 天的研究发现浓度为 0.43μg/L（Ursinyova，2005）。吸烟，包括被动吸烟，对镉水平有重大影响（Radisch，1987）。

瑞典妇女中的镉水平（björklund，2012 年）显示与钙呈负相关，证实镉与乳腺中必需微量营养素的运输相互作用。镉可能与铁和锰享有共同的转运蛋白，以转移到母乳中，但抑制钙的分泌。他们还发现低水平的镉（中位数 0.07μg/L）。

在对几种污染物的身体负荷的测量中，Sakamoto（2012）发现胎盘是 Cd 的屏障，并且在哺乳期间保持低水平。脐带红细胞中的 Cd 水平约为母亲红细胞水平的 20%，在为期 3 个月的研究期间，婴儿红细胞中的 Cd 水平保持在较低水平 [0.14（0.06～0.22）]μg/L。

世界卫生组织成人 ADI 值为 1μg Cd/kg。德国的研究结果超过了这一点（Henke，1994，上文引用）。

> **建议**：镉通过母乳的毒性作用尚未被描述，在正常情况下也不太可能。

### 4.18.5　其他污染物

砷、硒、锂和硼是母乳中最常检测到的其他金属和微量元素。由于特定地理区域的特殊事件，已经开始分析。供水污染是最常见的原因。

砷（As）水平由 Björklund（2012）、坂本（2012）、Concha（2010）和 Fängström（2008）测量。在瑞典母亲的乳汁中发现了有机砷，而不是无机砷，这归因于她们吃的鱼（björklund，2012 年）。据报道，孟加拉婴儿中的砷在配方奶喂养的婴儿中比母乳喂养的婴儿要高。作者指出，纯母乳喂养保护婴儿免受供水中砷的影响（Fängström，2008 年）。在阿根廷北部的安第斯山脉也发现了类似的供水污染（Concha，2010 年）。胎盘屏障似乎保护了婴儿的身体负担，包括出生时的砷水平，以及通过 3 个月的母乳喂养。脐带血红细胞中的砷水平为出生时母亲水平的 60%，并在 3 个月内保持不变。母乳中的砷含量为 1.40（0.40～1.80）ng/ml（Sakamoto，2012）。

硼（B）是一种轻非金属微量元素，存在于岩石、土壤和水中。在加利福尼亚州、德国和法国，饮用水中的硼含量低于 1～1000μg/L，在阿根廷和智利，硼含量在 6000～15 000μg/L。世界卫生组织已确定将 2400μg/L 的水平，作为估计的 NOAEL 的值为 9.6mgB/（kg·d）。Harari（2012）报道说，硼通过胎盘，但不进入乳汁。母乳喂养的婴儿比配方奶喂养的婴儿硼含量更低。在阿根廷北部的饮用水和被研究妇女的尿液中发现了高水平的硼（Concha，2010），这证实了 Harari（2012）的观察结果。

　　Harari（2012）和 Concha（2010）也测量了锂的水平，发现阿根廷和智利的锂水平很高。供水被认为是母体污染的来源。有文献报道慢性锂药物治疗的副作用，包括胃肠道症状，甚至肾小管损伤。长期暴露于饮用水中锂含量升高的影响尚不清楚。锂通过胎儿并通过母乳传递，但非母乳喂养的婴儿由于摄入更多受污染的水而面临更大的风险。

　　对其他潜在有毒元素的存在知之甚少，尽管零星报告也包括关于钡（BA）、铯（Cs）、铷（Rb）、锑（Sb）、硒（Se）、铀（U）和钒（V）的数据（Björklund，2012；Concha，2010；Al-Awadi，2000；Sakamoto，2012）。受污染的水和食品被确定为主要来源。作者建议对世界范围内的水供应进行更广泛的审查。

　　**经验**

　　病例报告描述了一名母乳喂养的婴儿在暴露于用作清洁剂的挥发性有机氯四氯乙烯（PER）后发生的梗阻性黄疸性肝病。这位母亲每天都到丈夫的工作场所探望他，他的工作场所显然受到了严重的污染。这也导致了母亲的神经症状（Bagnell，1977）。孕妇暴露后 1h 的乳样中四氯乙烯含量为 10mg/L，24h 后仍为 3 mg/L。婴儿断奶后情况恢复正常。在 10 岁时的随访检查没有发现什么显著症状。其他项目的研究人员已经证明了非职业性接触的母亲的乳汁中存在挥发性氯烃，平均为 6.2μg/L。在接触后 4 ～ 8 周，乳汁中亲脂性四氯乙烯的浓度才会"正常化"（Schreiber，1993）。然而，这绝不应该成为在"零星"暴露后建议断奶的基础。另一方面，在工作场所持续的暴露，应该在母乳喂养的过程中被批判性地看待。然而，这绝不应该成为在"零星"暴露后断奶的根据。另一方面，在工作场所持续的暴露，应该在母乳喂养的过程中被批判性地看待。

　　在母乳中检测到各种其他污染物，如有机溶剂苯和甲苯（Fabietti，2004）和杀菌剂三氯生（Adolfsson-erici，2002）。

　　合成麝香化合物，如麝香木醇、麝香酮、麝香安布雷特等，都属于硝基芳烃。这些物质具有有限的急性毒性，但是，像有机氯化合物一样，它们似乎在脂肪组织中积累并在环境中持续存在。目前对母乳的分析表明麝香木醇的平均乳脂含量约为 0.1 mg/kg。其他化合物的含量要低 2 ～ 3 倍。合成麝香化合物由于其香味而被添加到洗涤剂和化妆品中，因此，皮肤吸收是其摄入的可能途径。没有迹象表明通过母乳摄入会产生毒性影响。到目前为止，关于一般毒性及诱变和致癌潜力的研究还不能做出决定性的判断（Liebl，2000；Rimkus，1994）。自 1993 年以来，在德国，由于建议在洗涤剂和其他清洁剂中避免使用麝香木醇，母乳中麝香木醇的污染已降至约 0.02mg/kg 乳脂。自 20 世纪 90 年代初以来，麝香酮水平一直相对稳定在 0.02mg/kg 乳脂。

　　关于多环麝香化合物如 Galaxolide 和 tonalide 的数据不足。这些物质也被添加到洗涤剂和其他清洁剂中。

☆☆☆☆

除了这些芳香物质外，乳汁中还可以检测到紫外线过滤物质（阳光保护因子和防晒霜）（BgVV，2000）。

根据一项小型研究，乳房植入物中的硅被认为会导致母乳喂养婴儿食管下部的运动障碍，这是由硬皮病样变化引起的（Levine，1994）。目前还不能对这一假设做出决定性的判断。硅植入物可能导致女性自身胶原病的相应怀疑尚未在 meta 分析中得到证实（Janowsky，2000）。硅化合物被用在许多常见的药物中，从这些药物中暴露比从植入物中暴露更常见。

### 4.18.6　母乳喂养无须考虑环境污染物？

母乳是环境污染物在脂肪组织中积累的生物指示剂（Fenton，2005）。近年来，母乳样本的实验室结果，合并公众压力，导致污染物浓度呈下降趋势，这已得到较强的验证。例如，德国联邦消费者健康保护和兽医研究所（BgVV，2000）的乳汁和二噁英数据库对多年来收集的测量结果进行了评估。

持久性有机氯化合物终生储存在脂肪组织中，只有通过减肥和母乳喂养才能使其流动。因此，母乳喂养时应避免低热量饮食。除了大量摄入动物脂肪和受污染的海鲜（特别是贝类）外，母亲目前的饮食习惯对乳汁中的污染水平影响很小。然而，以低农药残留产品为主的素食饮食确实会导致母乳中的污染物水平较低。

每个母乳喂养的孩子都会将母亲脂肪组织和牛奶中的污染物负荷减少 10%～20%。可以说，有点讽刺的是，母乳喂养对母亲来说是最有效的排毒技术。

对本章中讨论的污染物的长期影响了解较少。有迹象表明，多氯二噁英和呋喃可能抑制免疫系统并促进肿瘤发展（WHO，1989；Knutsen，1984），但尚未与通过母乳平均暴露水平有关。

有学者推测，通过母乳摄入的所谓内分泌干扰物，即具有雌激素性质的污染物（一些多氯联苯、二噁英、邻苯二甲酸盐）是否会损害婴儿的发育（Massart，2005；Borgert，2003）。在讨论是否母乳喂养时必须考虑的是，母亲储存的污染物在怀孕期间已经转移到胚胎和胎儿。

母乳喂养的积极影响是有据可查的。母乳喂养儿童中毒的记录主要与严重的环境污染（例如，水稻田的甲基汞）或母亲个人中毒有关。从全球的角度来看，世界卫生组织估计每年有 130 万名 5 岁以下的婴儿死亡可以通过母乳喂养来预防（Jones，2003）。到目前为止，尚未显示由于母乳的"正常"污染而对婴儿产生的不利影响。几年前提出的由于一般环境污染而限制母乳喂养的建议已不再合理。

由于较新的污染物数据，不再建议将污染物分析作为个人决定母乳喂养长度的辅助手段，除非是在特别受污染的地区。

多项研究表明，配方奶喂养的婴儿由于受到污染的水供应，所测得的污染

☆ ☆ ☆ ☆

物水平较高。

### 4.18.7 母乳喂养和工作场所

由世界母乳喂养行动联盟（WABA）创造的 2000 年世界母乳喂养周的宣传语——母乳喂养：这是你的权利，提高了人们的认识，即，最大可能的使妇女能够母乳喂养是政治机构和整个社会的责任。这一责任的一部分是创造条件，允许母亲和她的孩子想母乳喂养多久就多久，尽管她在外面工作。同时，宣传语强调了孩子"获得最佳营养的权利"，这意味着母乳喂养的权利。

2000 年 6 月通过的经修订的国际劳工组织公约（劳工组织第 183 号公约）规定了母亲保留其工作的权利，保护其不被解雇，并调整工作和工作时间以适应怀孕或哺乳母亲的情况。

一些国家超越公约，通过立法，规定怀孕或哺乳的母亲在法定（有薪）产假后或在育儿假结束后重返工作岗位，可能不会被要求从事某些可能危及其健康或婴儿健康的工作。其中包括定期搬运重物，经常蹲下或弯腰，极端伸展或弯曲，连续站立或不间断坐着，接触有毒或传染性物质，或接触公开的放射性物质。

在某些情况下，每天或每周的总工作时间是设限的。理想情况下，如果出于任何健康原因需要调职到其他工作场所，这应该不会对怀孕或哺乳的妇女造成任何经济上的不利影响。

国际劳工组织的公约规定了带薪母乳喂养休息时间为每天至少 2 次，每次半小时。母乳喂养的休息时间并不能代替法律规定的一般休息时间，也不应该要求母乳喂养的母亲额外工作补上这些休息时间。这些条款还没有被纳入美国的劳动法。

# 参 考 文 献
（请扫二维码）